高等医药院校系列教材

手术室

主　　编　漆小平　董海龙　付　峰
主　　审　白知朋
副 主 编　尤富生　张　鹏　王延辉
　　　　　林庆录　李立新　齐晓林

科学出版社

北　京

内 容 简 介

本书主要介绍构建现代手术室的功能模块和手术室常用仪器设备的应用需求、运行机理、关键技术、结构与使用。全书分为七章，内容包括一体化手术室、层流与空气净化技术、无影灯、手术床、输液泵、微量注射泵、高压注射泵、麻醉机、麻醉深度监测设备（BIS、Narcotrend、AEP index、熵指数等）、肌松监测仪、靶控泵和闭环静脉输注技术、血流动力学监测技术（Vigileo 监护仪、CNAP 无创监测系统）、内窥镜及图像处理系统、气腹机、冲洗吸引器、微创手术能量平台及专用器械、手术机器人、手术室信息化管理系统。

本书是医学仪器系列教材之三，在姊妹篇《医用电子仪器》、《医学检验仪器》的基础上，秉承"描述仪器设备功能、阐述工作原理及支撑技术"的一贯宗旨，力求从临床应用的角度系统介绍手术室设备的医学背景、实现技术和工作原理。

本书是生物医学工程、临床医学及护理等相关专业本科生的专业课教材，也可作为相关专业研究生、专科生选修课教材和医学工程技术人员、临床医务人员的参考读物。

图书在版编目（CIP）数据

手术室设备 / 漆小平，董海龙，付峰主编. —北京：科学出版社，2016.6
高等医药院校系列教材
ISBN 978-7-03-048530-4

Ⅰ.①手… Ⅱ.①漆… ②董… ③付… Ⅲ.①手术室-医疗器械 Ⅳ.①R612
中国版本图书馆 CIP 数据核字(2016)第 123196 号

责任编辑：李　植 / 责任校对：刘亚琦　张怡君
责任印制：赵　博 / 封面设计：陈　敬

科学出版社 出版
北京东黄城根北街 16 号
邮政编码：100717
http://www.sciencep.com
北京科印技术咨询服务有限公司数码印刷分部印刷
科学出版社发行　各地新华书店经销
*
2016 年 6 月第　一　版　开本：787×1092　1/16
2025 年 3 月第五次印刷　印张：31 1/2
字数：748 000
定价：128.00元
（如有印装质量问题，我社负责调换）

编委

吴佳伟（北京 307 医院）
吴建刚（总后药检所）
吴满立（北京谊安医疗）
邱　伟（广州军区武汉总医院）
宋毓敏（泰安 88 医院）
张　宏（北京 307 医院）
张　硌（北京 307 医院）
张　鹏（北京 307 医院）
张永寿（济南军区总医院）
张宇飞（泰安 88 医院）
张志强（武警总医院）
张祖进（南宁 303 医院）
张鹏飞（北京 307 医院）
陈文霞（北京 307 医院）
陈丽媛（西安唐都医院）
陈晓飞（白求恩和平医院）
林庆录（泰安 88 医院）
罗会超（海口 187 医院）
罗克品（桂林 181 医院）
郎　朗（重庆新桥医院）
孟宪红（成都军区昆明疗养院）
荆　斌（307 医院）
闻　巍（北京 301 医院）
袁东辉（白求恩和平医院）
栗文彬（西安西京医院）
夏军营（第四军医大学）
晁　勇（北京 301 医院）
倪　萍（南京军区福州总医院）
徐　刚（北京谊安医疗）
徐海琴（西安 323 医院）
徐新民（西安 323 医院）
郭文旭（白求恩和平医院）
唐　彬（成都军区峨眉疗养院）
姬　军（北京 305 医院）
黄　燕（重庆新桥医院）
黄俊松（蚌埠 123 医院）
黄奕江（蚌埠 123 医院）
曹　飞（白求恩和平医院）
曹铁军（西安 323 医院）
崔　骊（西安西京医院）
崔景辉（沈阳军区后勤训练基地）
董海龙（西安西京医院）
程云松（北京 307 医院）
詹　敏（北京谊安医疗）
解　冰（沈阳军区总医院）
蔡玉琴（北京 301 医院）
蔡　莉（武警总医院）
端慧敏（北京 301 医院）
漆小平（北京 307 医院）
薛　鹏（重庆康华众联心血管病医院）
薛芊芊（徐州医科大学附属医院）
霍　江（北京 307 医院）

序

随着外科理念和手术技术的进步及现代医学的发展，手术治疗已成为重要的临床手段。据不完全统计，每年全世界有超过 2.3 亿人次接受手术治疗，其中微创手术操作有显著的增加趋势。在手术治疗技术日新月异的突破背后，是手术室相关设备的快速发展与创新。《手术室设备》一书正是基于介绍手术室设备的构造原理、临床应用而编写的教材，涉及内容为现阶段手术室应用的主流医学设备。该教材选题恰当、素材详实、表述准确，适用生物医学工程、临床医学等专业的在校教学，也是医学工程、临床医务人员学习深造的良好读物。

本教材由漆小平、董海龙、付峰、尤富生和张鹏等教授主持编写，全书分为七章，系统叙述了现代手术室的构建原则，层流净化方法，手术室常规设备的医学背景和应用机理，并从临床应用的角度，重点阐述了手术室设备的功能需求、运行原理、关键技术、使用要点。尤为可贵的是本书还对麻醉深度监护、特殊血流动力学监测、手术机器人等近年来涌现出的新一代手术室设备进行了全面阐述，并系统介绍了微创手术相关设备以及手术室的信息化管理，从而为读者勾勒出完整系统的手术室设备相关知识。

手术室既是外科、麻醉科、护理团队等手术相关学科医护人员的工作场所，也是一个高度设备密集型科室，其仪器设备的配备、维护及临床应用水平直接影响着医疗质量。通过全面了解仪器设备，相信会有助于我国临床手术医生、麻醉医生以及手术室护士理解仪器原理的医学背景和实现技术，系统认知手术设备，进而提高手术器械临床使用的安全性和科学性。

本书贴近临床，出版适时，期望会对手术室设备的建设与发展起到促进作用。谨以此为序。

熊利泽

2016 年 4 月 30 日

序

随着外科理念和手术技术的进步以及现代医学的发展，手术器械已成为重要的临床工具，[illegible]不断分化细化，每年全世界都有超过2亿人次接受手术治疗，其中涉及手术[illegible]的[illegible]。[illegible]手术室和供应室的[illegible]。《手术室设备》一书正是基于介绍手术室设备的功能原理、临床使用[illegible]、维修内容[illegible]，手术室应用的[illegible]。[illegible]

[illegible]医学[illegible]技术[illegible]，[illegible]

[illegible]，[illegible]了[illegible]手术室的[illegible]，[illegible]的原理、结构和使用[illegible]，[illegible]了手术室设备的功能、[illegible]原理、关键技术、使用要点，[illegible]。本书[illegible]手术机器人等[illegible]出现的[illegible]手术室设备进行了全面阐述，并[illegible]手术室的信息化管理，以[illegible]。

本书[illegible]手术室[illegible]工作[illegible]，也是一个[illegible]，[illegible]。[illegible]

本书[illegible]出版[illegible]，[illegible]希望会对手术室设备的[illegible]与发展起到促进作用。是以此为序。

[illegible]

2016年4月30日

前 言

手术是人类在长期对抗各类疾病与创伤威胁而逐渐形成的一系列主动性、创伤性的治疗方式，其特点是外科医生为主导、手术器具设备为支撑。

在漫长的手术技术进化历程中，疼痛、失血和感染等一直是影响手术开展和手术疗效的主要因素。随着科学的进步，麻醉与麻醉监控技术、消毒灭菌及感染控制技术、止血与输液技术等日渐成熟，使得手术从单纯的手工与经验操作，向以仪器设备为技术支撑的规范化操作过渡。构建空间独立的手术室是医疗水平全面提升、临床医学步入现代化的重要标志之一，它成功解决了手术的无菌环境和在医疗器械支持条件下开展手术的难题。此后，手术室及相关技术快速发展，与之功能配套的手术器具与专用设备、层流技术与感控体系、人工智能与信息技术逐步完善，现代一体化手术室应运而生，手术疗效和预后大幅提升，使现代手术成为医患双方都普遍接受的常规医疗手段。

现代手术室不仅需要洁净无菌的空间环境、规范的感控监管机制，还必须装备与其配套的手术室设备与设施，主要包括手术室的基础设施，如环境监控系统、感染控制系统、手术室信息管理系统、气液供给平台等，以及各种手术设备，如麻醉与麻醉监护设备、手术能量平台、急救与生命支持设备、微创手术设备、术中影像设备、专科手术设备、手术机器人等。现代手术室是设备密集型科室，其仪器设备的工作性能及临床应用将直接影响手术成功率。因此，作为能体现手术室综合实力的手术室设备，不仅为手术提供硬件支撑，保障手术室安全、有序运转，还为各种新技术的开展提供了保证。

纵观手术室设备，它具有品类繁多、技术复杂、操作严谨等特点，与患者个体状况、医护人员使用水平等密切关联，其技术不仅涵盖外科学、麻醉学等临床医学，还涉及电子、机械、材料、信息、计算机等工程学科，是多学科交叉与融合的产物。因此，全面、系统地阐述手术室设备的需求、组成、原理、技术、使用与维护，对于医护人员、医工人员及医院管理人员了解和掌握现代手术室设备的相关知识，配置好、使用好、维护好手术室设备，从而保障各类手术的安全性、高效性，具有重要意义。

《手术室设备》一书是医学仪器系列教材之三，在姊妹篇《医用电子仪器》、《医学检验仪器》的基础上，秉承“描述仪器设备功能、阐述工作原理及核心技术”的一贯宗旨，以手术室设备的工作原理和临床应用为编写主线，介绍目前手术室的基本功能模块和常用仪器设备，重点突出设备的功能需求、运行机理、关键技术、使用要点等内容，力求从临床应用的角度阐述手术室设备为什么、是什么、如何实现、如何用好等基本问题。

全书分为七章，第一章介绍手术室及设备的发展史，手术室设备的组成和分类，以及手术室的常规设备；第二章阐述基础手术设备中的无影灯、手术床以及输液泵、微量注射泵、高压注射泵的功能与工作原理；第三章介绍吸入麻醉及麻醉机等相关内容，包括挥发性麻醉药及吸入麻醉的实施方法，麻醉机的基本构成、各功能模块的结构与工作原理，麻醉呼吸机的呼吸管理和机械通气模式，麻醉机的使用与维护等；第四章围绕现代麻醉监测技术阐述麻醉的临床要求和全身麻醉后的生理反应，较全面地介绍以脑电信号分析为基础的各种麻醉深度监护设备和应用电刺激检测骨骼肌松弛的肌松监测仪，并系统介绍目标麻醉控制和血流动力学监测的主流技术和设备；第五章结合现代微创手术需求，介绍腔镜手术、内镜治疗和影像介入的技术特点，重点介绍微创手术专用设备的结构与工作原理，内容涉及各种常规内窥镜及图像处理系统、气腹机、冲洗吸引器、能量平台及专用手术器械等；第六章阐述机器人手术系统相关内容和关键技术，包括运动轨迹规划、双目视觉成像、主从遥操作及临场感技术等，重点介绍达·芬奇手术机器人系统；第七章简要介绍手术室信息化管理系统。

本教材适用于生物医学工程、临床医学及护理相关专业的本科教学，还可以作为临床工程和医务人员了解手术室设备的参考书。书中各章提供了习题，供参考；作为补充，本书还配有手术室的结构、布局，及常用仪器的原理、结构、使用等相关视频素材，供授课及学习之用。

特别要说明，伴随临床医学和手术室的现代化进程，手术室设备在满足基本手术功能的基础上，正朝向一体化融合、专科化配置、微创化拓展、信息化集成等方面发展，其设备种类与性能始终处在快速更新和发展的进程中，因此，本教材无法穷举所有设备，仅利用有限篇幅系统介绍当今手术室的主流设备，在实际教学中应注意把握设备的临床应用价值、工程学原理和关键技术三个方面。

教材在编写过程中参考了已经公开发表的相关论文和专著，在此特别对原文作者一并表示感谢。同时，还获得了北京、西安、石家庄、泰安、沈阳、武汉、蚌埠、南宁、重庆、桂林、大连、福州等医学院校和医疗单位以及中国医学装备协会、中华医学会麻醉学分会、北京谊安医疗系统股份有限公司的大力支持，在此表示诚挚的谢意！

本书虽经多次校审，但因时间紧、内容广、学识有限，难免错误和纰漏之处，敬请批评指正！

编　者

2016年4月 北京

目　录

第一章 概 论

手术（operation）是应用医疗器械（包括仪器、设备、器具等）进行病因探查、去除病灶或异物、修复或植入等规范性的医学操作，是外科诊疗的主要手段，其目的是改善、修复或重建人体因疾病或创伤造成的功能损伤。手术通常使用专用器械进入体内或入侵器官组织，因此，手术是在医生主导下、通过器具（设备）辅助实现的一种创伤性的医疗行为。手术室（operating room，OR）作为手术开展的专用场所，是医疗机构的关键单元，主要承载手术操作和急救任务。手术室设备（operating-room equipment，OE）是手术各环节中应用设备与器具的总称。 现代手术室为设备密集型医疗单元，不断更新的仪器设备既为手术提供技术支撑、保障手术室高效运转，还直接影响手术质量，已成为衡量现代医疗机构综合实力的重要标志。

手术室设备种类繁多、技术复杂，其核心原理源于临床的主流理念和医学实践，技术涉及电子、机械、材料、信息、计算机等工程学科，是现代医学与工程学高度融合的产物。因此，全面、系统地阐述手术室设备的需求、构成、原理、技术、使用与维护，使相关人员了解并掌握现代手术室设备的工作原理和使用方法，具有重要的临床意义。

本章将回顾手术的发展历程，从麻醉镇痛、消毒灭菌、手术器具与设备的应用角度，总结了抑制疼痛、感染和出血等影响外科手术发展的关键技术；新技术、新设备在保障外科手术的安全性和有效性的作用；介绍简易型、集中型和混合型三代手术室的特点，分析现代手术室的基本功能与要求，重点从设备角度阐述手术室的组成与分类，并结合现代手术室的功能需求，介绍现阶段常用的手术室设备。

第一节 手术及手术室的发展

在我国，最早的手术可以追溯到新石器时代，约在 3000 年前的周代，就有了专门的外科医生，当时称为疡医，能够通过一些简单的手术及外治疗法治疗疮疡及体表外伤，“外科”一词也由此得名。马王堆出土的我国最古汉医方《五十二病方》中有关于“刀箭金创”的外科处理记载，总结记录了有关创伤的 16 种疗法（止血、镇痛、清创、消毒、包扎等）及烧灼结扎术、结扎摘除术、瘘管清除术等，反映了当时的外科技术。

在西方，公元前 3 世纪左右，《希波克拉底文集》中记载了希波克拉底（Hippocrates）对手术医生提出的基本要求，实施手术必须具备技巧、敏捷、优雅、减少病痛的条件。如术者的指甲不能过长，应练习使用指端动作，能够叮嘱手术护士将施行手术的部位充分暴露，环境要安静，应使患者保持既利于手术又舒适的体位等。之后，围绕着手术及相关医药技术的发展谱写了一部人类与疾病抗争的历史。长期以来，疼痛、感染和出血是手术发展过程中需要解决的三大核心难题。随着麻醉药品的安全应用、无菌操作及抗生素的全面推广、手术器械的更新换代、输血（液）及生命支持技术和设备的逐步使用和普及，为全面提升手术水平起到了决定性作用，奠定了现代外科学的基础。

一、麻醉的发展

疼痛状态下，应激反应强烈，表现为肌张力增高、不配合、手术视野难以暴露等，因而无法完成正常的手术操作，尤其是较大型手术甚至可能会引起创伤性休克。为缓解疼痛，临床上逐渐应用麻醉镇痛和镇静。

“麻醉”（anesthesia）一词源于希腊文 Narkosis，顾名思义，麻为麻木麻痹，醉为酒醉昏迷。因此，麻醉的含义是用药物或其他方法使患者整体或局部暂时性失去感觉，以达到镇痛、镇静、肌松、消除手术记忆和维持内环境稳定的目的，为顺利实施手术提供保障。麻醉学（anesthesiology）是一门研究麻醉、镇痛、镇静、急救复苏及重症医学的综合性学科。麻醉技术及麻醉学的发展，为无痛手术奠定了基础，使外科手术成为医生和患者都广为接受的治疗方式。

（一）西方麻醉的发展

自有人类以来，骨折创伤就是最为常见的一种疾患，所以各文明古国，都在不断探寻使人无痛的手术方法。文艺复兴之后，西方医学开始重视对人体构造的研究，1543 年维萨留斯（Andreas Vesalius）的《论人体构造》奠定了人体解剖学的基础，同时也促进了外科学的快速发展。随着手术技术的进步，对麻醉的需求也更为迫切。19 世纪以前，麻醉还仅处于探索阶段，之后化学领域的进展为西方麻醉的探索与研究提供了有利的条件。1846 年莫顿（William Thomas Green Morton）在美国麻省总医院的乙醚麻醉手术获得成功，揭开了现代麻醉史的序幕，结束了患者忍受剧痛接受手术的时代。1847 年苏格兰辛普森（Simpson）应用氯仿为产妇分娩止痛获得满意效果，1868 年外科医师安德鲁斯（Andrews）在吸入氧化亚氮（笑气）时加入氧气，提高了氧化亚氮麻醉的安全性，现今氧化亚氮加氧麻醉成为氧化亚氮麻醉的重要原则。1874 年奥尔（Orr）应用静脉注射水合氯醛进行麻醉，成为静脉全身麻醉的开端。1884 年法国眼科医生科勒（Keller）将可卡因滴入患者眼内，获得角膜和结膜的局部麻醉，揭开局麻新篇章。此后，神经阻滞（1885 年）、椎管内麻醉（1889 年）、骶管阻滞（1901 年）、局部浸润麻醉（1892 年）、蛛网膜下腔阻滞麻醉（1898 年）等技术也相继开展。

进入 20 世纪，有关麻醉的理论、方法、药物与技术随着化学及药理学的发展发生变革，其进步极为迅速。1905 年合成普鲁卡因，奠定了局麻基础。1921 年，制订了硬膜外腔阻滞规范操作和临床实施方法。随后，通过改进气管内麻醉，先后研制出多种形式的麻醉机，并在临床应用吸入麻醉药环己巴比妥（1923 年）、乙烯醚（1923 年）、硫喷妥钠（1934 年）、环丙烷（1934 年）等。这一时期的探索，为麻醉学积累了丰富的理论知识和临床经验，麻醉学终于发展成一个成熟的学科。现代麻醉学的内容已超出“麻醉”词义的范畴，是研究临床麻醉、重症监护治疗、急救复苏理论和技术的临床学科。

现代麻醉的主要特点有以下几点。

1. 高效麻药 麻醉药应“快”、“强”、“短”，即一旦作用，能快速达到最大效应；当终止给药，药效迅速消退。超短效麻醉药、肌松药及循环调节药物的临床应用，使麻醉药物的复合应用趋于更高效和安全。

2. 精准给药 主要采用的方法是麻醉的靶控技术和闭环控制技术，其意义在于应用适量的麻醉药实现最佳的临床效果，利用相应的技术手段，实现一种起效迅速、可控性强、苏醒快的目标麻醉给药控制。

3. 精确麻醉 前提是能实时监测患者的麻醉状态（麻醉深度、肌松等）和生命体征，通过这些临床指征科学指导用药，以实现精确麻醉。精确麻醉有着重要的临床意义，它可以避免因个体差异导致的麻醉用药失准，降低手术并发症及死亡风险。

（二）中医麻醉的发展

我国传统中医博大精深，古代的手术麻醉早有记载，主要采用的方法是中草药麻醉和近代的针刺麻醉。

1. 中药麻醉 古代中医麻醉已有3000多年的历史。3000年前的《列子·汤问》"鲁公扈、赵齐婴二人有疾同请扁鹊求治……扁鹊遂饮二人毒酒，迷死三日，剖胸探心，易而置之，投以神药，既悟同初，二人辞归"是关于古代中医麻醉最早的记载。公元2世纪华佗发明的麻沸散则是最早记载的中医全身麻醉药，其中《后汉书·华佗传》记载："若疾发结于内，针药所不能及者，乃令先以酒服麻沸散，既醉无所觉，因刳破腹背，抽割积聚。若在肠胃，则断肠煎洗，除去疾秽，既而缝台，傅以神膏，四五日创愈，一月之间平复。"《三国志·华佗传》亦有同样的记载，服了"麻沸散"以后，"须臾，便如醉死，无所知"。

唐朝是中国古代史上最繁荣昌盛的时期，医学也得到了很好的发展，孙思邈和王焘用大麻、蟾酥、白僵蚕作镇痛或麻醉，并记载在《备急千金要方》和《外台秘要》中。宋元时期麻醉术较前又有所发展，懂得严格掌握安全用药剂量并且开始注意用药的个体差异。元朝《履岩本草》记有曼陀罗花外用镇痛，名医危亦林应用曼陀罗花和"草乌散"镇痛和麻醉；明清时期，医学文献中如《证治学准绳》有治疗"诸痛"的麻药，《医宗金鉴》列有外敷麻药，《伤科方书》记有"杨花散"，《外科方外奇方》对"动刀针外敷麻药"也有描述。

2. 针刺麻醉 1958年首例针刺麻醉成功后，针刺的神奇作用引起了高度重视，由于其经济、安全和简便等特点，形成了中医麻醉的新方向。从20世纪60年代初直到70年代后期，我国针麻工作者进行了长达近20年的探索，完成手术200余万例，包括100多种手术。通过对穴位的筛选、处方和刺激参数的规范，针刺麻醉的应用范围和限制因素逐渐明晰。

针刺麻醉有体外麻醉、电针麻醉、穴位注射麻醉、耳针麻醉、唇针麻醉、电极片穴位敷贴麻醉等，无论应用何种穴位组方、刺激方式或参数，虽可在一定程度上提高痛阈，但是无法解决镇痛不全这一关键问题，因此，现代针刺麻醉主要用于一些小手术或者是针刺辅助麻醉。

中医在麻醉方面有其独特的优势，如安全、可靠，对患者的生理干扰小，术后恢复快而且廉价等。但是，中药麻醉效果及药理学机制研究还不够完善，存在药物作用机制不明确、肌松控制不完整等缺点，因此，单纯的中医麻醉难以满足现代复杂手术的需求。

二、消毒灭菌和感染控制的发展

历史上，在没有彻底认清感染的原因及采取有效措施之前，感染一直是外科医生棘手的难题，也是决定手术愈后的关键因素。随着显微镜和微生物学的发展，外科手术的感染途径逐渐明晰，一是手术创伤，导致免疫力降低，易被感染；二是开放性伤口，为细菌入侵提供了渠道；三是院内二次感染等。控制感染主要是消除或减少感染源，消毒灭菌和抗生素应用是最基本方法，为手术康复提供了保障。

（一）消毒灭菌

消毒灭菌对外科手术而言十分重要，可大幅降低外科手术的感染率，但消毒方法在取得医学界广泛认同和推广的过程中，曾遇到过很大的困难。历史上，“自然发生说”在医学界十分盛行，认为有机物的腐坏是自然发生，污水能生蚊虫，垃圾能生虫蚁，粪便能生蛆蝇；中国古代也有“腐草生萤”的说法。这些观点，从亚里士多德到牛顿等许多权威哲学家和科学家都深信不疑。直到 19 世纪中叶，医学界对传染病学依然毫无认知，许多医生都没有消毒的意识，当时一个外科医生为患者进行手术期间，穿着满是血污的手术衣，竟然不被视为污染，反而让人觉得该医生拥有丰富的外科手术经验。

匈牙利裔产科医生伊格纳兹· 塞麦尔维斯（Ignaz Semmelweis）被视为推行消毒方法的先驱，他在维也纳总医院工作期间，要求医生在接生前必须用漂白粉认真洗手，实践证明效果显著，医院内产褥热的个案明显减少。1864 年，法国著名微生物学家路易· 巴斯德（Louis Pasteur）透过鹅颈烧瓶实验证实生物只能由繁殖而来，不能自然发生。以此为依据，英国外科医生约瑟夫· 李斯特（Joseph Lister）真正将消毒方法发扬光大。1865 年，李斯特首先提出缺乏消毒是外科手术后发生感染的主要原因。之后，他为一位断腿患者实施手术，选用石炭酸作为消毒剂，并实行了一系列的改进措施，包括医生应穿白大褂、手术器具要高温处理、手术前医生和护士必须洗手、患者的伤口要在消毒后绑上绷带等，由于采取消毒措施使这位患者很快痊愈。1867 年，他又将消毒手段应用到输血和输液中，从而降低了患败血症的风险。

1867 年，李斯特在英国医学期刊 *The Lancet* 上正式公布了自己创造的外科消毒法。不过当时的英国医学界对李斯特消毒法的态度非常冷淡，甚至有不少医生撰文对他进行批驳与攻击，保守落后的观念，使消毒方法这一创举长期未能在英国推广。在德国，李斯特外科消毒法公布后不久就被几位外科医生试用并在德国推广。1870 年，普法战争爆发，个别战地医院严格施行李斯特消毒法，创伤和截肢死亡率都大大低于其他战地医院，李斯特外科消毒法在实践中得到了验证，并被进一步改进和完善。

1886 年，德国的伯格曼（Ernst von Bergmann）首先采用了热蒸汽消毒手术器具和敷料；1890 年美国的哈斯特（William Stewart Halsted）发明了橡皮外科手套，从而消除了外科手术中最重要的感染源头。早期李斯特使用的石炭酸对人体有刺激和腐蚀作用，毒性较大，并不是理想的消毒剂，因此，被 75%酒精所取代，这一系列改进最终形成现代消毒法。现代消毒法解决了手术感染的难题，从此外科手术成为一种有效、安全的治疗手段。

（二）应用抗生素

抗生素（antibiotics）以前被称为抗菌素，事实上它不仅能杀灭细菌，而且对霉菌、支原体、衣原体等其他致病微生物也有良好的抑制和杀灭作用，近年来将抗菌素更名为抗生素。抗生素是用于治疗各种细菌感染或抑制致病微生物感染的主要药物，也是控制手术感染的一种重要方法。

抗生素是细菌、真菌等微生物在生长过程中为了生存竞争需要而产生的化学物质，这种物质即可保证其自身生存，同时还能杀灭或抑制其他细菌。利用抗生素能够干扰其他微生物发育的特点，1929 年，英国弗莱明（Alexander Fleming）发现了青霉素，从而使无菌切口感染率降至 1%；1935 年，德国多马克（Gerhard Domagk）使用了白浪多息（磺胺类药），此后各国陆续研制出一系列抗生素药物。抗生素广泛应用于临床，显著降低了术后并发症、提高了手术成功率。抗生素的发现与使用是 20 世纪医学史上一件大事，为外科学抗感染开辟了一个新的时代。

三、外科手术器具的发展

为了切开组织、移除病灶、缝合伤口等，临床外科需要使用相关的器具与设备。

（一）手术器具的进化

“外科”（surgery）一词起源于拉丁词 chirurgia，意为用双手完成的医疗操作，其基本操作包括组织切开、结扎、缝合、引流等。完成这些操作不仅需要外科医生的精湛技术，还需要使用相应的手术器械。

手术刀是外科医生用来完成手术最得力、最基本的工具，手术刀的演变史即是外科手术及外科学的发展史。早在春秋战国时代，最原始的外科器具是砭石或石镰，宋代即有较为配套的常用外科器具，如《世医得效方》中对外科手术中的针、剪、刀、钳、凿等进行了记载；1974 年在江苏江阴的明初夏王墓中就有出土的铁质柳叶形外科刀、平刃手术刀、剪、铜镊、鬃药刷及瓷淋洗壶等。各种刀具因其不同的功用而被设计成不同的刃口方向、形状和长度，并多以形状命名。如著名的柳叶刀，因其刀身细窄呈柳叶形，故此得名，其刃口较长、单面，是适于切开较大范围的刀具；又如开疮刀，尖锐锋利，取其急进速出，不至于引起剧烈疼痛等。由此可见，我国古代外科刀具的应用技术已经成熟，与西方使用的外科用器具功能较为相近。

19 世纪末，随工艺和材质的提高，手术器具也不断改进，材质由铁质演变为不锈钢、铬、钛、钒等；结构设计上，刀身也与刀刃分开，刀片可拆卸；在握控的舒适、灵巧及使用的安全性上有质的改变。形状和使用的标准化，使得手术刀成为现代外科医生专用的精巧工具。1920 年，Boviel 首次在脑部手术中引入电凝刀技术，开创了手术的电外科时代（electro-surgery）。20 世纪后期开始，电凝、超声刀、内窥镜手术器械等广泛进入临床，对外科手术的进步又起到了巨大的推动作用。

目前，手术器械越来越专业化、精准化，已经形成了手术刀、剪、针、镊、钳、钩等几大类上百种规格。此外，随着电子技术和现代科技的发展，具有一定能量输出的辅助手术设备也得到广泛应用，如电刀、超声刀、激光刀、微波刀、等离子手术刀及高压水刀等，大大提高了手术的效率，在切割、止血、缝合、抽吸等方面减轻了手术医生的工作量，为现代手术及微创手术提供了重要技术支撑。

（二）术中出血处理

手术中的出血曾是阻碍外科发展的另一难题。随着对人体解剖学研究的深入，手术可以选择性避开血管，减少对血管的损伤；若无法避开血管，还可以通过手术器具与设备实施血管结扎，以降低术中出血量。对于术中的大出血，可以应用输血技术来维持血容量的稳定。

1. 器械止血 1871 年英国威尔斯（Wells）改进了止血钳，1873 年德国爱斯马克（Esmarch）在截肢时使用了止血带，他们是解决术中出血的开创者。后来，瑞士科克（Kocher）应用止血钳技术，成功而安全地进行甲状腺手术 4000 余例，死亡率由 50%降至 1%，为此获得 1909 年的诺贝尔奖，这是第一次将诺贝尔奖颁给外科医生。之后，由美国哈斯特（Hastert）设计的蚊式止血钳并采用细丝线结扎技术，成为现代手术止血的基本模式。

器械止血主要包括单纯结扎法和缝合结扎法。

（1）单纯结扎法：是最常用的止血方法，手术操作过程中，对可能出血的部位或已见的出血点，提前用止血钳钳夹，钳夹出血点时要求准确，最好一次成功，结扎线的粗细要根据钳夹的组织多少及血管粗细而定，血管较粗时应单独游离结扎。

（2）缝合结扎法：即贯穿缝扎，主要是为了避免结扎线脱落，或因为单纯结扎有困难时使用，对于重要的血管一般应进行缝扎止血。

2. 设备止血 目前，为了进一步减小创伤和术中出血，高频电刀、超声刀等在手术切割、电凝和止血方面得到了广泛应用，微创手术的引入，使术中出血进一步减少。

对于手术野小的出血点，高频电刀、超声刀、激光刀等都可以作用于出血创面，借助一定的物理能量使组织创面凝固，达到止血、凝血的目的。对手术野血管的处理，血管封闭系统（vessel sealing system）利用双电极输出适当的能量使血管壁胶原蛋白变性、重新融合而封闭血管，这一血管封闭方式可以封闭分离 3～7mm 的动静脉血管或组织束，适用于外科腔镜或开放手术，可封闭脾、肠系膜、胃等腹腔内的大部分血管。

3. 输血（blood transfusion） 是指静脉输入血液，是临床上一项重要的抢救和治疗措施，多用于急性大出血、烧伤、休克等。1901 年，美籍奥地利裔的兰德斯坦因（Karl Landsteiner）发现血型，并由此于 1930 年获诺贝尔医学奖。最早把兰德斯坦因血型理论用于指导临床输血的人是卡瑞尔（Alexis Carrel），1906 年他曾把输血者的动脉连接在受血者的静脉上，并获得了成功，从此临床上开始采用输血来补偿手术时的失血。早期的输血主要是直接输血法（输血者动脉连接受血者静脉），其操作复杂，输血量不易控制，1915 年，德国的勒威森（Richard Lewisohn）提出了应用混合枸橼酸钠溶液使血液不凝固的间接输血法，后来通过建立血库，使现代手术中的输血成为常规医疗处置。

回顾手术及外科发展的历程，19 世纪 40 年代以前，因为手术疼痛、伤口感染、止血和输血等不能很好地解决，使得外科的发展受限，手术患者的死亡率居高不下。随着麻醉、消毒灭菌、感染控制及手术器械的进步，疼痛、感染和出血均得到了很好的控制，为外科手术的快速发展奠定了基础。人体解剖学和器官组织病理学的诞生与发展，疾病的病理生理的深入阐述，使疾病诊断的准确性、手术治疗的规范性大幅提升，有力地推动了外科学的长足进步。同时，外科学的发展，又促进了外科医生的专职化、外科手术的规范化，进而带动了麻醉学、消毒灭菌技术及现代手术室和设备的螺旋式上升与进步。

四、手术室及设备的发展

随着手术数量、种类的持续扩大，专业化、规范化的手术场地、手术环境和手术设备相继形成，手术室逐渐成为医院不可或缺的独立单元。作为外科手术的支撑平台，伴随着科学技术的发展，手术室经历了从无到有、从单一功能到多功能融合的发展历程。

（一）完成简单手术，形成了第一代简易型手术室

以简单的手术器械为工具，以满足简单手术为基本要求，围绕着麻醉镇痛和消毒灭菌等关键问题，长期探索形成了第一代简易型手术室。早期的所谓手术室，并非有固定场合地点，而是在病房、患者家或者医生的诊所中进行。由于条件简陋，早期的手术仅限于使用简单的手术器具进行手工切、割、缝等基本操作，完成脓肿引流、肿物切除、外伤缝合等体表手术。

公元前 17 世纪，古巴比伦尼尼微人的《汉谟拉比法典》中曾有眼部外科手术的记载，这是人类最早的手术记载。古埃及柯欧普神殿（Kom Ombo）中的一个门柱上有割礼的记载。另外，《埃伯斯纸草文稿》（Ebers Papyrus）与《艾德温· 史密斯纸草文稿》也有解剖学、外科学等内容记载。古印度公元前 6 世纪，名医苏胥如塔（Sushruta）所著的《苏胥如塔· 妙闻集》（Sushruta Samhita）医书中，记录了 8 种外科手术方法。

古代中医公认最早的外科手术发生在公元 2 世纪东汉至三国时期，名医华佗在魏、蜀两国行医，发明了让病患以酒服麻沸散作为麻醉药物，然后施行“刮骨疗伤”、“剖肚清肠”等多种外科手术，这些在《三国志》与《后汉书》中皆有记载。另外，《史记· 扁鹊列传》中提到黄帝时期有一名医俞跗的外科手术技术，“一拨见病之应，因五藏之输，乃割皮解肌，诀脉结筋，搦髓脑，揲荒，爪幕，湔浣肠胃，漱涤五藏”。

中世纪伊斯兰文明（公元 10 世纪至 11 世纪），阿拉伯名医阿布卡色斯（Abulcasis）在西班牙科尔多瓦一带行医，他结合了伊斯兰医学与罗马、印度的教案，发展出现代外科学的雏形，并深远影响着现代医学，被西方称为“外科之父”。中世纪欧洲某些城镇因医疗的需求，而发展出医科大学，直至 15 世纪，外科学成为独立的医学专科。

到了 19 世纪，麻醉学诞生，首例麻醉下的手术场地设在图书馆的教室内，由此揭开了麻醉手术的序幕。1836 年，巴斯德（Pasteur）发现微生物；1846 年，匈牙利塞麦尔维斯（Ignaz Semmelweis）首先提出在检查产妇前用漂白粉水将手洗净，开创了手术抗菌技术；1867 年，英国李斯特（Lister）采用石炭酸溶液冲洗手术器械，并用石炭酸溶液浸湿的纱布覆盖伤口，使他所施行的截肢手术的死亡率自 40%降至 15%，从而奠定了抗菌术的基本原则；1877 年，德国伯格曼（Bergmann）采用了蒸汽灭菌，并研究出单布、敷料、手术器具等灭菌措施，在现代外科中建立了无菌术；1889 年，德国弗布林格（Furbringer）提出了手臂消毒法；1890 年，美国哈斯特（Halsted）倡议戴橡皮手套，使无菌术更加完善。

麻醉镇痛为顺利实施手术提供了保障，进而推动无菌铺单、手臂消毒、洗手、戴无菌手套、更换手术衣、戴口罩等无菌规程，初步建立了无菌手术区域。至此，具有基本手术器具、提供简单麻醉和无菌环境的第一代简易型手术室基本形成。

（二）保障复杂手术，形成了第二代集中型手术室

20 世纪初期的欧洲，部分病房开始配置相关的手术设备，当时的手术室分散在各个科室，由此小而散的简易型手术室数量快速增加。到了 20 世纪中期，病房开始集中化，为适应规范化和标准化的要求，手术室也随之进入了集中型手术室（central type OR）的时代。集中型手术室以医疗设备为核心，主要由麻醉、消毒灭菌和基本生命支持系统等设备组成。

1955 年，日本东京大学集中型中心手术部正式开设，揭开了日本集中型手术室的帷幕；1963 年，中央供应型手术室平面布局在美国诞生；1966 年，世界上第一间层流洁净手术

室在美国的巴顿纪念医院设立；1969 年，英国卫生部推荐的手术室平面布局，就是今天被广泛使用的污物回收型的雏形。随着近现代电子技术和新材料、新工艺的发展，麻醉技术、消毒灭菌技术、手术设备及生命支持系统的临床应用，为手术室规范化和集中建设提供了设备与技术保障。

1. 麻醉技术及麻醉机的运用 现代麻醉学经过 150 余年的发展历程，目前已成为临床医学的重要组成部分，麻醉机也随着麻醉学和电子技术的进步成为全身麻醉的必备工具。麻醉机可以通过机械回路将挥发性麻醉药物送入患者的肺泡，形成麻醉药气体分压，弥散到血液后对中枢神经系统直接产生抑制作用，从而形成全身麻醉的临床效果。

1901 年，德国人 Johann-Heinrich Dräger 研制出世界上第一台麻醉机，之后，经工程人员和医务人员的共同努力，麻醉机的功能得到进一步完善，技术功能大幅提高，从较简单的麻醉机发展到现代麻醉机，直至目前的麻醉工作站。

2. 消毒灭菌及感控规范的建立 感染（infection）是外科手术最大的隐患。无菌术（asepsis）是指在医疗操作过程中，避免微生物侵入人体，防止无菌物品与无菌区域被污染的技术，它是针对感染来源与途径所采取的一种有效的预防措施，是决定是否发生手术感染的关键因素。消毒灭菌（disinfection sterilization）技术的发展与应用，使手术室的无菌术得以规范。

由匈牙利的塞麦尔维斯（Semmelweis）首先提出在检查产妇前用漂白粉溶液洗手，到德国 Bergmann 发明了高压蒸汽灭菌法，为现代外科学的无菌术提供了基本方法。随后，物品的清洗、消毒、灭菌、抗菌等规范逐渐形成，结合手术洗手规则和手术室环境的消毒等，进一步降低了手术感染的风险。常用灭菌法包括高温灭菌、气体灭菌和电离辐射灭菌等方法。

现代手术室又通过层流技术、静电吸附、封闭式高强度循环紫外线（无泄漏）杀菌、臭氧消毒等消毒方法，保证了手术室的环境洁净。

总之，通过手术部位、手术器械、手术环境的消毒灭菌和手术室人员的无菌操作规范，为无菌手术提供了良好条件。大批抗生素的研发与应用，为开放性、感染手术的预后提供了药物预防和治疗手段。这些技术、方法、药物和设备为手术的预后和成功奠定了基础，是近现代手术室规范化建设的重要标志。

3. 基础设备及医疗器械的使用 手术床、无影灯、医用吊塔等手术室基础设备的应用，为创造良好手术环境提供了必要的技术支持；高频电刀、超声刀等新型手术能量设备的相继应用，从根本上改变了传统手术器械切割、缝合和止血等方式，部分解放了外科医生的手工操作，进而使外科医生由单纯地使用手术器械（具）过渡到操控手术设备，手术的复杂程度和效率明显提升。

此外，随着生物医学工程技术的快速发展，术中的监测、急救与生命支持设备在现代手术室中得到广泛使用，如麻醉深度监测仪、肌松监测仪、多参数监护仪、呼吸机、体外循环设备、除颤器、心肺复苏装置等，为术中患者处于最佳手术状态、预防手术意外等方面起到了重要作用。因此，麻醉技术、消毒灭菌技术及手术设备的进步，使第二代手术室的技术水平、规范化程度和质控标准有了大幅提高，各级医疗机构相继建立了与其规模和水平相当的集中型手术室，其手术数量、质量和从业人员的增加又促进了麻醉、重症监护及外科专业（脑外、胸外、心外、腹外及骨科等）的快速发展。

（三）以患者为中心，形成了第三代一体化混合型手术室

以第二代手术室为基础，手术的数量和规模大幅增加，手术疗效和愈后得到极大改善，使手术治疗成为许多病症的首选和主要治疗手段。随着计算机技术、信息技术的发展，以及手术领域对多学科交叉、多技术融合、多信息共享的迫切需求，以患者为中心的一体化混合型手术室应运而生。

1. 信息互通及功能整合 一体化手术室（integrated operating room）通过对设备配置、机房面积、层流环境、手术流程、信息化建设等各方面综合考量，实现了科学整合的目的。

以信息技术为核心，采用医学图像存储和传输系统，将各类医学影像设备所获得的医学图像（如CT、MRI、DSA、ECT、PET／CT、Ultrasound等）送至手术现场，用于指导手术过程；或者在手术室内安装专用的术中影像设备，如MRI引导下的介入手术，取得实时的手术动态图像以进行现场手术导航。通过信息的开放与互通，手术室内外的“信息孤岛”得到有效整合，医护人员可以便捷、动态地获取有关信息，并在导航系统的帮助下实施更为精准的手术，从而提高手术的效率和安全性。

2. 学科协同及手术复合 现代手术尤其是过程复杂的手术多为复合式手术，是多学科协同、技术融合的结果。例如，血管疾病的治疗，临床常采用外科手术或者导管介入，但这2种方法都有各自的局限性。外科手术疗效明确，但手术创伤较大；导管介入过程简单，却受限于患者自身条件及疗效的不足。然而，借助于一体化混合型手术室，将术中影像系统、腔内导管术与外科手术操作有机结合，可以克服各自缺欠，使复杂的心血管手术从过去的“多步走”到如今的“一站式”复合手术，大大缩短了手术周期，提高了手术成功率，并有效避免了因多次手术带来的风险。

医疗设备的数字化、网络化，医疗学科之间的交流融合和信息共享，引领着现代一体化混合型手术室的发展，为微创手术、复合手术、多器官联合移植等现代疑难复杂手术提供了新的模式和平台。

综上，经过长期的探索，由简单器械、简陋条件形成的早期简易型手术室，有效降低了手术痛苦、术中出血，提升了手术预后。之后，随着科学技术的发展，基本手术器械与电子手术设备并存，无菌操作与感染控制并用，形成了近代的规范化集中型手术室，手术的数量、难度和质量有了大幅提升，极大地推动了外科学乃至医学的进步。信息时代的来临，学科交叉、技术融合、信息共享、数字化设备的普及开创了现代的一体化混合型手术室，为微创、精准和复杂手术提供了保障，使以患者为中心的个性化手术成为可能。

第二节 现代手术室

随着科学技术的进步及对医疗服务需求的提升，手术室设备呈爆发式增加，现代手术室的建设与管理面临前所未有的挑战。手术室作为医疗行为的重要区域，其现代化建设也在加快脚步，使之既能为患者提供更为安全舒适的手术环境，也为医护人员提供更为便利适宜的工作场所，目的是构建一个患者转运安全、体位舒适，医疗设备各就其位、功能配套，医护人员各司其职、行动便利，手术场地消毒无菌、层流控制的现代手术室。

一、手术室的基本功能

手术室是临床医学与工程技术结合的产物，医疗新技术、新方法的涌现和手术适应证的扩大，带动了手术量和手术种类的上升，由此对手术环境和手术质量也提出了更高的要求，新建或改建高标准的现代手术室是医院建设的重点任务之一。

现代手术室应具备三大基本功能，即提供性能优良的手术平台、提供安全适宜的手术环境、提供高效有序的监管机制。现代手术室，如图 1-1 所示。

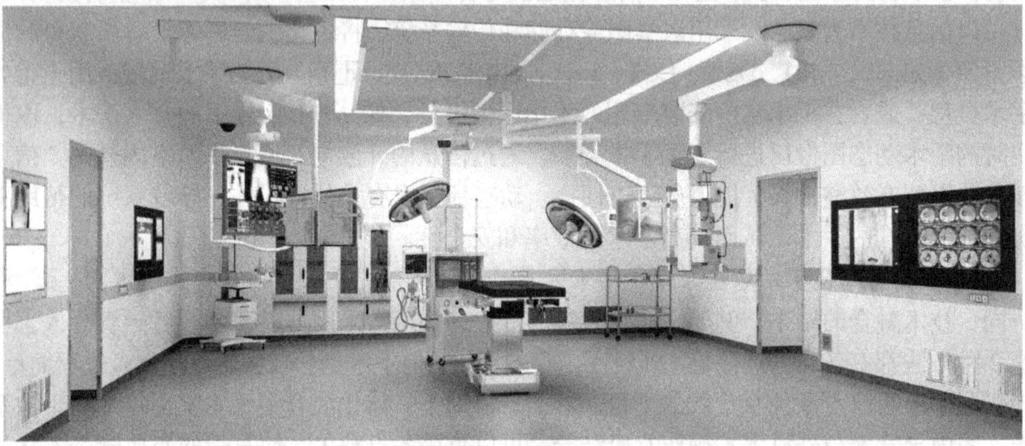

图 1-1 现代手术室

（一）提供性能优良的手术平台

手术的基本目的是解除病患、恢复或改善人体功能，麻醉、感控、出血始终是影响手术效果和预后的重要因素。因而，提供手术所必需的设备平台，包括手术设备、麻醉、感控和生命支持系统等，是顺利开展手术的基本保证。

1. 提供符合手术要求的设备 工程技术进步推动了临床医学的进步，随之大量的新型手术设备装备于手术室，使得现代手术室的技术实力快速提升。目前，手术室的设备主要包括常规手术器械、基础手术设备、麻醉与麻醉监护设备、急救与生命支持设备、微创手术设备、术中影像设备、专科手术设备等。手术室的功能不同，与其配套的手术设备也会有所差异。

2. 提供近似于无菌的手术环境 感染是手术主要的潜在风险，手术室应当最大限度提供近似于无菌的手术环境，应尽可能避免微生物侵入人体，防止无菌物品及无菌区域的污染。手术室的消毒灭菌技术与设备，为感控提供了技术保障。

3. 提供完备的手术保障系统 为保障患者的生命安全和手术的顺利进行，手术室应当提供完备的气、液、电及污物回收等基本保障系统，包括以下几点。

（1）提供工作气体、液体的供给。

（2）提供安全的污物回收系统。

（3）提供可靠的供电与通讯体系。

（二）提供安全适宜的手术环境

舒适安全的手术环境是保障患者安全，顺利开展手术的基本条件。

1. 环境适宜 通过环境中央控制系统实时调控手术室的温度、湿度、照明等现场参数，可以为术者提供良好的工作环境。

2. 设备安全 手术室设备和器械繁多，要严格执行防火、电气安全和电磁兼容性（electro-magnetic compatibility，EMC）标准，定期质控、检修与维护，以避免发生不安全事故和不良事件。

3. 功能分区优化 对手术室的各功能区和设备要优化布局、合理设置，术前准备室、术中手术室、术后麻醉恢复室等应符合手术流程和功能划分，各类设备要求使用方便、视野清晰、安全高效。

（三）提供高效有序的监管机制

手术室的有序运转，可以保证医疗服务协同高效、仪器性能充分发挥、感控措施严格执行，以及物流、信息流快捷通畅。因此，手术室健全的运行监管机制是高效开展手术的基本保障。

1. 过程信息监控完善 通过对手术过程、麻醉过程、护理过程、抢救过程等的全流程记录，构成完整的手术信息流体系。

2. 手术物流监管规范 对术中高值耗材、植入器械、关键药品等建立完善的使用、登记、管理和追踪机制。

3. 手术感控措施严格 通过对人员、物品、环境等消毒灭菌及感控措施的规范管理和落实，可以有效降低术中感染率。

现代手术室的基本功能就是在手术医生、麻醉医生、护士和临床工程师的通力协作下，使用并充分发挥设备的优良性能，严格执行操作流程、手术计划和感控规范，以保障麻醉和手术的顺利进行，实现解除病患痛苦和救治的医疗目标。

二、手术室的构建

手术室是医疗机构中无菌洁净要求最为严格的场所之一，手术室的建设、布局、工作流程和管理都将围绕无菌的技术要求展开。手术室又是医学设备最为密集的科室，除基础设备（无影灯、手术床等）外，麻醉机、各类监护仪、能量平台及自体血回收机、手术显微镜、影像系统等都已成为手术室的常用设备。随着科学技术的发展，新型的手术器械和设备不断涌现，如各类内窥镜手术设备、导航设备、立体定位系统、手术机器人等微创手术辅助设备等，这些众多的设备“拥挤”在手术室内，对设备布局、安装、配电等提出了更高的要求。

（一）手术室设计规范

规划与设计手术室时，首先要对手术室功能（可完成的手术种类）定位，并由手术室功能和手术种类确定设备和工作流程，最后进行基建设计。在基建设计时，还要综合考虑手术室在医院整体布局中的最佳位置、洁净区域划分、维持洁净度措施、防止交叉感染策略、换床方式和污物处理等要素。详细要求，参考《医院洁净手术部建筑技术规范GB50333-2013》等标准和规范。

1. 手术室的位置选择 手术室应设在安静、清洁、便于与相关科室联络的位置。以低平建筑为主的医院，应选择在侧翼；以高层建筑为主体的医院，宜选择医疗楼的中间层。手术室与其他科室、部门的位置配置原则是，应靠近手术率高的科室、血库、影像诊断科、实验诊断科、病理诊断科等，远离锅炉房、修理室、污水污物处理站等。手术间应尽量避免阳光直接照射，以朝北为易，也可采用有色玻璃遮挡，以利于人工照明。手术室应避开风口，以减少室内尘埃密度和空气污染。手术室通常采用集中布局，构成一个相对独立的医疗区，其中包括手术区域和供应区域。

2. 手术室房间数量的确定 估算手术室用房数量的方法通常有 2 种，一是根据各手术科室的床位数，按（20～25）：1 的比例确定手术用房数，然后根据手术用房数，确定手术辅助用房、消毒供应用房及其他用房数；二是根据全年手术次数和手术室的利用率来确定手术间的数量。

3. 手术室房间的类别

一个完整的手术室应包括以下几个部分。

（1）卫生用房：包括换鞋处、更衣室、淋浴间、风淋室等。

（2）手术用房：包括普通手术间、无菌手术间、层流净化手术间等。

（3）手术辅助用房：包括刷手间、麻醉间、复苏间、清创间、石膏间等。

（4）消毒供应用房：包括消毒间、供应间、器械间、敷料间等。

（5）实验诊断用房：包括 X 线、内窥镜、病理、超声等检查室。

（6）教学用房：包括手术观察台、闭路电视示教室等。

（7）办公用房：包括医护办公室、值班室等。

4. 手术室的分区 手术室须严格划分为限制区（无菌手术间）、半限制区（污染手术间）和非限制区。限制区包括无菌手术间、洗手间、无菌室、贮药室等。半限制区包括急诊手术间或污染手术间、器械敷料准备室、麻醉准备室、消毒室。非限制区设更衣室、石膏室、标本间、污物处理间、麻醉复苏室和护士办公室、医护人员休息室、餐厅、手术患者家属休息室等。值班室和护士办公室，通常设在入口近处。

3 个区域的分离设计有 2 种方案。

（1）将限制区与半限制区分设在不同楼层的 2 部分，这种设计可彻底进行卫生学隔离，但需 2 套设施，增加了工作人员，不便于管理。

（2）在同一楼层的不同地段设限制区和非限制区，中间有半限制过渡区，设备共用，这是较为常用的分离设计。

5. 手术间内的设计要求 手术间内的基本建设包括墙体、天花板、门窗、地面等，其设计要求有以下几点。

（1）墙面和天花板采用隔音、光滑无孔隙、防火、不起尘、耐湿和易清洁消毒的材料，以淡蓝、淡绿为宜，墙角呈弧形（不易蓄积灰尘，便于清理）。各类开关、储物柜等靠墙设施应采用墙体内镶嵌式，最大程度上减少落地的物品，以便于层流通风与清理。

（2）手术间的门采用脚踏自动感应气密门，即脚踏开关自动延时关闭的电动悬挂式拉门，门应宽大（不小于 1.4m）、无门槛，便于平车出进。手术间门，如图 1-2 所示。

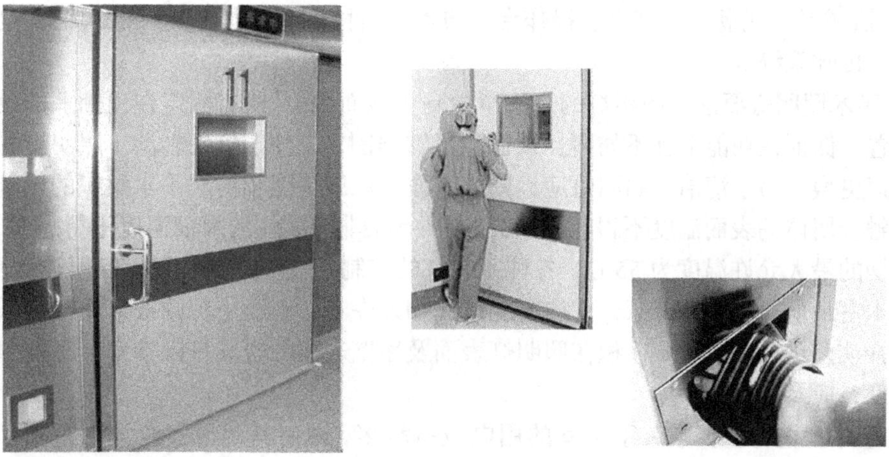

图 1-2 手术间门

（3）手术室一般为封闭式无窗手术间，外走廊通常也不作开窗设计，洁净手术室及Ⅰ、Ⅱ级洁净辅助用房也不应设外窗，Ⅲ、Ⅳ级洁净辅助用房可设双层密闭外窗。

（4）手术室地面多为耐磨、耐腐蚀、不起尘、易清洗，防止产生静电、耐消毒液的材料（如 PVC 卷材）铺设，并坚硬、光滑无隙、有微小倾斜度，设下水地漏（不用时封闭、多设于附属间）。

（5）走廊宽度应不小于 2.5m，便于平车运转及人员流动。手术室走廊，如图 1-3 所示。

（6）电源系统应有备用供电（不间断供电）设施，以保证供电安全。各手术间应有足够的电源插座，便于各种仪器设备的供电，手术室要单独设置保护地线和接地端子，各设备要做到与接地端子一点等电位接地。插座必须有防电火花装置，以防火花引起爆炸。电插座应加盖密封，防止进水。电源线集中设在墙体内，中央吸引及氧气管道等也应安排于内墙。

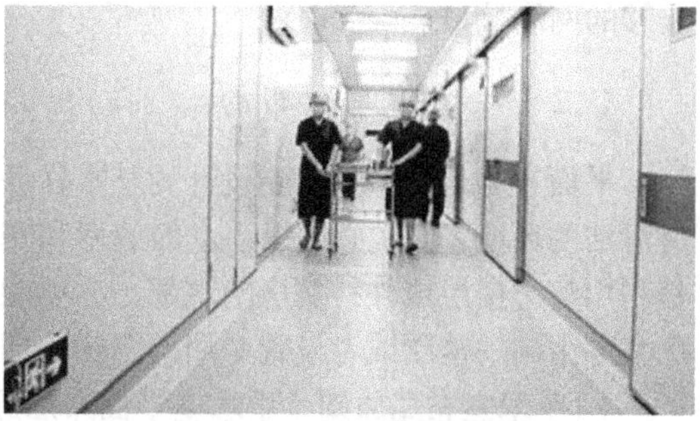

图 1-3 手术室走廊

（7）普通照明灯应安装在墙壁或屋顶，手术照明灯需安装子母无影灯，并备有升降照明灯。

（8）现代手术室应建立完善的通风过滤除菌装置，使空气得以净化，其通风方式有湍流式、层流式、垂直式。

（9）手术室出入路线的布局设计需符合功能流程及洁污分区要求，通常设置 3 条出入路线，一为工作人员出入路线，二为患者出入路线，三为器械敷料等循环供应路线，尽量做到相互隔离，避免交叉感染。

（10）手术间应有冷暖风调节设备。空调设备通常设在上层屋顶内，室温保持在 24～26℃，相对湿度以 50%左右为宜。一般手术间为 35～45m^2，用于体外循环手术、器官移植手术的特殊房间约为 60m^2，小手术间面积 20～30m^2。

6. 手术间的基本配备 是指手术间内最基本且必备的设备，它主要包括手术床、无影灯、医用吊塔、麻醉机、监护仪器、能量平台、观片灯、固定紫外线灯管（或电子消毒灭菌灯）、器械桌、托盘、办公桌、操作台、方凳、升降圆凳、脚踏凳、敷料桶、电钟、温湿度计、传呼系统等。

7. 手术照明灯要求 照明灯的灯头至少高于地面2m，所有固定在顶棚上的设施均应合理安置，保证在功能上互不妨碍，顶棚应足够牢固，以便于灯头转动。照明灯的灯头应便于快速更换、易于清洁，照明灯应设防热装置，以减少热辐射对手术组织的影响。照明灯所接触金属体的表面温度不得超过 60℃，所接触非金属体的表面温度不得超过 70℃，金属手柄的最大允许温度为55℃。各种照明灯的控制开关应单独设置，以便独立操控。

手术室最低照度为350Lx，平均照度在500Lx左右，辅助用房则按洁净室最低标准取150lx。照明灯的使用时间、存积在照明灯表面及墙壁表面的尘埃等因素都会影响照明灯的照明强度，应及时清洁。

8. 手术室的电源要求 手术室的用电设备较多，因而其用电安全尤为重要。对于手术室电源，不仅要设计为多路供电（避免临时停电）系统，同时还要有良好的接地和漏电保护设施。在设备的电磁兼容安全性方面，所有用电设备均需要通过EMC电磁兼容测试，最大限度地保证手术设备互不干扰，在使用中不会出现设备失效、误动作等不良事件。

9. 手术室信息系统 随医学影像技术的快速发展，各类三维成像技术为手术计划方案的制订和手术过程引导提供了丰富的信息通道。实时调取与处理现有成像设备的图像，并与三维立体影像工作站、立体定向装置和手术导航系统等融合，以动态指导手术，因此，手术室必然是医院PACS系统的重要信息源，手术室需要构建网络系统，各手术间都应有足够的网络接口。

（二）手术室平面布局

平面布局是手术室基建设计的基本任务，其首要是应该防止手术感染和院内污染、维持清洁的环境，其次必须以手术的效率和安全性为前提来决定手术室的位置。最佳的方案是利用整个楼层或外科病房的端部，尽可能与中心材料供应室、集中诊疗室、放射科、治疗室等为同一楼层或者设置专用的电梯（通道）。

1. 手术室布局原则 手术室平面布局原则是功能流程合理、洁污流线分明，以减少交叉感染，满足洁净质量。洁净手术室平面图，如图1-4所示。

现代洁净手术室应按三区两通道的原则布局。其中，3个区域具体如下。

（1）非限制区：为非洁净区或非无菌区，主要包括办公室、会议室、实验室、标本室、污物室、资料室、电视教学室、值班室、更衣室、换鞋区、医护人员休息室和手术患者家属等候室等，一般设在手术室的最外侧。

（2）半限制区：为准洁净区或相对无菌区，包括通向限制区的走廊、手术间外走廊、器械室、敷料室、洗涤室、麻醉复苏室和石膏室等，通常设在手术室的中部，为过渡性区域。

（3）限制区：为洁净区或无菌区，包括手术间、刷（洗）手间、手术室内走廊、无菌物品间、药品室和麻醉准备室等，这一区域的洁净度要求最为严格，应设在手术室的最内侧，非手术人员或非在岗人员禁止入内。

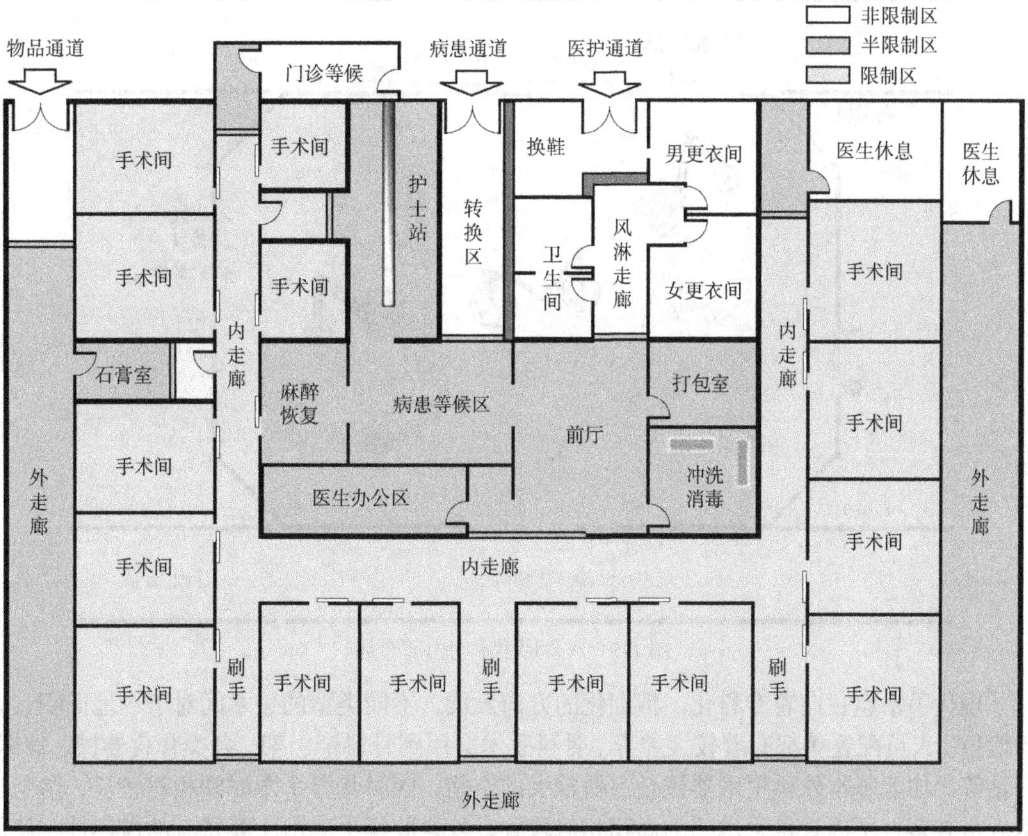

图 1-4 洁净手术室平面图

两个通道具体如下。

（1）内通道（内走廊）：为手术室的洁净通道，设在限制区，手术间、刷手间及无菌附属间等都布置在两侧；

（2）外通道（外走廊）：为手术室的准洁净通道，连接半限制区，供污染器械和敷料出入。

合理安排人流和物流，使其各行其道（洁污分离）、流线短捷，既方便医护人员活动、提高工作效率，又能从根源上减小交叉污染。

2. 手术间布局和房间面积 手术间正中央是长方形的手术台，两侧为手术医生、护士和手术器械，患者头部位是麻醉医生、麻醉器械、监护仪器等。手术台的周围有巡回护士和其他医护人员。所以，接近正方形较适合于手术间；为了避免积灰和诱导空调回风口的流向，常切去 4 个墙角将手术间建成八角形。八角形手术间内部布局，如图 1-5 所示。

手术间的墙面一般布有手术所必需的中央控制系统、电源插座、医用气体接口、读片灯、器械柜、药品柜、麻醉柜等。手术间也并非越大越好，一般面积为 30～60m^2。例如，器官移植手术间约为 60m^2、骨科手术间约为 43m^2、心脏手术间约为 54m^2、胸部和脑外手术间约为 46m^2、泌尿科手术间约为 42m^2、妇产科手术间约为 40m^2、眼科手术间约为 36m^2、急诊手术间约为 31m^2。

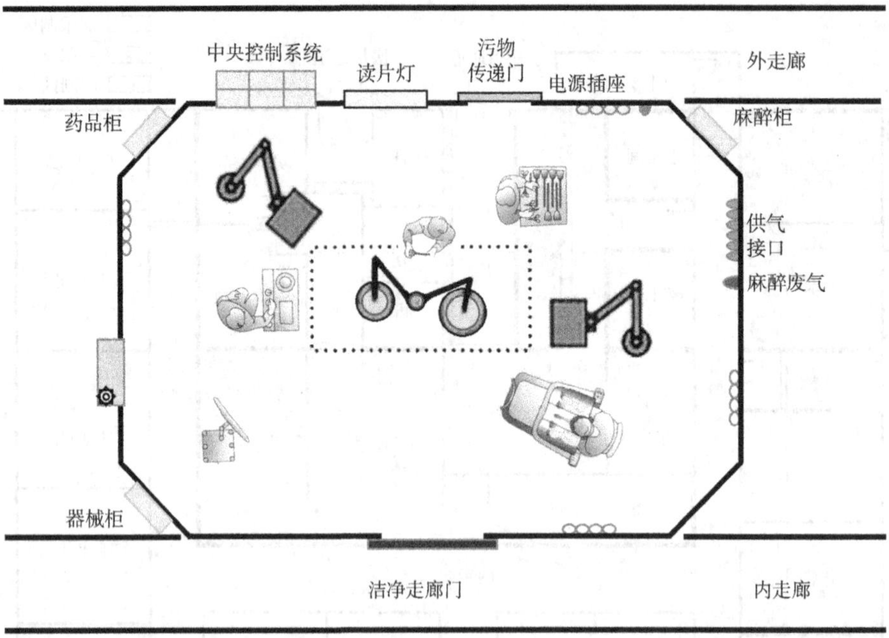

图 1-5　八角形手术间内部布局

现代手术室正向着专科化、精细化的方向发展，不同类型的手术间对于场地面积、设备摆位、人员配置等都有着较大差异。骨科手术会用到骨科牵引架、各类骨科器械、骨锯、骨钻等，加上基本外科手术器械会占据较大的空间，同时骨科手术时间相对较长，参与手术人员较多，所以骨科手术间的面积相对较大；外科腔镜手术由于其特有的微创性，使用的传统外科器械较少，手术时间相对较短，参与人员也较少，所以手术间布局往往比较紧凑；眼科与神经外科手术由于其特有的精细化要求，对于显微镜的摆位和手术床的低体位要求就显得格外突出；介入手术则对手术室内影像设备和显示器的摆放有特殊要求。因此，对于不同类型的手术间，考虑到手术的不同需求，其功能区域的划分和设备摆位的优化布局方面都会有所差异。

3. 手术室洁净区的布局类型　手术室洁净区的常见布局类型包括单走廊式、双走廊式、多走廊式和中心岛式。

（1）单走廊式：由手术间及其侧方冲洗消毒间、刷手间组成，麻醉准备集中布置，其优点是空间利用率较高，节省了麻醉准备室、冲洗消毒间和刷手间的配置量。单走廊式手术室，如图 1-6 所示。

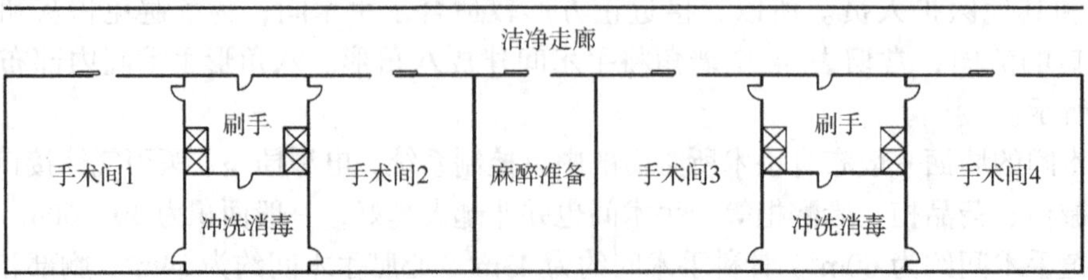

图 1-6　单走廊式手术室

（2）双走廊式：由手术间及前走廊（患者通道）、后走廊（洁净通道）组成，其中冲洗消毒间、刷手间、麻醉准备集中设置，空间利用率相对单走廊式手术室较低。双走廊式手术室，如图 1-7 所示。

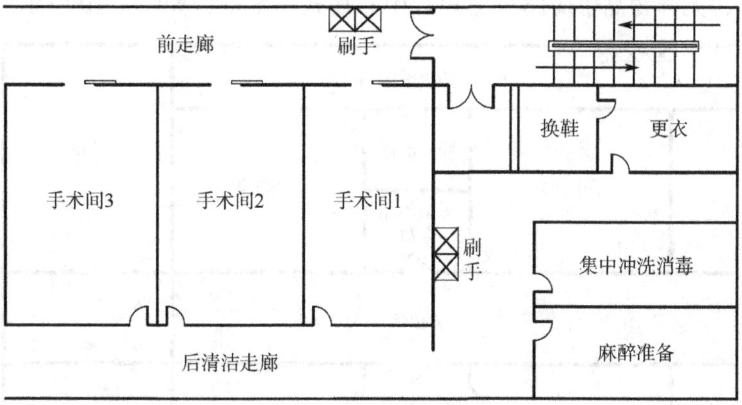

图 1-7 双走廊式手术室

（3）多走廊式：即手术室内有纵横多条走廊，设置原则与双走廊形式相同，主要适用于大型手术室。多走廊式手术室，如图 1-8 所示。

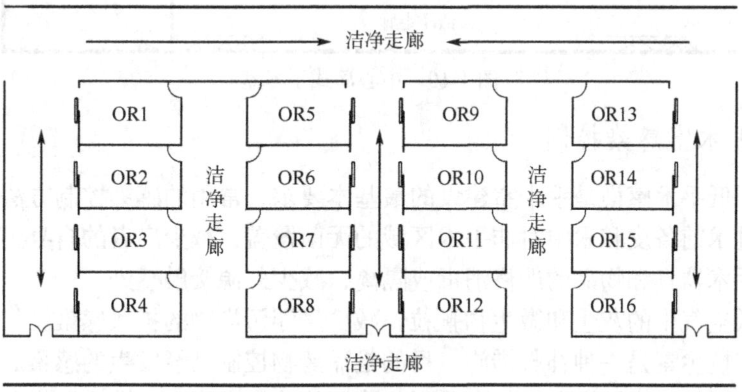

图 1-8 多走廊式手术室

（4）带前室式：此手术室的优点是麻醉准备、冲洗消毒、刷手与手术室形成完备配置，效率高，无菌技术操作保证性强，洁污分离，处理严格，更加符合卫生学要求。带前室式手术室，如图 1-9 所示。

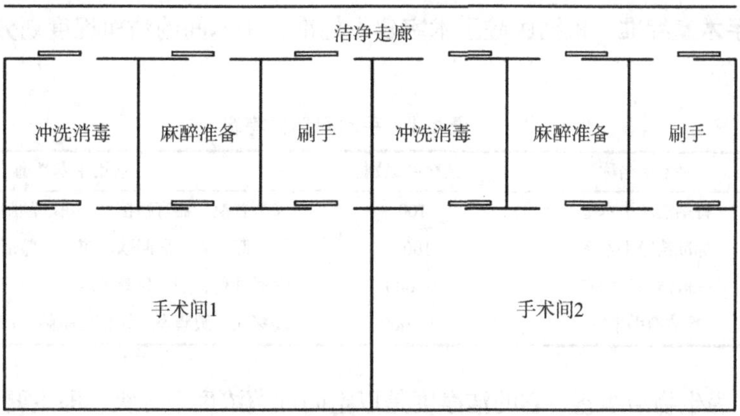

图 1-9 带前室式手术室

（5）中心岛式：中心岛式手术室设集中供应无菌物品的中心无菌走廊，手术室围绕着无菌走廊布局，无菌物品供应路径最短。中心岛式手术室，如图 1-10 所示。

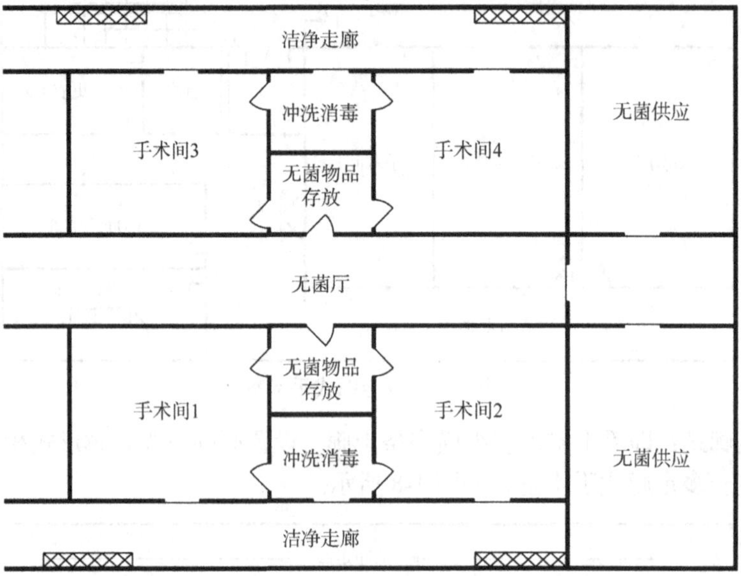

图 1-10　中心岛式手术室

（三）手术室感染控制

防止和降低手术感染是手术室建设的最基本要求，常用的感染控制方法有以下几点。

（1）通过术前备皮和术中对非手术区域的无菌覆盖，减少患者的自身感染。

（2）对手术器具和物品的严格消毒或隔离，减少外源接触感染。

（3）降低空气中的灰尘和微生物颗粒，减少悬浮污染物的扩散感染。

（4）使用抗生素是一种补救措施，目的是靠药物控制已经发生的感染。

目前，我国的医疗机构存在仅注重预防感染的药物措施，对手术无菌全过程的监管与控制重视不足的现象，表现为大量使用抗生素以降低术后的感染率。为减少抗生素的“滥用”，必须提高手术室洁净水平，严格无菌操作规范，加强对整个手术过程的感染控制，切断所有可能的污染途径（包括空气），阻断细菌接触手术创口进入人体的机会，这是当前医院感染控制建设的方向。

1. 洁净手术室标准　根据医院手术室建设标准，手术间的洁净程度划分为 4 个等级，见表 1-1。

表 1-1　手术间划分等级

等级	手术室名称	洁净度级别	适用手术类型
Ⅰ	特别洁净手术室	100	关节置换、器官移植、心脏、颅脑、眼外科手术等
Ⅱ	标准洁净手术室	1000	胸、腹、骨、肝胆胰、泌尿、整形等外科手术
Ⅲ	一般洁净手术室	10 000	普通外科、妇产科等手术
Ⅳ	准洁净手术室	100 000	肠穿孔、腹膜炎、结核性脓肿等污染类手术

手术室作为生物洁净室，它的洁净度是以空间细菌浓度来分级，即主要用手术区域内沉降细菌（尘粒）浓度来评价手术室的洁净度，因而手术室的洁净度就是用手术区域的空

气洁净度来划分等级。目前，手术室洁净度等级划分的依据是，单位洁净空间的空气中所含有被监测尘粒的最大浓度。手术室的空气洁净度等级标准，见表1-2。

表1-2　手术室空气洁净度等级标准

洁净等级	洁净度级别	＞0.5μm尘粒（个/L）	细菌浓度	
			浮游菌（个/m³）	沉降菌（个/30min Φ90mm皿）
Ⅰ级洁净手术室	手术区100级	＜3.5	＜5	＜0.2
	周边区1000级	＜35	＜10	＜0.4
Ⅱ级洁净手术室	手术区1000级	＜35	＜25	＜0.75
	周边区10 000级	＜350	＜50	＜1.5
Ⅲ级洁净手术室	手术区10 000级	＜350	＜75	＜2
	周边区100 000级	＜3500	＜150	＜4
Ⅳ级洁净手术室	100 000级	＜10 500	＜175	＜5

2. 净化空气　为满足手术室的空气洁净度和通风要求，首先要为手术室提供符合洁净度要求的净化空气。实现空气净化，目前采用的方法主要有：多级过滤洁净技术、紫外线循环风技术和PHI消毒技术。

（1）多级过滤洁净技术：利用风机压迫空气穿过多级过滤器，通过除尘的方式实现除菌（除尘的过程为除菌，不能灭活）。由于这一技术较为成熟，除尘、除菌效果明显，因此，在早期的手术室多有应用。但是，多级过滤洁净技术也存在着明显的缺欠，主要表现为净化空气过程中只能除菌、不能灭活，内部的过滤器须定期更换，系统要在“大风量”、“高阻力”的状态下运行。因此，这一技术已逐渐被滤菌技术与杀菌技术结合的空气洁净技术所取代。

（2）紫外线循环风技术：是一种常用的空气循环过滤洁净与紫外线杀菌相结合的空气净化技术，在空气净化过程中既能除尘（菌）、又能微生物灭活。其中的杀菌技术采用高强度UVC（短波紫外线）空气灭菌管，可以在空气循环管路中瞬间杀灭细菌、真菌、病毒等全部微生物。由于引入了灭菌技术，循环风过滤装置得以简化，过滤过程的风量、阻力、能耗等指标得到大幅度降低，可明显减少运营成本。

（3）PHI消毒技术：光氢离子化（photo hydroionization，PHI）消毒技术采用高强紫外线和稀有金属发生催化反应，产生的氧化性粒子可杀灭空气中的细菌、病毒，并除去空气中异味。PHI净化技术在宽光谱灯和多种稀有金属催化的综合作用下，产生含羟基物质（自由基）、氧气负离子及超氧离子等高级氧化气团，即PHI净化因子。由于室内的有害气体、有害菌、异味主要物质多是大分子有机物，PHI净化因子通过空气扩散及流通，主动捕捉室内空气中的有害污染物，与这些大分子有机物发生链式反应，最终生成二氧化碳和水。PHI净化因子能够快速杀灭空气中超过99%的细菌、病毒和真菌，并可以分解VOC气体和异味，同时生成的负离子还可以消除空气中的悬浮可吸入颗粒物。PHI技术具有免维护、没有耗材、无噪声的特点，是环境友好型空气净化方法。

3. 层流通风　实现手术室空气净化的另一个必要条件是合理的室内通风方式。现阶段，洁净手术室的主流通风方式是层流技术，因而现代手术室也常称为层流手术室。层流手术室（laminar flow operating room）是采用空气洁净技术及程度不同的压力控制，以适应空间环境中空气洁净度的要求。

层流（laminar flow）是流体的一种层状（压力层）的流动状态，它的基本特征是正压通气和单向流动。层流手术室不仅要求进入的空气高度洁净（进入手术室的空气首先须经高效过滤及灭菌器净化），而且能够控制气流的流通方向（采用层流超净装置）。层流的方法使手术室内形成正压环境，通过细小、薄层（有不同的气压层）的气流，并以均匀的流速向同一方向输送，同时带走和排出气流中的尘粒和微生物，层流的原则是气流要从洁净度高的手术区域流向洁净度低的区域。

由于手术室不可能是一个完全密闭的理想空间，其传递窗或电动门都会存在不同程度的缝隙，必然会与外界空气形成对流，污染手术间内的空气。因此，常规的手术间均设计为室内正气压，即对外环境维持一定的正气压，目的是确保手术间内的空气始终向外流动。

对于某些特殊的传染病专用洁净手术间，则会采用负气压设计，即为负压手术间，目的是避免手术间内带有传染病菌的空气外泄。为了避免手术创面被外环境的空气感染，负压洁净手术间的净化循环系统会采用加大回风量的方式，使外环境空气直接进入回风管道。洁净手术室无论是正压通气还是负压通气，其气流应始终是单向流动，必须杜绝气体的回流或混流。

4. 空气净化系统（air cleaning system） 的作用是按照手术室洁净度和通风要求，将洁净空气以一定的通风方式送到手术室，为手术室提供清洁、无菌的手术环境。空气净化系统的层流形式分为垂直层流式和水平层流式 2 种，目前多采用垂直层流式。

垂直层流式（supply air ceiling for operating）空气净化系统的高效过滤器位于手术床的正上方，气流垂直吹送，回风口设在墙面的四角，确保手术台洁净度达标。垂直层流式空气净化循环系统，如图 1-11 所示。

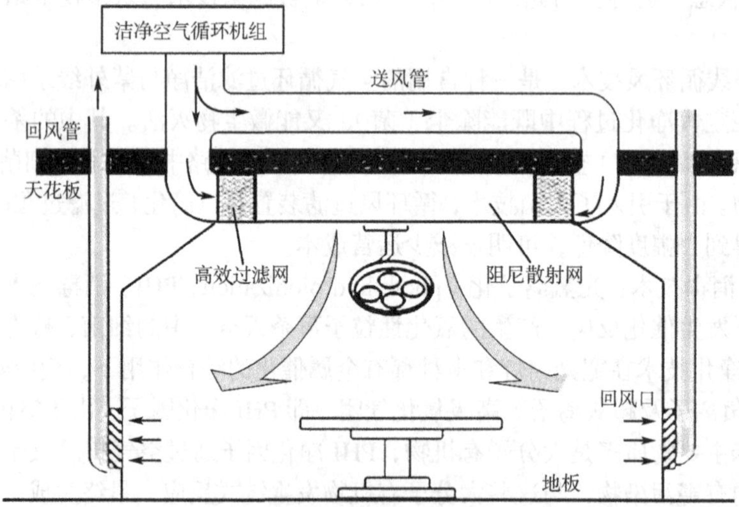

图 1-11 垂直层流式空气净化循环系统

这种垂直的层流方式空气净化系统，通常在手术室内的顶部还设置了一个吊塔式的负压吸引装置，可以将医生在手术时呼出的空气吸出塔外，这一装置进一步保证手术室空气的洁净和无菌，降低手术的感染率。层流手术室是一个正压环境，其空气压力根据不同区域（如手术间、无菌准备间、刷手间、麻醉间和周围洁净区域等）洁净度的要求逐级降低层流气压，层流-正压环境使室内气流具有方向性。

空气净化循环系统的核心装置是洁净空气循环机组，如图 1-12 所示。

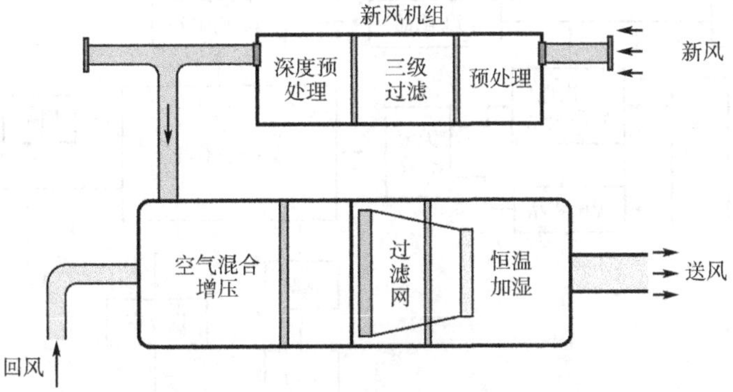

图 1-12 洁净空气循环机组

洁净空气循环机组通常由洁净新风机组、洁净空气循环机组、空气净化过滤网、恒温加湿装置、排风机及末端高效过滤等组成，作用是通过空气增压、过滤、温度和湿度调控、送风管路等持续对手术室送风。新风机组是净化空气循环机组的重要装置，空气的净化和热湿处理均在机内进行。在夏季，新风机组可以对室外空气进行三级过滤，降温除湿，获取干燥、洁净的空气；在冬季，则对空气进行过滤和预热处理。洁净空气循环机组有 2 路空气输入端口，一是由新风机组引入新鲜空气，另一个是由洁净空气循环机组回收回风管路的空气，经洁净空气循环机组的混合、过滤、调节温湿度和增压，形成具有一定正气压的送风，以维持室内气流的持续循环，满足手术室对洁净度和温湿度的要求。

空气净化循环系统的气路，如图 1-13 所示。

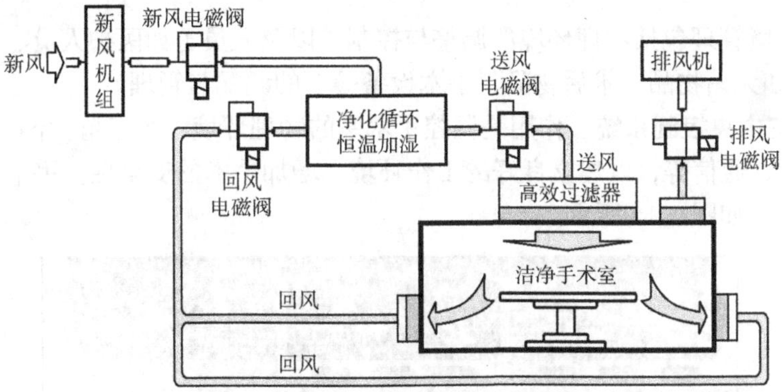

图 1-13 空气净化循环系统气路

空气净化循环系统的气路由中央控制面板操控，按动设在控制面板的启停按钮后，通过控制各功能电磁阀的通断，可以按照面板的设置完成手术室的空气循环净化。

5. 洁、污流线分离 为防止交叉感染，手术室人员或器械（物品）都必须遵循单方向流通原则，要严格洁污流线分离。手术室人员、物品流程图，如图 1-14 所示。

洁净手术室通过分别设立医护人员通道、手术患者通道和污物通道，将医护人员、患者及洁净物品作为洁净流线，手术后的器械、敷料、污物等作为污物流线，经严格区分流线，以保证手术室的洁净度及人员、物品的正常流通。

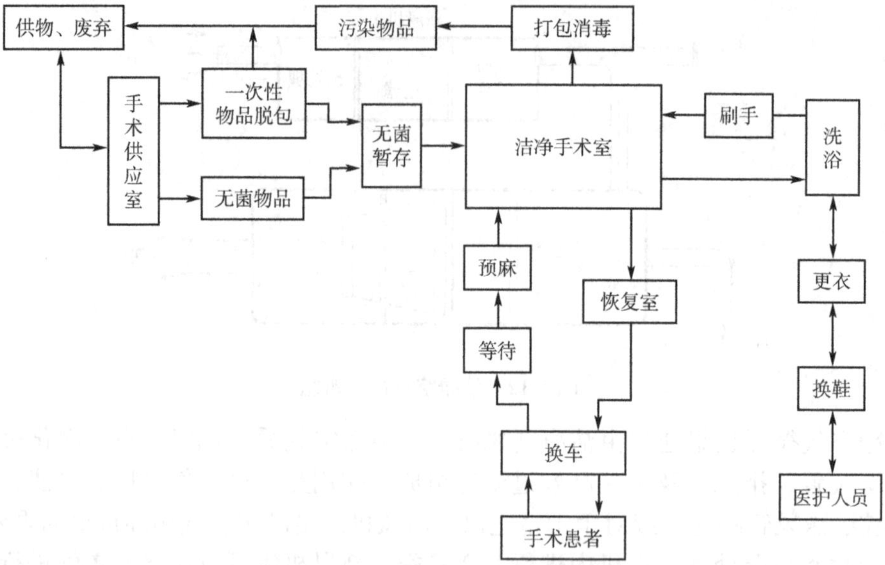

图 1-14　手术室人员、物品流程图

引发手术感染有多种途径，除了空气对流引起的感染，其余的主要途径就是接触感染。空气净化措施只是预防患者感染的基本措施，并不能保证患者绝对不受感染。患者通过直接接触感染或医生无菌操作不当而引起感染的可能性始终存在，因而加强感控方面的综合无菌控制和管理，制订全过程、全方位的保障措施，是无菌手术室建设的重要课题。

（四）手术室环境监管

手术室环境管理包括物理环境的调整与控制，以及人员（如医护人员、患者、保洁员等）、物品（如无菌物品、术后物品、手术设备等）的调配与管理。

1. 手术室中央控制系统　作用是调控手术室的物理环境，如灯光、空调、气体、时钟与计时、音响、通信等，以建立良好的工作环境，增加手术的安全性。手术室中央控制系统的控制面板，如图 1-15 所示。

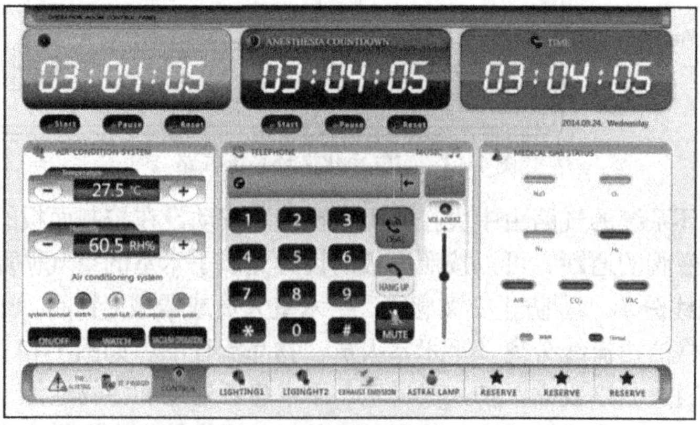

图 1-15　手术室中央控制系统的控制面板

手术室中央控制系统的控制面板上设有轻触式按钮，可以根据临床需要设置环境参数，并通过各环节的传感器实时监控并显示当前环境数据。

（1）空调系统：一方面，由于患者的手术部位不同，手术时会采取相应的体位，以及感控消毒等，手术患者多为不穿戴任何衣物。另一方面，医护人员同样是因为感染控制等，需要更换专用的非常单薄的手术服。因此，手术室需要提供适宜的室内温度与湿度，通常温度为22℃左右、相对湿度为55%。

手术室中央控制系统的空调可以完成：控制空调机组的启停，显示当前手术室内的温度和湿度，能通过按键对室内温、湿度进行调节；具有高效堵塞报警功能；可以对空调机组进行远程控制；能直接采集空调系统各种参数和控制状态，并与上级计算机系统联络，完成手术室的集中监控。

（2）时钟与计时系统：可以显示当前北京时间（24小时制）和日历，并对手术时间或麻醉时间进行正计时、倒计时。手术或麻醉倒计时，有声音提示功能。

（3）照明系统：可以对手术室内的主、辅手术灯等所有照明灯进行开关控制，并可根据需求，调整室内灯光的亮度与色温。

（4）医疗气体系统：可以监控氧气、压缩空气、负压吸引、笑气、氮气、二氧化碳、氩气、氦气、废气排放等运行状态，如果出现异常能及时声光报警（正常为绿色、过高为红色、过低为黄色）。

（5）电源监测系统：可以实时监测并显示当前的供电电流、线路漏电流、电压、绝缘电阻、功率等。

2. 手术室人员管理 手术室环境监管的一个重要环节就是对手术室人员，包括医护人员、手术患者和观摩人员等的监管。

（1）严格控制进入手术室的人员：手术人员应按“手术通知单”上名单、经核准后进入手术室，参与观摩手术的相关医生（含进修、实习生）须在“手术通知单”上注明观摩者姓名，由手术室发观摩卡，凭卡方可进入。手术患者的亲友、无关人员或特殊感染性手术应杜绝观摩。

（2）严格着装管理：进入手术室人员必须按规定穿戴手术室所备的衣、裤、鞋、帽、口罩等，离开时将其放在指定位置；手术患者一律空穿干净病员服（门诊、急诊患者空穿一次性隔离服）由交换车接送，戴隔离帽，步行者换鞋。工作人员需要离开手术室时应更换外出衣及外出鞋。手术患者术前一日应沐浴，进入手术室要着病员服，脱去鞋袜并戴隔离帽。

3. 手术室物品管理 主要包括无菌物品维护和污物处理。

（1）无菌物品器械维护：进入手术室洁净区域的物品、药品应当拆除其外包装后进行存放，进入手术室的新设备或者因手术需要外带的仪器、设备，应当对其进行检查、清洁处理后方可使用。无菌物品应当存放于无菌区域，环境应干燥通风、温度为18～22℃、湿度为35%～60%。

依据无菌操作原则打开的灭菌包或包内有异物，均应视为非无菌，需重新更换。若无菌物品落地、与潮湿物品接触、包装松散或筛孔未闭，一律作为污染包处理。

（2）污物防护与处理：规范污物处理是手术室感控的一项重要流程，处理过程均应依照相关防护规定执行。患者的血液及其他体液、分泌物、排泄物等，均应视为具有传染性，在接触上述物质、黏膜、非完整皮肤等时，必须采取相应的防护隔离措施，如戴手套、防护镜和面罩，正确使用口罩，适时穿隔离衣、防护服、鞋套等。对于使用后的器械、布类、杂物等应打包专门处理。

第三节 手术室常规设备

现代手术室不仅需要层流等一体化基础设施、规范的感控监管体制，还必须装备与其相配套的手术室设备。手术室设备是现代手术室的核心装置，它既为现代手术提供技术支撑，保障手术室有序运转，还直接关系到手术方法、手术质量的提升和新技术的开展。

针对手术室的功能要求，构建完备的手术室设备体系、手术环境管控体系及运营保障体系是现代手术室建设的基本任务。其中的设备体系除了要求提供常规的手术器械、气液供应与管理平台外，还要根据临床需求，配备相关的基础手术设备、手术能量平台、麻醉与麻醉监测设备、急救与生命支持设备、微创手术设备、术中影像设备及专科手术设备、机器人手术系统等。

一、常用手术器械

手术器械（surgical instruments）是指在临床手术中所使用的医疗器具，主要包括常规手术器械和专科器械（如骨科、泌尿科、妇产科、烧伤科、整形外科、脑外科、心胸外科、普外科等专用器械），常规的手术器械主要为手术刀、剪、镊、钳、牵开器、吻合器、缝合针、缝线等。

1. 手术刀（scalpel） 由手术刀柄和一次性刀片组成，根据需要，手术时可以选用不同长度的刀柄及形状各异的刀片。手术刀柄与刀片，如图1-16所示。

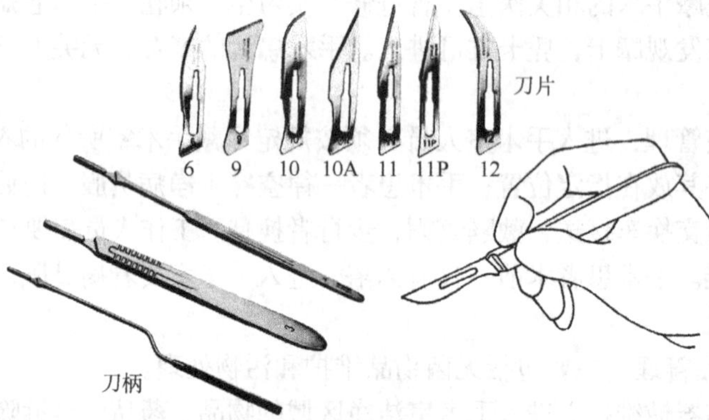

图1-16 手术刀柄与刀片

手术刀有大圆刀、小圆刀、尖头刀、锐性手术刀、钝性手术刀等，其中每种手术刀依据形状及大小有着不同的适用范围。手术刀是外科手术的重要工具，能否熟练使用手术刀可以反映外科医生的基本技能，也直接影响着手术效果。例如，在恶性肿瘤清扫治疗中，熟练使用小圆刀可以明显提高淋巴结和脂肪组织的清扫速度和效果，能避免电刀引起组织损伤、脂肪液化等问题。

2. 手术剪（surgical scissors） 根据其结构特点，有尖、钝，直、弯，长、短等多种外形，据其用途分为组织剪、线剪及拆线剪。手术剪，如图1-17所示。

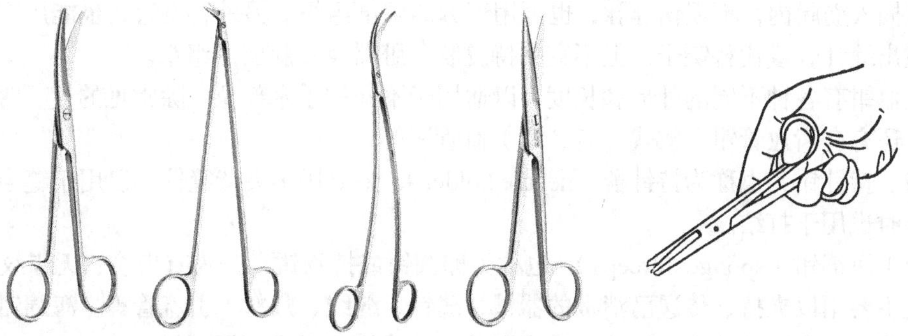

图 1-17 手术剪

组织剪多为弯剪，锐利而精细，用来解剖、剪断或分离剪开组织，通常浅部手术操作适宜直剪，深部手术常用弯剪。线剪多为直剪，用来剪断缝线、敷料、引流物等。线剪与组织剪的区别在于组织剪的刀刃锐薄，线剪的刀刃较为厚钝。

3. 手术镊（surgical forceps） 主要用于夹持和提拉组织，以便于组织剥离及缝合，也可夹持缝针及敷料等。镊的尖端分为有齿及无齿（平镊）。手术镊，如图 1-18 所示。

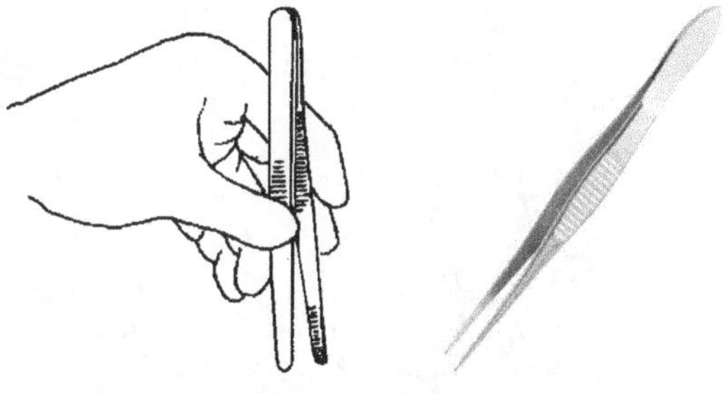
图 1-18 手术镊

（1）有齿镊（teeth forceps）：又称为组织镊，镊的尖端有齿，齿又分为粗齿与细齿。粗齿镊用于夹持较硬的组织，损伤性较大；细齿镊用于精细手术，如肌腱缝合、整形手术等。有齿镊尖端有钩齿，夹持牢固，但会对组织产生一定的损伤。

（2）无齿镊（smooth forceps）：也称为平镊或敷料镊，其尖端无钩齿，用于夹持脆弱的组织、脏器及敷料。尖头平镊对组织损伤较轻，常用于血管、神经手术。

4. 手术钳 根据用途，手术钳（surgical clamps）有多种类型。手术钳，如图 1-19 所示。

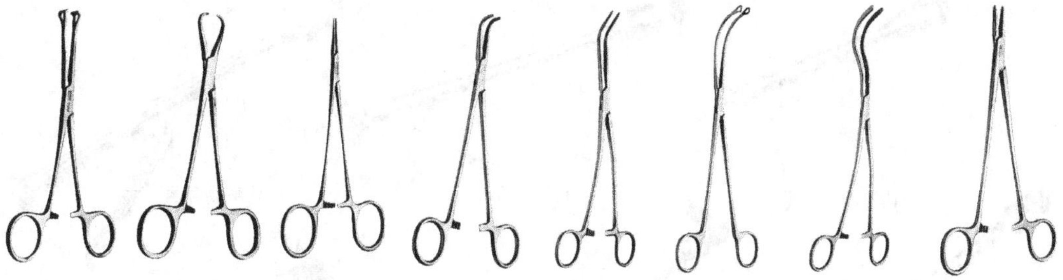
图 1-19 手术钳

（1）血管钳（hemostatic forceps）：主要用于钳夹血管或出血点，亦称为止血钳。血管钳在结构上主要的不同是齿槽床，由于手术操作的需要，齿槽床分为直、弯、直角、弧形（如肾蒂钳）等。用于血管手术的血管钳，齿槽的齿较细、较浅，弹性较好，对组织的压榨作用及对血管壁、血管内膜的损伤均较轻，故称为无损伤血管钳。由于血管钳的前端平滑，易插入筋膜内，不损伤静脉，也可用于分离解剖组织。另外，血管钳也能用来牵引缝线、拔出缝针，或代替镊子，但不宜夹持皮肤、脏器及较脆弱的组织。

止血钳有各种不同的外形和长度，以适用于不同的手术部位。除常见的直、弯 2 种血管钳，还有有齿血管钳、蚊式（直、弯）血管钳等。

（2）持针钳：也称为持针器（needle holder），主要用于夹持缝针，以用于缝合各种组织，有时也用于打结。

（3）海绵钳（sponge forceps）：也称为卵圆钳或持物钳，分为有齿纹、无齿纹 2 种，有齿纹主要用以夹持、传递已消毒的器械、缝针、缝线、敷料、引流管等。海绵钳也可用于钳夹蘸有消毒液的纱布，以消毒手术野的皮肤或用于手术野深处拭血。

（4）组织钳（tissue forceps）：又称鼠齿钳（allis forceps），由于组织钳对器官组织的压榨较血管钳要轻，故一般用以夹持软组织，且不易滑脱。

5. 牵开器（retractors） 又称为拉钩，用以牵开组织、显露手术野，便于手术过程中的探查与操作。牵开器有各种类型，除了可以手动拉钩等，还有自动拉钩及全方位拉钩，可根据手术需要选择适宜的拉钩。牵开器，如图 1-20 所示。

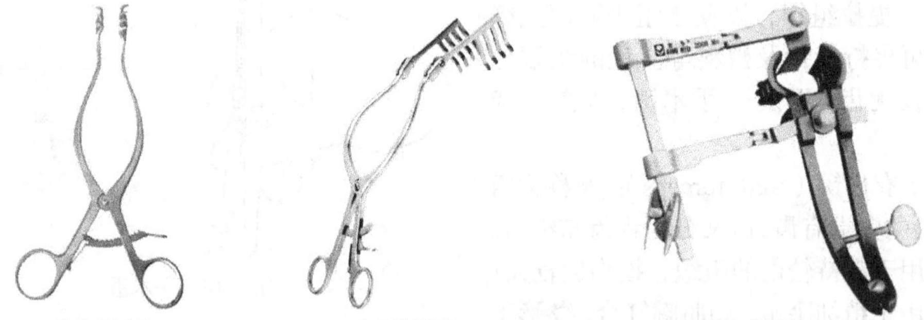

乳突牵开器　　自动牵开器　　双向牵开器

图 1-20　牵开器

6. 吻合器械 部分胃肠道及血管外科也常应用胃肠吻合器和血管吻合器来替代针线缝合，由此可以简化缝合的操作过程，吻合器（anastomat）的基本原理与订书机相似，故又称为钉合器（stapler），如吻合钉合器、胃肠吻合钉合器等。吻合器，如图 1-21 所示。

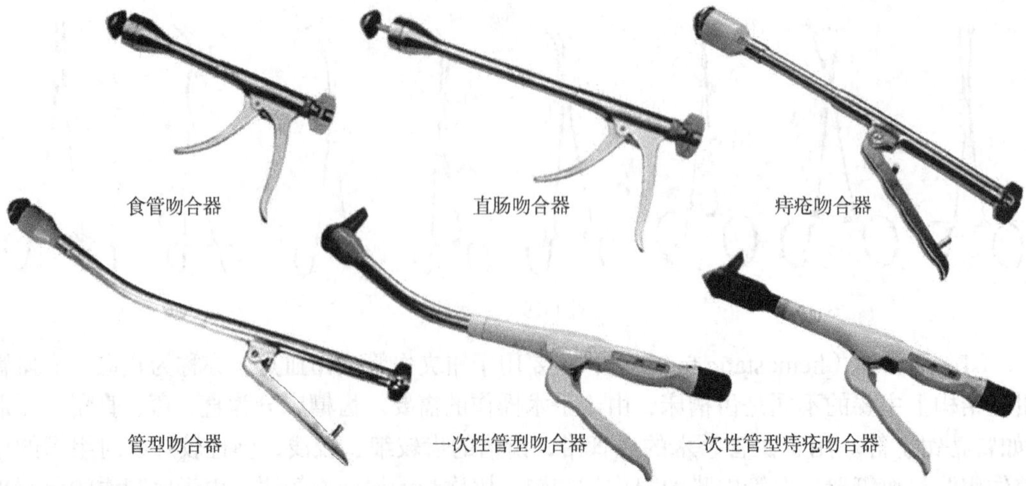

图 1-21　吻合器

7. 缝合针（suture needle） 简称缝针，主要用于组织缝合。缝合针，如图 1-22 所示。

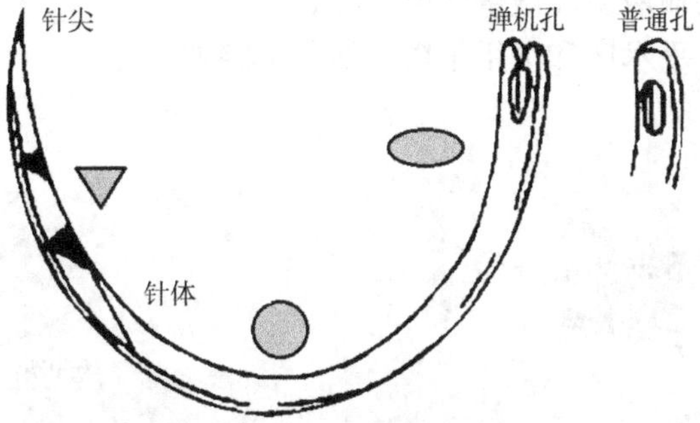

图 1-22 缝合针

缝合针由 3 个基本部分组成，即针尖、针体和针眼。针尖按形状分为圆头、三角头及铲头；针体有近圆形、三角形及铲形；针眼是可供引线的孔，它有普通孔和弹机孔。圆针根据弧度不同分为 1/2、3/8 弧度等，弧度大者多用于深部组织。三角针前半部为三棱形，较锋利，用于缝合皮肤、软骨、韧带等坚韧组织，其缝合损伤性较大。无论用圆针或三角针，原则上应选用针体较细者，损伤较少，但有时组织韧性较大，针体过细易于折断，故应合理选用。

8. 缝线（suture） 分为可吸收缝线及不吸收缝线两大类，如图 1-23 所示。

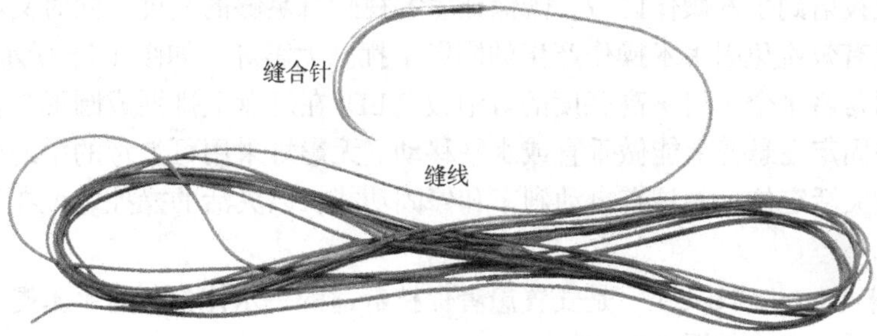

图 1-23 缝线

（1）可吸收缝线类（absorbable suture）：分为羊肠线和合成纤维线。

羊肠线（catgut suture）由羊的小肠黏膜下层制成，有普通与铬制 2 种，普通肠线吸收时间较短，多用于结扎及皮肤缝合；铬制肠线吸收时间长，用于缝合深部组织。肠线属异体蛋白质，在吸收过程中，组织反应较重。

合成纤维线（synthetical suture）的品种较多，如 Dexon（聚羟基乙酸）、Maxon（聚甘醇碳酸）、Vicryl（Polyglactin 910、聚乳酸羟基乙酸）等，它的优点是组织反应较轻、吸收时间延长、有抗菌作用。

（2）不吸收缝线类（non-absorbable suture）：有丝线、棉线、不锈钢丝、尼龙线、钽丝、银丝、麻线等数十种。最常用的是丝线，其优点是柔韧性高，操作方便、对组织反应较小、能耐高温消毒、价格低廉、来源易。缺点是在组织内为永久性的异物，伤口感染后易形成窦道，长时间后线头排出，延迟愈合。

二、基础手术设备

基础手术设备（basic surgical equipment）是手术室常规配置的设备，主要包括提供手术照明的无影灯、安置手术患者体位的手术床、承载医疗仪器并提供气、电接口的医用吊塔、静脉补液与给药的输液泵和微量注射泵等。

手术室的无影灯、手术床和医用吊塔，如图 1-24 所示。

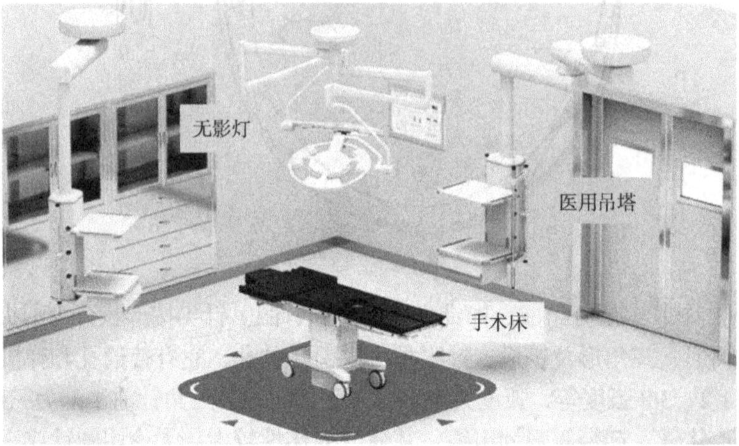

图 1-24　无影灯、手术床和医用吊塔

1. **无影灯**（shadowless lamp）　是为手术区域提供照明的专用设备，它的作用是从不同角度把光线投射到手术操作区域，既保证手术视野有足够的亮度，同时又不会产生明显的本影，可以有效避免因手术操作产生的阴影干扰。无影灯，如图 1-25 所示。

无影灯通常将多个（组）高亮度的灯泡或 LED 在灯盘上排列成圆形，合成一个大面积的光源，并固定在悬臂上能做垂直或水平移动。无影灯采用可消毒的手柄或设置消毒的箍（曲轨）做灵活定位，并具有自动刹车和停固功能，以灵活的操控定位在手术操作的适宜位置。

2. **手术床**（surgical bed）　是安置患者保持舒适的手术体位，为手术提供可操作环境的基础设备。手术床，如图 1-26 所示。

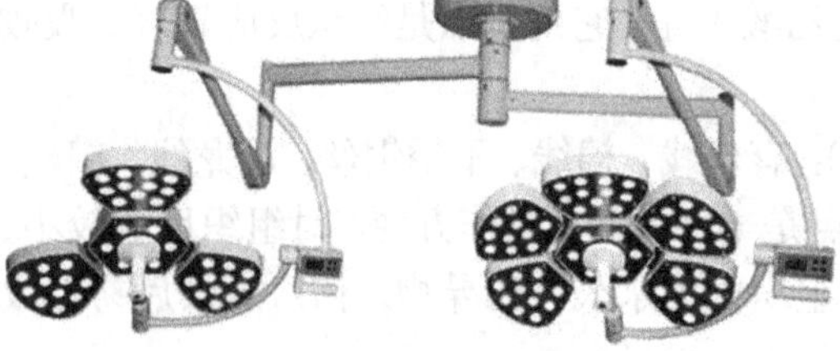

图 1-25　无影灯

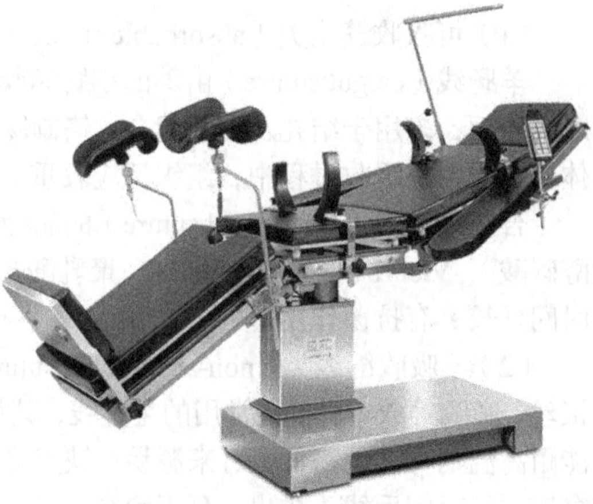

图 1-26　手术床

临床对手术床的基本要求是，升降范围大、负载能力高、稳定性和成像条件好，能提高手术操作的舒适性、效率和安全性。

3. **医用吊塔**　随层流一体化手术室的需要，医用吊塔（medical overhang tower）已经从早期简单的气体终端悬架发展到能承载医疗仪器，并提供全方位移动功能的工作平台，是现代手术室不可或缺的辅助设备工作站。医用吊塔包括吊塔和吊桥两大类，如图 1-27 所示。

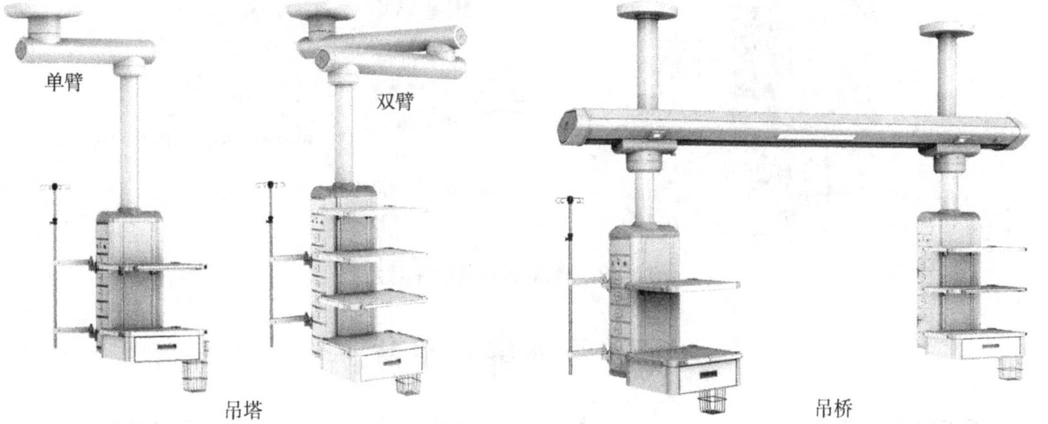

图 1-27 医用吊塔和吊桥

医用吊塔的特点有以下几种。

（1）离地排空悬挂于天花顶上，地面空间宽阔且无挡碍。

（2）可以承载医疗设备，如输液泵、微量注射泵、各种监护仪、能量设备、内窥镜设备、麻醉机等，通过塔体配备的输液架能悬挂多个液体瓶。

（3）既能电动升降，又可以在一定直径范围内 360° 自由旋转。

（4）可根据医护人员要求，轻松移动并锁定塔体，尤其是采用双臂吊塔可以更灵活地选取塔体位置。

（5）为医疗设备提供各种医用气体、吸引、废气排放、强弱电及网络通信接口，由于这些接口的连接管线（包括气路、电路）集中埋置在吊塔内部，因而提高了手术室的空间利用率和环境洁净度。气、电接口及线管通道，如图 1-28 所示。

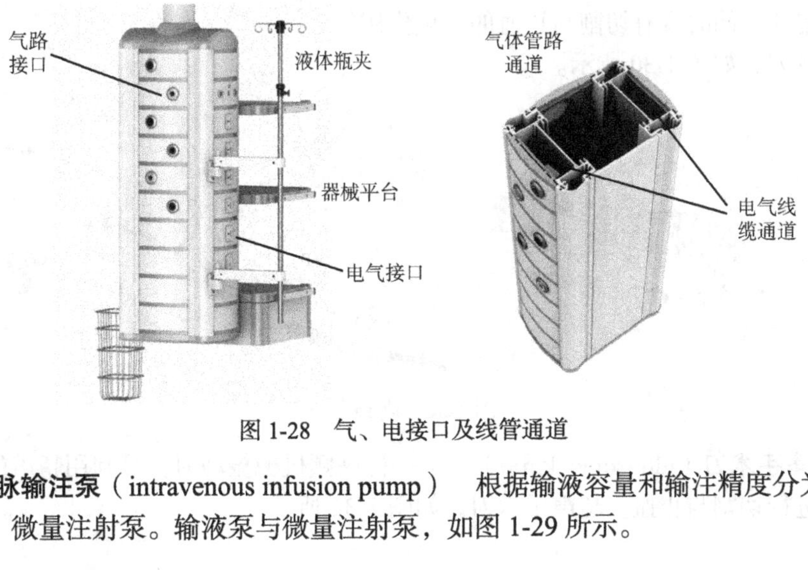

图 1-28 气、电接口及线管通道

4. 静脉输注泵（intravenous infusion pump） 根据输液容量和输注精度分为两大类，即输液泵、微量注射泵。输液泵与微量注射泵，如图 1-29 所示。

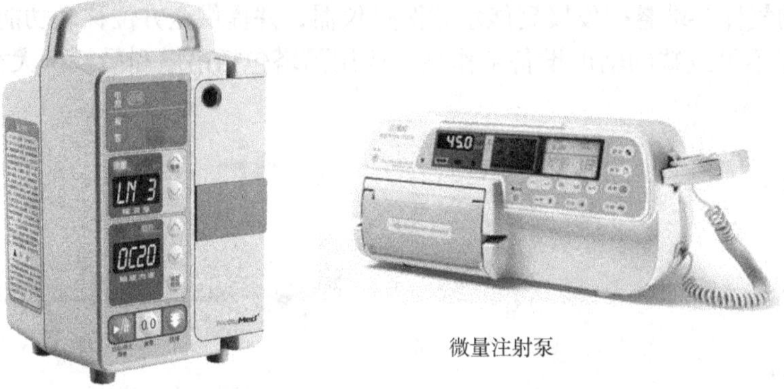

输液泵　　微量注射泵

图 1-29　输液泵与微量注射泵

三、手术能量平台

手术能量平台（energy operation platform）是集切开、止血、抽吸甚至放射介入治疗等于一体的多功能、多用途的现代科技产品。为了区别于传统的无动力手术器械，临床上将能够提供一定动力，参与术中切割、止血、缝合、抽吸等的特殊器械统称为手术能量平台。现阶段，手术能量平台主要包括高频电刀、超声刀、激光刀、微波刀、等离子刀及高压水刀等，其中每一种新手术能量设备的出现都对外科手术技术的发展做出了贡献。

1. 高频电刀（electric knife）　是一种取代机械手术刀进行组织切割的高频电外科器械，它通过电极尖端与肌体接触时的高频高压放电，在肌体的局部组织产生高热，实现组织的分离（切割）与凝固（凝血）。

高频电刀在手术中主要有 4 种应用功能。

（1）干燥：低功率电热凝结，不需要电极高压放电。

（2）切割：电极高压放电，对组织产生切割效果。

（3）凝固：间断电极高压放电，不割伤、仅用于止血和烧焦组织。

（4）混切：同时具有切割与止血的双重作用。

高频电刀，如图 1-30 所示。

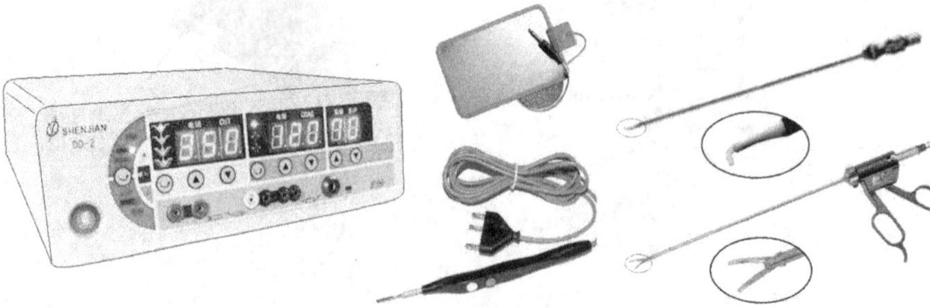

图 1-30　高频电刀

2. 超声手术刀（ultrasonic knife）　是一种高频机械振动刀，是利用超声的机械振动对软组织进行切割与止血。超声手术刀，如图 1-31 所示。

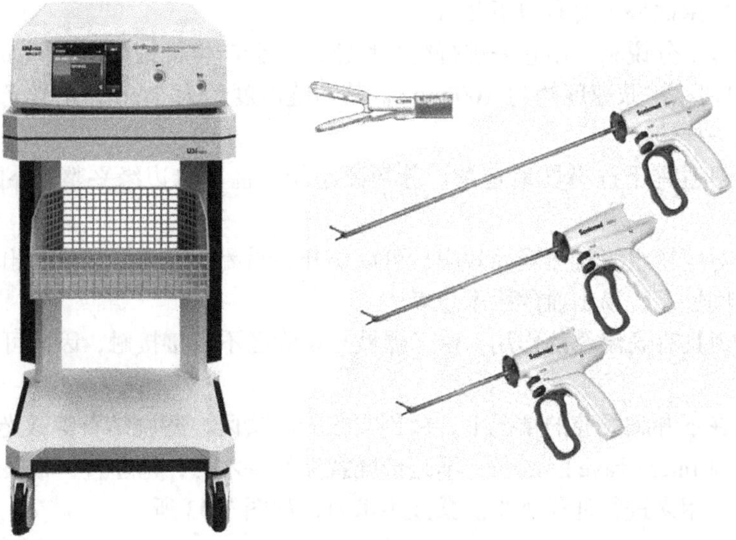

图 1-31　超声手术刀

超声手术刀在手术过程中没有电流通过人体，没有高频电刀在切割组织时所产生的烟雾及组织焦痂。因此，超声手术刀具有选择性保留组织结构、操作简便、创伤小、不出血或少出血、创缘整齐、术野清晰、手术时间短和手术质量高等优点，得到较为广泛的应用，是目前腔镜手术最常用的手术器械。

3. 激光刀　利用激光能量高度集中的特点，以激光束代替手术刀进行手术的医疗装置，通常称为激光刀（laser cutter）。激光有单一方向性，能量密度高，通过可以自由弯曲的导光纤维传输，在其端部透镜的聚焦作用下，形成直径仅为几埃（1 埃等于 0.1nm）的"尖锐"光束，利用其热效应、光效应等切割肌体组织。这样的"刀"所到之处，不管是皮肤、肌肉，还是骨头都能被快速切割。激光刀已在普外、胸外、神经、泌尿等领域得到广泛应用。用激光刀进行手术，切口平滑、出血少、不易感染。常用的有二氧化碳激光刀、氩气激光刀等。激光刀，如图 1-32 所示。

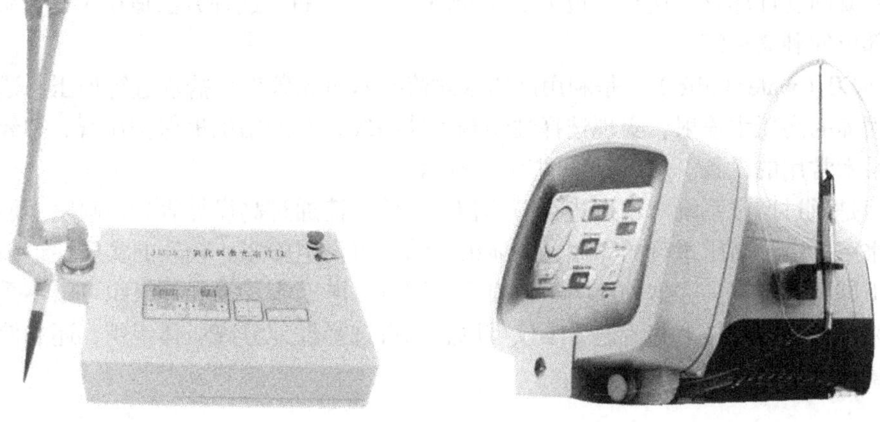

图 1-32　激光刀

激光刀的应用优势主要有以下几点。

（1）激光刀十分锐利，用它来进行组织切割时不会产生机械撞击。例如，使用功率为50W 的激光刀切除皮肤速度约为 100mm/s，其切缝深度约为 1mm，用激光刀切开骨头几乎与切割皮肤一样快。

（2）激光刀适宜于选择性地定量切除坏死组织，且切口边缘平整，外围正常组织损伤少。

（3）激光对生物组织有热凝固效应，可以切开并封闭小血管，以减少出血，尤其适用于贫血、血凝固性差、易出血的手术患者。

（4）激光刀具有高温杀菌作用，由于器械与切除区不直接接触，因而可以减少手术过程中的感染。

（5）可以在不开胸腹腔的情况下，微创实施肝脏禁区、膀胱结石等激光手术。

4. 微波刀（microwave knife） 不是传统意义的手术刀，是通过一根很细的辐射天线聚集微波能量，用来进行外科手术。微波手术刀，如图 1-33 所示。

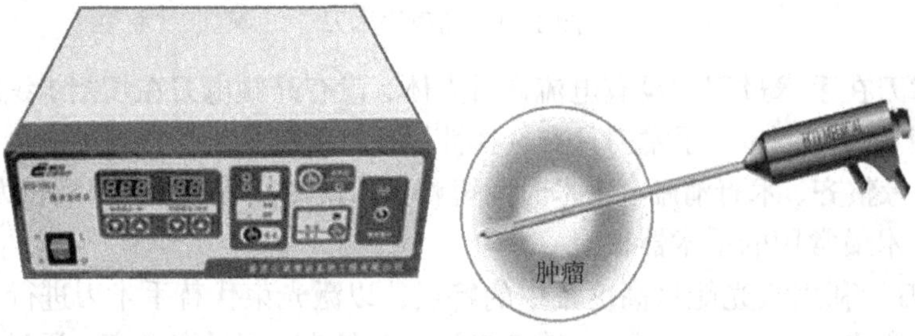

图 1-33 微波手术刀

微波手术刀将微波功率源通过带旋转装置的传输线与手术刀相连，使微波能量经传输线沿刀头进入人体手术部位，可以切开肌体组织、止血，具有刀口不碳化、灭菌、防止手术感染等特点。微波手术刀体积小、操作灵活，特别适于做肿瘤切除、器官修补、止血等外科手术。近年来，“微波消融”治疗恶性肿瘤在临床上得到了迅速的发展，治疗效果被临床认可。该方法是利用微波的热效应，在短时间内产生高达 60～100°C 的局部高热，使肿瘤组织凝固变性坏死，达到原位灭活和局部根治的目的。这种方法适用于肝、肺、肾、骨骼等部位的肿瘤治疗。

5. 水刀（water knife） 是利用高压水射流技术对无菌生理盐水进行加压，通过刀头上细小喷嘴的高压水喷射，实现选择性切割人体组织，并能精确地保护血管、神经，是微创外科手术常用的设备。水刀，如图 1-34 所示。

水刀是通过增压系统对水压进行精确控制，使水流通过高压导管到达喷嘴，形成细小的高压水束。由于高压水流的作用，人体组织结构可发生膨胀，较软的实质性组织在较小的压力下即可被分离。在这种压力下，血管、胆管、淋巴管及神经等组织可以不受损伤地保留下来。通过改变压力和流速，不仅可以达到有选择性地分离肌体组织，还能使特定组织得到最大程度的保护。

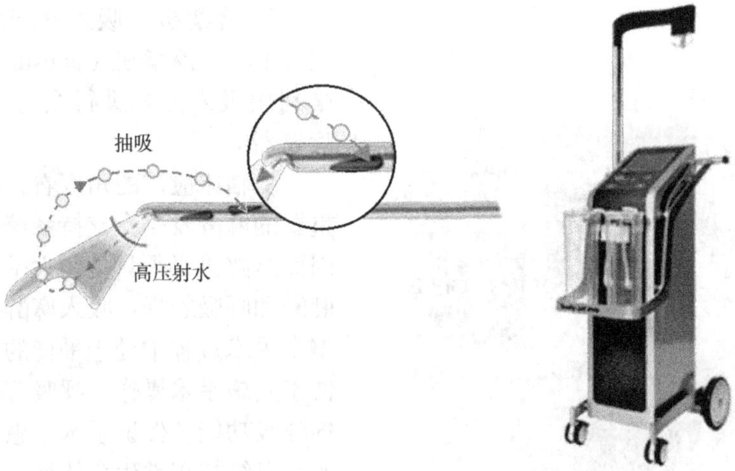

图 1-34 水刀

6. 等离子刀（plasma knife） 也是一种电外科手术器具，其刀尖可以产生直流电弧，工作气体（氩或氦，或 2 种气体混合）通过电弧将电能转变为热能，使气体离子化，温度急剧升高，刀尖发出的高温等离子气体（一条可见的直径小于 1mm、长约 10mm、温度 3000℃的喷气）能够切割和烧灼组织，作用效果与二氧化碳激光刀相似。等离子刀，如图 1-35 所示。

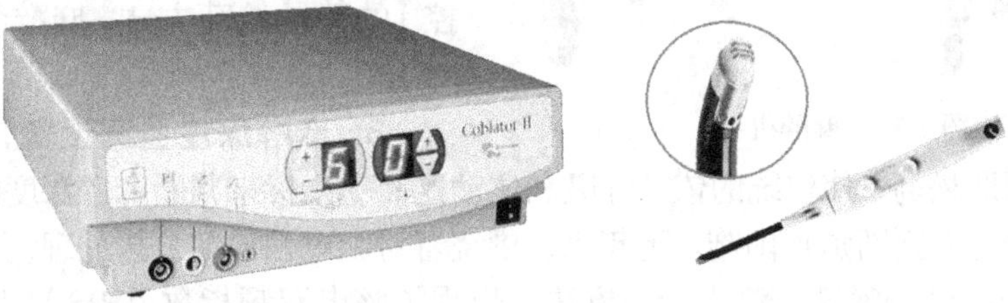

图 1-35 等离子刀

等离子刀的工作原理是使电极与肌体组织间形成等离子薄层，层中离子被电场加速，并将能量传递给组织，通过等离子效应（非热效应），在较低温度下（40～70℃）打开大分子间结合键，致使靶组织中的细胞分解为碳水化合物和氧化物，达到病变组织液化消融的效果。

四、麻醉与麻醉监测设备

麻醉的目的是使患者整体或局部暂时性失去知觉，为外科手术提供必要条件。麻醉不仅是降低痛觉，在全身麻醉中还要保证患者的意识消失、骨骼肌松弛、避免发生术中知晓和并发症等。现阶段，临床使用的麻醉方法主要有静脉麻醉、吸入麻醉和静脉吸入并用的复合麻醉等，执行麻醉的设备有支持吸入麻醉的麻醉机、静脉麻醉的微量注射泵及麻醉泵（靶控泵）等。

为保证麻醉的安全性和用药的精准性，现代医疗引入了麻醉监护系统，目的是通过分析与麻醉深度有关的生理参数来指导麻醉用药，提高实施麻醉的可靠性，现阶段麻醉监测主要包括麻醉深度监测与肌松监测。

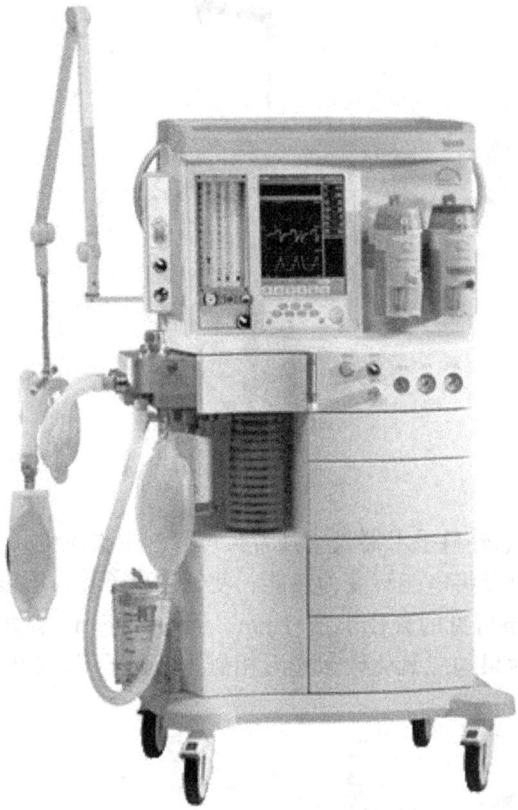

图 1-36 麻醉机

1. 麻醉机 吸入麻醉是全身麻醉的重要手段，麻醉机（anesthesia machine）是利用吸入方式进行全身麻醉的专用医疗仪器。

从临床应用的角度看，手术过程中最重要的麻醉及生命支持系统就是麻醉机，因而麻醉机必须具备两大基本功能，吸入麻醉和呼吸管理。吸入麻醉要保证患者在整个手术过程中处于平稳的麻醉状态，以便于实施手术操作；呼吸管理是维持患者的呼吸功能，保证手术中患者基本的氧代谢，以维持正常生命体征。麻醉机，如图 1-36 所示。

2. 麻醉泵（anesthesia pump） 也称为靶控泵（target control pump），是支持静脉麻醉的一种专用微量注射泵。麻醉泵应用靶控技术，通过药代动力学模型与计算机控制技术相结合实现目标控制（靶控）的静脉给药方式。麻醉泵，如图 1-37 所示。

3. 麻醉深度监测设备 由于全身麻醉中普遍采用肌松药，使传统的依靠呼吸和体动这 2 项指标来判断麻醉深度的方法失去意义，因而麻醉深度判断愈加困难。近年来，围绕着对脑电信号的分析处理，研究出一系列基于脑电信号的麻醉深度监测理论与方法，出现了脑电双频指数（BIS）、听觉诱发电位（AEP）、Narcotrend、脑电熵等一系列的麻醉深度监测指标与设备。但到目前为止，还没有一种可以称为“金标准”的可靠和定量监测麻醉深度的有效方法。麻醉深度监测仪，如图 1-38 所示。

4. 肌松监测仪 由于肌松药的个体敏感性差异，加之肌松药会受到麻醉药、体温等诸多因素影响，因此，通过适宜的方法监测使用肌松药后神经肌肉传递功能的阻滞和恢复情况，对于选择恰当的气管插管时机、维持术中良好的肌肉松弛及降低肌松药残留等有着重要的临床意义。目前，肌松监测仪（muscle relaxant monitor）的主流技术是，通过有规则的电脉冲给予尺神经刺激，并同步监测对神经刺激的反应，进而判断骨骼肌的松弛程度。肌松监测仪，如图 1-39 所示。

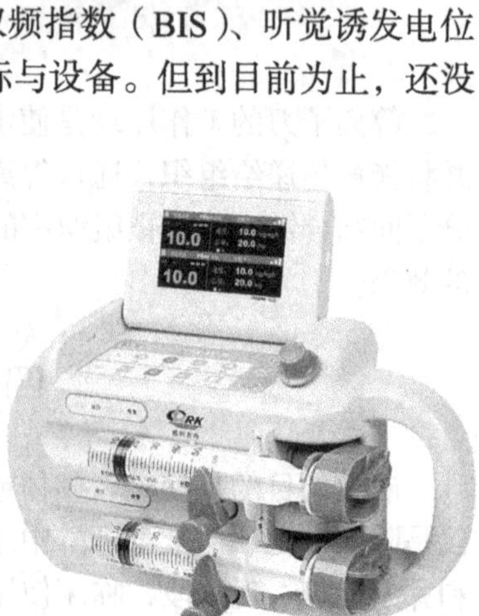

图 1-37 麻醉泵

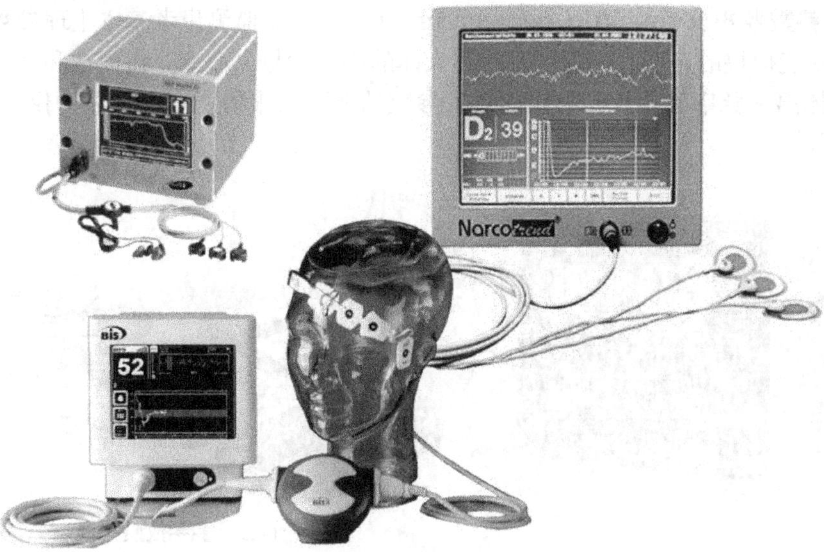

图 1-38 麻醉深度监测仪

五、急救与生命支持设备

急救（first aid）即为紧急救治，是指当发生任何意外或急症时施救者采取的应急医疗措施。手术室是外科治疗的重要场地，也是随时接收危重患者实施紧急救治的场所，因此，正确地使用相关设备与恰当地选取施救方法，显得尤为重要。

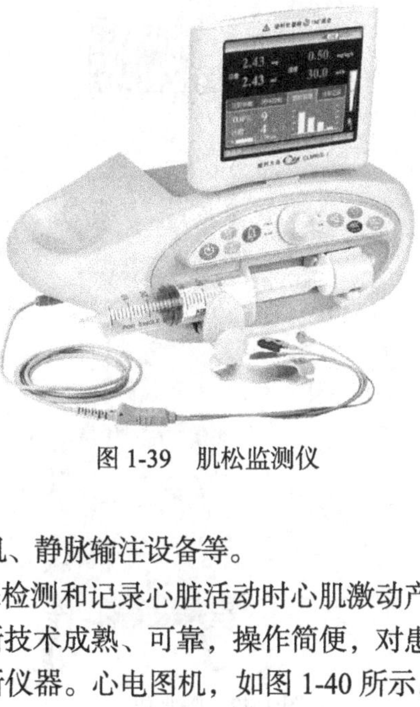

图 1-39 肌松监测仪

手术室常用的急救与生命支持（life support）设备包括两大类，监测生理功能设备和生命体征维持（或替代、纠正）设备，或两者兼顾。手术室常见的生命体征监测设备主要有心电图机、多参数监护仪等，生命体征维持设备包括呼吸机、心脏除颤仪、电动吸引器、洗胃机、体外循环机（人工心肺机）及自体血回收机、静脉输注设备等。

1. **心电图机**（electrocardiogram machine） 是用来检测和记录心脏活动时心肌激动产生的生物电信号的专用医学仪器。由于心电图机的诊断技术成熟、可靠，操作简便，对患者无创伤，因此，它是最为普及的生理功能检测与诊断仪器。心电图机，如图 1-40 所示。

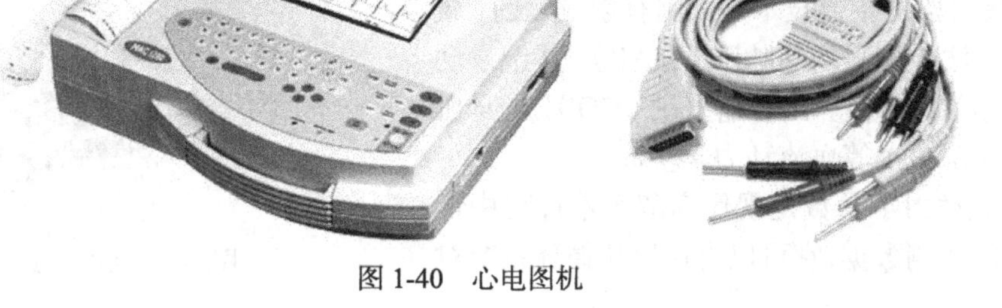

图 1-40 心电图机

2. 多参数监护仪（multi-parameter monitor） 是监测患者基本生理参数的重要设备，多种功能模块的选配，可以实时检测人体的心电信号、心率、血氧饱和度、血压、呼吸频率、体温和脉率等参数，并实现对各参数的上下限报警。多参数监护仪，如图 1-41 所示。

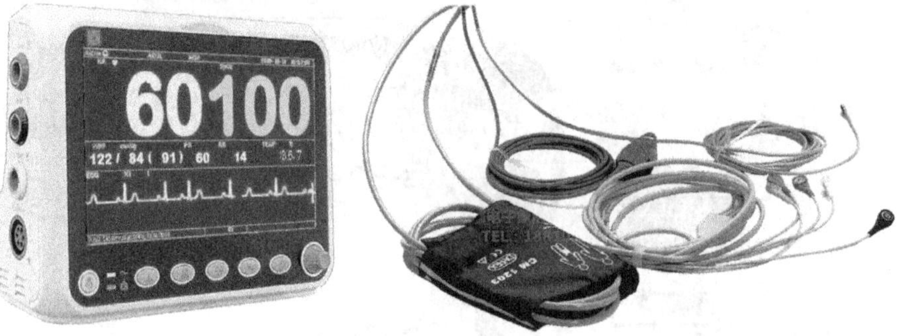

图 1-41 多参数监护仪

3. 呼吸机（ventilator） 作为一种人工辅助或支持通气的有效手段，已经普遍应用于各种原因所致的呼吸衰竭、手术期间的麻醉呼吸管理、呼吸支持治疗和急救复苏的治疗过程中，在现代医学领域内占有十分重要的位置。呼吸机具有代替、控制或改变生理呼吸，增加肺通气量，改善呼吸功能，减轻呼吸功消耗，节约心脏储备能力等作用，尤其是对危重患者的急救能够起到预防和治疗呼吸衰竭、减少并发症、挽救患者生命的目的。呼吸机，如图 1-42 所示。

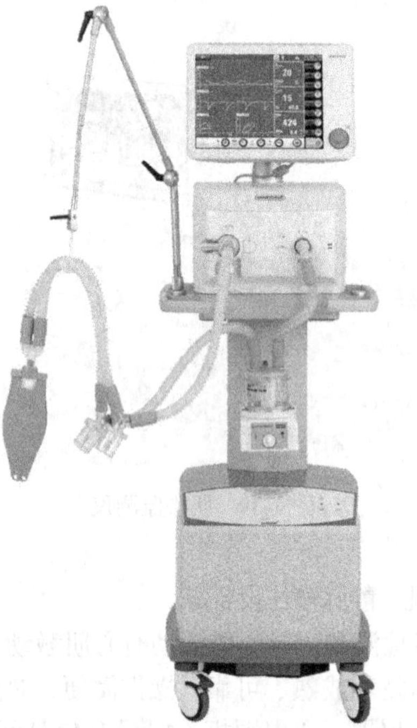

图 1-42 呼吸机

4. 心脏除颤器（cardiac defibrillators） 是用较强的脉冲电流刺激心脏来快速纠正异位心律失常（心动过速及房室颤动等），使之转复为正常窦性心律的一种有效方法。心脏的脉冲电复律分为同步电复律与非同步电复律 2 种，同步电复律是指除颤器由 R 波的电信号激发放电，而非同步电复律则是在心动周期的任何时间都可以实施放电除颤。心脏除颤器，如图 1-43 所示。

5. 血流动力学监测（hemodynamics） 是检测心脏动力和血液在血管内流动的专用医学仪器。现阶段的主流技术是采用有创或无创（微创）的方法检测平均动脉压（MAP），并记录动脉压波形曲线，换算出心输出量（CO）、全身血管阻力（SVR）等血流动力学参数。

血流动力学参数是现代麻醉手术过程中最为重要的监测数据，它可以直接反映循环系统对

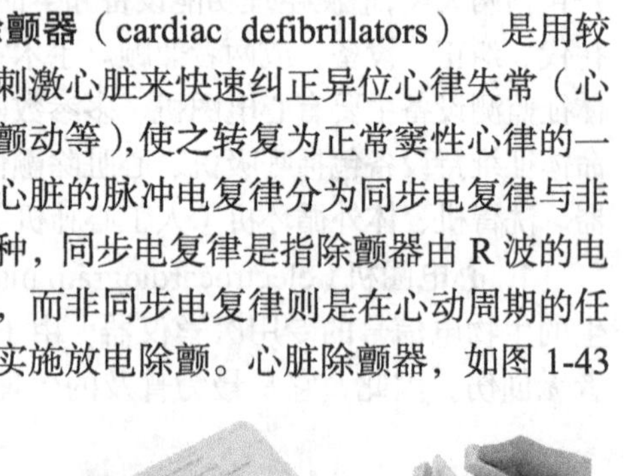

图 1-43 心脏除颤器

全身各个器官血容量灌注的稳定性。由于血流灌注效果直接反映了生命脏器的功能，因此，全面的血流动力学参数，必然会有助于快速、准确了解患者的器官灌注状态，为及时调整手术操作和麻醉深度提供指导。血流动力学监测设备，如图 1-44 所示。

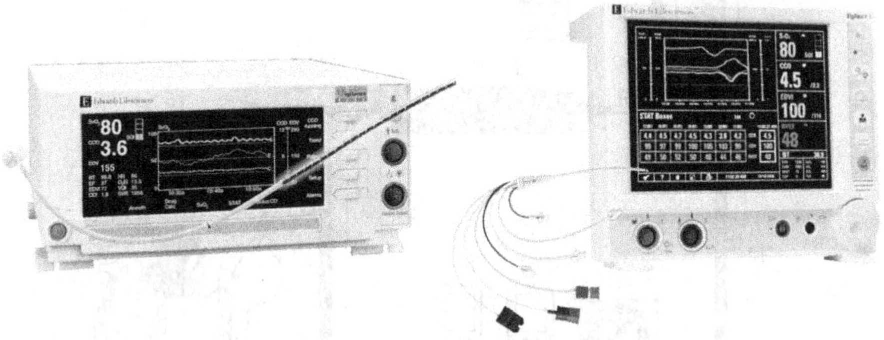

图 1-44　血流动力学监测设备

6. 电动吸引器（electric aspirator）　主要用于吸除手术中出血、渗出物、脓液、胸腔脏器中的内容物，使手术野清楚，减少污染机会。吸引器的原理较为简单，就是通过一定方法使其吸引头为负压状态，这样通过压差即可以将吸引头外的物质向吸引头内挤压，从而完成“吸引”的临床效果。电动吸引器，如图 1-45 所示。

对于规模较大的医院，目前手术室主要采用集中式吸引系统，这一吸引方式利用统一中心负压，通过手术室吊塔的负压吸引接口为吸引器提供所需要的负压。

7. 洗胃机（gastric lavage machine）　洗胃术是指将一定成分的液体灌入胃腔内，经过与胃内容物混合后再抽出，如此反复多次。其目的是清除胃内未被吸收的毒物或清洁胃腔，为胃部手术、检查做准备。洗胃机就是自动完成手术前洗胃的专用医疗设备。洗胃机，如图 1-46 所示。

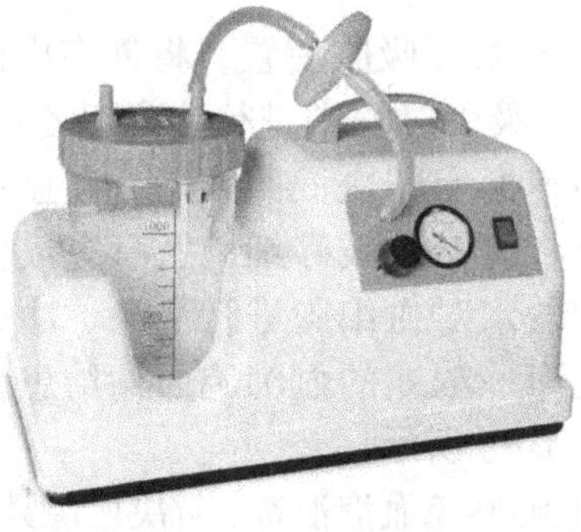

图 1-45　电动吸引器

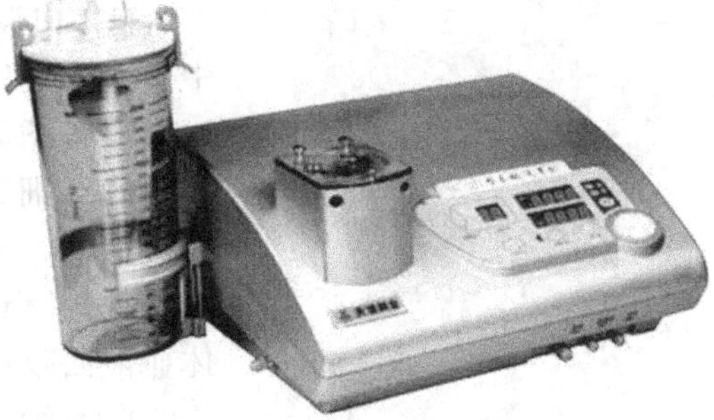

图 1-46　洗胃机

8. 体外循环机（artificial heart-lung machine）　基于心肺辅助循环技术，是利用血泵将回心静脉血引流到体外，再利用氧合装置进行气体交换，经过调温、过滤后，由血泵将血液泵入体内动脉系统的生命支持技术。在体外循环过程中，由于人工装置取代了人体心肺功能，因此，这一技术称为心肺转流，体外循环机也称为人工心肺机。体外循环的临床意义在于实施心脏或大血管手术时，心脏停搏后依靠人工方法维持全身组织器官的血液供给。体外循环系统（静脉→动脉）原理示意图，如图 1-47 所示。

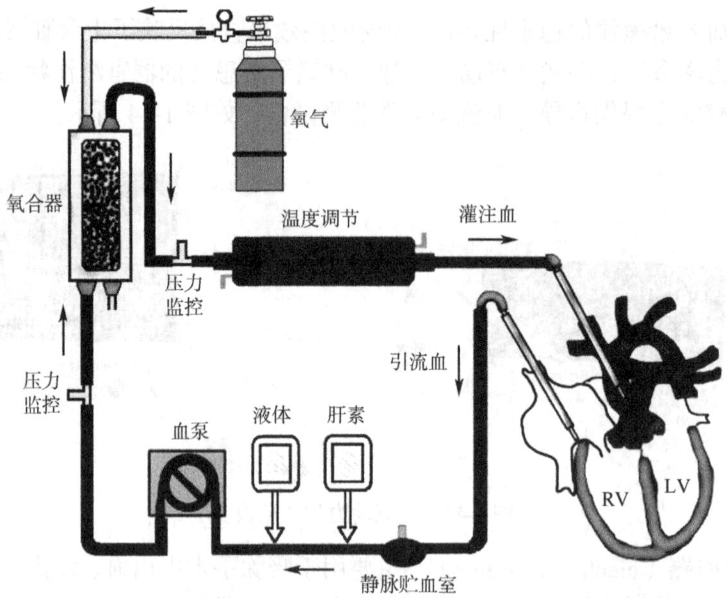

图 1-47 体外循环系统（静脉→动脉）原理示意图

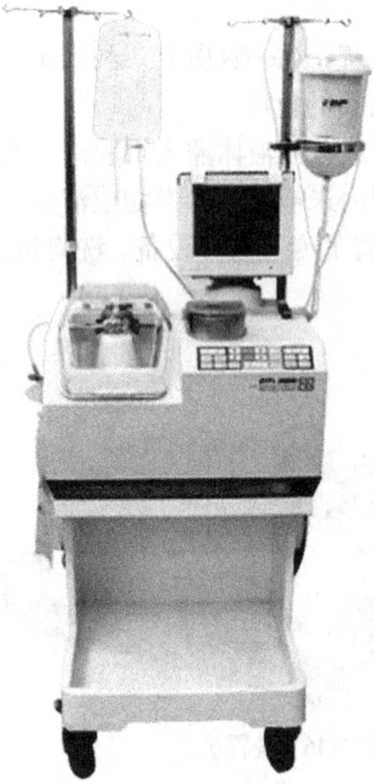
图 1-48 自体血液回收机

9. 自体血液回收机（autologous bloovd recycling machine） 自实施《中华人民共和国献血法》以来，血液质量明显提高，输血引起的传染疾病显著下降。但由于各种原因，血源紧张问题并没有得到彻底缓解，血源问题仍趋严峻。因此，提倡和推广自体血液回收是关系到输血安全。实践证实，自体血液回收不但节省了血液资源，而且能减少输血性传染疾病，对改变医疗用血、阻断输异体血传染疾病的渠道等有着现实意义。

自体血液回收机通过负压吸收装置，将创伤出血或术中出血收集到储血器（吸引过程中进行抗凝剂处理），经过多层过滤后利用高速离心的血液回收罐分离血小板、血浆和红细胞，同时将废液、破碎细胞及有害成分分流到废液袋，再用生理盐水对血细胞进行洗涤、净化和浓缩等处理，最后将纯净、浓缩的血细胞回输给患者。自体血液回收机，如图 1-48 所示。

自体血液回收机能够避免血液浪费，解决血源紧张，无异体输血反应，并发症少，还可以解决特殊血型系统（如 Rh 血型系统）的供血，细胞活力好，运氧能力强，对手术大出血抢救成功率高。

六、微创手术设备

微创手术（minimally invasive surgery，MIS）是指通过建立微小创口完成对病变、畸形、创伤等的灭活、切除、修复或重建等手术操作。微创手术是新兴的临床医学分支，它以患者术后心理和生理最大限度康复为治疗目标，特点是手术创伤明显小于传统的外科手术。微创手术是现代临床医学与生物医学工程学有机结合的成果，与之相配套的专用设备主要包括内窥镜成像设备、能量平台（高频电刀、超声刀等）和辅助设备（气腹机、冲洗吸引器、冷光源等）。微创手术设备的内窥镜系统，如图 1-49 所示。

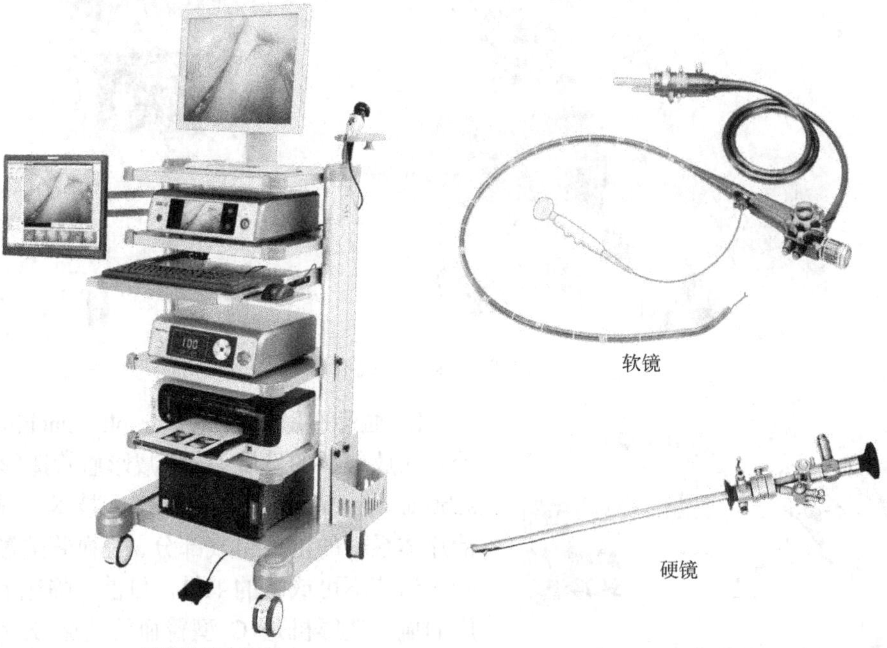

图 1-49　内窥镜系统

微创手术设备将在第五章详细介绍。

七、术中影像导引设备

传统的外科手术主要依据术前相关的医学影像资料制订手术方案，在术中，仅能观察到手术界面附近的组织，对其下面的病灶或肿瘤的情况知之甚少，尤其是对于规划入路附近的神经、血管及其他组织更难把握。因而，手术的成功率在很大程度上取决于医生的临床经验。随着现代影像技术的进步，以术中影像导引设备（intraoperative imaging guided device）为技术支撑的影像导引外科手术（imaging guided surgery，IGS）快速成长，现已广泛应用于临床手术（尤其是微创手术）过程。目前，手术室常用术中影像导引设备主要有床旁 X 线机、血管造影机、CT、磁共振成像（MRI）、B 超及 O 型臂 3D 术中影像导航设备等。

1. 床旁 X 线机（bedside X-ray machine）　是指在床旁（包括手术床）使用的 X 线机，它能自由移动位置，可以在手术室或病房、急诊室、ICU 等处对人体的头部、四肢、胸腔、腰腹部等部位进行 X 成像。床旁 X 线机特点是，可移动性强、对电源（电池供电）无特殊要求。床旁 X 线机，如图 1-50 所示。

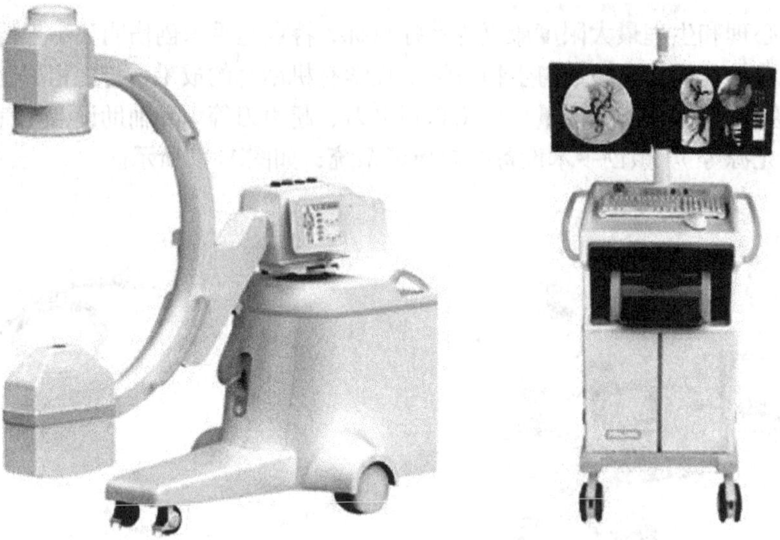

图 1-50　床旁 X 线机

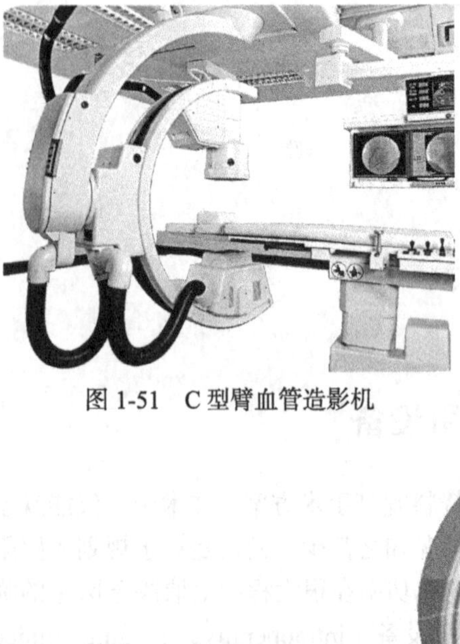

图 1-51　C 型臂血管造影机

2. 血管造影机（angiography machine）　随着介入放射学的发展，数字减影血管造影（digital subtraction angiography，DSA）技术已成为介入治疗体系中的重要组成部分，是血管造影和血管介入治疗不可或缺的工具。目前，临床上最常使用的血管造影机是 C 型臂血管造影 X 线机。C 型臂血管造影机，如图 1-51 所示。

3. O 型臂 3D 术中影像导航设备　如图 1-52 所示。

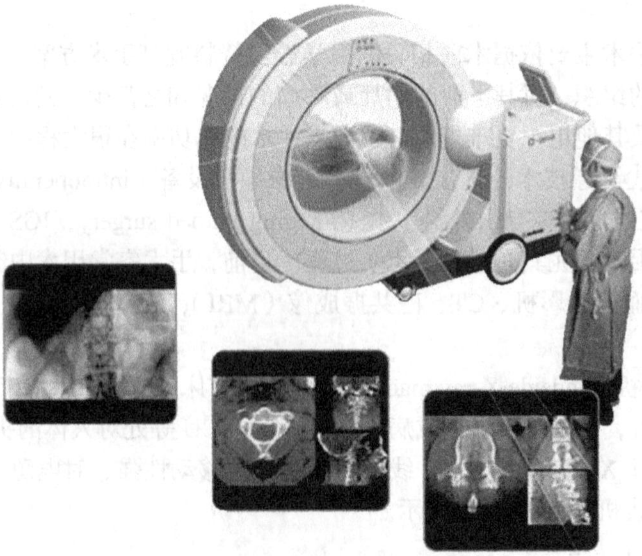

图 1-52　O 型臂 3D 术中影像导航设备

与传统的二维C型臂、G型臂、三维C型臂和诊断CT相比，O型臂的特点和优势更加明显。它既有与CT相媲美的图像质量，又有C型臂的灵活可移动性。通过与导航系统的衔接，它快速生成人体三维立体图像，可以在术中完成相关的定位和影像验证，大大增加了手术精准性。对于骨科长节段的脊柱手术、骨盆手术、颈胸联合的内固定手术等，以及神经外科的颅骨创伤、颅内出血、椎管内肿瘤等手术，O型臂3D术中影像导航设备具有扫描视野大、图像清晰、操作时间短等特点。因此，它已成为现阶段术中影像导引设备的主流。

八、机器人手术系统

机器人手术系统（robotic aurgery system）是为微创手术需要而设计的医用机器人。目前具有代表性的手术机器人系统有达·芬奇（Da Vinci）系统、宙斯（Zeus）系统和伊索（AESOP）系统等。

机器人手术系统旨在充分挖掘腔镜手术的技术优势，有与开放手术视觉相近的视觉成像系统，使其视野更清晰、无观察死角。通过多自由度的机械手，可以模拟手腕在人手不能触及的狭小空间进行精细操作，并能够滤除人体不自觉的颤动，使各项操作更为精准、可靠。达·芬奇手术机器人系统如图1-53所示。

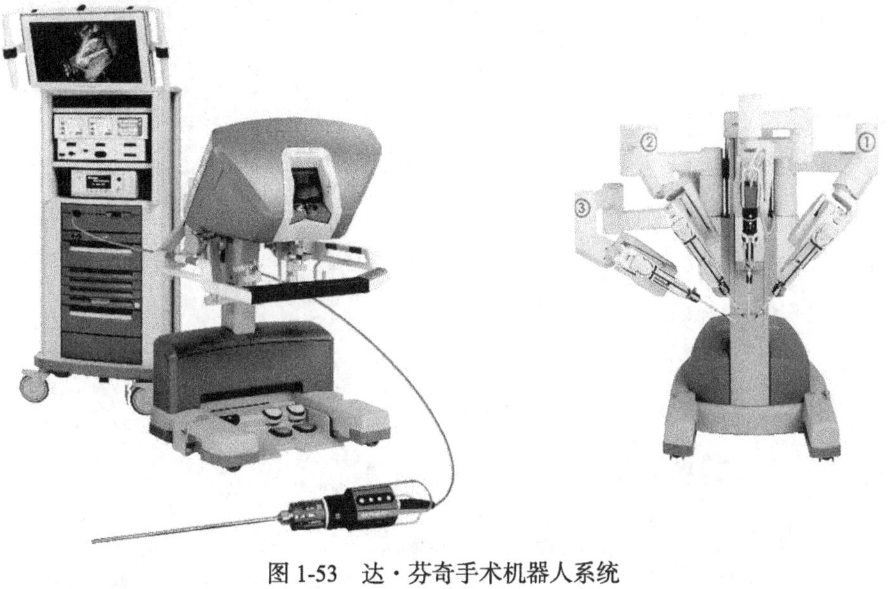

图1-53 达·芬奇手术机器人系统

综上所述，现代手术室是设备密集型科室，其仪器设备的品量及临床应用水平直接影响着医疗质量。随着医疗科学技术进步和健康需求增加，对临床手术疗效期望更高，盼望着新一代手术室设备能辅助术者实现让患者付出尽可能小的代价而得到良好的治疗效果。未来手术治疗学的终极目标是以最小的创伤与出血，取得最佳的预后及功能转归。这一手术治疗学“理想目标”的实现一方面依赖医学科技人员对疾病认知的深化及技术创新；另一方面需要以计算机技术、信息技术、生物工程技术综合集成的新型医疗设备的支撑。相信不断涌现的突破人类生理可及极限，更加适应人体工学及生理学特点的手术室设备与器具，将会在减轻手术伤痛、提升手术成功率等方面发挥更大的作用。

习 题 一

（1）简述手术、手术室及手术室设备的基本概念。

（2）结合外科手术的发展历程，简述麻醉镇痛、消毒、感控和手术器械的概念、作用和地位。

（3）简述手术室及设备的发展历程。

（4）简述手术室的基本功能。

（5）手术室为何要实行高效有序的监管机制？

（6）手术室的规范设计中要考虑哪些因素？

（7）简述手术室平面布局的基本原则和主要形式。

（8）简述手术室常用的感染控制方法。

（9）简述手术间的洁净程度等级划分标准。

（10）分析手术室空气净化系统的原理和结构。

（11）结合对手术室的理解，分析手术室环境监管的主要要素。

（12）简述手术室设备的组成与分类。

（13）简述能量平台的概念及作用。

（14）请列举 5 种有代表性的手术室设备，并简述其原理和作用。

（15）结合所学知识，请展望手术室设备的发展趋势。

第二章　基础手术设备

基础手术设备（basic surgical equipment）是手术室必须配备的基本设备，包括“灯”、“床”、“塔”、“泵”等。其中，“灯”为无影灯，作用是为手术区域提供无阴影的照明；“床”是指手术床，用于安置患者，为各类手术操作提供恰当的体位；“塔”意指医用吊塔，是现代手术室必须配置的工作平台，通过其活动悬架系统可以实现床旁引入医用气体、工作电源、通讯网络和手术、监护仪器，以提高手术室的空间利用率；“泵”为输液泵和微量注射泵的总称，作用是通过静脉输注的方式精确给药或补液。

第一节　手术无影灯

手术无影灯以下简称无影灯（shadowless lamp），是为手术区域提供照明的专用设备，它的作用是能够最大限度地减弱手术活动中投射在手术区域上的阴影。

无影灯的核心器件是照明光源，因此，根据光源的改进，无影灯大致经历了 3 个发展阶段。第一代是以白炽灯为光源的孔式无影灯，由于白炽灯的发光强度较低，光照不够均匀，逐渐被发光强度更高的第二代整体反射无影灯所取代。第二代整体反射无影灯的光源以卤钨灯为代表，这类光源与白炽灯的最大差别在于，卤钨灯的玻璃外壳中充有卤族元素气体，使得灯丝工作温度更高，从而获得更为理想的亮度、色温和发光效率。由于卤钨灯的温升和能耗较高，目前，已经发展到 LED 为光源的第三代无影灯。用于照明的 LED 为冷光源，具有电压低、能耗少、寿命长、适用性强、稳定性高、响应时间短等优点，是现阶段较为理想的无影灯光源。

一、无影灯的光学原理

由于光的直线传播，当光照射到不透明的物体时，在物体的背后（遮挡光照面）会形成影子。同一物体与光源所处的位置（照射角度）不同，其影子会有较大差异，例如，同一物体在阳光下的影子是早晚长、中午短。

通过观察可以发现，灯光下物体影子的中部特别黑暗（这就是俗称的“灯下黑”现象），四周稍浅。影子中部特别黑暗的部分称为本影（umbra），四周灰暗部分是半影（penumbra），这一光学现象与光的直线传播原理有密切的关系。又如，将一个柱形茶叶筒放在桌上，旁边点燃一支蜡烛，茶叶筒就会投下清晰的影子。如果在茶叶筒旁点燃两支蜡烛，就会形成 2 个相叠而不重合的影子。两影相叠部分完全没有光线照射，是全黑的，这就是本影；本影旁边只有一支蜡烛可照到的地方，就是半明半暗的半影。如果点燃 3 支甚至 4 支蜡烛，本影部分就会逐渐缩小，半影部分会出现很多层次。物体在电灯光下能生成由本影和半影组成的影子，也是这个道理。电灯是由一条弯曲的灯丝发光，不只限于一个发光点，从某一点发射的光被物体遮住了，但从另外光点照射的光并不一定全会被遮挡。很显然，发光物体的面积越大，本影就越小。如果在上述茶叶筒周围点上一圈蜡烛，本影将完全消失，半影也淡得几乎看不见了。

本影与半影，如图 2-1 所示。

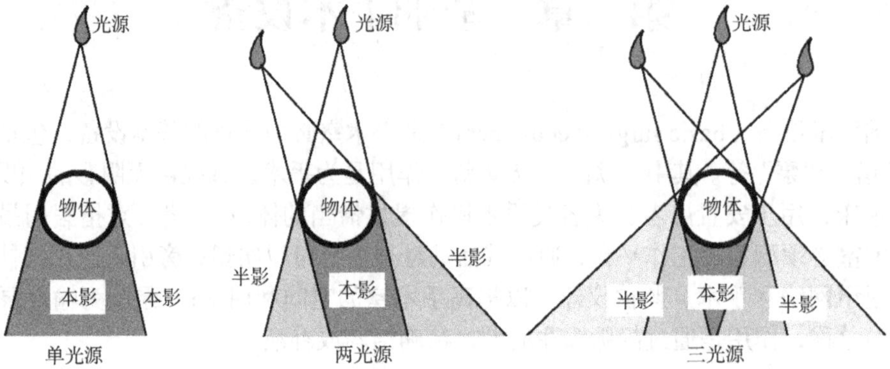

图 2-1　本影与半影

根据上述光学原理，无影灯就是将不同方向的光投射到一个区域内，在这个区域的物体由于存在不同方向的投射光，因而使物体的本影完全弱化，产生无影效果。目前，手术室内的无影灯是由多个灯头在灯盘上排列成圆形，形成一个大面积的照明光源，由于能从不同的角度将光线投射到指定区域，从而既保证了手术视野有足够的亮度，又不产生明显的阴影。

二、无影灯的性能要求

无影灯与普通灯相比，具有特定的性能指标要求。

1. 照度　光照强度是指单位面积上所接受的可见光能量，简称照度（intensity of illumination），单位勒克斯（Lx 或 Lux），无影灯的中心照度是指距灯具表面 1m 处所测得的最大照度，要求为 40～160kLx。无影灯在提供足够照度的同时，应避免在手术器械上产生眩光。

一般情况下，夏天早晨 8 点左右时候的日照是舒适的，那时候的日照照度大约在 60kLx 左右。医生在手术时所需要的照度一般在 80kLx 左右，否则长时间、高亮度的照明会损害术者的眼睛。无影灯之所以将最高照度定在 160kLx，是为了在一些大创面手术（如烧伤手术）时，需要将无影灯的光斑打散时手术创面仍可以获得理想的照度。

2. 光斑（light spot）　是指距灯具表面 1m 处，各个不同方向的光聚集的区域。无影灯对于光斑的大小虽然无强制性规定，但无影灯的光斑大小却是衡量无影灯质量的一个重要性能指标。光斑过小难以满足类似于胸腔手术、烧伤手术等一些大创口手术的照明要求。无影灯对光斑分布有强制性规定，光斑分布值不能小于 50%。对于光斑分布的要求是为了让手术创口能够得到一个理想的光照度和均匀的光斑照明。

3. 色温　光源发射光的颜色与黑体在某一温度下辐射光色相同时，黑体的这一温度称为该光源的色温（color temperature），色温以绝对温标 K（Kelvin 或称开氏温度）为单位。无影灯对光的色温要求是 3000～6700K。

例如，夏天早晨 6～10 点的时候色温最为舒适，其色温大概在 3800～4500K，所以，无影灯的最佳色温一般定在 3800～4500K。在这个色温下，不仅能在高强度照明手术时不容易损伤眼睛，并且能够更容易地判别手术创口内的病变组织。

4. 显色指数 所有光源都有显色性问题。显色性就是在该光源光线的照射下，颜色显示的状况。显示的颜色与自然光、或者标准光的显示颜色越接近，则显色性好；反之差。显色指数是用来表示显色性优劣的指标。显色指数最高为 100，即该光源照射下，所显示的各种颜色与自然光、或者标准光的显示颜色完全一样，差距越大则指数越小。

对于无影灯来讲，显色指数是一个极其重要的光学指标，显色指数的高低直接关系到对创口内病变组织的判定。无影灯的显色指数规定不得低于 85，目前生产的合格无影灯一般都在 90 以上。

5. 总辐照度 无影灯的光源主要有白炽灯、卤素灯和 LED，除了 LED 光源，白炽灯和卤素灯在通电发光的同时，还会产生大量的红外线，如果不对光源发出的光进行红外线隔离处理，会发生热伤害。例如，不做红外线隔离处理的无影灯，在很短时间内聚集在一起的红外线光可以煮熟一个鸡蛋。所以，无影灯如果不对红外线及紫外线进行有效的隔绝，那么聚集在一起的光就会对手术创口中的健康组织造成伤害。

衡量无影灯最后聚集的红外线及紫外线的量是用总辐照度来测定的。总辐照度是指每秒每平方米接收的太阳辐射能量，也就是每平方米接收的太阳辐射功率，单位为 W/m^2。一般日照下，总辐照度的数值大约为 $1300W/m^2$。无影灯的标准规定，在相距光源 1m 处的光照区域的总辐照度应不超过 $1000W/m^2$，总辐照度与照度比值应不超过 $6mW/m^2Lx$。

6. 无影度 是无影灯减弱阴影的能力。无影度又称无影效果，是指使用 1 个或 2 个手术者的头部模拟挡板，局部地遮挡无影灯发出的光束，分别在有和没有模拟深腔管时，测量所得到的无影灯剩余中心照度。尽管无影灯的无影效果没有一个强制性的标准值，但它是衡量无影灯质量的一个重要指标。

7. 照明深度 临床手术部位的创口会根据手术需要有不同的创口深度，那么，就要求无影灯所提供的照明光斑必须要有一个三维立体的照明，也就是类似于以光斑大小为端面的立体照明深度，以满足手术时的照明需求。

照明深度的测定方法是，设备置于离测量中心照度 1m 处，从这一位置起，让照度计探头沿着通过光斑中心的垂线上下移动，直到测量的照度达到先前的中心照度的 20%为止，测量该上下 2 点之间的距离是无影灯的照明深度。在实际应用中，一个质量较好的无影灯更偏重于照度计探头沿着通过光斑中心的垂线上下移动，测量的照度达到先前的中心照度的 50%的 2 点之间的距离，这段照明深度是真正有效的手术照明深度。

除了上述的性能指标要求，无影灯还有许多专门的性能指标及要求。例如，对无影灯各个关节操作力的要求、对无影灯的外壳要求、对无影灯的电器安全的要求、无影灯在手术室内的电磁干扰的要求、无影灯消毒防护的要求等。

三、孔式无影灯

孔式无影灯是 20 世纪 70 年代发展起来的以白炽灯泡为光源的无影灯，比较典型的孔式无影灯有四孔灯、五孔灯、九孔灯和十二孔灯，这 4 种灯分别为 4 个、5 个、9 个和 12 个白炽灯泡光源，其孔式灯可以组合成为子母灯的结构形式，例如，十二孔/五孔子母灯、九孔/五孔子母灯，也可以单独使用。四孔、五孔无影灯的无影效果及照度较低，主要用于小型手术照明。单灯和十二孔/五孔子母灯，如图 2-2 所示。

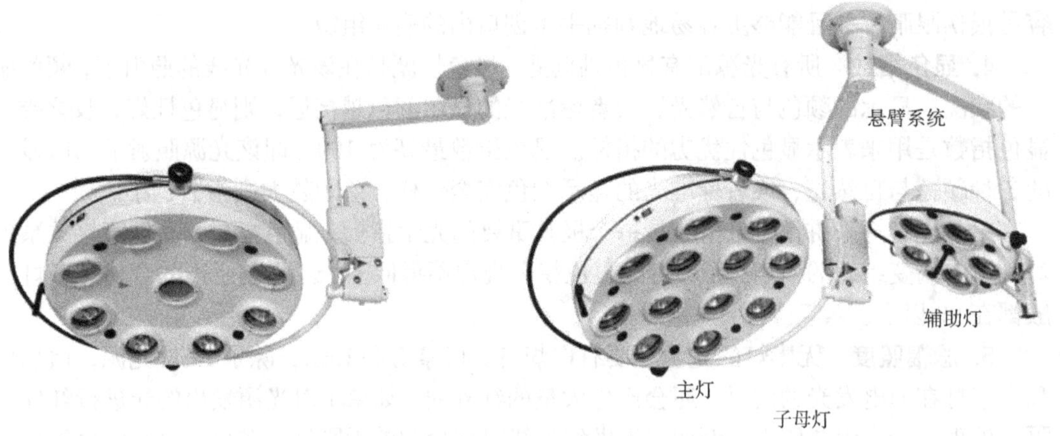

图 2-2 单灯和十二孔/五孔子母灯

图中子母灯的十二孔灯提供主灯照明，五孔灯为辅助照明。孔式无影灯的悬臂系统有 2 根旋转臂，可以绕基座作 360°旋转，带有平衡弹簧箱的立杆也能绕立杆轴线做 360°旋转。灯头可以上下摆动，摆动范围为，水平线以上 15°至水平线以下 45°。在摆动范围内，通过平衡弹簧箱实现灯头的定位与制动。无影灯的旋转臂、平衡弹簧箱及灯头的联动装置可以使光斑达到患者不同体位的创口界面。孔式无影灯毕竟是 20 世纪 70 年代的产品，在它的工作范围内，无影灯并不能定位到所需要的任意位置。

孔式无影灯通过同时拉动连接在各个光源上的拉杆，将各组光源的光汇聚到一个点上，进而达到减弱阴影的效果。孔式无影灯的光源，如图 2-3 所示。

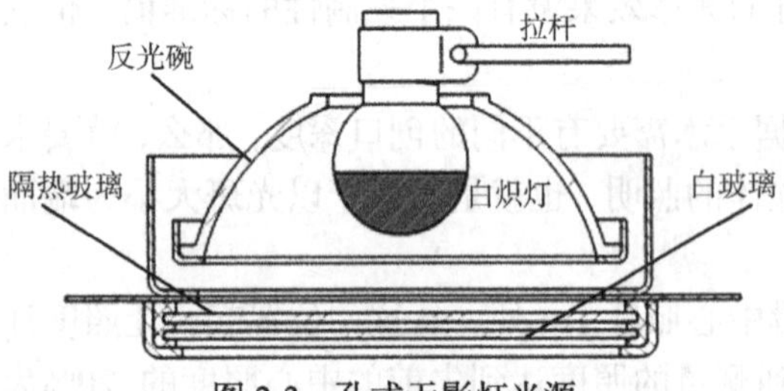

图 2-3 孔式无影灯光源

孔式灯的每一孔都有一组光源，光源主要由白炽灯泡、反光碗、隔热玻璃、保护隔热玻璃的白玻璃等组成。如图，白炽灯泡固定在反光碗上，拉杆扯动夹在白炽灯泡上的夹圈，可以带动反光碗在反光碗的固定圈内摆动，用以调节反射光的发射角度。反光碗固定在灯壳上，隔热玻璃、白玻璃由玻璃固定圈固定在灯壳。通过隔热玻璃、白玻璃过滤掉反射光的大部分红外线与紫外线，汇聚各光源发出的反射光，形成照明光斑。

孔式灯的反光碗通常是由镀一层反光薄膜的玻璃材料制成，能在反射可见光的同时，过滤掉小部分的红外线。孔式灯的反光碗也可用铝材加工，但是由于它的反射效果比玻璃差，所以现在很少采用。

1. 隔热效果 隔热玻璃俗称蓝玻璃，主要作用是过滤红外线。由于早期衡量无影灯灯光的红外线过滤效果是用“温升”来测量的，温升是指当无影灯光斑中心照度最大时，其光斑中心的温度与环境温度之间的差值。孔式无影灯的每一个光源（孔）的温升大概是 1℃，叠加十二孔无影灯的温升可达到 12℃，这 12℃的温升会对手术创口内的健康组织造成伤害，所以过去进行较大手术时，常会在手术创口处投放冰块用于降温。

2. 显色指数 白炽灯泡发出光的显色指数大约在 90 左右，因为白炽灯泡的工作原理是对金属钨丝通电加热发光，因此在发出可见光的同时还会含有大量的红外辐照，所以常用蓝玻璃进行必要的隔热处理。孔式灯的隔热蓝玻璃在过滤红外辐照的同时，还过滤掉了大量的可见红光，由于红色光的缺失，必然会影响显色指数。大部分的孔式灯的显色指数只能勉强达到 85 或 86，当超过显色指数 85 或 86 时，蓝玻璃的隔热效果会降低，光斑温升相应的会升高，无影灯的总辐照度可能会超出标准允许的范围。

3. 照度　在一般情况下，孔式无影灯每一孔所能达到的照度是 10kLx，叠加所有十二孔光源，其光斑所能达到的照度约为 120kLx。孔式无影灯的光斑直径一般就在 100mm 左右，由于照度最高只能达到 120kLx，所以当需要更大的光斑而把光打散时，其照度可能就达不到临床的需求。

4. 照明深度　尽管无影灯的标准没有对照明深度做具体的数值规定，但是，现在一般都要求无影灯的照明深度能达到 800～1000mm。孔式无影灯各光源的光只能汇聚到同一平面形成光斑，其照明深度通常只能达到 300mm 左右，所以在使用孔式无影灯时，当需要更深部的照明时需要使用辅助照明灯具（深部灯）。

尽管，孔式无影灯与整体反射无影灯、LED 无影灯相比有很大的技术差距，但是，因为它仍能满足一般的手术照明要求，并具有较大的价格优势，所以，在一些欠发达地区至今仍然有市场需求。

四、整体反射无影灯

如果将孔式无影灯称为第一代的产品，那么整体反射无影灯就是第二代的无影灯。整体反射无影灯，如图 2-4 所示。

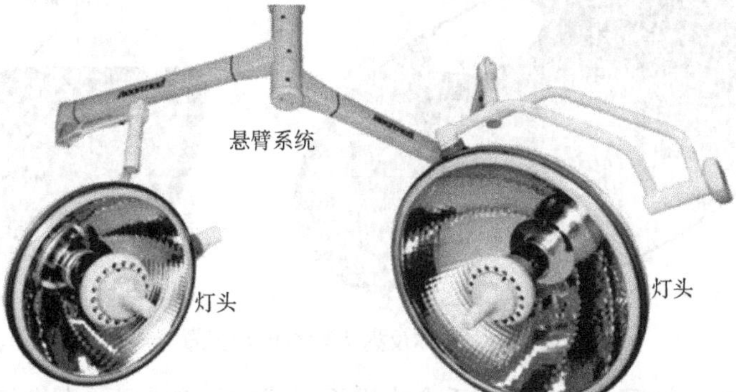

图 2-4　整体反射无影灯

整体反射无影灯的光源是卤素灯泡，卤素灯与白炽灯相比具有较大的技术优势。首先是卤素灯的发光效率高，例如，十二孔无影灯共有 12 只 25W 白炽灯泡，总计功率 300W，所能达到的照度一般为 120kLx。整体反射灯仅用一个 150W 的卤素灯，照度可以达到 200kLx。其次是使用寿命，白炽灯泡的使用寿命一般为 600h，而卤素灯的使用寿命可以超过 2500h。

整体反射无影灯由灯头、机械悬臂系统和相应的控制电路组成。

1. 灯头　整体反射无影灯的灯头有 2 种规格，70 灯头的直径为 700mm、50 灯头的直径为 500mm。整体反射无影灯系统根据需要可以有不同的组合，一般根据灯头的直径分别组合为：700/700、700/500、500/500。不同于孔式手术无影灯，整体反射无影灯的大（700）、小（500）灯均能满足手术照明的需求。

整体反射无影灯的灯头结构，如图 2-5 所示。

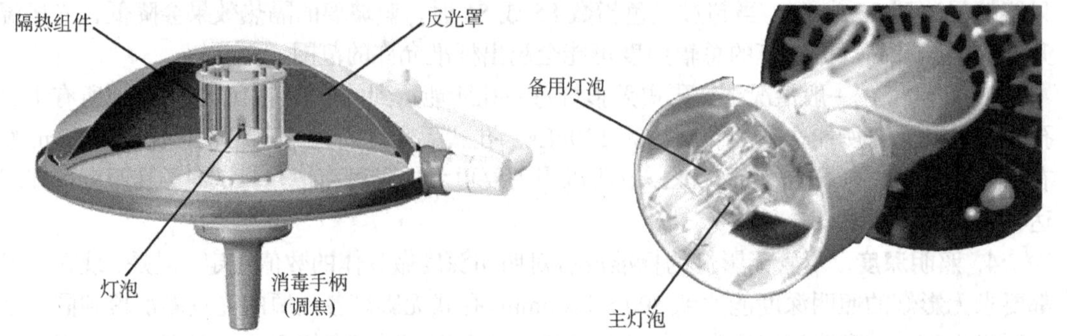

图 2-5 整体反射无影灯的灯头结构图

整体反射无影灯的灯头主要有 3 个组件。

（1）光源组件：灯头共有 2 个卤素灯泡，其中一个为备用灯泡，即在主灯泡损坏时，备用灯泡可以立即自动启用。标准强制规定，当任何一组灯泡出现故障时，手术照明灯应能在 5s 内恢复照度，恢复到中心照度应不低于故障前中心照度的 50%，且不低于 40kLx。整体反射无影灯因为备用灯泡是自动启用，所以一般能在 1s 内恢复照明。通过旋转消毒手柄能改变卤素灯泡对反光罩的相对位置，进而调节光斑尺寸，同时也可改变照明深度。

（2）反光罩：整体反射无影灯的反光罩，如图 2-6 所示。

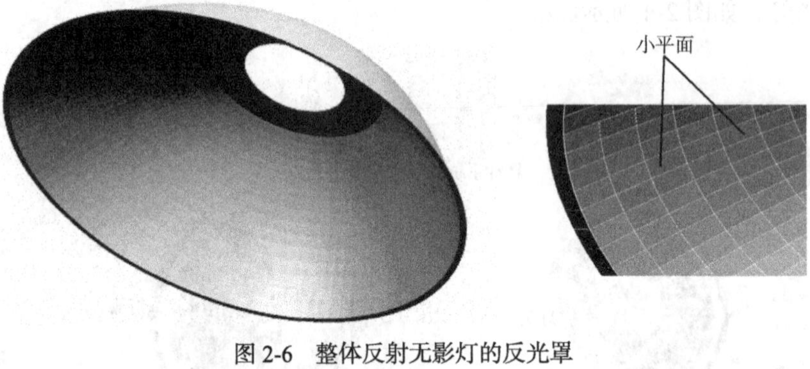

图 2-6 整体反射无影灯的反光罩

整体反射无影灯的反光罩是有数千个小平面组成的复合曲面，卤素灯光源发出的光投射到这数千个小平面，由小平面将光反射到手术区域，这数千个不同角度的小平面可以将数千个不同方向的光形成具有理想照明深度的光斑。

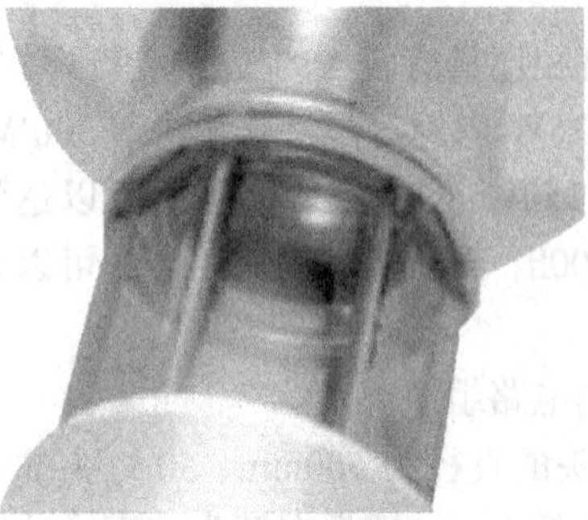

图 2-7 隔热组件

（3）隔热组件：如图 2-7 所示。

隔热组件为 6 片隔热玻璃组成的筒状六边形结构，卤素灯泡安装在隔热筒内，隔热筒的隔热玻璃可以将红外辐照隔绝在筒内，透过隔热筒的仅是含有极少量红外线的冷光。由于红外辐照隔绝在隔热筒内，使得筒内的温度极高，可达 200～300℃，所以隔热筒及隔热筒内的部件必须要采用耐高温材料。

2. 光学性能

(1)隔热效果：隔热筒在隔绝波长大于 780nm 的不可见光（红外线）的同时，可以最大限度地让波长为 380～780nm 的可见光通过。被过滤掉红外线的可见光称为冷光。整体反射无影灯在光斑中心处所测得的总照度，可以达到小于 800W/m^2，总辐照度与照度比值为 5mW/m^{2}Lx。

(2)无影效果：根据无影灯的光学原理，当光线来自于越多的不同方向时，它的无影效果会越好。整体反射无影灯与孔式无影灯、LED 无影灯相比，其无影效果是最好的。

由于孔式灯最多有 12 组光源，也就是能从 12 个方向投射到同一个手术区域内。LED 无影灯最多的有 160 个 LED 光源，也就是可以从 160 个方向投射到同一个手术区域内。而整体反射无影灯反光罩却有数千个不同位置的小平面，可以从数千个不同方向将光反射投影到手术区域内。在整体反射无影灯光斑内的物体几乎可以达到完全无影的效果。

(3)显色指数与色温：卤素灯泡的显色指数大约在 98 左右，通过隔热筒的滤光，聚集到光斑处的冷光显色指数可以达到 93 左右，色温为 4000K 左右。整体反射无影灯的显色指数与色温相关，整体反射无影灯的显色指数和色温是由隔热筒内的隔热玻璃决定的，显色指数高则色温低，隔热效果差；显色指数低则色温高，隔热效果好。一般整体反射灯的显色指数与色温控制在显色指数为 93 左右，色温在 4300K 左右。

(4)照度与照明深度：由于卤素灯泡的发光效率很高，并且反光罩是由数千个小平面组成的复合曲面，每个小平面都能发射出一束反射光投射到手术区域，这样就可以将各小平面的反射光汇聚到不同的层面，通过叠加形成理想的照明深度。整体反射无影灯的 700 灯头和 500 灯头的照度均能达到 160kLx，照明深度为 800～1000mm，实测光斑可达 150mm。

3. 机械悬臂系统 无影灯的机械悬臂系统是调整无影灯光照方位的机械装置。为了满足手术照明处于最佳角度，无影灯的机械悬臂系统可以对灯头进行全方位的准确定位。机械悬臂系统利用轴承转动，使手术灯能 360°旋转并定位于需要的方位。为保证灯头移动的稳定性，机械悬臂系统内的转动装置设有可调的阻尼器件，使灯头移动手感轻巧、定位稳定、没有漂移。机械悬臂系统通过对压缩弹簧施加预压缩，由四连杆机构产生使灯头平衡所需的力，保证灯头上下移动自如、轻盈。整体反射无影灯的机械悬臂系统，如图 2-8 所示。

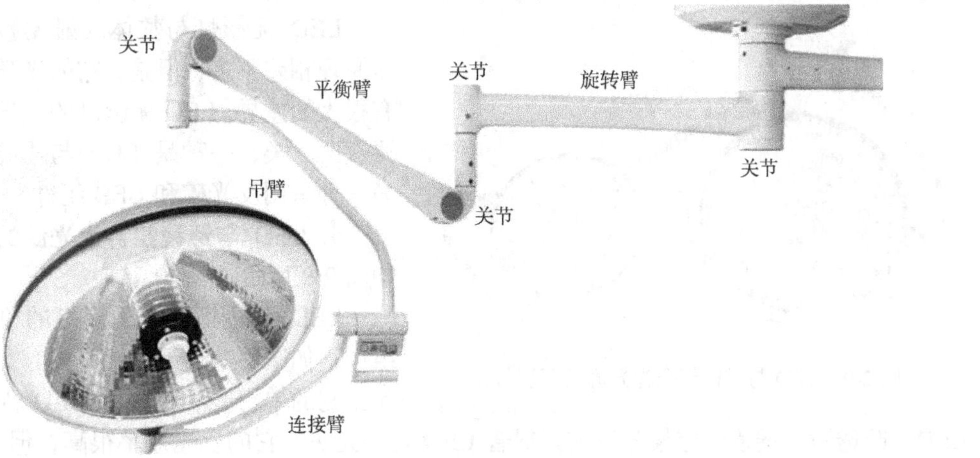

图 2-8 机械悬臂系统

进行悬臂系统中有旋转臂、平衡臂、吊臂和连接臂，它们之间连接的各结合器（关节）

可以活动，目的是让使用者能方便、自如地调整无影灯的光照方位。无影灯的悬臂系统配置万向悬挂装置，可提供最大的调节范围，可以和任何形式的手术室相匹配。悬臂采用新型合金材料制成，结构轻巧、使用方便、定位精确。

吊臂系统的动作范围见表 2-1。

表 2-1　无影灯吊臂系统的动作范围

动作项目	动作范围
旋转臂绕固定座旋转	360°
平衡臂绕旋转臂旋转	360°
吊臂绕平衡臂旋转	360°
连接臂绕吊臂旋转	240°
灯头绕连接臂旋转	180°
平衡臂上下移动	40°

整体反射手术无影灯的安装高度为 3m，灯头上下移动幅度为 1m。升到最高时，可用于胸腔、腹腔、脑外科等手术；拉到最低，适用于肛肠科、妇科等需要侧向照明的手术。

五、LED 无影灯

手术无影灯的进化，经历了孔式无影灯（白炽灯）、整体反射无影灯（卤钨灯、气体放电灯）到 LED 无影灯的发展过程。LED 无影灯是现阶段技术最为先进的无影灯，由于 LED 具有环保、低能耗、长寿命等特点，因而 LED 作为无影灯的光源已被广泛地采用。

LED 作为一个光源可以直接将电能转化为光能，其发光转换效率可以达到 80 流明/瓦。LED 为冷光源，它的优点是红外线和紫外线的照度极低。因此，可以从发光源的器件上解决了无影灯红外线和紫外线照度的难题，由此 LED 无影灯不再需要光的隔热过滤系统。LED 无影灯采用透镜技术，免去了体积笨重的反光罩，可以使无影灯的外形设计更加美观时尚。另外，LED 的使用寿命长达 7 万小时（理论上可达 10 万小时），如果按照无影灯每天使用 12h 来计算，LED 可以使用 16 年，远超过无影灯使用寿命 10 年的行业规定。

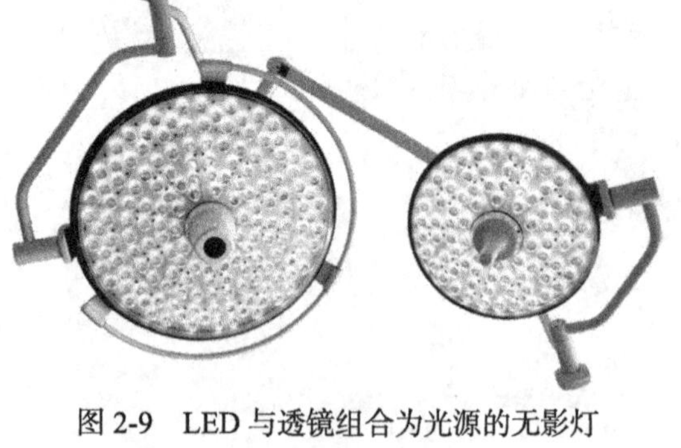

图 2-9　LED 与透镜组合为光源的无影灯

LED 无影灯与整体反射无影灯的工作原理相差不多，但是，它的光学原理却有很大的差异。LED 无影灯的光学结构主要有两大类，一种是 LED 与透镜组合，另一种采用反光碗和 LED 组件。

1. LED 与透镜组合为光源的无影灯　如图 2-9 所示。

LED 与透镜组合无影灯的单组光学组件，如图 2-10 所示。

它的单组光学组件由 LED 固定板、LED、凸透镜、透镜固定架等组成。尽管 LED 是冷光源，它的发光效率很高，但 LED 还是电流型换能器件，在发光的同时必然要产生一定的热量，如果不及时散热会使 LED 温度升高，导致 LED 发光效率降低、影响使用寿命。所以，固定衬板不仅用来固定 LED，而且还起到为LED散热的作用。

将安装有透镜的支架固定在衬板上，由支架控制LED光源和透镜的相对位置，LED光源通过透镜折射，将不同位置LED所发出的光汇聚在一起，产生具有照明深度的光斑。照明深度，如图2-11所示。

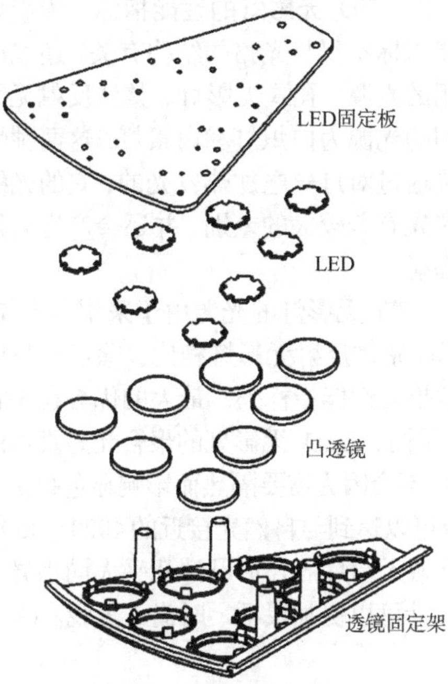

图2-10　单组光学组件

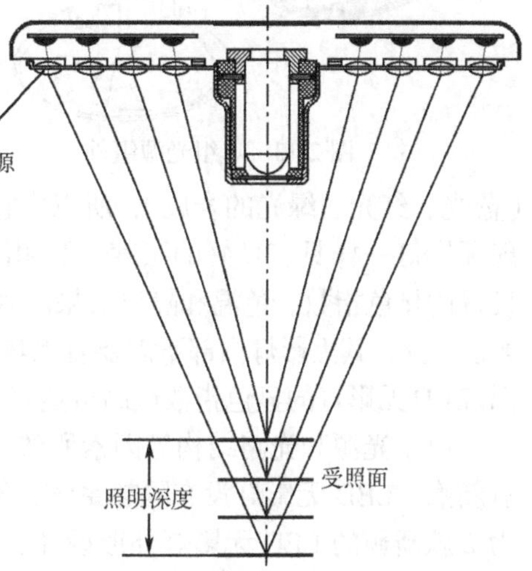

图2-11　照明深度

采用LED与透镜组合这种光学结构的优点是无影灯可以在有限的无影灯灯面上设置更多的光源点，如OL9500型LED无影灯主灯的光源点多达到160个。缺点是LED的光效利用不足，常用的LED的发光角度呈120°或90°锥形，而使用透镜光的利用率仅有60°左右的锥形角，LED的光效利用率仅有40%。由于光源点多，所以这种光学结构可以获得更好的无影度和更大照明深度。

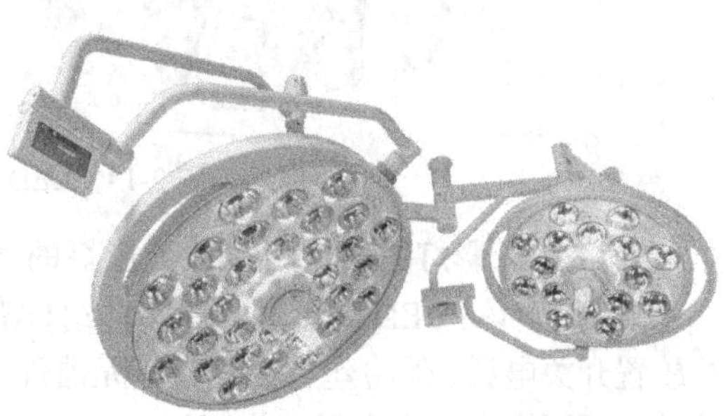

图2-12　反光碗和LED组件为光源的无影灯

2. 反光碗和LED组件为光源的无影灯　如图2-12所示。

反光碗和LED组件的单组光源组件，如图2-13所示。

反光碗和LED组件的单组光源组件由LED固定块、LED、反光杯、遮光罩组成。由于LED的发光射角一般为120°或90°，所以组件中的反光杯是3个半球面的组合，这样每个反光碗就有3个焦点，分别对应3个LED。采用反光碗的优点是最大限度地利用了LED的光效，光的损耗较小。如果采用透镜折射，不仅由于透镜的透过率（透镜一般用光学级亚克力，亚克力的可见光透过率为92%）会造成光效损失，并且透镜折射光的利用率仅有60°左右的锥形角，即使加反光碗的透镜，透镜和反光碗的连接处对光的损耗也很大。

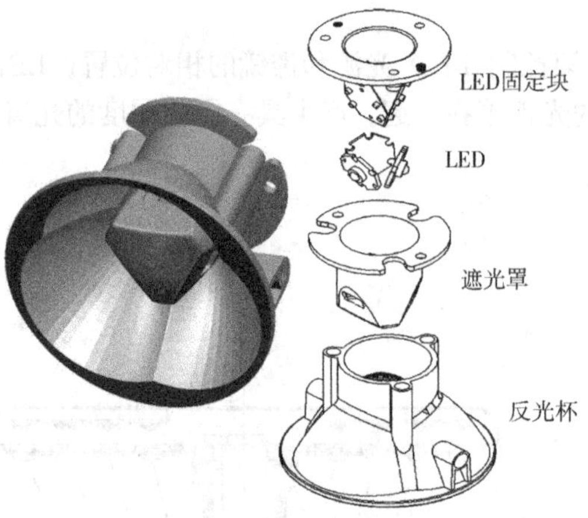

图 2-13 单组光源组件

采用反光碗和 LED 组件的光源结构，使得主灯头的功率仅为 96W，辅助灯为 48W。并且在 22cm 的光斑下，照度均可达 160kLx。

3. LED 无影灯的性能指标 无影灯的性能指标不仅与光路的结构有关，还取决于使用的光源。孔式无影灯、整体反射无影灯采用的光源为白炽灯和卤素灯，这两种灯泡都是通过对灯丝电加热发光的，它的光线与自然光有着较大的差别，并还会产生大量的热辐射。

LED 无影灯的光源由于采用白光 LED（蓝光、红光、绿光的合成），所以，它的性能指标与整体反射无影灯相比，除了与整体反射无影灯一样具有良好的照度、照明深度、无影效果等性能指标外，最大的优势在于它有良好的显色指数、色温和隔热效果。因为发光原理不同，LED 无影灯的聚合光是真正的冷光。由此，其无影灯内部不需要有隔热系统，当然也不会因为需要隔热而影响显色指数、色温。LED 无影灯的显色指数最高可达 97，它的色温也可以达到与自然光接近的 4000～4500K。

由于光源和光路结构等因素所致，各种整体反射无影灯的外形设计几乎大同小异，难有新意。LED 无影灯没有隔热系统，使它的外形设计可以更加灵活、时尚、美观。图 2-14 为 2 款新颖的 LED 无影灯外形设计。

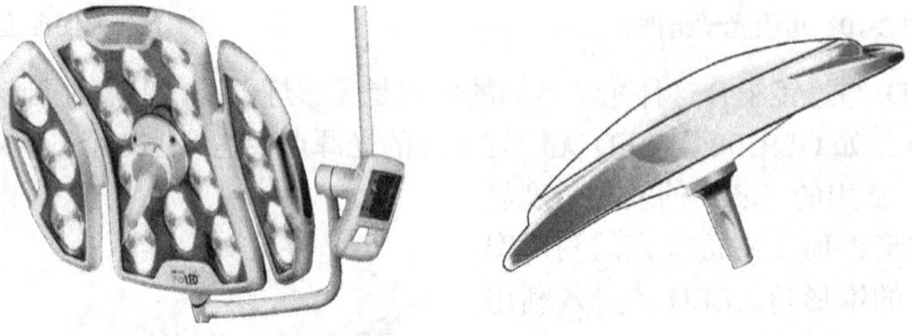
图 2-14 LED 无影灯外形设计

4. LED 无影灯的结构 LED 无影灯的基本结构如图 2-15 所示。

（1）旋转体：LED 无影灯的旋转体组件有底座与旋转臂 2 部分。底座用来固定无影灯，并放置开关电源、保险丝与接线座等元器件。旋转臂与底座、平衡臂相连接，可以做 360° 转动，可以增大灯头水平工作区域。

（2）平衡臂：用于平衡灯头，使灯头能在任意所需位置准确定位，并增大灯头水平、上下工作区域。

拉动平衡臂和灯头弯管相接处，可以随意上下移动及轴向旋转灯头。推动消毒手柄使灯头做前后和左右翻转，最终将灯头体调节至所需位置。

（3）控制面板：是无影灯的控制装置。它的操作面板采用触摸式按钮，通过内置微处理器可以控制手术无影灯的通断及亮度调节。控制面板上有表示亮度程度、灯头通断、报警显示、背景灯光切换等图标，无影灯控制具有记忆功能。本机还提供了一组背景灯功能，目的是可以在不点亮灯头的状态下，为非手术操作提供照明。

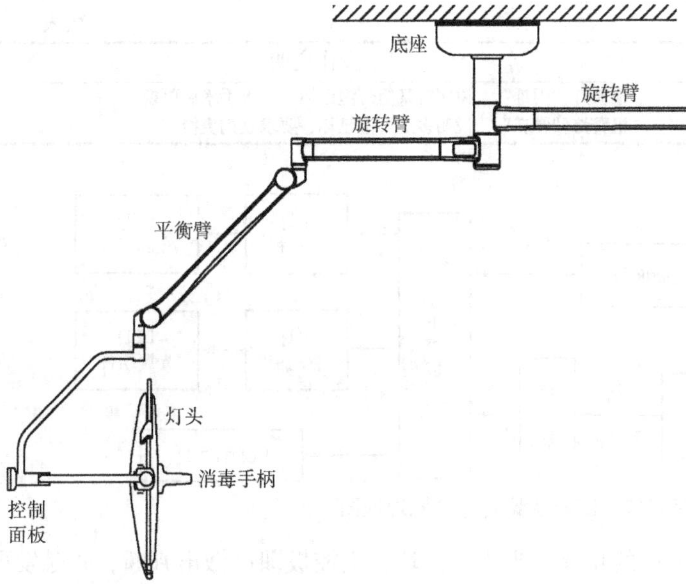

图 2-15　LED 无影灯结构图

OL 系列 LED 无影灯的控制面板如图 2-16 所示。

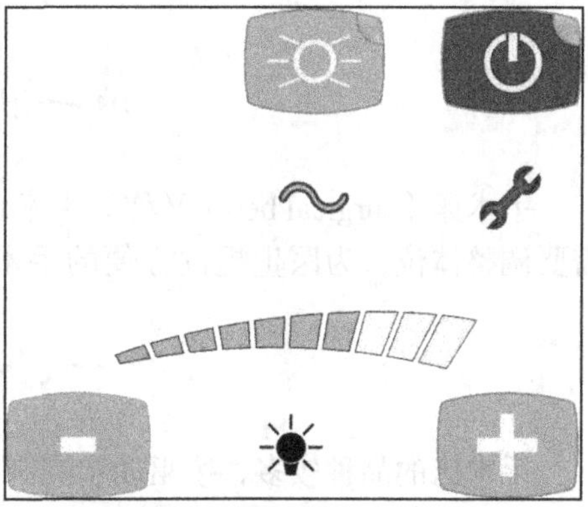

图 2-16　控制面板

控制面板的功能说明见表 2-2。

（4）电路控制：LED 无影灯的电气原理框图如图 2-17 所示。

网电源（220V 交流电）经电源噪声滤波器进入开关电源的输入端，开关电源输出 24V 直流电，经旋转臂、平衡臂的传电器，为主控制电路板供电。主控制系统为 ATMEL128 单片机系统，接受控制面板的指令信息，通过控制 2 块 LED 驱动板，分别驱动 LED 光源组件和背景灯。同时，主控制系统实时检测 LED 光源组件的工作状态（亮度是否有损坏），并调整控制面板的显示信息。无影灯光斑的大小，主要是通过调节灯头与手术区域的距离来调整。

表 2-2　控制面板功能说明

图标	功能	操作说明
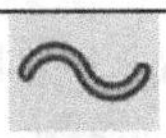	电源指示灯（绿色）	指示灯“亮”时，无影灯接通网电源 指示灯“熄灭”，无影灯与网电源没接通
	功能“开关”键（绿色）	按动功能键，右角指示灯“亮”，亮度增强、减弱键有效 再一次按动功能键，指示灯“熄灭”，亮度调整键无效
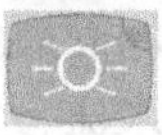	背景灯“开关”键（绿色）	按动背景灯键，右角指示灯“亮”，调整背景灯亮、暗
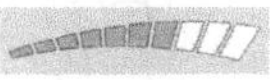	亮度显示指示灯（绿色）	当功能键开通时，亮度显示指示灯受“亮度增强键”和“亮度减弱键”控制，可以调节无影灯的亮度
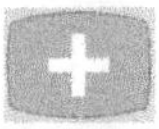	亮度增强键	按动此键，无影灯逐渐变亮，亮度显示指示灯也随之变化
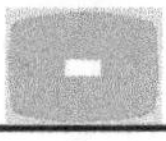	亮度减弱键	按动此键，无影灯逐渐变暗，亮度显示指示灯也随之变化

续表

图标	功能	操作说明
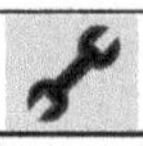	报警灯 （红色）	报警灯“闪烁”，说明有某组灯泡已坏，要求手术后更换 报警灯“常亮”，说明多组灯泡已坏，要求立刻更换

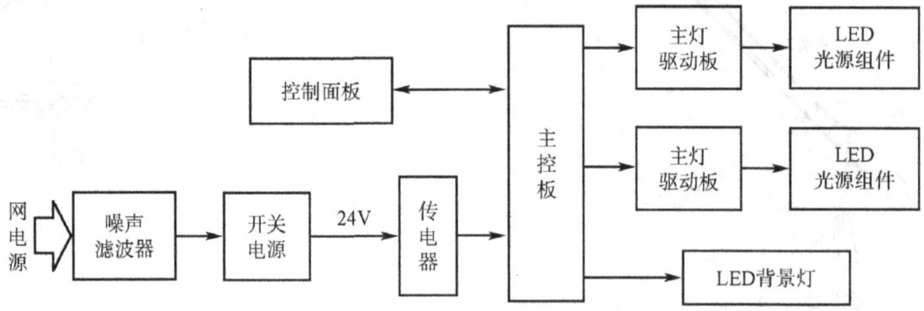

图 2-17　LED 无影灯电气原理框图

主控板还有判断主灯是否损坏的功能。当主灯损坏，主控板即可做出判断，并触发更换灯泡指示灯亮，要求立即更换主灯。在无影灯使用中，如果主灯突然损坏，控制主板能在 0.3s 内迅速启动副灯，补充照明。

第二节　手　术　床

手术床（surgical bed）又称为手术台，可以在手术过程中支撑患者，并根据手术操作需要调整体位，为医生提供方便的手术环境，手术床属于手术室的基础设备。

一、手术床的分类

手术床的品种较多，按驱动和控制方式一般可分为三类，即侧面操纵式手术床、头部操纵式手术床和电动液压手术床。

1. 侧面操纵式手术床　又称为手摇式手术床，是最早使用的手术床，我国从 20 世纪 50～60 年代开始制造该类手术床。这类手术床的特点是无需电源，手术床的体位动作大都由手轮驱动齿轮齿条、蜗轮蜗杆等机械装置来实现，手术床台面的升降主要由脚操控油泵系统驱动立柱装置来完成。由于所有操作的位置均在手术床的侧面，所以，对手术会有一定的干扰，障碍物也较多。侧面操纵式手术床，如图 2-18 所示。

2. 头部操纵式手术床　又称为手动液压手术床，是在侧面操纵式手术床基础上发展而来，我国 20 世纪 80 年代开始制造该类手术床。头部操纵式手术床的体位动作大多由手操控气动弹簧助力系统来实现，升降作用由脚操控油泵系统驱动立柱装置完成。头部操纵式手术床的特点除了无需电源外，由于动作的操控大部分都在头部，所以，相对侧面操纵式手术床来说不仅操作简单，而且大大减少了对手术操作的影响。头部操纵式手术床，如图 2-19 所示。

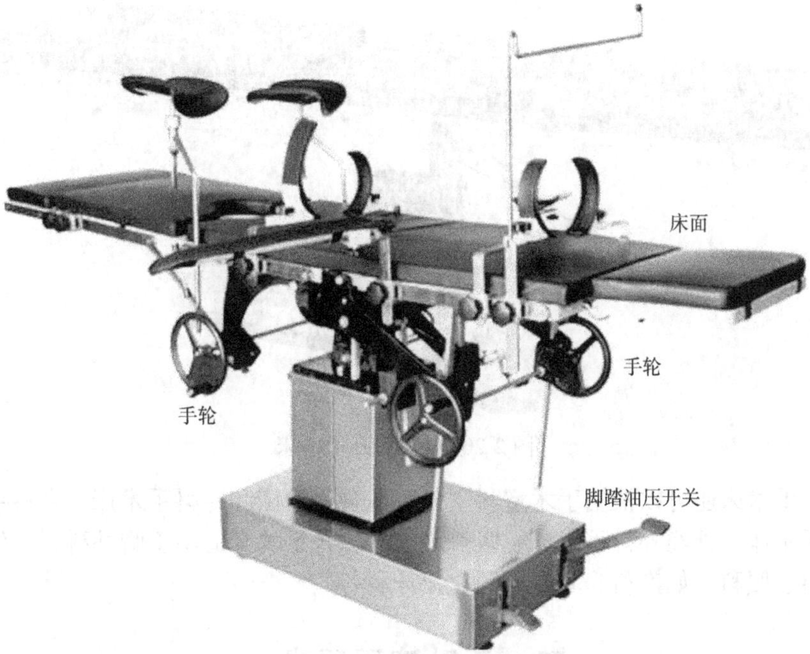

图 2-18 侧面操纵式手术床

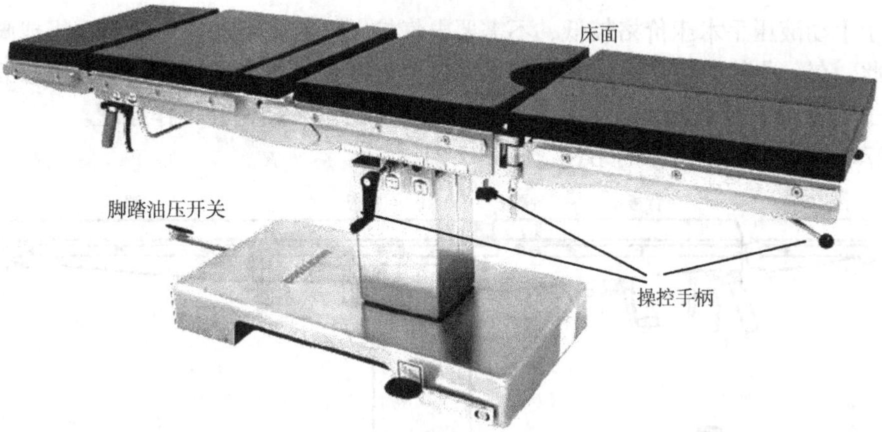

图 2-19 头部操纵式手术床

3. **电动液压手术床** 是目前手术室广泛使用的主流产品，我国从 20 世纪 80 年代末开始制造该类手术床。电动液压手术床的体位操作大部分由手持控制器或辅助控制器完成，控制器控制电器系统使电动油泵、相应电磁阀驱动对应的油缸活塞运动，并通过机械传动机构使手术床产生所需要的动作，这类手术床特点是操作简便、动作灵活，对手术操作基本无干扰。电动液压手术床，如图 2-20 所示。

电动液压手术床的工作原理是：根据手术床的临床需要，按下控制器相应的按键，通过控制主板，启动液压电动机，液压泵即工作，与其动作对应的电磁阀被打开，油泵迅速由管道注入对应的液压油缸，推动活塞工作，完成相应的动作。放开该按键，台面移动立即停止，手术床停留在该位置上。手术床配有限位开关，作用是保护手术床始终在安全的范围内运行。液压油缸多为双向，油缸可以两端注油或出油，通过改变注油或出油方向，改变手术床台面的动作方向。

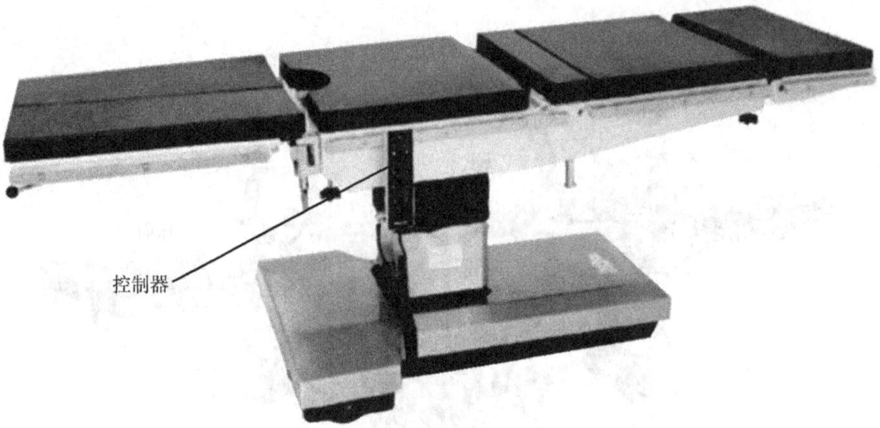

图 2-20 电动液压手术床

另外，手术床还可以根据手术室科室分为综合手术床和专科手术床。专科手术床为产床、骨科手术床、神经外科手术床、眼科床等，综合手术床适用于胸外科、心外科、神经外科、骨科、眼科、妇产科、耳鼻喉科、泌尿科等。

二、手动液压手术床

由于手动液压手术床价格较低，不需要电气控制，其体位动作主要由手操或脚操来实现。因此，在一些基层医疗机构和对手术体位要求不高的场合还在应用。以下以北京谊安OP750手动液压手术床为例，介绍手动液压手术床的基本结构和工作原理。

OP750手动液压手术床的结构，如图 2-21 所示。

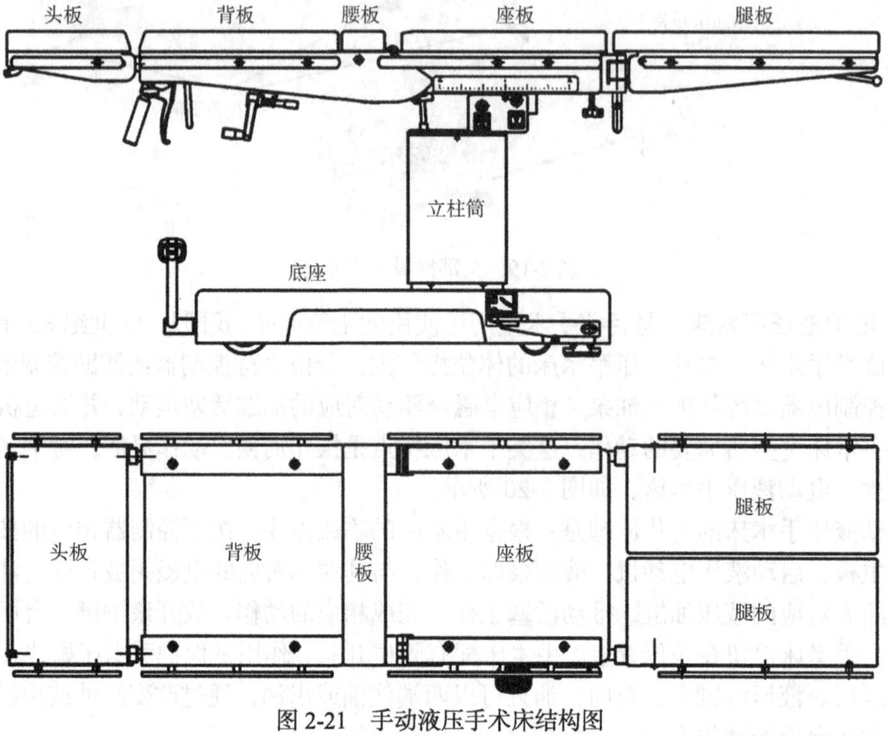

图 2-21 手动液压手术床结构图

手动液压手术床主要由右台面、立柱筒和底座三大部分组成，其中台面包括：头板、背板、腰板、座板和腿板 5 个活动段。这种组合式结构设计不仅可以实现手术床的上升下降、左右前后倾斜及头背腰腿板面等活动段的单独操纵，而且还能通过台面变化合理调整手术体位。

1. 体位调节功能　手动液压手术床有 6 种人体体位调节功能，分别为床面前后倾、床面左右倾、背板上下折、腿板上下折和分叉、头板上下折和腰板升降。其中，床面前后倾、背板上下折、腿板上下折、头板上下折调节采用常闭气弹簧控制，腿板的分叉采用手动调接平面齿轮锁定结构形式，手术床床面左右倾调节采用手摇式蜗轮蜗杆传动形式结构，床面腰板升降采用手摇式丝杆螺母配有斜撑传动形式结构。

（1）手术床前后倾：如图 2-22 所示。

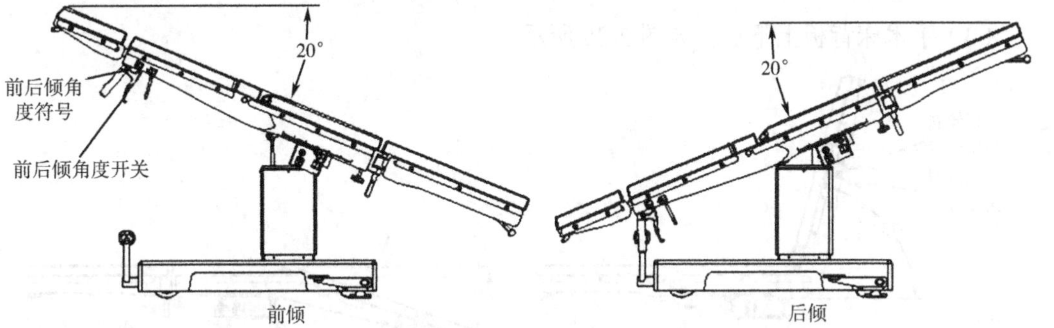

图 2-22　手术床前、后倾

操作时，可将一手手持前后倾角度开关，另一手扶持头板部分，打开前后倾角度开关，手扶持头板部分向上用力抬起，台面则前倾；反之，打开前后倾角度开关，手扶持头板部分向下用力下压，台面后倾。

（2）手术床左右倾　手术床左、右倾调节的符号与插孔，如图 2-23 所示。

将调节手柄插入左右倾角度调节插孔中，顺时针转动调节手柄，手术床台面则右倾斜；逆时针转动调节手柄，手术床台面则左倾斜。手术床的左、右倾，如图 2-24 所示。

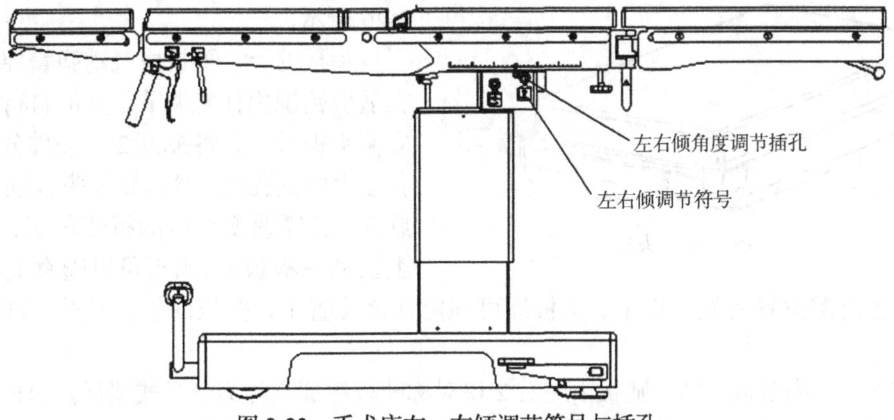

图 2-23　手术床左、右倾调节符号与插孔

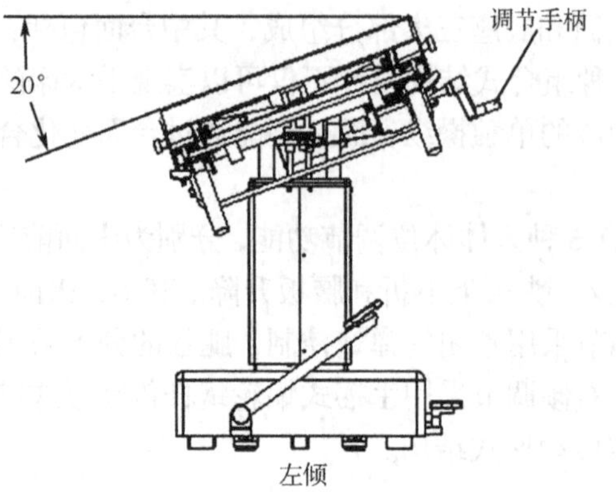

图 2-24　手术床的左、右倾

（3）手术床背板上下折：如图 2-25 所示。

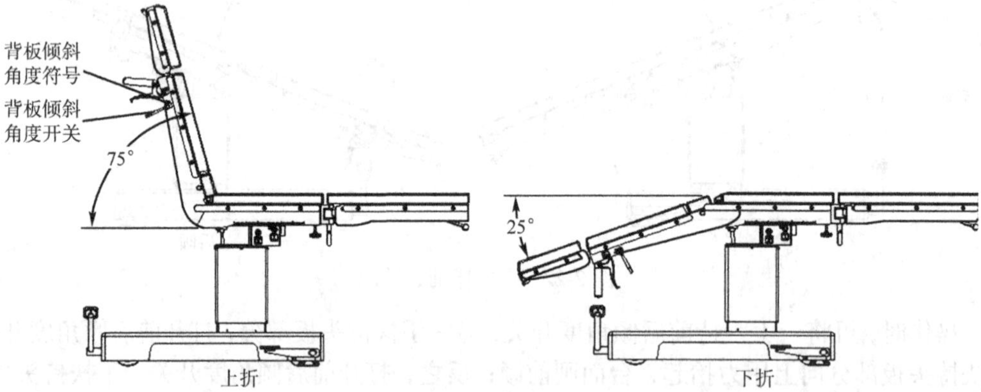

图 2-25 手术床背板上、下折

操作时，将一手手持背板倾斜角度开关，另一手扶持头板，打开背板倾斜角度开关，向上用力，台面则上折；反之，打开背板倾斜角度开关，手扶持头板向下用力，台面则下折。

（4）手术床头板上下折：头板，如图 2-26 所示。

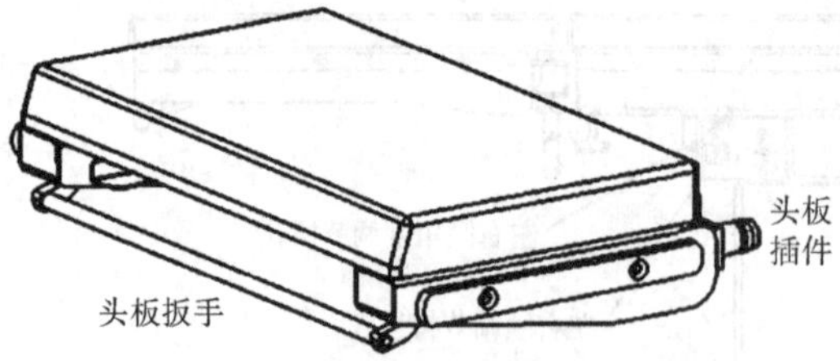

图 2-26　头板

头板的上、下折由气动弹簧控制，可在适应范围内任意调节，并能自行拆卸。安装头板时，先将头板 2 个插件分别插入背板上的插孔内，然后旋紧头板插杆固定旋钮。若需改变头板的折转角度，只要向上扳动头板扳手，头板可以随意上折和下折，到达所需位置后放开扳手，头板即可固定在该位置上。头板的上、下折，如图 2-27 所示。

（5）手术床腿板折转：腿板由左右 2 块对称腿板组成，称为分叉式腿板。腿板下折由气动弹簧控制，可在调节范围内任意调节，也可以水平分叉向外折转，并可自行拆卸。腿板，如图 2-28 所示。

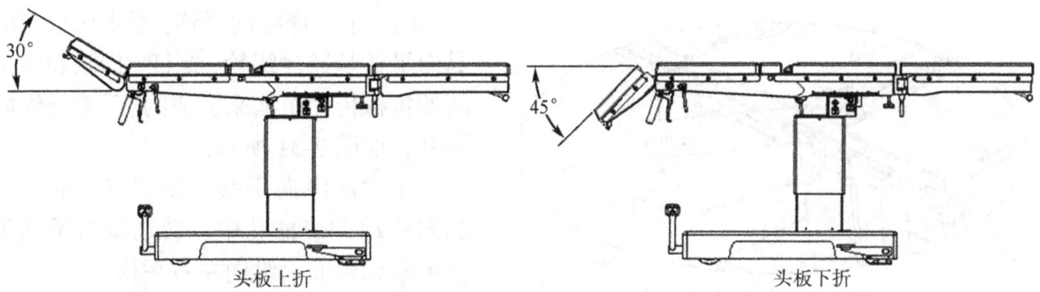

图 2-27　头板上、下折

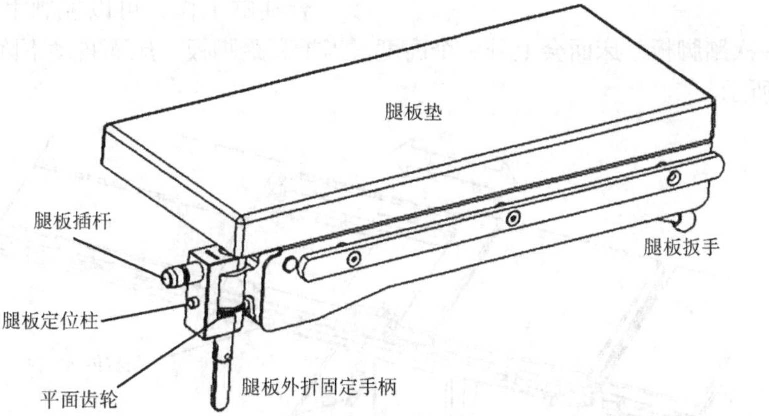

图 2-28　腿板

安装腿板时，先将腿板插杆和定位柱插入座板上的对应插孔内，并旋紧腿板插杆固定旋钮。腿板上下折的操作方法与头板相同，若需水平向外折转腿板，旋松腿板外折固定手柄，使锁紧平面齿轮脱开啮合，可将整个腿板向外折转至所需角度，然后，再将腿板外折固定手柄旋紧，使锁紧平面齿轮完全啮合，这时腿板就被固定在所需角度处。手术床腿板折转，如图 2-29 所示。

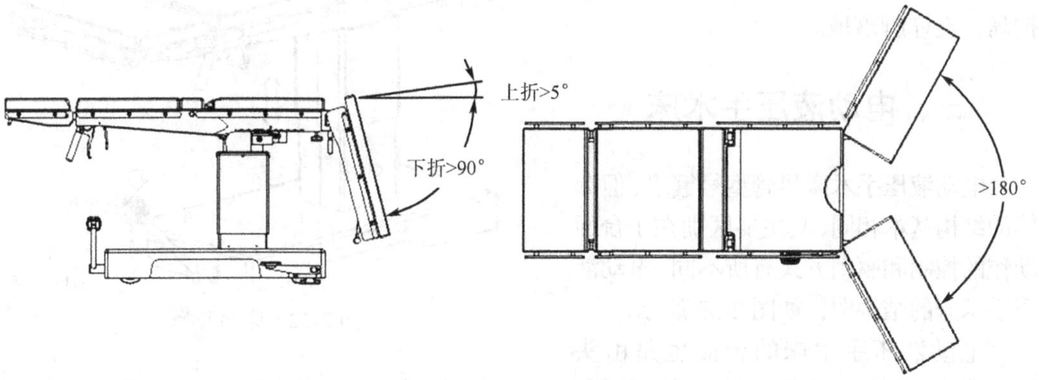

图 2-29　手术床腿板折转

（6）腰板调节：如图 2-30 所示。腰板高度调节是通过左右丝杆、左右螺母、连杆、撑条间的传动完成的。按顺时针方向转动调节手柄，腰板上升；按逆时针方向转动，腰板下降。

2. 床位置功能　手术床位置功能是指手术床纵向平移调节、床面升降和底座锁定。

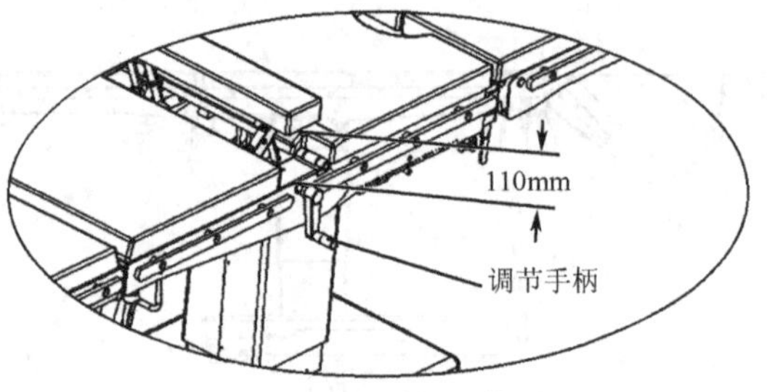

图 2-30　腰板调节

（1）手术床纵向平移：手术床床面的纵向平移是通过蜗轮、蜗杆、齿轮和齿条间的机械传动机构来完成的。手术床纵向平移，如图 2-31 所示。

手术床纵向平移是将调节手柄插入纵向移动调节插孔中，转动调节手柄可使手术床台面沿纵向左右平移。

（2）床面升降：通过人力脚踏油泵配合油缸工作，可以控制手术床床面的升降。脚踏一次踏脚板，床面会上升一个高度，当抬高踏脚板，床面自动下降。床面升降，如图 2-32 所示。

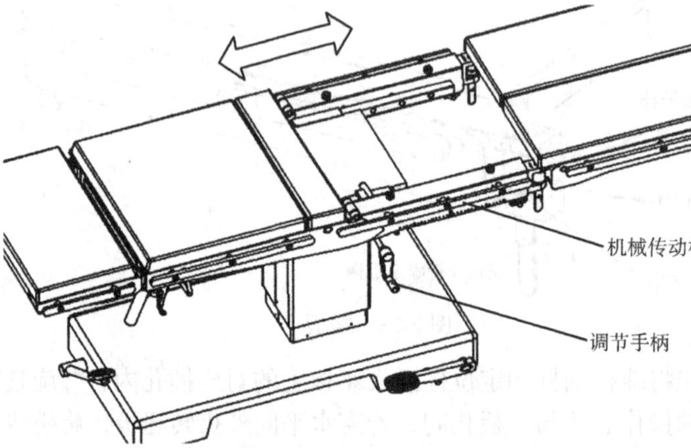

图 2-31　手术床纵向平移

（3）底座锁定：采用脚踏式驱动曲柄支撑脚形式。锁定时，将手术床底座抬高，支撑脚落地。

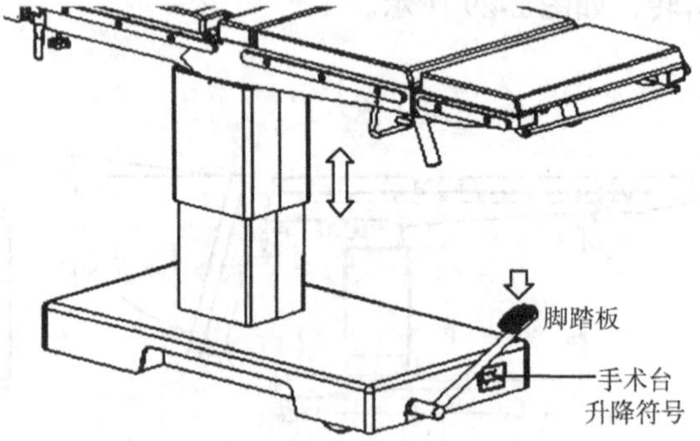

图 2-32　床面升降

三、电动液压手术床

电动液压手术床尽管型号繁多，但床体的结构基本相同，其主要区别在于台面动作的控制和驱动方式有所不同。电动液压手术床的结构图，如图 2-33 所示。

电动液压手术床的台面也是由头板、背板、腰板、座板和腿板（左腿板、右腿板）组成。台面无阴影处均可透射 X 线，并能为 C 臂机摄片提供适宜的位置，通过手术床的纵向移动调节，可有效增加可透视范围。

电动液压手术床采用电控液压传动装置，主要由电动齿轮油泵、液压油缸、电磁阀、溢流阀、定位控制开关、控制主板及电源等组成。电动液压传动的控制由手动控制器或脚踏控制器、辅助控制器来完成。手动控制器一般分为有线型和红外遥控型 2 种，红外遥控型控制器必须完全密封且坚固耐用，可避免手术室环境内的腐蚀及掉落后的损伤，并显示电池强度。手动控制器为单手操作，具有复合程序功能键和误动作自动检测功能。辅助控制器为独立的应急控制器，在遥控器失灵时可以立即启用。

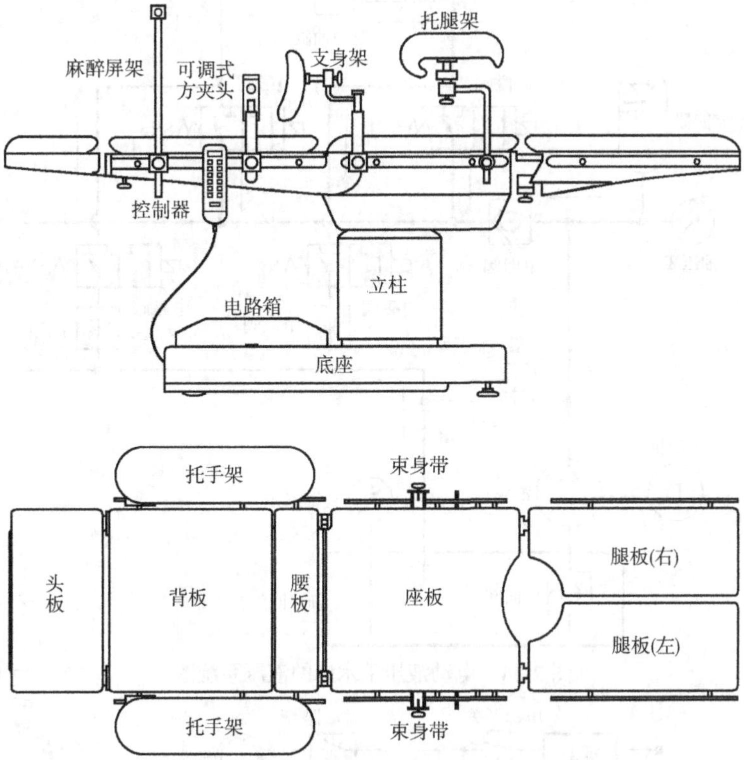

图 2-33 电动液压手术床结构图

1. 液压系统 电动液压手术床的动力源是电动齿轮油泵，它由控制开关和电磁阀组成基本的电控液压结构。通过控制器按键，控制各个双向液压油缸的往复运动，完成手术床的体位变换，如台面升降、左右倾、前后倾、腰背部升降、移动固定等。具有结构紧凑、体积小、重量轻、噪音低、运行平稳及便于安装等特点。电动液压手术床的液压系统，如图 2-34 所示。

由图 2-34 可见，电动液压手术床的液压系统中包括油泵、油箱、电磁阀、单向阀、溢流阀、囊式储能器、压力表、节流阀和油缸等器件。

油泵是液压系统的动力源，配合囊式储能器储存的压力油可以在需要时释放能量。压力表能实时地检测液压系统的油压，当系统油压不足时，通过控制主板，启动油泵为囊式储能器注压。电动液压手术床的油缸多采用双向油缸，若要图示液压系统的油缸向上移动时，按动控制器相应的按钮，对应动作的电磁阀 SV1 和 SV4 打开，其中：电磁阀 SV1 为注油、电磁阀 SV2 为回油。压力油由下往上注入油缸内，推动液压缸中的活塞向上移动。当放开该按钮，电磁阀立即停止工作，同时手术床所处的位置被立即锁定。

2. 电路系统 电动液压手术床的电路系统框图，如图 2-35 所示。

由图 2-35 可见，220V 工频电引入后，经噪声滤波器、电源开关，分为 2 路。一路通过开关电源为控制主板提供 24V 和 5V 直流电源，24V 电源专为电磁阀供电，5V 电源为控制主板等电路供电源；另一路接继电器，通过控制板的驱动信号控制继电器，实现油泵的开启和停止。

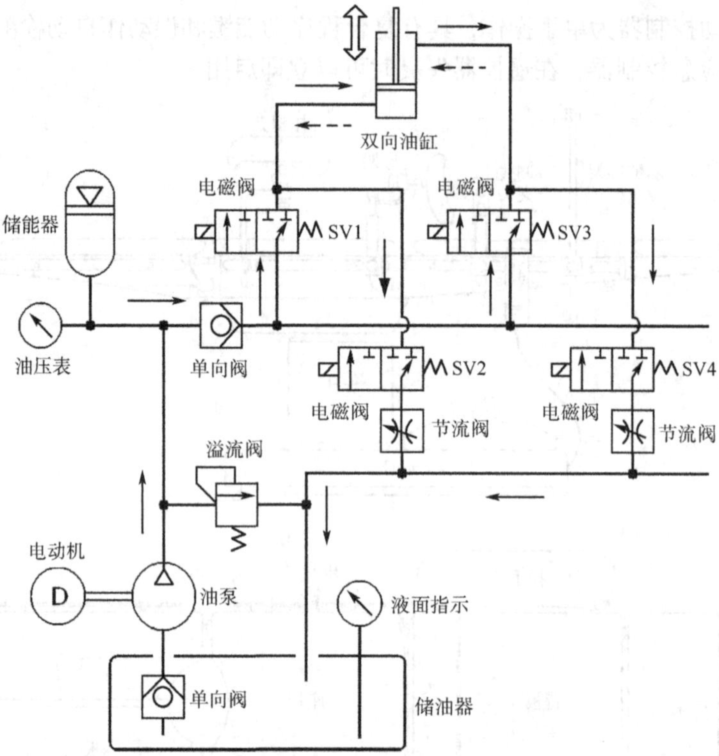

图 2-34　电动液压手术床的液压系统图

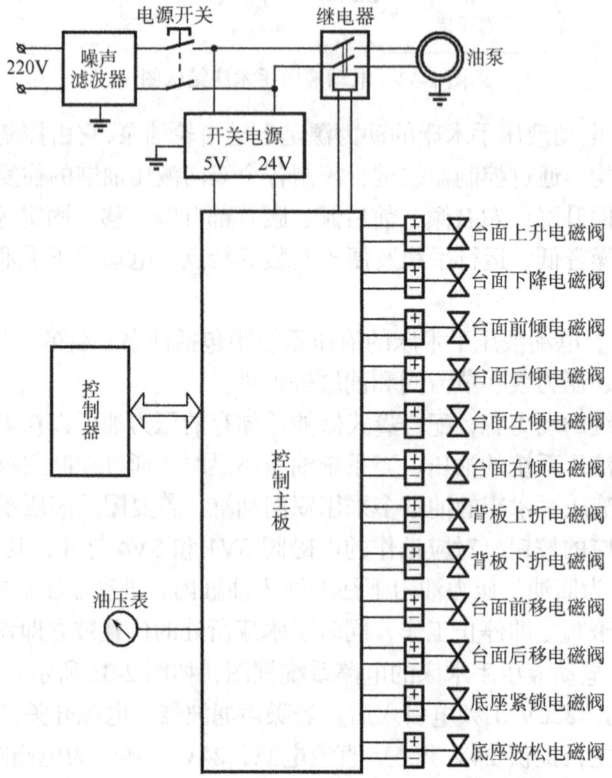

图 2-35　电动液压手术床的电路系统框图

电动液压手术床的各项运行控制和管路油压均由控制主板来完成。电动液压手术床的控制主板的电路框图，如图 2-36 所示。

控制主板核心器件为单片机，单片机通过油压表检测到当前液压系统的油压，并可实时地启动油泵为囊式储能器注压。

控制主板通过数据总线（或红外遥控）与控制器连接。当按动控制器中的某一按键，控制主板接收并判断该按键有效，单片机系统立即发出操作指令，相应的继电器动作。通过继电器的开关作用，启动对应的电磁阀组。电磁阀通常是两两同时动作，其中一个电磁阀为注油，另一个电磁阀为回油。压力油注入油缸的方向决定手术床台面运行的方向。

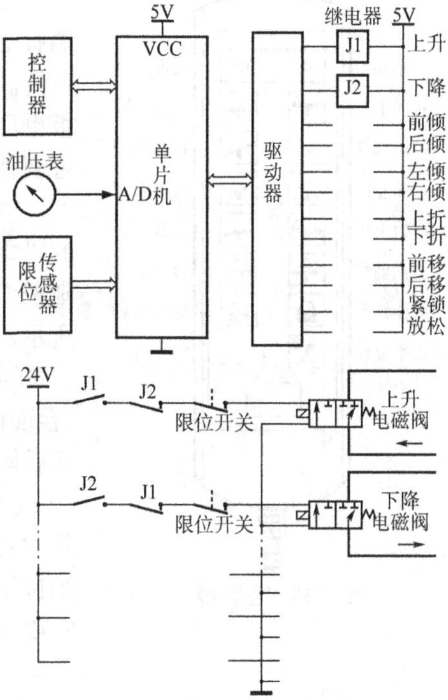

图 2-36 控制主板电路框图

在电路中，每一路继电控制线路均设有互锁环节，即：J1 继电器动作时，J2 继电器不能动作。就是说，当系统确认手术床台面运行方向后，一个电磁阀是注油，对应的另一个电磁阀只能为回油状态。控制电路通过数据总线连接手术床各个部位限位传感器，限位传感器电路，如图 2-37 所示。

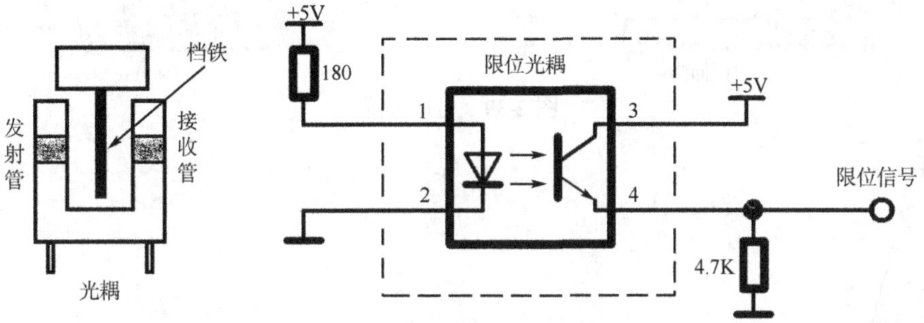

图 2-37 限位传感器电路

限位传感器电路配合继电控制线路的限位开关起到限位保护作用。限位保护电路的工作原理是：当台面运行到极限位置时，台面对应位置上的档铁遮挡到光耦，光电耦合器内的发射管发出的光不能照射到接收管，使得接收管截止，电路中的限位信号为低电平。当控制主板接收到限位信号为低电平时，立即断开限位开关，切断继电线路，台面停止运行。

3. 控制器 是电动液压手术床发出动作指令的装置（注意：控制器每次仅可按动单一按键，切不可同时按动 2 个以上按键）。控制器，如图 2-38 所示。

（1）台面升降：由电动液压系统控制。若需要改变手术台面的高度，只要按动控制器上的“台面上升”键，台面会自动上升；反之，按动“台面下降”键，台面会下降。台面升降，如图 2-39 所示。

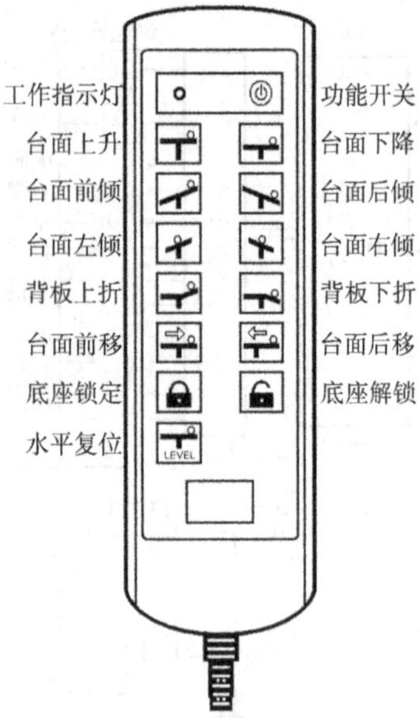

图 2-38　控制器

（2）头板上下折及平移：头板插在背板顶端，背板下端有 2 只锁紧手柄，松开锁紧手柄后头板可以进行上折或下折。头板上、下折动时，由右边的手柄锁紧或放松。头板也可平行上升，使用时只需同时松开左右 2 只锁紧手柄，可调整头板平行上升或下降。

（3）背板上下折：若需要上折背板，只要按控制器的“背板上升”键，背板则会自动上折；若需下折背板，则按“背板下折”键，背板下折。背板上下折，如图 2-40 所示。

（4）台面前后倾：若需要台面前倾，只要按控制器的“台面前倾”键，台面则会自动前倾；若需要后倾，则按“台面后倾”键，台面后倾。台面前后倾，如图 2-41 所示。

（5）台面左右倾：若需要台面左倾，只要按控制器的“台面左倾”键，台面则会自动左倾；若需要右倾，则按下“台面右倾”键，台面右倾。台面左右倾，如图 2-42 所示。

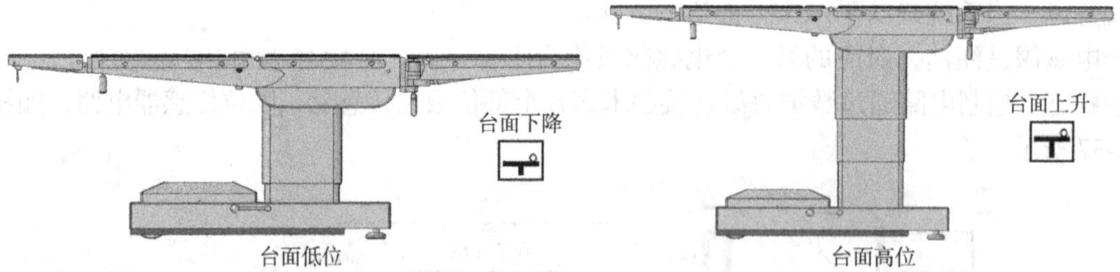

图 2-39　台面升降

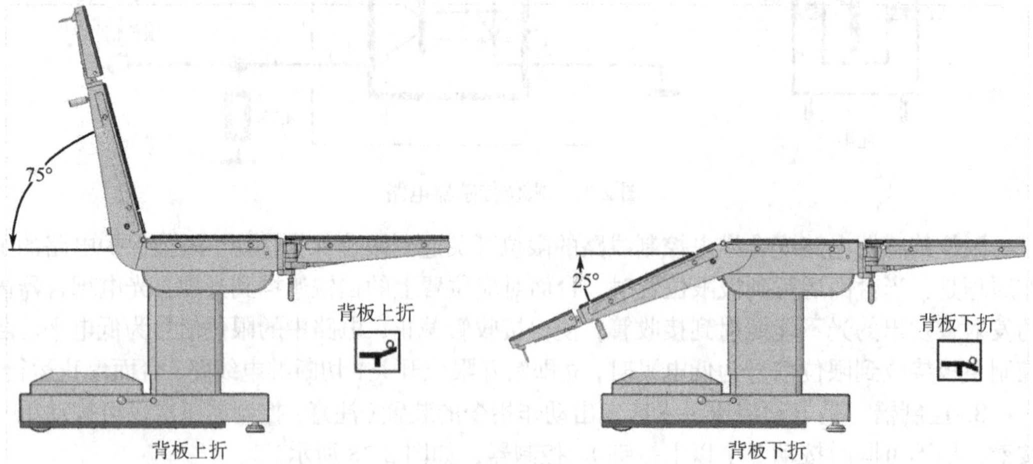

图 2-40　背板上下折

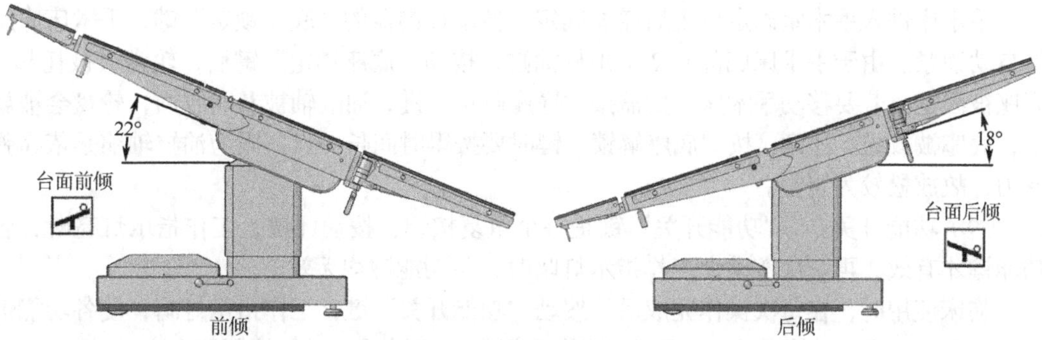

图 2-41 台面前后倾

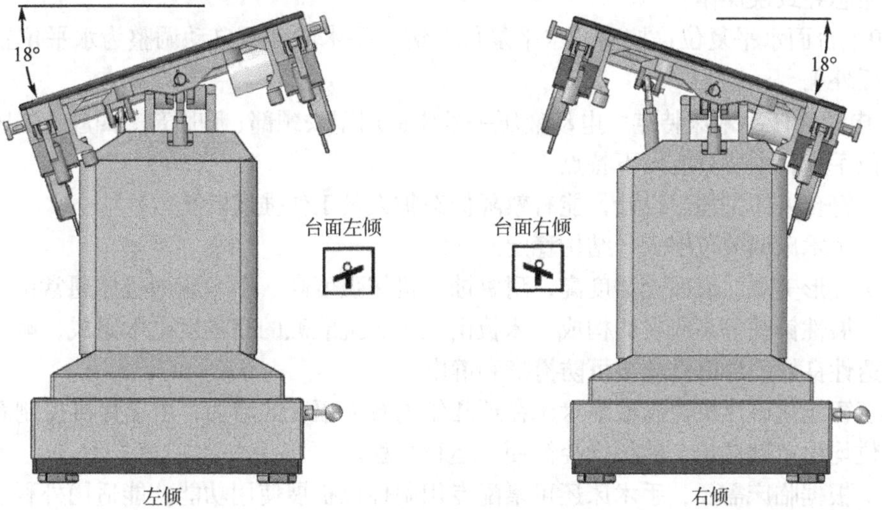

图 2-42 台面左右倾

（6）台面平移：若需要台面由头向腿方向水平移动，只要按控制器的“台面前移”键，台面则会自动沿水平位置向左（由头向腿）移动；反之由腿向头水平移动，按动“台面后移”键，台面右移。台面平移，如图 2-43 所示。

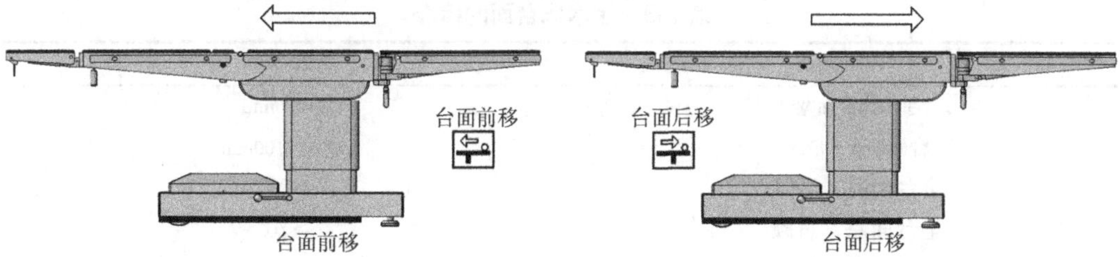

图 2-43 台面平移

（7）腿板上下折及平开：腿板通常有左腿板、右腿板 2 块腿板，为分叉式，是平面齿轮固定结构，可做上下水平各方位变化，并可脱卸。若要腿板做上下方位变换时，应逆时针放松手板，使端面齿脱离后腿板即可上下摆动。若要腿板做水平方向变换时，只要松开腿板下面的齿轮轴手柄，即可摆动。若要拆下腿板时，只要松开上下齿轮轴，将腿板托平拉出即可。

（8）底座锁定：为了方便手术床移动，手术床的底座下面装有轮盘，方向轮一般设在腿部，所以推动手术床时请推动头部，即从头部向前推或拉。

手术床进入手术室确定位置后需要固定，按动控制器的“底座锁定”键，手术床底座将自动锁紧。由于手术床底部有2个顶杆油缸，按动“底座锁定”键后，轮盘会被托起，底座被固定。若要移动手术床，则需按“底座解锁”键，油缸轴被及时收回，轮盘会被放下，底座被放松。注意：按“底座解锁”键时要按得时间长一点，因为油缸轴缩是依靠弹簧力，故放松较为缓慢。

（9）功能开关：“功能开关”键是一个重复按键，按动此键，工作指示灯亮时，各功能键才有效；再一次按动，工作指示灯暗时，各功能键均无效。

临床使用时，在每次操作完成后，按动“功能开关”键，工作指示灯暗，使各功能键无效，可防止手术时的误操作。另外，当操作间隔时间超过1min，控制器会自动关闭此键，可防止遗忘导致误操作。

（10）台面水平复位：按动“水平复位”键，手术床台面自动调整为水平位置（除头板、腿板外）。

4. 电动液压手术床特点 电动液压手术床适用于头颈部、胸腹部、四肢、泌尿和五官等各部位手术，主要具有以下特点。

（1）符合人体工程学设计，能有效降低医护人员工作强度。

（2）手术床调节范围大，结构稳定。

（3）外形美观，表面光洁度高，耐腐蚀，机械强度高。手术床的机体通常由不锈钢、铝合金、展性铸铁等高级材料构成。床板由抗污、抗酸碱的高强度电木组成，耐火耐用，X线穿透性良好。导电性床垫可防褥疮和静电。

（4）智能化单片机控制型手术床在近几年内有大幅度的增加，由单片机控制系统，手术床体位均由单键调控，使得操控简便、运行平稳。

（5）根据临床需要，手术床还可增配专用附件以扩展使用功能，能适用外科、妇科、泌尿科、眼科、整形外科、肛肠科和耳鼻喉科等各类科室手术的需要。尤其是电动液压手术床还可配骨科牵引架，为骨科手术提供方便。

5. 手术床台面的技术指标 按国人个体特征，我国医疗器械行业对手术床台面的标准如表2-3。

表2-3 手术床台面的标准

手术床台面长	≥2000mm
手术床台面宽	≥480mm
台面最低～最高	690～1100mm
全台面前、后倾	≥25°
全台面左、右倾	≥20°
头板面上折	≥30°
头板面下折	≥45°
背板面上折	≥80°
背板与座板面夹角上折	≤90°
背板与座板面夹角下折	≤160°
腰板面下折	≥90°
腰桥升高	≥120 mm
台面水平纵向移动	≥340 mm

所有手术床台面调整均要求为无级变动式。手术床相关的企业标准还要求以下几点。

（1）液压驱动系统选用优质液压泵、电磁阀和高耐压油压线，要求液压整机操作低噪声且运行平稳。

（2）各动作速度可调，使患者感觉更舒适，横向摆动量、纵向摆动量及水平侧方摆动量均优于行业标准。

（3）手动操作的头板、腿板有助力辅助系统，操作轻松便捷。

（4）手术床台面要尽量采用双腿板面结构，双腿板面在同一平面内可向两外侧转动，转动后两腿板面内侧间夹角不小于 180° 台面。

（5）床垫采用外表仿羊皮人造革，充分贴合患者身体，有效消除患者压力点，避免长时间手术所导致的局部压疮或褥疮。床垫材质表面抗菌、易清洁，符合手术室的消毒要求。

（6）床板材料可透过 X 线，一般采用碳素纤维板。

（7）腿板面可拆卸式，提供简易、无障碍的接近会阴部位，为泌尿科、妇产科等手术提供便利。

（8）头板面、腿板面采用助力系统，使调节更轻松、便捷。

（9）床板下部空间根据客户需要可加装暗片盒滑道，方便暗片盒放入拍摄普通胶片。

6. 手术床附件　手术床常用的附件有以下几种。

（1）协助体位调整专用的搁臂架、支身架、托腿架、足板、高位搁臂架、脑托架、腹部支撑架、手臂手术支架、托腿盘、头架等，这些板架都配有专门的海绵垫，以保证患者舒适和手术过程中体液正常循环。

（2）保护全麻患者在手术中安全的缚身带、脊柱垫、凝胶垫、卡肩带、缚腿带及缚腕带等。

（3）满足手术需要的麻醉屏架、输液架、器械盘及污物盆等。

四、常用手术体位

手术常用的体位有五大类，依次为俯卧位、仰卧位、倾侧位、会阴位和坐位。下面列举几个常规手术的体位。

（1）手术床平卧位见图 2-44。平卧位适用于普外科、心胸外科等常规手术。

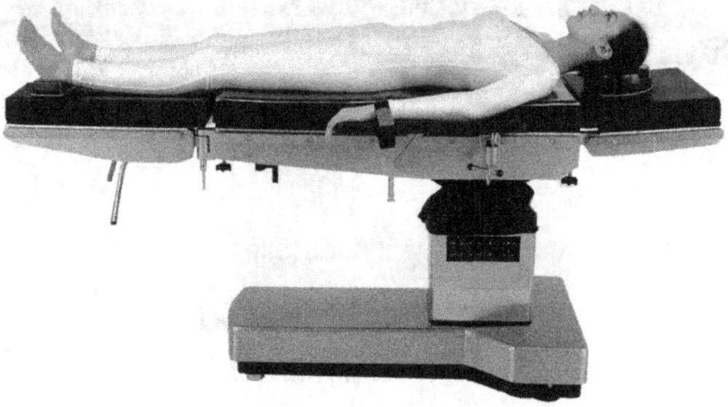

图 2-44　手术床平卧位

（2）手术床侧卧位，如图 2-45 所示。适用于胆囊、肾脏及肛肠等手术。

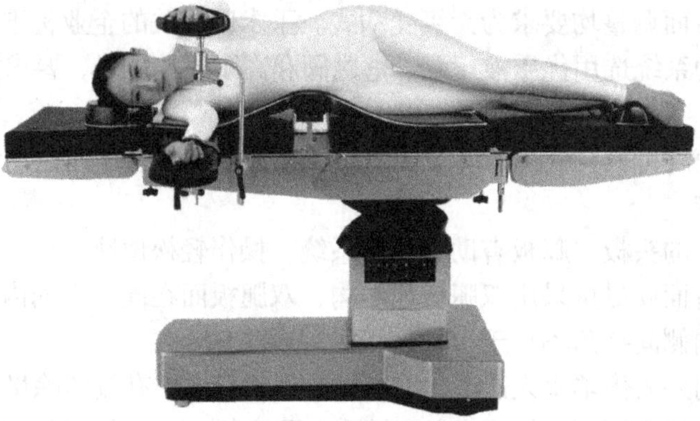

图 2-45　手术床侧卧位

（3）手术床会阴位，如图 2-46 所示。适用于妇产科、泌尿外科等手术。

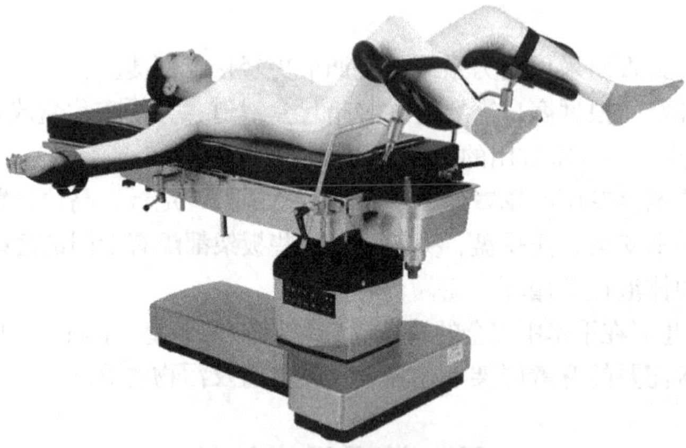

图 2-46　手术床会阴位

（4）手术床俯卧位，如图 2-47 所示，主要适用于脊椎类手术。

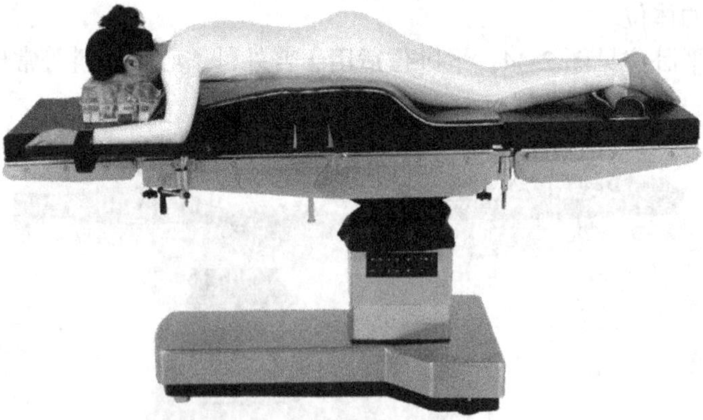

图 2-47　手术床俯卧位

（5）膝关节手术位，如图 2-48 所示。

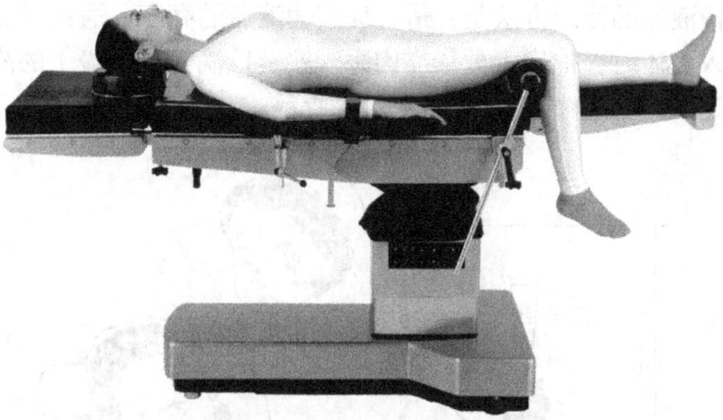

图 2-48 膝关节手术位

（6）直肠手术位，如图 2-49 所示。

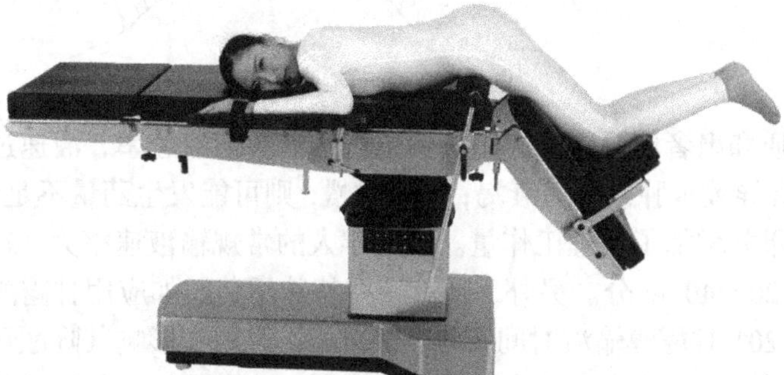

图 2-49 直肠手术位

（7）配合骨科牵引架的手术床体位，如图 2-50 所示，适用于骨科手术。

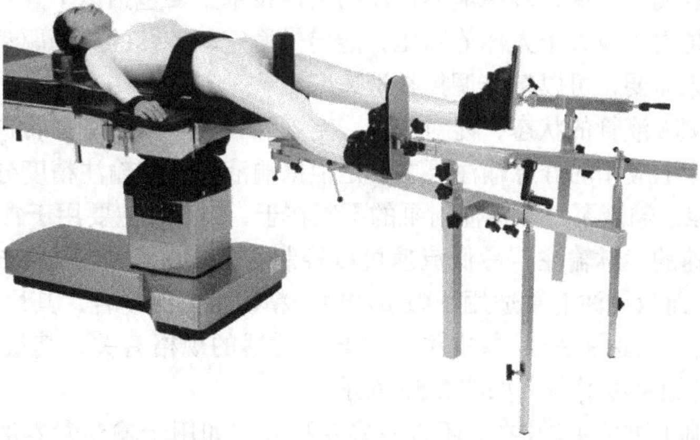

图 2-50 配合骨科牵引架的手术床体位

第三节 输 注 泵

静脉输注（intravenous infusion）是将无菌溶液或药物直接通过静脉注入的治疗方法，是临床医学专用的给药技术，目前，临床上应用最为广泛的是通过普通输液器进行静脉给药或补液。普通输液器的使用方法是，适宜提高输液瓶的高度，通过建立液位势压差向受体输入液体，注入液体时，护理人员依靠肉眼观察莫氏滴管（滴壶）的液位和滴数，并由调节器控制液滴速率。普通输液器，如图 2-51 所示。

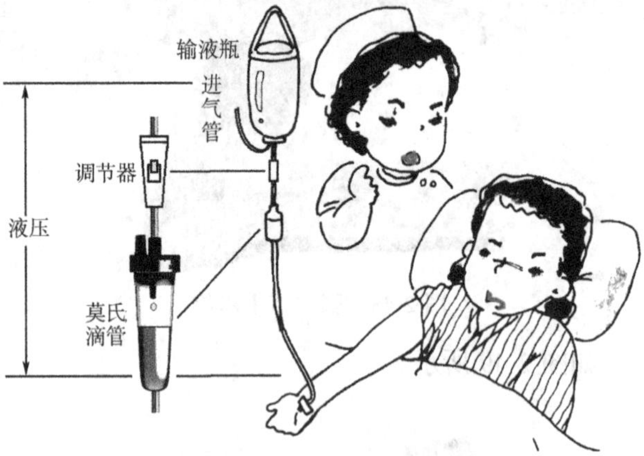

图 2-51　普通输液器

根据药物性质和患者体况，静脉输液要配以适当的输液速率，液速过快，可能增加心脏负荷，严重者会导致水肿或心力衰竭；液速过慢，则可能发生药量不足和拖延输液时间，以致影响治疗效果并增加了护理工作量。如成年人的常规输液速率为 40～60 滴/分，小儿或老年人一般为 20～40 滴/分。另外，还有一些特殊用药，如应用甘露醇降低颅内压，一般要求 250ml 的 20%甘露醇输液时间不超过 30min，否则会影响其降颅压的效果。

因此，根据需要目前临床上还广泛使用输注泵。输注泵是一种智能化的输液装置，是利用机械驱动力准确控制输液滴数或输液流速，保证剂量精准且安全进入患者体内的一种专用医疗设备。输注泵在临床的应用，大大提高了输注的准确性、安全性及护理质量。

从工程学的意义上来说，静脉液体输注的关键技术主要包括以下几点。

（1）输液系统内压应大于人体静脉压，能提供稳定、持续的给药驱动力。

（2）根据临床需要，可以精准调控补液速率。

（3）通过检测输液管的状态，能对气泡、空液和输液管阻塞等异常进行报警。

现阶段，临床上应用的静脉输注泵主要是根据输液容量和输注精度分为两大类，即输液泵、微量注射泵。输液泵与微量注射泵的不同在于，输液泵主要用于常规输液，通常为大容量和较高流速的静脉输注，最低流速可以控制在 1ml/h、精度为 ± 5%，单次给药量能达到 9999ml；而微量注射泵适用于微量注射与精确给药的场合，其最低流速可以控制在 0.1ml/h，精度可高达 ± 2%，单次给药量与注射器的规格有关，其最大的注射剂量为 100ml。输液泵与微量注射泵，如图 2-52 所示。

另外，根据临床的特殊需要，还有一些专科泵。如用于输注营养液的鼻饲泵，用于麻醉靶控的麻醉泵（TCL 泵），用于止痛的镇痛泵，用于输注胰岛素的胰岛素泵等。

一、输　液　泵

输液泵（infusion pump）是一种能够准确控制液体流速（滴数），确保药液能够速率均匀、药量精准、长时间安全进入受体的专用医疗仪器。输液泵，如图 2-53 所示。

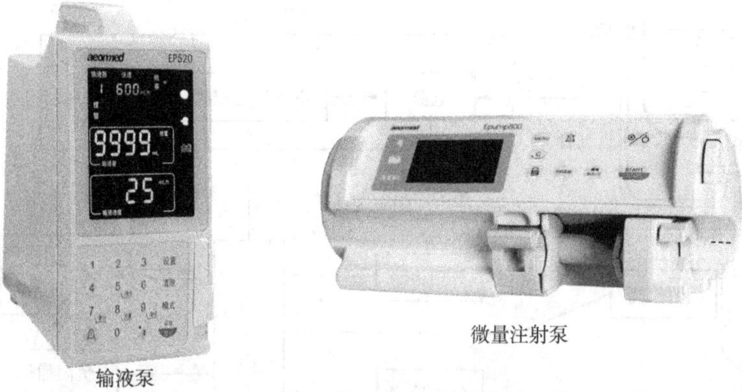

图 2-52　输液泵与微量注射泵

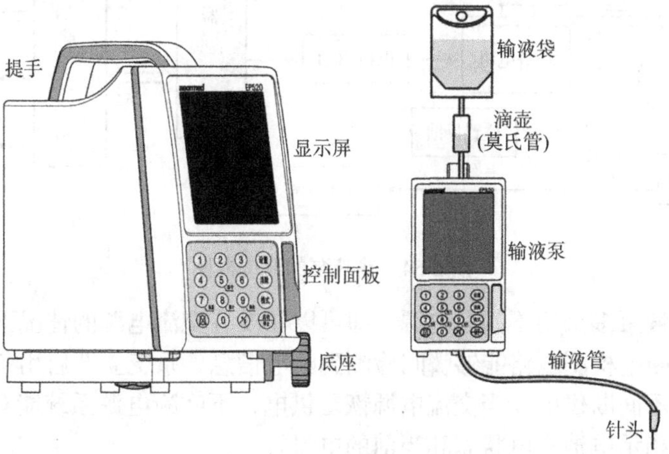

图 2-53　输液泵

输液泵要求使用厂家推荐的输液管路。临床应用时，首先需要抬高输液袋以便于液体沿输液管流出，再利用滴壶排出输液管内的气泡。输液管安装完毕，开启输液泵，输液泵可以按其设定的流速自动向受体输注药液。在输液期间，输液泵能够实时检测输液管路的气泡、空液、漏液、阻塞等，若发现异常及时报警。

（一）输液泵的构成

以下均以北京谊安医疗系统股份有限公司研发的 EP520 输液泵为例介绍输液泵的基本结构与工作原理。EP520 输液泵是一种由微处理器和精密机械相结合，能够实现精确控制输液速率和输液量的医疗设备。EP520 输液泵采用线性蠕动泵为动力源，通过步进电机带动蠕动泵挤压输液器驱动管路中的药液定向恒速流动，从而使药液平稳地输注到患者体内。输液泵的原理框图，如图 2-54 所示。

输液泵是一款智能化的医疗仪器，它的核心控制器件是中央微处理器系统，通过驱动显示屏和接受控制面板的指令，可以完成对输液泵的参数设置和运行监控。输液泵的控制系统主要包括 2 部分，一是执行部分，目的是确保输液泵按照预设的指令运行（包括温度调控）；二是检测部分，其作用是实时检测流速、气泡、空液、阻塞等，并通过声音、发光和显示器的图文提示进行报警。

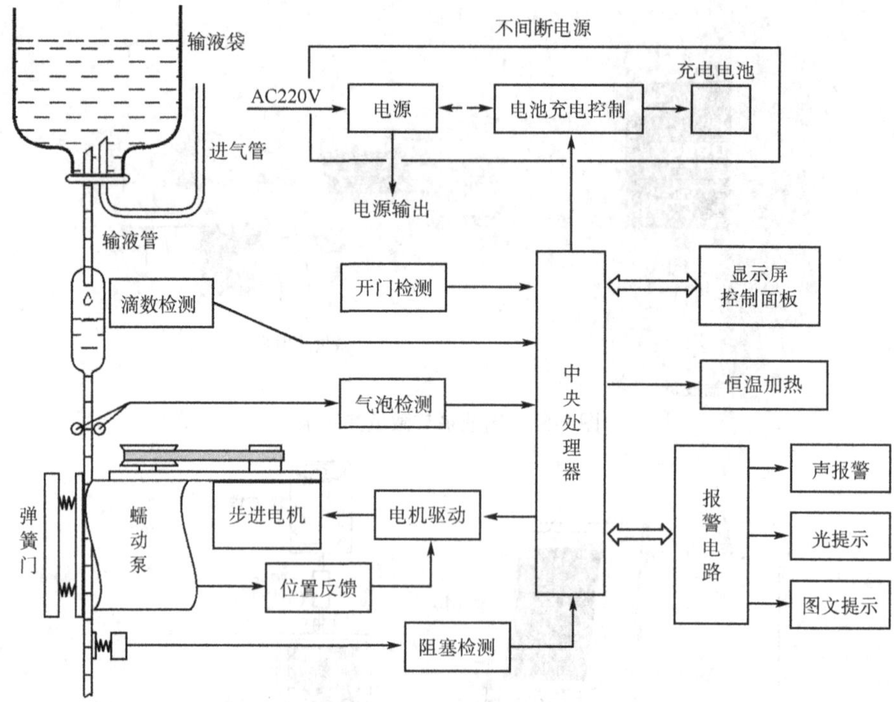

图 2-54　输液泵的原理框图

现阶段的输液泵多采用不间断电源，即可以在没有交流电源的情况下继续使用。当交流电源断电时，断电检测电路能够瞬间检测到断电信息，系统立即启用备用充电电池，可以对输液泵进行不间断供电。当交流电源恢复供电，不间断电源系统能对电池补充充电，并可在显示屏上指示电池充电状态和当前的电量。

输液泵的主要功能包括以下几点。

（1）能够自行设定滴速、输液总量等参数。

（2）系统可以实时自动监控静脉输液速率。

（3）可以实时显示预设输入药量、累计输入药量、输液总时间、滴速等参数。

（4）能够根据给药量按时发出输液完毕信号。

（5）能够检测输液管内的气泡并及时报警，具有输液通路阻塞、断电或低电压、开门、输液异常或结束报警，并能自动停止输液。

（6）具备不间断供电能力，可在断电或移动状态下完成输液。

（7）流速可在 1～9999ml/h 的范围内自行调节。

（二）输液泵的液体动力装置

流量泵（flow pump）是输液泵的液体动力源，通常采用蠕动式结构。按其动力源的结构形式，分为指状蠕动泵、盘状蠕动泵、弹性蠕动泵等。

1. 指状蠕动泵　也称为线性蠕动泵，是目前输液泵主流的液体动力泵结构。指状蠕动泵的原理示意图，如图 2-55 所示。

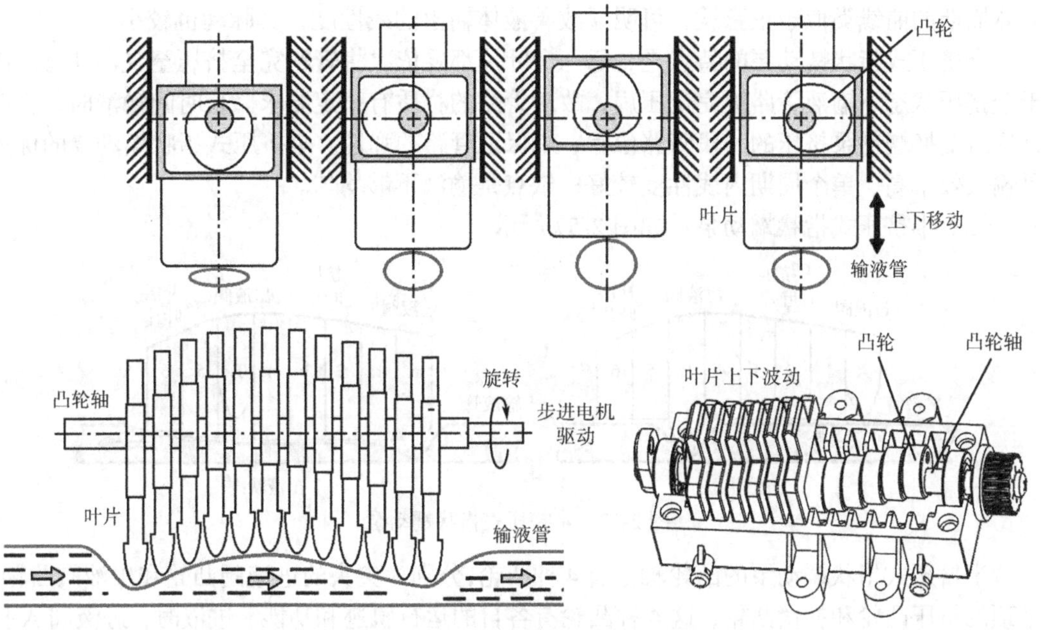

图 2-55 指状蠕动泵的原理示意图

指状蠕动泵的关键机件是凸轮轴，凸轮轴由具有一定间隔距离的多个凸轮（一般为 12 个）组成，其中的各凸轮在轴线上都相差设定的角度。当步进电机驱动凸轮轴旋转时，凸轮驱使叶片（相当于手指）按照一定顺序和规律垂直往复运动，如同波浪一样依次挤压输液管，使输液管中的液体以一定的速度定向流动。

凸轮轴的旋转方向能决定凸轮挤压输液管的先后顺序，由此可以确定输液管的液体流向。同理，凸轮轴转速能确定液体的流速，因此通过控制步进电机的驱动脉冲即可调节凸轮轴的转动速度，进而实现对输液速率和总量的精准控制。也就是说，在输液管内径一定的情况下，液体流动速度主要与凸轮轴的转动速度有关，目前由指状蠕动泵驱动的输液泵其精度可达数毫升每小时。

指状蠕动泵还根据用途分为全挤压式和半挤压式，全挤压式与半挤压式的主要区别在于挤压输液管的最小间隙和驱动方式。

（1）全挤压式指状蠕动泵：在挤压区内，其输液管路的每一处都要依次被完全挤压至断流状态。全挤压状态，如图 2-56 所示。

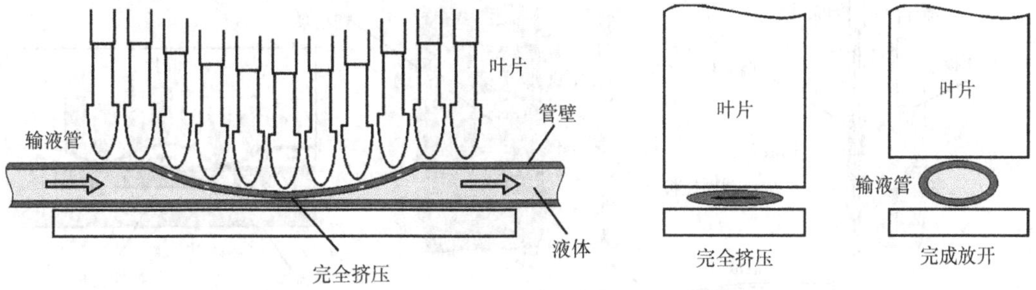

图 2-56 全挤压状态

为满足全挤压式指状蠕动泵输出的液体脉动度和线性度，通常要在凸轮轴上选用 12 个凸轮，其中，每个相邻凸轮的相位差为 30°，并使叶片顺次达最低点。因此，每一挤压液体周期的曲线类似于正弦波，可明显改善液体输出的线性度，其脉动也较小。

全挤压式指状蠕动泵的特点是，每一个叶片都要依次将管路完全挤压至夹断状态。由于全挤压状态下输液管路被完全压扁，故对管路的材质有一定要求。长时间输液时，临床常通过变换蠕动泵挤压的一段管路位置，来保证管路的弹性。全挤压式指状蠕动泵的优点是输液效率高、单个周期内线性度较好；缺点是输液不够均匀。

（2）半挤压式指状蠕动泵：如图 2-57 所示。

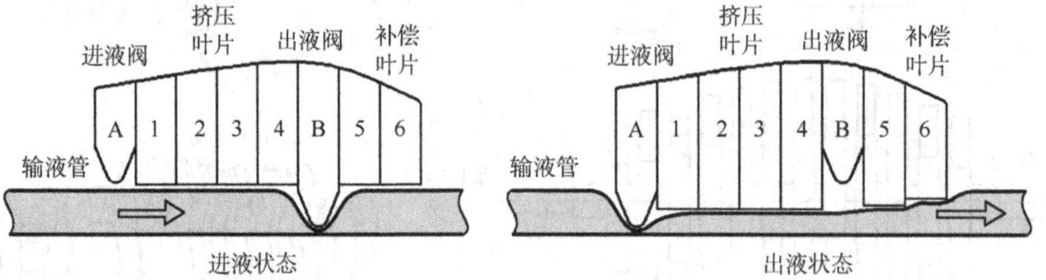

图 2-57　半挤压式指状蠕动泵

半挤压式指状蠕动泵的凸轮轴上有 4 种凸轮，分别为尖头的进液阀凸轮和出液阀凸轮、平顶的挤压凸轮和补偿凸轮，这 4 种凸轮有各自的运行轨迹和功能。进液时，进液阀 A 打开、出液阀 B 关闭、挤压叶片 1、2、3、4 上移，液体灌冲到输液管路内；出液时，进液阀 A 关闭、出液阀 B 打开、挤压叶片 1、2、3、4 下压（不到底），液体从输液管路中流出。如此往复，步进电机带动凸轮轴转动，使叶片按照一定顺序和运动轨迹上下往复运动挤压弹性输液管，输液管中的液体会以一定的速度定向流动。半挤压式指状蠕动泵流速的控制较为精确，凸轮轴转速与流速基本呈线性关系。

半挤压式指状蠕动泵的特点是，输液管路不会完全挤压，可以避免对输液管路的药液成分和叶片对输液管路的破坏，另外这种蠕动泵的流速也比较均匀；缺点是输液效率减半，若需要达到与全挤压式相同的输液速率，电机的转速则要提高一倍。

（3）弹性门：由于输液管的品牌与规格不尽相同，其管径也会存在一定的差异，为适应各种输液管壁厚的误差，输液泵在泵门上安置了弹性装置。输液泵的弹性门，如图 2-58 所示。

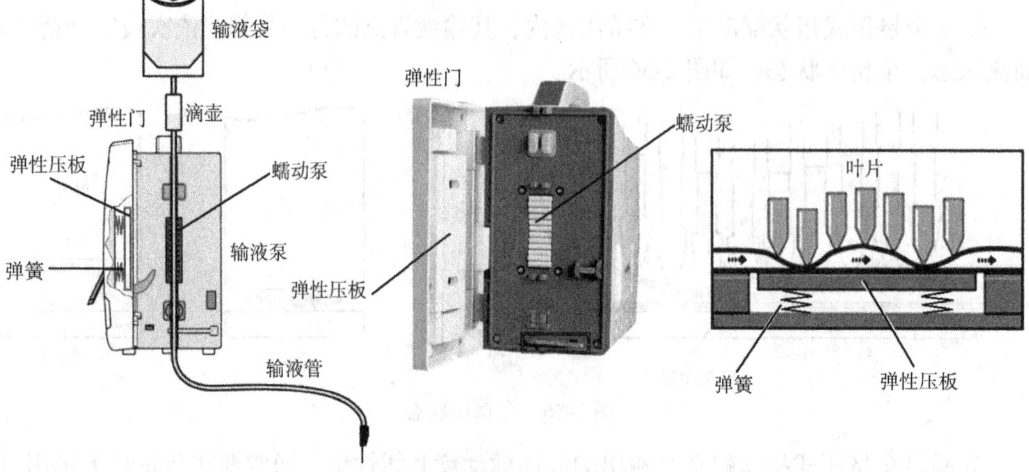

图 2-58　输液泵的弹性门

输液泵的舱门为弹性门，弹性门背面有一块弹性压板，其作用是通过弹性压板与蠕动泵的配合可以平稳挤压输液管。由于弹性压板由弹簧支撑，能够适应不同规格管径的输液管路。

2. 盘状蠕动泵　如图 2-59 所示。

盘状蠕动泵有圆弧形内周面的泵壳和一个中心轮，中心轮的边缘呈轴对称性分布安装着数个可旋转的挤压轮，输液管夹在挤压轮和泵壳的圆弧形内周面之间。蠕动泵工作时，步进电机驱动中心轮转动，中心轮通过挤压输液管带动其周围的挤压轮随之转动，中心轮如同“恒星”、挤压轮类似于“行星”，挤压轮围绕中心轮公转，又绕自己轴线自转。几个挤压轮沿着中心轮顺序挤压输液管，使液体按一定的方向流动。由此可见，中心轮的旋转方向决定液体的流向，转动速度与液体流速相关。

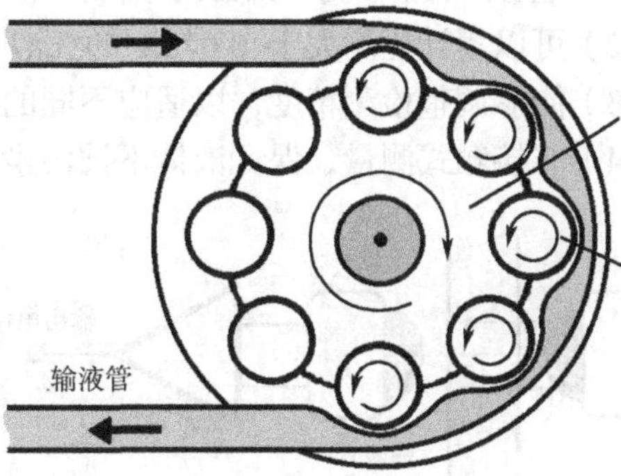

图 2-59　盘状蠕动泵

盘状蠕动泵的优点是单位时间内液体的流量较大，适合于大流量液体输注场合，常用于血液透析机和体外循环系统。

（三）气泡检测

输液过程中，如果输液管内存有气泡，即有发生空气进入人体静脉的可能。若输液管的气泡较少，会粘贴在管内壁上；但积累的气泡较多时，会逐渐合并成大气泡或气拴，将随着药液流动而进入人体，气泡进入血管内会产生不良后果。

1. 气泡产生原因　非人为疏漏产生气泡的原因主要有以下几点。

（1）药液通常是低温存放，由于低温液体的气体溶解度较高，当在病房输液时，随着药液温度逐渐升高，其气体溶解度降低，会解析出微小气泡。

（2）药液成分（如心脑血管药、中药药液等）本身也会产生气泡。

2. 空气进入血管内的后果　若少量的空气进入血管，气体可分散到毛细血管，与血红蛋白结合或弥散至肺泡，可随呼吸排出体外，一般不会造成对身体的损害。但是，进入血管的空气量较大且比较迅速，则会因心脏的收缩，使空气受到心脏收缩力的冲击形成许多小气泡，以致阻碍静脉血液向心脏的回流和向肺动脉的注入，造成严重的循环阻塞，加之还有一部分气体进入了肺动脉，致使肺动脉的空气栓塞，引发患者出现呼吸困难、咳嗽、胸部发紧、气喘等不良症状，甚至会危及生命。

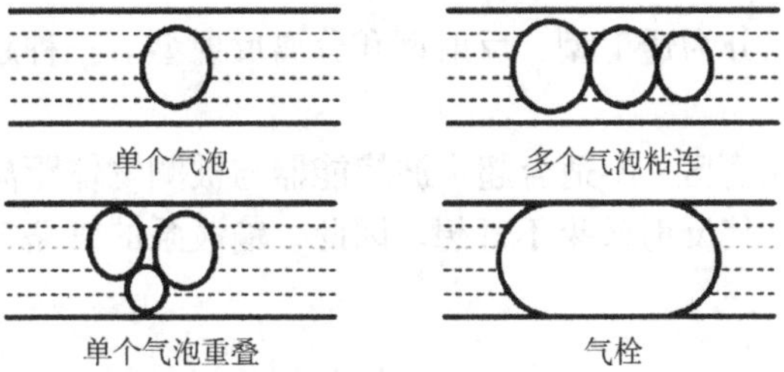

图 2-60　输液管内空气的存在形式

输液管内空气的存在形式主要有单个气泡、多个气泡粘连、多个气泡重叠和气栓，气泡为球形或椭球形。输液管内空气的存在形式，如图 2-60 所示。

目前，临床上常采取人工观察的办法，这一方法既不能实时观察，也增加了医护人员的工作量。因此，在输液过程中对输液管内空气的自动检测非常重要。正常成人可忍受输入的空气临界量约为 50ml，这是指集中输入大段空气栓的剂量。对于重症患者，其输入超过 10 ml 就会有危险。为满足输液泵安全、可靠的应用，气泡探测器应满足以下要求。

（1）能够对体积大于 0.3ml 的单个气泡直接报警和处置。

（2）可以累计检测大于 0.02ml 的气泡，当累计数量达到 3ml 时报警。

（3）能够调整检测精度，以适应不同的使用环境。

（4）非接触式测量，保证液体不被污染。

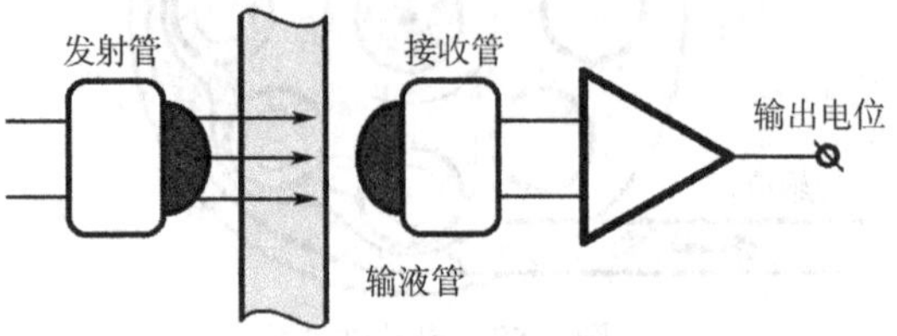

图 2-61 光电式检测法

目前，非接触气泡检测的方法主要有 3 种：光电式检测法、电容式检测法、超声波检测法。光电式检测法是基于半导体器件的光电效应的气泡检测方法。光电式检测法，如图 2-61 所示。

由于输液管内无色透明液体与气泡的光吸收度相差很小，尤其是小气泡，因而会导致管内气泡的检出率较低。这一方法使用的局限性较大，主要是用于有色药液或血浆的气泡检出，对于普通的输液泵很少应用。

电容式检测法是根据电容传感器的工作原理，检测时若检测到电容器的容量值发生变化，说明输液管内存在气泡，但不能表达空气量的多少，这是因为管内气泡存在的形式可能影响电容量的变化。因此，电容式检测法不适用于对输液管内气泡的量化指标检测，即无法精度检测气泡。

3. 超声波检测法 频率高于 20kHz 的声波为超声波。由于超声波具有方向性好、能量集中、穿透能力强等特点，在密度较大的固体及液体中传播距离较远，利用超声波的传播特性可以检测输液管的气泡。因此，目前输液管的气泡检测主要采用超声波法。

（1）超声波的反射与折射：超声波穿越两种不同介质的界面时，会发生反射、折射、透射等物理现象，其反射与折射的程度与两种不同介质的声特性有关，即两种不同介质的声特性相差越大，其反射与折射的程度越显著。声波的反射与折射，如图 2-62 所示。

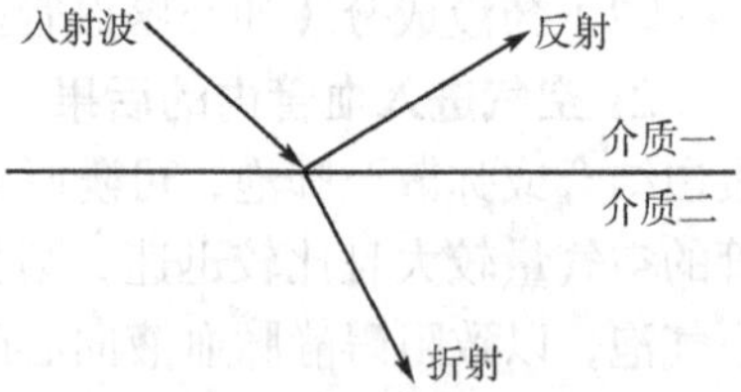

图 2-62 声波的反射与折射

根据声学相关资料，水的声特性阻抗为 l06kg/mZs、空气的声特性阻抗为 430kg/mZs，它们之间的声阻抗差别较大，因此，超声波穿透水与空气的分界面时会发生较大程度的反射和折射现象，利用这一物理现象，可以检测出输液管路中的气泡。

（2）超声波检测方式：有三种形式，可以分为透射型、反射型和分离反射型。三种超声波检测方式，如图 2-63 所示。

由于反射型和分离反射型的检测方式存在盲区，不适合超声波换能器与被测物体距离较近情况下的检测，而且输液管多为圆柱体，其反射效果不理想。因此，输液泵的管路气泡检测通常采用透射型检测方式。

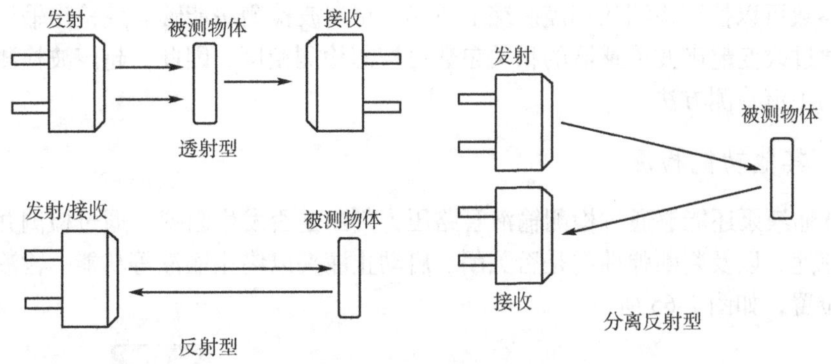

图 2-63　3 种超声波检测方式

（3）透射型气泡检测：通过测定超声波的穿透能量，可以检测输液管内的气泡。透射型超声波气泡检测，如图 2-64 所示。

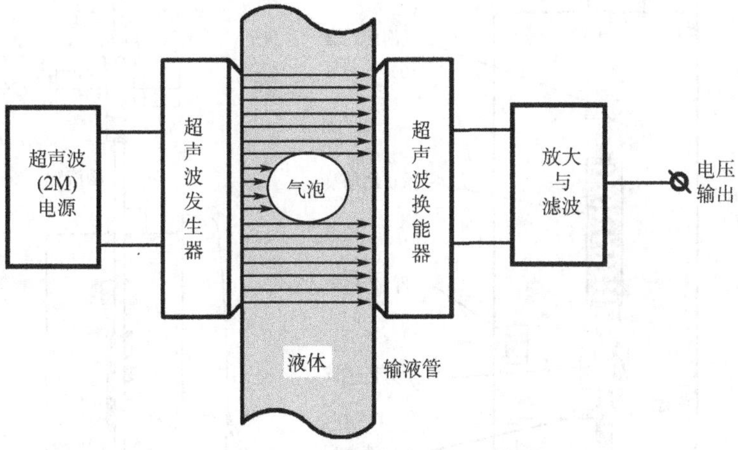

图 2-64　透射型超声波气泡检测

如图 2-64 所示，当输液管内没有空气时，由超声波发生器发出的超声波穿过输液管及药液到达超声波换能器，将接收到的声能转换成电压信号，其能量衰减较少，接收的声能量信号较强；当输液管内出现气泡，超声波的部分能量被气泡反射或折射，换能器接收到的能量将有所衰减；若气泡较多或出现气栓，其长度超出超声波换能器的测试范围，超声波的大部分能量会被反射，换能器所接收到的超声能量几乎为零。因此，通过监测超声波的能量（输出电压），即可得到输液管内是否存在气泡及气泡存在的程度。

透射型检测可以采用连续发放或断续（脉冲）发放超声波的方式，但使用连续形式可能会产生驻波，容易引起透射能量的变化，因此，输液泵通常选用脉冲发放超声波的方式。脉冲发放超声波方式不仅能够提高抗干扰能力，还可以改善检测的分辨率。

对于单个气泡来说，可以根据接收到的能量判断其大小，但所得的气泡信息仅是一个近似值，实际上只能说明气泡在超声波传播方向上的有效面积。由于椭球形气泡的长度不确定，因此气泡的体积也是不确定的。在实际应用中，通常假设气泡为球形，这样就可以得到气泡大小的近似值。对于多个气泡或气栓，若超出超声波换能器所测范围，其接收到的能量为零，无法判断空气量。

超声波检测法不受液体的颜色和透明度及输液管材料的限制，即使气泡较小被液体所包围，也能被检出。另外，由于超声波检测法属于“主动式”检测方法，因此，调整超声波传感器参数可以控制检测的精度。综上所述，超声波检测法能够有效检出输液管内的气泡，并且通过改变超声波传感器的相关参数可控制检测精度，因此，超声波检测法为输液管内气泡的主流检测方法。

（四）其他功能检测

EP520输液泵还能够通过检测输液管路压力判断是否发生阻塞、通过检测并记录滴数校准液体流速，以及判断弹性门是否关闭、启动止液夹以终止输液等功能。输液泵各传感器的安装位置，如图2-65所示。

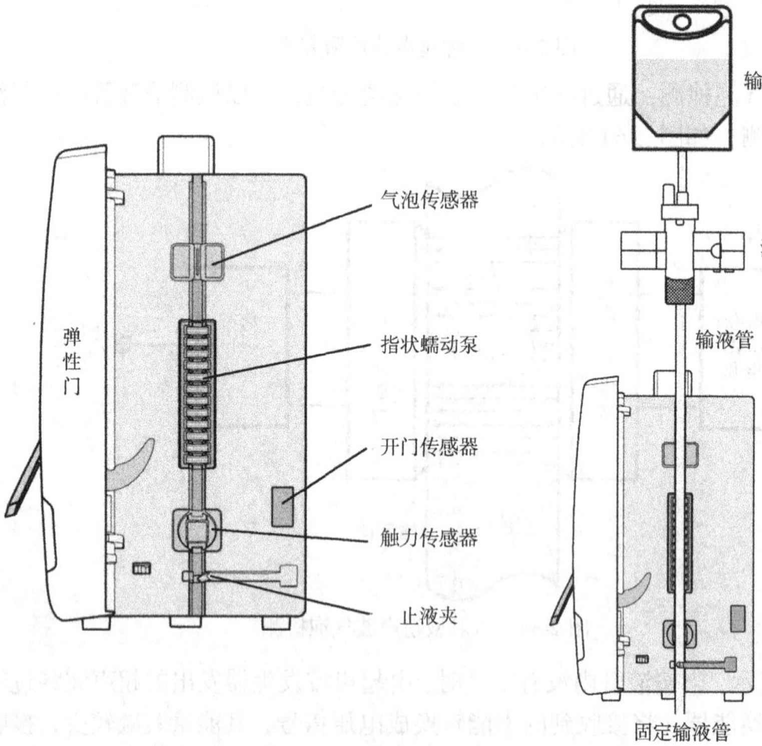

图2-65　输液泵各传感器的安装位置

1. 阻塞检测　当输液器的管路发生阻塞时，随着泵体的不断挤压，管路压力逐渐上升，直至达到预设的报警阈值，系统自动发出阻塞报警。阻塞报警监测装置通常安装在蠕动泵的下游，可以直接检测进入受体的压力。

（1）触力传感器：阻塞监测一般采用微触力传感器，通过检测输液管路微小的形变来判读阻塞压力。本机的触力传感器选用霍尼韦尔FSG系列器件，该传感器采用的精密压敏电阻硅传感元件，其器件功率小，无放大、无补偿的惠斯顿电桥电路设计，可在受力范围内，提供内在稳定的电压输出。触力传感器，如图2-66所示。

触力传感器的工作原理是，离子注入的压敏电阻受压弯曲时阻值发生变化，并正比于所施加的触力，触力是通过不锈钢插杆直接作用于传感器内部的硅敏感芯片，桥路电阻阻值正比于触力大小，桥路各电阻的变化产生对应的输出信号。

（2）管路压力检测：输液泵通过检测输液管路的表皮张力即为管路压力，能够判断输液管路的阻塞程度。

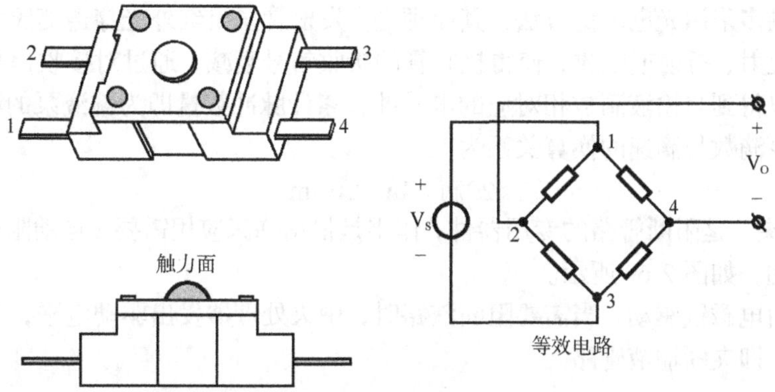

图 2-66　触力传感器

输液管路阻塞后压力变化曲线，如图 2-67 所示。

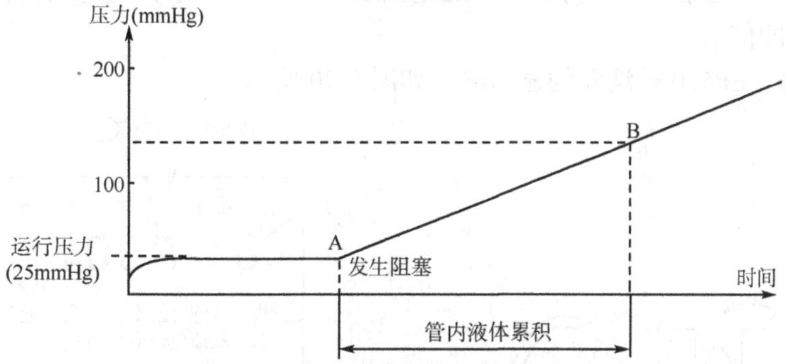

图 2-67　输液管路阻塞后压力变化曲线

由管路压力变化曲线可见，输液管路阻塞（A 点）后，随着泵体挤压，管路的压力逐渐上升，经管内液体累积，其压力达到预设的报警阈值（B 点），系统发出阻塞报警。本机的管路阻塞阈值分为高、中、低 3 个档位，高档 800mmHg、中档 600mmHg、低档 500 mmHg。

2. 滴数检测　现阶段，输液泵大多没有直接检测流速的模块，流速检测主要是通过一些间接的方法，例如，滴数检测就是核验流速的常用方法。滴数检测为 EP520 输液泵的选配模块，目的是通过液滴滴落速度来换算输液流速，以检验输液过程流速的准确性。滴数检测原理，如图 2-68 所示。

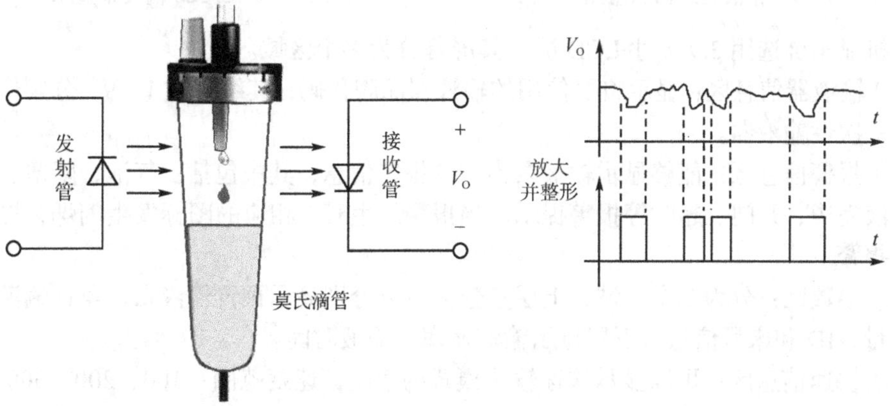

图 2-68　滴数检测原理

滴数检测多采用光电测量方法，其原理是，发射管发出红外光穿透莫氏管，若遇到液滴引起光的反射、折射或吸收，使得接收管的接收信号衰减，通过对接收信号的幅度与整形处理，可以得到与输液滴数相对应的电脉冲，累计脉冲数量即为输液泵的滴数。

本输液泵滴数与滴速的换算关系为

$$20\text{滴} = 1\text{ml} \pm 0.1\text{ml}$$

3. 止液夹 是阻断管路的专用器件，作用是根据临床应用需要，自动阻断液路。止液夹结构示意图，如图 2-69 所示。

止液夹由电磁铁驱动，当需要阻断液路时，中央处理器发出驱动电平，电磁铁向心动作，止液夹立即夹断输液管路。

（五）显示屏与控制面板

输液泵是一种智能化的医疗设备，通过显示屏和控制面板可以接受各种控制指令并显示输液泵当前的信息。

1. 显示屏 EP520 输液泵的显示屏，如图 2-70 所示。

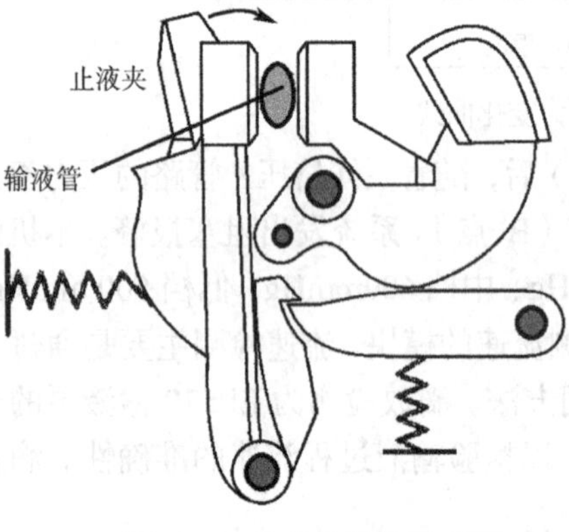

图 2-69 止液夹结构示意图

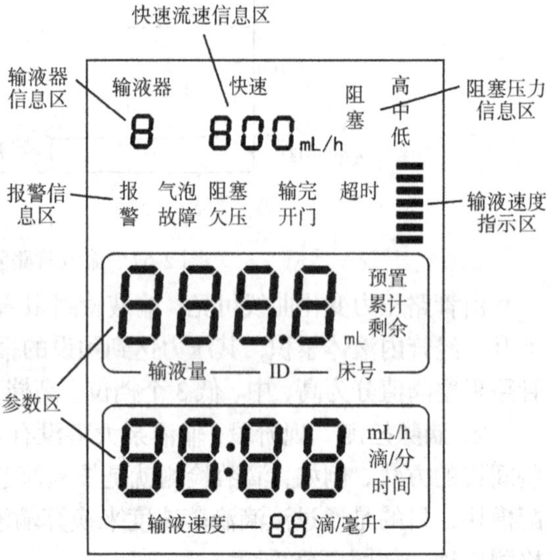

图 2-70 EP520 输液泵显示屏

本机显示屏选用 3.9 英寸 LCD 屏，其屏幕分为多个区域。

（1）输液器信息区：显示将要使用的输液器品牌代码，其编号为 1～9，分别代表 9 种常用的一次性输液器。

（2）报警信息区：能够显示输液泵当前的报警信息，其中包括：气泡、阻塞、电池欠压、输液完毕、开门、超时等报警提示。当报警发生时，相应的图标发生闪烁，提醒操作者处理报警。

（3）参数区：分为 2 个区域，上层参数区可以分别显示预置输液量、累计输液量、剩余输液量、ID 和床号信息；下层显示输液速率、输液时间。

（4）快速信息区：可以显示快速输液模式的速度，速度范围：100、200、300、400、500、600、700、800、900ml/h。

（5）阻塞压力信息区：能显示当前设定的阻塞压力报警档位，报警分为高、中、低 3

个档位。

（6）输液速度指示区：当进行输液时，输液速度指示区的指示条循环由上至下依次亮起，可以反映输液速度的快慢。

2. 控制面板　EP520输液泵的控制面板，如图2-71所示

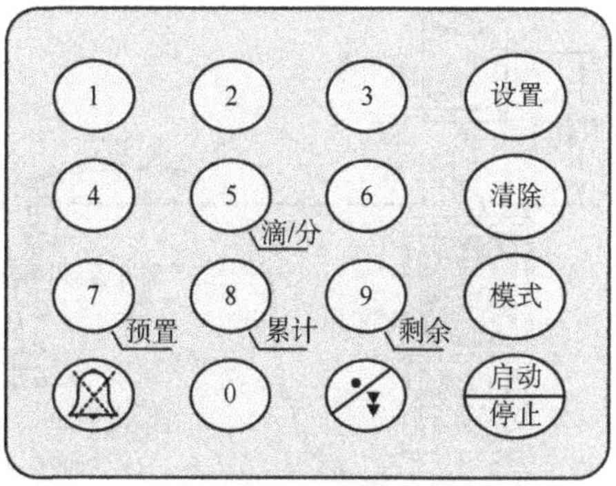

图2-71　控制面板

控制面板是实现人机对话的输入模块，由此能够人工完成各种参数和指令的设置。

（1）“设置”键：在待机状态，按动“设置”键可以设定输液参数，输液参数设置包括“输液器品牌”、“快输速度”、“阻塞”、“输液器规格”的设置。在关机状态下，按住“设置”键开机，可以进入“气泡”、“阻塞”校准界面，在“速度”校准状态下，按动“设置”键能直接输入校准时间。

（2）“清除”键：在参数设置时，按动“清除”键，能够清除当前的设置输入；在待机状态下，按动“清除”键，可清除累计输液量；在设置输液模式、输液器和压力时，按动“清除”键则可退出设置。

（3）“模式”键：在速度设置时，按动“模式”键可在“ml/h”、“滴/分”、“时间”之间转换；在“校准”状态时，按动“模式”键，确认并进入下一级菜单。

（4）“启动/停止”键：按动“启动/停止”键可启动、停止输液。

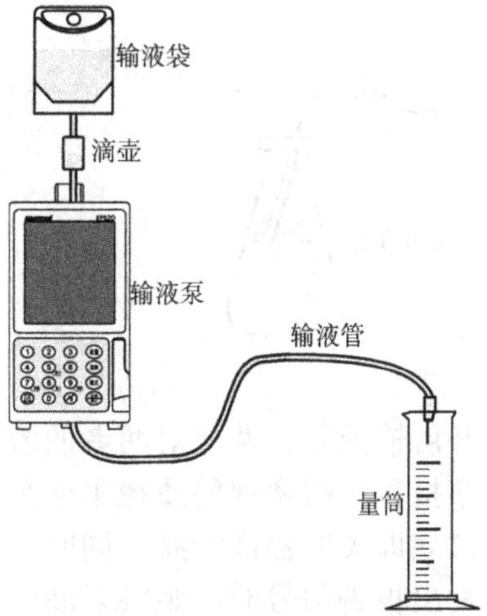

图2-72　EP520输液泵流速校准

（六）输液泵的质量控制

输液泵是精确静脉输注的专用医疗设备，其液体输注速率的精准性直接关系到输液泵的使用安全，因此，输液泵需要定期质控，质控主要包括校准输注速率和阻塞报警。

1. EP520输液泵的流速校准　如图2-72所示。校准时，要在关机状态下，按住“1”键，同时开机，听到一声蜂鸣音，输液泵通过自检并进入速率的校准界面。将待测试的输液器（医院指定的）正确安装在输液泵上，排净管内空气，输液器末端放置一个量筒。按动“启动/停止”键，启动输液。当量筒中液体到达10ml刻度（或者专用量具标线）时，再次按动“启动/停止”键，即停止输液，此时，速率校准完成，输液泵会自动转入正常工作界面。

2. 输液泵采用质控方法　输液泵的流速质控主要有称重法和流量对比法。

（1）称重法：是最为简便的一种输液泵流速计量方法，检测时仅需要电子天平。称重法，如图2-73所示。

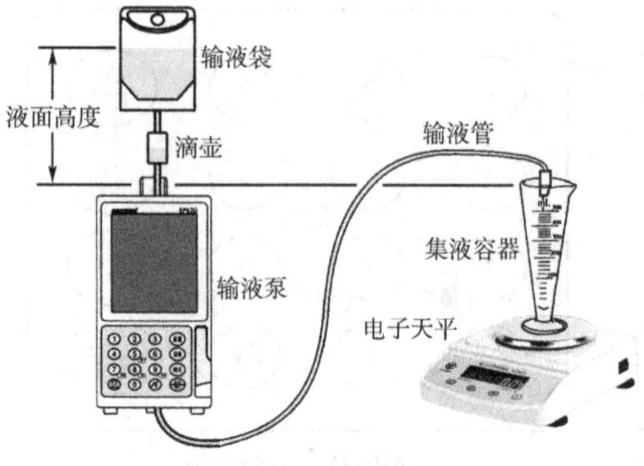

图 2-73　称重法

按图连接校准系统，注意要在集液容器中先加入一定量溶液（容器应加盖，若无盖时应加入一定量的石蜡油以防蒸发），注射针应放在液面下，其中，液面高度一般为 50cm ± 20cm。这一方法由天平采集测试周期内输液泵输出的总质量，再将总质量根据被测溶液的密度转换为总体积，即容量。根据计量容积与测试周期的比值，与输液泵的设定值进行比对，从而计算最终的流速误差。

（2）流量对比法：是通过专用的输液设备分析仪对被检输液泵进行流速校准的质控方法。流量比对法，如图 2-74 所示。

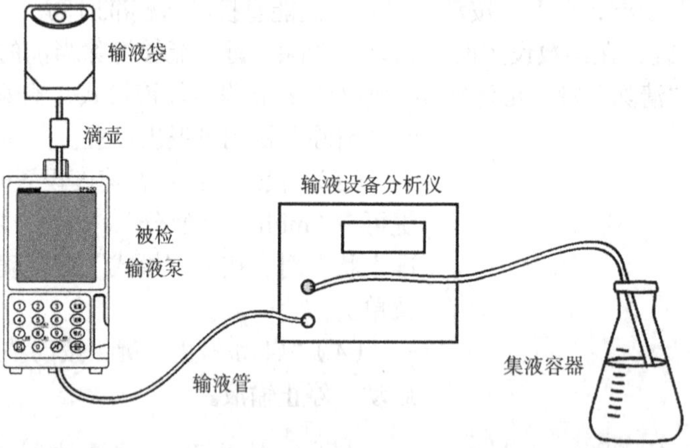

图 2-74　流量比对法

按图示系统连接输液设备分析仪和被检输液泵，开启输液泵，并比对两者的流速和流量。输液设备分析仪还可以检测被检输液泵的阻塞报警，阻塞报警质控主要是报警时间的检测。进行阻塞报警检测时，输液设备分析仪立即关断输液管路，同时记录管路阻断后的时间及管路的实时压力，当被检输液泵发出报警信号时，观察阻断时间和管路压力。

二、微量注射泵

微量注射泵（micro syringe pump）简称微量泵或注射泵，是临床医疗和生命科学研究中常用的静脉注射设备。与输液泵类似，微量注射泵同样也可以通过静脉长时间的对患者输注药物，但微量注射泵与输液泵的临床应用有一定区别，其不同点主要在于，微量注射泵用于低流速、高精度、均匀的药物注射，它的最低流速可以控制在 0.1ml/h。因此，微量注射泵输注的主要是药物（临床上也常用微量注射泵为婴儿或特殊患者补液），是通过静脉进行微量和精准的药物注射。微量注射泵，如图 2-75 所示。

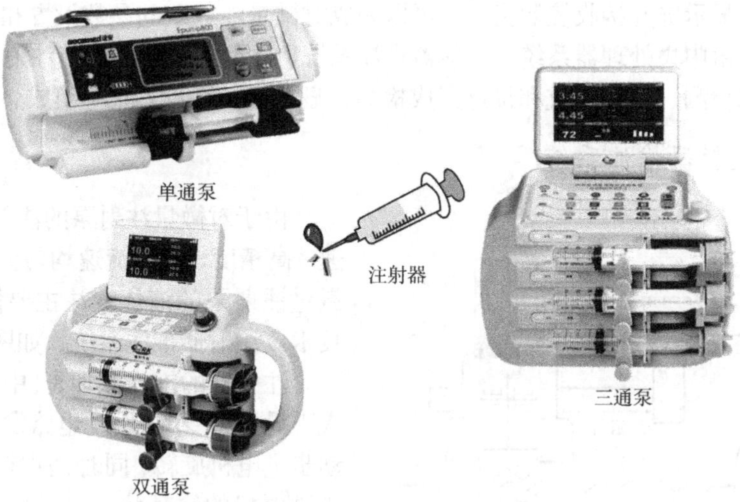

图 2-75 微量注射泵

由于临床通常需要注射多种药物，因此微量注射泵有单通泵（单通道微量注射泵）、双通泵、三通泵，甚至更多通道的组合式微量注射泵。

（一）微量注射泵的结构

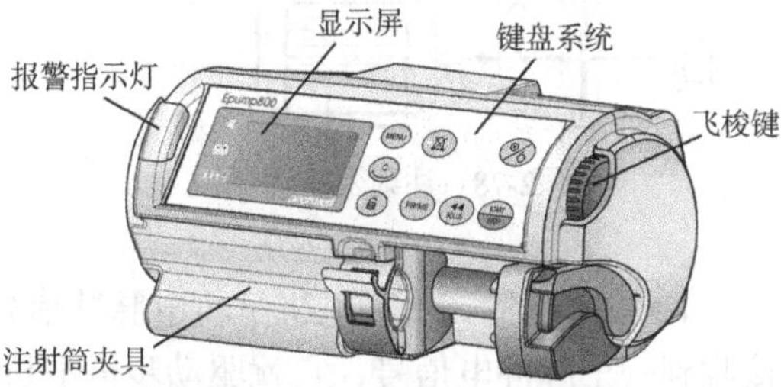

图 2-76 Epump800 微量注射泵

以下以北京谊安医疗系统股份有限公司研发的 Epump800 微量注射泵为例，介绍注射泵的基本结构与工作原理。Epump800 微量注射泵，如图 2-76 所示。

微量注射泵的原理框图，如图 2-77 所示。

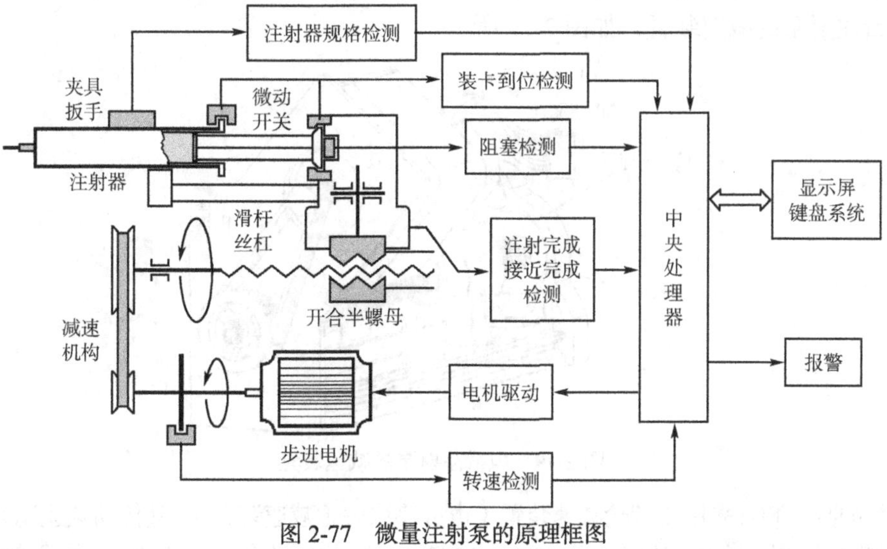

图 2-77 微量注射泵的原理框图

同样，微量注射泵也是智能医疗仪器，它的控制核心器件为中央微处理器，通过人机对话系统驱动显示屏并接收控制指令，可以完成对微量注射泵的参数设置和运行监控。微量注射泵主要由中央处理器系统、注射器推注系统、注射器规格检测、注射器装卡到位检测、注射阻塞检测、注射完成和接近完成检测、显示屏与键盘系统等组成。

（二）注射器推注系统

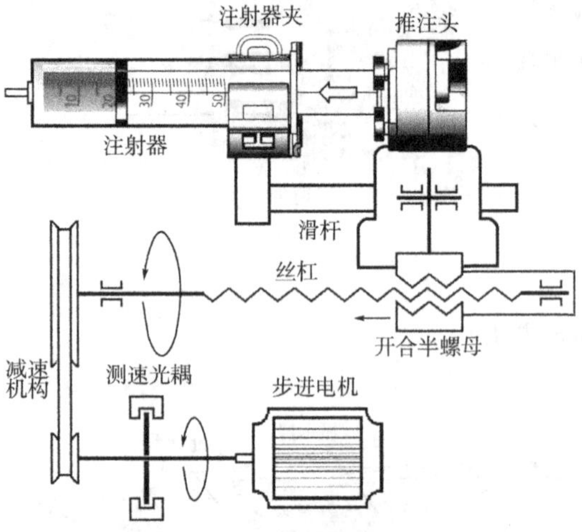

图 2-78 注射器推注系统

由于对微量注射泵的注射要求是:低流速、高精度、液体流速均匀。因而，现阶段微量注射泵的液体输注主要使用直线推注技术。注射器推注系统，如图 2-78 所示。

注射器的推注原理是,中央处理器接受人工设置指令,由驱动电路发出激励脉冲驱动步进电机旋转，同时，测速光耦实时检测步进电机的转动状态，并反馈至中央处理器,通过调整驱动电脉冲以获得稳定的转速（推注速度）。再经减速装置降速驱使丝杠转动，旋转的丝杆与开合半螺母配合，将丝杠的转动转换为开合半螺母沿滑杠的直线位移,其直线位移带动推注头推动注射器注入药物。

1. 减速装置 步进电机是将电脉冲信号转变为转动或角位移的电动机，当步进驱动器接收到一个脉冲电信号，它就驱动步进电机按预设的方向旋转一个固定的角度，称为“步距角”，因此，步进电机的旋转是以固定的角度一步一步旋转运行。通过控制脉冲的个数可以调整角位移量，从而实现准确的定位，同理，也可以通过调整驱动脉冲的频率控制电机的转动速度或加速度，以实现电机的精准调速。由此可见，步进电机的转动会有一定的位移脉振，为此通过减速装置可以有效降低步进电机转动过程中的振动。

微量注射泵的减速装置，如图 2-79 所示。

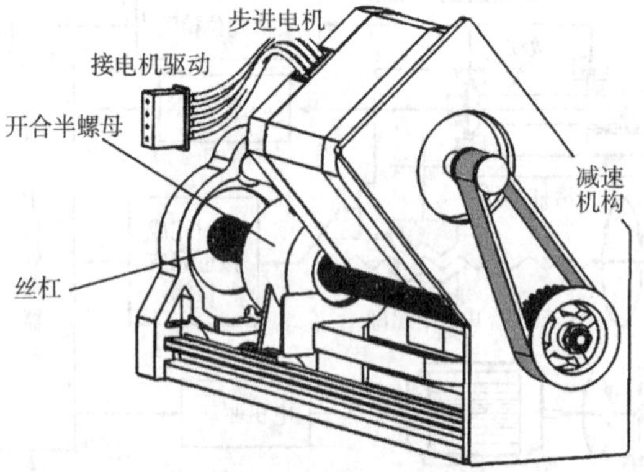

图 2-79 微量注射泵的减速装置

本机的减速装置采用皮带轮减速装置（也可使用齿轮减速装置），其传动减速比为 1∶3。例如，微量注射泵的注射速率为 0.1～1200.0ml/h，在最高速注射时，其注射速率为 1200.0ml/h，如果使用标准的 50ml 注射器，刻度有效长度为 75mm，那么，50ml 液体需要

的时间为

$$\frac{50\text{ml}}{1200\text{ml/h}}=\frac{1}{24}\text{h}=150\text{s}$$

本机丝杠的螺纹距为 1.5mm，则丝杠每圈的转动时间为

$$\frac{150\text{s}}{75\text{mm}}\times 1.5\text{mm}=3\text{s}$$

根据减速装置的减速比 1：3，高速注射时步进电机的转速为每秒转 1 圈，即 60r/min。同理，微量注射泵的最低注射速度为 0.1ml/h 时，可以计算出步进电机的转速为 0.3r/min。因此，为保证微量注射泵能在 0.1～1200.0ml/h 的范围内调整，其步进电机的调速范围为 0.3～60rpm。

2. 测速光耦　作用是检测步进电机的转动状态，目的是实时监测步进电机在运行过程中是否发生堵转或失步，以及判断转动方向。测速光耦，如图 2-80 所示。

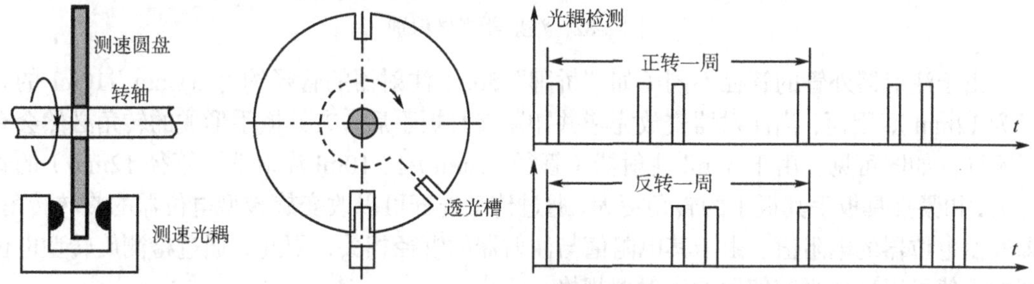

图 2-80　测速光耦

测速选用 π 型光耦，当步进电机带动测速圆盘旋转时，光耦会透射测速圆盘中的各透光槽，其输出端产生相应的高电平（脉冲）。中央处理器根据脉冲的时序和时间间隔，可以换算出电机的旋转方向与速度。

（三）微量注射泵的基本检测功能

为使微量注射泵能正常的运行，微量注射泵还必须具有一些最基本检测功能，其中包括：注射器规格识别、管路阻塞监测、接近完成与完成检测等。

1. 注射器规格识别　注射器（一次性注射器）是一种常用的医疗器具，主要用于药物的注射，也是目前微量注射泵的输注器皿。注射器，如图 2-81 所示。

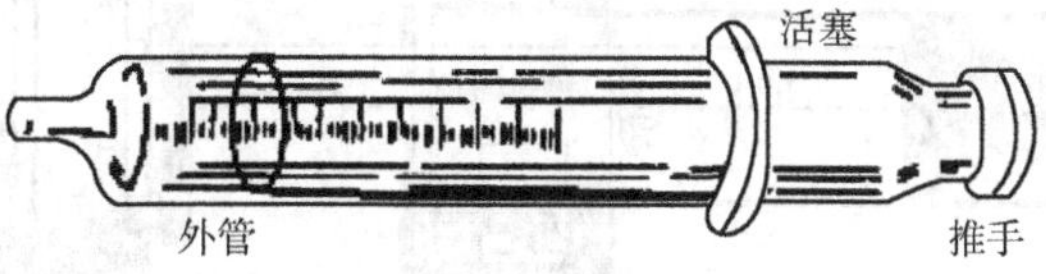

图 2-81　注射器

微量注射泵使用的注射器主要有 10ml、20ml、30ml、50ml 等规格，各种不同规格的注射器其外管管径与有效刻度长度均有差异。为了能适用多种规格的注射器并实现精准注射，微量注射泵的最基本应用功能就是首先要识别注射器的规格（管径、有效刻度长度）。注射器规格识别，如图 2-82 所示。

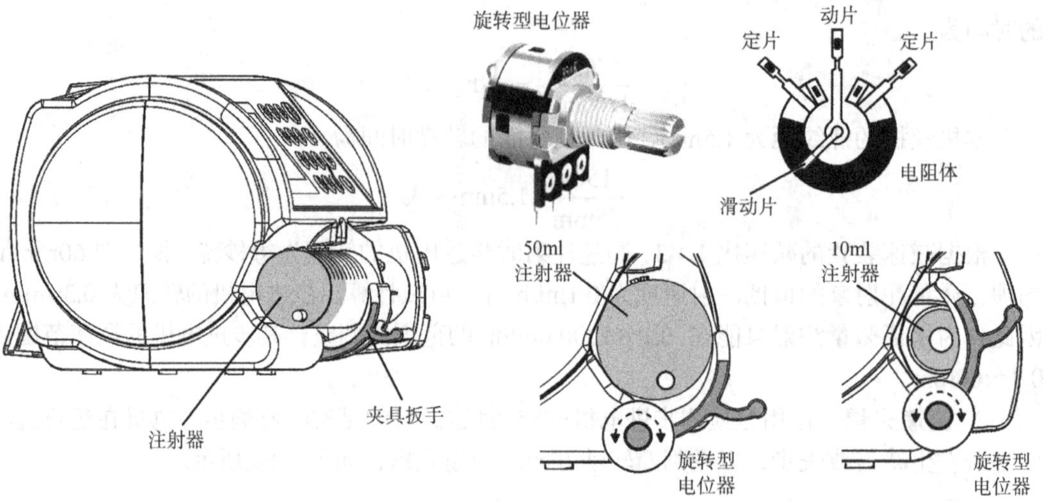

图 2-82 注射器规格识别

由于注射器外管的管径不同（如“侨牌”50ml 注射器的管径约为 31mm，10ml 的管径为 12mm），因而，当注射器安放完毕并扣紧夹具扳手后，夹具扳手形成的转角必然会有所不同。如图可见，由于 50ml 注射器（管径 31mm）比 10ml 注射器（管径 12mm）的管径大，扣紧夹具扳手其扳手的转角更大，通过传动连杆可以改变旋转型电位器的旋转转角，即改变电位器的电阻值。由于其电阻值与注射器的管径相关，因此，通过检测旋转型电位器的阻值可以确认当前使用的注射器规格。

2. 接近注射完成和注射完成的检测原理 当完成注射器规格识别，其注射器的有效刻度长度即可对应得到。如“侨牌”注射器的有效刻度长度，见表 2-4。

表 2-4 “侨牌”注射器的有效刻度长度

规格	50 ml	30 ml	20 ml	10 ml
刻度长度	75mm	78mm	70mm	48mm

为准确判读注射器管内的存液剂量及是否即将完成注射，微量注射泵还应具有注射药液接近完成和完成检测功能。注射药液接近完成和完成检测，如图 2-83 所示。

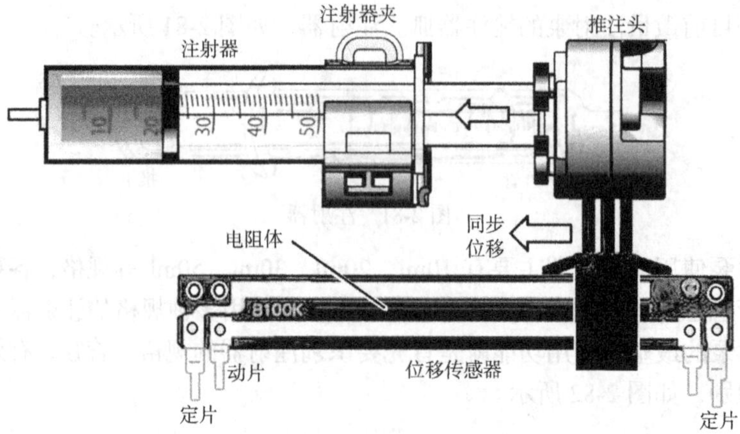

图 2-83 注射药液接近完成和完成检测

微量注射泵的注射器推注头与位移传感器的动片为硬性连接，因而，注射器的推注与位移传感器的动片将同步移动。由于位移传感器是一组直线型电位器，即当传感器的动片随推注头位移时，其电阻值也会随之线性改变，因此，通过检测位移传感器的电阻值，即可判断出注射器活塞所处的位置。

当完成对注射器的规格识别，微量注射泵系统便能知晓当前注射器的结构尺寸，由此，可以根据活塞所处的位置判读出注射器管内的存液，进而确定即将完成（管内剩余的 3ml 药液或距离）和完成情况，并及时提示报警。另外，对注射器推手压力检测也是注射完成状态监测的补救措施，当注射完成，活塞逐渐接触到外管的管底，其推注压力必然会大幅度提升（远大于管路阻塞），因此，能判断注射已经完成。

3. 管路阻塞的监测 微量注射泵在临床应用的过程中，注射管路可能会发生阻塞现象，因此，注射管路阻塞报警也是微量注射泵基本检测功能。微量注射泵注射管路的阻塞检测可以采用多种方法，例如，直接通过检测注射器推手的压力来判断管路阻塞的方法，另外，还可利用光电效应或霍尔器件，通过监测推手位移（管路阻塞时活塞受阻会使推注头后移）间接的监测阻塞方法。

以下着重介绍通过对注射器推手压力的检测判断管路阻塞。微量注射泵的阻塞检测，如图 2-84 所示。

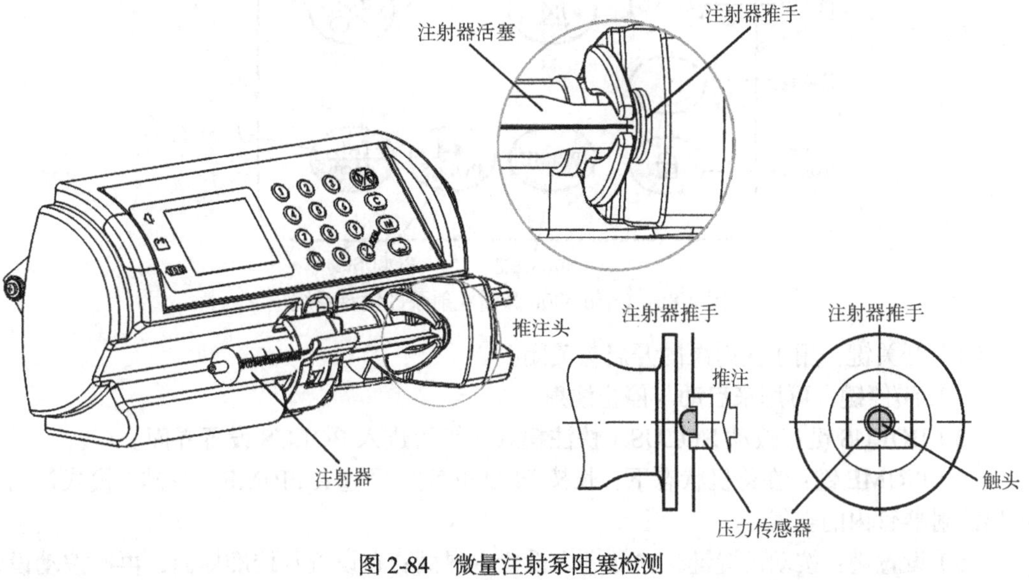

图 2-84 微量注射泵阻塞检测

管路阻塞检测的原理是，通过推注头感受到作用于注射器推手的压力，其压力值与注射管路的阻塞有关。当注射管路发生阻塞，对注射器的推注力必然会有所增加，通过安放在推注头上的压力传感器，可以检测到由注射器推手传递来压力信号的改变，由此，微量注射泵的控制系统能够自动判断注射管路是否发生阻塞，并可计算出发生阻塞的程度，再根据预设的阻塞报警等级及时发出报警提示。

另外，为避免发生阻塞而造成注射管路的损坏或其他意外，微量注射泵在发出阻塞提示的同时，推注头系统还会自动后退，以释放压力。

（四）微量注射泵的应用

微量注射泵的控制面板，如图 2-85 所示。

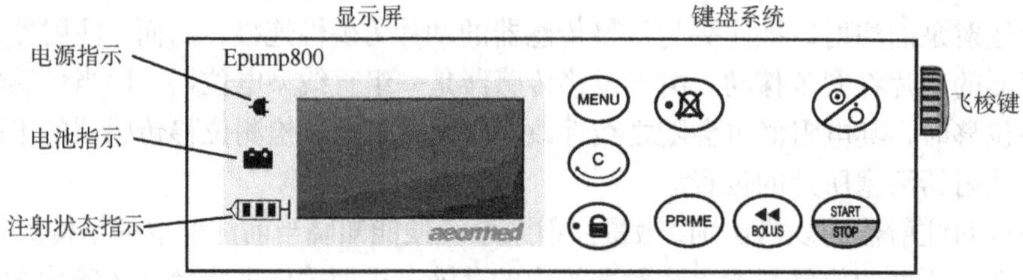

图 2-85　微量注射泵的控制面板

1. 显示屏　液晶显示屏在控制面板的左部，用于显示微量注射泵当前的工作状态。用户可以通过显示屏给出的提示，操作功能按键，能对 Epump800 微量注射泵的各项参数进行设置；同时，在正常工作时，显示屏还可以实时显示各项运行参数。

Epump800 微量注射泵的显示屏主要有：设置主界面、工作参数设置界面、BOLUS（快注模式）设置界面、KVO（keep vein open，预定的常规低速模式）界面、待机界面、校准主界面。

2. 键盘系统　Epump800 微量注射泵的键盘系统，如图 2-86 所示。

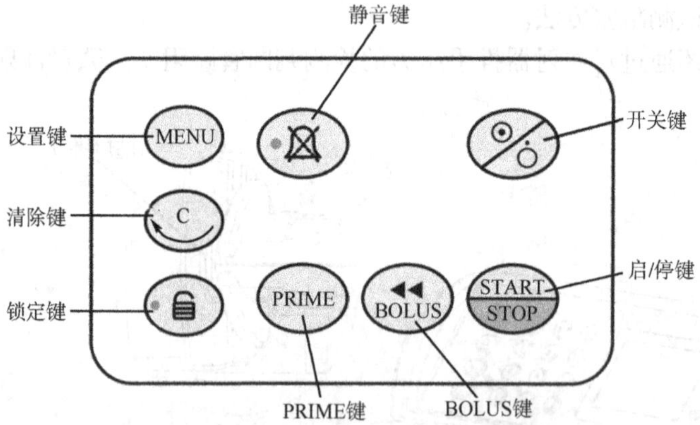

图 2-86　Epump800 微量注射泵的键盘系统

（1）开关键：用于注射泵的开启与关闭。

（2）启/停键：可用来启动与停止注射。

（3）BOLUS 键：按动 BOLUS（快注模式）键可进入 BOLUS 设置界面。

（4）PRIME 键：在待机状态下，长按 PRIME 键，可进入 PRIME（快排）模式，用以排出注射器管内的空气。

（5）设置键：按动设置键，立即进入设置主界面；在设置及校准界面，再次按动设置键即可返回或退出当前操作。

（6）清除键：长按动清除键，输入密码后，可进入校准界面；在待机界面，按动清除键可以清除累计的注射量。

（7）静音键：当发生报警时蜂鸣器响起，按动静音键可以暂停报警声音。

（8）锁定键：按动锁定键，即可锁定键盘；在键盘锁定状态，再次按动此键，可解除锁定。

3. 飞梭键　也称为编码按键，是一个可以按下（确认）的旋钮。操作时，仅需要通过转动旋钮移动菜单的项目光标，然后，按动旋钮即可确定所要调整的项目。本机的飞梭按键，如图 2-87 所示。

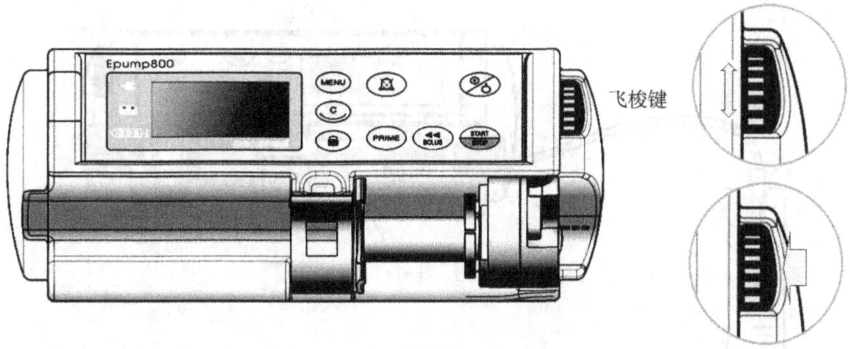

图 2-87　本机的飞梭按键

通过旋转飞梭键，可以切换选项及参数。再一次按动此键，可对指向的选项进行确认，或者进入下一级选择或操作。

4. 微量注射泵操作流程　微量注射泵的基本操作流程，如图 2-88 所示。

（1）工作参数设置：在设置界面或者待机界面，按住设置键并保持 2s，进入工作参数设置界面。旋转飞梭按键，可切换基本设置选择。其中包括：注射模式（容量速度、速度时间、容量时间）、阻塞压力档位等。

（2）注射参数的设置：本机注射有 3 种模式，为 V-R（容量-速度）模式、T-R（时间-速度）模式和 V-T（容量-时间）模式。微量注射泵开启后，直接跳转到默认的 V-R 模式。

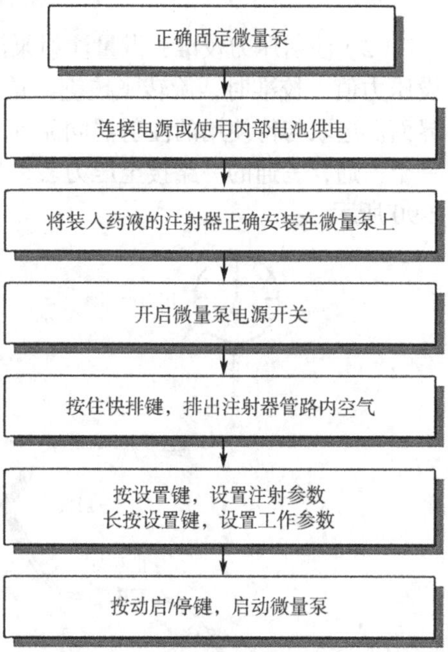

图 2-88　微量注射泵基本操作流程

（五）微量注射泵的校准

微量注射泵是高精度的静脉注射设备，为确保其使用安全，微量注射泵应定期进行设备校准与计量。

1. 微量注射泵的校准　还是以 Epump800 微量注射泵为例。在待机状态下，按住清除键保持 2s，并正确输入校准密码，按动飞梭键即可进入校准主界面。微量注射泵的常用校准主要包括：注射器校准、注射速度校准、注射压力校准、注射状态校准等。

（1）注射速度校准：旋转飞梭键，选定“注射速度校准”，按动飞梭键进入注射速度校准界面。将注射延长管连接注射器，管末端置入一个量筒（量筒最小刻度至少为 0.1ml）。微量注射泵的注射速度校准，如图 2-89 所示。

旋转飞梭键选中“低速度”，按动飞梭键启动校准程序。约 2min 后自动停止注射，读出量筒内液体的刻度，估读至小数点后两位。按飞梭键进入数据输入状态，旋转飞梭键输入读数后，按飞梭键确认，并返回校准主界面。

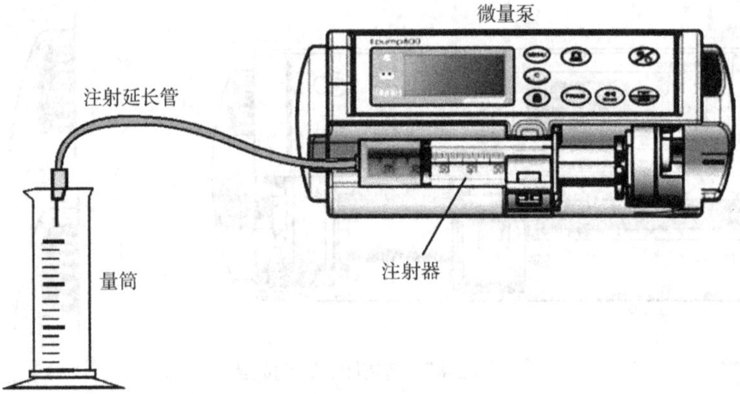

图 2-89　微量注射泵的注射速度校准

（2）注射压力校准：微量注射泵注射压力校准的目的是，校验注射管路阻塞报警的预设压力值。校准时，旋转飞梭键，选定“注射压力校准”，按下飞梭键进入注射压力校准界面。选取与待使用的注射器同品牌、同规格的注射器并正确安装。将注射延长管路连接一个三通，三通的一路接至压力表，另一路接止液夹。微量注射泵的注射压力校准，如图 2-90 所示。

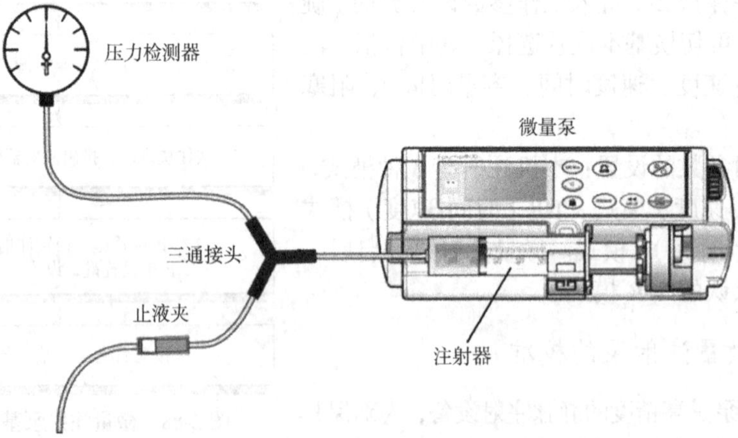

图 2-90　微量注射泵的注射压力校准

校准时，旋转飞梭键选中“开路压力”，打开止液夹，然后按动启/停键，开始校准，大约 10s 左右，屏幕上的压力值稳定后，再次按启/停键，完成开路的压力校准。再旋转飞梭键选中“阻塞压力”，关闭止液夹，然后按动启/停键，开始校准。由于本机有三级阻塞压力报警，因此，压力校准需要确定“低”、“中”、“高”这 3 个压力值。

当压力表指示的压力值到 30kPa 时，按启/停键确认（这个压力值为阻塞“低”档位报警压力）；继续观察压力表，当压力值达到 60kPa，再次按启/停键确认（为阻塞“中”档位报警压力）；当压力值为 90kPa 时，第三次按启/停键确认（为阻塞“高”档位报警压力）。

2. 微量注射泵注射速度质控　同样也主要有 2 种方法，即称重法和对比法。

（1）称重法：是利用电子天平作校准设备进行流速校验的方法。称重法的流速质控，如图 2-91 所示。

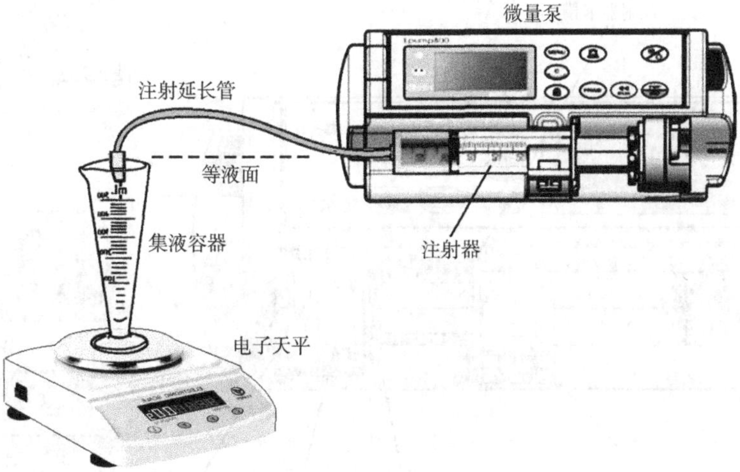

图 2-91　称重法的流速质控

按图连接好校准系统，在集液容器中先加入一定量溶液（容器应加盖，若无盖时应加入一定量的石蜡油以防蒸发），注射针应在液面下。开启微量注射泵开始注射，利用天平检测注射周期内输出液体的总质量，再根据被测溶液的密度转化为总体积量（容量），通过总体积量与测试周期的比值，再比对微量注射泵的预设值可以计算出微量注射泵的流速误差。

（2）流量对比法：是通过专用输液设备分析仪进行设备校准的质控方法。流量比对法的流量测试系统，如图 2-92 所示。

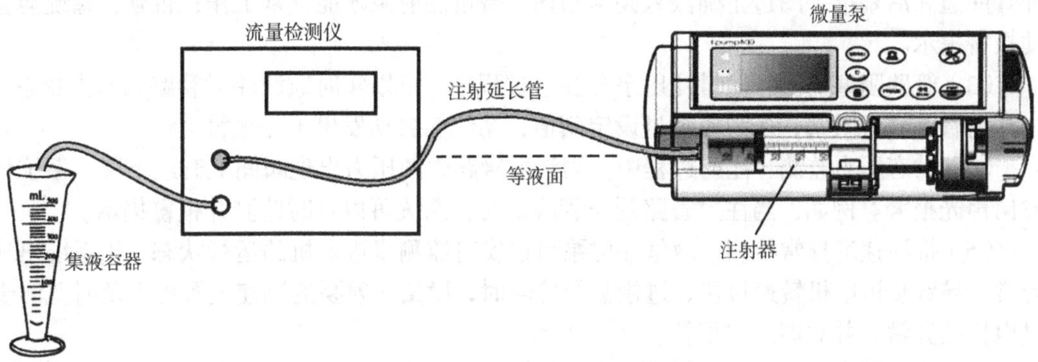

图 2-92　流量比对法的流量测试系统

通过使用流量检测仪对微量注射泵的设定流量进行比对，可以计量微量注射泵的流量。

（六）微量注射泵的安全机制

安全机制实际上是微量注射泵在应用过程中安全预警机制，根据微量注射泵安全隐患的程度，安全机制可以分等级预警。微量注射泵常见的安全预警机制主要包括以下几点。

（1）注射器自动识别：微量注射泵系统能自动识别多种品牌的 5、10、20、30、50ml 等规格的一次性注射器，用以保证注射的精度。

（2）注射器装卡到位检测：注射器的安装，如图 2-93 所示。

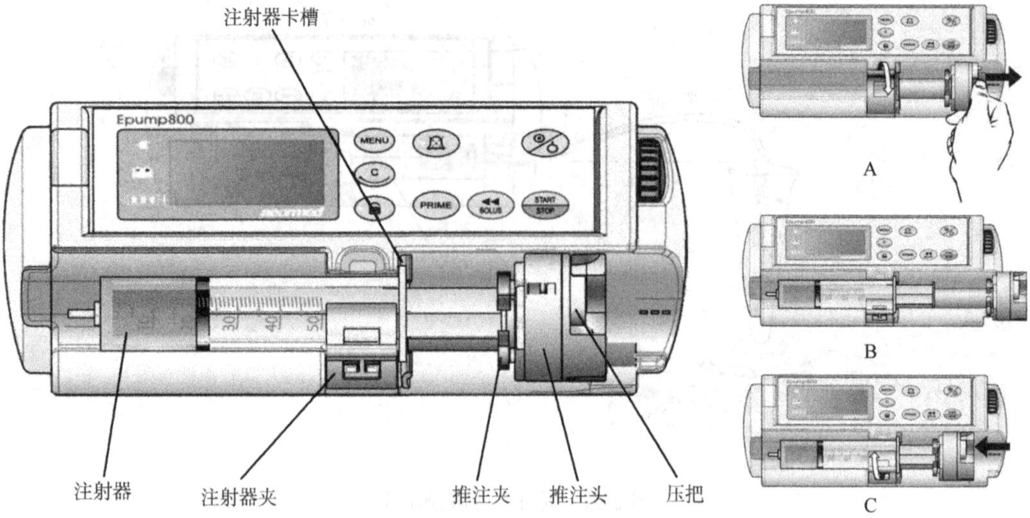

图 2-93 注射器的安装

安装步骤有以下 3 步。

1）如图 A，扳开注射器夹，用手按下压把并将推注头向右拉至最大位置。

2）如图 B，将注射器放入，使得注射器外管的圈边嵌入至注射器的卡槽内。

3）如图 C，合上注射器夹，用手按下压把，将推注头向左推移至注射器的推手处，释放压把，然后使推注夹卡紧注射器的推手。

有些微量注射泵在它的注射器卡槽和推注夹上分别安装有微动开关，只有当注射器的外管圈边和活塞推手圈边正确嵌入到卡槽内，微量注射泵才能正常工作；否则，系统会自动报警提示。

（3）管路阻塞监测：微量注射泵在注射过程中，可以实时监测注射管路的压力状态，当注射管路异常阻塞，压力值超过设定阈值，系统能自动发出声光报警。

（4）动态压力监测：注射过程中，当注射管路中的压力出现瞬间上升或下降，系统将发出声光报警。例如，当注射管路延长管脱落时，系统可以及时监测并报警提示。

（5）推注速度异常检测：微量注射泵可以实时监测步进电机的运行状态，当系统出现异常，导致步进电机转速过快、过慢甚至停转时，微量注射泵的测速装置可以及时监测步进电机的异常，并立即发出报警。

（6）推座异常报警：在注射过程中，如果机械故障引起的电机正常运转但推注装置打滑不动，导致无法注射药物。微量注射泵的推座异常功能检测可以在出现此类机械故障时，系统自动报警。

第四节 高压注射器

高压注射器（high pressure syringe）作为放射学诊疗系统中的辅助设备，是随着 X 线设备、快速换片机、影像增强器以及人工造影剂等技术发展逐渐在临床上应用。高压注射器的基本功能是，在一定时间内，通过经皮穿刺进入血管或经人体原有孔道，将足够量的高浓度 X 线造影剂快速、准确地注射到检查部位，可以对病变部位进行诊断性造影与治疗。

20 世纪 80 年代，出现了造影专用的自动注射器，随后利用杠杆原理发明了高压注射器和高压注射器与双向卷片相配合的换片器，并陆续用于血管造影。现阶段，高压注射器已经在各种血管造影、CT 增强造影扫描和 MR 增强扫描的检查中广泛使用。

一、高压注射器的作用

介入放射学（interventional radiology）是美国著名放射学家马古利斯（Margulis）于 1967 年首先提出，是 70 年代后期发展起来的一门由临床影像医学与临床微创医学相结合的交叉学科，它是在医学影像设备（X-ray、CT、MR 等）的引导下，通过经皮穿刺途径或人体原有孔道，将特制的导管导丝等细微器械插至病变部位进行诊断性造影和治疗，或采集活体组织标本，进行病理学、细胞学、细菌学及生化检查等。介入放射学以其微创性、并发症少、疗效好等特点，受到医学界的普遍认同。

介入放射学治疗所必需的设备主要包括：成像设备、专用器械（导管导丝等）、高压注射器、监护设备、消毒设备、消毒包等。其中，成像设备一般为 X 线机，也可以是 B 超、CT 和 MRI 等医学影像设备，作用是为介入治疗提供实时的影像学指引。例如，血管造影是在 X 线透视引导下，把导管插入相应的靶血管内并注射造影剂，以 X 线快速摄影将在血管内流动的造影剂分布及血流动力学的状态显现出来。

（一）造影剂

造影剂（contrast medium）又称为对比剂，是为增强影像观察效果，注入到人体组织或器官的化学制品。造影剂是一种诊断性用药，最主要的成分为碘元素。碘的特点是不透 X 线，因此，在拍 X 线片时，利用碘在体内的分布产生对比，或使通常 X 线片上看不到的血管和软组织清晰成影，以协助医学诊断。造影剂可以注射到动脉或静脉血管中，并快速地分布于血管系统。造影剂不会在体内代谢或变化，它将经过泌尿系统排出体外。

1. 造影剂的作用　由于造影剂能增加正常与异常组织间的影像差异，因此，可以协助探查人体器官的异常形态和功能损害，发现并鉴定一些早期的、微小的病变。如果不使用造影剂，这些病变可能会被掩盖，导致漏诊或误诊。另外，造影剂还能鉴别无需治疗的良性病变和急需治疗的恶性肿瘤。

有无注射造影剂的影像，如图 2-94 所示。

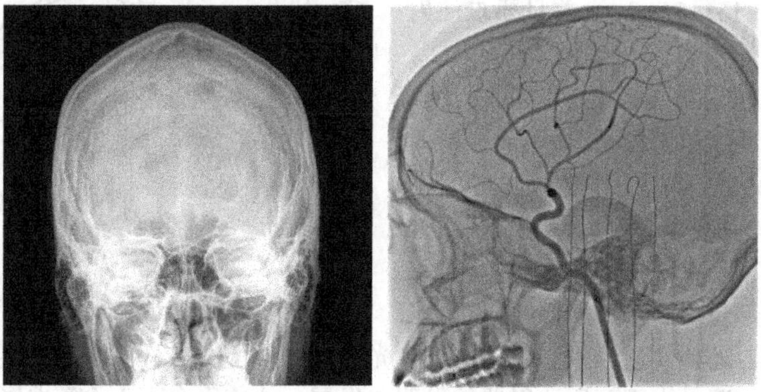

没有注射造影剂　　注射造影剂

图 2-94　有无注射造影剂的影像

从二者的比对可以看出，由于有些人体组织间密度差异不大，若要看清楚这些组织器

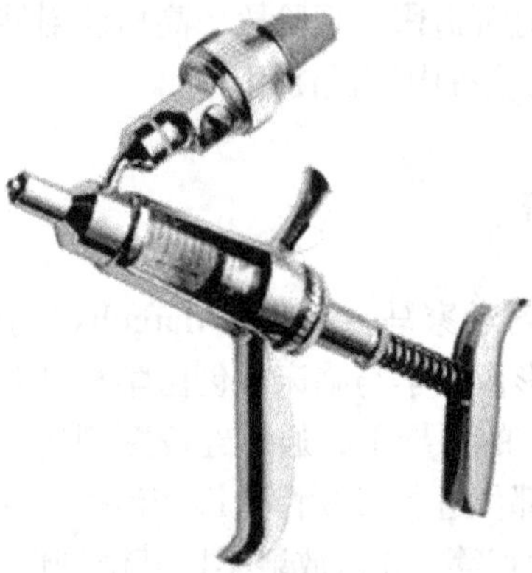
图 2-95　注射器

官，必须使用造影剂将该组织器官与周围组织区别开。

2. 造影剂的注射方法　造影剂注射到人体通常有 2 个路径，一个是通过静脉注射，另一个是动脉注射。静脉注射通常选择右肘正中静脉，注射速率低于 10ml/s。动脉注射通常用于介入造影，在动脉血管内经导管注射，注射速率比较快。

目前，造影剂的注射方式主要有手动注射和机械注射。手动注射要使用注射器，注射器，如图 2-95 所示。

应用注射器的手动注射方法，尽管器械简单、价格便宜，但是，手动注射易受到操作经验、造影剂黏稠度及导管直径等因素的影响，造影效果不够稳定。

机械注射方式需要借助高压注射器，利用机械与电子等技术手段，根据临床需要自动控制造影剂的注射。机械注射方法主要用于静脉注射、动脉注射及心脏造影等，其特点是操作简易、注射精度高、注射方案可编程，同时也能减少对操作者的射线辐射伤害。

（二）高压注射器的临床应用

高压注射器广泛用于临床的心血管造影检查、CT 增强造影扫描和 MR 增强扫描的检查和治疗。由于这些设备有放射性辐射，为避免放射性伤害，高压注射器可以隔房操作，使工作人员摄影时离开辐射现场。高压注射器隔房布局，如图 2-96 所示。

1. 心血管造影检查　在对心脏和主动脉等大血管造影时，尤其是对主动脉造影及逆行性动脉造影，要求在短时间内注入大剂量的造影剂，以保证造影剂不会立刻被血液稀释，从而获得质量良好的造影图像，为此，临床上必须借助于高压注射器进行大剂量注射。高压注射造影剂的流速一般要求达到 15～25ml/s，并且要求注射器的启动与 X 线摄像装置联动。

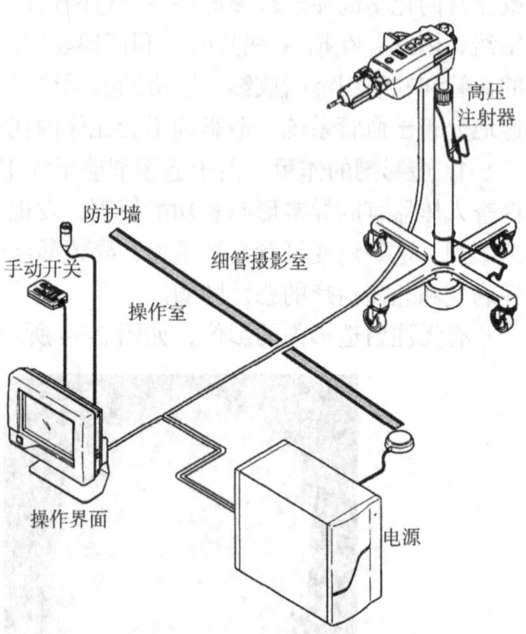

图 2-96　高压注射器隔房布局

使用高压注射器可以在短时间内注入高于血流稀释速度的造影剂，以达到显影所要求的浓度。因此，高压注射器是心血管造影中必不可少的设备，它可以保证在很短的时间内将造影剂集中注入到心血管内，高浓度地充盈受检部位，以摄取对比度较好的影像。高压注射器还能使造影剂注射、主机曝光二者协调配合，从而提高了摄影的准确性和造影的成功率。正是由于高压注射器的发明与发展，才使得介入心血管造影检查与治疗得到了长足的进步。

2. CT 增强造影扫描　早期采用的人工手推送 CT 增强扫描不能准确控制造影剂的注

射速度，其注药量输送不均匀，且需较大的推注力，影响因素多。常规注药完毕后才进行扫描，常造成动脉期显影过时，强化效果不佳，达不到诊断要求。CT 增强扫描中使用高压注射器，使其操作简便、送量准时精确，并可降低造影剂用量。高压注射器的流量、流速及压力可根据检查部位需要一次性设定，并能用 2 种速度进行扫描，维持血液中造影剂浓度，尤其可以较好地配合多层螺旋 CT 动态扫描及 CT 血管造影术，显示更多的动脉及病变特点，为明确诊断提供可靠的影像数据。

3. MR 增强扫描 MR 高压注射器是专为配合 MRI 设备设计的，能够在强磁场环境下工作。由于 MR 造影剂的渗透压较碘造影剂低，所需造影剂注射总量也较少，因此用高压注射器增强是安全的。应用 MR 高压注射器能够准确地预设增强部位、注射速度、造影剂总量及延迟时间，而且高压注射器的应用有助于快速屏气扫描的实现。

动态扫描的关键是准确掌握注药后扫描开始的时间。高压注射器能有效控制造影剂的注射剂量、速度及时间，为选择造影剂从外周静脉进入心脏到动脉期提供了精准的时间依据，从而能够选择恰当时间扫描而获得不同组织器官、不同血管分期的动态图像，这一技术对部分肿瘤的观察尤其重要。早期采用的人工注射造影剂，从注射完毕到扫描病变部位有一定的时间间隔，因此，很难获得真正的动脉期图像。另外，人工手推的注射速度因人而异，相对比较慢，而且由于速度难以控制，血流、造影剂信号波动，容易产生影像重叠、移位等假象。高压注射器避免了人工注射的延迟，可明显提高增强效果，为诊断和科研提供了准确的影像数据。

二、高压注射器的工作原理

高压注射器的种类很多，按液体的驱动方式可以分为气压式和电动式 2 种基本类型。由于气压式高压注射器的体积较大、驱动方法繁琐、难以精确地控制流量和压力，因此，现已很少使用。目前，临床主要应用程控电动式高压注射器，它是以电动机为动力，设有电动抽液、分级注射，并通过电控装置可以与影像设备的点片系统联动，具有同步曝光、超压和定量保护剂报警、直接控制注射速度等功能，是现阶段理想的高压注射器。从工作原理上讲，电动式高压注射器分为针筒式高压注射器和蠕动泵高压注射器。

（一）针筒式高压注射器

针筒式高压注射器有单筒高压注射器和双筒高压注射器，单筒高压注射头上只有 1 个针筒，临床应用时只能注射造影剂；双筒高压注射头可以连接 2 个针筒，临床使用中不但可以注射造影剂，还能注射生理盐水。针筒式高压注射器，如图 2-97 所示。

1. 针筒式高压注射器的基本结构 针筒式高压注射器的基本组件，如图 2-98 所示。

如图可见，针筒式高压注射器通常由注射头、支架、控制屏及手动开关等组成。注射头是控制造影剂或盐水注射的装置，可以程控完成吸入液体，排出针筒和管路内的空气及高压注射等动作。注射头还具有当前工作状态的提示功能，如预备完毕、故障提示、注射状态显示等。控制屏是人机交互的界面，主要作用是注射程序的设定、注射过程的控制、注射工作过程进度的实时显示、注射结束报告、注射过程实时压力曲线显示等。

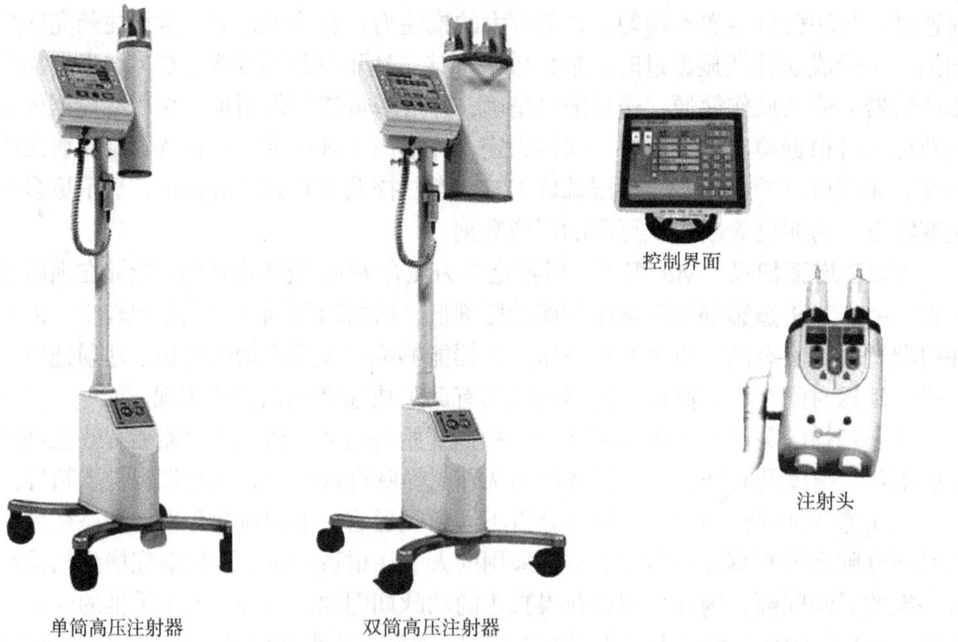

图 2-97　针筒式高压注射器

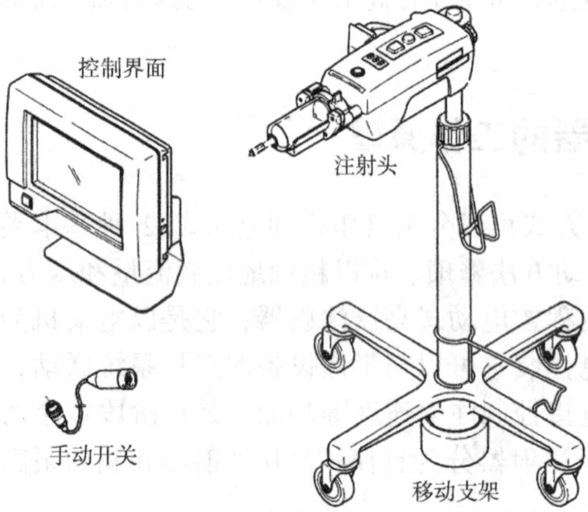

图 2-98　针筒式高压注射器基本组件

2. 注射头的机控原理　注射头是针筒式高压注射器的执行装置，它接受到控制界面的指令后，通过控制系统可以完成相应的临床操作。注射头的机控原理示意图，如图 2-99 所示。

注射头的动力源为步进电机，控制系统通过预设的控制指令调整编码脉冲，可以实时控制步进电机的启停与转动速度。步进电机驱动丝杠旋转，通过与螺母的咬合，带动推杆前进（电机正转）或后退（电机反转）。推杆连接滚膜移动，当滚膜前进时，可以挤压注射筒的液体实现注射；反之，滚膜后退，注射筒吸入液体。调节步进电机转速，即可调整推杆的前进速度，进而改变注射压力。因此，通过控制步进电机的转速和运行时间，可以灵活地调整注射头的注射速率和流量。

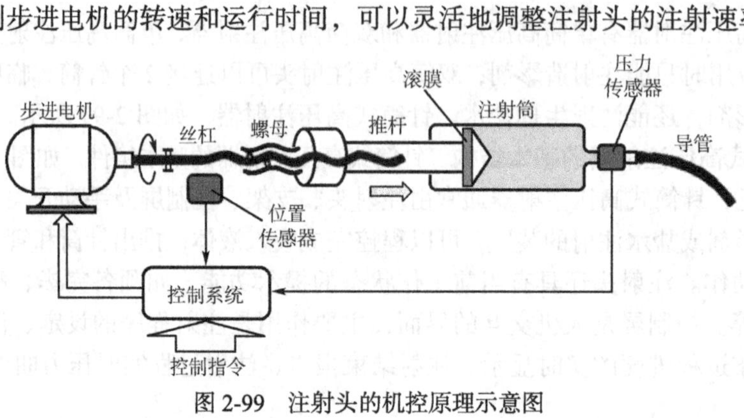

图 2-99　注射头的机控原理示意图

注射头上有 2 个传感器。一个是位置传感器，用于判断在注射头上是否已经安装了针筒，以及检查针筒的安装是否正确。另外一个传感器是压力传感器，安装在注射筒的出口端，可以实时监测导管注射过程中的压力变化和检测流量，并通过压力变化来改变注射速率，以确保注射过程不会发生过压，避免对患者造成伤害。

3. 注射头的基本操作　高压注射器的注射头还设有多个按键，可以手动完成高压注射器的基本操作。高压注射器的注射头，如图 2-100 所示。

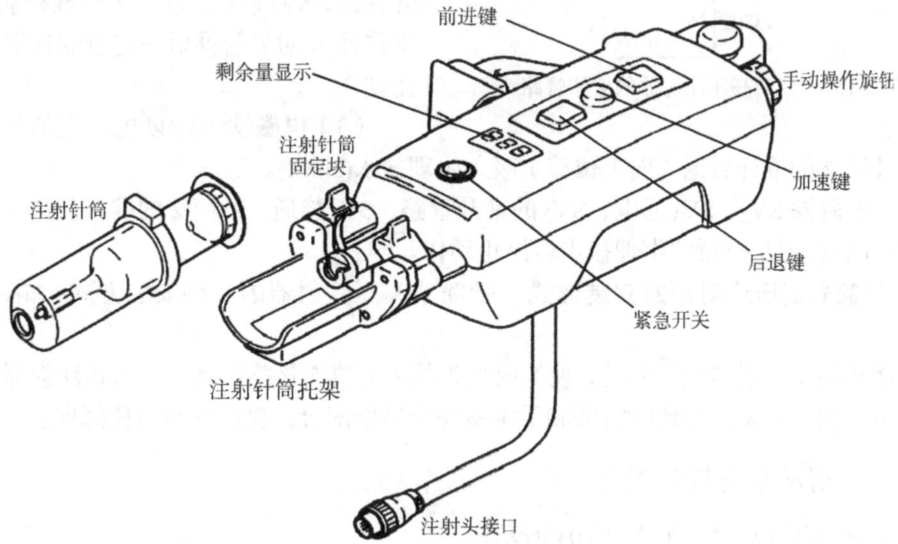

图 2-100　高压注射器的注射头

（1）手动操作旋钮：可以用手工方式，操纵注射头上的推杆。

（2）紧急开关：可以立即终止所有的操作。

（3）后退键：可以使注射头上推杆后退。

（4）前进键：可以使注射投上推杆向前推进。

（5）加速键：与后退键／前进键同时按下，可加快运行速度。

（6）剩余量显示：可以显示注射针筒中造影剂的剩余量。

（7）注射针筒固定块：用于固定注射针筒。

（8）注射针筒托架：用来支撑注射针筒，内含加热装置。

（9）注射头接口：用于连接到导管延长线。

4. 双筒高压注射器　单筒高压注射器的注射头仅可以连接一个一次性注射针筒，注射完毕后，有 15～20ml 的造影剂会滞留在输液管内，形成无效剂量并造成浪费。相比于单筒高压注射器，双筒高压注射器更具有应用优势，它的注射头可以连接 2 个注射针筒，一个注射筒内装有造影剂，另一个为生理盐水，2 个针筒的驱动开关相互关联，当造影剂针筒完成注射，另一个针筒的生理盐水立即启动。注射生理盐水的作用是，可以将前一时刻注入心血管的造影剂冲洗干净，使后续注射的造影剂形成体积小、浓度高的团状物，有效地提高了前后浓度梯度。这样，既减少了因高浓度造影剂滞留于上肢和上腔静脉内形成的高密度伪影，进而提高了图像的质量，又避免了无效造影剂的形成，节约了造影剂用量。

双筒高压注射器的液体管路，如图 2-101 所示。

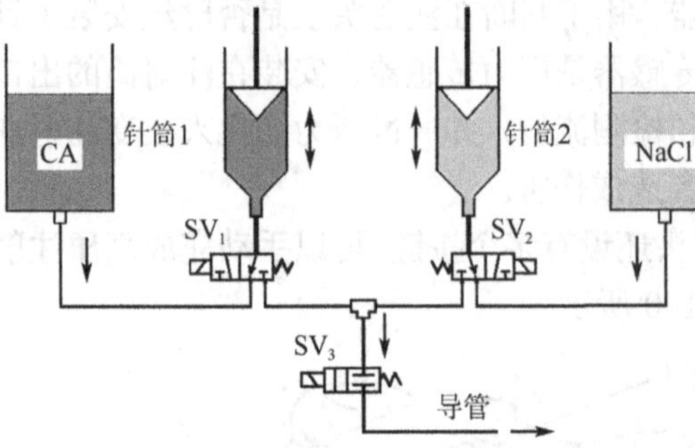

图 2-101 双筒高压注射器的液体管路

双筒高压注射器管路的工作原理有以下几点。

（1）电磁铁 SV_1 断电，它的常闭管路联通，针筒 1 的推杆后退（向上位移）吸入造影剂（CA）。

（2）电磁铁 SV_1、SV_3 通电，SV_1 的常开管路、SV_3 连通，针筒 1 的推杆前进（向下位移），对导管推射一定量的造影剂后停止动作。

（3）电磁铁 SV_2 断电，它的常闭管路联通，针筒 2 的推杆后退（向上位移）吸入生理盐水(NaCl)。

（4）电磁铁 SV_2、SV_3 通电，SV_2 的常开管路、SV_3 连通，针筒 2 的推杆前进（向下位移），对导管推射足够量的生理盐水后停止动作。

5. 针筒式高压注射器的安装形式 针筒式高压注射器的 2 种安装方式，如图 2-102 所示。

落地式高压注射器便于移动，使用时可根据需要推至诊疗区域。悬吊式注射器可以节省手术室空间，但是，安装时需要和手术室净化装修配合，提前安装吊顶部件。

（二）蠕动泵高压注射器

蠕动泵高压注射器，如图 2-103 所示。

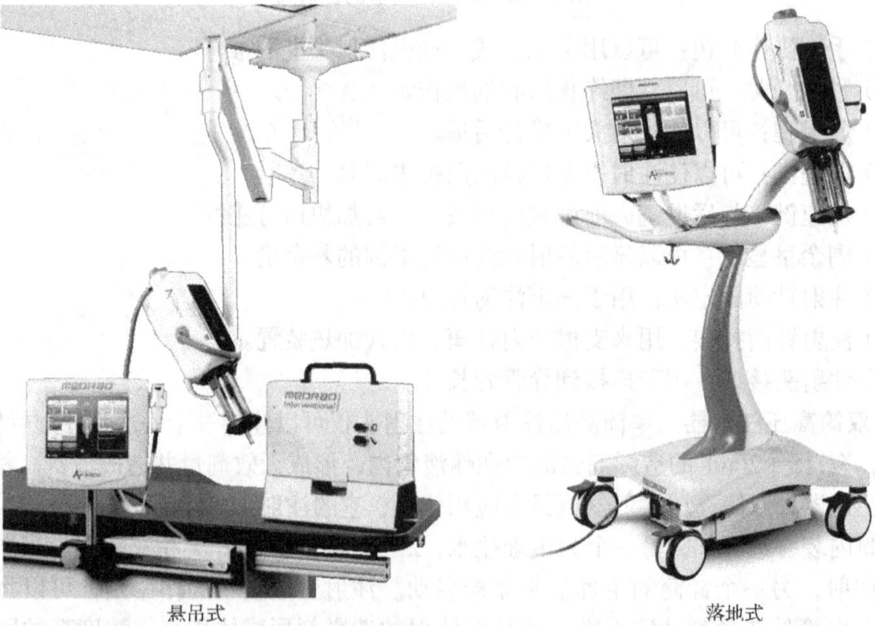

图 2-102 针筒式高压注射器的安装方式

蠕动泵高压注射器最主要的结构特征是没有了容纳造影剂和生理盐水的针筒。蠕动泵高压注射器的液体驱动方式与针筒高压注射器完全不同，蠕动泵注射方式是在管路外施加驱动力，推动管路内的生理盐水或造影剂实现注射动作。

1. 蠕动泵（peristaltic pump）　由驱动电机、泵管和泵头组成，注射液体在隔离的泵管内流动，具有可快速更换、流体可逆行、可空运转、维修费用低等特点。

蠕动泵原理示意图，如图 2-104 所示。

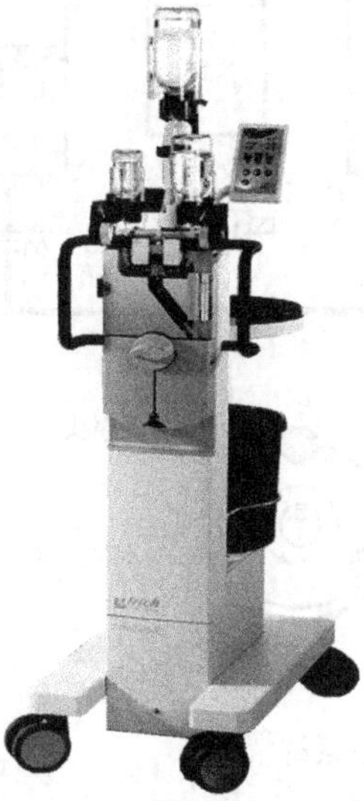

图 2-103　蠕动泵高压注射器

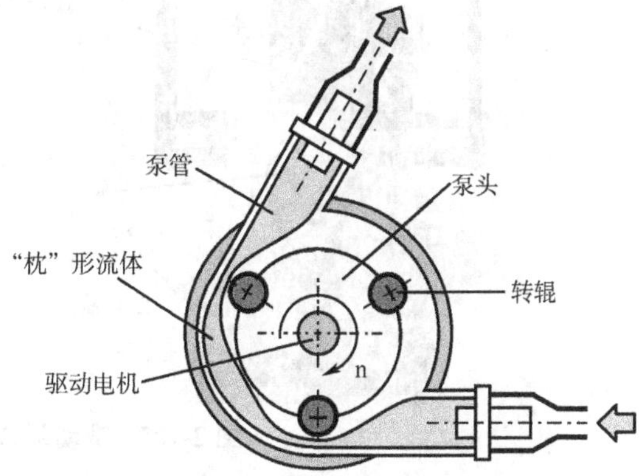

图 2-104　蠕动泵原理示意图

蠕动泵就像用手指夹挤一根充满流体的软管，当手指向前滑动管内流体时，液体会随之向前移动。蠕动泵就是采用这个原理，只是由泵头取代了手指，通过泵头对泵管（弹性输送软管）的交替挤压和释放，可以实现泵送流体。蠕动泵的泵头上装有 3 个可转动的转辊，泵头旋转时，会在两个转辊间的一段泵管内形成"枕"形流体，"枕"的体积取决于泵管的内径和转辊的几何特征。

蠕动泵的特点有以下几点。

（1）无污染：流体只接触泵管，不接触泵体。

（2）精度较高：具有较高的重复精度和稳定性精度。

（3）密封性好：具有良好的自吸能力，可空转，可防止回流。

（4）维护简单：无阀门和密封件。

因此，蠕动泵具有双向同等流量输送能力，无液体空运转情况下不会对泵的任何部件造成损害，能产生达 98%的真空度，没有阀门、机械封闭和填料密封装置，也就没有这些产生泄露和维护的因素，仅软管为需要更换的部件，其更换操作简单，除软管外，所输送产品不与任何部件接触。

2. 蠕动泵的流量　由泵头的转速、"枕"形流体的体积、泵头每旋转一圈产生"枕"形的个数（通常为 3 个）决定，这 3 项参数的乘积即为蠕动泵输送液体的流量。

蠕动泵的"枕"形体积一般为常量（泵输送黏性特别大的流体时除外）。如果转辊的直径大，会产生较大的"枕"形体积，其泵头每转一圈所输送的流体量也较大，同时，由此产生的液体脉动度也较大。因此，高压注射器通常使用较小的转辊，通过较快的驱动电机转速，形成较小的"枕"形体积，可以提供平稳、连续的流体。

3. 蠕动泵高压注射器的管路　如图 2-105 所示。

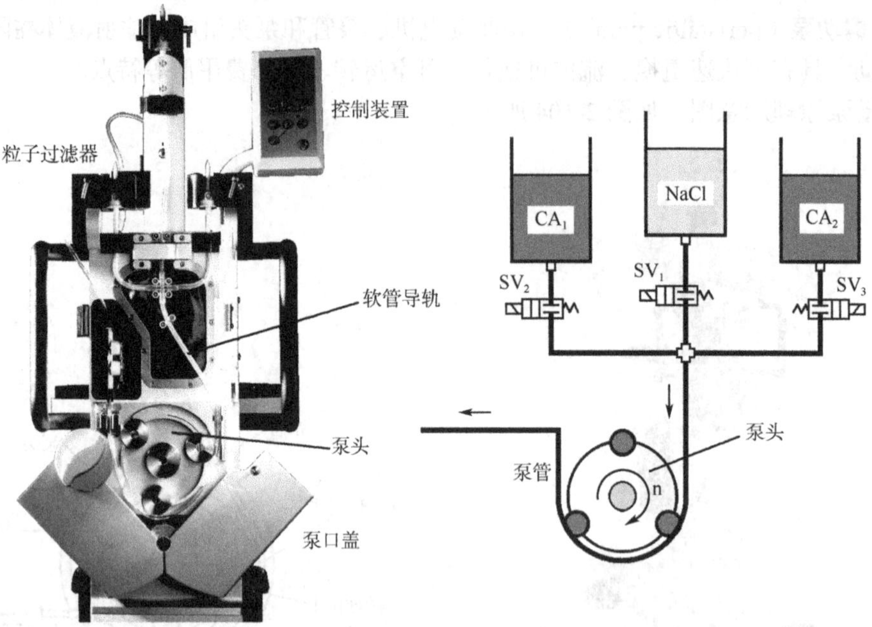

图 2-105 蠕动泵高压注射器的管路系统

蠕动泵高压注射器的管路中有 3 个电磁阀，当其中一个电磁阀启动，另外两个必须处于关断状态。实际临床应用中，电磁铁 SV_1 启动，同时电磁铁 SV_2、SV_3 断电，泵头开始转动，由泵管注射生理盐水。若需要注射造影剂，启动电磁阀 SV_2，通过泵头推送定量的造影剂。当造影剂 CA_1 用完，系统自动关闭电磁阀 SV_2，启动电磁阀 SV_3，立即输送 CA_2 造影剂。

由于蠕动泵高压注射器的管路可连接两路造影剂和一路生理盐水，其中的两路造影剂可自动切换，因此，一次装药可以注射多名患者，极大地提高了工作效率。蠕动泵高压注射器的泵管为共用管路，分为内管和外管，内管 24h 必须更换一次，外管为一人一换。

（三）针筒式高压注射器与蠕动泵高压注射器比较

针筒式高压注射器与蠕动泵式高压注射器各有特点，二者对比见表 2-5。

表 2-5 针筒式高压注射器与蠕动泵式高压注射器对比

比对项目	针筒式高压注射器	蠕动泵式高压注射器
工作原理	针筒推射	蠕动泵输送
注射精度	高	不高
工作效率	较低	高。造影剂不更换时，一次装药可以注射多名患者
运行成本	低。耗材国内生产厂家多，价格便宜	高。垄断耗材，价格贵，内管 24h 必须更换一次，外管一人一换
造影剂加热	具备加热保护套	泵管直接与造影剂接触，无加热装置

三、高压注射器的参数设定

在数字减影血管造影术（digital subtraction angiography，DSA）检查中，除手术原因外，高压注射器的使用是影响介入诊疗影像质量的主要因素，正确合理的使用是保证介入检查与治疗成败的关键。高压注射器应用时，要提前设定相关参数，拟定正确的注射方案。

1. 注射速率　亦称为流速，即单位时间内注射液体的容量，单位为 ml/s。流速的设定与血管内径成正比，并受制于导管内径和注射器压力的设定值。流速低于血流速度，造影剂容易被稀释，流速过大时，血管内压升高，增加血管破裂的风险，同时会出现反流。

2. 保护压力　是高压注射器最重要的保护性措施，以确保导管前端的造影剂压力不能超过血管壁可能承受的最大压力，即保护压力的设定必须要首先考虑血管壁的压力承受值，在这个前提下，还要考虑导管的内径、长度、远端开口情况、造影剂浓度及温度等条件，以最大限度地满足血管病变的显示需要。如果保护压力设置的太大，会给患者造成灾难性的伤害，如血管内膜脱落、血管破裂等；压力设定的太小，实际的流率将达不到设定需求。

3. 造影剂注入　根据造影剂注入的血管不同，可分为动脉 DSA（intraarterial DSA，IADSA）和静脉 DSA（intravenous DSA，IVDSA ）。由于动脉 DSA 血管成像清楚，造影剂用量少，所以临床应用较多。动脉 DSA 还可分为选择性和非选择性造影法，非选择性血管造影置导管于主动脉内，选择性血管造影置导管于靶动脉内。静脉 DSA 分为中心静脉法和周围静脉法，前者是将导管置于腔静脉或右心房，后者是直接穿刺周围静脉。

4. 延迟　显像延迟分为注射延迟和曝光延迟。主要根据动脉 DSA 和静脉 DSA 的检查方式不同而定，动脉 DSA 一般选择注射延迟，静脉 DSA 一般选择曝光延迟。

5. 延迟时间　要根据造影剂到达靶血管前制备蒙片（Mask）所需的时间而定，动脉 DSA 多为 1～2s，静脉 DSA 和静脉原像采集可根据情况，选择延迟时间为 3～12s。由于 DSA 的工作方式主要为时间减影，制作蒙片需要一定的时间，所以，注射延迟时间太短，会造成图像上血管成像为白色的血管影和正常的血管减影像混在一起，造成造影失败。曝光延迟时间的不合理主要是因为对静脉血液流速计算不准确所致。

高压注射器出厂时一般带有注射程序，可作为临床参考。常用参数见表 2-6。

表 2-6　血管造影常用参数

检查部位		造影参数			摄影程序		
		流率（ml/s）	量/次（ml）	压力（PSI）	帧数（fp/s）	成像方式	延迟方式
头颈部	颈内动脉	6～7	8～10	150～300	3～6	IADSA	注射延迟
	劲外动脉	3～4	6～8	150～300	3～6	IADSA	注射延迟
	颈总动脉	5～6	10～15	150～300	3～6	IADSA	注射延迟
	椎动脉	3～4	6～8	150～300	3～6	IADSA	注射延迟
胸部	主动脉	18～20	35～40	450～600	25	IADSA	注射延迟
	肺动脉	6～8	10～12	150～300	25	IVDSA	注射延迟
	支气管动脉	1～3	4～9	150/手推	3～6	IADSA	注射延迟
	锁骨下动脉	3～4	8～10	150	3～6	IADSA	注射延迟
	肋间动脉	1～2	3～4	150/手推	3～6	IADSA	注射延迟
	上腔静脉	8～10	15～25	300～400	2～4	IADSA	注射延迟
四肢	上肢动脉	4～5	12～15	150～300	3～6	IADSA	注射延迟
	下肢动脉	7～8	15～20	150～300	3～6	IADSA	注射延迟
	四肢静脉（顺行）	1～1.5	60～80	150～200	3～6	IVDSA	曝光延迟
	四肢静脉（逆行）	2～3	8～10	150～200	2～3	IVDSA	注射延迟
腹部	肝动脉	5～6	15～18	150～300	3～6	IADSA	注射延迟
	脾动脉	5～6	18～20	150～300	3～6	IVDSA	注射延迟
	腹腔动脉	6～7	25～30	150～300	3～6	IADSA	注射延迟
	腹主动脉	15～18	35～40	450～600	3～6	IADSA	注射延迟

续表

检查部位		造影参数			摄影程序		
		流率（ml/s）	量/次（ml）	压力（PSI）	帧数（fp/s）	成像方式	延迟方式
腹部	肾动脉	5～6	8～10	150～300	3～6	IADSA	注射延迟
	肾上腺动脉	1～2	3～4	150～200	3～6	IADSA	注射延迟
	胃及十二指肠动脉	3～4	6～8	150～200	3～6	IADSA	注射延迟
	肠系膜上动脉	5～6	10～12	150～200	3～6	IADSA	注射延迟
	肠系膜下动脉	4～5	8～10	150～200	3～6	IADSA	注射延迟
	门静脉	6～8	50	300～400	3～6	IADSA	曝光延迟
	下腔静脉	8～10	25～30	300～400	3～6	IVDSA	注射延迟

四、高压注射器的使用注意事项

高压注射器的使用是一个受到多方因素制约的复杂工作。造影成败除了与高压注射器常用参数的设置有关外，还与造影剂选择、病患的配合及操作经验有关。

1. 选择造影剂 高压注射器会在短时间内对血管自动高压注入造影剂，所以，造影剂的安全性能显得尤为重要。目前，临床上通常选用非离子型造影剂，由于非离子型造影剂改善了制剂的理化特性（尤其是渗透压），能够降低副作用的发生率。在冬季，利用针筒的加热功能可以将造影剂加温至接近人体体温（36～37℃），能减少机体对冷液体的反应，提高临床耐受性和减少黏稠度。在增强扫描前预防性给药，静脉注射地塞米松 5mg，可降低过敏反应率 3～5 倍，对造影剂耐受力可提高 6～7 倍。

2. 剂量与流速 造影剂的用量是保证各部位增强效果的首要因素。在 CT 增强扫描过程中，对不同年龄、不同患者、不同部位所用的造影剂量会不同。注射造影剂用量过多，会对患者造成损伤，发生过敏反应；注射总量过少，达不到满意的增强效果。所以，临床上通常使用体重百分比计算造影剂。在实际操作过程中，还应根据患者的身体状况，灵活掌握注射剂量并控制造影剂的流速。

3. 静脉渗漏护理 由于自动高压注射器的注射压力高、流量大，对血管的冲击力较强，要防止造影剂的血管外渗出。因此，在注射过程中，应观察有无渗漏现象，一旦发现，立即停止注射。局部药物外渗的临床表现早期为损伤的部位肿胀、剧痛、颜色无改变，进而发展到局部或附近出现白色斑块，斑块中出现青紫色，压之不褪色，皮温低，质感硬，严重可见溃疡、继发感染和湿性坏疽。

对局部药物外渗的处理是，采用 50%硫酸镁溶液局部湿敷可产生高渗透压，通过高渗透压平衡原理，使肿胀部位组织水肿液在短时间内吸收、消肿，从而减轻水肿对局部组织的损伤，起到局部治疗作用。同时，也可采取抬高患肢和局部冷敷的方法辅助治疗，以尽快消除组织水肿。24h 内冷敷，使血管收缩，减少渗入皮下组织药物的吸收从而减轻局部组织的损害，减轻疼痛；24h 后可以采用热敷的方法，以增加局部血液循环，促进渗出液的吸收并有助于炎性反应的消退。

习 题 二

（1）简述无影灯的光学原理。

（2）无影灯按光源不同一般可分为哪几类？

（3）简述整体反射无影灯的灯头各个组件的作用。
（4）简述以 LED 与透镜组合为光源的 LED 无影灯的光学组件的基本构成。
（5）简述以 LED 和反光碗组合为光源的 LED 无影灯的单组光源组件的基本构成。
（6）简述 LED 无影灯相对于孔式无影灯和整体反射无影灯的优点。
（7）手术床按驱动和控制方式不同一般可分为哪几类？
（8）简述电动液压手术床的工作原理。
（9）电动液压手术床的液压系统中主要包括哪些器件？
（10）简述电动液压手术床的限位保护电路的工作原理。
（11）简述电动液压手术床的主要特点。
（12）列举 5 个常用的手术体位。
（13）简述输注泵的用途。
（14）从工程学的意义上来说，静脉液体输注的关键技术主要包括哪几点？
（15）输液泵与微量注射泵有什么区别？
（16）简述输液泵控制系统的组成及各自的作用。
（17）简述输液泵的主要功能。
（18）简述指状蠕动泵的工作原理。
（19）简述全挤压式指状蠕动泵的特点及优缺点。
（20）简述半挤压式指状蠕动泵的特点及优缺点。
（21）简述输液泵超声波透射型气泡检测的原理。
（22）简述微量注射泵注射器的推注原理。
（23）如何识别微量注射泵所用注射器规格？
（24）简述微量注射泵管路阻塞的检测原理。
（25）简述高压注射器的基本功能。
（26）简述造影剂的作用。
（27）简述在心血管造影检查中高压注射器的作用。
（28）简述双针筒高压注射器的工作原理。
（29）简述蠕动泵高压注射器的工作原理。

第三章 麻 醉 机

麻醉机（anesthetic machine）是一种可以对多种气体和挥发性麻醉药进行精确输送和调控，支持与辅助患者呼吸的专用医疗设备。麻醉机的基本任务是支持吸入麻醉及在麻醉过程中的呼吸管理。

第一节 吸 入 麻 醉

自 1846 年乙醚吸入麻醉得到医学界认可以来，吸入麻醉管理设备已经由早期的乙醚吸入器、氯仿吸入器、开放点滴面罩等简单器械，发展到 20 世纪 50 年代后的由供气系统、流量控制系统、麻醉蒸发器和麻醉回路构成的现代麻醉机。20 世纪 80 年代，麻醉通气系统和麻醉废气清除系统逐渐成为麻醉机的重要功能模块。其后，患者生理监测、麻醉信息管理及计算机网络开始纳入麻醉机的技术管理系统，这种集吸入麻醉、呼吸管理、生理监测、信息处理和网路功能为一体的复合设备，构成了现代麻醉工作站（anesthetic workstation）。

一、麻 醉

麻醉（anesthesia）是指通过物理或化学方法，致使患者的整体或局部暂时性地失去感觉，呈现可逆性的意识消退、痛觉丧失、肌肉松弛和反射抑制，为手术治疗或其他医学诊疗提供条件。

（一）麻醉的分类

麻醉主要分为全身麻醉（general anesthesia，简称全麻）、椎管内麻醉（intravertebral anesthesia）和局部区域阻滞麻醉（local block anesthesia），它们的基本作用是有针对性的在人体不同部位阻断痛觉的传导。临床上，麻醉医生可以根据手术或医学诊疗要求和患者情况选择适宜的麻醉措施。常用的麻醉方法分类见表 3-1。

表 3-1 麻醉方法分类

分类	麻醉方法	麻醉药作用方式	作用部位
全身	吸入麻醉	经呼吸道吸入	中枢神经系统
麻醉	静脉麻醉	静脉注射或静脉滴注、泵注	
	静吸复合麻醉	静脉输注与呼吸道吸入联合应用	
椎管内麻醉	脊椎麻醉	局麻药注入蛛网膜下腔	蛛网膜下腔脊神经
	硬膜外麻醉	局麻药注入硬膜外腔	硬膜外腔脊神经
	脊椎-硬膜外联合麻醉	局麻药注入蛛网膜下腔+硬膜外腔	蛛网膜下腔+硬膜外腔脊神经
	骶管阻滞	局麻药注入骶管腔	骶管腔骶神经

续表

分类	麻醉方法	麻醉药作用方式	作用部位
局部区域阻滞麻醉	表面麻醉	局麻药涂敷、喷、滴	黏膜、皮肤
	局部浸润麻醉	局麻药浸润注射	神经末梢
	区域阻滞	局麻药注射	神经末梢、神经干
	周围神经阻滞	局麻药注射	神经干、坐、节
	静脉局部麻醉	止血带下静脉注入	神经干、神经末梢

临床上，通常将两种或两种以上的麻醉药物和麻醉方法复合应用，称为复合麻醉，目的是充分发挥各种麻醉的优势，达到最佳的麻醉效果。

（二）吸入麻醉与静脉麻醉

麻醉药经呼吸道吸入或静脉输注、肌内注射进入体内，在中枢神经系统产生抑制作用，临床表现为神志消失、全身痛觉丧失、遗忘、反射抑制和一定程度的肌肉松弛，这种方法称之为全身麻醉。目前，临床全身麻醉主要使用吸入麻醉、静脉麻醉及这 2 种方法联合应用的复合麻醉。吸入麻醉和静脉麻醉的应用，如图 3-1 所示。

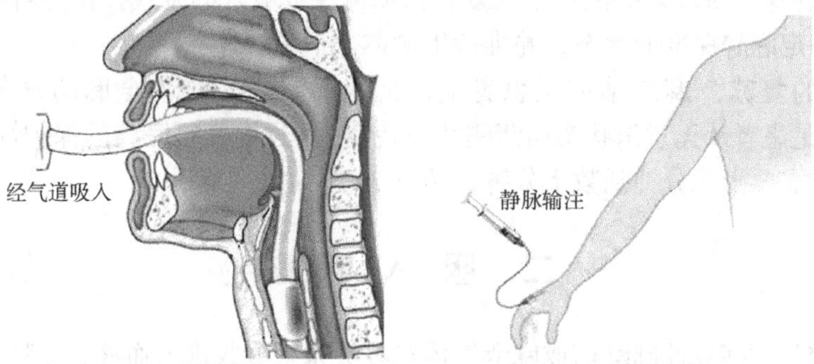

图 3-1　吸入麻醉与静脉麻醉

吸入麻醉和静脉麻醉是当今全身麻醉最常用的 2 种方法，它们的区别主要在于麻醉药进入患者体内的路径不同，两者的麻醉效果各有优势。吸入麻醉与静脉麻醉的效果比较见表 3-2。

表 3-2　吸入麻醉药与静脉麻醉药的效果比较

吸入麻醉药	静脉麻醉药
诱导效慢、诱导过程有兴奋期	起效快、诱导迅速、无兴奋期
有镇痛效应	基本无镇痛作用
有肌松作用	无肌松作用
术后多见恶心呕吐	术后恶心、呕吐发生率低
需要复杂的麻醉设备	所需麻醉设备简单
操作简单、可控性好	操作可控性差
有环境污染	无环境污染
基本不代谢	代谢物可能有药理活性
个体差异小	个体差异大

由于静脉麻醉的起效快、诱导迅速、无兴奋期，因此，临床上多采用静脉快速诱导，静脉及吸入复合维持的麻醉方式。

（三）全身麻醉过程

全身麻醉的过程包括 3 个阶段，即诱导、维持和复苏。

1. 全麻的诱导 患者由清醒进入意识消失的麻醉状态，称为全麻的诱导（induction of anesthesia）。麻醉诱导的方法与选用的药物，主要取决于患者的病情、预计气管插管的难易程度及麻醉医生的经验和设备条件等。此外，还应适当考虑患者的意愿。常用的诱导方法有以下几种。

（1）静脉快速诱导：静脉诱导具有快速、方便、平稳、安全等优点，是目前最常用的诱导方法。

（2）吸入麻醉诱导：这种方法主要用于小儿麻醉和某些特殊情况，如重症肌无力患者。

（3）保持自主呼吸的全麻诱导（俗称为“慢诱导”）：慢诱导主要用于预计气管内插管困难或不易保持呼吸道通畅的患者。

2. 全麻的维持 全麻诱导完成至停用麻醉药的这一阶段，称为全麻的维持（maintain anesthesia）。在这一阶段麻醉医生采用复合药物输注或吸入的方式，使患者始终处于可满足手术的有一定麻醉深度的状态，并维持生命体征平稳。

3. 全麻的复苏 麻醉结束至患者复苏的这一阶段，称为全麻的复苏（anesthesia awakening），是患者从无意识状态向清醒状态转变，并逐渐恢复完整的保护性反射的过程。麻醉复苏一般需要十几分钟到数十分钟，超过 3h 则为复苏延迟。

二、吸入麻醉

吸入麻醉是指挥发性麻醉药或麻醉气体经呼吸系统吸收进入血液，在脑组织中达到一定分压，从而抑制中枢神经系统，产生全身麻醉（神志、感觉、运动及反射方面的抑制）的方法。目前，临床上主要是通过麻醉机向患者输出浓度精确的吸入麻醉药，从而实现全身麻醉。

（一）吸入麻醉的药物

吸入麻醉是应用最早的麻醉方法，历史上吸入麻醉曾经使用过的多种药物，其中部分药物因易燃或毒性较大而逐渐被淘汰。目前，除了常温下的氧化亚氮（俗称“笑气”）是气体外，其他麻醉药均为液体，液态麻醉药物需要通过专用的装置（蒸发器）使其挥发、气化，再与氧气混合后进入患者的呼吸系统。因此，这类药物称为挥发性吸入麻醉药，相对于笑气较弱的麻醉效能，它也称为强效麻醉药。吸入麻醉药物见表 3-3。

表 3-3 吸入麻醉药物

中文名	英文名	首次使用（年）	现状
乙醚	diethyl ether	1842	已淘汰
笑气	nitrous oxide	1844	使用中
氯仿	chloroform	1847	已淘汰
环丙烷	cyclopropane	1933	已淘汰

续表

中文名	英文名	首次使用（年）	现状
三氯乙烯	trichloroethylene	1934	已淘汰
氯乙烯醚	fluroxene	1954	已淘汰
氟烷	halothane	1956	已淘汰
甲氧氟烷	methoxyflurane	1960	已淘汰
安氟醚	enflurane	1974	使用较少
异氟醚	isoflurane	1980	使用中
地氟烷	desflurane	1992	使用中
七氟醚	sevoflurane	1995	使用中

由于上述吸入麻醉药中包括挥发性液体，因此，挥发性液体需要在蒸发器（挥发罐）中实现液相到气相的转化。目前，吸入麻醉药主要使用4种挥发性液体，为了加以区别和安全应用，标准规定使用不同的颜色代表指定的吸入麻醉药。4种常用的吸入麻醉药及其对应颜色规定，见表3-4。

表3-4 4种吸入麻醉药及其对应颜色规定

中文名	英文名	缩写	颜色
安氟醚	enflurane	ENF	橘黄色
异氟醚	isoflurane	ISO	紫色
七氟醚	sevoflurane	SEV	黄色
地氟烷	desflurane	DES	蓝色

麻醉药与其对应的蒸发器，如图3-2所示。

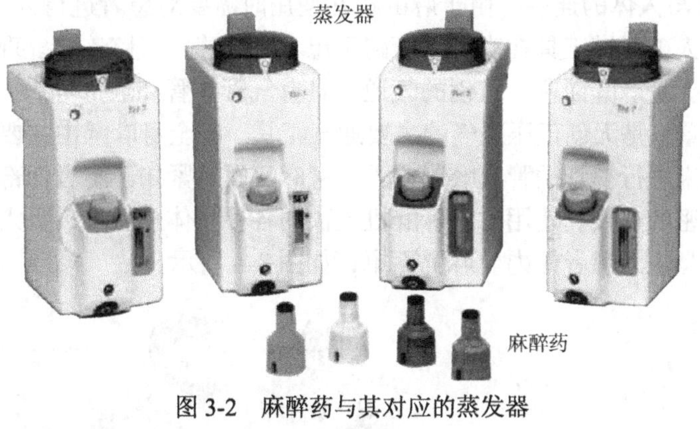

图3-2 麻醉药与其对应的蒸发器

影响吸入麻醉药进入体内的主要因素有以下几点。

（1）麻醉药的吸入浓度：麻醉药的吸入浓度越高，肺泡中麻醉药的浓度也越高，弥散到血液循环系统并进入体内的吸入麻醉药就会越多。因此，通过增加或减少蒸发器的输出浓度和氧气流量，可以调节麻醉药的吸入浓度。

（2）肺泡分钟通气量：当增加潮气量和呼吸频率时，肺泡分钟通气量也会增加，从而在单位时间内有更多的吸入麻醉药进入体内。

（3）心输出量：一般是指一侧心室每分钟射血的总量，其数值可以由每搏输出量乘以心率获得。心输出量增加，肺泡的血流量增加，血流从肺泡中带走并进入体内的吸入麻醉药也会随之增加。

（4）吸入麻醉药的血/气分配系数：是指在正常体温条件下，吸入麻醉药在血和气两相中达到平衡时的浓度比值（即吸入麻醉药在血中的溶解度）。血/气分配系数与吸入麻醉药的可控性有密切关系，麻醉药在血中的溶解度越低，在肺泡、血液及中枢神经系统中分压会迅速上升，因而具有更高的可控性。

（5）吸入麻醉药的油/气分配系数：油/气分配系数越高，越容易进入脂质的神经细胞膜，吸入麻醉强度也就越大。

（二）吸入麻醉的实施方法

吸入麻醉是通过挥发性麻醉药或麻醉气体经呼吸道进入肺泡，使肺泡中吸入麻醉药的分压上升，在分压差的驱动下，吸入麻醉药以弥散的方式跨过肺泡膜进入血液循环，到达中枢神经系统后产生全身麻醉作用。吸入麻醉的实施流程图，如图 3-3 所示。

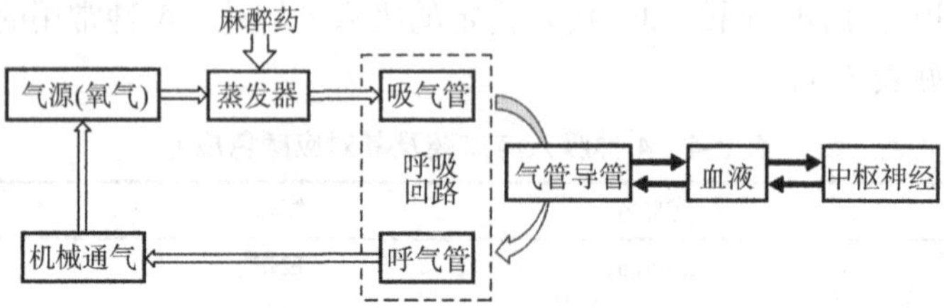

图 3-3　吸入麻醉实施流程图

挥发性液体麻醉药经蒸发器转换成为气相，由气源提供的氧气将气相麻醉药输送到呼吸回路，通过麻醉面罩、气管导管、喉罩等人工气道工具进入患者的呼吸系统，血液携带的麻醉药在脑组织中达到一定浓度后，抑制中枢神经系统，产生全身麻醉。

1. 麻醉通道与人体的连接　由于麻醉机在使用时需要对患者进行人工正压通气，因此需要通过专用的人工气道工具在麻醉机管路和患者之间建立气路连接。现阶段，临床上无创的气道工具主要是麻醉面罩，有创的气道工具有气管导管和喉罩等。

（1）麻醉面罩：是无创正压通气的主要通气工具，在全身麻醉中主要用于麻醉诱导阶段。由于此时尚未进行气管插管或喉罩置入，将麻醉面罩紧扣于患者面部，可在麻醉机和患者之间建立紧密的连接。使用时，麻醉机提供的各种气体（氧气、吸入麻醉药等）通过麻醉面罩及口、鼻进入患者体内。麻醉面罩，如图 3-4 所示。

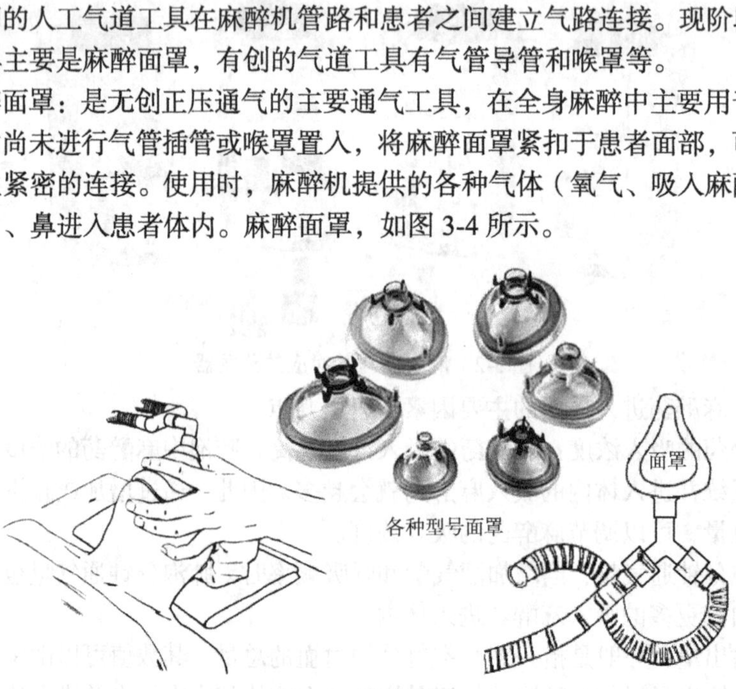

图 3-4　麻醉面罩

（2）气管导管：将一特制的气管内导管经声门置入气管的技术称为气管插管，这一技术可以为气道通畅、通气供氧、呼吸道吸引和防止误吸等提供最佳条件。

气管导管与气管插管，如图 3-5 所示。

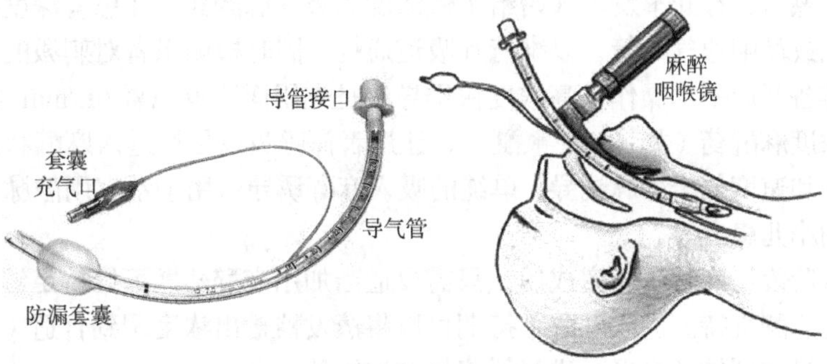

图 3-5　气管导管与气管插管

气管导管（endotracheal tube）是一种特制的导管，由导气管、防漏套囊（充气口为单向活瓣）、导管接头 3 部分构成。导气管的前端插入气管后（成人一般为声门下 5cm 左右），将套囊充气，封堵导管和气管壁的间隙，导管接头连接麻醉机，与麻醉机的内部结构形成一个封闭的麻醉呼吸回路，使麻醉机可以对患者进行人工正压通气。

（3）喉罩（laryngeal mask）：是另一种常用的人工气道工具，安置于喉咽腔，用气囊封闭食管和喉咽腔，经喉腔进行通气。同样，喉罩可以与麻醉机的呼吸管路连接，构成一个完整的呼吸回路。喉罩与气管导管最根本的区别在于它没有进入气管内，属于声门上的人工气道，与气管导管相比优点是创伤更小、更为舒适，常用于一些困难气道、短小的手术。缺点是适应证较为局限，使用时间较短（建议手术时间 $<2.5h$），并受到手术体位的限制，故喉罩一般应用于仰卧位中小手术的麻醉。喉罩与喉罩安放，如图 3-6 所示。

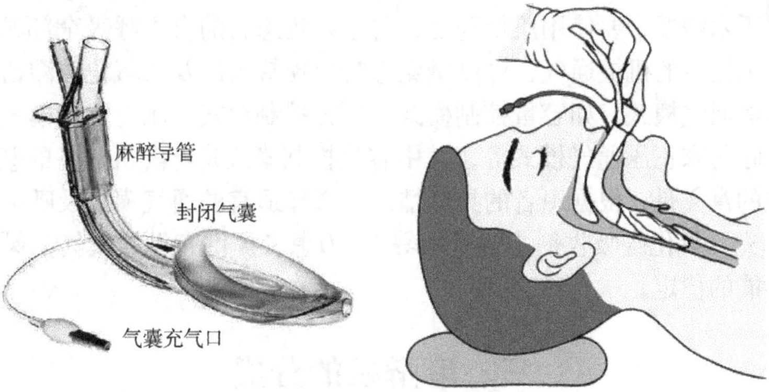

图 3-6　喉罩与喉罩安放

2. 吸入麻醉的实施　吸入麻醉过程分为 3 个阶段，即诱导、维持和复苏。在这 3 个阶段中，麻醉医生通过调整蒸发器的麻醉药输出浓度、氧流量及呼吸参数，可以控制吸入麻醉药浓度及扩散速度，从而完成对患者吸入麻醉的阶段控制。

（1）诱导阶段：患者从清醒状态转变为可以进行手术操作的麻醉状态的过程称为麻醉诱导，这一过程需要以较快的速度将较高浓度的麻醉药吸入到体内。诱导周期通常为数分钟至数十分钟，其诱导时间主要取决于麻醉药物作用的快慢、患者的耐受状况及麻醉操作。吸入麻醉药进入患者呼吸道以后，在肺泡经过气/血交换进入到血液系统，再由血液循环输送到大脑、脊髓等中枢神经系统，直接对中枢神经系统产生抑制，从而实现全身的麻醉效应。吸入麻醉药很少在体内代谢，绝大多数经过血液系统再回到肺泡，周而复始，达到气/血交换的平衡。

麻醉诱导分为浓度递增的慢诱导法和高浓度的快诱导法。慢诱导法通过麻醉面罩进行充分的吸氧去氮后，打开蒸发器开始给予低浓度的吸入麻醉药，让患者深度呼吸，如果需要可插入口咽或鼻咽通气导管，以维持呼吸道通畅，同时检测患者对刺激的反应，若反应消失，则可准备开展手术操作。高浓度快诱导法是先用面罩吸纯氧 6L/min 去氮 3min，然后，吸入高浓度麻醉药（如 8%七氟醚），让患者深呼吸以尽快进入麻醉状态。吸入麻醉诱导的舒适性和速度低于静脉诱导，单纯的吸入麻醉诱导适用于不宜用静脉麻醉及不易保持静脉开放的小儿患者等。

（2）维持阶段：麻醉诱导完成后，只需要适当加用麻醉药即可维持足够的麻醉深度，这个阶段称为麻醉维持。进入麻醉维持期可以将蒸发器输出浓度调到合适（比诱导期低）的浓度，氧流量调到较低水平，进行低流量麻醉维持。

吸入麻醉维持可采用吸入挥发性麻醉药及麻醉气体、复合应用静脉麻醉药或麻醉性镇痛药，可以应用肌松药，也可以采用复合区域阻滞。维持阶段在满足手术要求的条件下，还应满足患者无痛、无意识、肌肉松弛及器官功能正常、应激反应得到抑制、水电解质及酸碱保持平衡、丢失血液得到及时补充等手术要求。手术中，根据手术特点、术前用药及患者对麻醉和手术刺激的反应调节麻醉深度。在分钟通气量不改变时，可以通过调节挥发罐开启浓度和增减新鲜气流量改变麻醉深度。

（3）复苏阶段：吸入麻醉患者的复苏可以看作是吸入麻醉药的洗出过程。停止麻醉时，首先关闭蒸发器，再将氧流量增高，以加速肺泡气中的麻醉药周转至体外，实现麻醉药的排出。当肺泡内的麻醉药分压降到较低水平后，麻醉效应逐渐消失，患者复苏。

3. 吸入麻醉的呼吸管理 吸入麻醉通过麻醉机提供的各种机械通气模式，实现对患者的呼吸管理。当患者处于麻醉状态特别是全身麻醉状态时，常会出现中枢性的呼吸抑制，有时为了满足手术需要，要使用肌松药物，将会导致患者的自主呼吸全部或部分消失。因此，通过麻醉机提供的机械通气，可以避免患者出现缺氧以及二氧化碳潴留。麻醉呼吸机应能提供不同的通气模式，如容量控制模式、压力控制模式、压力支持模式、同步间歇指令通气模式、呼气末正压通气模式等，其中容量控制模式是麻醉机必备的基本通气模式。

呼吸管理的意义是，根据患者的具体情况，选择适宜的通气模式及呼吸参数、调节氧流量并及时补充二氧化碳吸收剂（钠石灰等），为患者提供充足的氧气，保证患者在麻醉过程中呼吸功能的稳定。

三、麻醉机的分类

麻醉机是对患者输送挥发性麻醉药的专用设备，其基本原理图，如图 3-7 所示。

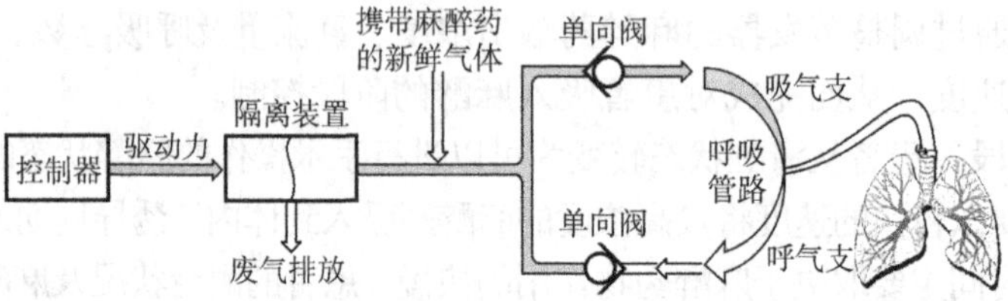

图 3-7 麻醉机基本原理图

吸气时，吸气支的单向阀推开，呼气支的单向阀关闭，气体被压入患者的肺中。呼气时，呼气支单向阀被推开，吸气支单向阀关闭，患者的肺脏通过自身的弹性收缩将气体排出。新鲜气体可以补充患者必需的氧气，并同时携带适量的麻醉气体。由于患者呼出气体中含有一定量的麻醉气体，因此，麻醉机通过隔离装置可以回收麻醉气体，对手术室环境仅排放废气。

（一）根据驱动控制方式分类

对于没有自主呼吸能力的患者，在吸气时，需要借助于外部驱动力，将新鲜气体压入至患者的呼吸道。如果这个外部的驱动力由气体产生的，称为气动；如果驱动力是由电气产生，则称为电动。另外，麻醉机还需要控制器来实现控制通气的节律，那么，如果控制器由气体控制，称为气控；如果控制器是由电气控制，则称为电控。因此，麻醉机通常分为气动气控麻醉机、气动电控麻醉机和电动电控麻醉机。

1. 气动气控麻醉机 是早期麻醉机的结构形式，它的驱动动力与机械通气均是由气体控制。这种麻醉机由于原理简单，可实现的功能有限，难以满足现代的临床需求，因而这一通气方式已基本被淘汰，当前仅限应用于兽类或某些特殊的医疗环境（如 MRI 的高磁场环境）。气动气控麻醉机的原理示意图，如图 3-8 所示。

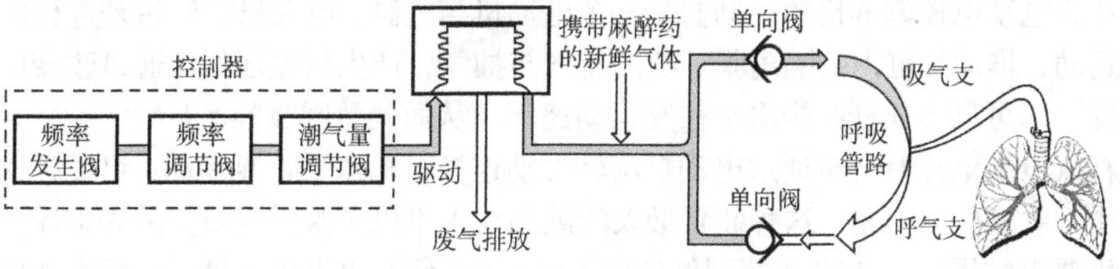

图 3-8 气动气控麻醉机原理示意图

气动气控麻醉机的控制器由频率发生阀、频率调节阀、潮气量控制阀等组成，这 3 个阀均由气体控制。频率发生阀与频率调节阀协同动作完成对呼吸频率的控制，潮气量控制阀则可以控制潮气量。控制器控制输出的驱动气体推动折叠囊上下运动，产生呼吸通气，风箱罩和折叠囊在此起到隔离作用。

2. 气动电控麻醉机 是以气体作为驱动动力，通过电力控制通气的麻醉机。气动电控麻醉机的原理示意图，如图 3-9 所示。

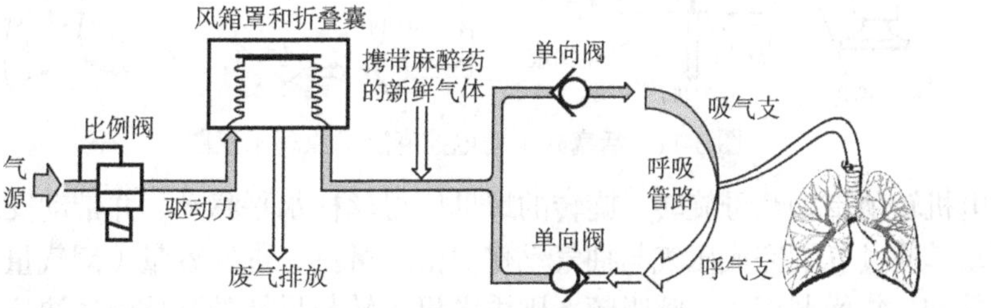

图 3-9 气动电控麻醉机原理示意图

气动电控麻醉机的控制器实际上是一个电气控制的比例阀。比例阀通过程序控制，产生有节律的驱动气体推动折叠囊往复运动，以产生呼吸需要的机械通气。气动电控麻醉机的通气动力是气体，呼吸的节律和潮气量则由电气控制。现阶段临床应用的麻醉机基本都是气动电控麻醉机，本教材后续将主要介绍气动电控麻醉机。

气动电控麻醉机的特点有以下几点。

（1）以高压气源为动力，运行更加安全。

（2）结构简单，反应迅速。

（3）故障率较低，通过上升式风箱，可以观察通气及气体泄漏状态。

临床上使用气动电控麻醉机时，必须考虑发生临时停电的应急措施。

3. 电动电控麻醉机 是完全使用电气驱动的麻醉机，与气动电控麻醉机主要的不同在于它的驱动力也是靠电气装置实现的。针对如何产生具有一定气压的驱动力，目前电动电控麻醉机主要有连杆式和涡轮机式 2 种原理方式。

（1）连杆式电动电控麻醉机：原理示意图，如图 3-10 所示。

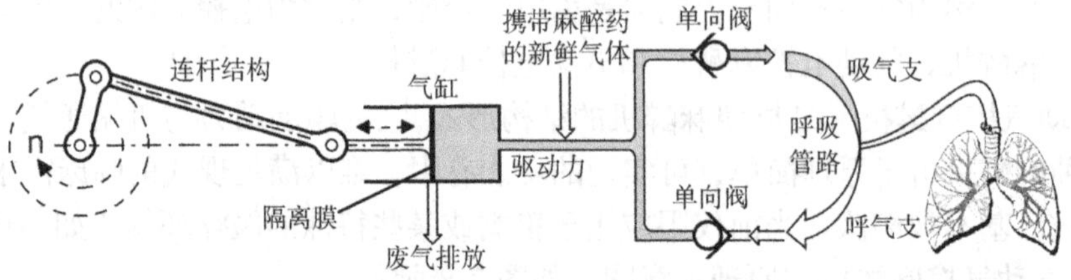

图 3-10　连杆式电动电控麻醉机原理示意图

连杆式电动电控麻醉机的控制器是一个电动机与气缸，电动机旋转带动连杆结构的水平往复运动，推动气缸内的隔离膜不断的排气与抽气，产生机械通气。通过改变电动机的转动速度，即可调整连杆结构水平往复运动速率，从而调整呼吸频率。

连杆式电动电控麻醉机通过电动机旋转带动连杆结构水平往复运动，可以控制排气与抽气产生呼吸通气。但是，这种装置最大的缺陷在于难以调整进气量。随着临床上对于通气精确度要求的提高，1988 年德国德尔格（Dräger）研发出世界上第一台活塞式电动电控的麻醉机。这类麻醉机由步进电机驱动活塞位移，可以将钢性腔体（气缸）内的气体按设定容量输送给患者，使临床的“潮气量精确输送”成为可能。活塞式电动电控麻醉机的原理示意图，如图 3-11 所示。

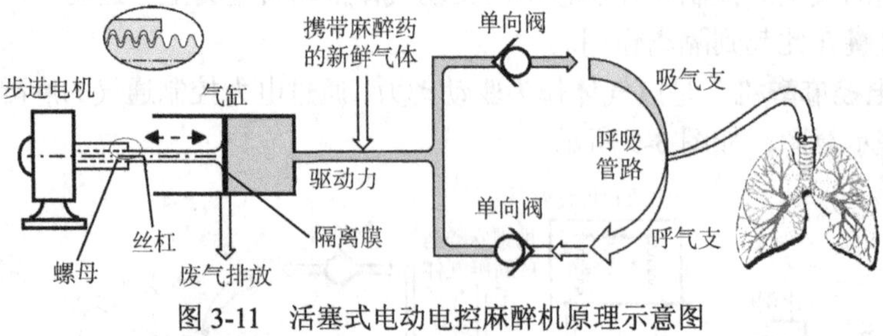

图 3-11　活塞式电动电控麻醉机原理示意图

步进电机转动带动螺母旋转，旋转的螺母使得丝杠水平移动，并带动安装在丝杠前端隔离膜活动，通过气缸完成压气与抽气动作。由此可见，进气容量（潮气量）取决于电机的旋转圈数和气缸横截面积，呼吸频率则由电机正转与反转的配比时间决定，因此，通过调整步进电机的驱动电脉冲，可以精确地控制呼吸机的潮气量和呼吸频率。

（2）涡轮机式电动电控麻醉机：原理示意图，如图 3-12 所示。

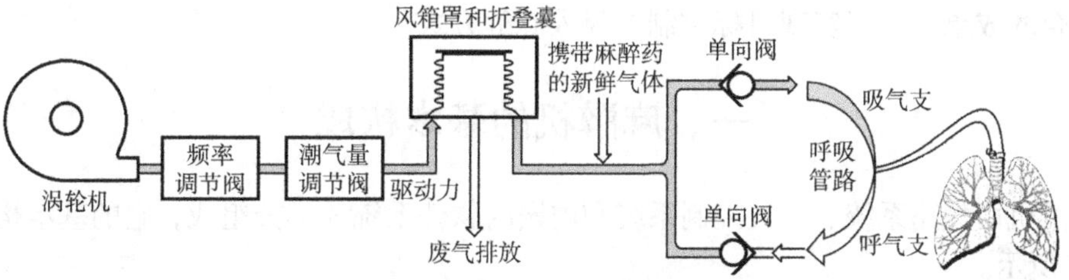

图 3-12 涡轮机式电动电控麻醉机的原理示意图

涡轮机式电动电控麻醉机的原理与气动电控麻醉机相似，只不过它的气源是涡轮机。涡轮机的作用就是产生一定气压的压缩空气，通过压缩空气来增加进气量，以产生麻醉机所需要的驱动力。

（二）根据应用目的分类

根据应用目的，麻醉机可以分为：普通麻醉机、便携麻醉机、MRI 麻醉机、兽用麻醉机等。

1. 普通麻醉机 是指临床常用的麻醉机，通常具有吸入麻醉、呼吸管理、监测和数据输出等功能。

2. 便携麻醉机 是指用于急救或转运的麻醉机。便携麻醉机因为要用于院外的急救和转运，所以它的体积小、重量轻、便于携带，具有配备电池供电功能。便携麻醉机具有吸入麻醉、呼吸管理和监测功能，通常不要求数据输出。

3. MRI 麻醉机 是指可应用于核磁共振成像环境的麻醉机。由于在 MRI 环境下，普通的电子设备无法正常运行，所以 MRI 麻醉机主要是纯机械的气动气控麻醉机，它只有吸入麻醉和呼吸管理功能。

4. 兽用麻醉机 是专门应用于动物的麻醉机。不同的动物其体形和呼吸通路不同，对麻醉机通气要求也存在差异。例如，小猫的体形类似婴儿、大狗的体形类似成人、牛马的体形比成人还大、还有其他体形更大或更小的动物。由于兽用麻醉机现在还没有统一标准，所以通常改造使用气动气控麻醉机或者应用简单的普通麻醉机。兽用麻醉机的通气模式一般比较简单，也没有数据输出的功能。

第二节 麻醉机工作原理

麻醉机是支持吸入麻醉的专用医疗设备，它的基本临床作用有以下几点。

（1）按预设比例精确提供氧气和麻醉气体。

（2）实施可控的机械通气及辅助通气。

（3）通过对呼吸回路的监控，为患者提供安全的通气支持。

早期麻醉机结构比较简单，主要是利用气压表、乙醚蒸发瓶、呼吸管路及控制阀门等构成的机械装置，但其机械通气时需人工操作。之后，陆续开始引用蒸发器、气体供应系统、残气吸附器、简易呼吸器等。随着科学技术的进步，麻醉机已经发展到技术相对成熟阶段，现代麻醉机具有二氧化碳浓度、氧浓度、气道压力、呼吸频率、气体流量等监测功能，可以实时监测呼吸回路的各项通气指标，并能及时报警和提示故障类型。特别是麻醉工作站的出现，使麻醉机技术上升到一个新的高度，麻醉工作站是麻醉机与麻醉监护技术有机结合的成果，可以实现目标控制的吸入麻醉方式。

一、麻醉机的基本构成

麻醉机由气路系统、电气控制系统和内嵌的软件系统 3 部分组成，它的基本构成，如图 3-13 所示。

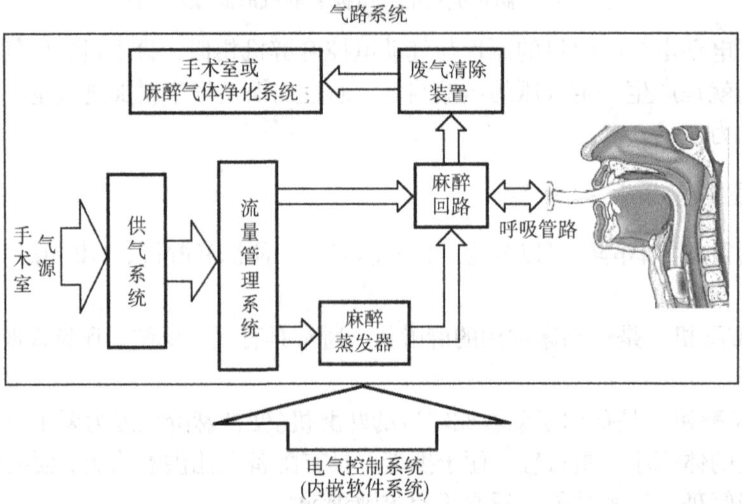

图 3-13 麻醉机基本构成

1. 气路系统 麻醉机的气路系统可以分为 5 个组成部分，即供气系统、流量管理系统、麻醉蒸发器、麻醉回路和废气清除装置。

（1）供气系统是接入手术室气源，对气源进行压力调节和分配的装置。供气系统中内置多个传感器，可以为电气系统提供多路气源状态的电气检测信息。

（2）流量管理系统是对气体进行分配与控制的管理装置。流量管理系统将气体分为 2 部分，一部分输入至麻醉蒸发器，并按预知比例携带麻醉气体进入麻醉回路；另一部分气体直接进入麻醉回路。流量管理系统中有各种传感器和控制阀，电气系统通过采集各路传感器的信号检测气体的流动状态，并由各种控制阀来控制麻醉机的相应操作。

（3）麻醉蒸发器：也称为麻醉挥发罐、麻醉蒸发罐，是麻醉机输入挥发性麻醉药物的重要组成部分。麻醉蒸发器的质量不但标志着麻醉机的制造水平，也关系到吸入麻醉的临床效果与成败，直接涉及患者的麻醉安全。麻醉蒸发器的基本原理是利用周围环境温度和热源的变化，将麻醉药物转换成蒸发气体，通过一定容量的载气（一部分气体携带饱和麻醉气体）形成预设浓度的麻醉蒸汽流直接进入麻醉回路。

（4）麻醉回路是患者气体交换的装置。麻醉回路的一端连接患者的呼吸系统，另一端接废气清除装置。同样，麻醉回路中也有各种传感器，通过传感器的信号采集系统可以检测呼吸回路的运行状态。

（5）废气清除装置利用负压原理，收集麻醉机内多余的残气和患者呼出的废气，并通过管道将其排出手术室，以免造成手术室内的空气污染。

2. 电气控制系统 麻醉机的电气控制系统分为电源管理系统、检测与控制系统、用户界面系统和报警系统。通常低端麻醉机的控制系统会比较简单，通常将这 4 个系统简化为一至两块电路板。高端麻醉机相对复杂，有多块控制电路板，其内部嵌有智能控制软件。

（1）电源管理系统负责整机的供电和开关机管理。手术室专用工频电源接入麻醉机的电源管理系统，电源管理系统将 220V 交流电转换成各种直流电压，为麻醉机的各电气控制系统供电。电源管理系统还承担备用电池的管理与使用，其中包括交流电源断电后备用电池的自动切换、供电电源的逆变、备用电池的自动充电和充电控制等。

（2）检测与控制系统主要承担各种传感器的检测、各种阀的控制，同时实现各种复杂的通气模式算法。麻醉机上所有传感器的信号输出端都与其控制系统连接，检测与控制系统会将各个传感器的检测信号进行单独处理，并通过计算转换成流速、压力等物理量。检测与控制系统根据用户的设置和采集到的传感器数据，通过内嵌于单片机的软件系统运算后，实时控制各种电磁阀的机械动作，实现不同的通气模式。

（3）用户界面系统是供用户观察和操作的平台，通常包括电路板、显示屏、按键、飞梭按键等。麻醉机各系统的信息都要汇集到用户界面系统，并实时地显示，如波形显示、数据显示、报警显示等。同时，用户还可以在用户界面系统上进行麻醉机的各种操作与设置，如通气模式设置、通气参数设置和报警参数设置等。

（4）报警系统负责检测并判断报警状态，发送报警信息和执行报警操作。报警系统能实时检测麻醉机各系统的状态，判断是否需要警示。报警系统如果发现麻醉机处于需要警示的状态，立刻会向用户界面系统发送相关的报警信息，由用户界面系统显示。对于一些严重、特殊的状态，报警系统不仅可以发送报警信息，还会立刻自动执行某些保护性操作，使麻醉机切换到相对安全的运行模式。

本节以谊安 AG50 麻醉机为例介绍麻醉机的工作原理。AG50 麻醉机，如图 3-14 所示。

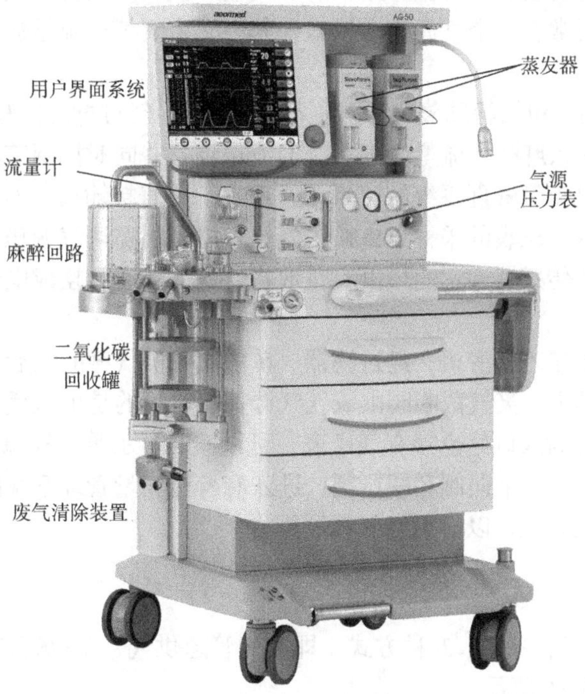

图 3-14　AG50 麻醉机

二、供 气 系 统

通过麻醉机的供气系统，可以实现手术室气源的接入、过滤、减压和分配等功能。供气系统的运行原理框图，如图 3-15 所示。

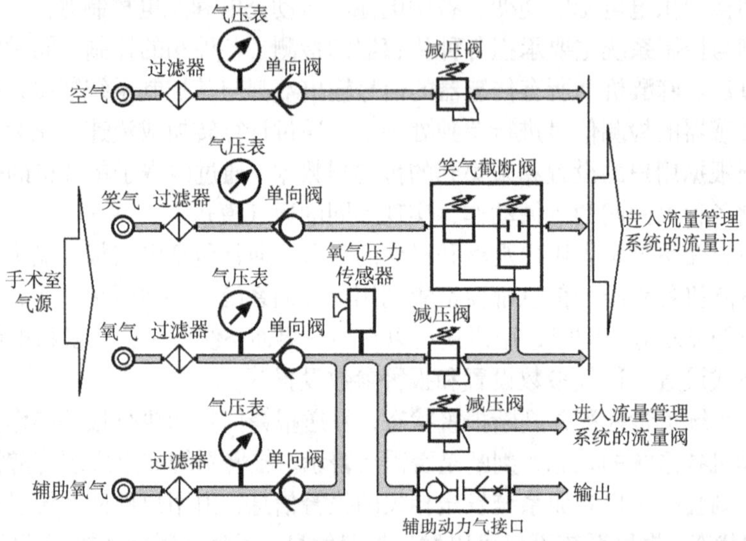

图 3-15 供气系统运行原理框图

麻醉机需要的气源有 3 种气体，即：氧气、空气和笑气（氧化亚氮）。按照麻醉机使用的国家标准，麻醉机还需要提供一路辅助氧气输入接口，以备主氧气气源发生故障时使用。所以，麻醉机通常有 4 个气源输入接口，其中 2 个氧气气源是强制配置，空气气源和笑气气源可以选配。

手术室氧气气源（包括辅助氧气源）接入麻醉机后，经过过滤器和单向阀后分成 3 路，一路经过减压阀，进入麻醉机流量管理系统的流量计，并同时控制笑气截断阀；另一路经减压阀，进入麻醉机流量管理系统的流量阀；还有一路直接输出，作为辅助动力气接口。各气源的接口处设有气压表的采样点，接入气压表能实时监测气源压力。同时，在气源的入口还接有氧气压力传感器，它们可以实时地将气源的状态转换成电信号，并传送到电气控制系统。

手术室笑气气源接入麻醉机，经过滤器、单向阀和笑气截断阀后，进入麻醉机流量管理系统的流量计。其中，笑气截断阀由氧气气源控制，目的是确保氧气供气不足时能及时关断笑气。笑气气源的入口处也接有气压表，可以实时显示笑气气源的压力。

空气气源经过滤器、单向阀和减压阀，进入麻醉机流量管理系统的流量计。空气气源的入口处也有气源压力表，以显示空气气源压力。

（一）气源

麻醉机的气源供给一般有 3 种方式，即集中管道供气、单机管道供气和直接供气。3 种供气方式，如图 3-16 所示。

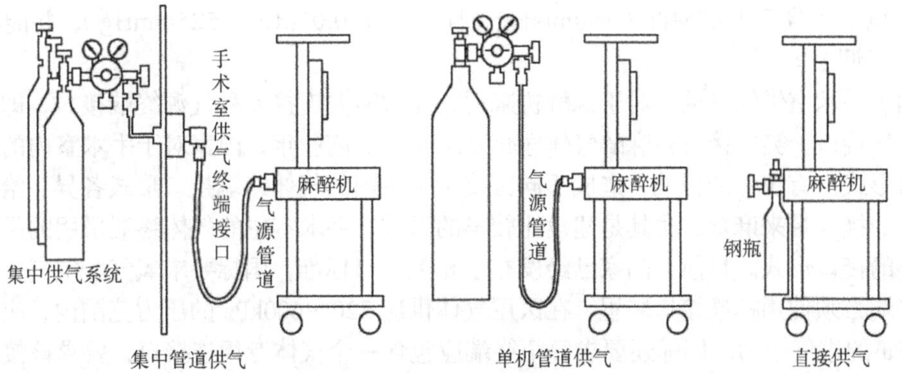

图3-16 麻醉机的3种供气方式

目前，国内大多数医院都建设了医院集中供气系统，手术室内的墙壁（或塔桥）都备有供气终端接口，通过气源管道可以连接麻醉机。现在也有部分医院或者科室没有集中管道供气系统，麻醉机只能应用单机管道供气，即使用医用气瓶，连接气瓶高压减压器，然后用气源管道接到麻醉机。麻醉机一般都有气瓶安装支架（YOKE 装置），可以放置气瓶直接为麻醉机供气。YOKE 装置能实现气瓶接口连接、气瓶固定和减压等功能。由于国标规定接入麻醉机的气源均为低压，所以，直接由钢瓶的供气必须要经过减压才能接入到麻醉机。

1. 医院集中供气系统（hospital central gas supply system） 又称为生命支持供气系统，用于维系危重患者的氧气供给，促进患者康复，驱动各种医用治疗工具等。医院集中供气系统包括：医用中心供氧系统、压缩空气供应及应用系统、手术室的氮气、二氧化碳、笑气供应及应用系统、医用中心吸引系统、手术室麻醉气体净化系统等。

（1）医用中心供氧系统（medical center of oxygen supply system）：主要用于医院的集中供氧，由中心供氧站、管道、阀门及终端送氧插头等组成。医用中心供氧系统氧气气源集中在中心供氧站，气源氧气通过减压装置和管道输送到手术室、急救室、治疗室和各个病房的终端处。

中心供氧站是集中存放医院氧气气源的科室。中心供氧站供氧方式有氧气瓶组供氧、液氧供氧及液氧与气瓶组联合供氧。氧气瓶组供氧由高压氧气瓶、汇流排、减压装置、管道及报警装置等组成，它的关键装置是汇流排。汇流排通过管道、阀门和仪表等器件，可以连接多个氧气瓶。氧气瓶组供氧汇流排必须有2组（或多组）气瓶，通过自动（或手动）的切换方式，实现各氧气瓶组的交替供氧。供氧系统能实时检测供气的氧气瓶组气压，当氧气瓶压力降至小于允许最低使用的压力时，通过自动（或手动）切换方式将另一组气瓶接入供气系统。注意，供气切换时不允许供气有间断。液氧供氧使用的是液氧罐，它主要由汽化器、减压装置、管道及报警装置等构成。

医用中心供氧系统对麻醉机、呼吸机和其他医疗器械的终端处压力不低于 0.4MPa，普通病房的终端压力应不低于 0.2MPa。

（2）笑气供应系统（laughing gas supply system）：笑气源如同氧气源一样，由笑气钢瓶汇流排提供，在手术室内设置有快速插拔的终端。

（3）医用中心吸引系统（medical center system）：由中心吸引站、管道、阀门及终端等组成。中心吸引站通过真空泵机组的抽吸，使吸引系统管路达到所需的负压，在手术室、抢救室、治疗室和各个病房的终端处产生足够的负压吸力。吸引系统的负压在大气环境下不高于 0.02MPa（150mmHg）且不低于 0.07MPa（525mmHg），并能在该范围内任意调节。

（4）手术室供气终端：对于麻醉机来说，通常需要连接 4 种气源终端接口，即氧气接口、空气接口、笑气接口和麻醉气体净化系统接口。前些年，国家对于手术室内的气体终端接口形式没有统一的标准，造成不同医院手术室内的气体终端接口形式各异，给麻醉机等设备的接入带来麻烦，尤其是建设比较早的医院，手术室中的气体终端采用的是当前已经废弃的接口形式。目前，国家已经发布了相关接口标准，国标要求氧气、空气、笑气的供气终端必须使用标准接口装置，在医用气体供应 320～600kPa 的压力范围内，应能承受 1200kPa 的进气压力。国标还要求每个终端应包含一个气体专用连接口，要求该接口应只接受合适的专用气体插入件。另外，国标也对医用气体接口的符号和颜色标识做了统一规定，并要求文字的高度至少为 2.5mm。

医用气体或混合气体的符号与颜色见表 3-5。

表 3-5 医用气体或混合气体的符号与颜色

医用气体或混合气体	符号	颜色
氧气	O_2	淡酞蓝
笑气	N_2O	银灰
医用空气	Air（空气）	黑
真空负压	Vac（真空）	金黄
麻醉气体净化系统	AGSS	红紫色

医院集中供气系统的气源通过气源管道接入到麻醉机，气源管道的一端安装快插接头，用于连接手术室的供气终端；另一端安装螺纹接头，与麻醉机的相应接口连接。进入麻醉机的气压不得超过 1400kPa，其管道的颜色要符合相应的规定。

（5）麻醉机气源接口：麻醉机有 3 种气源接口，分别为氧气气源接口、空气气源接口和笑气气源接口。国家标准对这 3 种接口的规格有明确规定，目的是不会发生误接。麻醉机的 3 种气源接口，如图 3-17 所示。

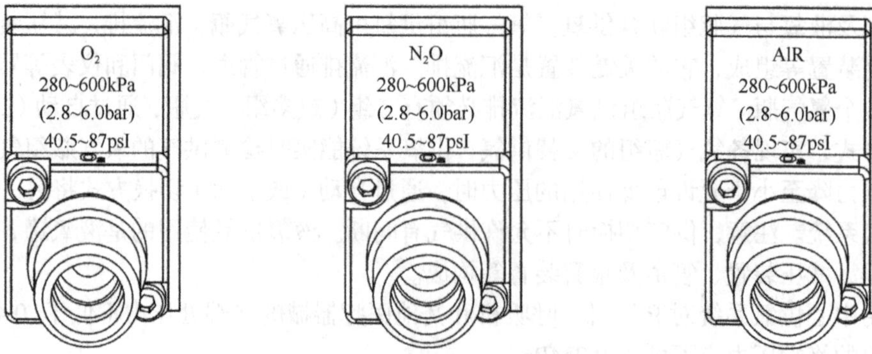

图 3-17 麻醉机的 3 种气源接口

2. 单机管道供气 如果医院没有建设集中供气系统，就只能使用医用气瓶，通过减压器减压，用气源管道接至麻醉机。

（1）气瓶：目前，大部分医用气瓶都是钢制气瓶，为了提高气瓶的承压能力，钢制气瓶的内胆采用碳素钢材料。为了适应 MRI 环境，医院也使用铝制气瓶。

氧气瓶，如图 3-18 所示。

氧气瓶由瓶体、瓶箍、瓶阀和瓶帽 4 部分组成，在瓶体外部装有 2 道防震胶圈。氧气瓶体的颜色为天蓝色，并用黑漆标注“氧气”两字，用以区别其他气瓶。瓶阀是气瓶供气的开关，逆时针打开，顺时针关闭。瓶帽的作用是为了在搬运过程中防止气瓶瓶阀被撞击造成损坏。防震胶圈是为了防止气瓶受撞击的一种保护装置，要求具有一定的厚度和弹性。

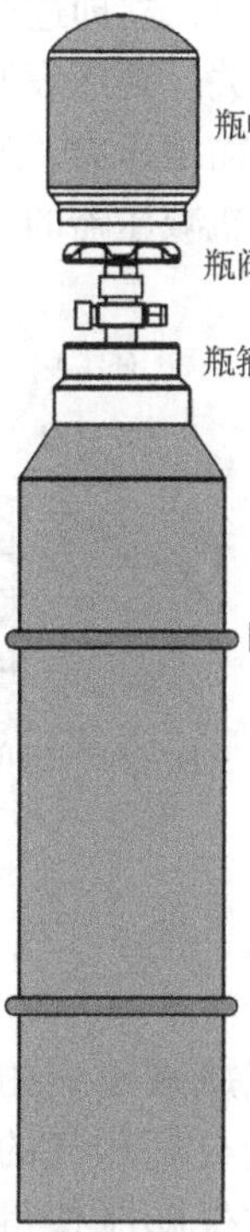

图 3-18 氧气瓶

医用氧气是经空气分离和液化提纯工艺过程制成，然后高压贮存到氧气钢瓶中。氧气瓶内的氧气以高压气体的形式存在而并非液态。氧气瓶储气能力的标准是耐压能力，常规氧气瓶的压力上限为 15MPa，换算为大气压是 147 个大气压，耐压能力检测值为 22.5MPa。注意，瓶内气体不能用尽，应保留不少于 0.05MPa 的剩余压力。

医用氧气钢瓶大小的计量单位是容积，单位为升。现在流通的医用氧气瓶，主要有 4L、10L、15L 和 40L 等规格。气瓶的压力与容积无关，就是说无论 4L、10L 还是 40L 的气瓶，在满瓶状况下压力是一样的，因而，如果压力一样，容积的大小就决定了气瓶的容气量。

由于氧气瓶是一种盛装助燃压缩气体的移动式容器，它的压力高，装卸运输频繁，使用环境杂乱，往往使氧气瓶的应用处于不安全的状态，一旦发生气瓶爆炸事故，将会造成巨大损失。因此，使用氧气瓶需要注意以下几点。

1）氧气瓶要存放在阴凉、通风处，与明火的距离应大于 10m，不得靠近热源，不能日光暴晒。

2）氧气瓶嘴、吸入器、压力表及接口螺纹严禁沾有（染）油脂。

3）氧气瓶在运输和装卸时，要关紧瓶阀，拧紧瓶帽，轻移轻放，不得碰撞滑滚，抛甩坠落。

4）氧气瓶的有效期为 15 年，并要求 3 年检验 1 次。

（2）气瓶减压器：又称为压力调节器（pressure regulator），是将高压气体减压为低压气体，并保持输出气体的压力和流量稳定不变的调节装置。气瓶或高压气源的输出压力较高，不能直接应用于麻醉机和患者，使用时必须经气瓶减压器，将储存在气瓶内较高压力的气体减压为低压气体，并保证所需的工作压力始终保持稳定的状态。气瓶减压器，如图 3-19 所示。

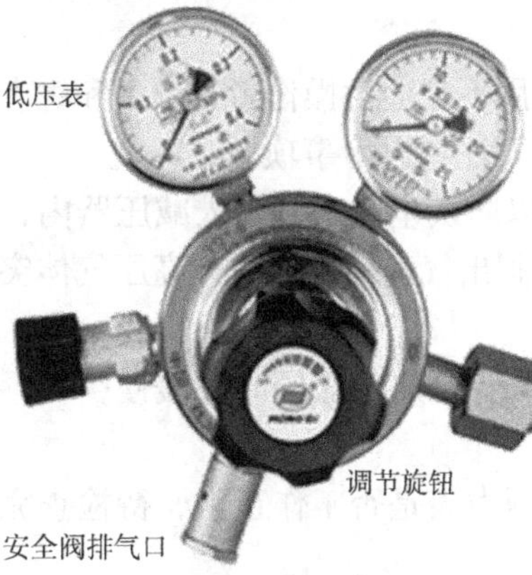

图 3-19 气瓶减压器

气瓶减压器包括输入口（高压）、输出口（低压）、安全阀排气口、调节旋钮、高压表和低压表。输入口是连接气瓶的接口，输出口将连接使用设备。安全阀排气口的作用是气瓶减压器出现故障时，即气瓶的压力超过安全限值时，立即进行安全放气。调节旋钮是用来调节减压器的输出压力，顺时针为开，逆时针为关。高压表监测显示气瓶的输出压力，显示范围为 0～25MPa。低压表监测显示减压器的输出压力，显示范围为 0～1MPa。

气瓶减压器的基本结构，如图 3-20 所示。

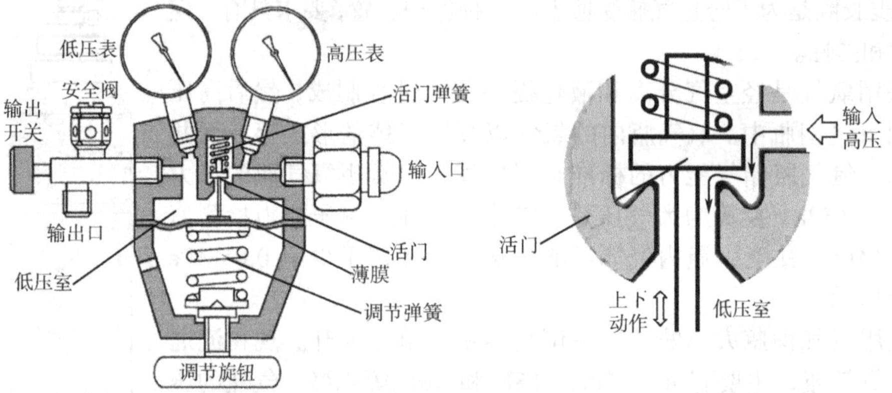

图 3-20　气瓶减压器结构图

气瓶减压器的减压工作原理是，顺时针转动调节旋钮，调节弹簧的推力小于活门弹簧与高压气的合力，高压气体从活门缝隙中流入低压室，高压气体在低压室内体积发生膨胀使得压力降低。转动调节旋钮，可以改变调节弹簧的推力，即可调整活门的进气量。由于低压室的容积是一定的，那么，流入的气体越多，低压室的压力也就越高。

气瓶减压器还具有稳定气压的能力。如果输入气压瞬时升高，输出也会随之升高，使低压室内的压力升高，在薄膜上产生的推力也相应地增大，这个推力破坏了原有的力平衡，导致薄膜带动活门向下移动，导致活门的缝隙减小，进而可以降低进气量、低压室的压力下降，即输出压力下降，直至达到新的平衡，输出压力又回到原有预设值；反之，若输入压力瞬时下降，输出压力也下降，薄膜上移，进气缝隙增大，使输出压力回升并恢复到预设值。

气瓶减压器的技术指标为最大输入压力、最大输出压力和输出流量。麻醉机用的气瓶减压器的基本技术指标为最大输入压力（常见为 15MPa）、最大输出压力（1MPa）、输出流量（通常不小于 60l/min）。

由于气瓶减压器的使用环境是高压气体，如果使用不当会对操作者、设备和患者造成伤害，甚至发生事故。所以，使用气瓶减压器时，需要注意以下事项。

1）安装减压器前，应略开气瓶阀门吹降污物，以防灰尘和水分带入减压器内，然后再装上减压器。在开启气瓶阀时，操作者不应站在瓶阀出气口前，以防止高压气体突然冲出伤人。

2）预先将减压器调压螺丝旋松后才能打开气瓶阀，开启气瓶阀时要缓慢，切不可用力过猛，造成高压气体损坏减压器及高压表。

3）开启气瓶阀后，检查各部位有无漏气现象，压力表是否工作正常，待检查完毕后再接麻醉机的输入软管。

4）调节工作压力时，应缓缓地旋转调节旋钮，以防高压气体冲坏薄膜或使低压表损坏。

5）停止工作时，应关闭瓶阀，并把减压器内的气体慢慢放尽，使调压弹簧处于自由状态。

6）减压器必须定期检查，压力表应定期校验，以确保调压可靠和读数准确。

（二）过滤器

过滤器（filter）是输气管道上不可缺少的装置，通常安装在设备的进气端，用来过滤杂质。麻醉机的过滤器安装在进气接口处，以过滤气体中的颗粒性杂质，防止这些杂质进入麻醉机甚至进入患者呼吸系统。

麻醉机的过滤器通常是金属丝网或多孔的金属粉末烧结块，主要原理都是利用过滤介质的孔径截留比介质孔径更大的物质。麻醉机上用的过滤器通常为200目。如果医院使用的气源洁净度不高，就经常会造成过滤器的阻塞，进而造成麻醉机的气源不足，无法正常使用。过滤器的维护比较简单，使用高压气体反复冲洗即可。

（三）气源压力表

气源压力表（pressure gauge）目前还在使用机械式压力表，机械式压力表是以弹性材料为敏感元件，测量并指示压力的仪表。目前，麻醉机使用机械式压力表作为监测气源压力的气源压力表，这种压力表由弹簧管和杠杆传动齿轮表芯构成，其结构原理图，如图3-21所示。

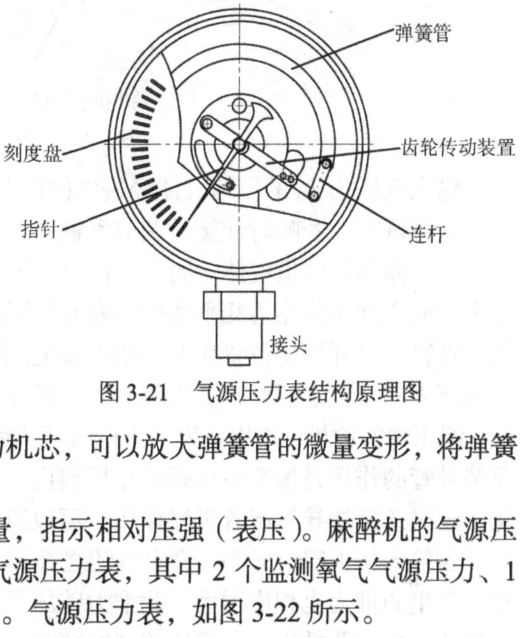

图3-21　气源压力表结构原理图

图中的弹簧管是机械式压力表的弹性元件，它由一个弯成半环形的椭圆金属空心管制成，一端固定并与测量气路连通，另一端为密闭自由端与连杆、齿轮传动装置连接。弹簧管内压强高于管外压强（大气压）时，弹簧管伸展变形；管内压强低于管外压强（大气压）时，弹簧管弯曲变形。弹簧管的变形量引起自由端的位移，与弹簧管内外压差成正比关系。连杆和齿轮传动装置统称为机芯，可以放大弹簧管的微量变形，将弹簧管自由端的位移转变为表针的圆周位移。

气源压力表是以现场的大气压作为参比量，指示相对压强（表压）。麻醉机的气源压力表显示的都是表压。麻醉机通常需要4个气源压力表，其中2个监测氧气气源压力、1个监测空气气源压力，1个监测笑气气源压力。气源压力表，如图3-22所示。

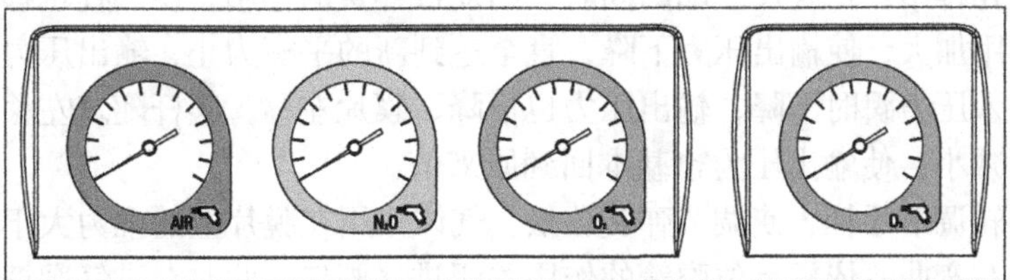

图3-22　气源压力表

氧气气源压力表、空气气源压力表和笑气气源压力表的监测范围都是 1MPa，正常压力范围是 280～600kPa。压力表的精度等级有 4 级、2.5 级、1.6 级、1 级、0.4 级、0.25 级、0.16 级、0.1 级，麻醉机上使用的气源压力表通常为 2.5 级，允许误差为±2.5%。

（四）减压阀

麻醉机输入气体的允许压力范围为 280～600kPa，称为麻醉机的工作压，但是这个压力仍然不能直接应用于患者。为了患者的安全并能提供更稳定的流速，麻醉机内通常会增加一级减压阀，使输出气压稳定在 200kPa 左右。减压阀的主要作用是将气源的压力减压并稳定到一个恒定值，以便于调节阀能够获得稳定的气源动力。直动式减压阀结构图，如图 3-23 所示。

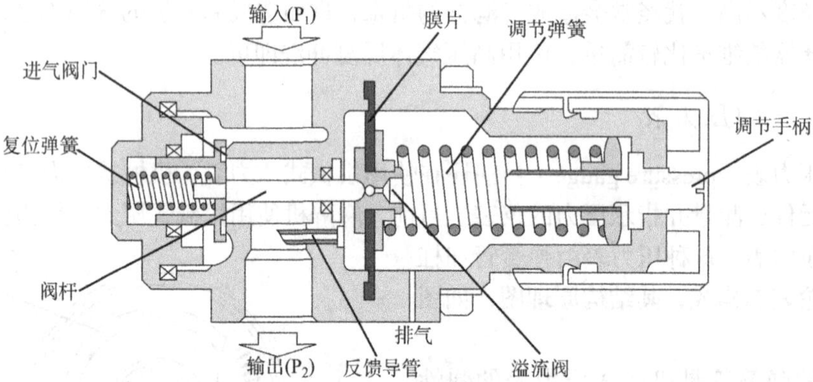

图 3-23　直动式减压阀结构图

输入气压为 P_1 的压缩气体经进气阀门节流后，压力降为 P_2 输出。P_2 的大小通过调压弹簧进行调节，若顺时针旋转调节手柄，调压弹簧被压缩，推动膜片和阀杆左移，进气阀门打开，输出口输出气体。同时，输出气压经反馈导管作用到膜片上产生向右的推力，该推力与调压弹簧作用力相平衡时，减压阀便会有稳定的压力输出。若输出压力 P_2 超过预定值，则膜片离开平衡位置变形，使得溢流阀打开，多余的空气经溢流口、排气口排出。当输出压力降至预定值时，溢流阀关闭，膜片上的受力保持平衡状态。若逆时针旋转调节手柄，调压弹簧放松，作用在膜片上的气压力大于弹簧力，溢流阀打开，输出压力降低到零。反馈导管的作用是提高减压阀的稳压精度，改善减压阀的动态性能，当负载突然改变或变化不定时，反馈导管起着阻尼作用，可以避免输出的气体压力发生振荡。

若输入压力瞬时升高，输出将随之升高，使输出压力 P_2 压力升高，通过反馈导管在膜片上产生的推力也相应增大，此推力破坏了原来力的平衡，使膜片移动，有少部分气流经溢流孔、排气孔排出。在膜片移动的同时，因复位弹簧的作用，使阀杆也移动，调小进气阀口，节流作用加大，使输出压力下降，直至达到新的平衡为止，输出压力又回到原来的设定值。若输入压力瞬时下降，输出压力也下降、膜片左移，阀杆随之左移，进气阀口开大，节流作用减小，使输出压力也基本回到原来值。

逆时针旋转调节手柄，使调节弹簧放松，气体作用在膜片上的推力大于调压弹簧的作用力，膜片向右弯曲，依靠复位弹簧的作用关闭进气阀口。此时，进气阀杆的顶端与溢流阀座将脱开，输出管路中的气体便经溢流孔、排气孔排出，减压阀处于无输出状态。

（五）笑气截断阀

麻醉机的氧气气源压力降低时，氧气的流量也随之降低，如果这时的笑气流量维持不变，则会使输出混合气体的氧浓度降低，造成患者缺氧。为了避免患者缺氧风险，国家标准强制规定麻醉机输出气体的氧浓度不得低于 19%。因此，需要麻醉机在氧气气源压力降低至不能维持正常工作时，立即切断笑气的供应，保证输出气体的氧浓度不会低于 19%。为了实现这个功能，麻醉机需要使用笑气截断阀。笑气截断阀的结构，如图 3-24 所示。

笑气截断阀有 3 个接口，分别为笑气输入口、笑气输出口和氧气控气口。当氧气控气口压力正常时，膜片受力，推动连杆和活门上行打开阀口，此时笑气有正常的输出。当氧气控气口压力降低至安全阀值以下时，活门上的弹簧力大于氧气控气口压力，弹簧推动膜片下行的同时关闭阀口，笑气的输出被切断。

由于麻醉机的笑气输入口处还需要接一个减压阀，所以，有些厂家会将减压阀与笑气截断阀制作成一个组件，可以同时实现笑气的减压和截断 2 个功能。

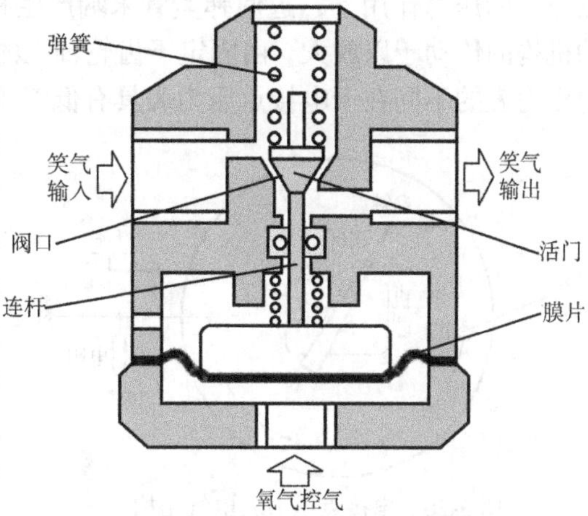

图 3-24　笑气截断阀结构图

（六）气源压力传感器

麻醉机的氧气气源通常有 2 个基本功能，一是为麻醉机提供氧气，二是作为机械通气的驱动源。如果氧气气源的压力不足，不仅会造成患者缺氧，同时还会导致麻醉机不能完成正常的机械通气。

1. 氧气气源压力低报警　为了避免氧气气源压力过低的风险，国家标准要求当氧气气源压力低于正常值时，麻醉机必须发出氧气气源压力过低报警信息。具体的报警限值通常由厂家自行定义，但是由于国家有强制性规定，麻醉机正常的氧气气源输入压力范围是 280～600kPa，所以大部分厂家都定义在 200kPa 左右。

实现氧气气源压力低报警有 3 种形式，即气哨、电接点压力表和压力传感器。

（1）气哨（air whistle）：是实现氧气气源压力低报警的最简单报警方式。气哨的原理框图，如图 3-25 所示。

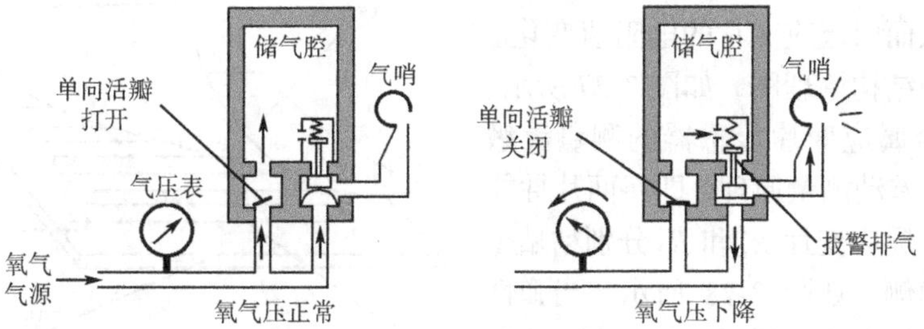

图 3-25　气哨原理框图

当氧气气源压力正常时，单向活瓣打开，储气腔充气，此时报警排气口关闭。当氧气气源压力过低时，单向活瓣关闭，由于储气腔的压力大于氧气气源压力，报警排气口打开，储气腔驱动气哨发出声音报警。

气哨报警方式要求储气腔要有一定的容量，可以支持气哨发声不低于 7s，并要求在 1m 处报警的声音不低于 60dB。

（2）电接点压力表：是一种压力表，压力检测工作原理与普通压力表相同，都是在被测介质的压力作用下，迫使弹簧管末端产生相应的弹性变形（位移），借助拉杆经齿轮传动机构的传动予以放大，由固定于齿轮轴上的指针可以在度盘上指示被测值压力。它与普通压力表的不同在于电接点压力表具有低气压检测功能。电接点压力表的电气结构，如图 3-26 所示。

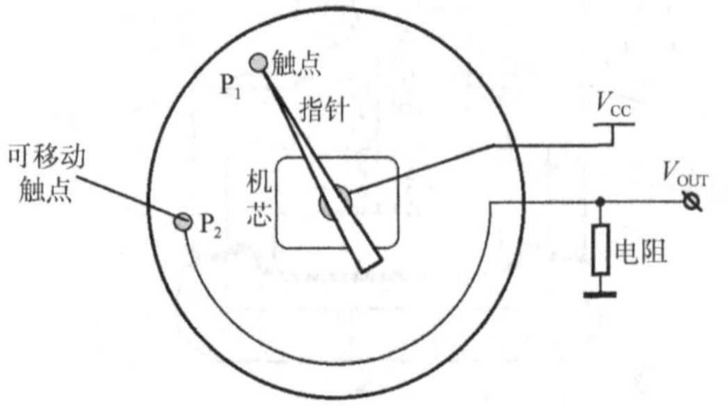

图 3-26　电接点压力表电气结构

电接点压力表在指针上增设了一个电气触点 P_1，触点 P_1 通过指针与电源 Vcc 连通。在表盘的低压区有一个可移动的电气触点 P_2，触点 P_2 的位置由调节螺丝确定，它能设定低气压报警的限值，触点 P_2 连接输出信号端 V_{OUT}，输出信号端 V_{OUT} 对接一个下拉电阻，保证在触点 P_2 悬空时输出为零。

气源压力正常时，指针正常指示，输出信号 $V_{OUT} = 0$。当气源压力降低至预先设置的触点 P_2 的位置时，指针上的触点 P_1 与触点 P_2 接触，输出信号 $V_{OUT} = V$cc。麻醉机的电气控制系统根据采集到的电接点压力表的输出信号 V_{OUT}，可以判断气源压力的状态，并实时报警。为保证触点 P_1 与 P_2 接触的可靠性，通常在触点上安装永久磁钢，目的是增加接点吸力，加快接触动作，从而使触点接触可靠并消除电弧，有效地避免仪表由于工作环境振动或介质压力脉动造成触点的频繁关断。

2. 压力传感器　传统的压力检测装置多以机械结构为主，主要采用弹性元件的形变指示压力（如机械压力表）。由于它的体积较大、质量重，不能提供电学输出量，因此，目前广泛应用的是以电子技术为基础的压力传感器（pressure sensor）。压力传感器的特点是体积小、质量轻、准确度与可靠性高、温度特性好。压力传感器的种类繁多，如金属应变片式压力传感器、半导体扩散型压阻式压力传感器、压电式压力传感器、电感式压力传感器、电容式压力传感器等。

（1）金属应变片式压力传感器：是使用金属丝或金属箔作为敏感元件制成的片状传感器，它由弹性元件、金属应变片和其他附件组成。当金属应变片受力发生变形时，应变片中的金属丝或箔的长度与截面积会发生相应的改变，从而引起应变片的电阻值变化。金属应变片的结构原理图，如图 3-27 所示。

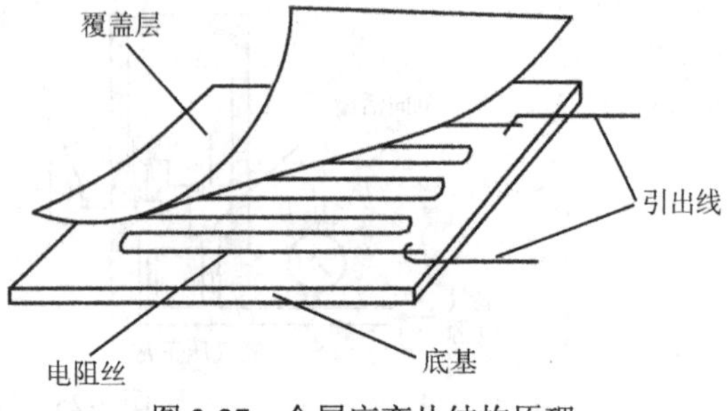

图 3-27　金属应变片结构原理

为提高金属应变片传感器的测量灵敏度，通常采用差动测量原理，即将两片性能完全一致的金属应变片 R_1 和 R_2 分别粘贴于弹性元件的两侧。如图 3-28 所示，当弹性元件受力向一侧弯曲变形时，两个应变片发生变形，导致它的电阻值一个增大、另一个减小。金属应变片组成一个直流电桥，当金属应变片的电阻 R_1 和 R_2 改变时，传感器的输出电压 U_O 会产生相应变化。

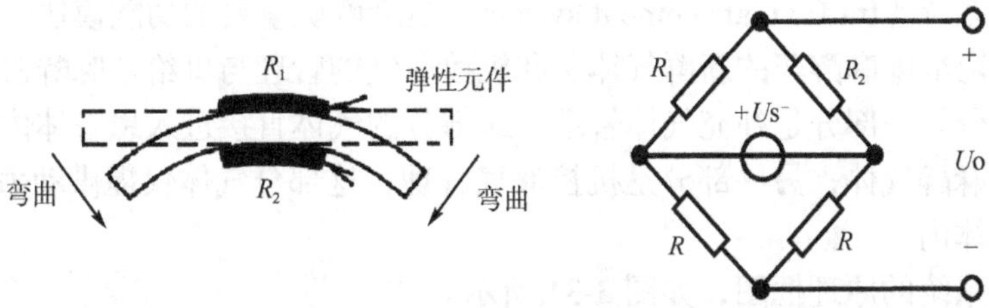

图 3-28 双金属应变片式传感器组成与应用原理图

（2）半导体扩散型压阻式压力传感器：是近年发展起来的新型压力传感器。半导体扩散型压敏电阻的结构，如图 3-29 所示。

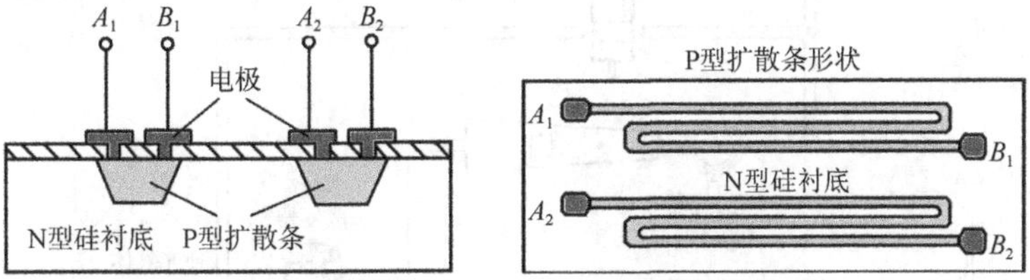

图 3-29 半导体扩散型压敏电阻结构图

利用半导体扩散技术，在 N 型半导体衬底上扩散 2 条 P 型电阻条，形成 2 个性能一致的压敏电阻。在压力（机械应力）的作用下，半导体材料的载流子间相互作用，产生压阻效应，引起材料本身的电阻率改变，通过测量压敏电阻值，可以检测到压力。

（3）压电式压力传感器：是一种利用材料的压电效应，可以将压力信息转换成电荷或电压的变化。它是典型的有源传感器，具有体积小、重量轻、频带宽、灵敏度高等优点。

通常，某些物质沿一定方向受到外力作用产生机械形变时，内部会发生极化现象，同时在它的表面产生电荷，撤掉外力后，这些物质又重新回到不带电的状态，这种将机械能转换成电荷的现象称为压电效应。具有压电效应的物质称为压电材料或压电元件，常见的压电材料有石英晶体、压电陶瓷、高分子压电薄膜等。

压电式压力传感器的结构，如图 3-30 所示。

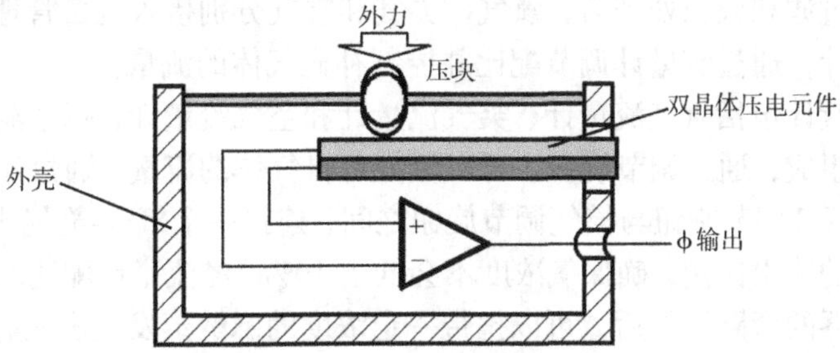

图 3-30 压电式压力传感器结构示意图

压电式压力传感器通过压块将压力传递到双晶体压电元件，压电元件可以实时地将压力信息转换成为电信号输出。

三、流量管理系统

流量管理系统（traffic management system）是麻醉机重要的功能模块，可以实现补充气体（携带一定浓度麻醉药的新鲜气体）和机控通气的管理与供给。麻醉机的流量管理系统分为 2 个部分。一部分是补充气体管理，这部分的气体直接进入患者体内，为患者提供新鲜的氧气和麻醉气体；另一部分是机控通气管理，这部分气体仅提供动力和控制节律，并不进入患者体内。

流量管理系统的原理框图，如图 3-31 所示。

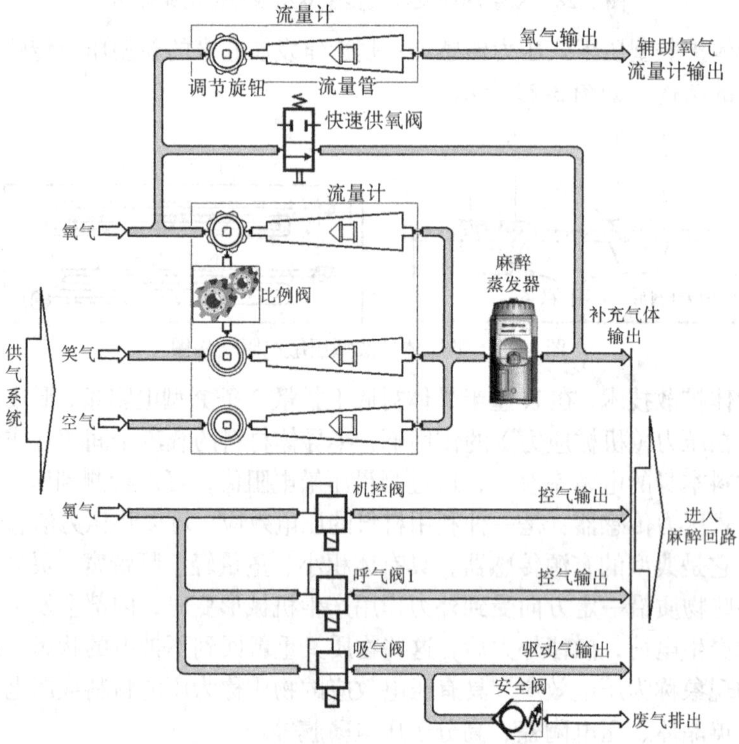

图 3-31　流量管理系统原理框图

经供气系统过滤和分压处理后，氧气、笑气和空气分别接入流量管理系统。这 3 种气体各有一路流量计，通过流量计调节配比并控制补充气体的流量。

麻醉机的流量计包括氧气流量计、笑气流量计和空气流量计，每个流量计都分别由调节旋钮和流量管组成，通过调节旋钮，可以调控各自气体的流量，通过流量管能实时显示该流量大小。在氧气调节旋钮与笑气调节旋钮之间，连接一个氧气-笑气比例调节阀，用来控制氧气和笑气的输出比例，确保氧浓度不会低于 19%。经流量计配比的气体进入麻醉蒸发器（麻醉蒸发器的旁路器）后，可以携带一定浓度的麻醉蒸发气进入麻醉回路系统。

氧气供气中分出一路接入到快速供氧阀，这一路氧气不经过流量计和麻醉蒸发器，直接进入麻醉回路系统，可以提供快速供氧。快速供氧通常有 2 个用途，一是患者刚连入通气管路时，折叠囊中没有气体，需要按动快速供氧按钮，对折叠囊快速充气；二是在手术过程中，因为管路脱落或者更换钠石灰等突发事件，折叠囊的气体会快速排光，重新接好后也需要通过按快速供氧接口快速充满折叠囊。

氧气还要分出一路接到辅助氧气流量计。辅助氧气流量计通过调节旋钮调节该氧气流量，并由流量管显示其流量的大小。辅助氧气流量计可以提供一路可调节、实时显示流量的氧气。

供气系统还单独为机控通气管理提供一路氧气。这一路氧气经过吸气阀，作为驱动气体进入麻醉回路系统。吸气阀是一个电气控制阀，可以控制通气节律和潮气量。在这一路的吸气阀的后端连接了一个安全阀，以确保气道压力太高时安全泄气。这一路氧气还另外分出 2 路控气，一路控气经机控阀进入麻醉回路系统，通过控制输出的气体可以进行麻醉回路手动与机控模式的切换；另一路控气经过呼气阀 1 进入麻醉回路系统，控制患者的呼气。这里使用的机控阀和呼气阀 1 都是电气控制阀。

（一）机控通气的管理

通气管理是麻醉机的最基本功能。麻醉机的通气原理框图，如图 3-32 所示。

麻醉机通常有 2 种通气模式，即手动通气模式和机控通气模式。麻醉机可以通过手动/机控阀，实现手动模式与机控模式的切换。手动模式时，通过捏动手动皮囊进行手动通气，废气由 APL（adjustable pressure limiting）阀排出。APL 阀只是在手动通气状态下才起作用，它的用途是根据需要，自行设置一个气道压力上限（防止气压损伤肺脏），当气道压力高于 APL 阀的设置值时，便会从废气口自动排气。机控模式时，打开吸气阀，关闭呼气阀 1，驱动气推动折叠囊向下行，进行吸气（在吸气过程中，同时吸入由流量计配比的补充气体）；关闭吸气阀，打开呼气阀 1，借助患者肺脏的弹性回缩，使折叠囊上行，完成呼气动作，呼出的废气通过呼气阀 2 排出。

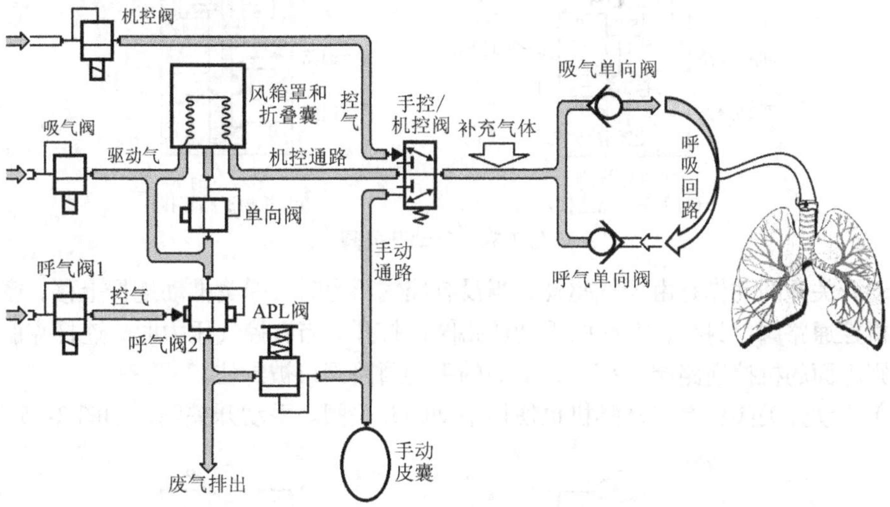

图 3-32 麻醉机通气原理框图

1. 手动/机控阀 实际上就是一个三通（二选一）开关阀，用途是实现手动模式与机控模式的切换。目前，麻醉机的手动/机控阀有 2 种控制方式，一种是电磁控制的电磁开关阀，另一种是气动开关阀。

（1）电磁开关阀：如图 3-33 所示。

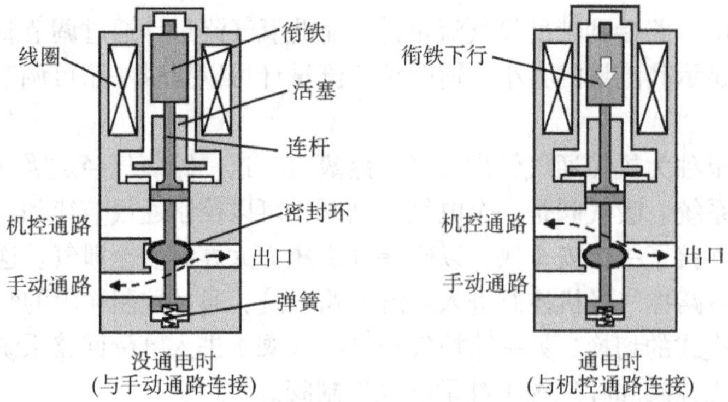

图 3-33　电磁开关阀

电磁开关阀是利用电磁铁的吸力控制的三通开关阀。电磁开关阀内有 1 个密闭的腔，并开有 3 个通孔，通孔的二选一通路受密封圈控制。当没有通电时，电磁铁无吸力，弹簧通过连杆推动活塞上行，密封圈封住机控通路，出口与手动通路连通；反之，电磁铁通电时，电磁吸力克服弹簧力，吸引衔铁下行，衔铁带动活塞及连杆，使密封圈堵住手动通路，出口与机控通路连通。

（2）气动开关阀：如图 3-34 所示。

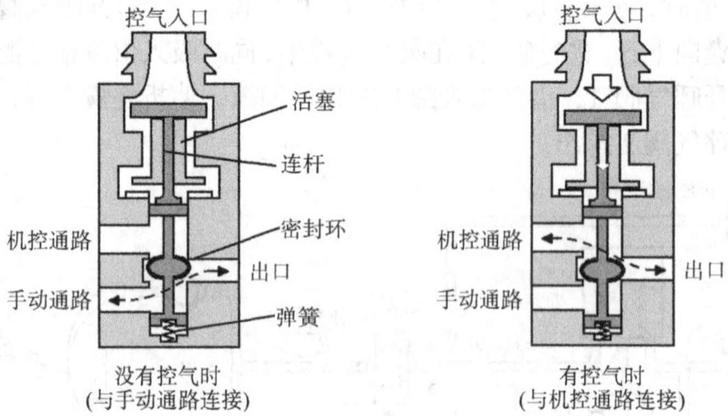

图 3-34　气动开关阀

气动开关阀的动作是由控气驱动，当没有控气压力时，弹簧推动连杆上移，密封圈将上面的机控通路阀口封住，下面的手动通路阀口打开。当有控气压力时，连杆克服弹簧力下移，则上面的机控通路阀口打开，下面的手动通路阀口被封住。

（3）手动开关阀：有些麻醉机也使用手动的开关阀。手动开关阀，如图 3-35 所示。

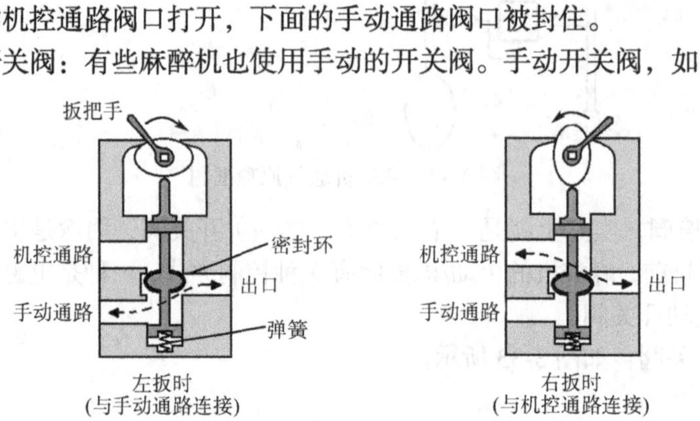

图 3-35　手动开关阀

手动开关阀通过扳动扳把手，改变椭圆体的方位，从而实现出口与机控通路或手动通路的切换。

2. 吸气阀 患者被麻醉后失去（或部分丧失）自主呼吸能力，此时，需要借助外部动力并模拟呼吸过程给患者供气，以实现人体的氧交换功能。模拟呼吸过程中，一次通气称为一个呼吸周期，在呼吸周期中又被分为吸气周期和呼气周期。为了实现整个通气过程，麻醉机需要通过吸气阀和呼气阀来完成机械通气。在吸气周期，吸气阀打开，呼气阀关闭，此时吸气阀的气流输出，驱动折叠囊向下运动，将气体压进患者的肺部。吸气阀的开度取决于预先设定的潮气量，潮气量越大吸气阀的开度也越大；反之，潮气量小时，则开度小。

调节吸气阀的开度实际上是控制吸气阀的流量，因此，麻醉机的吸气阀就是一个比例阀。比例阀，如图 3-36 所示。

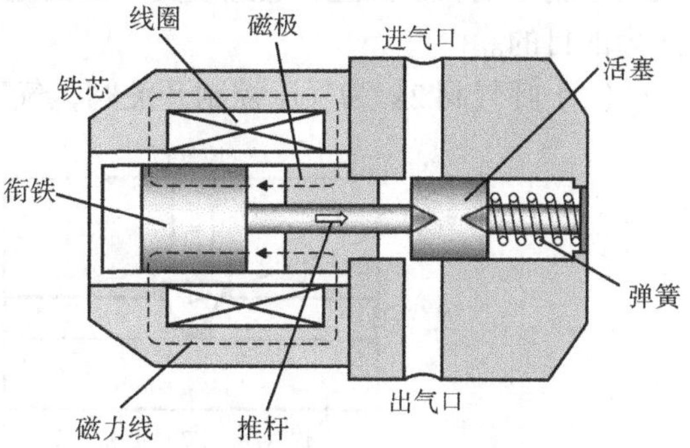

图 3-36 比例阀

比例阀的工作原理是，比例电磁铁的线圈通电，产生磁场，磁力线经铁芯、磁极、间隙到衔铁，由于磁场的作用，衔铁克服弹簧推力朝磁极方向移动，通过推杆使活塞向右联动，使得阀口渐大，进气口与出气口的流量增加；反之，流量减小。由于活塞移动的距离与磁场有关，磁场又与线圈的激磁电流成正比，因此，激磁电流与流量为正比关系，就是说，激磁电流越大，流量就越大。比例阀应用在麻醉机上，可以通过控制激磁电流来调节吸气阀的开度，从而确定潮气量。

3. 呼气阀 进入呼气周期，吸气阀关闭（停止供气），呼气阀打开，由患者肺的自主弹性收缩，将气体从肺部呼出，此时折叠囊上升。在呼气周期的末段，常需要在肺部保持一定的呼气末压力（以免造成肺脏损伤），这就要求呼气阀不能全程开启，要求麻醉机在呼气压力下降到一定压力（临床设定）时，立即关闭呼气阀，结束呼气。

为完成上述呼气动作，麻醉机呼气回路通常需要使用 2 个呼气阀。其中，呼气阀 1 是一个电控可调压力阀，作用是由电气控制产生一股可调的气压；呼气阀 2 位于呼气回路中，是一个气压控制的开关阀，它接受呼气阀 1 传来的气压控制。就是说，只有呼气回路的气压大于呼气阀 1 的控气压力时，呼气阀 2 才能开通；否则，为关闭状态。因此，通过设定呼气阀 1 输出的控气即可调整呼气末的压力。

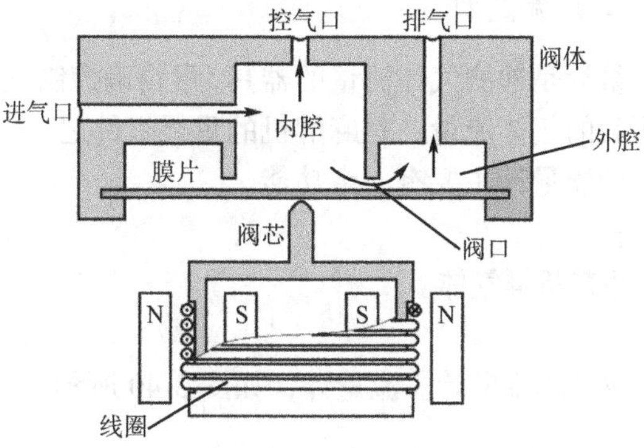

图 3-37 电控可调压力阀原理结构图

（1）呼气阀 1：是一种电控可调压力阀，它的作用是通过人为调整控气压力，可以设定呼气末段的压力。电控可调压力阀的原理结构，如图 3-37 所示。

如上图所示，进气口通入恒定流量的气体，当气体到达内腔，会在腔内形成一定的压力，控气口与内腔接通，控气口压力与内腔的气压相等。膜片与阀体之间形成一个阀口，阀口通过外腔与排气口连通，阀口的大小直接影响排气量，阀口越大，经外腔排出的气体越多，内腔的压力越低，控气的压力就会下降；反之，控气压力升高。

由此可见，电控可调压力阀的关键在于如何以电控的方式改变阀口的尺寸。阀口尺寸的调整过程是，阀芯上的线圈加载一定强度的电流，由于这个载流体位于磁场内，有载流体在磁场内产生电动力，电动力的方向服从左手定则，按图示电流方向阀芯向上用力。阀芯向上移动，顶动膜片向上，使得膜片与阀体的距离减小，阀口随之减小。

载流体在磁场内产生的电动力 F 为

$$F \propto BIl$$

式中 B 为磁场强度，I 为电流，l 为载流体在磁场内的长度。

由于本阀的磁场由永磁铁提供，阀芯上的线圈尺寸不变，B 与 l 为常数，电动力 F 仅与电流 I 有关。因此，通过改变线圈的电流，即可改变阀口的大小，从而实现调节控气压力的目的。

（2）呼气阀 2：为气压控制开关阀，气压控制开关阀，如图 3-38 所示。

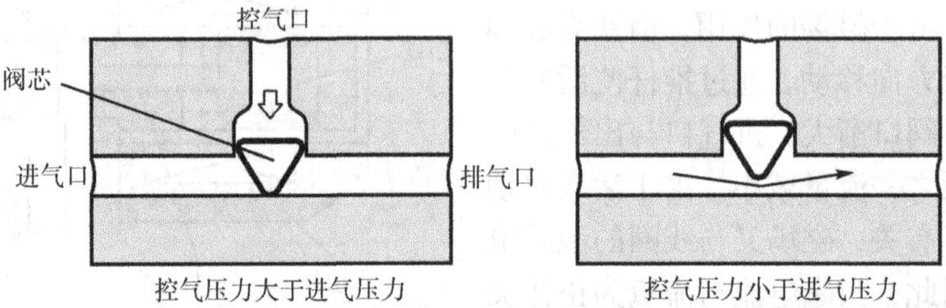

图 3-38　气压控制开关阀

当控气压力大于呼气回路的压力时，阀芯下移封堵住通道，呼气被关闭。如果控气压力小于呼气回路压力，阀芯上移打开通道，呼气回路通气。

4. 安全阀　根据麻醉机的安全使用标准，要求气道压力不得超过 125cmH_2O。所以，通常在吸气阀的后端安装一个安全阀，安全阀的作用是如果气道压力过高（超过设定值），气体会通过安全阀排气，以降低气道压。安全阀，如图 3-39 所示。

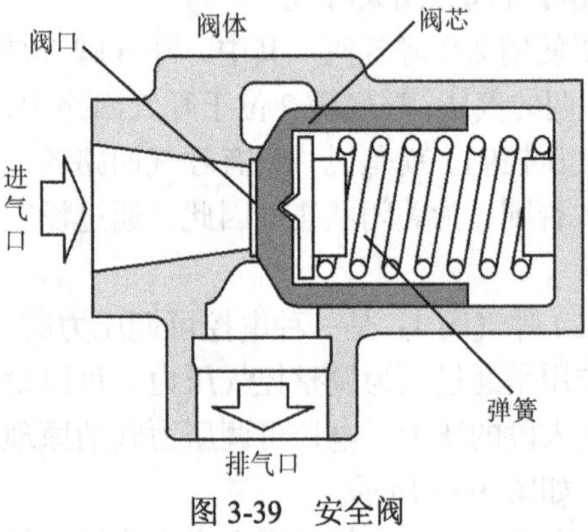

图 3-39　安全阀

如果气道压力低于安全设定值，由于有弹簧压力，阀芯堵住阀口，安全阀不排气。当气道压力超过安全设定值时，气道压力克服弹簧的力，阀口开启，由排气口泄气。

（二）流量计

流量计是检测气体流量的器具，可精确控制气源减压后的气体流量，是麻醉机的重要组件之一。麻醉机的流量计主要有 4 个功能。

（1）可以分别检测氧气、空气和笑气的流量。

（2）携带吸入麻醉的麻醉气体，并能及时补充新鲜气体。

（3）确保氧浓度不会低于 19%。

大多数麻醉机都有氧气、空气和笑气这 3 种气体流量计。流量计，如图 3-40 所示。

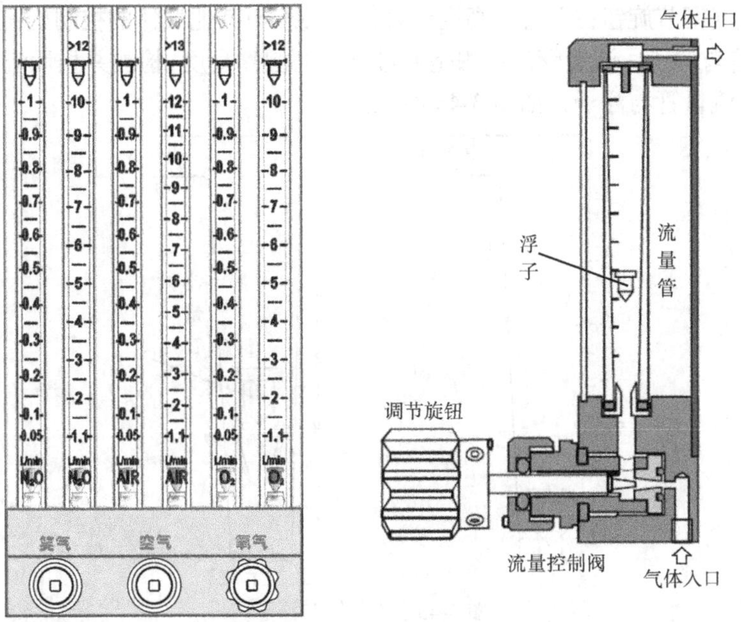

图 3-40 流量计

每一种气体的流量计都是由调节旋钮、流量控制阀、流量管和浮子组成。其中，流量管有 2 个，一个显示 1L/min 以内的流量，可以实现精细的调节；另一个能进行 1L/min 到 10L/min 的大流量调节。

1. 流量控制阀 如图 3-41 所示。

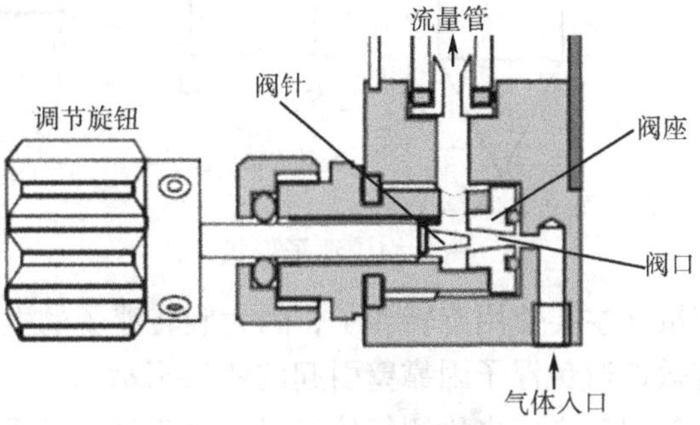

图 3-41 流量控制阀

流量控制阀通过调节阀针与阀座的间隙，可以调整阀口大小，进而实现控制压缩气体的释放速率。为了防止流量调节的误操作，流量控制阀的调节旋钮必须为逆时针旋转为增加气流量，顺时针旋转减少气流量。不同气体的流量控制阀应该位于相关流量计的下方，每种气体只能有一个流量调节旋钮，并具有明确的标记。

3 种气体流量调节旋钮的形状，如图 3-42 所示。

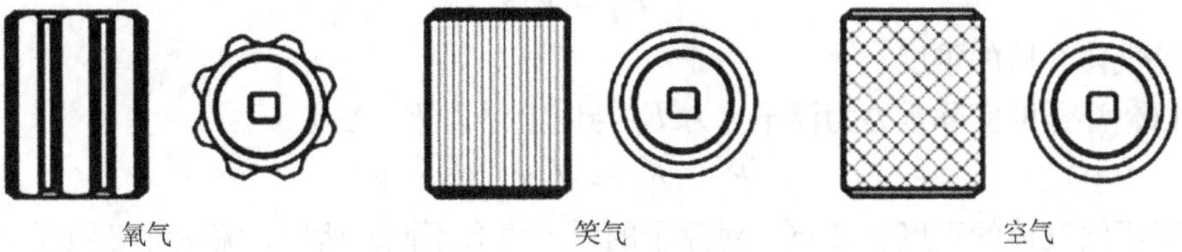

图 3-42 3 种气体流量调节旋钮

注意，氧气调节旋钮在形态、高度和直径，必须与其他气体的控制旋钮有明显区别。

2. 流量管与浮子 流量管的作用是通过浮子的漂浮高度，检测并显示流量控制阀输出的气体流量。流量管与浮子，如图 3-43 所示。

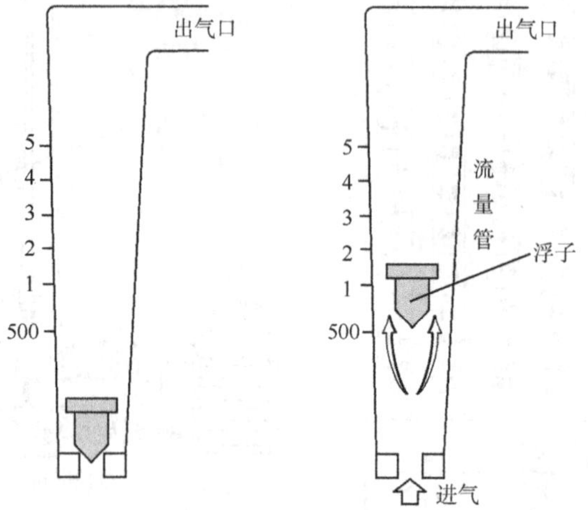

图 3-43 流量管与浮子

流量管由一个逐渐变细的透明玻璃管制成，其底部直径最小，管内有一个称为浮子的指示器可以上下自由移动，在没有气体流动时，静止于管子底部。当有气体通过流量管时，浮子随气流漂浮并指示流量。浮子的形状主要有重锤形、线轴形和球形 3 种，见图 3-44。

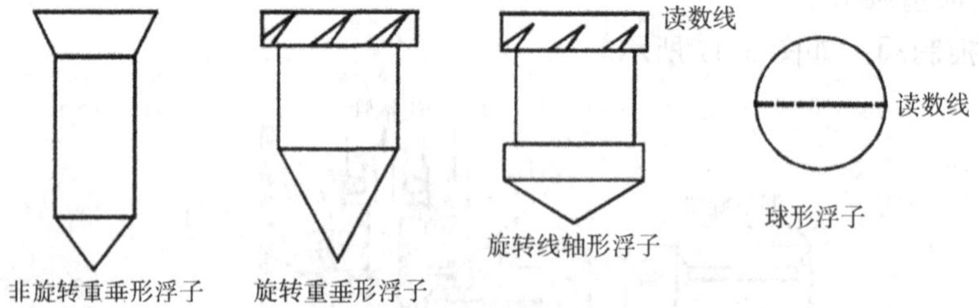

图 3-44 浮子形状

目前，麻醉机的流量计主要使用旋转浮子，因为旋转浮子的上沿有斜形导流槽，浮子可以随气流旋转，能有效地避免浮子因靠壁引起的错误指示。

流量管是通过浮子的漂浮高度来检测气体流量。由于浮子的重力 F_1 为

$$F_1 = V \times \gamma_f$$

式中 V 为浮子的体积，$\gamma_f = \rho g$ 为浮子材料的重度，其中的 ρ 是材料密度，g 为重力加速度。

根据阿基米德原理，在流体中的物体受到向上的浮力 F_2，浮力大小等于物体排开流体所受重力。即

$$F_2 = V \times \gamma$$

式中 γ 是气体介质的重度。

所以，浮子的实际重力为浮子重力 F_1 与向上浮力 F_2 之差

$$F_1 - F_2 = V \times (\gamma_f - \gamma)$$

由于不同气体的重度 γ 不同，对浮子的浮力也会不同。所以，流量计必须要指定适用的气体。如果流量计通过其他气体，必然会出现较大的系统误差。

气体通过浮子和流量管之间的环形间隙时，气流动能对浮子产生向上的推力 F_3，这个向上的气流动力是浮子上下压强差与浮子最大的截面积的乘积，与通过环形间隙气体流速的平方成正比。有

$$F_3 = A \times \xi \times \frac{1}{2}\rho U^2$$

式中 A 为浮子的最大截面积，ξ 为局部阻力系数，ρ 为气体的密度，U 为气体通过环形间隙的流速（m/s）。

当浮子稳定在某一高度时，说明这一瞬间浮子向下的实际重力与向上的推力处于平衡状态，即

$$F_1 - F_2 = F_3$$

有

$$V \times (\gamma_f - \gamma) = A \times \xi \times \frac{1}{2}\rho U^2$$

由于流量管的流量 Q 为流速 U 与环形间隙截面积 S 的乘积

$$Q = U \times S$$

流量管的环形间隙，如图 3-45 所示。

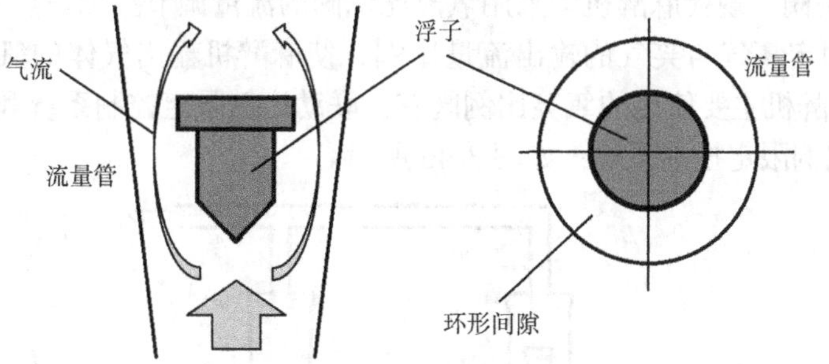

图 3-45 流量管环形间隙

整理后，得到流量管的流量 Q 为

$$Q = SK\sqrt{\frac{2V(\gamma_f - \gamma)}{A\rho}}$$

式中 K 是流量计的流量系数（包含局部阻力系数 ξ）。

对于某一指定的浮子，其流量计的 V、A、ρ、γ_f 和 γ 都为常数，流量 Q 仅与环形空隙的截面积 S 有关。由于环形空隙截面积 S 随浮子在锥形流量管的高度变化，所以，流量 Q 与浮子的高度成正比。

当气流增大时，环形间隙的气流速度加快，F_3 增大，浮子位置上移。由于锥形流量管内径上大下小，随着浮子的上移，环形间隙扩大，使得流速相应降低，只有当 F_3 恢复到与浮子实际重力相等时，浮子会停留在新的位置。反之，气流减少时，环形间隙气流速度下降，F_3 减少，浮子位置下降，环形间隙变小，浮子在新的位置上取得动力与重力的平衡。

无论流量大小如何，浮子的压强差 ΔP 总是保持不变

$$\Delta P = \frac{V(\gamma_f - \gamma)}{A}$$

所以，这类流量计称为恒压流量计。由于这种流量计的浮子与流量管之间的环形间隙

截面积随浮子位置的高低变化，因此，它称为可变径流量计。

流量计的流量管和浮子必须配套使用，所计量的只能是指定气体，测量气体的标识和流量刻度应该永久性的刻印在流量管壁上。如果配有刻度盘，应位于对应流量管的右侧，刻度指示误差应在±10%以内。

3. 影响流量计显示的因素

（1）大气压温度：流量计的刻度是在20℃、101.3kPa的标准状态下校准。使用环境的大气压明显降低时，由于气体密度降低，流量指示会低于实际流量。反之，大气压高于标准状态，流量指示高于实际流量。气体密度还受温度变化的影响，一般规律是高温环境下流量指示低于实际的流量，低温环境下流量指示高于实际流量。

（2）流量计倾斜：浮子应工作在垂直状态。若流量管轻度倾斜时，指示流量高于实际流量；如果发生严重倾斜，浮子靠壁会造成更大的显示误差。这种故障多见于麻醉机组装不合格、麻醉机车轮损坏或手术室地面不平。

（3）流量计组件漏气：流量管本身的裂缝或断裂造成的泄露往往很容易发现。然而，流量管两端密封垫圈老化破损造成的泄露却不容易发现。特别是流量管顶端的漏气，流量显示正常，但显示的气体并未到达新鲜气体出口，不易觉察。因此，使用前对气密性的检查十分重要。

4. 氧笑比例阀　现代麻醉机均采用氧笑比例阀的流量调节技术。这一技术通过机械联动装置，可以固定氧气与笑气的输出流量比例，使麻醉机输出气体的氧气浓度不会低于19%。目前，麻醉机主要使用的氧笑比例阀有：联动比例限定控制系统和气动比例系统。

（1）联动比例限定控制系统：如图3-46所示。

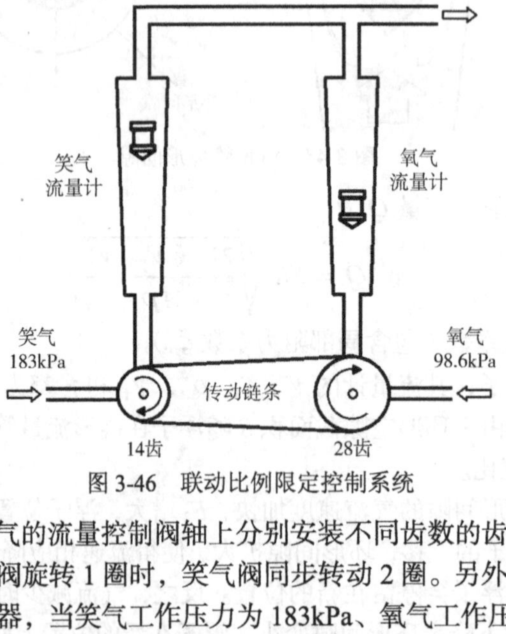

图3-46　联动比例限定控制系统

如图，在氧气和笑气的流量控制阀轴上分别安装不同齿数的齿轮，通过传动链条装置可以实现氧气流量控制阀旋转1圈时，笑气阀同步转动2圈。另外，在氧气和笑气的接口分别设有二级压力调节器，当笑气工作压力为183kPa、氧气工作压为98.6kPa时，通过机械和气压的2种控制装置，可以使得笑气与氧气的最终输出比保持为3∶1的比例关系。传动装置中还具有离合器功能，致使笑气增加时，氧气流量同步增加；降低氧气流量时，同样会同步降低笑气的流量。这个离合器装置还具有保证氧气浓度的功能，即增加氧气流量时，离合器自动脱连，笑气并不随之增加；降低笑气流量时，氧气不随之减少，从而确保混合输出气体的氧浓度不低于19%。

（2）气动比例系统：气动氧笑比例系统是目前麻醉机使用最为普遍的一种氧笑比例阀，它的关键器件是氧/笑比例阀组件中的气控开关阀。气控开关阀，如图3-47所示。

当无氧气输入或压力过低（一般指低于200kPa）时，膜片不发生弯曲，气门关闭，没有笑气输出。只有输入的氧气压力正常，氧气压力克服弹簧推力，通过膜片、推杆打开气门，氧气和笑气进入各自的工作舱，并有笑气输出。氧气的压力越大，气门开启也就越大，进入工作舱的笑气越多。

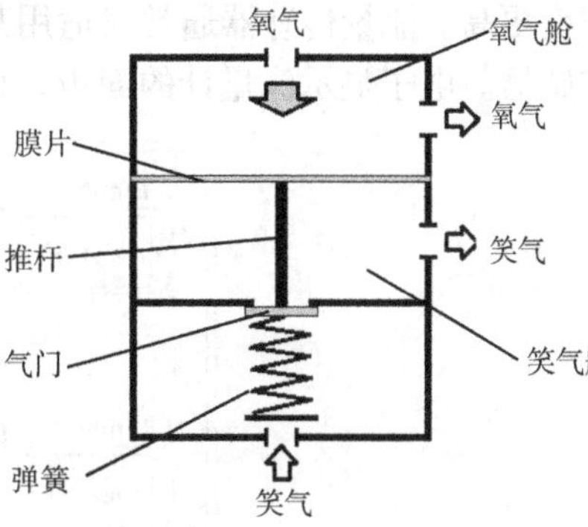

图3-47　气控开关阀

气动氧笑比例系统，如图3-48所示。

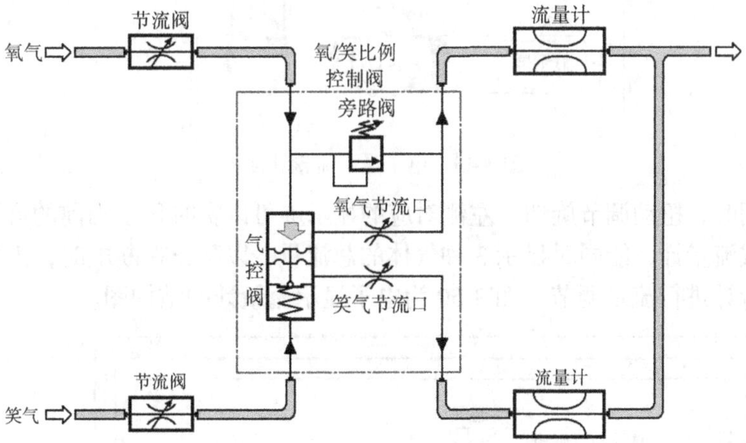

图3-48　气动氧笑比例系统

气动氧笑比例系统主要功能是保证氧气和笑气为1∶（2～3）的比例输出（流量）。具体的工作原理是，如果无氧气输入，阀上端的进气通道关闭，此时，无论如何调节笑气前置节流阀（旋钮），笑气都没有输出；只有当有正常压力的氧气进入时，氧气压力开启气控开关阀，使笑气通道打开，氧气和笑气进入各自的通道，经预先调定好的节流口，流量比1:2～1:3的氧气和笑气通过各自的出气口排出。当氧气前置节流阀输出的流量较大时，单纯由氧气节流口出气不能满足需要，此时，通过氧气压力自动打开旁路阀，将更多的氧气从旁路阀通道通过，从而可以在氧气出口端输出大流量的氧气。

5. 电子流量计　前面介绍的是管式流量计，管式流量计采用流体力学的原理，通过流量管气流对浮子的作用，由浮子的高度指示流量。随着现代电子技术的发展，麻醉机也在陆续使用电子流量计。从电子技术的应用程度，现阶段麻醉机使用的电子流量计主要有2类，一类是气路调节与控制还是采用传统的方法，只是流量指示为电子显示：另一类是显示与控制均应用电子技术。

（1）电子显示流量计：原理与管式流量计基本相同，都要应用调节旋钮和流量控制阀。但是，在流量控制阀后面的流量指示部分完全不同，它不用流量管和浮子显示，而是通过流量传感器采集流量数据，经数据处理，直接由显示屏读出流量。

为了更安全起见，电子显示流量计通常会增加一个备用的管式流量计，管式流量计与电子显示流量计同时显示流量。由于电子显示流量计采用流量传感器，所以，显示流量的精度更高。流量传感器通常仅适用某一特定气体，因此，每种气体都要选用相适应的流量传感器。电子显示流量计的面板，如图 3-49 所示。

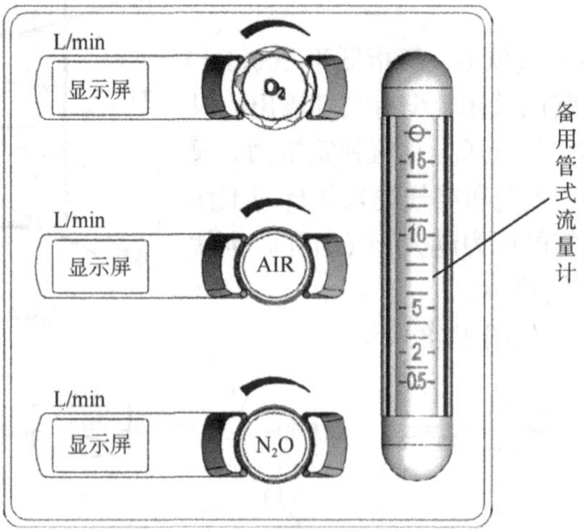

图 3-49　电子显示流量计面板

临床应用时，扭动调节旋钮，左侧对应的显示屏可以实时显示当前的流量值。右侧是一个备用管式流量计，能同时显示 3 种气体的总流量，以防止在断电时，仍然可以用这个备用管式流量计进行流量调节。图 3-50 为电子显示流量计的结构图。

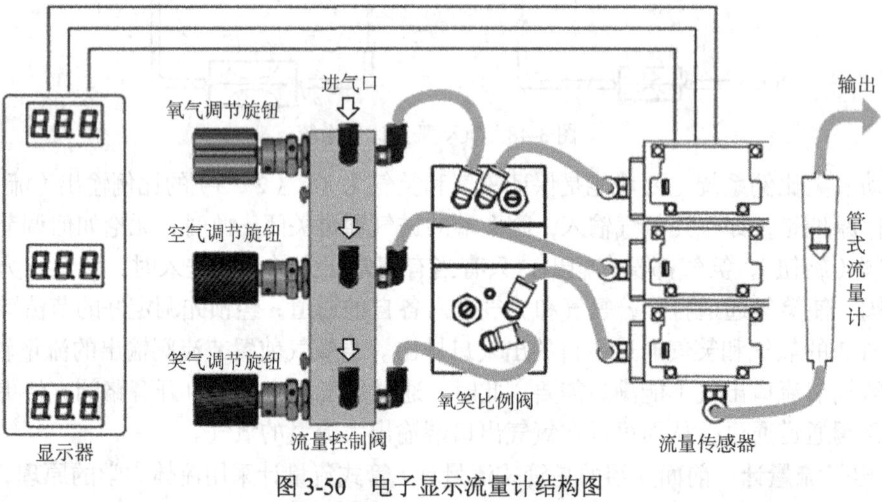

图 3-50　电子显示流量计结构图

氧气、空气和笑气接入各自的进气口，通过调节旋钮调控各自的流量控制阀，以调节各气体的流量。氧气和笑气经流量控制阀后，先进入氧笑比例阀，氧笑比例阀能保证输出气体的氧浓度不会低于 19%。从氧笑比例阀出来的氧气和笑气，接到流量传感器的信号采集端，空气经流量控制阀直接进入流量传感器。

由于麻醉机需要使用氧气、空气和笑气，因此，要使用 3 个流量传感器，分别检测 3 种不同的气体。3 个流量传感器的采集电信号连接到信号板上，通过显示器实时显示每种气体的流量值。氧气、空气和笑气经过流量传感器后混合成一路，进入备用管式流量计，备用管式流量计也能实时显示 3 路气体的总流量。从备用管式流量计出来的混合气体，即是流量计的输出气体。

（2）电子控制流量计：由电控比例阀、流量传感器和显示器组成。它与电子显示流量计不同的是不仅可以通过显示器显示流量，还能利用电控比例阀来调节和控制流量。电子控制流量计设有调节旋钮和电控流量控制阀，整个流量计的设置与控制都由电子技术实现。

电子控制流量计同样需要控制 3 种气体，所以，通常需要使用 3 个电控比例阀和 3 个流量传感器。这里使用的比例阀与控制吸气使用的比例阀原理相同，只是控制最大流量不需要那么大，可以达到 15L/min 即可。为了保证断电时的流量调控，电子控制流量计通常还需要配备一个备用管式流量计。

6. 新鲜气体隔离阀技术 几乎所有麻醉机的新鲜气体输送都是连续的，如果没有相应的新鲜气体隔离或补偿，潮气量会受到新鲜气体流量变化的影响，例如，新鲜气体流量越高，输送给患者的潮气量也会越多。这使得在麻醉过程中需要不断地调整新鲜气体流量，即使潮气量设定不变，输送给患者的潮气量也难以稳定。

解决新鲜气体造成潮气量的不稳定问题，主要有 2 种方法。一种方法是电子流量计技术，它可以实时获得新鲜气体的流量，在潮气量控制时进行补偿；另一种方法是新鲜气体隔离阀技术，将新鲜气体晚一个周期提供给患者。如德国德尔格（Dräger）研发的麻醉机采用新鲜气体隔离阀技术，通过新鲜气体隔离阀技术可以保证潮气量的稳定性。新鲜气体隔离阀技术的示意图，如图 3-51 所示。

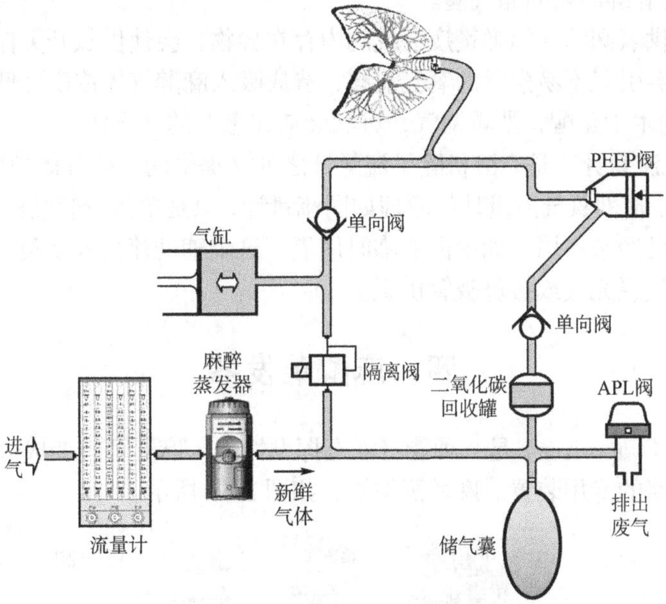

图 3-51 新鲜气体隔离阀技术示意图

新鲜气体隔离阀技术的关键装置是在新鲜气体输入通路上安装一个电磁隔离阀，它可以在吸气相阻止新鲜气体补充进入近端回路（患者端），以确保吸入潮气量的精准。

在吸气相，为了防止新鲜气体进入吸气回路造成对输送潮气量的影响，由隔离阀将新鲜气体暂时隔离，并储存在储气囊中。因此，吸气相隔离阀关闭，储气囊会膨胀。当切换到呼气相时，隔离阀开放，新鲜气体进入回路，同时，将经二氧化碳回收罐处理后的气体、来源于流量计的新鲜气体和储气囊中储存的新鲜气体一同吸入气缸内，以备吸气相的气体输出，此时储气囊缩小。

由于德尔格麻醉机采用了新鲜气体隔离阀技术，所以，在麻醉机正常工作时可观察到储气囊有规律的膨胀和缩小的交替活动。如果系统回路发生漏气，储气囊就会不断缩小直至塌陷，在临床可以通过观察储气囊的状况，及时判断回路是否存在泄漏。

（三）快速供氧阀与辅助氧气流量计

流量管理系统还有2路直接供氧通道，一路是由快速供氧阀控制的供氧通道；另一路是辅助氧气流量计的供氧通道，目标是为临床提供一路可调节并指示流量的氧气源。

1. 快速供氧阀 也称为快速充氧开关，是为麻醉回路快速提供氧气的气体控制阀。快速供氧阀结构，如图3-52所示。

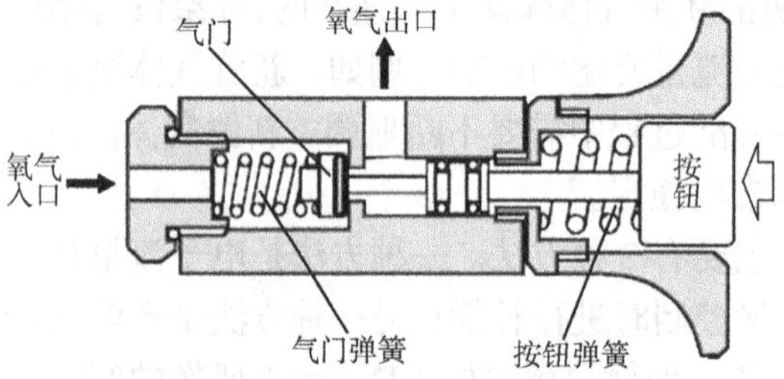

图3-52 快速供氧阀结构

快速供氧阀为无自锁、单手操作的通气按钮。如图，按下按钮时，克服按钮弹簧和气门弹簧的推力，使气门打开，立即供氧；松开按钮，依靠气门弹簧的推力自动关闭供氧通道，按钮弹簧使按钮还原至原始位置。

快速供氧阀释放的氧气不经过流量计、麻醉蒸发器等装置，直接接入补充气体出口。在正常情况下，启动快速供氧阀，在补充气体出口释放的氧气流应为25～50L/min，并要求3s左右能充满麻醉回路的储气囊。

注意：快速供氧阀的气门弹簧疲劳或阀内存在异物，会使供氧开关保持开放状态。轻度的关闭不严，会引起不易察觉的氧气泄露，造成吸入麻醉气体浓度降低（麻醉气体被稀释），导致患者的术中觉醒；严重漏气，可能会造成患者的气压伤。

2. 辅助氧气流量计 是麻醉机除了流量计之外又提供的一路气体输出，以满足手术中的一些特殊需求。辅助氧气流量计的原理如同流量计，只是单流量管结构。在手术过程中，麻醉机的流量计已经被占用，如果需要临时用氧，这个辅助流量计就类似于墙上氧气源，可以用来对手动气囊充气或接鼻吸管供氧。

四、麻醉蒸发器

麻醉蒸发器（vaporizer）是一种能将液态挥发性吸入麻醉药转变成蒸汽，并按一定浓度输入到麻醉回路的专用装置。麻醉蒸发器，如图3-53所示。

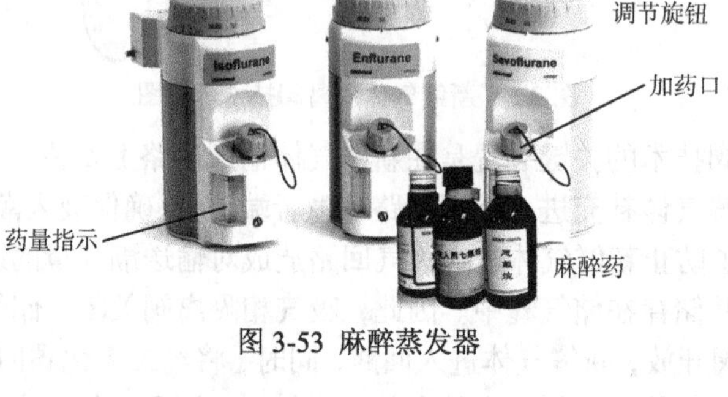

图3-53 麻醉蒸发器

麻醉蒸发器的基本功能是有以下几点。

（1）有效地蒸发挥发性麻醉药。

（2）精确控制挥发性麻醉药的输出浓度。

（3）具有流量、压力、温度自动补偿能力。

（一）麻醉蒸发器的基本构成

以谊安 VP500 麻醉蒸发器为例，麻醉蒸发器的外部结构，如图 3-54 所示。

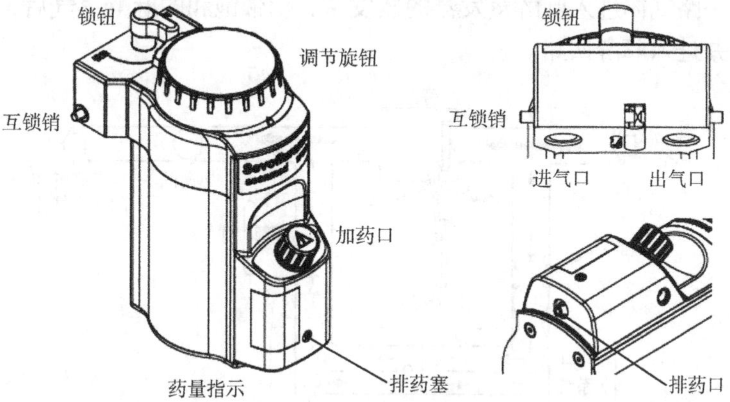

图 3-54　麻醉蒸发器的外部结构

1. 调节旋钮　位于麻醉蒸发器的正上方，作用是调节吸入麻醉药的输出浓度。调节旋钮上设有一个带有浓度刻度的控制转盘，浓度刻度值用百分比（vol%）的形式表达。调节旋钮，如图 3-55 所示。

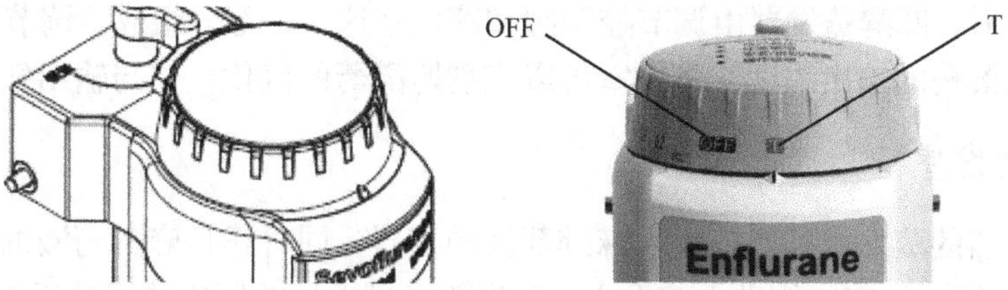

图 3-55　调节旋钮

使用时，根据临床需要，由麻醉医生手动旋转调节旋钮来选择适宜的麻醉药浓度。逆时针旋转调节旋钮，麻醉气体的输出浓度增加；反之，减小。调节旋钮具有防止超限使用的限位装置，使其不会出现异常的高浓度输出。在“OFF”位置之后还有一个“T”设置位置，这个位置仅在运输、拆卸过程中使用，调节旋钮处于“T”位置时，麻醉蒸发器为锁死状态。

2. 其他外围装置

（1）锁钮：作用是固定麻醉蒸发器，顺时针旋转锁钮 90°，可以将麻醉蒸发器固定在旁通阀上；逆时针旋转锁钮 90°，能拆卸麻醉蒸发器。

（2）加药口：有一个旋塞，逆时针旋转取下注药口旋塞，可以加注麻醉药。

（3）药量指示：可以通过液面显示窗观察麻醉药剂的液面高度，加药时液面要达到最高刻度与最低刻度之间。

（4）互锁销：作用是确保每次只能有一个麻醉蒸发器开启使用。

（5）进气口与出气口：进气口可以用来引进补充气体，出气口能输出麻醉气体。

（6）排药塞：由加药口旋塞上的专用工具拧动排药塞，可以通过排药口将剩余药液排出。

3. 麻醉蒸发器的结构 麻醉蒸发器是麻醉机的重要组成部分，它的质量不仅标志着麻醉机的水平，还直接影响吸入麻醉的临床效果。良好的蒸发器应该是操作简单，输出浓度精确，受温度、流量、压力等因素的影响小。由图 3-56 所示的麻醉蒸发器的结构原理图可见，从流量计输出的补充气体进入麻醉蒸发器后分成 2 路。一路补充气体由旁路直接进入麻醉回路；另一路气体进入麻醉蒸发器的蒸发室，携带饱和的麻醉蒸气后，与旁路的补充气体汇合，一并进入麻醉回路。

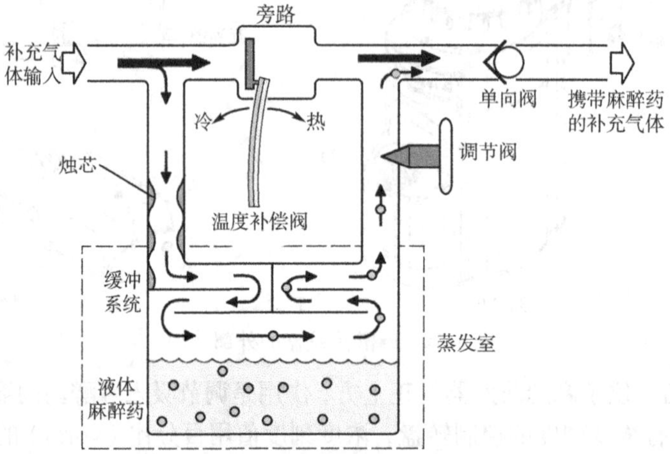

图 3-56　麻醉蒸发器结构原理图

从结构上看，麻醉蒸发器由调节控制阀和蒸发室这 2 个部分组成。调节控制阀是用来调节和设置麻醉药的输出浓度，蒸发室可以实现麻醉药的汽化，并与输出气体充分混合。

（二）蒸发室

麻醉蒸发器的蒸发室是盛放吸入麻醉药液的容器，同时还是麻醉药液的汽化场所。

1. 缓冲系统 补充气体进入蒸发室，首先要经过由烛芯制成的缓冲系统（俗称“蛇形管”）。补充气体经过缓冲装置后，即成为饱和的麻醉蒸发气体。缓冲系统，如图 3-57 所示。

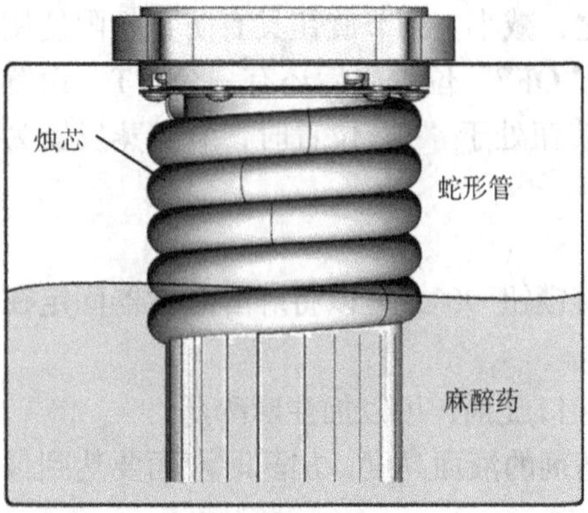

图 3-57　缓冲系统

烛芯也称为蒸发芯，通常采用抗腐蚀的石棉纤维材料制成。烛芯与灯芯的原理相似，石棉纤维线有一半浸没在麻醉液体中，药液通过毛细管作用顺石棉纤维上升浸满棉线，当载气由棉线的间隙穿过时，使棉线表面的麻醉药液迅速蒸发。烛芯的作用是利用毛细管原理，将药液虹吸到烛芯上，以扩大有效蒸发面积，使得麻醉气体的浓度均匀。

缓冲系统主要有 2 个作用。

（1）增大有效蒸发面积，使气体经过的路径延长，让气体充分混合，保证输出的是饱和蒸发气体。

（2）缓冲来自于麻醉回路的压力变化。

由于麻醉蒸发器的输出接在麻醉回路上，在正常的通气过程中，麻醉回路中的气道压力会起伏变化，即表现为麻醉蒸发器的输出口的压力变化。如果麻醉蒸发器输出口的压力变化影响到输出浓度，这一现象称为泵效应（pumping effect）。泵效应形成的原因是，吸气周期气道压力上升时，气体向蒸发器逆流，使得蒸发室内气体压缩。那么，在呼气周期气道压下降时，蒸发室内的麻醉蒸气饱和气体解压，通过开放状态的蒸发室入口逆流到旁路中，致使旁路的气流也成为饱和麻醉气体，进而导致麻醉药的输出浓度明显增加。

泵效应的形成原理，如图 3-58 所示。

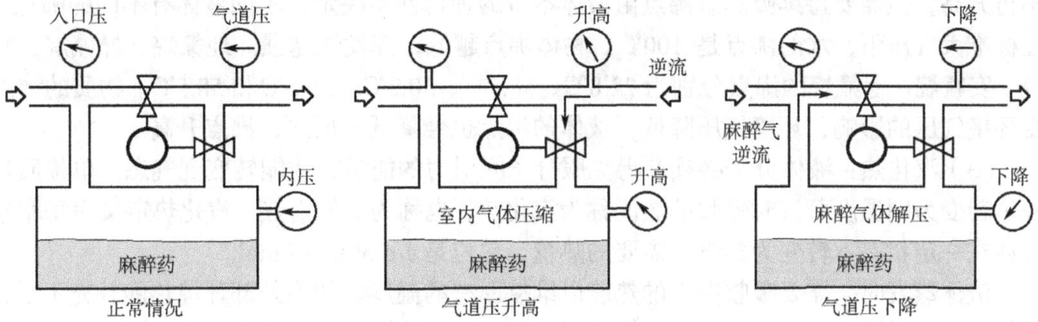

图 3-58　泵效应形成原理

为了防止泵效应引起的麻醉药过量，现代蒸发器主要采用 3 种方法。

（1）缩小蒸发室内的空间，使蒸发室内不会储存太多的压缩麻醉饱和气体，从而可以减少反流到旁路（主通道）的麻醉蒸气。

（2）延长蒸发室的输入通道，即增长缓冲系统的路径，使膨胀气体不能逆流到旁路。延长输入通道的方法有螺旋管式和迷路栅栏式，具体结构如图 3-59 所示。

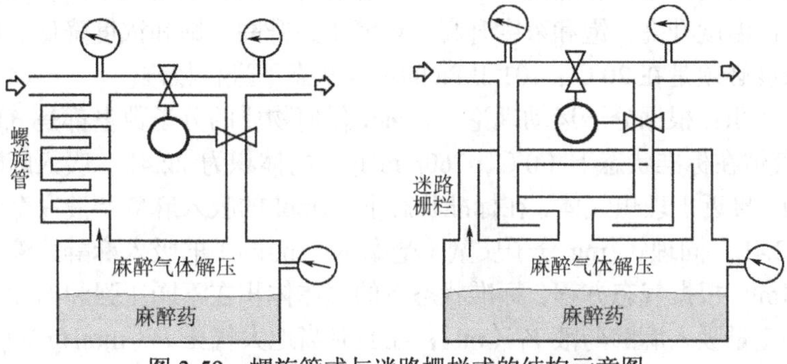

图 3-59　螺旋管式与迷路栅栏式的结构示意图

（3）蒸发器与输出口之间安装一个单向阀，以阻挡气体向蒸发器反流。

2. 麻醉药的汽化　现在麻醉蒸发器常用的吸入麻醉药主要有 5 种：安氟醚（enflurane）、异氟醚（isoflurane）、七氟醚（sevoflurane）、地氟醚（desflurane）和氟烷（halothane）。其中，氟烷因为副作用较大，我国已经禁用。地氟醚的沸点较低，必须使用可以加热的电子麻醉蒸发器，所以临床应用也较少。目前，国内临床常用的吸入麻醉药主要是安氟醚、异氟醚和七氟醚。

麻醉蒸发器的基本功能就是实现麻醉药的汽化，对于麻醉药的汽化还要取决于麻醉药本身的物理特性。具体物理特性介绍如下。

（1）汽化：物质有 3 种存在状态，分为固态、液态和气态，在一定条件下这 3 种状态的物质可以互相转换。其中，物质从液态转化为气态的现象称为汽化。汽化（vaporization）是物质由液态转变为气态的相变过程。汽化时分子平均距离加大、体积急剧增加，因此，为了克服分子间引力并抵消大气压力，汽化需要吸取热能。

汽化有 2 种方式，为蒸发（evaporation）和沸腾（boiling）。蒸发发生在液体表面，可以在任何温度下缓慢进行。温度越高、蒸发速度越快，表面积大、通风好也有利于蒸发。当温度达到沸点时，液体表面及内部会发生剧烈汽化，这一现象称为沸腾。

（2）沸点：液体剧烈汽化沸腾时的温度称为沸点（the boiling point）。液体沸腾后温度不再升高，但需要持续吸热。沸点由液体本身的理化性质决定，不同液体有不同的沸点，在标准大气压下，水的沸点是 100℃。物体沸点越低，挥发性越强。地氟烷、异氟烷、氟烷、安氟烷、七氟烷的沸点分别为 22.8℃、48.5℃、50.2℃、56.5℃和 58.5℃。物质的沸点受环境气压的影响，环境气压降低，液体的沸点也会降低；反之，沸点升高。

（3）汽化热：液体分子必须获得克服分子间引力的能量，才能转变到气态。单位质量液体转变为同温度蒸汽时吸收的热能称为汽化热，也称为蒸发潜热。汽化热定义为每摩尔液体在一定状态下转变为蒸汽所需要的热量，单位是 J/mol 或 kJ/mol。

液体蒸发时，需要吸收一定的热能以维持原有的温度。如果外部环境热能补充不足，液体的温度会降低，液体分子运动会减弱，蒸发就会减缓。汽化热小的液体，蒸发时热能消耗少，液体温度下降也小。汽化热大的液体，蒸发时需要消耗更多的热能，液体的温度下降明显，汽化热随温度升高而减小。在临界沸点温度下，物质处在临界态，气相与液相差别消失，汽化热为零。

（4）饱和浓度：吸入麻醉药液表面的分子会逸出成为蒸汽，同时气态麻醉药分子也会重新返回液面成为液态。当从液态转换成气态的分子数量与从气态转换成液态的分子数量相等时，称此时的气体为饱和蒸汽。不同吸入麻醉药的饱和浓度也不同，且与环境温度和环境压力相关。温度升高，饱和浓度升高；环境压力升高，饱和浓度降低。所以，麻醉蒸发器的输出浓度必须是在 20℃、101.3kPa 的标准状态下进行校准。

（5）汽化体积：根据分子运动理论，1 mol 任何物质的分子数量都是 6.022×10^{23} 个，1mol 的理想气体在标准状态下（0℃，760mmHg）的体积为 22.4L。吸入麻醉药蒸汽在常温常压范围内，接近于理想气体，在标准状态下，1mol 的吸入麻醉药液完全转变为蒸汽的体积约等于 22.4L，同理，1mg 分子质量（毫摩尔，mmol）的吸入麻醉药液汽化后的蒸汽体积则为 22.4ml。根据气态方程，标准状态下的气体体积在不同压强和温度会有较大的变化。所以，一定量吸入麻醉药液 V_L（ml），在当时当地大气压 P（mmHg）和温度 T（℃）条件下，完全汽化的蒸汽体积 V_g（ml）为

$$V_g = 22.4\times\frac{1000V_L\times d}{M}\times\frac{760}{P}\times\frac{273.16+T}{273.16}$$

（6）导热率：吸入麻醉药液在汽化时需要吸收热量，如果吸收不到足够的热量，药液本身的温度会下降，汽化的速度也就会降低。为了使吸入麻醉药液能顺利吸收环境中的热量，麻醉蒸发器的蒸发室通常都采用导热性能良好的金属材料。蒸发器使用高导热性的金属来制作，有利于环境温度补偿麻醉药蒸发消耗的热能，维持药液温度，从而稳定输出浓度。其中，铜是最常见的蒸发器原材料。

3. 温度补偿阀 根据吸入麻醉药的物理特性，当温度增高时，吸入麻醉药的饱和浓度增加；反之，温度降低，其饱和浓度随之降低。由于这一特性必然会造成麻醉蒸发器输出

浓度的不稳定，因此，麻醉蒸发器需要使用变流温度补偿装置用以改善温度特性。变流温度补偿装置称为温度补偿阀。温度补偿阀的调节原理，如图 3-60 所示。

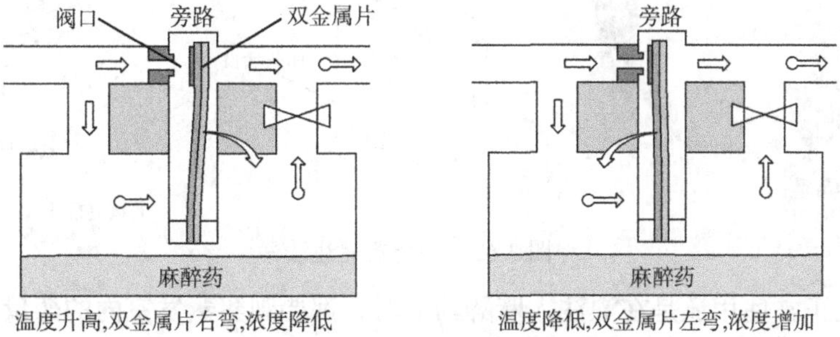

图 3-60　温度补偿阀调节原理

温度补偿阀的温控器件是一个用黄铜和镍钢合金制成的双金属感温片。由于这 2 种金属具有不同的热膨胀系数，温度升高时会自动向胀缩系数较小的一侧弯曲，反之，向胀缩系数较大的一侧弯曲。用这样的双金属片制成孔板调节阀，温度增高双金属片向右侧弯曲，主通道阻力降低，较多的气流可以直接通过，致使蒸发室载气减少，输出浓度降低。同理，温度降低双金属片向左侧弯曲，主通道阻力增加，使较多的气流通过蒸发室，输出浓度提高。由此，可以补偿因温度变化引起的麻醉药饱和浓度的变化。

4. 麻醉药的装填　装填麻醉药是将吸入麻醉药液灌注到麻醉蒸发器内的药室，装填麻醉药主要有直接灌注和加药器灌注 2 种方式。

（1）直接灌注：采用直接灌注的方法分为 3 步。

第一步，逆时针旋转取下注药口旋塞，并用注药口旋塞末端的工具拧紧排药塞，确保排药塞关闭。

第二步，检查使用的麻醉药剂是否和麻醉蒸发器前面标签上所注明的相同，通过液面显示窗观察麻醉药剂的液面高度。

第三步，将注药口旋塞拧紧，确保密封。

直接灌注方法，如图 3-61 所示。

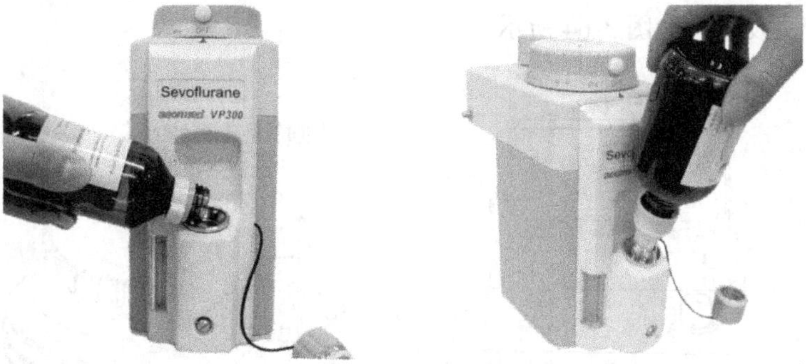

图 3-61　直接灌注法

（2）加药器灌注：由于不同吸入麻醉药的物理特性不同，需要设计对应的麻醉蒸发器。如果吸入麻醉药装填错误，输出浓度将发生改变，还可能产生未知的化学反应和临床效应。为了防止专用蒸发器误装其他麻醉药物，近代蒸发器都设计了药物专用的填充装置，这些装药装置设有专用定位销和定位槽，可以有效防止不同药液的错误填充。

加药器灌注方法，如图 3-62 所示。

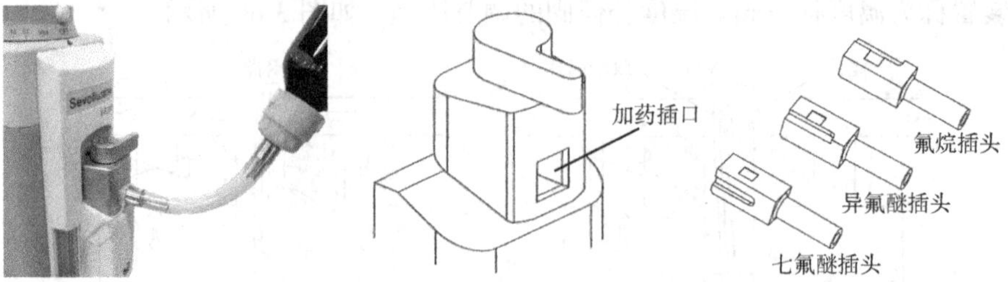

图 3-62 加药器灌注法

无论是在正常使用还是在灌注入麻醉药液时，都要观察蒸发室内的药量。当前，麻醉蒸发器通常采用玻璃视窗，在玻璃视窗上刻印刻度，通过观察吸入麻醉药液的液面高度，可以了解麻醉蒸发器中麻醉药的余量。

（三）互锁装置

麻醉蒸发器串联使用时，上游的麻醉药蒸汽可以溶入下游蒸发器内的麻醉药液中，这与错误填充不同麻醉药的影响相似。因此，当旁通阀上装有两个以上的麻醉蒸发器时，必须使用互锁装置。互锁装置的作用是避免发生 2 种麻醉药液的混合，确保每次只有一个麻醉蒸发器开启使用。互锁装置，如图 3-63 所示。

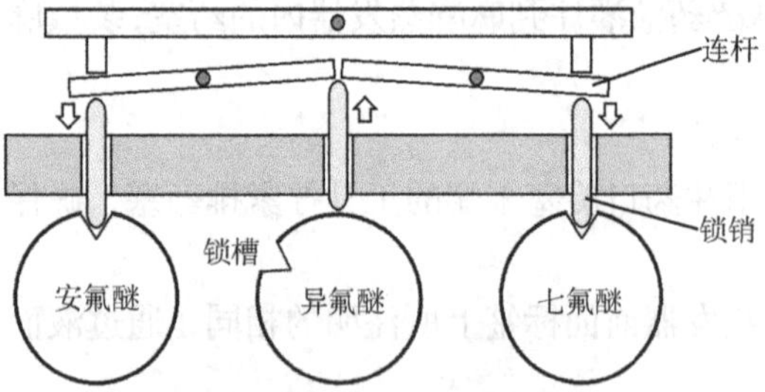

图 3-63 互锁装置

如图，当打开一个蒸发器，通过锁销、连杆自动闭锁其他蒸发器，可以有效地避免同时吸入两种以上的挥发性吸入麻醉药。

（四）旁通阀

麻醉蒸发器需要安装在麻醉机上使用，安装在麻醉机上的装置称为旁通阀。通过旁通阀可以将补充气体输入到麻醉蒸发器的进气口，再由麻醉蒸发器出气口接收饱和麻醉气体。安装麻醉蒸发器，如图 3-64 所示。

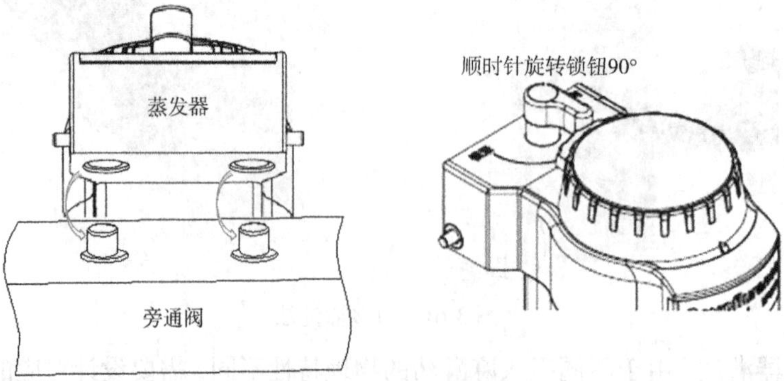

图 3-64 安装麻醉蒸发器

旁通阀上有 2 个接口，一个接麻醉蒸发器的进气口，引入麻醉机输出的补充气体；另一个接麻醉蒸发器的出气口，接收由麻醉蒸发器输出的饱和麻醉气体。旁通阀的这 2 个接口的结构一样，都是自恢复的阀口。自恢复阀口的作用是，当装上麻醉蒸发器时，受到麻醉蒸发器的重力下压，阀口打开，与蒸发器联通；当取走麻醉蒸发器时，阀口没有受力，阀口在弹簧力的作用下自动恢复关闭，补充气体直接通过旁通阀进入麻醉回路。旁路阀的工作过程，如图 3-65 所示。

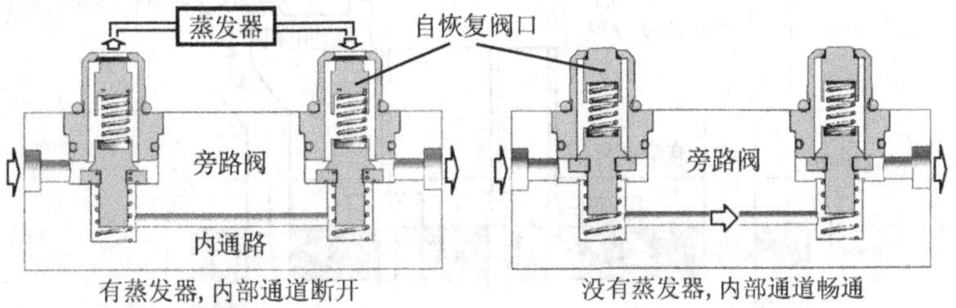

图 3-65 旁路阀的工作过程

（五）电子蒸发器

随着电子技术和传感器技术的发展，流量和压力控制、温度补偿等技术都可以通过电子技术来实现，由此，麻醉机开始引用电子蒸发器。目前，电子蒸发器主要分为 2 种类型，普通电子蒸发器和地氟醚电子蒸发器。

1. 普通电子蒸发器 是在机械蒸发器原理基础上，融合电子测量与电子控制技术，设计出来的新型麻醉蒸发器。普通电子蒸发器的原理框图，如图 3-66 所示。

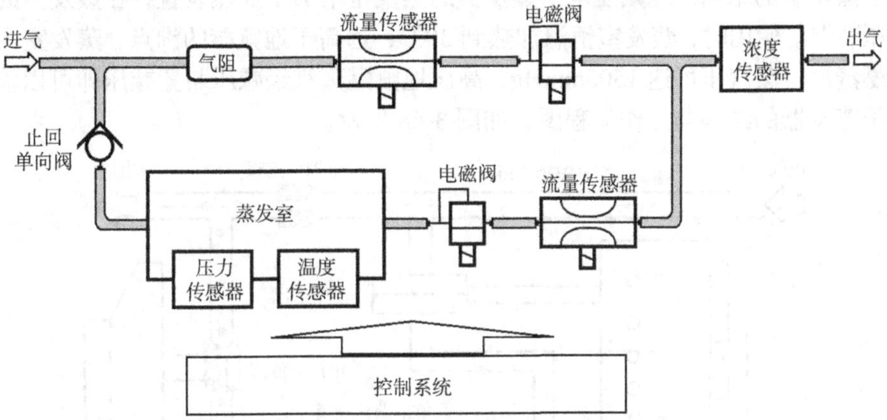

图 3-66 普通电子蒸发器原理框图

与传统的麻醉蒸发器一样，普通电子蒸发器的进气口输入一定流量的混合气体（空气、氧气和笑气），进入系统后气流分成 2 路，一路经过气阻和流量传感器作为稀释气体；另一路通入蒸发室携带出一定饱和浓度的麻醉气体。稀释气体与饱和麻醉气体在出口处混合，形成临床所需浓度的麻醉气体。

控制系统的核心装置是单片机，通过采集稀释气体、饱和麻醉气体的流量信息、出口处麻醉气体浓度和蒸发室内的温度、压力、流量信息，经过预置的控制逻辑来自动调控麻醉气路上的电磁阀开度，从而实现对输出麻醉气体浓度、流量的实时控制。

电子蒸发器的结构与工作流程图，如图 3-67 所示。

2. 地氟醚电子蒸发器 地氟醚的沸点为 22.8℃，接近于正常室温，在常温状态下它的饱和蒸汽压是其他吸入麻醉剂的 3～4 倍。因此，地氟醚不能使用普通电子蒸发器。

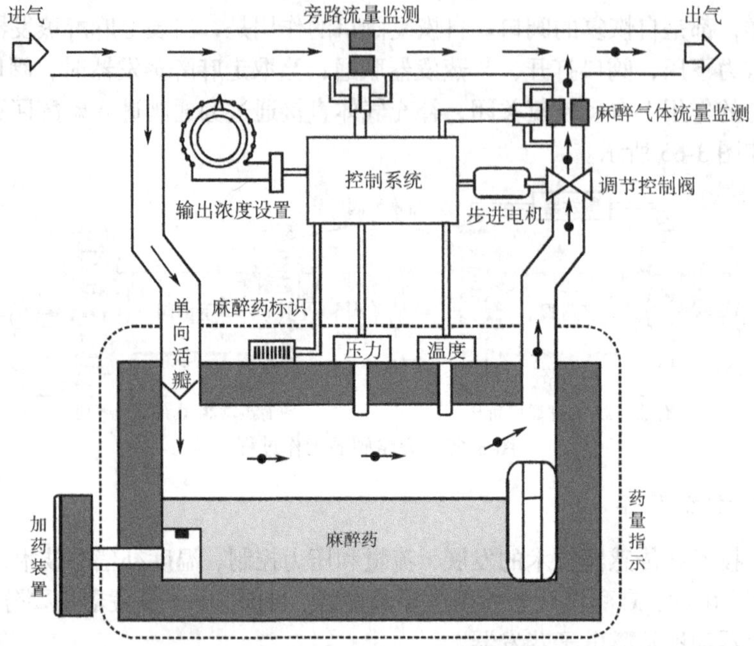

图 3-67 电子蒸发器的结构与工作流程示意图

地氟醚电子蒸发器是电子加热加压蒸发器，其基本原理与普通电子蒸发器类似，区别主要在于蒸发室的结构。地氟醚电子蒸发器的蒸发室增加了加热装置，在蒸发室的出口有一个减压装置。使用时，蒸发室恒温加热到 39℃，远高于地氟醚的沸点，蒸发室内充满饱和地氟醚蒸汽，蒸汽压可达 1500mmHg，高压地氟醚蒸汽经减压装置减压即可以输出。地氟醚电子蒸发器的结构与工作流程图，如图 3-68 所示。

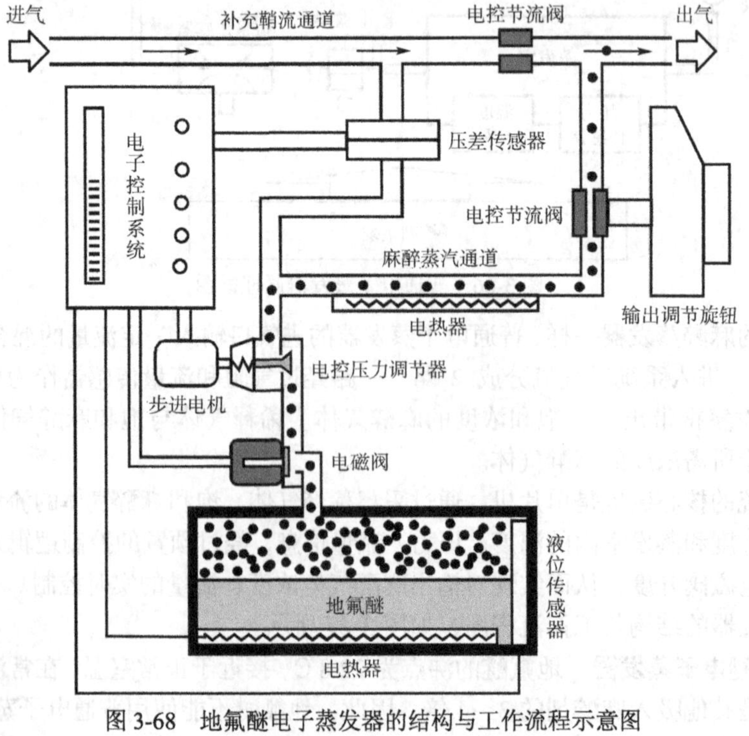

图 3-68 地氟醚电子蒸发器的结构与工作流程示意图

蒸发室的地氟醚经加热器增温，发生汽化并产生高压饱和麻醉气体。麻醉气体的通断由电磁阀控制，当电磁阀通电，开关打开，麻醉气体进入麻醉蒸气通道。由于地氟醚蒸汽是高压气体，需要进行必要的减压处理。减压处理的方法是，由压差传感器检测的压差（进气口的气压与麻醉蒸气通道的压差）信号，经控制系统的运算，实时调整电控压力调节器的阀口，以调整麻醉蒸气通道的压力。进气口的补充气体与麻醉气体经各自的电控节流阀调节流量，汇集在出口混合输出。与普通蒸发器相同，麻醉气体的输出浓度可以通过调节旋钮自行调节。

电子蒸发器是最新的蒸发器技术，目前，临床上的应用还不多。但是，电子技术在物理量测量、精确控制，压力、温度与流量的调节及安全防护等方面都具有明显的技术优势，因此，电子蒸发器必然是蒸发器未来发展的方向。

五、麻 醉 回 路

麻醉回路（anesthetic circuit）又称麻醉通气系统（anesthetic breathing system），是麻醉机直接管理患者呼吸气体和人工通气的管道系统。通过麻醉回路，可以为患者提供麻醉混合气体，并与患者进行正常的氧气、二氧化碳交换。

麻醉回路的基本功能有以下几点。

（1）接受并储存来自麻醉主机的新鲜气流。

（2）向患者提供吸入气体。

（3）处理并回收患者的呼出气体。

（4）提供自主呼吸和控制通气条件。

（5）为麻醉监测系统提供监测信息。

（一）麻醉回路的分类

在吸入麻醉的发展过程中，根据麻醉装置对患者呼吸气体的管理程度，通常将吸入麻醉分为开放、半开放、半紧闭和紧闭4个类型。

1. 开放式吸入麻醉（open inhalation anesthesia）　是最早期实行的吸入麻醉方法，患者的呼气与吸气都不受麻醉器械的控制，吸入气体来自周围大气，呼出气完全排入大气。开放式吸入麻醉，为了消除空气对吸入麻醉气体的稀释，临床使用时必须耗费远大于患者通气量的麻醉气体。图3-69是早期开放式吸入麻醉中使用的麻醉器械，它包括：开放点滴面罩、醚筒、T形管等。

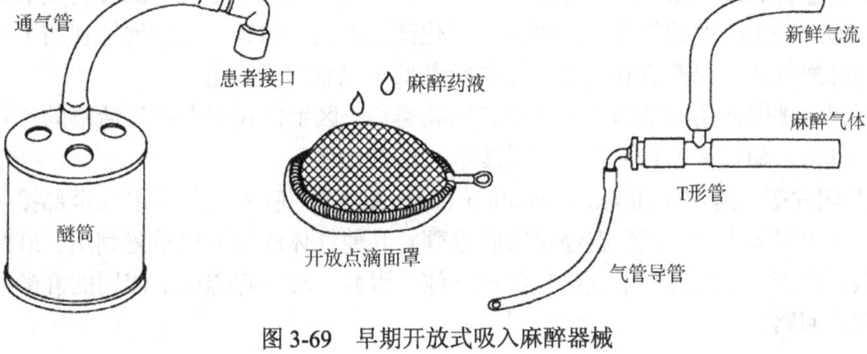

图3-69　早期开放式吸入麻醉器械

开放式吸入麻醉的操作简便，呼气通向大气，呼吸阻力小，不会形成明显的复吸入，目前仍然在某些特殊的场合使用（如婴幼儿麻醉）。这种方法的缺点是麻醉药用量远大于实际需要量，并对环境有污染。由于开放式吸入麻醉不能控制通气，因此，仅能在自主呼吸良好的情况下使用。

2. 半开放式吸入麻醉（semi-open inhalation anesthesia）是无重复吸入系统，通过应用单向活瓣技术将呼、吸气流分离，吸入气体完全由麻醉回路提供，呼出气体借助于单向活瓣排入大气。半开放式吸入麻醉的通气原理，如图 3-70 所示。

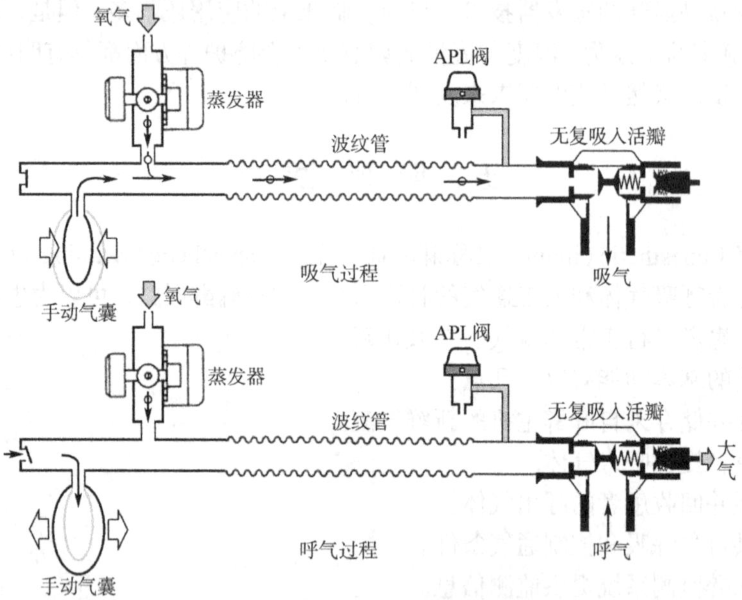

图 3-70　半开放式吸入麻醉通气原理

吸气时，捏动手动气囊，高压氧气携带由蒸发器发出的麻醉气体冲开无复吸入活瓣，对患者通气。呼气时，手动气囊复原，气体进入气囊，无复吸入活瓣恢复，患者呼出的气体直接排入大气。

半开放式回路通常应用在自主呼吸良好的患者。半开放式吸入麻醉主要缺点是活瓣阻力较大，尤其是在水蒸气的影响下活瓣阻力更为明显，容易造成患者的呼吸做功增加和通气不足。所以，近年来半开放式回路主要用于简易呼吸器、空气麻醉机。另外，半开放式吸入麻醉没有气体回收装置，呼出的气体多为直接排放，会污染室内的空气环境。

3. 半紧闭式吸入麻醉（semi-closed inhalation anesthesia）　与半开放式吸入麻醉基本相同，也是患者的吸气完全由麻醉回路提供，只不过呼出的气体通过回收装置部分保留在回路内，形成一定程度的复吸入，吸入二氧化碳浓度高于 1%。由于重复利用了部分呼出气体中的麻醉气体，因而麻醉气体实际的耗量低于患者的通气量。

半紧闭式呼吸回路的结构与半开放式回路类似，区别仅在于在呼气活瓣的位置上增加了一个储气罐，储气罐的容量取决于重复吸入的气体容量。

4. 紧闭式吸入麻醉（closed inhalation anesthesia）　吸入气与呼出气全部接受麻醉回路管理，呼出气体中的二氧化碳经过吸收处理，其他气体成分可以重复利用，麻醉气体耗费降到最低程度，不会对手术室产生污染气体。因此，现代麻醉机上使用的麻醉回路基本都是紧闭式回路。

紧闭麻醉根据临床麻醉需要，通过麻醉回路提供精确的氧气和麻药用量。但是，现阶段在临床应用的麻醉机，即使采用了低、微流量麻醉，氧气和麻药的供应量还是大于患者的实际需要量（摄取量）。为了应对在低微流量（吸入麻醉的维持阶段）下麻醉回路内浓度变化极慢的挑战，德尔格麻醉机采用了全新的电子喷射式挥发罐（DIVA）和涡轮呼吸系统。DIVA 挥发罐可以将麻醉药直接喷射到吸气支（而不是通过新鲜气体携带麻醉药），这种方式使得麻醉药的输送不再依赖于新鲜气体的流量，使得麻醉药的输送直接、准确。

紧闭回路示意图，如图 3-71 所示。

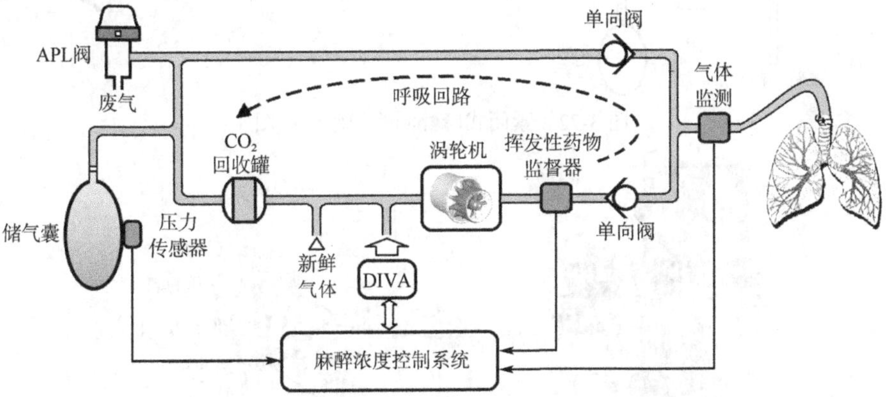

图 3-71 紧闭回路示意图

由于采用全紧闭的呼吸回路，患者呼出的气体暂时储存在储气囊内，储气囊的充盈水平由压力传感器实时监测。随着气体的消耗，储气囊中的压力会逐渐下降，同时结合氧浓度和麻药浓度控制环路（气体监测系统、挥发性药物监督器、麻醉浓度控制系统），可以实时监测到患者的氧气和麻醉药的摄取量，通过气体混合系统（DIVA 挥发罐、涡轮机）进行自动补充，使储气囊的充盈水平保持恒定。这样即可实现患者的消耗（氧气和麻药）与系统补充的匹配，从而使氧气和麻醉药的供应量与摄取量平衡，所有气体（二氧化碳被吸收）全部重复利用，不会发生由于过量供应，导致过多的废气排放。

紧闭式吸入麻醉中，患者的呼气和吸气交换均在一个紧闭的回路内进行，所以，气体较为湿润，麻醉药和气体消耗较小，室内空气污染少。尤其是使用目标靶控技术，通过对气体监测与分析计算，所提供的氧气和麻醉药量就是患者的实际需要量，因此，在一定的时间（维持麻醉期间）内没有多余的麻醉废气排出，提高了麻醉过程中的安全性。

（二）麻醉回路的工作原理

紧闭式麻醉回路的原理框图，如图 3-72 所示。

吸气时，吸气单向阀打开，呼气单向阀关闭，折叠囊下压或手动皮囊捏紧，气体经流量传感器、吸气单向阀压入到患者肺部。呼气时，在患者肺弹性收缩的压力下，吸气单向阀关闭，呼气单向阀打开，呼出气体经过二氧化碳回收罐吸收二氧化碳，存储到折叠囊或手动皮囊中，供下一次吸气重复使用。由于钠石灰要吸收二氧化碳，所以，通常需要补充一定量的新鲜气体。麻醉回路结构图，如图 3-73 所示。

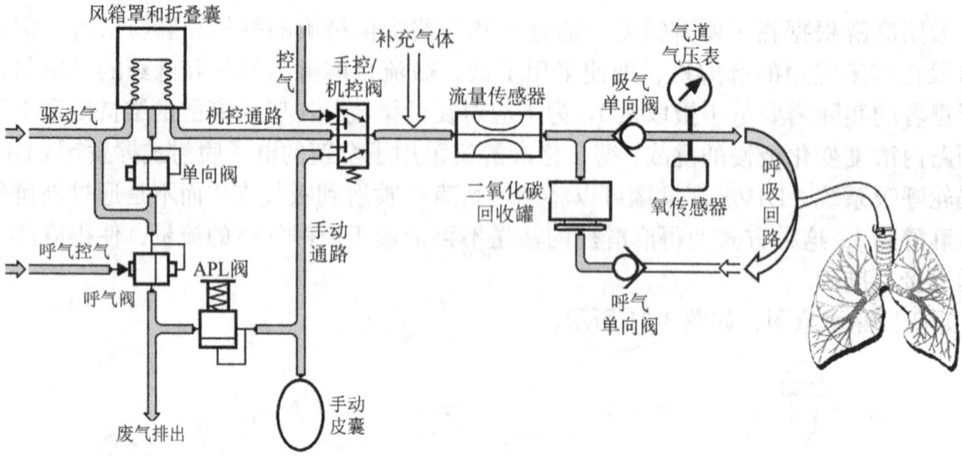

图 3-72　紧闭式麻醉回路的原理框图

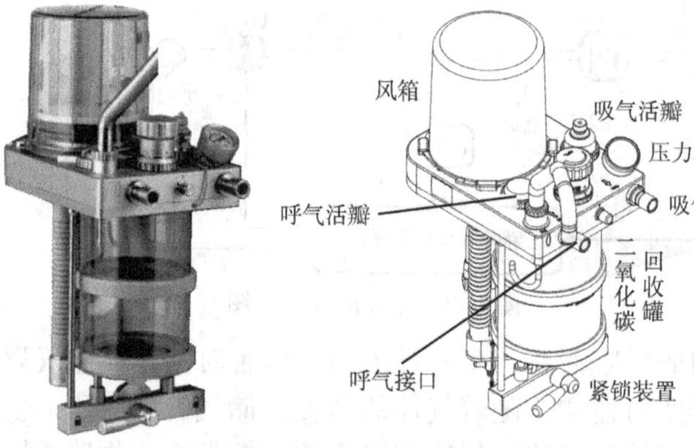

图 3-73　麻醉回路结构图

麻醉回路各部组件位置，如图 3-74 所示。

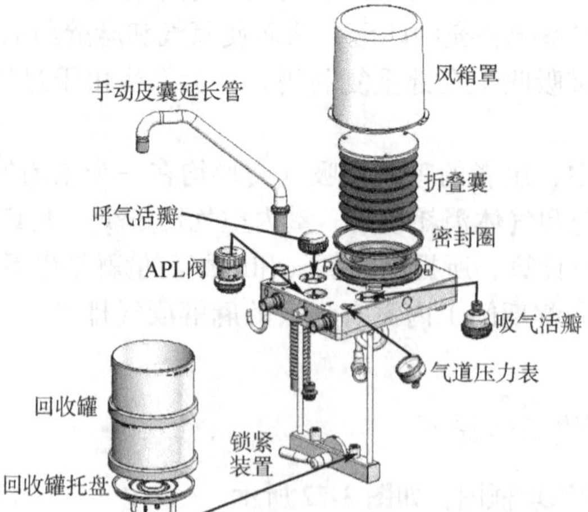

图 3-74　麻醉回路各部组件位置

1. 手动/机控阀　手动/机控阀是用来切换麻醉回路的手动通气模式和机控通气模式。当切换到手动模式时，手动皮囊与回路联通，捏动手动皮囊可以实现通气。吸气时，捏紧手动皮囊，气体被压入患者肺部；呼气时，松开手动皮囊，在患者肺弹性收缩力的作用下，呼出的气体经过二氧化碳回收罐吸收二氧化碳后，返回手动皮囊。手动通气的潮气量与呼吸节律，完全由麻醉医师控制。

当切换到机控通气模式，风箱罩和折叠囊与回路联通，此时，由麻醉机控制通气。吸气时，驱动气压动折叠囊下行，气体被压入到患者肺部；呼气时，关闭驱动气，打开呼气阀，患者肺弹性收缩呼出气体，经过二氧化碳回收罐吸收二氧化碳后返回折叠囊，折叠囊上行，原风箱罩中的驱动气从呼气阀排出。机控通气的潮气量和节律由麻醉机控制。

2. 可调压力限制阀（adjustable pressure limiting valve） 也称为APL阀，它位于手动通气的回路中，只是在手动通气模式下才有效。APL阀的作用是限制手动通气过程中气道压力的上限，以保护患者免受气压伤。例如，手动通气中，设定APL阀为10cmH_2O。吸气时，捏紧手动皮囊，在压力作用下气体输入给患者，此时气道压力上升。当气道压力上升至10cmH_2O时，APL阀打开漏气，致使气道压力不会超过10cmH_2O。呼气时，松开手动皮囊，患者呼出的气体返回到手动皮囊。呼气时气道压力下降，APL阀关闭。

APL阀的结构原理图，如图3-75所示。

APL阀采用弹簧活瓣控制排气方式，通过旋转调节旋钮改变弹簧的力度，进而可以调整活瓣的开启压力。APL阀的调节旋钮为逆时针打开，顺时针关闭。

3. 吸/呼气单向阀 麻醉回路的吸气与呼气单向阀的作用是分离呼吸气体，保证呼吸回路内的气体单向循环流动。由于实际回路通常使用圆形膜片，所以又常称为吸气活瓣和呼气活瓣。吸气活瓣和呼气活瓣的结构如图3-76所示。

吸气时，麻醉机输出的补充气体冲开吸气活瓣，呼气活瓣关闭，由吸气接口将气体输入给患者；呼气时，吸气活瓣关闭，患者呼出的气体顶开呼气活瓣，呼出气体回流至麻醉回路。

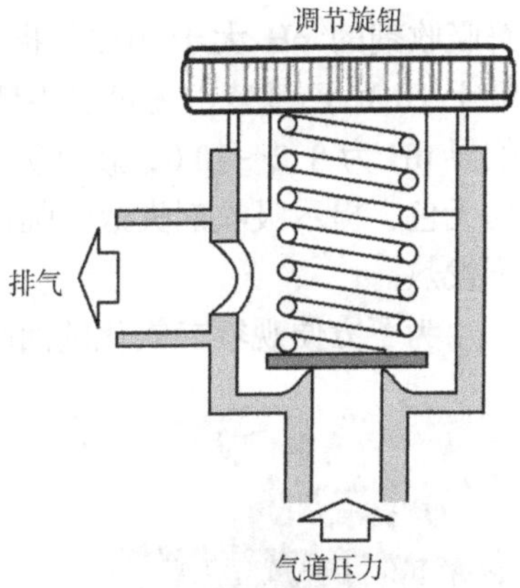

图3-75 APL阀结构原理图

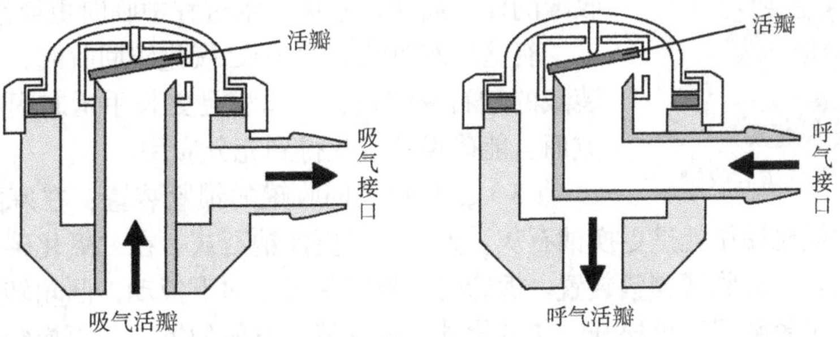

图3-76 吸气活瓣、呼气活瓣结构图

4. 二氧化碳回收罐（carbon dioxide recovery tank） 又称为钠石灰罐，主要作用是储存麻醉气体和氧气，利用回收罐中的钠石灰（或钡石灰）吸收二氧化碳，并按需排放废气。二氧化碳回收罐直接与呼吸道相通，协助完成呼吸全过程。

（1）二氧化碳吸收技术：目前，常用的二氧化碳吸收剂有钠石灰和钡石灰。钠石灰的主要成分为氢氧化钙、5%的氢氧化钠和1%的氢氧化钾，其中的氢氧化钾为催化剂。另外，需要添加少量硅酸，产生的硅酸钙和硅酸钠起到融合作用，形成一定硬度颗粒并减少粉末，制剂颗粒 4～8 目，含水 15%～19%。使用时，二氧化碳首先与水结合成碳酸，碳酸与氢氧化钠快速反应生成碳酸钠和水，并产生大量的热，最终碳酸钠与氢氧化钙反应生成碳酸钙。所以，新鲜钠石灰质地酥软，使用后随着碳酸钙增多则明显变硬。

钡石灰的主要成分是 80%的氢氧化钙和 20%的氢氧化钡，氢氧化钡为催化剂，不需要硅酸黏合剂。钡石灰比钠石灰稳定，密度比钠石灰高。以单位重量吸收二氧化碳计算效力，钡石灰约比钠石灰低 15%。氢氧化钡水化盐本身含有水分子，可以在干燥条件下发挥作用，与二氧化碳反应最终生成碳酸钙和碳酸钡。

二氧化碳吸收剂的吸收率用每 100g 吸收剂能吸收二氧化碳的量来表示。理论上，100g 钠石灰对二氧化碳的最大吸收量可达28g，相当于14.3L 二氧化碳。以成人每分钟产生200～300ml 二氧化碳计算，在紧闭麻醉中 100g 钠石灰可以使用 45～70min，500g 钠石灰大约可以使用 4 个多小时。

为了便于观察二氧化碳回收罐中钠石灰（或钡石灰）的使用状态，需要在其中添加 pH 指示剂。例如，在钠石灰中加入乙基紫，乙基紫是一种临界 pH 为 10.3 的酸碱指示剂。新鲜吸收剂的 pH 大于 10.3，指示剂以无色的形式存在。吸收二氧化碳以后，碳酸堆积 pH 低于 10.3，乙基紫由无色变为紫色，提示吸收剂失效。我国钠石灰产品常用酚酞类指示剂，临界 pH 为 8 .2～10.0，新鲜吸收剂在碱性环境下呈粉红色，碳酸堆积 pH 降低时由粉色变为无色，提示吸收剂失效。临床上判定二氧化碳吸收剂失效的指标为吸收剂变色、变硬、不发热。

为了方便观察二氧化碳回收罐中钠石灰（或钡石灰）的使用情况，二氧化碳回收罐通常使用透明材料。二氧化碳回收罐如图 3-77 所示。

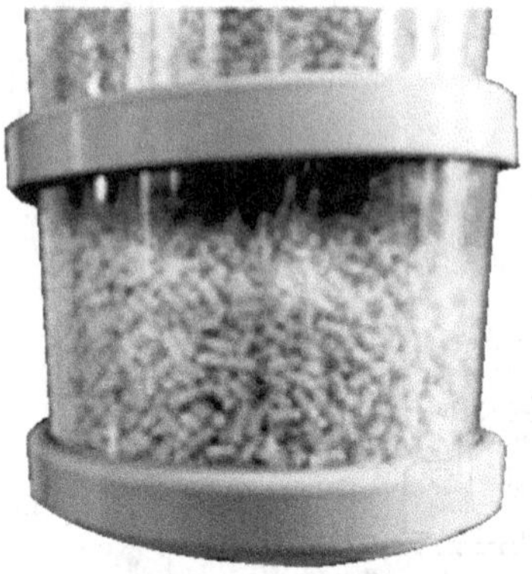

图 3-77 二氧化碳回收罐

（2）二氧化碳回收罐的容积：为了避免呼出气体快速通过二氧化碳回收罐，使得二氧化碳不能完全吸收，通常要将二氧化碳回收罐设计的大一些，至少应大于潮气量。因此，现在麻醉机普遍采用1500～2400ml 的大容量回收罐，以保证呼出气体与钠石灰有足够的接触空间，并可延长回收罐的使用周期，避免手术过程中临时更换钠石灰。

有些麻醉机装有 2 个二氧化碳回收罐，一方面加大了装载的钠石灰的量，可以满足更长手术时间的需求；另一方面，能确保钠石灰得到充分应用。

（3）二氧化碳回收罐的锁紧装置：在麻醉机临床应用中，最频繁的耗材操作就是更换钠石灰。为了便于更换钠石灰，在二氧化碳回收罐下面设计了一个二氧化碳回收罐锁紧装置。拆卸时，将锁紧扳手向下扳动，凸轮转到凹处，回收罐托盘下移，锁紧装置即可松开，二氧化碳回收罐就能方便的拆下。更换钠石灰后，二氧化碳回收罐按原位安放在托盘上，再向上扳动锁紧扳手，凸轮转至凸处，可以紧固回收罐。

二氧化碳回收罐的拆装示意图，如图 3-78 所示。

（4）排水阀：钠石灰在吸收二氧化碳的过程中会生成水分，这些水如果积蓄在钠石灰罐内，会浸没钠石灰影响二氧化碳的吸收效果，严重时还会堵塞气路。因此，吸收二氧化碳回收罐需要定期排放积水。为此，在二氧化碳回收罐的下方，通常要有一个排水装置。排水装置，如图 3-79 所示。

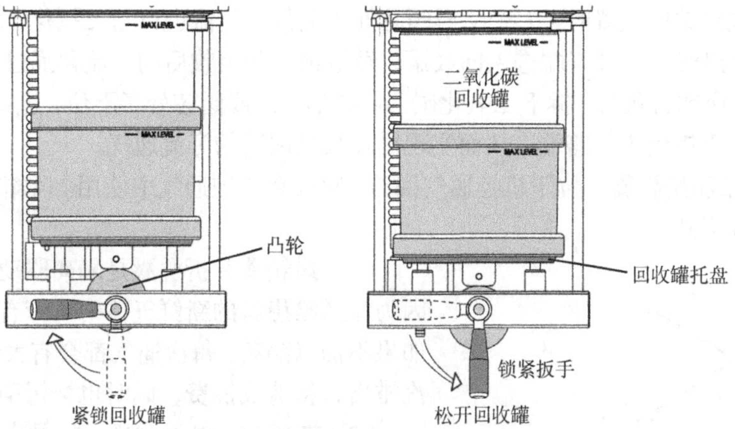

图 3-78　二氧化碳回收罐的拆装示意图

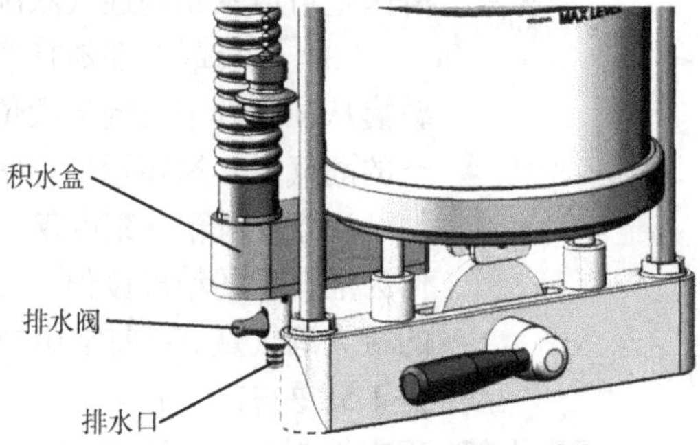

图 3-79　二氧化碳回收罐的排水装置

二氧化碳回收罐在使用过程中产生的水分进入积水盒，扳动排水阀，可以通过排水口排空积水盒中的积水。

（5）旁流装置：手术过程中如果需要临时更换钠石灰，麻醉机必须要保证通气回路不能断开。所以，麻醉机在使用前要预先检查钠石灰是否有效，若不够维持一台手术，则需要进行快速更换钠石灰。旁流装置的作用是，在更换钠石灰时能自动连接内部气路通道，目的是可以随时更换吸收剂。但是，空置二氧化碳回收罐的时间不宜太久，否则，会导致呼吸回路二氧化碳的浓度过高。旁流装置的示意图，如图 3-80 所示。

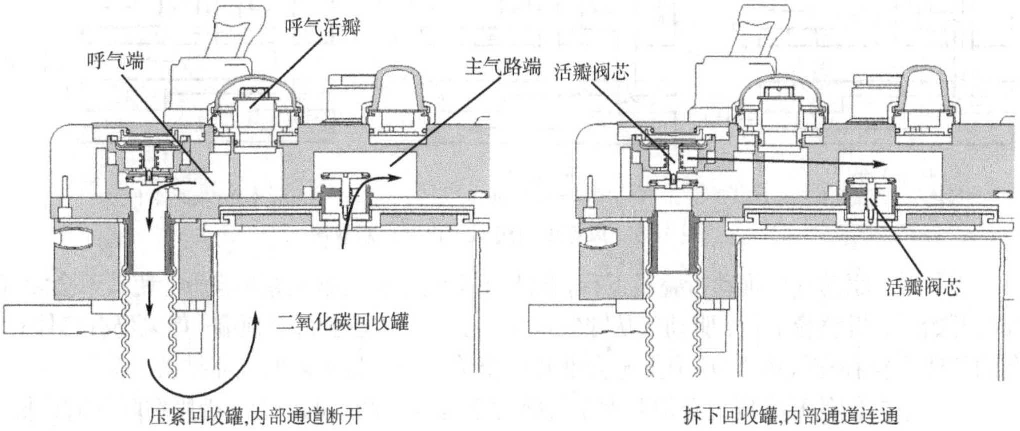

图 3-80　旁流装置示意图

安装二氧化碳回收罐时，2 个活瓣阀芯处于上位，气流进口与二氧化碳回收罐接口相通，患者的呼出气体经呼气端进入回收罐，经过钠石灰吸收后的气流再通过气流出口回到主气路端。更换钠石灰时，拆下二氧化碳回收罐后，活瓣阀芯处于下位，进口与出口连通，呼气端的气流直接到主气路端，从而实现循环吸收回路的旁流通气。

5. 风箱罩和折叠囊　位于机控通气回路，它仅在机控通气中使用。风箱罩和折叠囊的主要用途有以下几点。

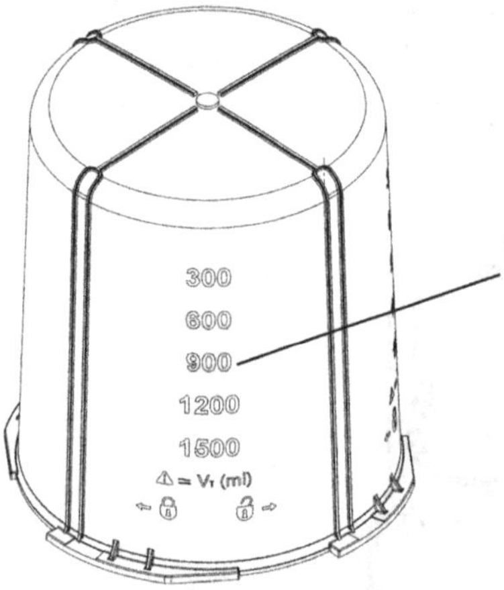

图 3-81　风箱罩

（1）风箱罩和折叠囊是隔离驱动气体的装置。因为输送给患者的新鲜气体中携带有麻醉药蒸汽，如果不加以隔离，每次通气都会有大量的麻醉药蒸汽排出，将造成浪费，同时也会污染手术室环境。

（2）在机控通气过程中，折叠囊上下运动，麻醉医生可以观察到通气状况。

（3）风箱罩上都刻有潮气量刻度，通过观察折叠囊从顶部到下行的最大位置差，可以推知机控通气的潮气量。风箱罩，如图 3-81 所示。

注意，风箱罩刻度仅是一个粗略的指示，不能作为潮气量的精准读值。风箱罩容积要大于麻醉机的最大潮气量，目前常用的麻醉机风箱罩容积一般为 1.5L 左右。

6. 风箱单向阀　位于折叠囊内部，用来控制呼气末溢气。风箱单向阀的工作过程示意图，如图 3-82 所示。

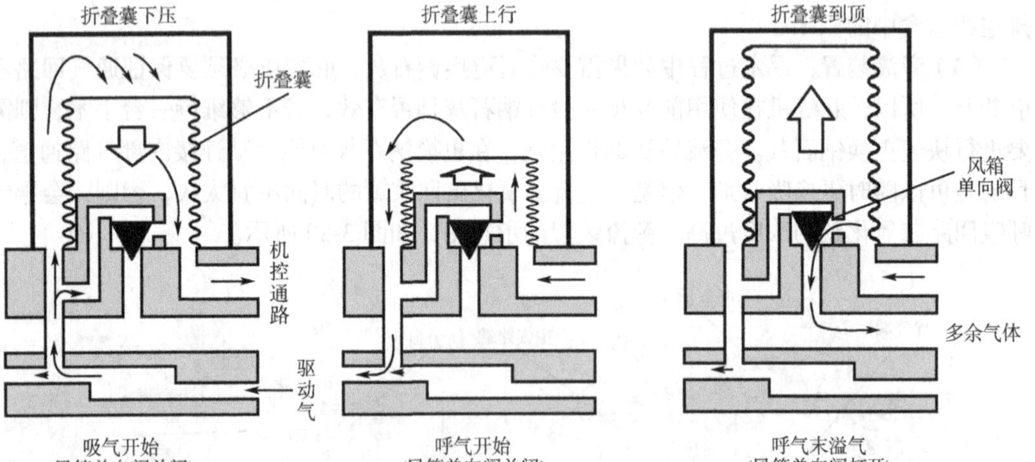

图 3-82　风箱单向阀的工作过程示意图

吸气时，驱动气压推动折叠囊下行，同时驱动气也会压紧风箱单向阀，使其不会漏气。呼气开始时，折叠囊上行，驱动气从呼气口排出。当折叠囊上行至顶端，如果仍有气体（多余的气体来自补充气体），压力上升会推开风箱单向阀，将多余的气体排出。

风箱单向阀的开启压力必须要大于折叠囊本身重力产生的压力，否则在呼气时，折叠囊无法返回至顶端，致使风箱的气容量不足。另外，风箱单向阀的开启压力也不能太高，否则会造成机控通气时，呼气末的压力过高。

7. 呼气阀　是一个压力控制阀，麻醉机控制可调的控气压力作用到呼气阀上，当气道内压力大于这个控气压力时，呼气阀打开排气。麻醉机通过控制不同的控气压力来调节患者的呼气末正压。

8. 气道压力表　是用来指示患者的气道压力。气道压力表的原理与气源压力表相同，区别仅在于示值范围，气道压力表的示值范围通常为-20～100cmH_2O。气道压力表位于麻醉回路的吸气口，假如，气道压力表安装在呼气口，那么，当管路发生堵塞，气道压力表无法指示气道压。

9. 气道压力传感器　麻醉机的控制板通过压力传感器可以实时采集气道压力，并显示和控制通气。气道压力传感器的原理与气源压力传感器相同，区别仅在于能检测的压力范围，气道压力传感器的检测范围与气道压力表的示值范围一样，要求大于-20～100cmH_2O。

气道压力传感器的输出信号应该为线性，与气道压力成正比。随着时间的变化，气道压力传感器的线性特性通常不会改变，其零点有可能会发生偏移，这可以通过标校零点进行校准。气道压力传感器的采样点也应该设在呼气口端。

10. 流量传感器　是测量呼吸回路气体流量的传感器。根据设计需要，麻醉机可以配置 1 个或者 2 个流量传感器。如果配置 2 个流量传感器，这 2 个传感器分别位于麻醉回路的吸气口和呼气口，以检测麻醉机的吸气流量和呼气流量。若配置 1 个流量传感器，传感器通常位于患者近端（Y 形三通的出口）或者麻醉回路的后端，这类传感器必须可以双向气流采样，能同时检测吸气流量和呼气流量。

目前，麻醉机中用到的流量传感器主要有 4 种，分别为涡轮式流量传感器、压差流量传感器、质量流量传感器和铂金丝流量传感器。

（1）涡轮式流量传感器：如图 3-83 所示。

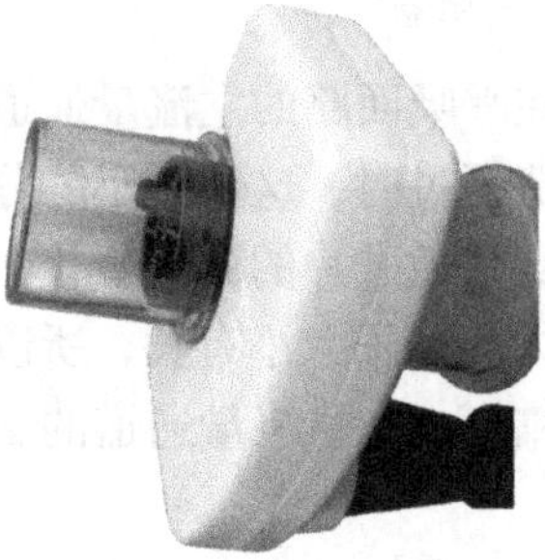

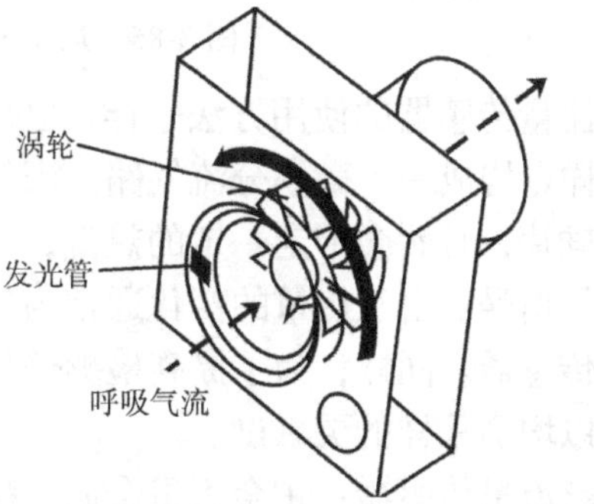

图 3-83　涡轮式流量传感器

涡轮式流量传感器的气流敏感装置是涡轮，当有气流通过时，带动涡轮旋转，涡轮旋转速度随流速变化。与涡轮同轴转盘上装有一个红外发光管，涡轮旋转一圈，可以检测到一次光亮，通过记录发光管的光亮脉冲，可以检测涡轮旋转的速度，即可以获得相对应的流速。

涡轮式流量传感器的优点是价格便宜，使用方便，目前常用于一些低端麻醉机。涡轮式流量传感器的缺点是精度偏低，尤其是低流量时，有可能无法识别。

（2）压差式流量传感器：如图 3-84 所示。

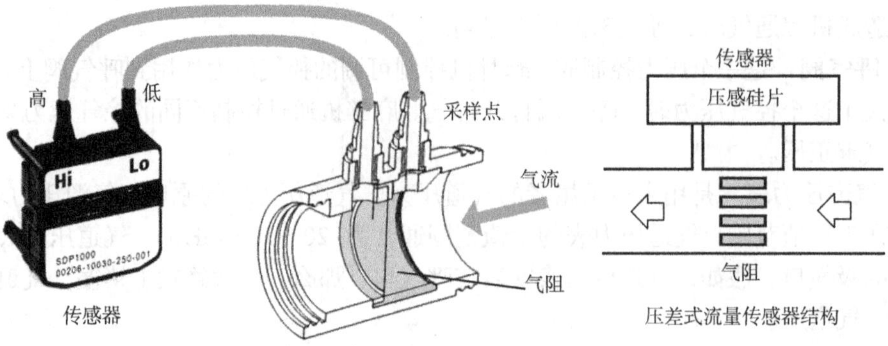

图 3-84 压差式流量传感器

在呼吸回路的主流量通道中引出 2 个压力采样点，并分别接到传感器高压和低压的接口上，当有气流经过，这 2 个压力采样点之间会产生一定的气压差，传感器内的压感硅片就会产生形变，进而得到与气压差相对应的电气信号。根据采集到的气压差电信号，可以换算出主流量通道的气体流量。为了提高检测信号的精度，常会在主流量通道的 2 个采样点之间增加 1 个气阻，目的是增加 2 个采样点之间压力差，以提高检测的灵敏度。

（3）质量流量传感器：如图 3-85 所示。

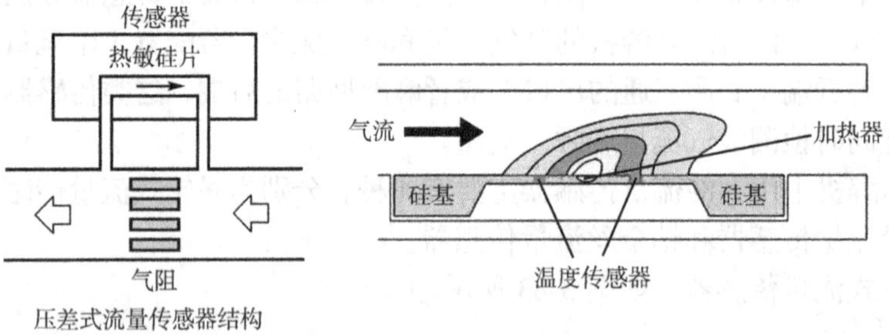

图 3-85 质量流量传感器

与压差式流量传感器的使用方法一样，也是在呼吸回路的主流量通道中引出 2 个采样点，这 2 个采样点构成一个微小分流气路。当气流通过时，这个微小的分流气体经过传感器内部的热敏硅片，必然会带走一定的热量，导致热敏硅片的温度变化，进而产生一个对应于流量的电气信号。由于热量的变化通常与气体的分子大小有关，所以这类流量传感器称为质量流量传感器。同样，为了提高检测信号精度，在主流量通道的 2 个采样点之间增设 1 个气阻，以增加采样的灵敏度。

（4）铂金丝流量传感器：铂金为贵金属，呈银白色，具有金属光泽。它延展性强，可拉成很细的铂金丝，轧成极薄的铂金箔，其强度和韧性也比其他贵金属高得多。铂金丝导热、导电性能好，化学性质极其稳定，不溶于强酸强碱，在空气中不发生氧化。由于铂金丝具有良好的电热性能，因此，可用来作为流量传感器的敏感器件。

铂金丝流量传感器是一种热丝式流量传感器，它的工作原理与质量流量传感器类似，也是由于气体经过时带走热量，造成温度的变化，进而产生相应的电气信号。与质量流量传感器不同的是，热丝式流量传感器不需要进行分流，可以将热丝直接放在主流量通道。这样会大大提高传感器的测量精度，但是，由于主流量通道中会含有大量的杂质，如果附着在铂金丝上，其凝结物将影响传感器的采样精度。所以，铂金丝传感器通常需要定期更换，因而它实际上也是一种高值耗材。

铂金丝流量传感器在麻醉机流量监测的使用范围广，即使对儿童或婴儿进行麻醉流量监测时，也不需要更换传感器。

铂金丝流量传感器的工作原理，如图 3-86 所示。

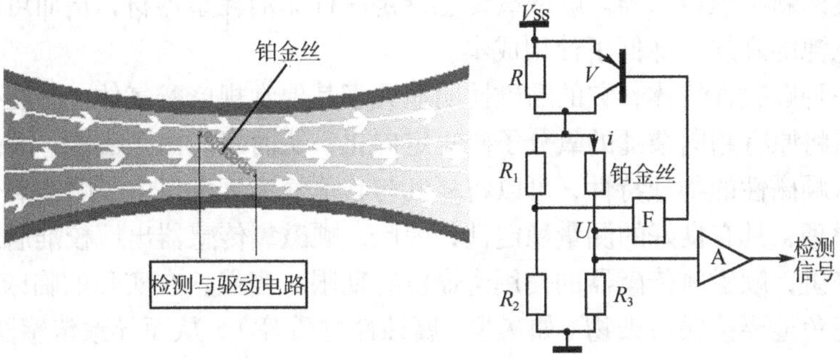

图 3-86 铂金丝流量传感器的工作原理

电流通过铂金丝流量传感器的热丝（铂金丝），使之产生热量，传感器要求铂金丝处于 180℃ 的恒温。当气体的流速加快，热丝的温度随之下降（低于 180℃），铂金丝的等效阻抗会增加，电压 U 降低，导致监测桥失去平衡，反馈放大器 F 会立即做出反应并加大驱动电流，以补偿热量的散发。由于 U 下降，F 的输出改变，使得驱动电流增加，铂金丝产生的温度也会相应的增加。反之，降低驱动电流，铂金丝的温度下降。电压 U 的变化能反应铂金丝阻抗和通道温度的改变，因此，通过检测 U，可以换算出气体的流量。

11. 氧传感器 安全供氧是麻醉机最基本的功能，它通过氧传感器可以实时监测呼吸通道的氧浓度。在整个手术过程中，麻醉机需要持续的为患者供给足够的氧气，以保持机械通气氧交换的需求。术中，医生主要关注患者的吸入氧浓度，所以氧传感器通常放置在吸气端。也有部分麻醉机将氧传感器放置在患者近端（Y 形三通的出口），这样可以同时检测吸气和呼气氧浓度。目前，麻醉机应用的氧传感器主要有 2 种，分别为氧电池和顺磁氧传感器。

（1）氧电池（oxygen battery）：又称氧气传感器、氧电极，是一种电化学氧传感器，主要用于测量呼吸回路混合气体的氧浓度，测量范围为 0～100%氧浓度。在恒定（压力、温度）的条件下，氧电池产生的电压值与氧浓度成正比关系。

氧电池，如图 3-87 所示。

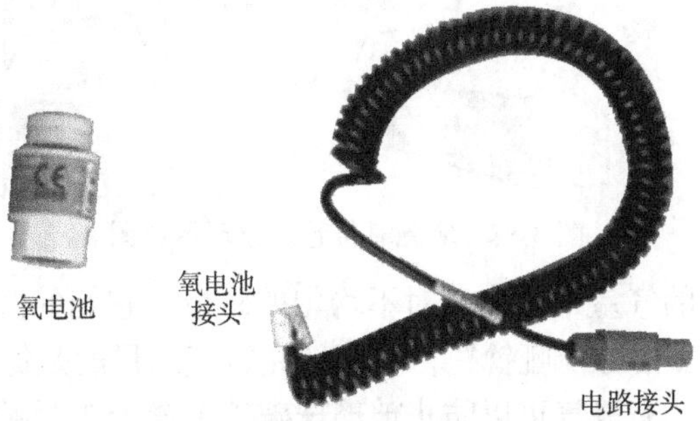

图 3-87 氧电池

氧电池一般插接在吸气端，通过电缆连接到采样电路。现在麻醉机上应用的氧电池使用寿命为 3 个月或 1 年，在氧电池的使用寿命内，随着氧电池的电量消耗，其输出电压也逐渐降低，所以氧电池需要定期标校。氧电池的输出是线性，即输出电压与氧浓度成正比，所以，这类氧传感器只需要进行两点标校。

（2）顺磁氧传感器（paramagnetic oxygen sensor）：是近些年出现的一种应用顺磁氧技术检测氧浓度的新型氧传感器。顺磁氧传感器是一种非消耗型器材，从而可以免去定期更换电化学氧电池的麻烦，降低了使用成本。

氧气是一种顺磁性气体，它的顺磁性明显大于其他常规麻醉气体。当在外界强磁场的作用下，可以将原有趋向杂乱的氧分子磁矩定向化，从而表现出顺磁性。顺磁氧传感器利用了氧气具有顺磁性的物理特性，可以将氧气与其他气体区别。由于顺磁氧传感器采用的是物理测量原理，具有良好的测量稳定性，因此，顺磁氧传感器出厂校准后，无需日常校验，理论上来讲，顺磁氧传感器的使用寿命没有期限。当然，在实际的临床应用过程中，传感器不可避免地要接触污染物（如灰尘、腐蚀性物质等），从而导致传感器性能的退化。顺磁氧传感器的量程通常为 0.05%～100%。

顺磁氧传感器的原理示意图，如图 3-88 所示。

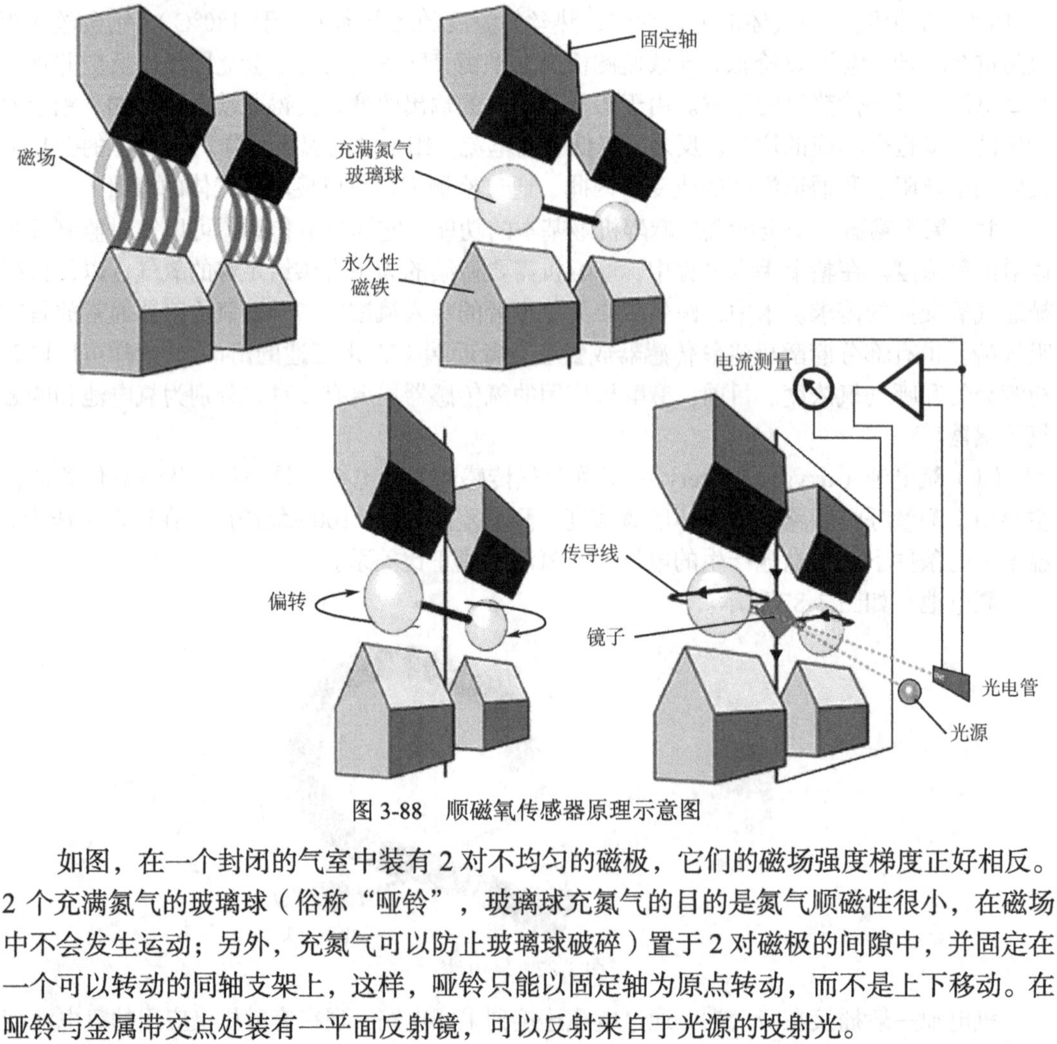

图 3-88　顺磁氧传感器原理示意图

如图，在一个封闭的气室中装有 2 对不均匀的磁极，它们的磁场强度梯度正好相反。2 个充满氮气的玻璃球（俗称“哑铃”，玻璃球充氮气的目的是氮气顺磁性很小，在磁场中不会发生运动；另外，充氮气可以防止玻璃球破碎）置于 2 对磁极的间隙中，并固定在一个可以转动的同轴支架上，这样，哑铃只能以固定轴为原点转动，而不是上下移动。在哑铃与金属带交点处装有一平面反射镜，可以反射来自于光源的投射光。

当被测样气由进气口进入气室后，2 个玻璃球被样气所包围，在强磁场的作用下，样气中的氧分子被顺磁化，被测样气的氧含量不同，其体积磁化率也不同，球体所受到的作用力也会不同。由于哑铃的2个球体积相同，体积磁化值相等，因此，受到的力大小相等、方向相反，对于中心支撑点的转轴而言，它受到的是一个对转轴的力矩。这个力矩使得哑铃球偏转一个角度，反射镜随之偏转，使得反射出的光束也随之偏移。

当玻璃球转动时，光束发生偏移，放大器会给出一定强度的电流，电流在传导线产生一个相反的电动力，使得玻璃球恢复到原始的位置。此时，电流产生的电动力与氧气的顺磁性产生的力相等，通过检测电流的大小即可得到被测样气的氧浓度。

（三）外呼吸回路

外呼吸回路是麻醉回路与患者联系的管道，它主要包括呼吸管路和气体模块。外呼吸回路，如图3-89所示。

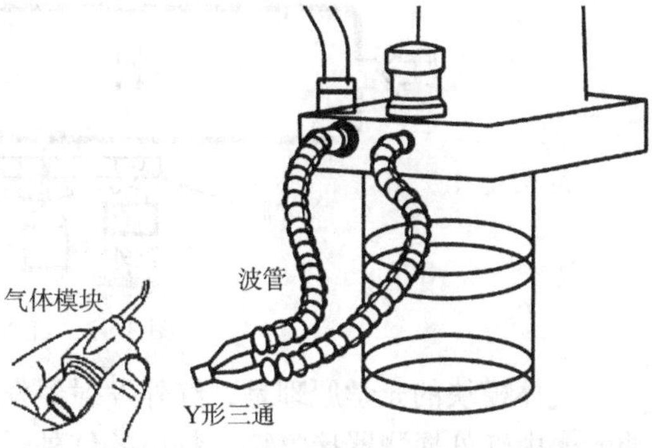

图3-89 外呼吸回路

1. 呼吸管路 主要由2根波管（吸气支、呼气支各一根）和1个Y形三通组成。波管和Y形三通，如图3-90所示。

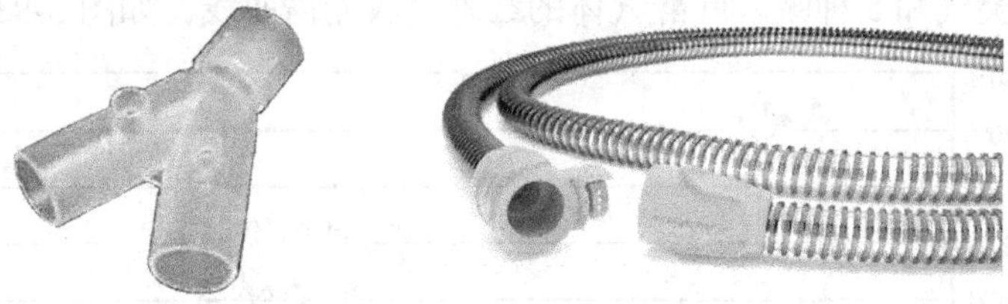

图3-90 Y形三通和波管

如果使用旁路气体模块，还需要一个直角弯头的采样接口和一根采样管。直角弯头采样接口和采样管，如图3-91所示。

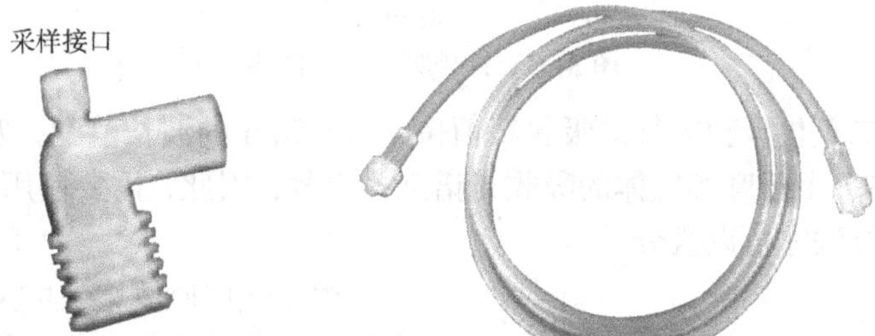

图3-91 直角弯头采样接口和采样管

2. 气体模块 确保吸入麻醉的安全性是麻醉机应用的最基本要求，为此，现代麻醉机普遍应用呼吸气体的监测技术，即通过对外呼吸管路气体成分的检测与分析，可以分别判读5种强效吸入麻醉气体（氟烷、安氟醚、异氟醚、七氟醚和地氟醚）和笑气、二氧化碳的含量，为围术期提供安全保障。

目前，麻醉机的气体监测模块主要采用红外非色散法（NDIR）。红外非色散法是指采用一个波段范围很宽（或是整个红外光谱，0.76～1000μm）的红外线，照射待检物质（气体、液体），通过滤光器检测某一（组）波长的吸光度，进而确定物质的含量。麻醉机气体模块的红外非色散光学结构示意图，如图 3-92 所示。

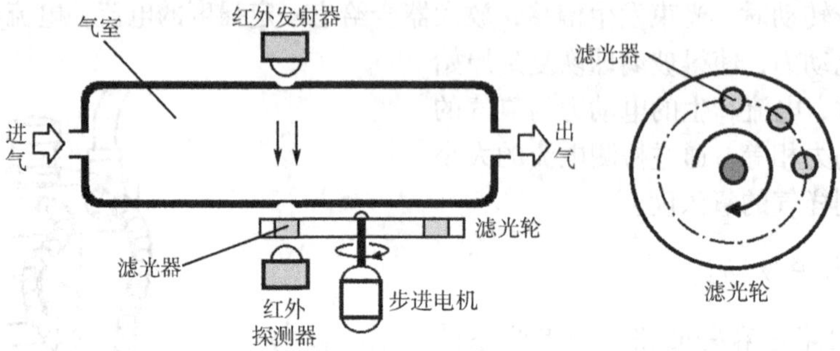

图 3-92　红外非色散光学结构

气体模块的光学原理是，红外发射器发出的光波穿透气室，经滤光轮上的窄带滤光器滤光，由红外探测器接收特定频谱的红外透射光。检测时，待检混合气体进入气室，由于混合气体中存在待检气体，该气体对某一特定波长的红外光敏感（吸收能量），通过检测光的吸收度，可以换算出待检气体的浓度。

二氧化碳、笑气和 5 种吸入麻醉气体的红外吸收光谱曲线，如图 3-93 所示。

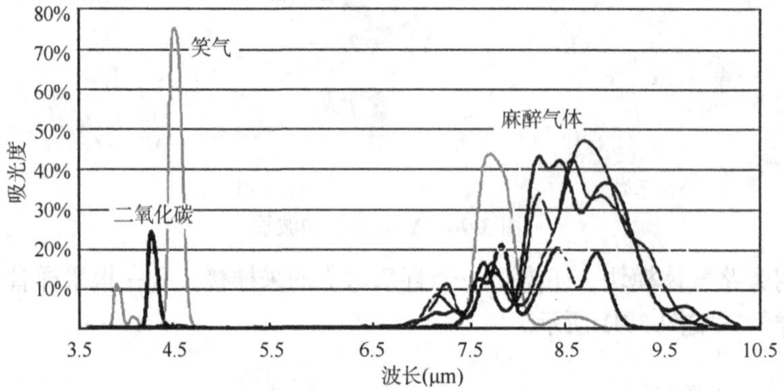

图 3-93　红外吸收光谱曲线

由图可见，二氧化碳和笑气的吸收峰值位于 4～5μm 的波长范围，麻醉气体位于 8～13μm 的波长范围。由于麻醉气体的吸收光谱互相重叠，因此，需要使用多个采样滤光器，并应用较复杂的算法才可以区分。

根据气体监测模块的采样方式，麻醉机有旁流气体模块和主流气体模块。

（1）旁流气体模块：要通过一条约为 6 英尺（1 英尺≈0.3 米）长的采样管，从患者呼吸回路与气道装置（例如，面罩、气管导管或喉罩导管）的接口处持续抽取气体样本，气体取样速率为 50～250ml/min。旁流气体采样，如图 3-94 所示。

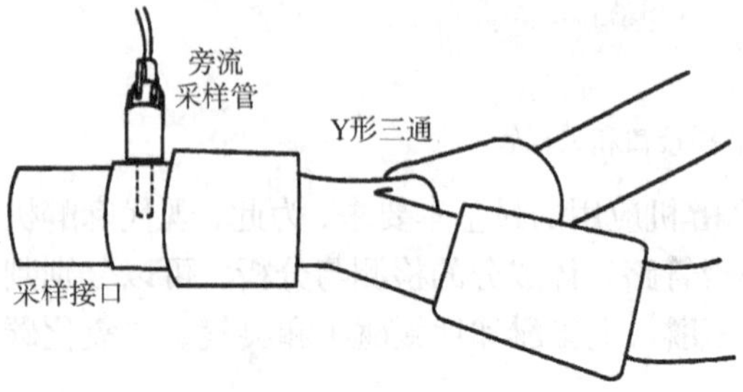

图 3-94　旁流气体采样

抽取的样本气体进入一个小杯或样本室，并通过由红外发射器、滤光器和红外探测器组成的光电检测装置，红外探测器的输出信号与待检气体吸收的红外能量成正比。检测信号经放大整形处理，由微处理器换算出各种气体的浓度。

旁流气体模块在临床应用中有一定的局限。首先，它需要检测所必需的采样气体流量（可能超过 200ml/min），以保证小于 300ms 的响应时间。如果采样气体流量过大，则不能用于婴儿检测（因为婴儿的吸入和呼出气体流量都比较小）。如果患者呼出的流量小于采样流量，吸入的气体将污染气体样本。此外，在低流量或回路闭合的状态下实施麻醉或在特殊的情况（如体外循环），新鲜气流显著减少，可能会造成由麻醉给药系统加入的气体少于患者呼吸回路减少的气体，这种情况会造成气道内负压，导致气体模块的监测精度下降。

另外，旁流气体模块要面对的更大挑战是需要控制并防止水蒸气，因为液态水和患者的分泌物也会影响测量精度。患者呼出的气体通常为 37℃，且水分达到饱和，当气体样本通过采样管向旁流气体模块输送时，气体温度受外界环境的影响必然会下降，气体样本中的水蒸气会自然凝结在呼吸回路和气体模块的采样管内。如果凝结水进入气体模块的样本室，将导致气体模块的永久性损坏或测量精度下降。为了阻止气体模块的水蒸气凝结物和患者的分泌物、感染物，旁流气体模块需要安装一个能将这些污染物从气体样本中阻止、移除或分离的装置。为此，旁流气体模块通常要使用专门设计的脱水瓶和脱水采样管。

1）脱水瓶：是旁流气体模块一种常用的隔离装置，如图 3-95 所示。

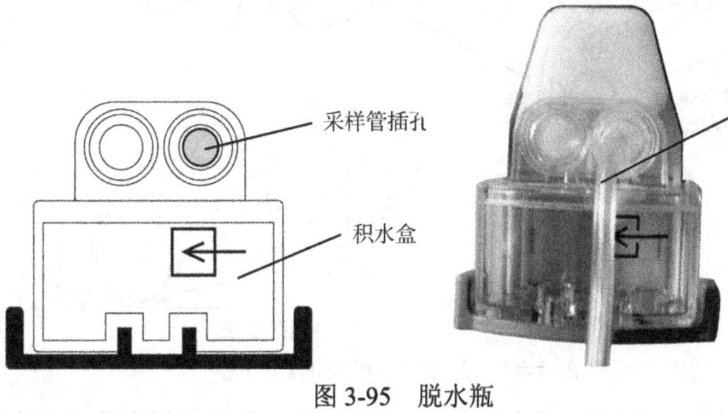

图 3-95　脱水瓶

使用旁流气体模块时，采样气体首先进入脱水瓶，脱水瓶中具有隔离和过滤装置，使得采样气体中水蒸气、分泌物及细菌等都积累到脱水瓶内，不会进入旁流气体模块。需要注意，如果长时间工作或呼吸回路湿度较高，气体采样回路容易产生阻塞，必要时应清空或更换脱水瓶。

2）脱水采样管：目前，还有一种特殊的采样管，它可以通过采样管实现隔离和去除采样气体中的水蒸气、分泌物等的功能。例如，一种萘酚采样管，就是根据硫酸的化学亲和特性来去除污染气体。Nafion®（全氟化膜）是 Teflon®（聚四氟乙烯）添加了硫酸（磺酸）基团，硫酸对水有非常高的亲和力，能将水吸入到 Nafion。水分被吸入 Nafion 采样管的内壁后，将会从一个磺酸组迁移到另一个磺酸组，一直到管的外壁，然后再蒸发到周围的气体内（空气或其他气体）。萘酚采样管通常仅用于采样管的一段，在高湿度环境下应用，它的有效性取决于管内外的湿度梯度（如外壁相对湿度）。注意，Nafion 无法移除聚集在采样管内壁的液态水。

脱水采样管采用特殊物理特性的材料，可以无需人工干预能主动地将气体样本中收集到的水渗透到外表层，从而实现移除水分的目的。脱水采样管主要有 2 个功能，一是作为吸入水分骤增的缓冲；另一个是水分散器，能够将收集到的水分布到较大面积的透水材料中，如果这个面积足够大，可以持续地去除正常情况下气体分析收集到的所有水分。

（2）主流气体模块：使用的测量探头通常要安装在呼吸回路中靠近患者的一侧，它可以直接分析呼吸气流中的气体成分。

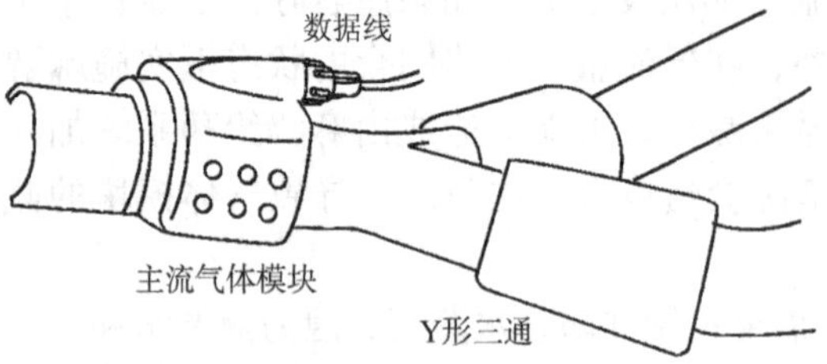

图 3-96　主流气体模块的连接示意图

主流气体模块的连接，如图 3-96 所示。

主流气体模块的优势在于可提供呼吸回路中混合气体的即时“真实”表现，同时不易受水蒸气和患者分泌物的影响。不过，由于主流气体模块是被动测量器件，更适合用于 ICU 等临床科室。主流气体模块也是基于非色散谱的气体分析法，它不需要采样泵抽取样气，直接在患者的呼吸回路内测量特定波长的光能量吸收值，所以，它的体积比较小。

主流气体模块的结构图，如图 3-97 所示。

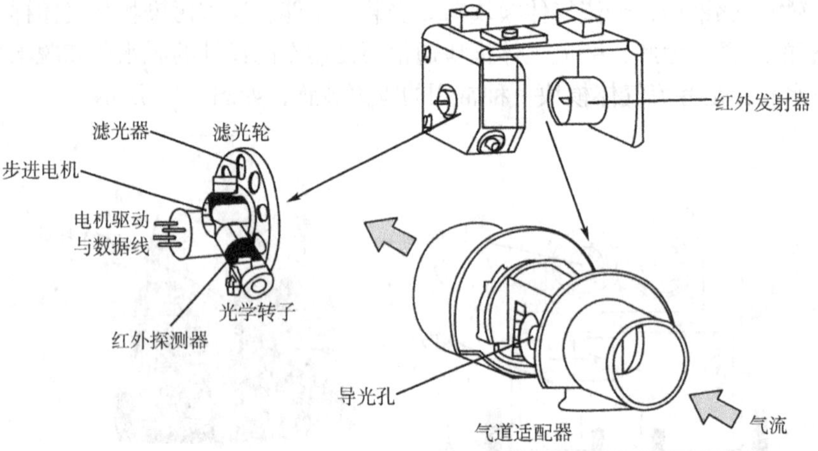

图 3-97　主流气体模块的结构图

主流气体模块的红外发射器发出红外光，首先经气道适配器导光孔照射待检气体，再通过旋转滤光轮指定滤光器，由红外探测器接收气体信息，探测器采集的光学数据通过数据线传递给气体检测电路。

气道适配器是主流气体模块可更换的重要组件，它与红外发射器和光学转子一同构成整体的光路。临床应用时，患者呼出的水汽会凝结在气道适配器的疏水内壁上，生成水滴，这些水滴将散射红外光线，导致气体测量失准。为解决气道适配器内壁生成水滴的问题，目前主要有两种方法，一是适配器内壁采用亲水性材料，使水汽凝结后形成水膜，不会造成红外光散射；二是使用加热装置以防止适配器导光孔结雾，但是这会提高功耗，应用时还需要一定的预热时间。

（四）呼吸回路的阻力与顺应性

呼吸回路是实现患者机械通气的机外装置，其中，吸气动力源为麻醉呼吸机（或麻醉医师捏动的手动气囊），呼气动力为患者肺收缩弹力。气体在呼吸回路中流动必然会遇到阻力，吸气阻力将导致气道压力快速上升，气道峰值压升高；呼气阻力会造成患者呼气不畅，呼气末压力高。吸气和呼气的阻力都将增加患者的呼吸做功，因此，减小麻醉机呼吸回路的阻力是一项有意义的课题。

呼吸回路的阻力包括非弹性阻力和弹性阻力，在呼吸过程中非弹性阻力与弹性阻力，如图 3-98 所示。

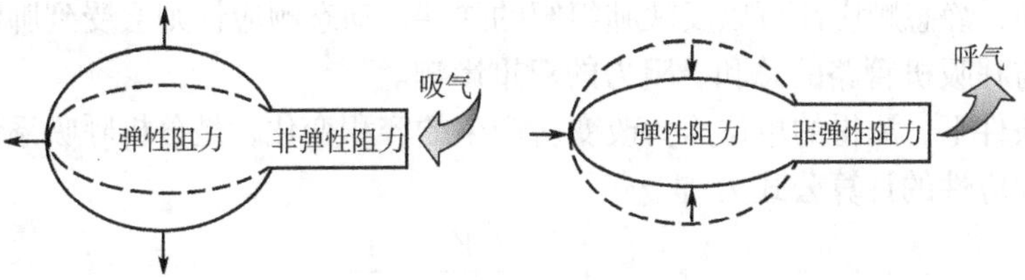

图 3-98 非弹性阻力与弹性阻力

弹性阻力反映肺部和管路的弹性所具有的顺应性，非弹性阻力就是气道阻力。这 2 个阻力与临床手术情况和患者状态有关，它会影响整个麻醉过程的呼吸。因此，需要根据临床状况，选用不同的通气模式和补偿方法。

1. 弹性阻力 呼吸回路的弹性阻力主要有沿程阻力和局部阻力 2 种类型。

（1）沿程阻力（frictional resistance）：表示气体通过直径和形态不变的刚性管道时，气体分子之间及气体分子与管壁之间运动摩擦造成的能量损失。表现为通过一定气流时，管道上游的压强增高，管道两端压强差增大。干扰管道沿程阻力大，其压强差大；反之，压强差小。

沿程阻力与气体的密度 ρ 、气体流速 V 、管道长度 L 、内径 d 及黏度、气流状态、内壁的粗糙度有关。压强差 ΔP 为

$$\Delta P = \lambda \times \frac{L}{d} \times \frac{1}{2}\rho V^2$$

式中 λ 为沿程阻力系数，与气体流动状态、黏度、密度及内壁的粗糙度有关，可以在流体力学相关手册中查到。

由此可见，气体的密度 ρ 、流速 V 、管道长度 L 及黏度内壁的粗糙度越大，内径 d 越小，压强差 ΔP 也越大，沿程阻力也就越大；反之，沿程阻力会减小。因为麻醉回路通过的气体密度 ρ 、流速 V 、管道长度 L 及黏度是不变的，若要降低沿程阻力，主要解决的方法是增大通气内径 d，并尽可能地使管道内壁光滑、减少气路弯曲和转折、避免采用内径变化的管道等。

（2）局部阻力：气体通过管道拐弯，直径扩大或缩小等几何形态发生明显改变的结构时，气流状态、流速或流向会发生急剧变化，气体分子间的撞击、湍流及不规则运动的气体分子与结构内壁摩擦造成的能量损失称为局部阻力（local resistance）。同样表现为结构两端的压强差 ΔP 变大，结果使上游的压强增大。局部阻力的压强差 ΔP 为

$$\Delta P = \xi \times \frac{1}{2}\rho V^2$$

式中 ξ 是局部阻力系数，可在相关手册中查到。

麻醉回路的局部阻力主要来自于风箱单向阀和呼气阀的开启压力，因此，在风箱单向阀和呼气阀开启时，必须要保证折叠囊在静置，不会下降。就是说，风箱单向阀和呼气阀的开启压力至少要大于静置时折叠囊重量产生的压力。

麻醉回路阻力是所有沿程阻力和局部阻力的总和。麻醉回路阻力大，意味着患者需要做较多的呼吸功，对于呼吸代偿功能不全的患者是十分危险的。因此，在麻醉回路设计中应特别注意减小通气回路阻力。国际标准规定，在 60.0L/min 试验气流下，麻醉回路吸气通道和呼气通道的阻力都应小于 0.6kPa。

2. 顺应性（compliance）　是指弹性体在外力作用下发生形变的难易程度，可以用来描述充气空间的弹性和可扩张性。顺应性包括静态（气体流动速度为零）顺应性和动态顺应性 2 个方面，静态顺应性可以反映肺组织的弹性，动态顺应性则会受到肺组织弹性和气道（呼吸道与呼吸机管路的总和）阻力的双重影响。

在静止条件下，测得的单位压力改变所产生的容积变化，是分析呼吸系统弹性阻力的静态指标。顺应性的计算公式为

$$C = \frac{\Delta V}{\Delta P} = \frac{1}{R}$$

式中 C 为顺应性，ΔV 为容积改变量，ΔP 为压力改变量，R 为通气阻力。顺应性的单位是 L/amH_2O。

顺应性的测量有 2 种方法。

（1）静态法：正常呼气末或者吸入了已知容积的气体后，屏住呼吸（流速为零），测量，用更大的吸气量反复若干次，绘出压力和容积之间的关系，其斜率就是静态顺应性。

（2）动态法：利用呼吸周期的 2 个零气流点（吸气末端、呼气末端，此时不需要用压力来克服气道阻力），这两点的跨肺压都用来克服弹性回缩。测量逐渐增加潮气量时的这两点压力，将其绘出一条容积相对胸膜腔内压的改变曲线，其斜率就是动态顺应性。

静态顺应性和动态顺应性是采用不同条件的测量方法，也就反映了不同的指标。由于静态法是在无气流时测定的，故称为静态顺应性。曲线的斜率表示某一肺容量时，肺顺应性的大小。高肺容量时，曲线斜率逐渐变小，表示肺顺应性逐渐减小，肺弹性阻力逐渐增大。而在功能余气量水平，斜率较大，即肺的顺应性大，弹性阻力小。动态顺应性是在气体流动时测定的肺和胸廓的顺应性。在动态情况下，气道压是弹性和气流阻力的反映。因此，动态顺应性与静态顺应性之差可反映存在的气道阻力的大小。

人体肺组织顺应性的正常值为 0.2、胸廓为 0.2，由于胸廓与肺脏为串联系统，所以，呼吸系统总的顺应性约为 0.1。

由于麻醉呼吸机的管路（尤其是外呼吸管路的波纹管）多采用柔性材料，当有正压力的气体通过柔性管路时管道（多为局部）必然会变形，管路越柔软，压力一定时的变形越明显，其顺应性就越大。通气压力升高后，外呼吸管路发生变形，如图 3-99 所示。

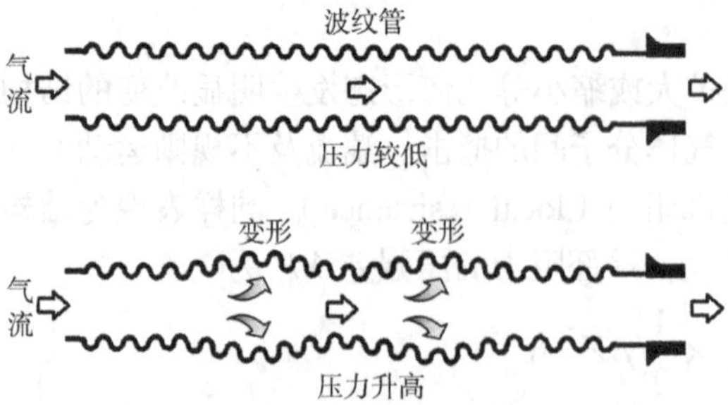

图 3-99　外呼吸管路变形

六、废气清除装置

在临床应用中，麻醉机提供的新鲜气体量通常总是大于患者的需要量（尤其在诱导和复苏的过程中要快速升高或降低麻药浓度时），因此，麻醉机的临床应用中必然会产生多余的麻醉废气。多余的麻醉废气直接排放到手术间内，会造成手术室环境污染。为此，

现代麻醉机普遍应用全紧闭吸入麻醉技术，并引入了麻醉废气清除系统（anaesthetic gas scavenging system，AGSS）。

AGSS 是连接麻醉回路的废气出口，可以清除其中的麻醉气体或将麻醉废气全部转移到手术室外的安全环境。目前，AGSS 有吸附式和气体排放式。

（一）吸附式 AGSS

吸附式 AGSS 又称麻醉净化装置，主要采用活性炭作为吸附剂，流过净化装置的麻醉药蒸汽经活性炭吸附后，可以安全排放到手术室。

活性炭的吸附作用主要在于活性炭表面具有许多不饱和碳链，它很容易与有机气体中的氢或卤族元素结合。吸附的主要作用力是范德华力，它包括静电引力、诱导静电引力和色散力。温度越低，气压越高，吸附量将越大。这种分子间作用力的键能很小，在外部提供热能的情况下，即可释出被吸附物质。活性炭失效后，可以采用高温水蒸气吹洗的方式释放出吸附的麻醉蒸气，然后烘干水蒸气即可恢复吸附活性。

（二）气体排放式 AGSS

麻醉废气排放系统是将麻醉机呼出的多余麻醉气体转移到适当排放处的完整系统。从功能上来说，麻醉废气排放系统包括 3 个组成部分，即收集系统、传输系统和处理系统。这 3 部分的功能相对独立，但又是一个不可分割的整体。

1. 收集系统 通常安装在麻醉机上，通过与 AGSS 传输系统的接口连接，可以将麻醉废气传送到 AGSS 的处理系统。为了降低 AGSS 对麻醉回路功能的影响，收集系统应该低阻、无溢漏地接受麻醉废气流，能够缓冲处理系统的吸引气流造成的压力变化，避免对麻醉回路产生负压影响，并且通过流量指示保证麻醉废气的正常转运。

AGSS 的收集系统，如图 3-100 所示。

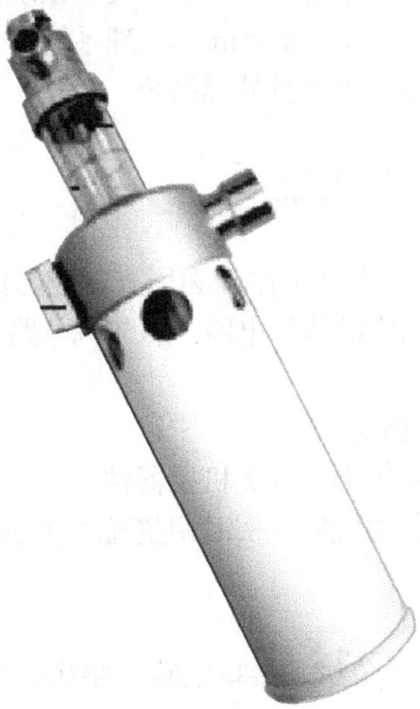

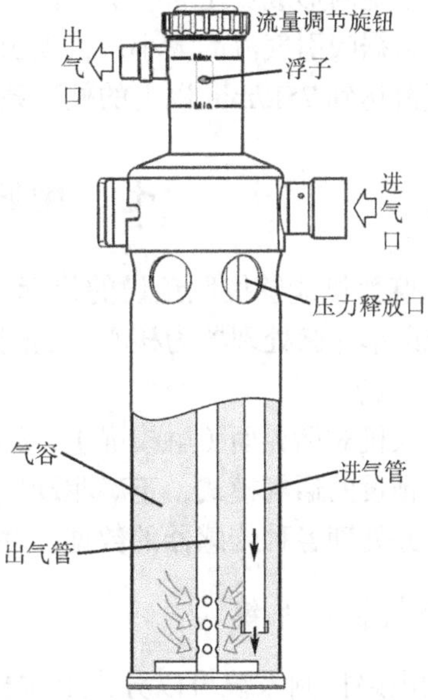

图 3-100 AGSS 收集系统

收集系统的进气口接麻醉机的废气排出口，出气口接至 AGSS 的传输系统，传输系统为负压引流，流量为 50～100L/min。

AGSS 收集系统的工作原理框图，如图 3-101 所示。

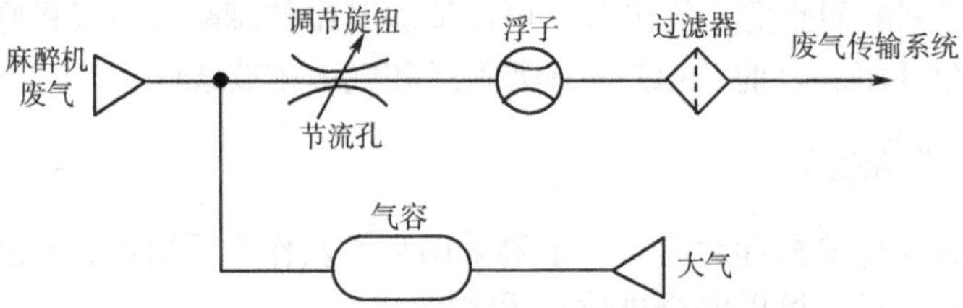

图 3-101　AGSS 收集系统工作原理框图

节流孔由调节旋钮控制，用来调节 AGSS 的负压引流流量。浮子的作用是指示废气输出流量，当流量低于 50L/min，浮子下降。过滤器能滤除杂质，防止处理系统的管路堵塞。气容是麻醉机排出废气的储气腔（缓冲区），它的压力释放口与大气（手术室）相通，通过压力释放口可以平衡气容与大气的压力。

麻醉机为间歇排气方式（呼气时排气，吸气时不排气），当排出的废气流量大于 AGSS 的吸引流量时，麻醉废气由气容缓冲（暂存于气容），通过出气管道持续吸引废气流出。在排气流量低于吸引流量时，气容对大气开放压力释放口，从而及时补充空气，以缓冲吸引气流造成的负压。由于麻醉气体的比重大于空气，易于下沉，所以收集系统采用在气容底部吸引、顶部开放的引流方式。这种收集系统是比较安全的设计，就是说，即使处理系统发生故障，收集系统仍可以自动转变成为无 AGSS 状态（直接对手术室排放废气），不会对患者造成伤害。

2. 传输系统　作用是将收集系统收集的废气输送到废气处理系统。传输系统通常采用 30mm 的软管，并用紫色标记。

3. 处理系统　与收集系统的出气口连接，其动力装置通常为中心气体管理站的真空泵，真空泵在系统内形成负压和吸引气流。吸引气流是收集系统与处理系统间远距离管道转运的动力，根据吸引气流的大小，将吸引气流低于 50L/min 的处理系统称为低流量处理系统，吸引气流达到 75L/min 以上的处理系统称为高流量处理系统。

七、电路控制系统

如果要使麻醉机能够按照预设的目标和流程正常工作，必须有其配套的电路控制系统，控制系统以单片微处理器为核心，还配备相应的执行电路。麻醉机电路控制系统的主要作用有以下 3 点。

（1）通过人机对话界面（触摸屏），接受控制指令。

（2）按照预设的通气模式，正确驱动气路系统中的各类机控器件。

（3）采集并处理各种传感器的数据，并根据通气模式实时调整通气状态。

（一）整机控制系统

麻醉机的电路控制系统可以分为上位机、下位机及接口电路。整机控制系统，如图 3-102 所示。

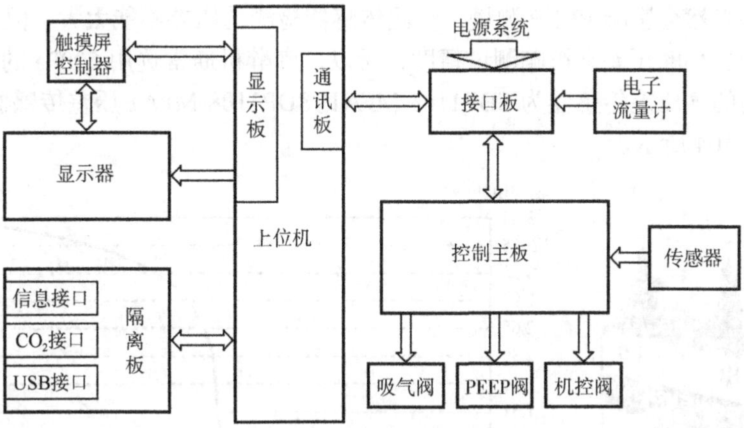

图 3-102 整机控制系统

1. 上位机 上位机单元包括一个完整的计算机系统、通讯板（辅助控制电路）和隔离板等，主要作用是，通过触摸显示屏完成人机交互、界面显示和信息报警等功能，并通过隔离板实现麻醉机与外界安全（隔离）的电气联系，隔离板是麻醉机与外部的接口扩展，可以连接信息系统（手麻系统）、二氧化碳模块、USB 接口等。

2. 下位机 核心是带有单片机系统的控制主板，可以实现对所有传感器的信号采集和阀泵的电气控制，并通过实时的数据处理与运算，完成对通气模式的实时控制。下位机需要电气连接氧传感器、流量传感器、气道压力传感器、吸气阀、呼气阀、手动/机控阀等。

3. 接口电路 作用是提供上位机与下位机的通讯联络，是上位机与控制主板连接的电路接口。

（二）主要执行电路

麻醉机需要电气连接各种传感器和执行器件。实际运行中，通过配套的传感器信号采集电路，实时对传感器的输出信号进行整形、放大处理，并输送给控制主板。控制主板通过分析传感器的数据，并根据通气模式需求，由相应的执行电路控制各类电磁阀（包括机控阀、比例阀、呼气阀等）的工作状态。

1. 气体流量测量电路 用途是检测呼吸回路的气体流通量。本机气体流量的测量采用压差式检测原理。压差式气体流量检测原理示意图，如图 3-103 所示。

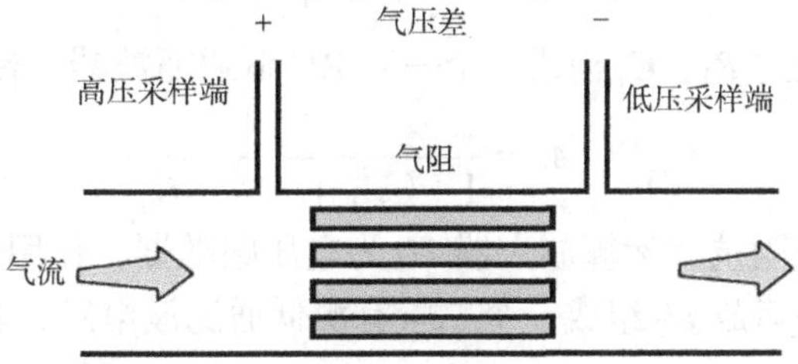

图 3-103 压差式气体流量检测原理示意图

压差式气体流量的检测原理是，在呼吸回路中设置一个层流气阻，由于气体流经气阻会产生一定的气道压差，通过压力传感器检测这个气压差，由此换算出气体流量：

$$流量 = 气压差 \times 气阻$$

在气流检测过程中，由于压差式传感器检测需要在一段呼吸管路中建立一定的管路压差，这个压差必然会影响 PEEP 测量，因此传感器检测的压差不能太大。但是，压差又不能太小，因为过小的压差会影响测量精度，所以，麻醉机通常选用 500Pa 的测压量程。

本机使用的气压差传感器为 SDP1108-MFA1。SDP1108-MFA1 压差传感器及输入-输出曲线，如图 3-104 所示。

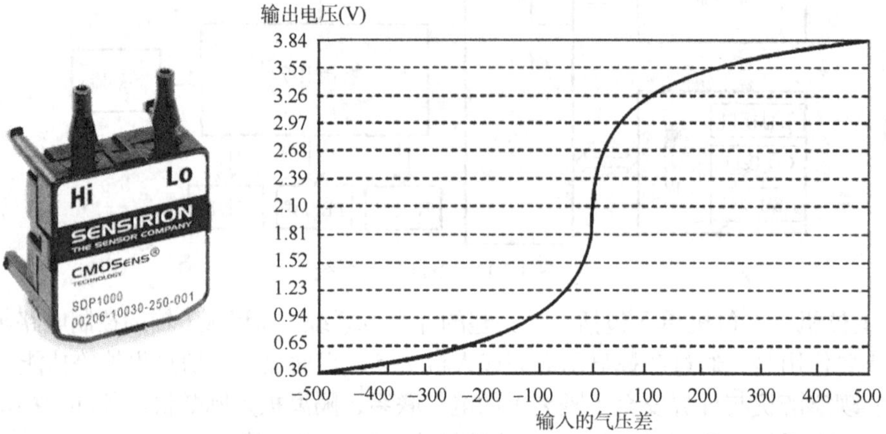

图 3-104　SDP1108-MFA1 压差传感器及输入-输出曲线

实际上，压力传感器测量的气压差与气体流量并不完全是线性关系，它需要根据气压差-流量曲线，通过相应的算法得到气体流量。SDP1108-MFA1 压差式传感器的输入气压差为−500～500Pa，输出直流电压为 0.36～3.84V。由于传感器的输出阻抗较高且输出电压包含共模干扰（与压力信号相比共模信号为高频干扰）。为此，气体流量测量电路主要有 2 个作用，一是消除共模高频干扰；二是降低输出阻抗。

气体流量测量电路，如图 3-105 所示。

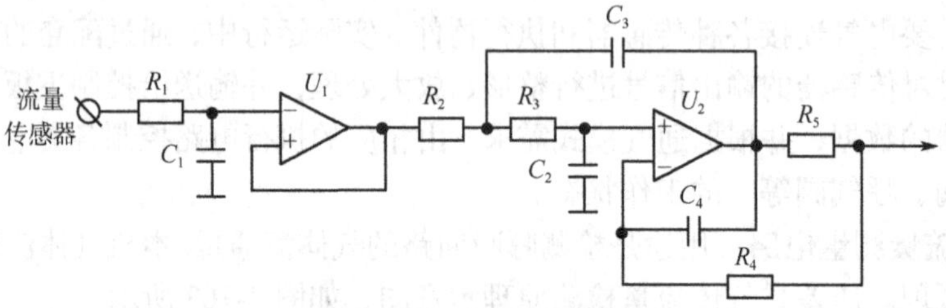

图 3-105　气体流量测量电路

传感器输出信号通过 R_1、C_1 构成一个一阶 RC 低通滤波器，传递函数 A_1 为

$$A_1 = \frac{1}{1+(R_1+r)\times SC_1}$$

式中 r 为传感器的输出阻抗。运算放大器 U_1 为电压跟随器，作用是提高输入阻抗。U_1 输出端由 2 个电阻电容和运放 U_2 组成一个二阶有源低通滤波电路，其传递函数 A_2 为

$$A_2 = \frac{1}{1+R_2{}^2S^2C_2C_3+2R_2SC_2}$$

由于 SDP1108-MFA1 压差式传感器的输出直流电压为 0.36～3.84V，符合控制主板的信号要求。因此，气体流量测量电路的电压增益为 1，输出电压信号为 0.36～3.84V。

2. 气道压力测量电路　是实时采集气道压力的检测电路。本机的气道压力传感器选用

的是 MPXM2010GS，MPXM2010GS 压力传感器及接口电路，如图 3-106 所示。

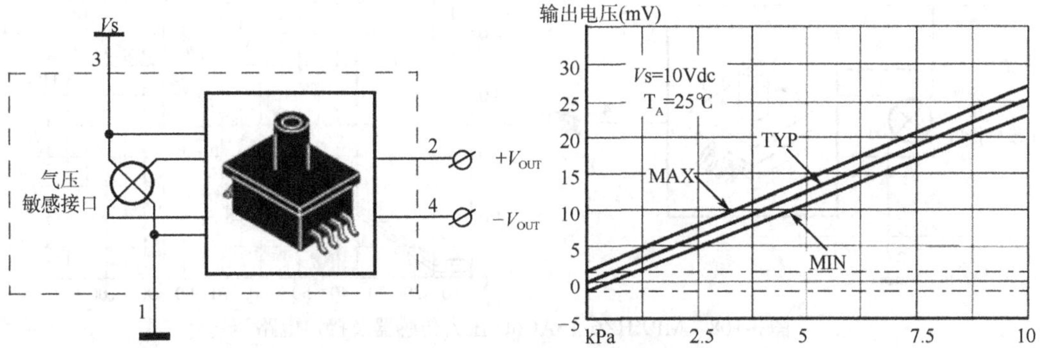

图 3-106 MPXM2010GS 压力传感器及接口电路

气道压力测量电路，如图 3-107 所示。

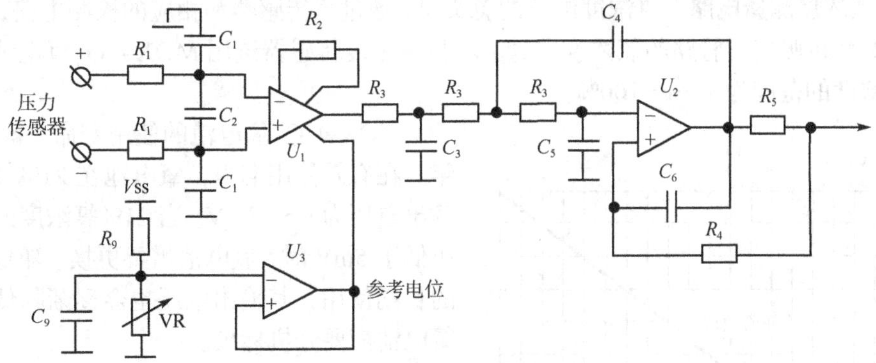

图 3-107 气道压力测量电路

压力传感器（MPXM2010GS）采集到的呼吸管路（气道）的压力信号，经 R_1、C_1 构成的一阶低通滤波器滤波、电容 C_2 抑制共模干扰，通过前置放大器 U_1 进行差模放大。前置放大器选用 AD623，AD623 是一个单电源集成仪表放大器，它能在单电源（3～12V）的供电条件下提供满电源幅度的信号输出。AD623 允许使用单一增益设置电阻（R_2）进行电压增益编程，U_1 的电压增益 A 为

$$A = 1 + \frac{100\ \text{k}\Omega}{R_2}$$

AD623 运算放大器有一个参考电压输入端，其参考电压的水平由电位器 VA 和运算放大器 U_3 组成的偏置电路确定。由于本机气道压力的应用范围是−2～10kPa，因此 AD623 有负电压的输入信号，为此，通过调整偏置电路的输出电平，可以保证对负电压输入信号的不失真线性放大。运算放大器 U_2 为一个二阶有源低通滤波器。

3. 大气压力测量电路 麻醉机的应用环境压力通常是大气压力，一般为 50～110kPa。本机选用的大气压力传感器为 MPXHZ6115AC6U，测量范围 15～115kPa。MPXHZ6115AC6U 压力传感器及接口电路，如图 3-108 所示。

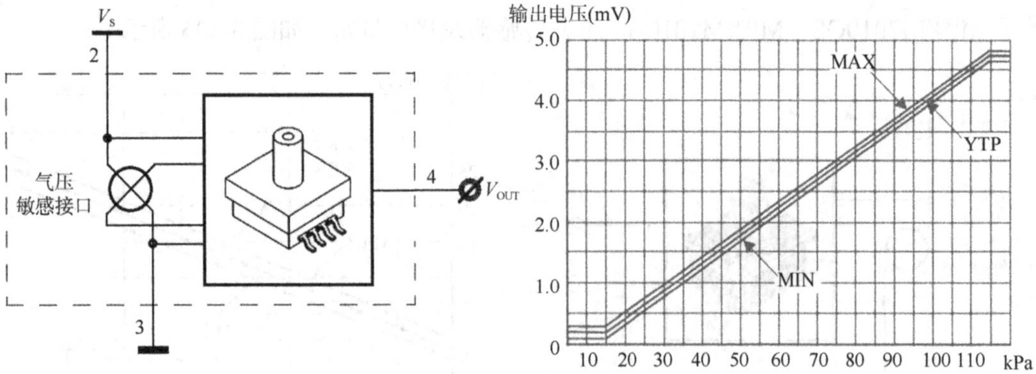

图 3-108 MPXHZ6115AC6U 压力传感器及接口电路

大气压力的检测方法与气体流量的检测方法基本一致，因此，大气压力测量与气体流量测量的电路结构及电路传递函数也大致相同。

4. 氧浓度测量电路 氧浓度测量的意义是，通过氧传感器和相应的检测电路，可以实时监测麻醉机吸气支管路的氧浓度含量。本机氧浓度传感器选用 MOX-4 O_2 氧电池，可以监测氧浓度的范围为 18%～100%。

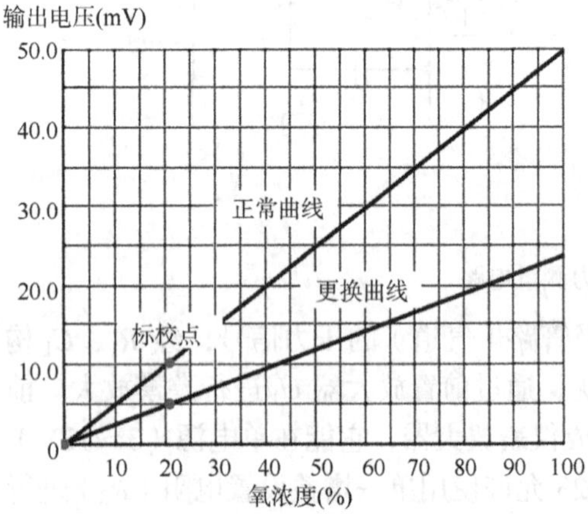

图 3-109 氧电池两点标校输出特性曲线

MOX-4 O_2 氧电池的使用寿命一般为 1～2 年。在有效使用期内，氧电池在 21%氧浓度的输出电压为 9～13mV。当 21%氧浓度的输出电压低于 5mV 时，氧电池需要更换。随着氧电池的长期使用，其输出电压也会逐渐降低，所以氧电池需要开机标校。

由于 MOX-4 O_2 氧电池的输出特性曲线为过“0”点的直线，因此，标校时仅需检测大气（大气的氧浓度约为 21%）的输出电压，由此，通过两点标校的方法可以描绘出氧电池当时的输出特性曲线。氧电池两点标校的输出特性曲线，如图 3-109 所示。

氧浓度测量电路，如图 3-110 所示。

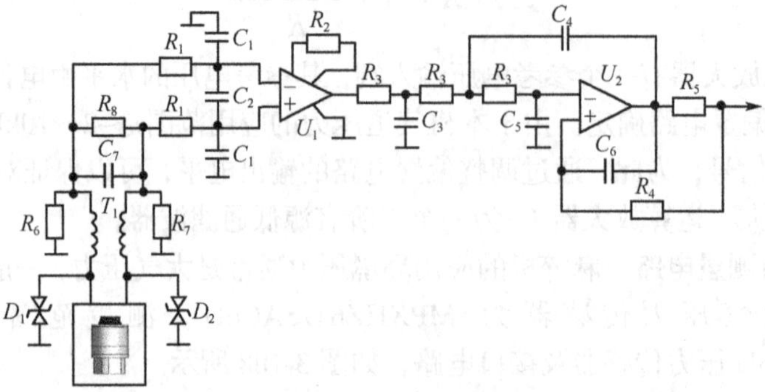

图 3-110 氧浓度测量电路

由于氧传感器的检测输出为 9～50mV 的小信号，且需要使用较长的线缆连接至电路板上，所以，在氧传感器的信号接口端需要考虑抗干扰设计。测量电路中的 D_1、D_2、T_1、

C_7和R_6、R_7、R_8就是针对电磁兼容抗干扰设计的，其中，T_1、C_7主要是用于解决射频干扰，D_1、D_2为抗静电阻抗器，可以用来释放静电。另外，氧传感器的连接线必须采用屏蔽线缆，主要解决工频磁场等干扰的问题。

氧浓度测量的前置放大器及后续的低通有源滤波电路与气道压力测量电路基本一致，只不过氧传感器的检测输出为正电平信号（没有负压信号），因此，前置放大器 AD623 不需要偏置电路，仅需将 AD623 的偏置引脚接地即可。

5. 气源压力测量电路　医院手术室多采用集中供气方式，气源压力一般为 280～680kPa，麻醉机需要对气源压力进行监测。本机气源压力传感器选用 Honeywell 26PC 系列压力传感器，量程为 0～689.5kPa。26PC 系列压力传感器基于硅压阻技术，采用惠斯顿电桥结构，具有线性比例输出、设计简洁、易安装、应用灵活等特点。

集中供气的气源采用高压供气方式，且端口距离麻醉机较远（5～10m），为准确检测供气端的气源压力，压力传感器和气源压力测量电路的位置通常要安装在供气端。由于较长距离的信号传输容易受到各种干扰，为此，气源压力测量借鉴工业上的远距离信号输送原理，即就近对传感器的输出信号进行滤波、放大处理，再采用 4～20mA 电流环技术对电压信号进行 V-I 转换，气源传感器的信息以电流的形式输送到控制系统。电流信号传输，可以大大提高线路的抗干扰能力。

气源压力测量电路，如图 3-111 所示。

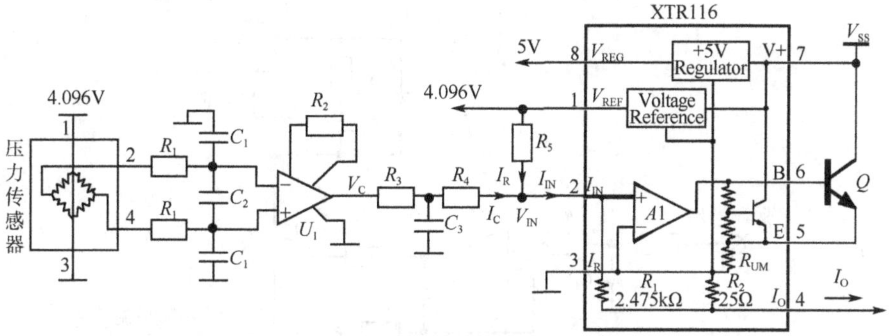

图 3-111　气源压力测量电路

压力传感器将气源压力转换为 mV 级电压，经R_1、C_1低通滤波、前置放大器U_1（AD623）放大，得到气源压力信号V_C。为实现电流信号传输，本机选用 XTR116 集成电流环。

XTR116 采用精密电流输出变送器技术，可在电流环内发送 4～20mA 的模拟信号。XTR116 内部电压校准器（5V）可用于对外部电路供电，内部产生 4.096V 的基准电压为压力传感器供电，XTR116 的输出电流

$$I_O = 100 I_{IN}$$

由于 XTR116 内部的运算放大器A_1的反向输入端（3 脚）接地，有$V_{IN}=0$。当压力信号$V_C=0$时，$I_C=0$，输出电流I_O为

$$I_O = 100 \times \frac{4.096}{R_5}$$

选择恰当的电阻R_5，可以使 XTR116 输出的最小电流为 4mA。随着气源压力增加，经过前置放大器输出的信号V_C不再为零，由于

$$I_C = \frac{V_C}{R_3 + R_4}$$

输出电流 I_O 为

$$I_O = 100 \times (I_R + I_C) = 100(\frac{4.096}{R_5} + \frac{V_C}{R_3 + R_4})$$

因此，通过检测的电流 I_O，可以换算出气源压力 V_C。

6. 比例阀驱动电路 麻醉机的吸气阀为比例阀，通过控制吸气阀的驱动电流，可以调节阀口的开度，进而调整吸气支的流量。

气体流量比例阀通常有 2 种驱动方式，即为脉宽调制方式和恒流驱动方式。脉宽调制方式以脉冲的形式驱动控制器，它通过调节驱动脉冲的宽度，调整吸气阀的驱动电流。脉宽调制方式的驱动效率较高，但由于呼吸回路的气流不是恒定的，因而控制的精度相对较低。对于传感器来说，气流扰动对测量干扰是致命的，会直接影响测量的精度。恒流驱动方式以直流电平形式驱动控制器，其驱动效率比较低，控制器（其中的功率开关管）会有发热现象，但其精度较高，控制方法也相对简单。由于麻醉机中的比例阀是随着呼吸周期有节律的开启与关断，所以，控制器不会持续发热。但是在电路设计中，还必须要考虑控制器散热问题。

本机气体流量比例阀采用恒流驱动方式，驱动电路如图 3-112 所示。

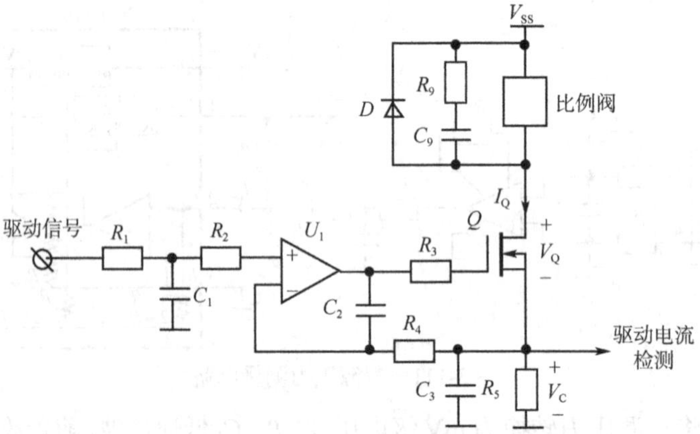

图 3-112 比例阀驱动电路

当驱动信号为正电平时，经 R_1、C_1、R_2 和运算放大器 U_1 驱动 MOS 开关管 Q，通过调节驱动信号的电平幅度，可以控制开关管 Q 的 V_Q，进而改变比例阀的驱动电流 I_Q。

电路中的 R_1、C_1 在驱动信号输入端，构成一个时间常数为 R_1C_1 的延迟电路。延迟电路的作用是：一方面用于降低输出电流的阶梯跳跃效应，另一方面可以防止开关管 Q 上的电冲击。电路中的 D 为续流二极管，作用是吸收比例阀线圈关断时反电动势产生的电流。R_9、C_9 构成吸收回路，R_5 为驱动电流取样电阻，用于驱动电流的采样。采集驱动电流 I_Q 的目的是检测比例阀的工作状态。

第三节 麻醉呼吸机

麻醉机要完成吸入麻醉，必须要通过机械通气的方式将挥发性麻醉药经呼吸系统输送到患者体内。因此，通气支持是麻醉机的基本功能，也就是说，麻醉机必须具有呼吸机的机械通气功能，完成这一呼吸机的功能模块称为麻醉呼吸机（anesthesia ventilator）。

在全身吸入麻醉过程中，患者不能完成正常的自主呼吸，麻醉呼吸机除了可提供麻醉所需要的混合气体外（氧气加麻醉气体），还能够替代与控制患者肺部正常的呼吸节律，实现氧气供给和二氧化碳排出。因此，麻醉呼吸机必须具备以下功能。

（1）提供气体输送动力，代替人体呼吸肌的功能。

（2）可以产生呼吸节律，代替人体中枢神经支配呼吸节律的功能。

（3）提供适宜的潮气量（V_T），能满足人体呼吸代谢的需求。

一、机 械 通 气

呼吸机是以机械通气的方式实现对患者的通气支持。机械通气的工作过程是，通过外力将新鲜气体压入到患者的肺部（吸气），经过患者的内呼吸，再依靠肺组织的弹性回缩将肺泡气排出（呼气）到体外，并依次循环往复。因此，呼吸机（呼吸器）必须具备人体呼吸的2个要素。

（1）提供含氧的气体进入肺脏，协助人体获取足够的通气和氧合作用。

（2）满足人体正常的呼吸节律。

其实，最常见的机械通气是人工呼吸。人工呼吸，如图3-113所示。

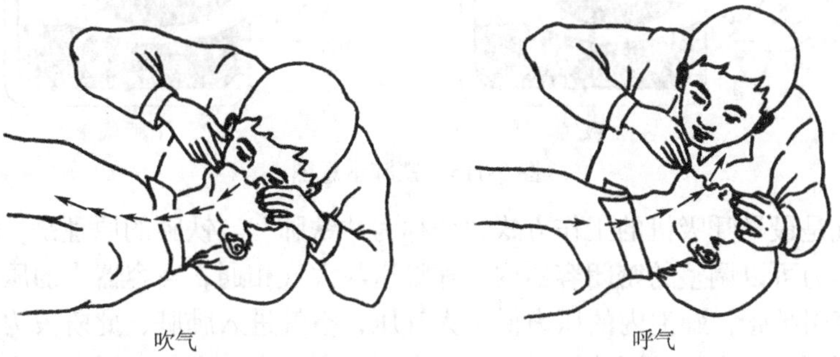

图3-113 人工呼吸

人工呼吸的吹气就是通过救治者施加的外力，将新鲜气体压入到患者的肺部。然后，再依靠被救治者的肺弹性完成呼气。另外，在现场急救或患者移场时还广泛使用替代人工呼吸的简易呼吸器，即人工急救苏醒球。人工急救苏醒球，如图3-114所示。

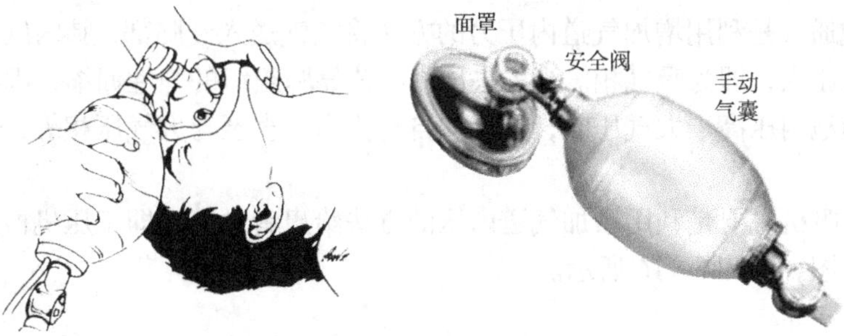

图3-114 人工急救苏醒球

人工急救苏醒球是当今最为简单的一种机械通气器具，临床应用时，通过捏动手动气囊，压入新鲜气体，可以对患者进行应急机械通气。

机械通气的本质就是人为建立气道口与肺泡间的压力差，根据压力差的性质，机械通气可分为负压通气和正压通气 2 种方式。

（一）负压机械通气

人体的自然呼吸实际上是一个负压通气过程。平静吸气时，膈肌和肋间肌收缩，胸廓扩张，致使胸腔内容积增大，胸膜腔压力从–0.49kPa 下降至–0.98kPa，肺泡内压力从 0 降到-0.2kPa，上呼吸道与肺泡间的压力差使气体进入肺部。负压机械通气（铁肺）的示意图，如图 3-115 所示。

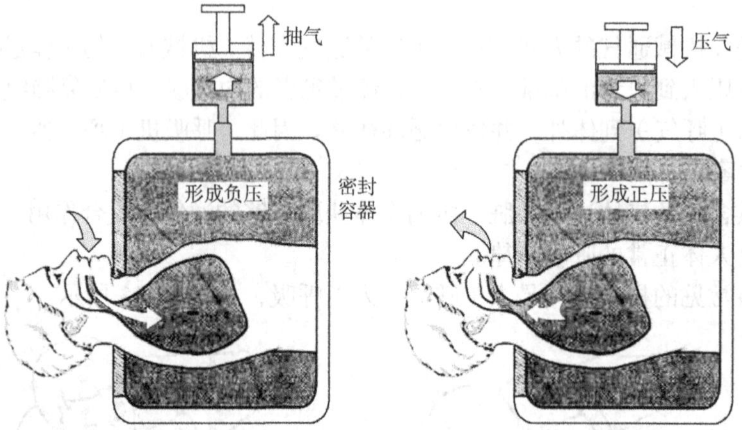

图 3-115　铁肺示意图

负压通气是最早呼吸机的工作方式，俗称为“铁肺”。铁肺的原理是，将患者的胸部安置在一个压力可以调整的密闭容器内，呼吸道与大气相通，当容器中的压力低于大气压时，胸部被牵引扩张，肺泡内的压力低于大气压，空气进入肺脏，此阶段为吸气相；当容器压力转为正压时，胸廓受压迫缩小，肺泡内压增高至大于大气压时，肺泡内气体排出到体外，此阶段为呼气相。尽管这种通气方式符合人体呼吸的生理学特点，但是该呼吸机体积庞大、通气效率低，目前已不再使用。

（二）正压机械通气

正压机械通气是利用增加气道内压力的方法将空气送入到肺部，肺内压增大导致肺腔扩张，气体被压入，即为吸气相。当失去压力，依靠肺组织的弹性回缩，因呼吸管道与大气相通，当肺泡内压高于大气压时，将气体自行排出，直至与大气压相等，这一过程为呼气相。

目前，呼吸机主要是利用增加气道内压的方法给患者送气，即正压机械通气。正压机械通气的示意图，如图 3-116 所示。

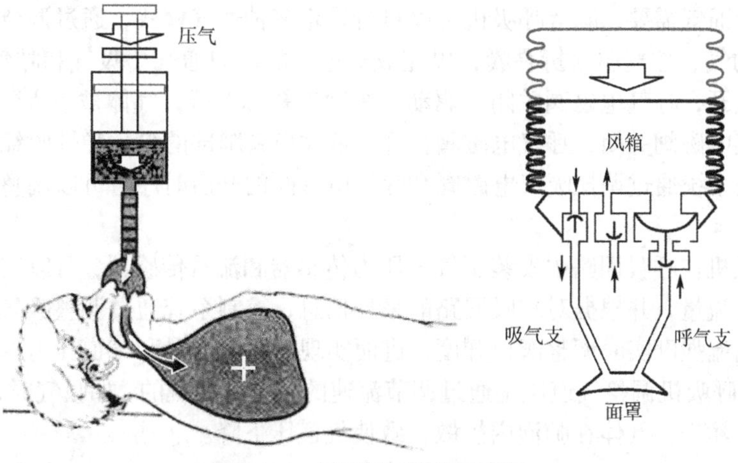

图 3-116　正压机械通气示意图

正压机械通气主要有 2 种管理方式，为定压型通气管理和定容型通气管理。

1. 定压型通气管理方式　采用压力切换方式，即通过气道压管理通气。吸气时，气源开始供气，当气道压达到预定峰值时，终止给气。然后，经过一定时长的屏气，再转为呼气。呼气时，气道压随着肺内压力下降，当下降至设定压力下限值时再次启动送气。

2. 定容型通气管理方式　是通过控制潮气量和流速进行机械通气的管理方式。当肺腔充气扩张，容量、流速达到预定值后，立即停止供气由吸气转为呼气。随之呼吸道压力下降，胸廓、肺弹性回缩，肺泡内气体排出体外。当呼吸阻力、顺应性发生变化时，这种通气方法可以保证稳定的潮气量，此时，吸气压力会随之做出相应的调整。

二、麻醉呼吸机工作原理

气体交换所需要的肺泡通气，是由节律性的吸气相和呼气相共同来实现的。吸气时，富含氧气的新鲜气体进入患者肺腔；呼气时，将代谢产生的二氧化碳排出到体外。人体正常呼吸时，吸气与呼气是通过胸腔有节律性的扩大和缩小完成的，胸腔的扩大和缩小依赖于呼吸肌的收缩与扩张。在麻醉手术中，由于呼吸肌不能自主运动，因此，只能通过麻醉呼吸机给予的外力控制患者有节律性的呼吸。麻醉呼吸机的工作原理框图，如图 3-117 所示。

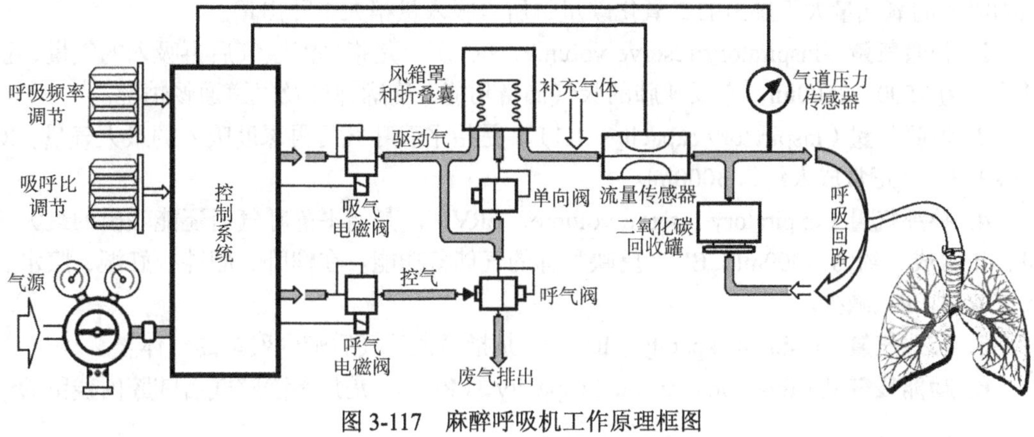

图 3-117　麻醉呼吸机工作原理框图

根据临床通气需要，麻醉呼吸机可以自行设定多种通气模式，通过调节呼吸频率和吸呼比，由驱动气、控气驱动折叠囊，以完成对患者的双向通气（吸气和呼气）。吸气时，吸气电磁阀打开，呼气电磁阀关闭，驱动气驱动折叠囊下行，气体被压入到患者的肺部；呼气时，吸气电磁阀关闭，呼气电磁阀打开，依靠患者肺部的自主弹性收缩，将气体压回折叠囊。控制系统通过调控吸气电磁阀和呼气电磁阀的开启时序，可以调整呼吸频率和吸呼比。

麻醉呼吸机在呼吸回路中安装了气道压力传感器和流量传感器，可以实时监测呼吸近端的气道压与流量，并根据对呼吸回路的采样信息，控制系统通过调整吸气电磁阀（电控比例阀）的电流强度实时调整阀口开度，进而实现对吸气流量和气道压力的智能调节。特别说明，麻醉呼吸机调整气道压是通过调节流速的方式来实现的，如吸气时，气道压过高，则关闭气体的输送，气体在肺泡内扩散，致使气道压下降。

（一）肺容量

呼吸道又称为气道，由鼻腔、咽、喉、气管、支气管及终末支气管组成。喉以上部分称为上呼吸道，喉以下部分是下呼吸道。肺容量（lung capacity）是呼吸道与肺泡的总容量。按呼吸运动的特点，肺容量可以分解为如图 3-118 所示的各部分。

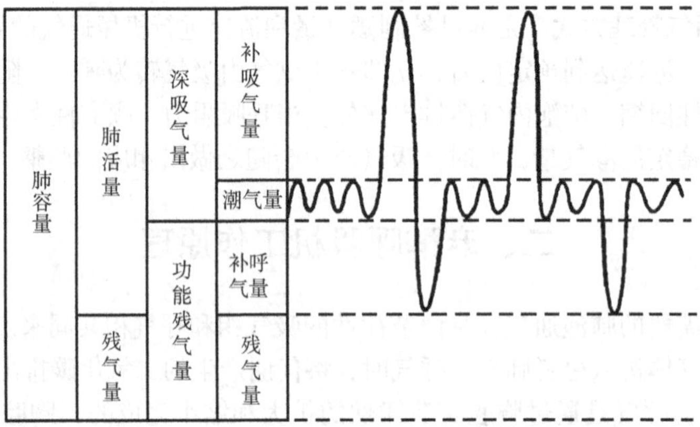

图 3-118　肺容量的组成部分

1. **潮气量**（tidal volume，V_T）　是指静息状态下每次吸入或呼出的气量，它与年龄、性别、体积表面、呼吸习惯及机体的新陈代谢有关，成人一般为 400～500ml。严格来说，因为吸入的氧气量大于排出的二氧化碳量，所以吸入量稍大于呼出量。

2. **补吸气量**（inspiratory reserve volume，IRV）　是指平静吸气后再吸入的气量，正常成人为 2500～2600ml。它反映肺的吸气储备功能、胸廓弹性及气道通畅情况。

3. **深吸气量**（inspiratory capacity，IC）　是指平静呼气后再深度吸入的最大气量，IC $= V_T + \mathrm{IRV}$，正常成人约为 3000ml。

4. **补呼气量**（expiratory reserve volume，ERV）　是指平静呼气后还能呼出的最大气量，正常成人约为 1000ml，ERV 反映了肺的气储备功能。在仰卧、肥胖、妊娠、腹水、肠胀气时 ERV 减少。

5. **肺残气量**（residual capacity，RC）　是指最大呼气后肺内残留的气体量。

6. **功能残气量**（functional residual capacity，FRC）　是指平静呼气后肺腔内残留的气

体量，FRC = RC + ERV。FRC 在生理上起着稳定肺泡气体分压的缓冲作用，减少了通气间歇对肺泡内气体交换的影响。如果没有 FRC，呼气末期肺泡将完全陷闭，流经肺泡的血液将失去进行气体交换的机会，就会产生静-动脉分流。FRC 增加，提示肺泡扩张；FRC 减少，说明肺泡缩小或陷闭。

7. 肺活量（vital capacity，VC）　是指最大吸气后能呼出的最大气量，VC = IRV + V_T + ERV，正常人约 4500ml，VC 反映了肺的呼吸代偿功能。VC 受呼吸肌强弱、肺组织和胸廓弹性及气道通畅程度的影响。

8. 肺容量（total lung capacity，TLC）　是指深吸气后肺内所含的气量，TLC = VC + RC，正常成人 5500～6000ml。肺气肿时，TLC 增加。在肺不张、肺纤维化、胸腔积液、气胸、气腹等情况下，TLC 减少。

（二）肺通气

肺通气（lung ventilation）是指外界新鲜气体进入肺泡及肺泡内废气排出的过程。在通气过程中，存在着气体容量、流速及压力的变化。

1. 分钟通气量（minute ventilation，MV）　为潮气量与呼吸频率的乘积。静息时，MV 为 6～8L/min。体力劳动或运动时，MV 明显增加可达 100L/min。

2. 最大通气量（maximal minute ventilation，MMV）　是指在单位时间内所能呼吸的最大气量。

3. 呼吸压力（respiratory pressure）　是指呼吸肌收缩与扩张带动胸廓运动产生的压力，其带动肺容积变化来完成通气。呼吸肌运动需要克服 2 种通气阻力，一是胸廓肺组织的弹性阻力；二是气体在呼吸道运动时产生的以摩擦力为主的肺弹性阻力。

4. 肺顺应性　胸廓和肺组织都是具有弹性的肌体，弹性肌体适应外来压力的能力，可以用顺应性（L/cmH_2O）表示，即单位压力作用下引起胸廓或肺腔容量的改变。肺顺应性，如图 3-119 所示。

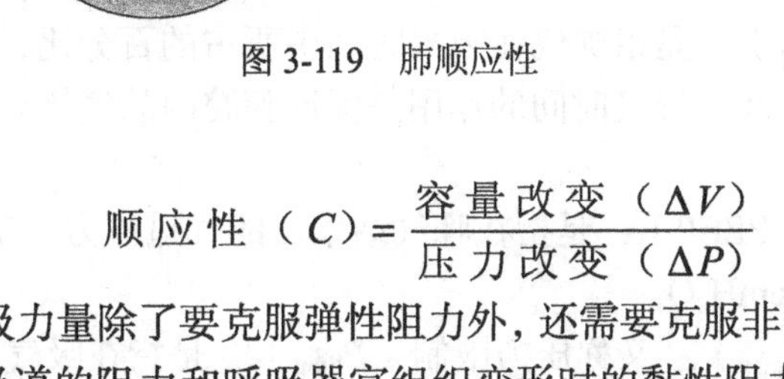

图 3-119　肺顺应性

肺顺应性为

$$顺应性（C）=\frac{容量改变（\Delta V）}{压力改变（\Delta P）}$$

5. 气道阻力　呼吸力量除了要克服弹性阻力外，还需要克服非弹性阻力。非弹性阻力主要包括气流通过呼吸道的阻力和呼吸器官组织变形时的黏性阻力。非弹性阻力的特点是，只存在于呼吸运动状态，并与呼吸运动的速度有关，与容积大小变化无关。

气道阻力是用单位流速所需呼吸道两端的压力差来表示。呼吸道两端分别为口鼻与肺泡，所以，在大气下呼吸时，呼吸道两端的压力差为大气压与肺泡之间的压差。气道阻力

为

$$气道阻力=\frac{大气压-肺泡压}{气体流速}$$

健康人平静呼吸时，呼吸道阻力为 1～3 $cmH_2O/(L \cdot s)$。

根据人体呼吸要求，麻醉呼吸机的通气过程是，吸气时，通过呼吸道的开口（气管插管或气管切开插管）直接施加正压气体，压力要超过肺泡压产生压力差，致使气体能顺利地进入肺腔；呼气时，经过氧合作用的肺泡压高于大气压，释放压力，依靠肺弹性将肺泡气排出到体外。

三、常用机械通气模式

机械通气的工作目标有以下几点。

（1）保证和维持适当的气体交换。

（2）减少患者的呼吸功。

（3）尽可能减小肺损伤和患者的痛苦。

因此，麻醉手术中要根据麻醉的状态和患者体征，合理选择适宜的呼吸节律和给气方式，它统称为通气模式。

（一）间歇正压通气

间歇正压通气（intermitent positive pressure ventilation，IPPV），根据设定的通气容量、呼吸频率和吸呼比来管理通气。由于 IPPV 通气模式的潮气量恒定，因而可以保障固定的分钟通气量。

1. IPPV 模式的参数 IPPV 是最基本的麻醉通气模式，它的参数设置通常包括：潮气量、呼吸频率、吸呼比、屏气时间、呼气末正压和最大压力等。

（1）潮气量（V_T）：是指每次呼吸设定的通气量，单位为 ml。通常成人的设置范围为 20～1500ml，儿童的设置范围为 20～300ml，步进为 10ml，有的麻醉呼吸机在低于 100ml 时，步进为 5ml。

（2）呼吸频率（breath rate，BR）：是指每分钟设定的呼吸次数，单位为 bpm。通常设置范围为 2～100bpm，步进为 1bpm。

（3）吸呼比（I∶E）：是指每次呼吸的吸气与呼气时间的比例。通常设置范围为 4:1～1:8。

（4）屏气时间（T_p）：是指屏气在吸气时间中所占的百分比，单位为%。通常设置范围为 0～60%，步进为 5%。屏气时间的作用是保证肺腔内的气体充分扩散，使不易扩张的肺泡充气。

（5）呼气末正压（PEEP）：是指在呼气结束后的气道压力，单位为 cmH_2O。通常设置范围为 OFF、3～30cmH_2O。

（6）最大压力（P_{max}）：又称压力限制（P_{limit}），是指在吸气过程中的保护压力，单位为 cmH_2O。通常设置范围为 10～70cmH_2O。在吸气过程中气道压力达到最大压力后，立刻停止通气开始屏气。

以上设置参数中，根据呼吸频率、吸呼比和屏气时间可以确定通气节律。

（7）呼吸周期（$T_{呼吸周期}$）：是指一次呼吸所用的时间，单位为 s。

$$T_{呼吸周期} = 60 \times \frac{1}{\mathrm{BR}}$$

（8）吸气周期（T_I）：又称吸气相，是指一个呼吸周期中的吸气时间，单位为 s。

$$T_\mathrm{I} = T_{呼吸周期} \frac{I}{I+E}$$

式中的 I 和 E 分别为吸呼比中的吸气和呼气的比例。

由于在吸气周期中还有屏气时间，所以，实际的给气时间为

$$T_{给气时间} = T_\mathrm{I} \times (1 - T\mathrm{p})$$

（9）呼气周期（T_E）：又称呼气相，是指一个呼吸周期中的呼气时间，单位为 s。

$$T_\mathrm{E} = T_{呼吸周期} - T_\mathrm{I}$$

（10）吸气流速（v）：是指在吸气周期麻醉呼吸机的给定流速，单位为 L/min。IPPV 模式通常是恒流通气，所以，可以计算出吸气流速为

$$v = \frac{V_T}{T_{给气时间}}$$

由于吸气流速（v）的常用单位是 L/min，潮气量（V_T）的常用单位是 ml，给气时间的常用单位是 s，所以，计算过程需要进行单位转换。

（11）峰压（P_peak）：是指吸气周期中最大的气道压力，单位为 $\mathrm{cmH_2O}$。通常给气结束时的气道压力为峰压，峰压是克服气道阻力和肺顺应性产生的压力。

（12）平台压（P_plat）：是指在屏气期间气体在肺泡内充分扩散后的压力，单位为 $\mathrm{cmH_2O}$。通常屏气时间结束时的气道压力为平台压。峰压降低至平台压的原因有，一是没有流速，克服气道阻力的压差减小；二是气体在肺泡内扩散，使气道压下降。

由于气体扩散造成的压差比较小，所以，通常认为峰压和平台压的差值是由克服气道阻力产生的。由此可以推导出气道阻力 R 为

$$R = \frac{P_\mathrm{peak} - P_\mathrm{plat}}{流速}$$

（13）动态肺顺应性和静态肺顺应性：肺顺应性是指肺潮气量变化与对应压力的比值。动态肺顺应性（$C_{动态}$）以峰压与 PEEP 的压差为对应压力变化，静态肺顺应性（$C_{静态}$）平台压与 PEEP 的压差为对应压力变化。

$$C_{动态} = \frac{V_\mathrm{T}}{P_\mathrm{peak} - \mathrm{PEEP}}$$

$$C_{静态} = \frac{V_\mathrm{T}}{P_\mathrm{plat} - \mathrm{PEEP}}$$

2. IPPV 模式通气流程 IPPV 模式的工作流程有以下几步。

（1）根据设定的潮气量、呼吸频率、吸呼比和屏气时间，计算初始供气流速，初始供气流速为

$$初始供气流速 = \frac{V_{T设定}}{T_{给气时间}}$$

（2）通过吸气阀的标校曲线（生产厂家提供的流速与驱动电压曲线）计算吸气阀的驱

动电压（对应吸气阀的开度），调整吸气阀的供气流速。

（3）监测供气流速，换算出供气潮气量。

（4）通过对供气潮气量与设置潮气量的比对，修正第二次呼吸的供气流速。

（5）如此循环往复，直到供气潮气量达到设置潮气量。

IPPV 模式吸气工作流程图，如图 3-120 所示。

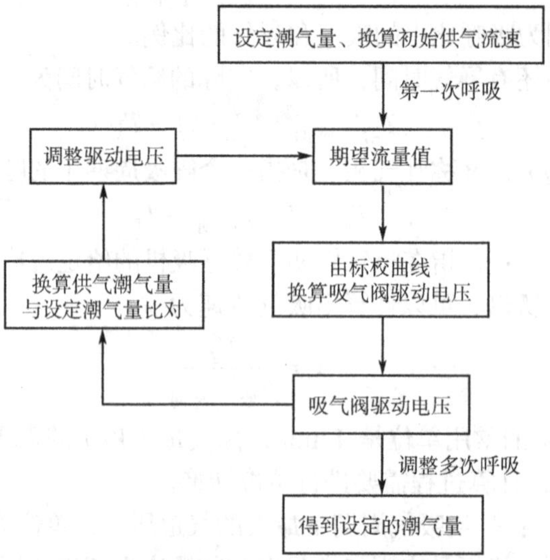

图 3-120　IPPV 模式吸气工作流程图

IPPV 模式的通气过程，如图 3-121 所示。

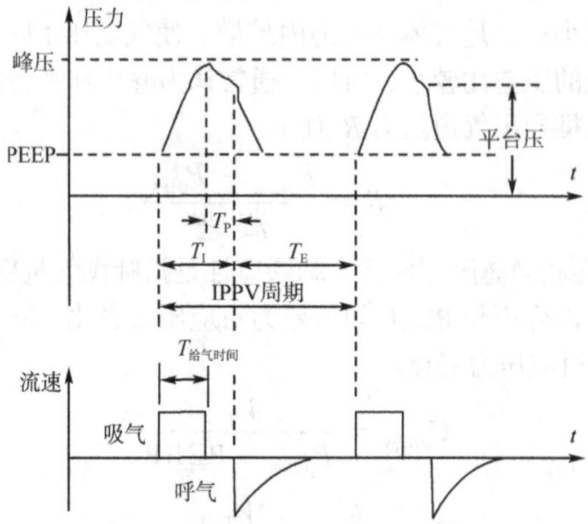

图 3-121　IPPV 模式的通气过程

吸气周期（T_I）开始，吸气电磁阀打开，呼气电磁阀关闭，驱动气驱使折叠囊下行，向患者肺腔压入气体。此时，麻醉呼吸机按照给气时间（$T_{给气时间}$）以恒定流速供气，气道压随之上升，给气完成即进入屏气时间（T_P）。在屏气期，停止供气，气道压有一个下降坡，产生平台压。

吸气结束开始呼气周期（T_E）。呼气时，吸气阀关闭，呼气阀打开，在患者肺组织的自主弹性收缩下将气体压回折叠囊。这一阶段，气道压快速下降直至 PEEP 压，流速"－"（与吸气流向相反）为呼气，呼气流速上升至基线（流速为零），呼气周期结束，即完成本次的呼吸周期。在呼吸的过程中，吸气与呼气交替动作，始终伴随有气道压力的变化。

（二）压力控制通气

压力控制通气（pressure control ventilation，PCV），是根据设定的目标压力来管理通气，通气容量（流速）是从属变化的，呼吸节律根据设定的吸呼比和呼吸频率来执行。PCV也是常用的麻醉通气模式之一，在临床上通常应用于儿童、婴儿和新生儿，目的是保护患者，不对其造成气压伤。

1. PCV 模式的参数 通常包括：目标压力、呼吸频率、吸呼比、压力上升斜坡时间和呼气末正压。其中呼吸频率、吸呼比和呼气末正压与 IPPV 模式中的参数相同。

（1）目标压力（P_{target}）：是指设定的每次呼吸需要达到的气道压力值，单位为 cmH_2O。通常设置范围为 5～70cmH_2O，步进为 1cmH_2O。

（2）压力上升斜坡时间（T_{slope}）：是指每次呼吸达到目标压力的时间，单位为 s。通常设置范围为 0～2.0s，步进为 0.1s。压力上升斜坡时间表示压力上升的速度，与肺顺应性和气道阻力直接相关，有的麻醉机并不直接设置时间，只是用 1、2、3……等数字表示不同的速度趋势。

2. PCV 模式通气流程 PCV 的通气工作流程与 IPPV 类似，区别主要在第一步初始供气流速的计算。PCV 是根据设定目标压力、上升斜坡时间、顺应性和阻力，计算出初始供气流速。

$$\text{初始供气流速} = \frac{\text{目标压力}}{T_{slope} \times \text{顺应性阻力}}$$

PCV 的通气过程，如图 3-122 所示。

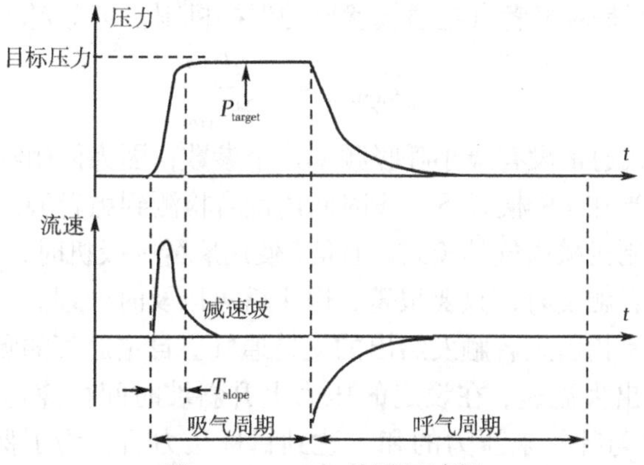

图 3-122 PCV 的通气过程

吸气周期开始，给一个很大的流速，使气道压力在设定的压力上升斜坡时间（T_{slope}）内达到设定的目标压力。在剩余的吸气周期内给减速波，补充由于气道阻力和气体扩散造成的压力损失。吸气周期结束后进入呼气周期，直至这次呼吸周期结束。

（三）压力支持通气

压力支持通气（pressure support ventilation，PS），属于部分通气支持，是患者触发、压力目标及流量切换的一种辅助机械通气模式。即患者触发通气并控制呼吸频率及潮气量，当气道压力达预设的压力支持水平，且吸气流速降低至低于阈值水平时，由吸气相切换到呼气相。压力支持通气通常应用于术后恢复观察（苏醒）阶段，或者用于一些局部麻醉的临床手术。

1. PS 模式的参数 PS 模式的设置参数通常包括：压力支持水平、压力上升斜坡时间、触发灵敏度、最小呼吸频率及呼气末正压。其中，呼气末正压与 IPPV 模式中的参数相同，压力上升斜坡时间与 PCV 模式中的参数相同。

（1）压力支持水平（ΔP）：是指在通气过程中需要给定超出呼气末压力（PEEP）的压差，单位 cmH_2O。即

$$P_{target} = \Delta P + PEEP$$

也就是说，在自主通气中需要达到的目标压力 P_{target} 为压力支持水平与呼气末压力的和。压力支持水平的设置范围通常为 3～50cmH_2O，步进为 1cmH_2O。

（2）触发灵敏度（trigger）：是指患者产生触发通气的限值，即当检测到患者的触发达到这个限值时，麻醉呼吸机立刻产生触发通气。触发灵敏度分为压力触发灵敏度和流速触发灵敏度。压力触发灵敏度为负值，通常范围为–20～0cmH_2O。流速触发灵敏度为正值，通常范围为 1～15L/min。

一般来说，流速触发灵敏度比压力触发灵敏度更为灵敏。因为在实际的临床应用中，麻醉呼吸机通过呼吸管路与患者相连，患者的自主吸气吸走一定容量的气体后，气道压力才会下降，此时压力触发灵敏度才有效。而流速触发灵敏度只需要患者有自主吸气的流速就可以检测到。触发灵敏度的设置需要根据临床的实际情况而定，如果设定值太小，容易发生误触发；如果设定值太大，会造成患者的触发困难。

（3）最小呼吸频率（BR_{min}）：是指如果没有检测到患者触发，麻醉机则按照这个频率给出备份通气，同时产生窒息备份报警。最小呼吸频率的单位为 bpm，设置范围通常为 2～60bpm。最小呼吸频率是对患者自主通气状况的保护机制，窒息判断时间（T_{apnea}）为

$$T_{apnea} = \frac{60}{BR_{min}}$$

呼吸机的 PS 模式通常没有最小呼吸频率这个参数，因为使用呼吸机时，医生和护士通常不在患者旁边，当在 PS 模式下一段时间内没有检测到患者触发时，在产生窒息报警的同时会自动切换强制机械通气的模式。但是，使用麻醉呼吸机时，医生必须留在患者旁，所以在没有检测到患者触发时，只要报警，医生就可以及时处理。

（4）自主通气：是指由患者触发给出的支持通气。自主通气的吸气过程与 PCV 模式相似，在吸气开始给出大流速，在设定的压力上升斜坡时间快速达到目标压力时，目标压力是压力支持水平与呼气末压力的和。达到目标压力后，为了保持目标压力的稳定，吸气流速成减速波下降。当吸气流速下降到某一个阈值时（通常定义为峰值流速的 25%），则吸气周期结束，进入呼气周期。当呼气结束后，即可以开始下一次自主通气的患者触发检测。

（5）备份通气：是指在设定的最小呼吸频率时间内没有检测到患者触发所给出的支持通气，备份通气的过程与自主通气相同。

2. PS 模式通气流程 PS 的通气工作流程与 PCV 类似，区别仅在于 PS 模式监测到吸气流速降低至某一个阈值时，停止吸气，开始呼气。

PS 模式的通气过程，如图 3-123 所示。

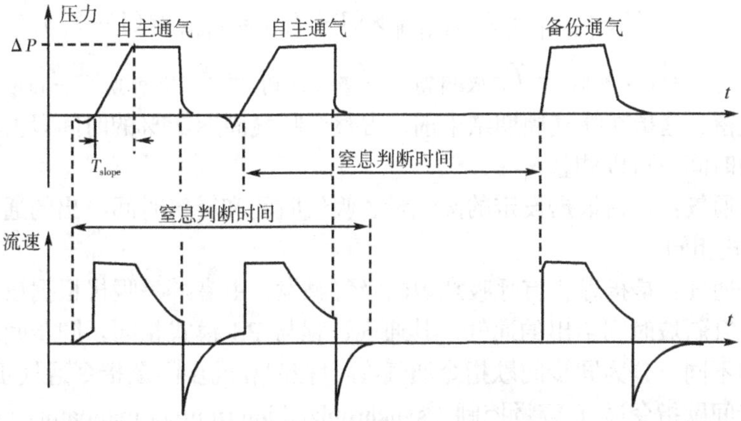

图 3-123　PS 模式的通气过程

当检测到患者触发（有自主吸气）时，麻醉呼吸机根据设置的压力支持水平、呼气末压力和压力上升斜坡时间支持给出自主通气。当在设置的最小呼吸频率时间内没有检测到患者触发，则同样根据设置的压力支持水平、呼气末压力和压力上升斜坡时间给出备份通气，同时产生窒息备份通气报警。

（四）同步间歇指令通气

同步间歇指令通气（synchronized intermittent mandatory ventilation，SIMV），是自主呼吸与控制通气相结合的呼吸模式，在触发窗内患者可触发与自主呼吸同步的指令正压通气，在两次指令通气周期之间允许患者自主呼吸，指令呼吸以预设容量来进行，通过设定的频率和潮气量确保最低分钟量。

SIMV 是与患者的自主呼吸相配合的通气模式，主要用于麻醉的苏醒阶段，可以有效地减少患者与呼吸机的拮抗，降低正压通气的血流动力学负效应，并能防止潜在的并发症（如气压伤等）。为了刺激患者苏醒，需要降低呼吸频率（延长呼气周期），呼吸频率降低后每两次通气的时间会拉长，使得患者积累二氧化碳，由于患者憋气，即可刺激患者苏醒，并产生自主通气。麻醉呼吸机通常定义第二次通气前的 25%呼气时间为触发窗，如果在触发窗外患者产生触发（因为是实现阶段，可能时有时无）就给一次 PS 支持通气；如果在触发窗内患者产生触发，立即提前实施下一次 IPPV 控制通气。

1. SIMV 模式的参数　通常包括：潮气量、呼吸频率、吸气时间、屏气时间、呼气末正压、最大压力、触发灵敏度、压力支持水平和压力上升斜坡时间。其中潮气量、呼吸频率、屏气时间、呼气末正压和最大压力与 IPPV 模式中的参数相同，压力上升斜坡时间与 PCV 模式中的参数相同，触发灵敏度和压力支持水平与 PS 模式中的参数相同。

（1）吸气时间（T_{insp}）：是指吸气周期的时间，单位为 s。在 SIMV 模式中没有设置吸呼比参数，呼吸节律由吸气时间、呼吸频率和屏气时间决定。

由于

$$T_{呼吸周期} = \frac{60}{BR}$$

$$T_{吸气周期} = T_{insp}$$

有

$$T_{给气时间} = T_{吸气周期} \times (1 - T_p) = T_{insp} \times (1 - T_p)$$

$$T_{呼气周期} = T_{呼吸周期} - T_{吸气周期} = T_{呼吸周期} - T_{insp}$$

（2）触发窗：是指在呼气周期结束前，占整个呼气周期 25%的时间段。有些麻醉呼吸机的触发窗的时间段可以调整。

（3）指令通气：是指根据设定的潮气量、吸气时间和屏气时间给出的通气，其通气过程与 IPPV 模式相同。

（4）自主通气：是指患者有呼吸意识的吸气触发，由麻醉呼吸机根据设定的压力支持水平和压力上升斜坡时间给出的通气，其通气过程与 PS 模式相同。同步间歇指令通气根据指令通气的不同，分为同步间歇指令通气-容量控制和同步间歇指令通气-压力控制。

（5）同步间歇指令通气-容量控制（synchronized intermittent mandatory ventilation with volume control，SIMV-VC）：是指令通气为 IPPV 通气、自主通气为 PS 通气的同步间歇指令通气模式。

（6）同步间歇指令通气-压力控制（SIMV-PC）：是指令通气为 PCV 通气、自主通气为 PS 通气的同步间歇指令通气模式。

2. SIMV 模式通气流程　SIMV 模式的工作流程有以下 3 步。

（1）设定呼吸频率、吸气时间，并计算出触发窗。

（2）根据触发窗和设定的触发灵敏度，检测触发状态。

（3）在触发窗外给予 PS 通气，遵循 PS 模式的流程；在触发窗内给 IPPV 通气，遵循 IPPV 模式的流程。

SIMV 模式的工作流程图，如图 3-124 所示。

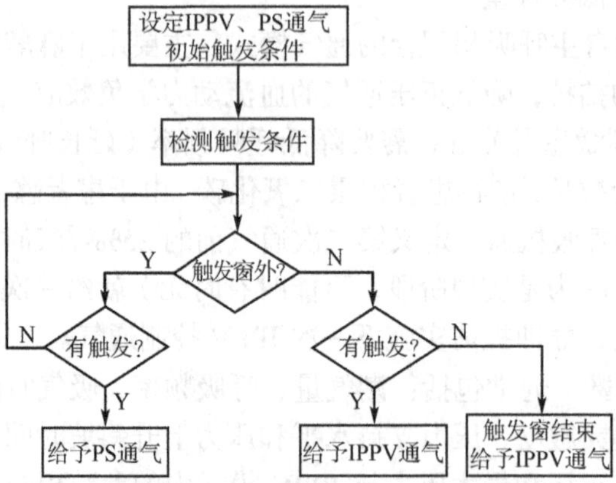

图 3-124　SIMV 模式的工作流程图

SIMV 模式的通气过程，如图 3-125 所示。

（五）压力控制容量保证通气

压力控制容量保证通气（PCV-VG），是按压力控制通气的方式来进行容量控制的通气模式。在吸气阶段尽可能保持较低的压力水平，同时维持送气量等于预设的潮气量。

PCV-VG 模式的设置参数通常包括：潮气量、呼吸频率、吸呼比、压力上升斜坡时间、呼气末正压和最大压力。其中潮气量、呼吸频率、吸呼比、呼气末正压和最大压力与 IPPV 模式中的参数相同，压力上升斜坡时间与 PCV 模式中的参数相同。

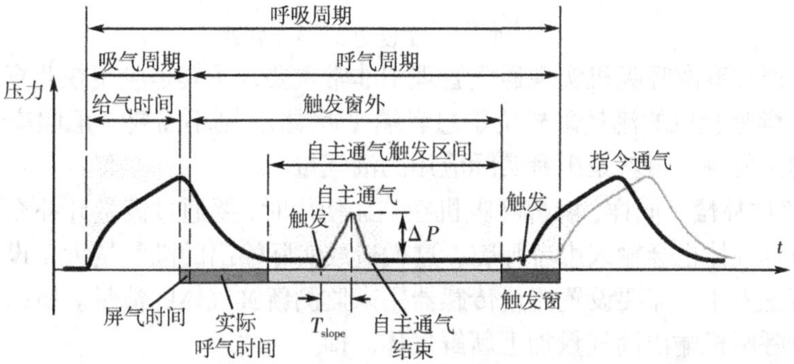

图 3-125 SIMV 模式的通气过程

PCV-VG 的通气过程与 PCV 模式相同，区别仅在于 PCV-VG 通过 PCV 的通气过程需要达到的不是目标压力，而是潮气量。PCV-VG 的通气过程大致分为 3 步。

（1）根据设定的潮气量和检测到的肺顺应性计算出理论要达到的目标压力

$$P_{\text{target}} = \frac{V_{\text{T}}}{C}$$

（2）再由目标压力、呼吸频率、吸呼比和压力上升斜坡时间给出 PCV 通气，同时监测潮气量。

（3）根据监测潮气量与设定潮气量的差值，调整目标压力。一般在 3 个呼吸周期左右达到设定潮气量并稳定通气。

（六）机械通气的补偿

麻醉呼吸机在气体流量的设置中，还应考虑实际机械通气的补偿。补偿主要包括动态顺应性补偿、新鲜气体补偿。

1. 动态顺应性补偿 由于麻醉呼吸机存在呼吸管路顺应性和患者顺应性，因此，按预设的潮气量给患者送气时，部分容量会在前期消耗于机内管路和外呼吸回路中，其中管路越柔软，消耗的容量就会越大。如果不进行恰当的动态顺应性补偿，必然会造成机械通气的严重不足。

顺应性包括呼吸回路的顺应性和患者的肺顺应性。其中，需要呼吸机进行补偿的是因系统管路内压力造成（变形导致管路容积增加）滞留在管路中的部分容量。由于全身吸入麻醉采用的人工呼吸没有平台相，不能满足静态条件（流速不为零），因此，全身吸入麻醉只能计算动态顺应性，并进行动态顺应性补偿。

呼吸回路包括机内管路和外呼吸回路。机内管路的顺应性 $C_{机内}$在管路的设计时已经确定，而外呼吸回路的顺应性需要通过自检时的顺应性测试加以确认。

外呼吸回路顺应性的自检方法是，堵住患者端进气口，麻醉机输送相应的容量，利用监测获得的容量 V 和气道压力 P，通过公式计算管路的顺应性数值 $C_{管路}$

$$C_{管路} = \frac{V}{P_{吸气末} - P_{呼气末}}$$

麻醉呼吸机需要补偿输送的气体容量 $V_{补偿}$为

$$V_{补偿} = C_{管路} \times P_{平台} + C_{患者} \times P_{平台}$$

由于 $P_{平台}$是实时监测的，所以，容量的补偿会根据 $P_{平台}$的变化而改变，因此，这一补偿称之为动态顺应性补偿。经过动态顺应性补偿，麻醉呼吸机实际输出的潮气量为

$$V_T = V_{T设定} + V_{T管路}$$

顺应性补偿在麻醉呼吸机实现通气管理中非常重要，尤其是应用在儿童、婴儿和新生儿时。如果麻醉呼吸机的流量采样位于患者端（近端），则不需要考虑顺应性补偿，因为在患者端监测到的潮气量就是患者实际应用的潮气量。

2. 新鲜气体补偿 同样，麻醉呼吸机在临床使用时，要通过流量计补充一定量的新鲜气体，这些新鲜气体也会输入患者肺腔，这就造成实际输出的潮气量大于设定潮气量。为了避免这种情况发生，需要设置流量传感器用来监测新鲜气体的流量。所以，实际上设定潮气量为麻醉呼吸机输出潮气量加上新鲜气体。即

$$V_{T设定} = V_{T麻醉呼吸机} + V_{T新鲜气体}$$
$$= V_{T麻醉呼吸机} \times T_{T供气时间} + V_{T新鲜气体} \times T_{T呼气周期}$$

四、呼吸参数的监测

现代麻醉机除了可以实现吸入麻醉支持和呼吸管理外，还能通过实时检测气道压力和呼吸流速，提供各种呼吸参数的监测数据和波形。

（1）依据气道压力，可以监测出气道峰值压、平台压、平均压和呼气末正压。

（2）根据实时检测的呼吸流速，能计算出呼吸潮气量和分钟通气量。

（3）通过气道压力和呼吸流速，可以换算出呼吸频率，还能显示气道压力波形、呼吸流速波形、潮气量波形，甚至显示压力-容量环和流速-容量环。

根据各种监测到的数据和波形曲线特征，麻醉机可以自动指导并调节通气过程。例如，通气模式是否合适、人机对抗、气道阻塞、呼吸回路有无漏气、评估机械通气时效、使用支气管扩张剂的疗效和呼吸机与患者在通气过程中各自所做的功等。

（一）呼吸波形

麻醉机一般可以实时监测3道波形，包括呼吸流速波形、气道压力波形和潮气量波形。

1. 呼吸流速波形 呼吸流速是单位时间内通过呼吸道的气体流量，单位为L/min，通常定义“+”为吸气，“–”为呼气。呼吸流速的典型波形，如图3-126所示。

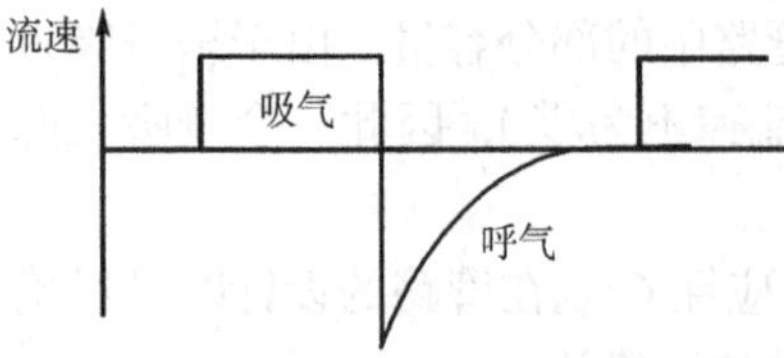

图3-126 呼吸流速的典型波形

目前，麻醉呼吸机的吸气流速多使用方波，目的是在吸气周期中保持吸气流速不变。但是，吸气波形也有其他样式，如图3-127所示。

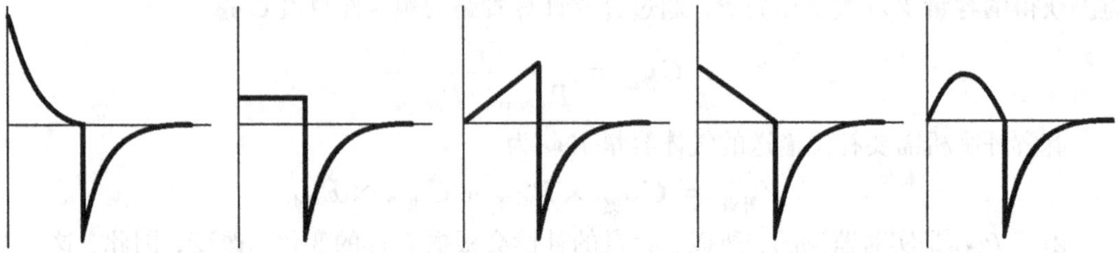
图3-127 其他常见的吸气波形

横轴下部代表呼气波，呼气流速波形均为减速波。呼气的流速波形的形态基本是相似的，其差别主要在于呼气波形的振幅和呼气流速持续的时长，它取决于肺部的顺应性、气道阻力和患者是否为主动呼吸。图 3-128 为气道阻塞和主动呼气 2 种呼气波形。

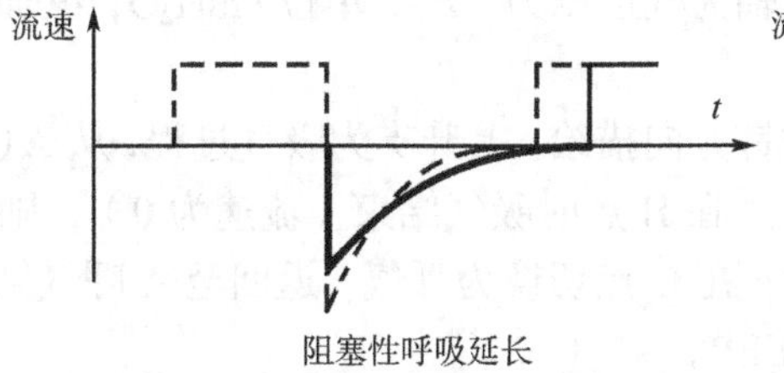

图 3-128 气道阻塞和主动呼气 2 种呼气波形

2. 气道压力波形 是实时反映患者气道压力变化的曲线，典型波形如图 3-129 所示。

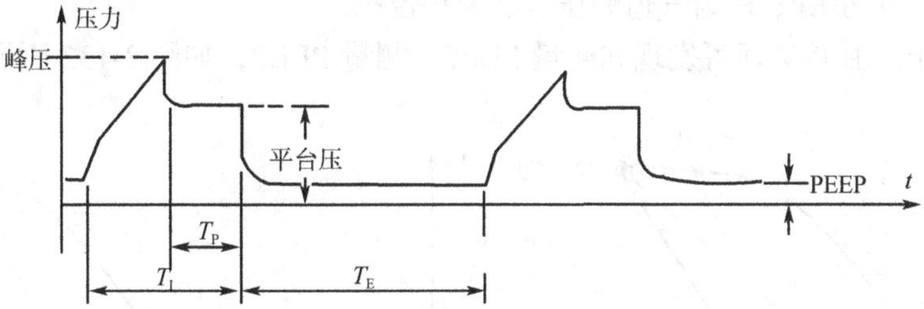

图 3-129 气道压力典型波形

气道压力波形的纵轴为气道压力，常用单位是 cmH_2O，横轴是时间，常用单位 s。气道压力波形的基线上方为正压，基线下为负压。气道压力等于肺泡压和所有气道阻力的总和，并受呼吸机、肺阻力及顺应性的影响。当呼吸机阻力和顺应性恒定不变时，气道压力波形能反映肺部的状况。

3. 潮气量波形 潮气量是通气过程中的通气量，是实时流速的累加，常用单位为 ml。潮气量典型波形，如图 3-130 所示。

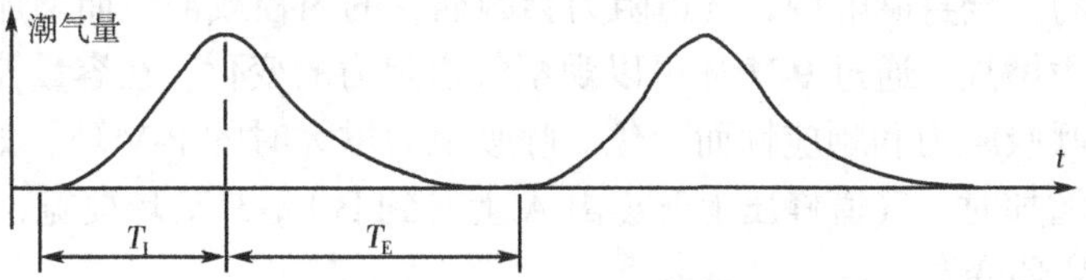

图 3-130 潮气量典型波形

潮气量是单位时间气体流速曲线的积分，它的上升支为吸入潮气量，下降支为呼出潮气量。呼气潮气量是麻醉监测中的重要参数，可以反应患者的通气状态。

（二）呼吸环

麻醉呼吸机通气支持的过程，实际上是通过机械通气方式，在不发生肺伤害（气压伤、容积伤）的前提下，以适宜的气体流速（流量）和安全的气道压力改变患者的潮气量（肺容量）。因此，描述机械通气、气体在呼吸管路中的运动、患者气道和肺组织对送入气体的反应可以用流速（*F*）、气道压力（*P*）、潮气量（V_T）这 3 个时间参数来描述。

目前，麻醉呼吸机除了描述流速（*F*）、气道压力（*P*）和潮气量（V_T）这 3 个时间波形，还可以监测并显示气道压力-潮气量（P-V）环和潮气量-流速（V-F）环。

1. P-V 环　也称为顺应性环，可以直观了解每一呼吸周期气道压力与潮气量的关系。通过观察 P-V 环的形态，有助于估算顺应性和气道阻力，判断是否存在过度通气或漏气，并能衡量 PEEP 水平。

典型的 P-V 环如图 3-131 所示，其中横轴为气道压力（P），单位 cmH_2O，纵轴为潮气量（V），单位 ml。

机械通气是正压通气，故 P-V 环按逆时针方向描绘。上升支为吸气过程，从 A（PEEP）起始上升至 B（吸气峰压或预设的潮气量），在 B 点时吸气结束（流速为 0），随后有短时间（B→C）的平台期（屏气时间）。然后，在 C 点切换为呼气，返回至 A 呼气结束（流速为 0），下降支反映呼气过程压力降至 PEEP。

吸气支和呼气支之间的距离（宽度）说明存在吸气阻力和呼气阻力。环中间虚线是 P-V 的斜率，反映了呼吸系统的顺应性，即肺泡弹性阻力。P-V 环表达了气道压力与潮气量的关系，图中 A 为 PEEP、B 为气道峰压、C 为平台压。

（1）PEEP：由 P-V 环可发现和测量 PEEP。测量 PEEP，如图 3-132 所示。

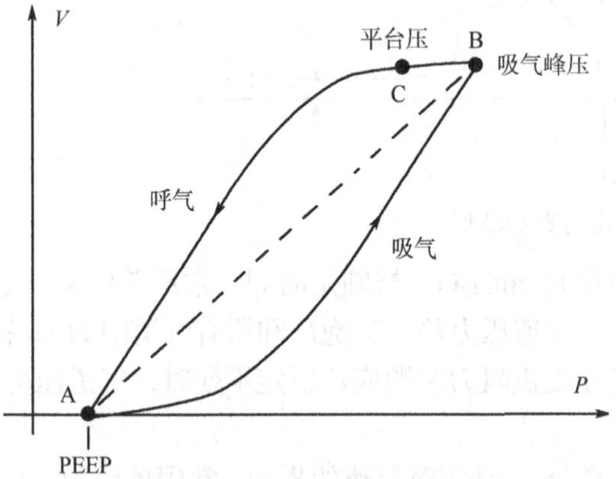

图 3-131　典型的 P-V 环

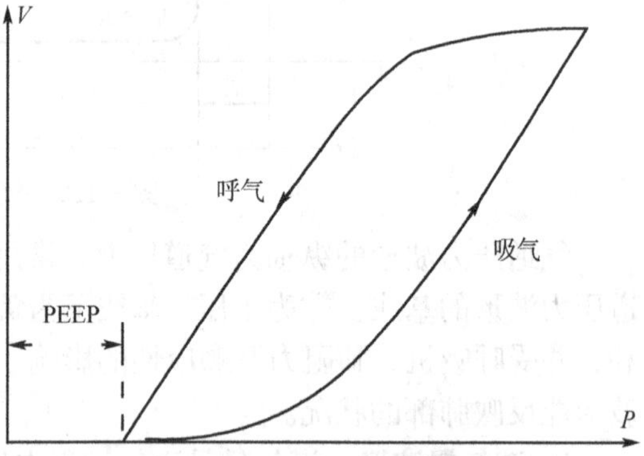

图 3-132　测量 PEEP

（2）气道阻力：全身麻醉中，气道阻力会因插管的内径或部位而增加或减少，也会因气道病变导致阻力增加。通过 P-V 环可以观察气道阻力的变化。在容量控制通气时，容量恒定，压力依据呼吸阻力和顺应性而变化。呼吸阻力增大时的 P-V 环，如图 3-133 所示。

当气道阻力增加时，气道峰压上升（由 A 上升到 B），P-V 环变宽，这种 P-V 环称为滞后。反之，P-V 环变窄。

（3）顺应性：通过 P-V 环还可以观察肺顺应性的变化，如图 3-134 所示。

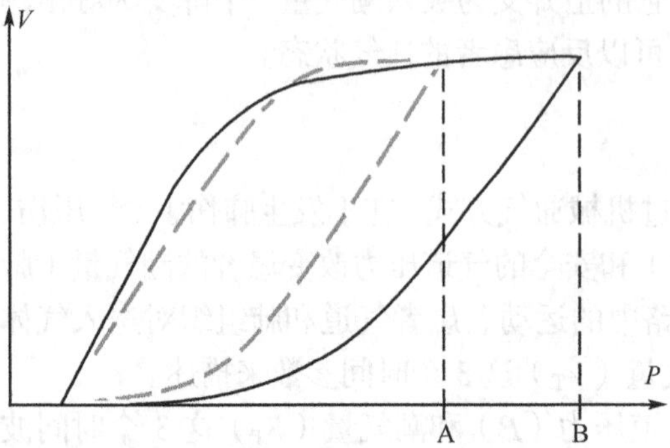

图 3-133　呼吸阻力增大时的 P-V 环

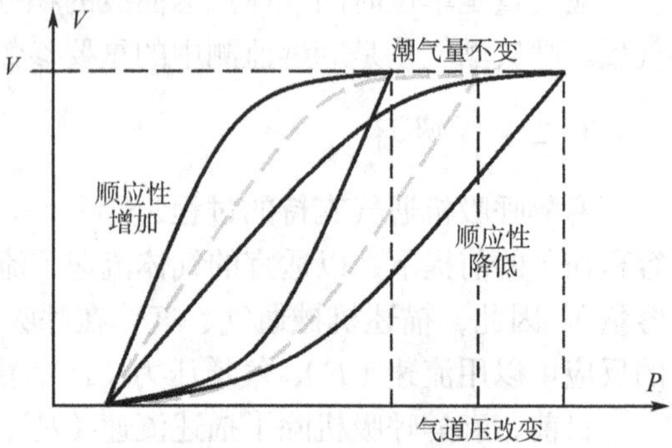

图 3-134　顺应性变化

吸气上升支发生倾斜、气道峰压改变，说明顺应性的变化。容量控制通气时，顺应性增加，气道峰压下降，表现为P-V环向横轴倾斜；反之，气道峰压上升，P-V环向横轴外倾斜。

（4）过度通气：过度通气的P-V环，如图3-135所示。

当潮气量达到肺总容量时，再施加过度的通气，表现为气道峰压增加（A到B），其潮气量改变并不明显，出现鸟嘴形状。

（5）漏气：漏气的P-V环，如图3-136所示。

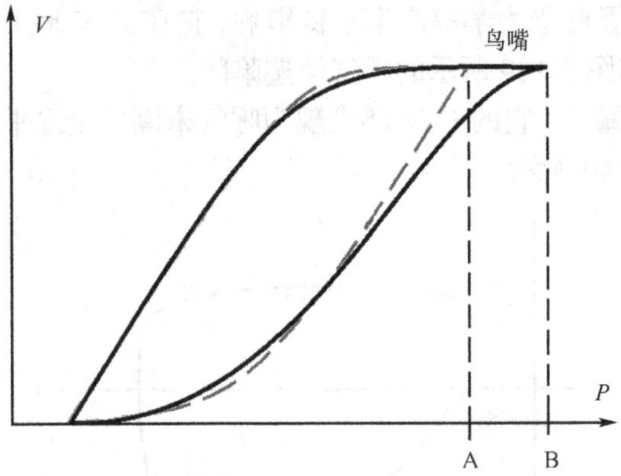

图3-135 过度通气的P-V环

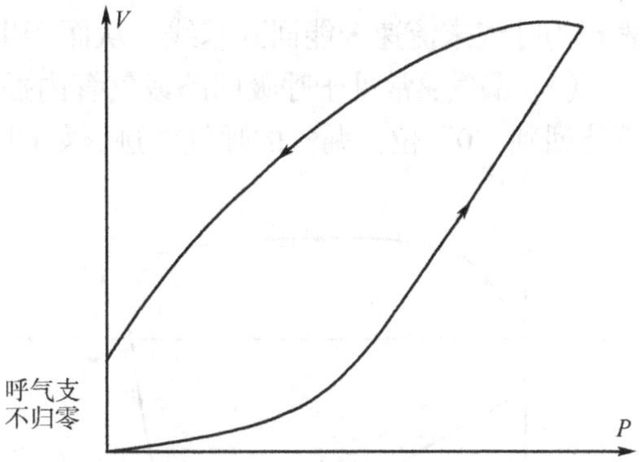

图3-136 漏气的P-V环

如果麻醉回路或气管内插管泄露会发生漏气，漏气表现为呼气支不能回到零点。

2. F-V环 流速-潮气量（F-V）环可以直观了解每一呼吸周期潮气量与气体流量的关系。通过观察F-V环的形态，也可获得气道阻力、内源性呼气末正压（PEEPi）等信息。典型的F-V环，如图3-137所示，其中横轴为潮气量（*V*），单位ml，纵轴为流速（*F*），单位ml/min。

F -V环中，上环为吸气，下环是呼气。吸气由A点吸气开始；B点为吸气峰流速，伴随容积增大；达到C点潮气量输入结束，流速降至零，呼气开始；D点为呼气峰流速；F -V环返回到A点，流速降低至零，呼气（肺排空）结束，开始下一次吸气。F -V环的A-C为潮气量。

（1）气道阻力增加：表现为呼气不畅、呼气峰流速降低，其F -V环的呼气轨迹（下环）发生内陷。气道阻力增加，如图3-138所示。

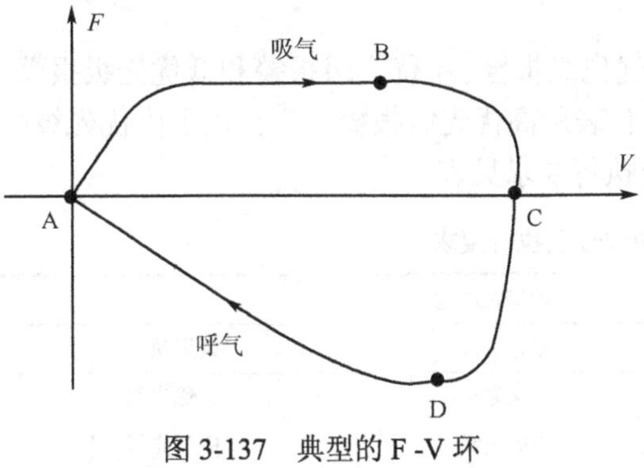

图3-137 典型的F -V环

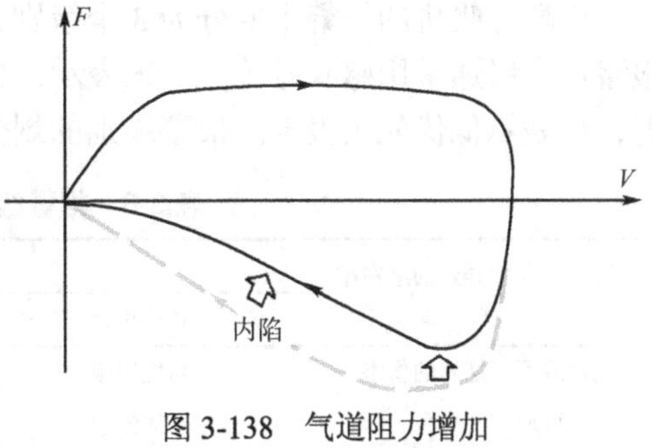

图3-138 气道阻力增加

（2）内源性呼气末正压：正常呼吸时，呼气末肺组织恢复到正常功能的残气位，这时作用力与肺和胸廓弹性回缩力处于平衡状态，即肺泡内压力与气道开口处的压力相等。由于各种原因引起呼气末肺泡与气道开口之间存在一定的压力差，因而此时仍有呼气气流，这一压力差就称为内源性呼气末正压（PEEPi）。

无论在什么时候，只要呼气时间短于肺内气体排空实际所需的时间，即呼气时间短于呼气末恢复至正常功能残气位的时间，就会在不同程度上产生 PEEPi。PEEPi 的产生主要原因为气道阻力增加、呼气受限、呼吸机设置不当等，由此阻碍了呼气过程，使得呼气时间短于肺恢复到平衡容积所需时间。内源性呼气末正压（ PEEPi ）是一个极为重要的临床呼吸生理现象，可对呼吸衰竭患者血流动力学及呼吸力学等产生不良影响，它在 F -V 环上表现为呼气末流速未能回到基线，从而产生如图 3-139 所示的呼气轨迹陷闭。

（3）漏气：常见于呼吸回路或气管内插管漏气，它的 F -V 环表现为呼气末潮气量水平不能回到“0”位。漏气的呼气轨迹，如图 3-140 所示。

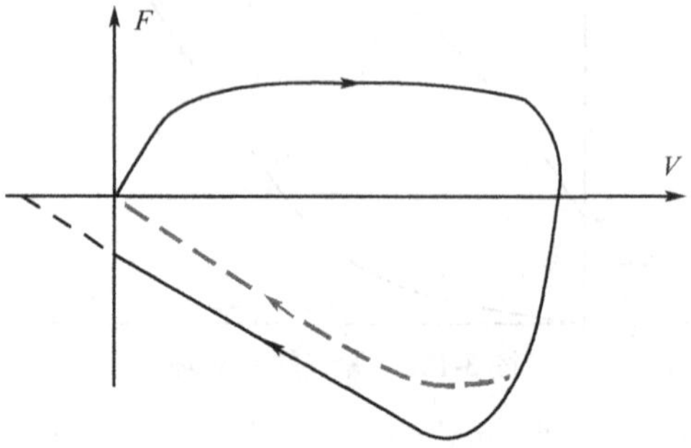

图 3-139　呼气轨迹陷闭

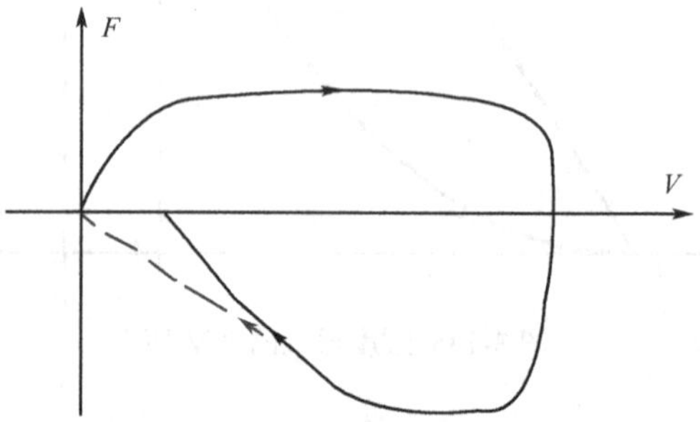

图 3-140　漏气的呼气轨迹

五、相关报警参数

麻醉呼吸机是手术中的生命维持设备，如使用不当或管路脱离等，将会导致患者窒息死亡。因此，麻醉呼吸机设有严格的报警体系，可以准确地对设备和患者状态进行实时监控，并及时发出报警信息。

麻醉呼吸机的报警机制要符合国家或企业强制标准，这些判断指标通常是设备固有的（临床不能自行修改）设置，需要定期进行严格的计量。麻醉呼吸机也有一些用户可以调整的指标，它可以根据临床经验和使用习惯自行设定。

（一）报警等级

麻醉呼吸机的报警主要分为 3 个级别，高优先级报警、中优先级报警和低优先级报警。报警优先级通常用感叹号（！）来表示，！！！表示高优先级报警，！！表示中优先级报警，！表示低优先级报警。报警级别的划分及执行要求见表 3-6。

表 3-6　报警级别的划分及执行要求

报警状态失效导致的潜在结果	开始潜在的危害		
	立即执行	即时执行	延迟执行
死亡或不可逆转的伤害	高优先级	高优先级	中优先级
可逆转的伤害	高优先级	中优先级	中优先级
轻微的伤害或不舒适	中优先级	低优先级	低优先级或无报警信号

麻醉呼吸机的报警体系还包括视觉报警和声音报警。

1. 视觉报警 可以是报警指示灯或者模拟报警指示灯的图像，要求在距离4m的范围内可以准确的观察到。如果显示屏显示相关报警信息，要求在1m的距离可以准确观察清楚。视觉报警的颜色和闪烁频率应符合表3-7的要求。

表3-7 视觉报警的颜色和闪烁频率要求

报警类型	指示灯颜色	闪烁频率	占空比
高优先级	红色	1.4～2.8Hz	20%～60%
中优先级	黄色	0.4～0.8Hz	20%～60%
低优先级	蓝绿色或黄色	常开	100%

2. 声音报警 根据不同的优先级，声音报警也有所不同。

（1）高优先级音频报警：高优先级报警的音频脉冲排列，如图3-141所示。

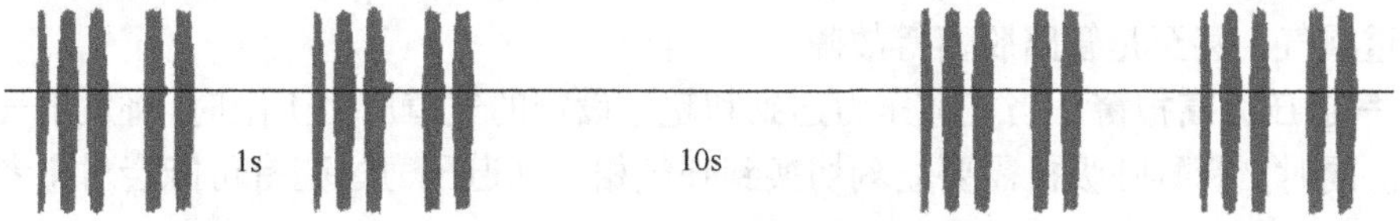

图3-141 高优先级报警的音频脉冲排列

高优先级报警由10个音频脉冲组成，每隔10s左右发生一次。这10个音频脉冲由2组5个脉冲组成，2组之间的时间间隔为1s。5个脉冲中的第3、4脉冲之间间隔250ms，其他的脉冲间隔都为100ms。

（2）中优先级音频报警：中优先级报警的音频脉冲排列，如图3-142所示。

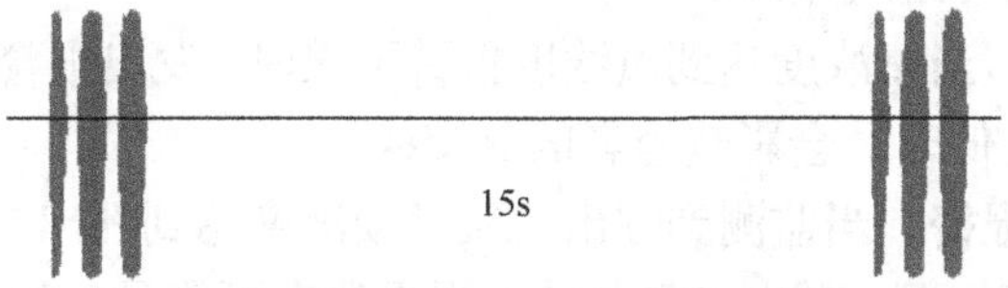

图3-142 中优先级报警的音频脉冲排列

中优先级报警由3个音频脉冲组成，每隔15s左右发生一次，这3个音频脉冲之间的时间间隔为200ms。

（3）低优先级音频报警：低优先级报警的音频脉冲排列，如下图3-143所示。

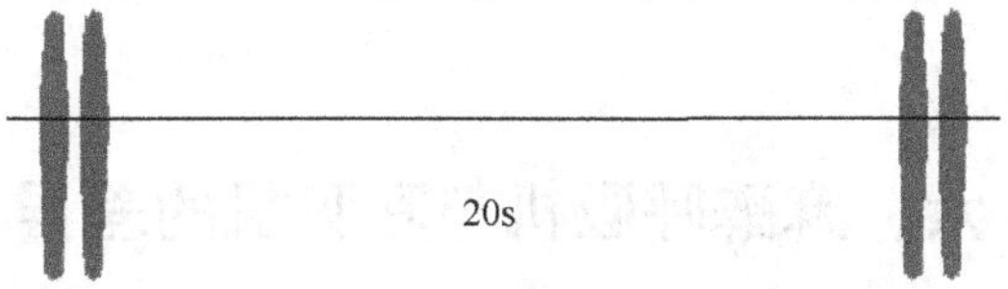

图3-143 低优先级报警的音频脉冲排列

低优先级报警由2个音频脉冲组成，每次仅发生一次或每隔20s再发生一次。这2个音频脉冲之间的间隔为200ms。

麻醉呼吸机声音报警的音量可以调节，但不允许关闭。标准要求为高优先级报警的音量要大于中优先级报警音量，中优先级报警的音量要大于低优先级报警音量。麻醉呼吸机提供静音功能，但是静音时间不得超过120s。

（二）常用的参数报警

报警系统是麻醉机的重要组成部分，其意义是确保麻醉机的使用安全。

1. 氧气源压力低报警 氧气源通常是麻醉机的驱动气源，另外提供氧气也是麻醉呼吸机的基本通气要求。所以，当氧气源的压力低于下限时，麻醉呼吸机不能完成机械通气操作，也不能为患者供给安全的混合气体。因而，氧气源压力低于下限时，麻醉机要及时报警提示。

2. 交流电失效报警 工频交流电是麻醉呼吸机的支持供电电源，如果没有备用电池，当交流电失效时，麻醉呼吸机将停止机械通气。当工频交流电断电时，系统应立即报警。

3. 电池电量低报警 如果没有接入交流电源，则需要启动备用电池供电。如果电池电量低，供电系统可以尽快接入交流电并对备用电池充电。一般要求，当发生电池电量低报警时，麻醉机至少还可以工作 10min。

4. 窒息报警 是指在一段时间内，没有检测到机械通气操作。没有机械通气的原因可能是严重漏气，甚至是管路脱落等故障。

5. 气道压力高报警 当气道压力达到和超过设定的气道压力上限时，将发出气道压力高报警。同时，麻醉呼吸机需要立刻切换到呼气相，气道压力过高有可能会对患者造成气压伤。

6. PEEP 高报警 当监测 PEEP 达到设定阈值时，产生报警。PEEP 高报警通常意味着呼气不畅。

7. 分钟通气量报警 当监测分钟通气量达到分钟通气量报警上限时，产生分钟通气量高报警；当监测分钟通气量达到分钟通气量报警下限时，产生分钟通气量低报警。分钟通气量可以反映患者的实际通气效果。

8. 氧浓度低报警 当氧浓度达到氧浓度报警下限时，发出报警。供氧是麻醉呼吸机的基本功能，当氧浓度过低时，会影响患者的氧交换。

9. 呼出二氧化碳报警 当监测到呼出二氧化碳浓度达到呼出二氧化碳报警上限时，产生呼出二氧化碳浓度高报警，呼出二氧化碳上限报警有可能是二氧化碳吸收剂失效或通气不足。当监测呼出二氧化碳浓度达到呼出二氧化碳报警下限时，产生呼出二氧化碳浓度低报警，二氧化碳下限报警主要原因是过度通气。

10. 吸入二氧化碳高报警 当监测吸入二氧化碳浓度高于吸入二氧化碳报警上限时，产生吸入二氧化碳浓度高报警。二氧化碳浓度高报警多是二氧化碳吸收剂失效或吸呼气活瓣单向性故障等。

六、麻醉呼吸机与呼吸机的差异

呼吸机是一款最常用的生命支持设备，可以独立完成支持通气和治疗等功能，而麻醉呼吸机则属于麻醉机的一个重要组成部分，主要是实现吸入麻醉所需要的通气管理。

1. 麻醉呼吸机与呼吸机的相同点

（1）都具有机械通气功能：麻醉呼吸机与呼吸机都可以支持患者的机械通气，均具有机械通气的基本保障能力。

（2）都具有氧气供应功能：麻醉呼吸机与呼吸机都能为患者供给足够氧浓度的气体，

能够辅助患者完成氧交换。

2. 麻醉呼吸机与呼吸机的不同点

（1）麻醉呼吸机与呼吸机的机械通气要求不同：麻醉呼吸机主要是用于支持吸入麻醉，由于在麻醉机的应用过程中，麻醉医生全程参与，能够及时处理各种突发事件，所以，相比于呼吸机，麻醉呼吸机的通气方式与保障性监控比较单一，它并不要求有更多的复杂机械通气模式。

呼吸机的应用范围比较广泛，它既能实现生命支持，还具有临床治疗的效用。呼吸机通常需要长时间的应用于患者，有时要连续工作几十天，且医务人员不一定长时间守在患者旁边，所以，要求呼吸机能够自动处理一些异常状况，以保障患者的安全。另外，应用呼吸机的患者情况也较为复杂，因此，要求呼吸机应具有更复杂、更精确的机械通气模式和通气管理功能。

（2）麻醉呼吸机与呼吸机的气路结构不同：在气路原理上，麻醉呼吸机与呼吸机的明显不同点在于，麻醉机有一个特有的装置——麻醉回路。麻醉呼吸机的麻醉回路与呼吸机的呼吸回路相比，主要增加了 2 个结构件：一个是风箱罩与折叠囊，通过风箱罩和折叠囊可以实现驱动气体与患者气体的隔离，避免吸入麻醉药的浪费和患者气体的污染；另一个是二氧化碳回收罐，二氧化碳回收罐能够吸收患者呼出的二氧化碳，可以实现麻醉机的全紧闭呼吸管理。而呼吸机的驱动气体直接供给患者，呼出气体全部排放。

（3）麻醉呼吸机与呼吸机的氧气供给方式不同：麻醉呼吸机是通过流量计输出的新鲜气体为患者提供氧气，而呼吸机则是将氧气驱动气直接供给患者。

第四节 麻醉机的使用

麻醉机是支持吸入麻醉的专用设备，其临床意义是为患者提供氧气及麻醉药，并进行恰当的呼吸管理。麻醉机的安全性至关重要，在吸入麻醉的过程中一旦出现故障，将会发生麻醉意外，甚至是危及患者的生命。因此，保证麻醉机的稳定性与可靠性，及使用的正确性与合理性，是临床吸入麻醉的重要环节。

一、麻醉机的院内安装与用前检查

麻醉机的院内安装需要生产厂家、临床工程师和麻醉医师协同完成，麻醉医师在每次使用前还应该对麻醉机进行全面的用前检查，以确保其可用性及安全性。

（一）院内安装

麻醉机的院内安装比较简单，如果麻醉机采用独立的麻醉回路，应该首先安装麻醉回路。安装时，先将麻醉回路装到机架上，再连接 CGO 口（新鲜气体和麻醉气体的输出口）、驱动气管路、采样管、回路加热线和氧传感器。注意，麻醉回路上的其他配件通常都在出厂前安装完毕。如果麻醉机的显示屏是外置的，也需要现场安装。安装时，先将显示屏安装在悬臂上，再连接数据线。

麻醉机组装完毕，需要进行必要的初检，初检的步骤包括以下几点。

（1）连接电源线与地线，接通电源，确认麻醉机能否正常开机。

（2）打开或关闭顶灯、射灯等，确认其功能正常。

（3）连接各气源，打开流量计和辅助流量计等，确认是否符合功能要求。

（4）检查脚轮、抽屉等其他机械附件。

（二）现场调试

初检确认无误后，可以对麻醉机进行现场调试。

1. 开机自检 麻醉机在每次开机上电，系统都会自动进入自检程序，自检通常包括检测各传感器和阀的状态，并在界面显示检测结果。如果发现部分传感器或阀失效，自检系统会自动提示报警，甚至会禁止麻醉机使用。自检完成后，系统还会要求进行一些相关的安全性能检测（如各部件泄漏测试等）。注意，装机时尽量按照界面的提示，完整做一遍所有的检测，以保证麻醉机各部的性能完好、正常。

2. 标校 新装机时，由于各医疗单位的使用要求和现场环境不同，通常需要对一些相关的传感器和阀进行专项标校。例如，由于现场的气源压力不同，有可能需要标校流量阀；由于氧传感器是新安装的，也需要进行标校。

3. 泄漏和顺应性检测 为了确保麻醉机的使用精度，在安装外呼吸管路后还需要检测泄漏和顺应性。由于各医疗单位通常选用某些相对固定（习惯）的呼吸管路类型，鉴于麻醉机具有设置记忆功能，所以，在安装时要提前检测常用外呼吸管路的顺应性，可以避免每次手术前再重复进行测试。

4. 运行机械通气 完成以上检测后，需要进行机械通气模式的试运行，试运行通常使用 IPPV 和 PCV 模式。其他的通气模式实际上是这 2 个模式的变化和组合，如果这 2 个通气模式正常，其他模式一般也就没有问题。当然，这个还需要根据厂家的具体要求进行通气测试。

运行 IPPV 模式时，主要观察通气波形和潮气量的精度，初次通气运行通常要在设定的范围内设定几组常用的参数，要包括成人、儿童和婴儿。运行 PCV 模式时，主要观察通气波形和峰值压力的精度，同样，也要在设定范围内设定几组常用的参数进行测试，并可以通过更换不同大小的模拟肺来进行测试。

（三）用前检查

为了保证麻醉机的功能正常和安全，使用麻醉机前需要进行一些专项测试。

1. 检查系统

（1）确保设备完好无损。

（2）确保所有部件连接正确。

（3）确保呼吸回路连接正确、完好无损，且二氧化碳回收罐有充足的新鲜钠石灰。

（4）确保蒸发器锁定到位并装有足够的麻醉药剂。

（5）确保管道气体供应系统的连接和压力正确。

（6）确保中控刹车已制动，麻醉机不会随意移动。

2. 电源故障报警测试 打开电源开关，显示屏亮起，自检后进入 STANDBY 界面。待麻醉机运行 5min 后，断开电源线，此时，会发生电源故障报警（有报警铃声，或显示屏上出现“交流电源故障!”信息），重新连接电源线报警消除。

3. 供气管路测试 使用麻醉机前，用户应确认气源连接正确，气路无断、漏、错连等故障，压力指示正确。如有异常应停止使用，检查管路的连接。连接供气后，查看气源压力表，确认管道压力为280～600kPa。然后，切断管路供气，将流量计流量值设置为5L/min，确保气源压力表归零。同时，随着压力降低，应发生气源压力低报警。

4. 检查蒸发器 蒸发器的检查主要有以下步骤。

（1）观察每个蒸发器的顶部呈水平状态。

（2）确保每个蒸发器已经锁定。

（3）保证不能同时打开一个以上的蒸发器。

（4）确保蒸发器灌注足量的麻醉剂。

5. 泄漏和顺应性测试 麻醉机使用前必须检测是否泄漏。简单的泄漏测试方法是，连接好手动皮囊和呼吸管路，用手堵住外呼吸管路的Y形三通端，捏手动皮囊，感觉是否有压力下降和漏气。还有的麻醉机具有自动进行泄漏检测的功能，可以按照提示自动检测。

外呼吸管路在通气过程中会损耗一定的通气量，为了提高通气精度，通常需要进行顺应性检测，测试出呼吸管路的顺应性，然后进行补偿。尤其对儿童、婴儿甚至新生儿进行通气时，顺应性补偿尤为重要。

6. 通气测试 将模拟肺连接到外呼吸回路的患者连接口上，打开电源开关，设置为常用通气模式和设置参数进行通气，观察机器的通气状况。

（1）确保通气正常，呼吸机界面数据显示正常，精度满足要求。

（2）无异常报警发生。

（3）机械通气期间风箱上升与下降正常。

7. 报警测试

（1）测试氧气监测和报警

1）从呼吸回路上拆下氧传感器，确认传感器测出的室内空气中的氧浓度为21%。

2）将氧浓度报警下限设置为50%，并确保氧浓度低时发生报警。

3）将氧浓度报警下限设回为21%，并确认报警消除。

4）把氧传感器放回到呼吸回路。

（2）测试分钟通气量低报警：进入报警菜单，通过更改分钟通气量报警下限设置，使发生分钟通气量低报警，然后再恢复初始设置。

（3）测试气道压力高报警：进入报警菜单，通过更改气道压力报警上限设置，使发生气道压力高报警，然后再恢复初始设置。

（4）测试气道压力低报警：进入报警菜单，通过更改气道压力报警下限设置，使发生气道压力低报警，然后再恢复初始设置。

二、麻醉机的按键系统

谊安87A麻醉机的按键系统，如图3-144所示。

麻醉机的按键系统通常由按键和编码器（飞梭钮）和显示器的触摸键组成，通过按键系统可以实现人机交互，完成对麻醉机的参数设置与功能控制。

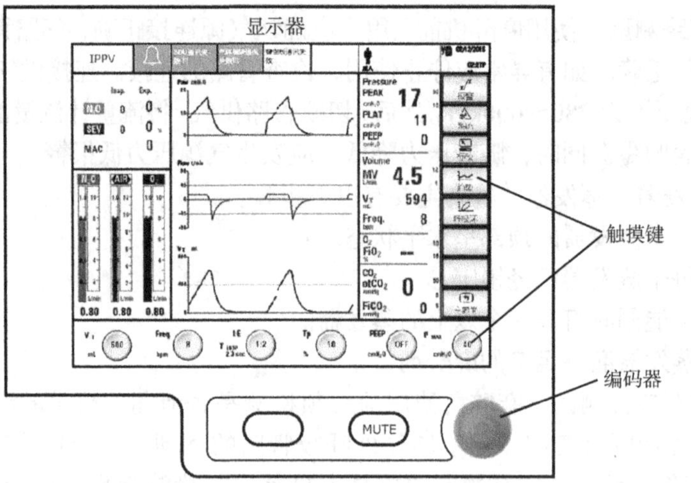

图 3-144　麻醉机按键系统

1. **静音键**　MUTE 键是静音键。如果当前有报警，按动 MUTE 键后可以静音 120s，再一次按动 MUTE 键则取消静音。如果在静音没有达到 120s 时，报警状态发生变化，即会立即取消静音。

2. **触摸键**　麻醉机通过触摸感灵敏的屏幕提示可以由点击触摸屏进行各种操作。

3. **编码器**　又称为飞梭按键，是麻醉机最重要的组合按键。编码器有 3 种状态：向上（或左旋）选择、向下（或右旋）选择及确认。使用编码器可以灵活地增加或减少参数的设置值，顺时针旋转编码器将引起显示值的增加，逆时针则递减。

三、麻醉机的显示界面

谊安 87A 麻醉机的显示屏主界面包括各种波形、参数的显示及设置区，其显示界面如图 3-145 所示。

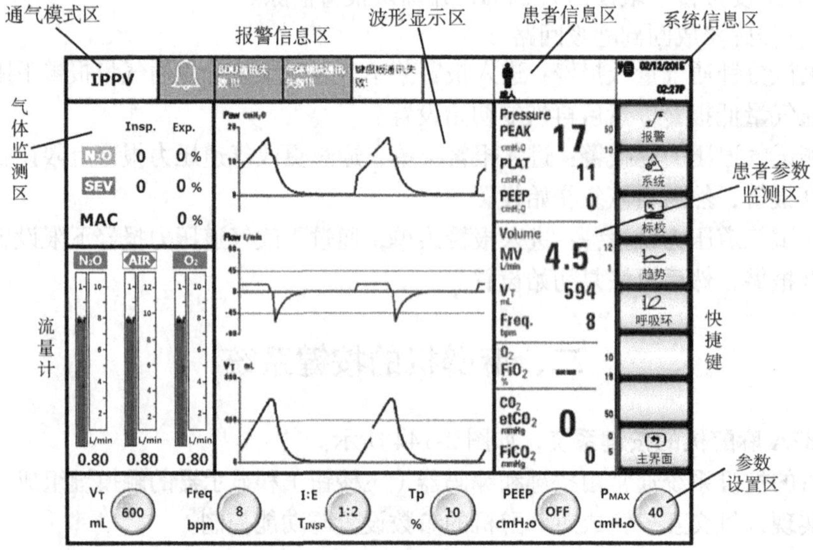

图 3-145　显示屏显示界面

1. 通气模式区 显示当前的通气模式，如：STANDBY、MANUAL、IPPV、PCV、SIMV-VC、PS、SIMV-PC、PCV-VG 等。

2. 报警信息区 可以显示当前的报警状态，其中包括警铃和报警提示信息。报警信息区如图 3-146 所示。

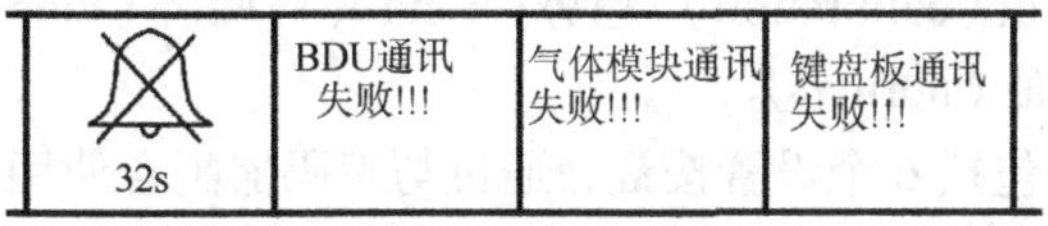

图 3-146 报警信息区

按动“MUTE”键，警铃图标上显示一个叉号，警铃下方显示静音剩余倒计时间。

3. 患者信息区 主要有 2 个标识，分别为：患者类型和触发类型标识。患者信息区的类型标识，如图 3-147 所示。

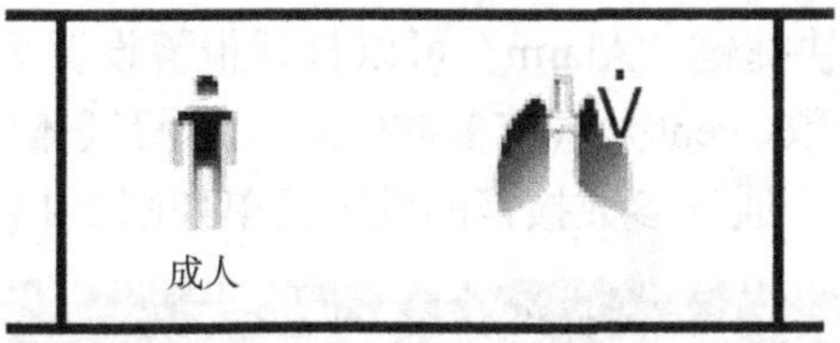

图 3-147 患者信息区的类型标识

（1）患者类型：根据临床需要，分别显示为成人（Adult）或儿童（Child）。患者类型设置完成后，图标会做出相应的改变。

（2）触发类型：当患者触发发生时（仅在 PS 和 SIMV 模式下），触发标识会显示在患者信息区，触发产生后经 250ms 触发标识消失，背景颜色恢复为该区域原来的颜色。

4. 系统信息区 系统信息输出区在屏幕的右上角，在这个区域有 5 种标识，分别为：电池和交流电标识、日期标识、时间标识、USB 标识和网络标识。

5. 气体监测区 气体监测参数显示在屏幕的左侧，监测区的显示包括：麻醉气体、笑气和呼出 MAC 值。气体的吸气监测显示在左边，呼气监测显示在右边。

6. 流量计区域 电子流量计显示在屏幕左侧中间位置。电子流量计区域要实时显示笑气（N_2O）、空气（AIR）和氧气（O_2）的流量值，每个流量计有 2 个流量管。

7. 波形显示区 位于屏幕的中央，在这个区域可以显示呼吸波形及呼吸环。整个波形区域分为 3 个部分：上面区域显示的是压力波形；中间区域默认为流速波形，也可以根据系统菜单的设置改变为显示波形；下面区域默认为潮气量波形，可随系统菜单的设置改变，当点击呼吸环快捷键，呼吸环会显示在下面的区域。

8. 患者参数监测区 患者参数监测的数据显示在屏幕的右侧，最多可以显示 4 组参数，分别为压力参数组（pressure）、容量参数组（volume）、氧浓度参数组（O_2）和二氧化碳浓度参数组（CO_2）。

（1）压力参数组：有“Pressure”标识，监测的 3 个参数包括峰值压（PEAK）、平台压（PLAT）或者平均压（MEAN）和 PEEP 压。其中，平台压或平均压的选择要在系统设置（System）菜单中设定。

（2）容量参数组：有“Volume”标识，监测包括 3 个参数：分钟通气量（MV）、潮气量（V_T）及呼吸频率（Freq.）。

（3）氧浓度参数组：有“O_2”标识，监测的参数为氧浓度（FiO_2）。

（4）二氧化碳浓度参数组：二氧化碳浓度参数组有“CO_2”标识，监测 2 个参数包括：呼末 CO_2 浓度（$etCO_2$）和吸入 CO_2 浓度（$FiCO_2$）。

9. 快捷键 可以使麻醉机的操作更为简洁，常用的快捷键包括：报警设置（alarm）、系统设置（system）、校正（calibration）、趋势（trend）、呼吸环（loops）、自检（start up test）、配置（config）和主界面（normal）。

10. 参数设置区 包括 6 个设置按键，通过与编码器配合使用，可以实时调整各通气模式的呼吸参数。

四、麻醉机的报警设置

为了确保麻醉机的使用安全，在麻醉机正式工作前要根据临床需要对报警参数进行必要的设置。通过点击屏幕快捷键“Alarm”可以打开报警设置菜单，报警设置菜单包括 4 个子选项，分别为：通气参数（vent）、气体参数（gas）、麻醉气体（agent）和报警日志（Log）。

1. 通气参数报警设置 通气参数报警的设置菜单如图 3-148 所示。

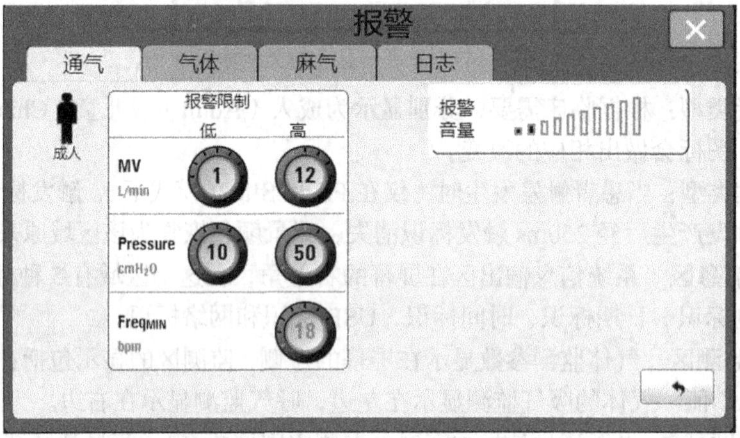

图 3-148 通气参数报警设置菜单

与通气参数相关的报警设置是麻醉呼吸机中最重要的报警设置，其内容包括以下几点。

（1）分钟通气量报警：是衡量患者通气效果的重要指标，太高会发生过通气，太低则可能为通气不足。因此，分钟通气量报警有上限报警和下限报警。

（2）气道压力报警：气道压力也是患者通气安全的重要控制指标，气道压力过高会造成肺损伤，必须立刻停止通气并切换到呼气相，气道压力低则可能是通气不足或者发生了通气管路泄漏。同样，气道压力也分为上限报警和下限报警。

（3）呼吸频率上限报警：主要用于患者有自主呼吸的状态。如果呼吸频率过高，可能是患者病情发生变化。

2. 气体监测报警设置 气体监测报警包括吸入氧浓度报警、呼出二氧化碳报警、吸入二氧化碳报警和吸入麻醉药报警。

（1）吸入氧浓度报警：吸入氧浓度的上限和下限报警通常要根据临床的实际需要进行设置。

（2）呼出二氧化碳报警：如果呼出二氧化碳过低，可能有过通气。如果呼出二氧化碳偏高，则可能是通气不足或者二氧化碳吸收剂已经失效，也有可能是麻醉回路吸呼气活瓣的单向性有故障。因此，呼出二氧化碳有上限报警和下限报警。

（3）吸入二氧化碳上限报警：正常的机械通气，吸入二氧化碳应该为“0”。如果二氧化碳吸收剂已经失效或者吸呼气活瓣的单向性出现故障，会导致吸入二氧化碳浓度升高，因此，麻醉机设有吸入二氧化碳的上限报警。

3. 吸入麻醉药报警设置 目前，临床常用的吸入麻醉药有七氟醚、异氟醚和安氟醚，为保证吸入麻醉药的使用安全，麻醉机设有每种吸入麻醉药的上限报警和下限报警。

4. 其他 报警设置中还有报警音量的设置,应用时可以根据手术室的需要自行设置适宜的音量。但是，报警声音不能关闭。部分麻醉机也有报警日志记录功能，报警日志可以记录已经发生过的报警信息。

习 题 三

（1）简述麻醉的定义及其分类。
（2）简述全麻过程。
（3）麻醉机可分为哪几类？
（4）麻醉机的基本临床作用及主要气源是什么？
（5）麻醉机的主要供气方式是什么？
（6）氧气气源低压报警方式是什么？
（7）简述快速供养阀的作用。
（8）简述比例阀的工作原理。
（9）麻醉蒸发器的基本功能有哪些？
（10）简述泵效应定义、其形成原因及抑制方法。
（11）温度补偿阀对麻醉药饱和浓度的补偿原理是什么？
（12）简述麻醉药装填方式及具体步骤。
（13）简述麻醉回路的定义及功能。
（14）简述麻醉回路的分类。
（15）简述麻醉回路工作原理。
（16）麻醉回路的组成部件及其作用是什么？
（17）目前，麻醉机中用到的流量传感器的种类有哪些？
（18）顺应性的测量方法有哪些？
（19）麻醉废气清除系统的分类有哪些？
（20）麻醉机电路控制系统的主要作用是什么？
（21）麻醉机电路控制系统的组成及各部功能是什么？
（22）具体介绍气体流量比例阀的 2 种驱动方式。
（23）麻醉呼吸机必须具备哪些功能？
（24）麻醉呼吸机机械通气过程是什么？
（25）正、负压机械通气原理是什么？
（26）正压机械通气 2 种主要的管理方式是什么？
（27）麻醉呼吸机的工作原理是什么？

（28）简述麻醉呼吸机的通气过程。
（29）IPPV 模式的工作流程是什么？
（30）同步间歇指令通气的定义及通气流程是什么？
（31）PCV-VG 的通气过程是什么？
（32）简述麻醉呼吸机机械通气补偿分类，分别说明其应用的条件。
（33）内源性呼气末正压的定义及其产生的原因是什么？
（34）麻醉呼吸机的报警等级及代表符号是什么？
（35）视觉报警的颜色和闪烁频率要求是什么？
（36）简述麻醉呼吸机与呼吸机的差异。
（37）简述麻醉机院内安装和初检步骤。
（38）简述麻醉机现场调试步骤。
（39）简述麻醉机使用前的检查步骤。

第四章　麻醉监护系统

麻醉是通过物理或化学的方法使患者整体或局部暂时性失去知觉，以达到对手术操作等刺激无感知的目的，为手术治疗或者其他医疗活动提供条件。麻醉包括全身麻醉、椎管内麻醉、区域阻滞等多种方法。全身麻醉是一种特殊而复杂的麻醉状态，其基本要素包括意识消失、无痛、应激反应抑制和肌肉松弛等方面。

随着科学技术的进步和对医疗服务期望的增高，现代外科手术不仅需要全身麻醉中能保证患者意识消失、无痛、肌松、防止发生术中知晓和相关并发症，还要求能够精确麻醉药用量，缩短术后麻醉复苏时间。为保证麻醉的安全性和用药的精准性，现代医疗引进了麻醉监护系统（anesthesia monitoring system），麻醉监护系统不仅能实时监测和观察手术过程中患者的生命体征，还可以通过分析与麻醉深度有关的生理参数来指导麻醉用药，有效提高了实施麻醉的准确性和科学性，使现代麻醉由传统的“经验麻醉”逐步发展到“精确麻醉”。

第一节　麻醉监测基础

早期的麻醉监测主要是凭借“经验”，根据患者的基本生理体征（如血压、心率等）和身体状态实施麻醉。在手术过程中，主要是通过“望”、“听”、“触”等简单的检查，粗略地观察患者的生理功能，并根据“经验”调整麻醉药的用量。

目前，临床体征的观察仍然是判断麻醉深度的基本方法，它主要包括体动反应、血压和心率变化等。但是，这些指标由于特异性不强、影响因素较多、患者个体差异大，难以准确、客观地反映麻醉深度。随着科学技术的进步，现代医学利用生物电、生物力学及生物化学等技术手段，扩大了对生理功能的监测范围，尤其是通过对脑电信息的数字化分析，为临床提供了简便、准确、快速、耐久、无创的监测麻醉状态的科学方法。通过对监测数据的综合处理，可以“量化”分析麻醉深度、科学指导麻醉用药，极大地提高了麻醉临床效果和用药安全性。

一、全身麻醉的临床要求

全身麻醉是指通过药物或其他医学手段，产生中枢神经系统抑制，呈现可逆性的意识消退、痛觉丧失、肌肉松弛和反射抑制，为临床手术操作创造良好条件。因此，理想的全身麻醉状态应满足 4 个基本要素，即镇静、镇痛、肌肉松弛、控制应激。

麻醉状态的 4 个要素是相辅相成的，特别是控制应激就是建立在意识和痛觉丧失、肌肉松弛的基础上。另外，目前的全身麻醉广泛采用复合麻醉方式，除了肌松药物特性比较专一，其他的镇静催眠药、吸入麻醉药、静脉麻醉药、阿片类镇痛药等均能发挥不止一种的临床麻醉效果。

（一）镇静

镇静（sedation）是指不同程度的意识丧失，是通过在术前、术中应用某些镇静剂消除患者的焦虑与恐惧，使之处于睡眠状态，并具有一定的遗忘作用。同时，患者应维持生命体征稳定，保护性反射完整，对刺激和言语命令可以做出自主反应。现阶段，临床上主要是通过镇静催眠及安定药、吸入或静脉麻醉药等手段，对中枢神经系统实施不同程度的抑制。术中为了减轻由于紧张情绪造成的不良反应，常使用一些镇静药物让患者保持睡眠或者遗忘状态。现在常用的镇静药包括咪达唑仑、右美托咪啶注射液等。

临床上通过对自发脑电的监测（如脑电双频谱指数 BIS）、诱发脑电的监测（如听觉诱发电位指数 AEP index）能够获得镇静深度的信息。以 BIS 为例，其指标与镇静、意识、记忆高度相关，目标镇静的 BIS 值范围为 60～80。

（二）镇痛

镇痛（analgesia）是指不同程度的丧失痛觉，从而降低患者对伤害性刺激的应激反应。疼痛是机体受到伤害性刺激后产生的一种保护性反应，常伴有恐惧、紧张、不安等情绪活动。疼痛可以通过神经内分泌途径激活交感系统，引发机体的不良反应。目前，全身麻醉的主要镇痛方法是使用麻醉性镇痛药。通过镇痛药作用于中枢神经系统，缓解对疼痛的感知和伤害性刺激，从而削弱手术中的应激和情绪反应。

有研究表明，中枢内存在吗啡受体与内啡肽能神经元，通过吗啡样物质的信息传递作用，将其二者发生联系，共同组成体内的“抗痛系统”，维持着正常痛阈，并激发人体生理性抗痛机能。而镇痛药的作用机制，如吗啡等镇痛药，能作为吗啡受体的激动剂，激动该受体，通过多种环节，增加脑内抗痛系统的能力。通过提高痛阈，可以减弱机体对内外环境刺激的感受度，进而呈现出镇痛的临床效果。麻醉性镇痛药主要有阿片生物碱类药、非甾体类抗炎镇痛药等，可以作为术前用药、术中复合全麻用药及术后镇痛药。

现阶段，临床上还没有理想的镇痛效果监测手段，主要是借鉴心率、血压的变化来进行临床“经验”判断。

（三）肌肉松弛

肌肉松弛（muscle relaxant）是利用肌松药物使患者的骨骼肌暂时性松弛。在全身麻醉过程中维持肌肉的松弛有着重要的临床意义，它不仅可以提高麻醉的安全性，避免气管插管时对气道的伤害，还能使手术操作在良好的肌松条件下进行，以扩大手术的操作范围。由于肌肉松弛药会影响呼吸肌功能，因而，肌肉松弛药通常要配合呼吸支持。

维持肌松的临床作用有以下几点。

（1）使咬肌松弛、声门开放，以利于插管操作。

（2）控制呼吸及辅助呼吸时，可以有效抑制膈肌摆动，便于胸腔或腹腔内进行精细手术操作。

（3）消除患者对麻醉机产生的抵抗，便于机械通气。

（4）消除自主呼吸，可降低机体 30%代谢，有利于增加心功能和呼吸功能储备。

（5）低温麻醉时，可防止寒战，有利于降低代谢及体温下降。

值得注意的是，并非所有全麻手术都需要肌肉松弛，如一些浅表手术。另外，吸入麻醉药也有一定的肌松效果，并可以延长肌松药的药效时间。

（四）控制应激

当机体遇到创伤、失血、疼痛、感染以及手术麻醉等伤害性刺激时，可导致交感神经兴奋，发生以垂体-肾上腺皮质分泌增多为主的一系列神经内分泌反应，并由此引起机体内各种功能和代谢的变化。这些应激反应，是机体对外界刺激的一种非特异性防御反应，属于正常的生理现象。

当应激反应时间较短时，对机体不会产生有害的影响。但是，如果刺激强烈且持续时间过长，应激激素分泌增多，则会导致代谢增强、器官功能受损、免疫机能下降，此时，会转化为对机体的病理性损害。例如，麻醉诱导过程中的气管插管反应，手术过程中的切割、牵拉、出血、冲洗水等刺激，都可能会造成病理性损伤。因此，在围术期，使用药物对可能存在的不良应激反应进行适度控制，是现代麻醉技术中最受关注的课题之一。

在全身麻醉过程中，通过吸入或静脉注射阿片类镇痛药、α_2受体激动药、血管扩张药、β受体阻滞药等，均可以不同程度的控制手术应激反应。

（五）实施麻醉的原则和理想全身麻醉状态

现代全身麻醉的最终目的是保证手术患者围术期的安全，提供无痛、无术中知晓、肌松的手术条件，尽可能减少对患者机体的损害，维持与调控生理机能的平稳。

1. 实施麻醉应遵循的原则

（1）安全：安全性是临床麻醉的基本原则，不能因“治病”而“丢命”。为保证安全性，麻醉需要做好2个准备：一是“物品”的准备，应具备体外循环和呼吸骤停抢救的基本设备和物品，包括氧气、麻醉机、气管插管用具、吸引器、心电监护仪、除颤仪、常用急救药品等；二是“人员”的准备，麻醉医师应熟练掌握麻醉和心肺脑复苏的基本理论和操作技能，可以对患者术前、术中的体况做出客观评价。

（2）有效：是临床麻醉最基本的要求，也是必须要达到的客观标准，是否有效主要是看患者对手术刺激的反应。局部麻醉时，患者应无痛；全身麻醉时，患者应意识消失、遗忘、无痛、肌松、不良应激反应受控。

（3）控制生理及内环境紊乱：麻醉状态下，机体的生理及内环境均会发生变化，加之手术刺激的影响，如果不给予适度地调控以维持在安全状态，将会影响患者预后。因此，麻醉中应做好生理及内环境稳定调控，其中包括：术中生命体征监控、补充血容量、充分供氧、避免二氧化碳蓄积、纠正水、电解质、酸碱平衡失调等。

2. 理想的全身麻醉状态　理想的全身麻醉状态应具备以下几个要素。

（1）安全、镇静适度，患者无意识、无术中知晓、无记忆。

（2）对伤害性刺激引起的应激水平有适度的抑制。

（3）抗逃避反射抑制适度，肌肉松弛良好。

二、全身麻醉后的人体功能反应

麻醉药物经呼吸道、静脉或肌内注射进入体内，通过对中枢神经系统的抑制，使全身处于意识消失、痛觉消失、肌肉松弛及反射抑制。现代麻醉学认为全身麻醉可理解为“平衡麻醉”，是人体从“清醒状态”进入到“麻醉状态”的过程。这种“麻醉状态”是进行全身麻醉后人体建立的一种新的稳态（平衡麻醉），它与清醒状态有着本质的不同。全身麻醉的任务就是尽可能快且平稳地将患者从清醒状态转换到麻醉状态。

全身麻醉可以显著影响患者的生理功能，能够改变清醒状态下的人体电生理参数、非电生理参数及体内环境。监测这些生理变化不仅可以指导与调控麻醉方案和麻醉用药、增加手术麻醉的安全性与有效性，还可以通过跟踪这些生理变化，为麻醉深度监测提供生理学依据。

（一）全身麻醉对电生理参数的影响

全身麻醉后，由于麻醉药物对中枢神经系统的抑制作用，会明显影响人体的电生理参数。主要包括对脑电信号、心率变异性、运动神经刺激的影响。

1. 麻醉对脑电信号的影响　不同的麻醉药物会引起麻醉期间脑电信号的不同变化，复合用药时脑电信号的变化更为复杂。但是，通过观察脑电图可以发现，脑电信号总体的变化趋势是从清醒状态下的低幅、高频转变为深度麻醉下的高幅、低频信号。换而言之，随着麻醉药物剂量的增加，意识消失是渐进的，脑电信号的频率逐渐降低且幅度随之升高。在较深的麻醉状态下，脑电图的低频信号为主导频率，幅度较清醒时明显增大。如果麻醉抑制进一步加深，发生过度麻醉甚至会产生爆发性抑制。不同麻醉状态下的脑电信号，如图 4-1 所示。

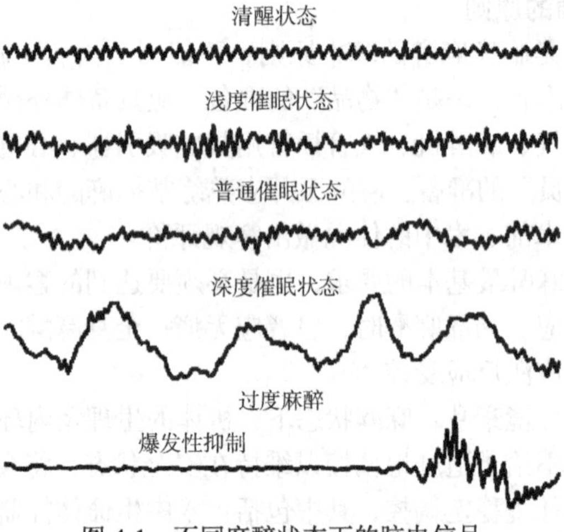

图 4-1　不同麻醉状态下的脑电信号

全身麻醉时麻醉药物抑制中枢神经系统，导致脑电信号的改变，这一脑电信号的变化无论从生理学还是实际脑电图的形态，与麻醉状态有着直接的关联。麻醉期间，脑电信号包含着丰富的麻醉信息。因此，对麻醉状态下脑电信号的分析处理和特征提取技术是目前麻醉深度监测的主流技术，这一部分的内容详见本章第二节。

2. 麻醉对心率变异性的影响　心脏自主节律性的调节称为心率变异性（heart rate variability，HRV）。心率变异性是指逐次心博间期之间的微小差异，它产生于心脏自主神经系统对窦房结自主节律性的调节。当受到伤害性刺激时，可以导致交感神经系统的兴奋度改变，交感兴奋性越高，心率变异性就越大。伤害刺激能够不同程度的逆转麻醉药对中枢的抑制作用，尤其在浅麻醉患者中表现更为突出。麻醉药可作用于患者的自主神经系统，导致交感功能和HRV的改变，因此，HRV能动态、定量评估麻醉药及伤害刺激对自主神经系统的影响，即HRV稳定可以说明镇痛充分。

手术时各种创伤刺激作为应激源可引起机体的应激反应，采用与创伤相适应的麻醉能明显减轻过度的应激反应，有利于机体内环境的稳定。通过HRV分析，可以无创且敏感的反映心脏自主神经功能状态及其对心血管系统的调控作用，观察麻醉、手术对自主神经系统的影响，分析交感神经-肾上腺髓质系统的兴奋度，进而判断应激反应程度。HRV分析可为临床合理选择麻醉方法、麻醉药物提供依据。

麻醉不足时，手术的切割、牵拉、出血、冲洗液的灌洗，均可诱发交感神经系统兴奋度的改变，导致心率加快、心率变异性（HRV）增大。麻醉较深且镇痛充分时，心率则会减缓、心率变异性（HRV）降低。

3. 麻醉对运动神经刺激的影响　一般认为，患者对手术刺激是否会发生体动反应，是反映麻醉深度是否合适的重要标志。应用全身麻醉药物后（主要是吸入麻醉剂），尤其是使用了肌松药物，可选择性作用于神经肌肉接头，暂时性干扰正常神经肌肉的兴奋传递，发生运动神经阻滞，从而使肌肉松弛。

在全麻诱导后使用肌松药，便于气管内插管和在术中保持良好的肌松状态。然而，手术后肌松药的残余是有害的，可能会导致呼吸肌无力、血氧饱和度下降、急性呼吸衰竭甚至死亡。肌松药残余作用的危害性越来越受到关注，故在手术过程中对肌松药的监测显得尤为重要。目前，临床上主要是使用肌松监测仪来监测肌松药物的效果，从而指导合理药量（肌松药、肌松拮抗药）和判断残余肌松状况。关于肌松监测的内容详见本章第三节。

（二）全身麻醉对非电生理参数的影响

全身麻醉不仅会影响人体的电生理参数，还会抑制呼吸，改变血压和心输出量，影响眼征、消化道和皮肤体征等。

1. 麻醉对呼吸的抑制作用　如今，麻醉性镇痛药（阿片类药）作为全身麻醉不可缺少的药物，其使用率越来越高，这类药物最常见的副作用就是对呼吸的抑制作用。

（1）呼吸抑制：吸入麻醉药、静脉麻醉药及阿片类药物都能抑制呼吸，并且能抑制二氧化碳引起的通气增强反应。这些抑制反应的机制形式并不完全相同，阿片类药物的特点是降低呼吸频率，而吸入与静脉麻醉药则可通过抑制意识而使患者出现通气量下降等。上述药物都会导致患者出现缺氧及二氧化碳蓄积，缺氧对呼吸的刺激作用也可能会被低浓度吸入麻醉药所抑制。在麻醉期间，其他的气道反应（如对气道梗阻和咳嗽的敏感性）均会有所降低。

（2）呼吸力学：药物诱导麻醉时，能使功能残气量（functional residual capacity，FRC）降低，这种现象尤其在神经肌肉阻滞后更为显著。在麻醉期间虽有可能自主呼吸，但肋间肌对呼吸发挥的作用削弱，呼气性腹部肌肉活动增加。

（3）通气血流灌注比（V/Q）：是指全肺肺泡与流经全肺血量的比率，正常成人安静状态为0.84，无论其比值增大还是减小，都会抑制有效的气体交换，可导致血液缺氧和二氧化碳潴留。

在吸入麻醉的机械通气过程中，必然会引起通气血流灌注比改变，其主要有2个方面的原因：一是肺血流的原因，由于正压通气支持会增加胸腔内压力，导致肺泡压大于肺泡壁血管（包括肺动脉和静脉）压，使得心排量降低，引起部分肺组织无效通气；二是肺动力的原因，正压通气有别于负压自主呼吸，会出现生理性的肺膨胀不全，致使呼吸动力不足。

2. 麻醉对血压的影响 麻醉期间患者血压变化是最常见的生理现象，尤其是高血压患者在手术过程中血压会发生波动。若血压超过生理允许的范围，其结果将导致严重的并发症，如脑卒中、脑缺氧、心肌缺血、心肌梗死、心力衰竭、肾衰竭和呼吸衰竭等，严重者可导致死亡。

根据血流动力学欧姆定律

$$BP = CO \times SVR - CVP \approx CO \times SVR$$

式中 BP 为血压，CO 为心输出量，SVR 体循环血管阻力，CVP 为中心静脉压，由于 CVP 的正常值较小，为 3.675～8.85mmHg，常可以忽略不计。

因此，麻醉期间凡是能引发心输出量、体循环血管阻力变化的各种原因都可能诱发血压波动。影响血压的主要因素，如图 4-2 所示。

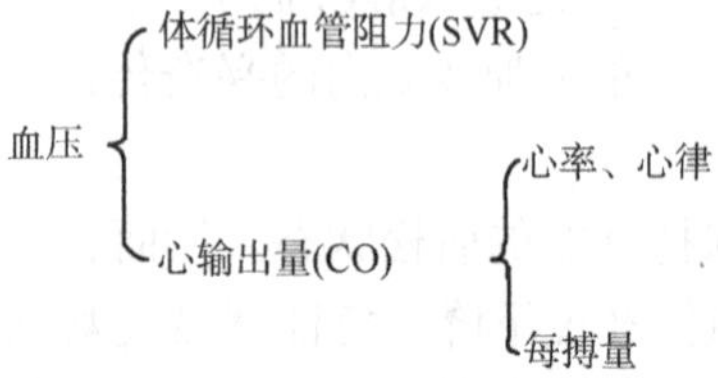

图 4-2 影响血压的主要因素

（1）影响 SVR 的因素：体循环血管阻力（SVR）是后负荷常用的临床指标，是反映血压变化的主要因素。SVR 的增加或减少可导致血压的上升或降低。

导致 SVR 增加的可能原因有以下几点。

1）情绪激动、畏惧、焦虑等精神因素。

2）浅麻醉，尤其是手术即将结束。

3）手术刺激、气管插管和拔管、吸痰等操作。

4）药物作用，如各种 α 受体激动药、氯胺酮等。

5）通气不足引起 CO_2 潴留，缺氧早期等。

SVR 增加的主要机制是通过交感神经兴奋，儿茶酚胺大量释放，致使周围血管强烈收缩。临床表现是血压骤然升高、心率增快等，多表现为应激反应的病理或生理变化。

导致 SVR 减小的可能原因有以下几点。

1）术前曾用 α 受体阻断药和多巴受体阻断药，如酚妥拉明、氯丙嗪、氟哌利多等。

2）术前或术中使用降压药、扩血管药，如卡托普利（为血管紧张素转换酶抑制药）有较强的周围血管扩张。

3）吸入和静脉全麻药，如安氟醚、硫喷妥钠、异丙酚等。

4）输血和过敏反应。

5）感染性休克等。

SVR 减小的机制各异，如交感神经受抑制、α 受体阻断、钙通道阻滞和组胺的释放等，SVR 下降，能导致周围血管扩张，使之血压下降。

（2）影响 CO 的原因：心输出量（CO）也会引起血压变化。由于心输出量（CO）为

$$CO = SV \times HR$$

由此可见，每搏量（SV）和心率（HR）的改变都可能导致血压的波动。麻醉手术时，心率增快，可使血压上升。常见的原因有以下几点。

1）各种原因引起的应激反应，如疼痛、焦虑、手术操作等。

2）浅麻醉。

3）药物作用，如氯胺酮、α 受体激动药、阿托品、异氟醚等。

4）通气不足，如二氧化碳潴留、缺氧早期等。

但是，如果心率过快，心室充盈减少，心肌氧耗增多，也可导致每搏量（SV）和心率（HR）的下降，结果还会使血压下降。

心率减慢，心律失常（如室性早搏、室上性心动过速等）均可导致血压下降。常见的原因有以下几点。

1）药物作用，如吸入和静脉全麻药、α受体阻断药和β受体激动药等。

2）手术操作，如剖腹探查牵拉内脏、翻动心脏。

3）各种原因引起的低氧血症。

4）电解质紊乱如高钾、低钾、低钠和高镁等。

5）高血压并存心脏病（如冠心病）等。

3. 麻醉对眼征的影响　由于观察眼征简洁、方便，它的特征改变可以部分反映人体的生理、病理及麻醉状态，因此，观察眼征变化仍然是临床判断麻醉深度的常用方法。

（1）瞳孔：麻醉深度适当时，瞳孔中等偏小，麻醉过深或过浅均会使瞳孔扩大，麻醉很深的时候，瞳孔可变为椭圆形。麻醉性镇痛药（吗啡等）可使瞳孔缩小，抗胆碱能药物可使瞳孔散大。浅麻醉时的瞳孔对光反射较为明显，随着麻醉的加深，瞳孔的对光反射逐渐被抑制。

（2）眼球运动：浅麻醉时，会有眼球运动。随着麻醉的加深，眼球的运动减弱直至固定不动。

（3）眼睑：麻醉较浅时，眼睑反射即可消失。交感兴奋过度时，提上睑肌中的平滑肌部分收缩，可使眼睑回缩。

（4）流泪：疼痛及呼吸道刺激（刺激性气体及气管导管）可以引发流泪反射。有明显流泪时，说明麻醉深度浅，流泪反射可因气道表面麻醉而减少。

4. 麻醉对消化道的影响　麻醉还会影响消化道的功能。常见的临床表现有以下几点。

（1）在较浅的吸入麻醉中，常会发生吞咽和呕吐。随麻醉的加深，这一现象会逐渐受到抑制。

（2）随着麻醉加深，肠蠕动出现进行性抑制。

（3）唾液及其他分泌物亦随麻醉的加深而被抑制。

5. 麻醉对皮肤体征的影响　汗腺由交感神经支配，当浅麻醉时，交感神经兴奋可引起出汗，出汗部位以颜面和手掌为多见。由于麻醉性镇痛药有着不同程度的发汗作用，因而，使用这类麻醉药会常伴有出汗现象，其中抗胆碱能药物、环境湿度、温度等也会影响出汗。

（三）全身麻醉对人体内环境的影响

麻醉药物产生的抑制作用还会影响到人体的内环境。因此，对患者血气分析、电解质及血糖等相关指标监测也是围术期不可缺少的部分。通过对人体内环境的分析，将有助于调整麻醉参数、纠正血气、酸碱失衡和电解质紊乱，以维持人体正常的糖类、激素代谢和肝、肾功能等，确保患者的术中安全。

1. 血气、酸碱平衡　血气分析是通过对人体血液的酸碱度（pH）、二氧化碳分压（$PaCO_2$）、氧分压（PaO_2）等参数进行定量测定，分析和评价肺功能和人体血液酸碱平衡状态，其中，pH对于维持细胞生存的内环境稳定具有重要意义，$PaCO_2$是反映呼吸性酸碱平衡的重要指标，标准碳酸氢盐（SB）和实际碳酸氢盐（AB）可以表达代谢性酸碱平衡状态，两者的差值能反映呼吸对HCO_3^-浓度的影响程度。

由于麻醉药物能不同程度的影响患者的呼吸功能，表现为呼吸抑制或呼吸道阻塞（如舌后坠），使得 PaO_2 下降或 $PaCO_2$ 升高。如果麻醉药用量太大或者给药速度过快，可引起呼吸抑制，甚至是呼吸暂停（尤其老年体弱或儿童），麻醉药物中的哌替啶、吗啡、芬太尼引起呼吸抑制更为明显。麻醉诱导和加深时能改变呼吸方式，当麻醉不充分时（小于1MAC），呼吸的方式可以从过度通气到屏气，患者可能会出现 $PaCO_2$ 降低或 $PaCO_2$、PaO_2 同时下降，以及代谢性酸中毒，当麻醉深度接近或等于 1MAC（浅麻醉）时，不规则的呼吸可以变得规律，并且伴有比正常时大的潮气量。然而，当麻醉深度加深但仍处于浅麻醉时，较规律的呼吸可以被吸气末暂停打乱，之后是相对延长的主动呼气过程，当麻醉深度到达中等程度时，呼吸变得快而且更加规则，但是呼吸较浅。麻醉加深时，无论呼吸形式和呼吸频率如何改变，继发性潮气量都进行性降低，可能出现代谢性酸中毒、$PaCO_2$ 升高和 PaO_2 降低。若休克时间过长，导致微循环障碍，使肺毛细血管内形成微栓，可能引发肺淤血、肺水肿或者血气胸等，直接影响换气功能，此时多伴有 PaO_2 的下降，并有可能出现酸中毒。

2. 电解质 全身麻醉还会引起钾、钠、钙、镁等电解质的失衡。血钾高低与酸碱平衡有着密切关系，当发生原发性酸中毒时，出现血钾增高、表现为酸性尿；若为原发性碱中毒时，血钾降低、表现为碱性尿；出现高钾血症时，H^+增加，表现为继发性酸中毒，出现反常性碱性尿；而出现低钾血症时，H^+减少，表现为继发性碱中毒，也会出现反常性碱性尿。

术前禁食、禁饮本身可使血钾水平降低，羟丁酸钠、氯胺酮、硫喷妥钠等麻醉药物也可诱发低血钾，手术中使用晶、胶体液产生稀释性低钾血症，麻醉中的过度通气引起的呼吸性碱中毒也可导致低血钾。另外，在应激状态下，内源性儿茶酚胺分泌增加，β_2 肾上腺素受体激动剂通过 β_2 肾上腺受体，增加 Na^+-K^+-ATP 酶活性，使肾外组织（主要是骨骼肌）细胞 Na^+-K^+主动转运，细胞外钾进入细胞内而降低血钾。

如果麻醉时使用去极化肌松药（如琥珀酰胆碱），会使肌细胞膜对离子的通透性增高，K^+从细胞内释出。麻醉期间如缺氧或伴有肾功能障碍，K^+排出受阻，也可引起血钾增高。另外，各种原因的酸中毒、细胞外液 H^+升高进入细胞内、K^+转移至细胞外，都可继发高钾血症。

3. 血糖 人体对血糖的代谢与调控受许多因素影响。一般情况下，在胰岛素、胰高血糖素、糖皮质激素等激素的调控下，血糖保持相对恒定。但当手术刺激调动应激反应时，下丘脑-垂体-肾上腺皮质轴（HPA）强烈兴奋等神经内分泌反应启动，胰岛素分泌不再受血糖浓度影响，诱导肝脏糖原分解及糖异生作用增强，导致反应性血糖升高。另外，由于患者对疾病和手术的焦虑、手术刺激、术前镇静药和麻醉药的影响，全麻手术期间的血糖可出现明显的变化。通常手术创伤越严重，反应性高血糖也越加明显，当血糖高于10mmol/L时，尿糖增加促使利尿，导致脱水，还可能出现低钾、低钠血症。

4. 激素水平 大多数麻醉药能够影响和改变机体激素水平，从而抑制机体对手术刺激应激而产生的内分泌反应，其影响程度与麻醉药物的种类和采用的麻醉方法有关。

麻醉性镇痛药，如吗啡可抑制下丘脑促肾上腺皮质激素释放激素，从而影响垂体促肾上腺皮质激素（ACTH）及肾上腺皮质激素的分泌，促进抗利尿激素分泌，也能刺激肾上腺皮质释放儿茶酚胺。静脉麻醉药，如巴比妥类药可抑制下丘脑-垂体-肾上腺轴的肾上腺皮质激素的释放，抑制甲状腺摄碘和释放碘的作用，刺激抗利尿激素。吸入麻醉药，如乙醚可以兴奋交感神经系统，使血中促肾上腺皮质激素、生长激素、抗利尿激素、皮质醇、醛固酮、促黄体激素、儿茶酚胺、甲状腺激素等浓度增加。肌松药对内分泌系统活性无明显改变。此外，研究表明，全身麻醉对激素水平的影响较椎管内阻滞麻醉更为显著。

5. 肝功能　麻醉药对肝功能的直接影响是指麻醉药对肝脏的损害，间接影响为麻醉药对肝血流、氧供的影响。多数麻醉药对肝脏无明显的直接毒害作用，但会对肝功能造成一定影响，并会影响肝脏的血流动力学。

肝脏是人体最主要的药物代谢器官，具有合成、分泌和排泄等多方面作用，当前应用的麻醉药大多需要在肝脏降解，因此几乎所有的麻醉药都会对肝功能产生一定的影响。目前，已确定蛋白质结构中存在与麻醉药物的结合部位，而且药物分子可在结合部位与外周液体之间快速移动，引起蛋白质构型的改变，进一步改变蛋白质分子表面的离子电荷，使其活性受到抑制。从而影响肝脏正常合成蛋白质的能力。

另外，麻醉药物对肝功能的影响与多种因素有关，它包括改变肝脏的有效血流量、肝细胞对药物的摄取、吸收与排出、有效肝细胞的总数、门-体血液分流、胆道畅通等。

6. 肾功能　麻醉药物对肾功能的直接影响主要表现为，麻醉药物的肾毒性作用、影响肾的吸收与排泄，或者由于对肾血流的影响干扰了肾脏的调节功能。麻醉药物对肾功能的间接影响主要表现为，由于麻醉药物对心肌产生的抑制作用，间接导致肾脏血流减少，肾小球滤过率（GFR）降低等。

吸入麻醉药的潜在肾毒性主要是由其代谢降解的游离氟离子，氟离子可以引起肾小管损伤，从而降低肾的浓缩能力，产生多尿性急性肾衰竭。氟烷、恩氟烷、异氟烷复合氧化亚氮引起肾血流量和 GFR 轻至中度减少，主要是由于它们作用于中心循环（心肌抑制、外周血淤积）的结果。静脉麻醉药中，硫喷妥钠和地西泮可引起肾功能轻微改变，使肾小球滤过率减少，肾血流灌注下降，因抑制循环产生的短暂肾功能改变，不足以引起血浆尿素氮升高。神经安定镇痛合剂会使肾小球滤过率及肾血流灌注轻度下降，仍保留肾脏清除过量水负荷能力。术中使用阿片类药物不会抑制心肌收缩性，与吸入麻醉药相比，能更明显的抑制儿茶酚胺、血管紧张素Ⅱ、醛固酮及抗利尿激素释放。氯胺酮可增加肾血流量，但尿流速率减少，可能是交感神经兴奋的结果。两大类肌松药中，去极化类药物琥珀酰胆碱对肾功能影响不大，经典的非去极化肌松药筒箭毒碱，其血浆蛋白结合率在肾功能衰竭与无肾功能衰竭患者之间无明显差异。

7. 凝血功能　正常的人体状态，血液中促凝和抗凝系统处于动态平衡，任何因素破坏了这种平衡，都有可能发生凝血功能的障碍。外科手术及麻醉本身对机体就是一种创伤，机体遭受创伤后凝血功能必然会随之发生变化，麻醉对凝血功能的影响与麻醉方法及麻醉中应激反应有关。

有研究发现，吸入全麻对血小板凝集及血小板、血栓素 A_2 受体配体亲和力有影响，插管期应激反应引起儿茶酚胺增高，因而增加血小板的凝集，促进血液凝固，对有高凝状态的患者不利。另外，在麻醉和手术中由于短时间输入大剂量液体（包括晶体液和胶体液）可能影响凝血功能，导致临床稀释性凝血症状。当凝血系统激活时，凝血造成的持续高凝状态容易导致小血管内血栓栓塞，引发内源性弥散微血管栓塞，激活纤溶系统引起纤溶亢进，其后因凝血因子大量消耗，纤溶系统激活而出现低凝，即弥散性血管内凝血。硬膜外间隙阻滞麻醉能抑制围术期血液的高凝状态，由于硬膜外阻滞能阻断交感神经，扩张血管，增加大血管血流，从而降低血液的黏稠度；局麻药布比卡因就是通过抑制血栓素抑制通路，使花生四烯酸代谢障碍，阻断对血小板聚集有诱导作用的血栓素 A_2 的产生，使血小板的聚集受到抑制。全麻复合硬膜外间隙阻滞麻醉可以较完善的抑制应激反应，从而抑制应激反应触发的凝血系统激活。麻醉药物对凝血功能的影响并不是凝血障碍产生的主要原因，但同样不可忽视，对术前已存在凝血功能障碍或手术时间较长时，应尽可能选择适宜的麻醉方法和使用对凝血功能影响较小的药物。

第二节 麻醉深度监测

全身麻醉期间，由于存在个体差异，如果不能有效地监测麻醉深度，将会导致麻醉用药失准，难免发生麻醉意外。最新的研究表明，过度麻醉可能会增加手术并发症及死亡的风险，同时，在肌肉松弛药支持下的“偏浅”麻醉，也会增加术中知晓等并发症的发生率。因此，麻醉深度（depth of anesthesia）监测对于精准用药、预防潜在的血流动力学改变、体位反应、术中知晓和术后回忆等具有重要的临床意义。

虽然，目前还没有公认的麻醉和麻醉深度的定义，但临床麻醉已有共识，即全身麻醉是通过各种手段，使患者的中枢神经受到一种可逆、可控的抑制，实现意识与痛觉消失、反射抑制、肌肉松弛的状态。传统的麻醉深度监测主要依据“经验”，由于“经验”特异性不强、影响因素较多、不同患者对手术刺激和麻醉药物的反应各异，因而难以客观、准确地评价单个患者的麻醉深度。

以大脑为核心的中枢神系统是麻醉的主要靶器官，大量研究和临床实践表明，脑电信号可以反映与麻醉深度相关的信息。但遗憾的是，由于脑电产生机制的复杂性，现阶段还不能完整、准确的诠释脑电信号与脑功能活动受到麻醉抑制程度的关系。随着计算机技术的进步，利用数字信号处理方法对原始脑电信号进行分析处理，已经研发出一系列基于脑电信号的麻醉深度检测技术，如边缘频率、中位频率、BIS、AEPindex、熵指数、Narcotrend等，这些技术通过整合由自发和诱发脑电信号中提取的“特征”参数，可以为临床提供具有重要参考价值的麻醉深度评估与监测指标。

一、麻醉状态下的脑电信号

脑电信号（electroencephalogram，EEG）是来自于脑神经组织自发性、节律性的电活动，利用电极记录方法在头皮上检测大脑皮层的电位变化，由此得到的脑电信号波形即为脑电图。脑电信号能综合反映大脑皮层神经细胞群突触的电位变化，其幅度、频率和相位等特征可以对应人的意识活动。全身麻醉时，脑电图的幅度和频率随麻醉深度发生变化，通过对记录的脑电图进行特征分析，可以直接衡量麻醉中的意识状态。因此，脑电信号是目前麻醉深度监测最有临床应用价值的方法之一。

脑电图可用于麻醉深度测定的理由有以下几点。

（1）脑电图可以表征突触综合兴奋与抑制后在大脑皮层产生的生物电活动。

（2）大脑皮层的生物电活动与麻醉深度有直接的生理关联。

（3）脑血流和脑代谢与脑电图的活动相关。

（4）脑电图是意识消失的重要脑功能监测指标。

另外，当外界发生事件（包括机械、温度、声、光、电等刺激），会以不同形式刺激人体的感觉器官，经过感受器转变为神经冲动，在中枢神经冲动传导的不同水平上有关的神经结构都会产生与刺激相应的电位活动，如果在头皮指定的位置上安放测量电极，上述生物电活动会被记录下来，即称为诱发电位（evoked potentials，EP）。

诱发电位与刺激存在着明显的锁时关系，重复刺激时它的波形及幅度基本保持一致，具有良好的可重复性，并且容易被检测与识别。当患者处于麻醉后的无意识状态时，诱发电位的波幅会随之降低、潜伏期延长。因此，诱发电位能够提供手术刺激、镇痛、镇静、催眠等多方面信息，可以反映麻醉深度、预测体动和术中知晓。

（一）脑电图的主频成分

现代脑电图学中根据波形的主频成分，可以将脑电图分解为β波、α波、θ波、δ波4个波形类别，如图4-3所示。

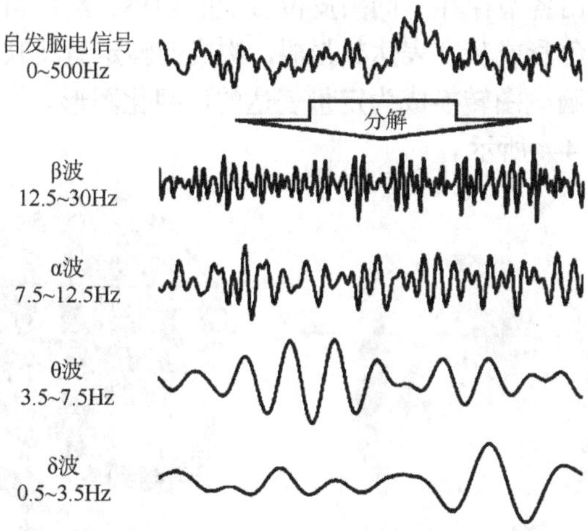

图4-3　自发脑电图的主频成分

（1）β波：频率为12.5～30Hz、振幅为＜20μV，称为快波，人清醒时的大部分时间β波处于优势波状态。随着β波的增加，身体逐渐呈紧张状态，因而削减了体内免疫系统能力，此时人的能量消耗加剧，容易疲倦，若不充分休息，会堆积压力。当然，适当的β波对注意力提升、认知行为有积极作用。

（2）α波：频率为7.5～12.5Hz，振幅为20～100μV。α波为优势波时，人的意识清醒，但身体却是处于放松状态。身心能量耗费最少，相对的脑部获得的能量较高。α波是人们学习与思考的最佳脑波状态。

（3）θ波：频率为3.5～7.5Hz，振幅为100～150μV。θ波为优势波时，人的意识中断，身体深沉放松，中枢神经系统处于抑制状态，对于外界的信息呈现高度的受暗示状态，即称为催眠状态。θ波对于触发深度记忆、强化长期记忆等帮助很大，所以θ波被称为“通往记忆与学习的闸门”。

（4）δ波：频率为0.5～3.5Hz，振幅20～200μV。δ波为优势波时，人体处于深度睡眠、深度麻醉、无意识的状态。人的睡眠品质好坏与δ波有着直接的关系，δ波睡眠是一种无梦、深沉的睡眠状态，睡美觉就是追求这种深沉的睡眠。

由此可见，脑电图反映脑皮质神经细胞的电活动，与睡眠、麻醉深度直接相关，睡眠或麻醉时，脑电活动同步发生变化。随着麻醉程度加深，脑电频率逐渐变慢（甚至快波脑电信号完全消失），同时波幅增大，即α波和β波成分减少，δ波和θ波成分增加。因此，通过监测脑电图的频率与波形变化，可以粗略地观察到麻醉深度的改变。

（二）脑电图用于麻醉深度监测的方法

麻醉药物作用到人体，必然会抑制中枢神经的兴奋与传导，将引发神经生物电位的改变，通过对脑电信号的监测与分析，可以为临床判读患者所处于的麻醉状态提供依据。利用脑电图评估麻醉深度面临的主要问题是，如何提取与麻醉深度相关的脑电特征信息，如何通过数学的方法“量化”麻醉深度指标。

1. 脑电地形图（brain electrical activity mapping，BEAM） 也称为脑电能量地形图，是一种定量脑电图分析技术。脑电地形图利用计算机对多导联原始脑电信号进行的数字处理，可以直观地显示 δ、θ、α、β 各脑电成分的能量在头皮表面的空间分布状况。建立脑电地形图时，首先计算出各节律在不同头皮位置上的功率，然后再通过差值运算得到作图所需的像素值，并运用色彩或灰度表达其强弱，构成能够定量反映大脑机能变化的分布图像，从而将复杂多变的脑电图转换成为定量表达的可视化图形。

脑电地形图，如图 4-4 所示。

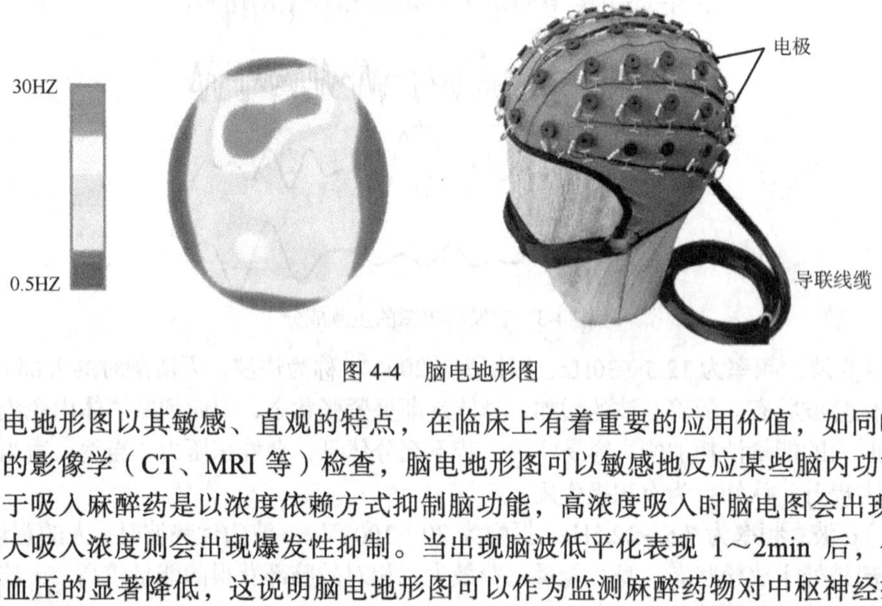

图 4-4 脑电地形图

脑电地形图以其敏感、直观的特点，在临床上有着重要的应用价值，如同临床广泛应用的影像学（CT、MRI 等）检查，脑电地形图可以敏感地反应某些脑内功能的改变。由于吸入麻醉药是以浓度依赖方式抑制脑功能，高浓度吸入时脑电图会出现 δ 波，继续加大吸入浓度则会出现爆发性抑制。当出现脑波低平化表现 1～2min 后，会出现心率和血压的显著降低，这说明脑电地形图可以作为监测麻醉药物对中枢神经抑制程度的客观指标。

由于脑电地形图采用的是国际标准 10-20 系统电极法，需要在头部安放 21 个头皮电极，因此难以在手术中普遍应用（尤其是进行头部手术）。为便于临床应用，目前麻醉深度监测多使用在额头部安放 3～5 个体表电极的体系。麻醉监测的电极系统，如图 4-5 所示。

2. 脑电双频指数 原始脑电信号主要与镇静状态有关，但不能提供镇痛方面的信息。通过运用双频指数的数学方法对原始脑电信号进行特征提取，能得到脑电双频（bispectral index，BIS），BIS 指数与麻醉剂和镇静剂产生的催眠和麻醉程度的变化密切相关，因此，它可以提供一个“量化”的麻醉深度指标。

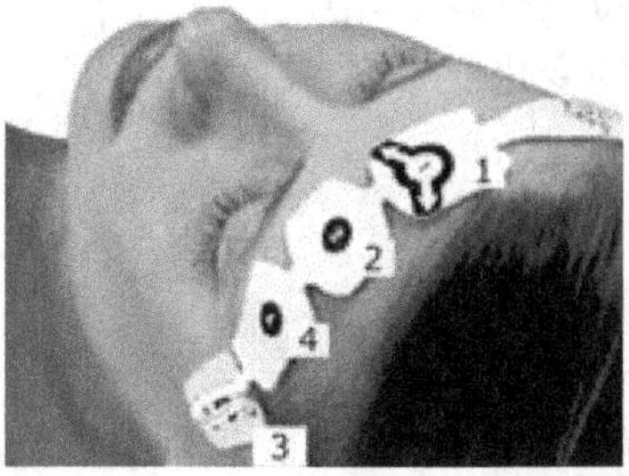

BIS电极系统

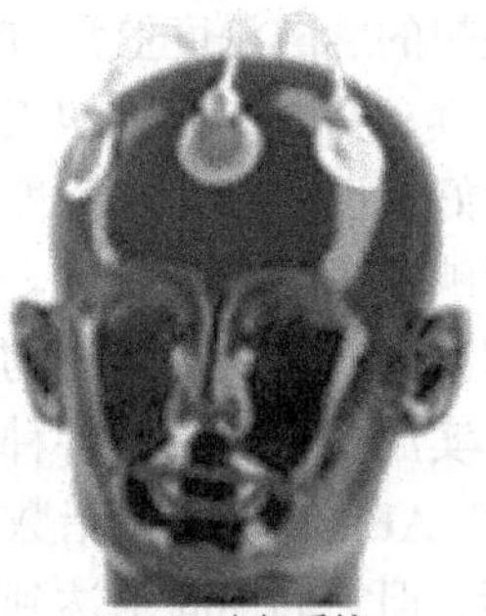

NT电极系统

图 4-5　麻醉监测的电极系统

脑电双频指数分析有别于其他方法，它不仅能对脑电图中的线性指标进行分析，同时也可以分析包括相位改变等非线性指标，从而提高了对脑电信号分析的完整性。由于 BIS 反映的是大脑皮质的功能活动，因此，能够较好评估镇静或意识水平、判断是否存在术中知晓。BIS 能测定麻醉后的睡眠状态，可以最大程度地反映麻醉药对中枢神经的药效作用，对某些临床目标和药物有很好的灵敏度和特异性。在评估患者对指令的反应和对触觉的反应时，也有很高的预测性。

3. NT 指数（Narcotrend）　是一种新型的以脑电分析为基础的麻醉深度监测指标，可用于监测麻醉和催眠深度。Narcotrend 利用多参数统计和计算机数据处理，将脑电信号分为从字母 A（清醒）到 F（伴有爆发性抑制增多的全身麻醉）6 个阶段、15 个级别的量化指标，形成 0（清醒）～100（等电位）的趋势指数，并同时显示 α、β、θ、δ 波段的功率谱变化情况和趋势。

4. 麻醉熵指数　是基于熵理论的麻醉深度监测，其基本原理就是应用物理学中“熵”（entropy）的概念，利用信息熵理论中的数学方法和思想，通过分析脑电信号的不确定性来“量化”麻醉深度。在清醒状态下，脑电图不规则，熵值很高；随着麻醉深度的增加，大脑意识逐渐被抑制，脑电信号趋于平稳、规则，因而其熵值呈现明显的下降趋势。

熵指数可监测麻醉深度，较其他监测方法反应更加及时准确，可以用于指导麻醉药用量，使麻醉用药能够根据患者需要达到个体化。另外，熵指数还可预测患者的麻醉恢复，预防术中知晓，提高抗电刀干扰等能力。熵指数主要的缺陷在于，如果发生频繁的眼部活动、咳嗽和体动会引起熵的假象和干扰测定，癫痫等也可以引起干扰。

5. 听觉诱发电位指数　听觉诱发电位（auditory evoked potentials，AEP）是各种声音刺激（多为短声刺激）引起的脑电诱发电位，可以客观表现大脑对刺激的反应。

AEP 能可靠反映多种麻醉药物的麻醉深度，并可以判断术中知晓，但是分析方法比较繁琐。临床上，将 AEP 曲线不同振幅的片段进行数学处理，得出可以反映意识水平的 AEP 指数，用于估计麻醉深度。通过 AEP 指数与 BIS 比较，BIS 在麻醉复苏期逐渐升高，而 AEP 指数值从意识消失到清醒则呈现突然升高状态。因此，BIS 只能监测麻醉药物引起的脑电抑制，而不能反映觉醒状态的变化，即 BIS 可预测麻醉后意识恢复、麻醉药物清除情况及镇痛水平；AEP 指数则能较好监测从意识消失到清醒的过渡期，能预测患者对刺激的体动反应。

综上所述，麻醉深度是对镇静水平、镇痛水平、刺激反应程度等指标的综合分析，由于这些指标反映的中枢部位不尽相同，所以，麻醉深度监测应该是多指标、多方法综合监测的结果。理想的麻醉深度监测方法应具有的特点有以下几点。

（1）能持续、实时和无创地表达麻醉深度的变化。

（2）能很好地反映麻醉药浓度的改变。

（3）能反映手术刺激的变化。

（4）监测准确性不受麻醉药物的影响。

（5）简单实用，不易受到各种干扰，便于手术室应用。

BIS、NT、AEP 和麻醉熵指数等技术方法越来越受到关注，是现阶段临床麻醉深度监测主要的指标，但它们均尚未达到理想麻醉深度监测的“金标准”。从前文论述中也可以看到，单参数的监测方法都会存在一定的缺欠，难以全程、精准地监测麻醉深度。通过整合各种监测方法，进行多参数监测与综合分析，可以弥补单一方法的不足，使麻醉深度监测更为准确、可靠。因此，在出现更为完善的理论和技术手段之前，多参数的麻醉深度监测系统将是今后发展的主流技术。

（三）脑电监测的影响因素

由于脑电信号幅度微弱、成分复杂与节律多变，其规律性没有其他生理电信号显著，因此，干扰成分难以鉴别、分离和消除，从而形成各种脑电伪迹。在某些情况下，脑电图的伪迹与异常脑电图非常相似，极容易导致诊断错误。产生伪迹的干扰因素很多，总的来说可归结为 3 种主要因素，即环境干扰因素、仪器干扰因素和生理干扰因素。

1. 环境干扰因素 是指来自于设备使用环境的干扰。使用环境中最大的干扰源是供电系统的 50Hz 工频干扰。还有一些可以导致伪迹的环境干扰，例如，静电、静脉输液的点滴产生“棘波”节律等，甚至电扇微风引起的电极线摆动，周边的各种射频无线信号均可能会给脑电监测带来伪迹干扰。

2. 仪器干扰因素 脑电监测设备的任何部分，如电极、电极导联线、开关、电路板等都可能会引起伪迹干扰。仪器干扰导致的伪迹主要有 2 类，即与电极有关的干扰和与脑电图主机电路板有关的干扰。

与电极有关的干扰取决于电极的种类。管状电极易于产生移动性干扰和滑动电位；针电极容易脱出，造成图形不对称的假象。此外，导体与绝缘套反相运动产生的静止电位还可导致电极线伪迹。单个电极干扰对脑电信号影响较轻微，比较容易判断。但是，有时多个电极同时产生干扰，这种干扰所导致的伪迹与脑电活动极其相似，所以难以识别，容易导致误判。改善与电极有关的干扰，只能是改进电极稳定性。

与脑电图主机电路板有关的干扰可能来自设备的任何部分，从电极盒至描记系统，均可引起干扰。脑电图机每一部分的电路均有自身的固有特性，它产生的干扰有别于环境干扰，一定有某些固定形式。因此，解决与脑电图主机电路板有关的干扰，可以通过设备定标检测的方法加以判断，通过设备的良好维护加以消除。

3. 生理干扰因素 与其他干扰源相比，生理因素干扰导致的伪迹可能不引人注意，甚至可能被误认为是脑电活动。产生生理干扰的因素有许多，如皮肤干扰、肌电干扰、心电干扰、眼电干扰等。

（1）皮肤干扰：皮肤干扰主要有 2 种形式。一是肌肉（如额肌、颜肌）运动，使电极在皮肤上移动从而引起电位改变。由于肌肉活动通常是协同发生的，所以产生的干扰一般比较显著，引起大而不规则的电位波形，一般比较容易识别。二是出汗会产生伪迹。汗液的导电性较好，可引起图形振幅改变，特别是采用双极导联影响更大。为患者物理降温、用酒精擦拭头皮使之干燥、采用过度呼吸等措施均能减少出汗伪迹。

（2）肌电干扰：是脑电测量中最常见的干扰。对于来自肌肉组织放电活动产生的伪迹，可以通过帮助患者肌肉放松使肌电伪迹消失。有时必须对全身颤抖的患者进行脑电测量，那么在测量时可以采用必要的镇定治疗。

（3）心电干扰：在肥胖或短颈的患者中较为严重，此类患者在头部有较大的心电电场。使用一侧耳垂为参考电极时，脑电图波形上可能会出现心电 R 波，连接双侧耳垂为参考电极可使心电干扰振幅显著变小，对于心电干扰较大的情况，最简单可靠的方法就是同步监测心电信号，以排除心电伪迹。

（4）眼电干扰：也是脑电测量中一种常见的干扰。眼电干扰有 3 个来源，即眼睑运动、眼球运动和视网膜电图，其中后者对常规脑电测量的影响很小。眼睑和眼球运动会改变眼睛周围的电场分布，从而改变头皮表面的电场分布，形成较大的眼电伪迹。必要时让患者控制自己的眼球不动，可以降低干扰。

（5）口舌干扰：是儿童最常见的干扰之一。它主要来自吸吮动作，这可能涉及唇、颊运动和肌肉的收缩，但也可能伴有口腔内电场的改变，如唾液的产生、流动等分布的改变导致电场变化，这种伪迹通常能被识别。对于成年人，舌在口腔内的活动（甚至假牙活动），也会使分布于整个头部的电位发生改变，从而产生伪迹。

（6）脉搏干扰：常发生在把电极放在搏动的动脉或组织上。根据伪迹频率和形态很容易识别这种干扰，可以通过同步监测心电信号来排除。

此外，呼吸运动间接导致的干扰，头部或身体的自发性、重复性运动而产生的电极和电极线的移动干扰也都可以归为生理因素干扰。

二、脑电信号特征分析

常见的脑电信号采集系统，如图 4-6 所示。

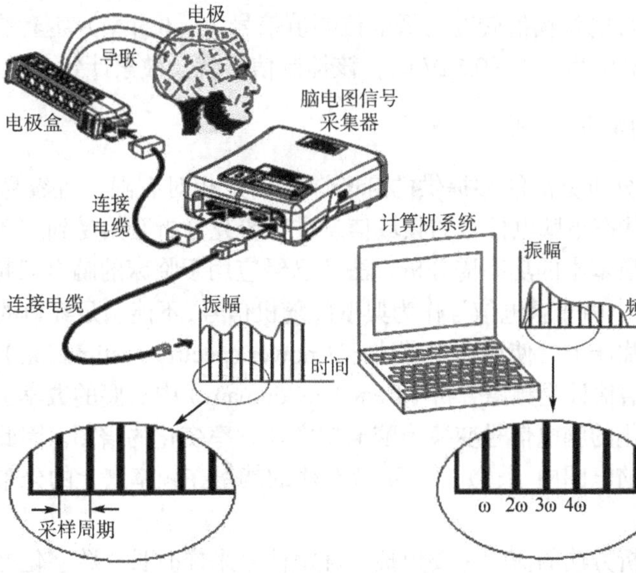

图 4-6　脑电信号采集系统

原始脑电信号含有极为丰富的信息，各种形式的思维状态及生理、病理情况都可以通过大脑皮层不同部位的生物电信号反映出来。因此，对于麻醉深度监测而言，脑电信号处理的目的就是在于分析和利用信号的关联特征，判断麻醉深度时大脑的抑制特征。目前临床上的主要分析方法包括：时域分析方法、基于功率谱的频域分析方法、基于双频谱的频域分析方法。

（一）脑电的时域分析

时域分析（time domain）是最早发展起来的脑电信号分析方法，也是早期基于脑电信号麻醉深度监测的主要方法。这种方法直接将采集到的脑电波形进行时域上的特征提取，如过零截点分析、直方图分析、方差分析、相关分析、峰值检测及波形参数分析、相干平均、多通道脑电时域分析技术、脑电瞬态特征的提取等。但是，由于这些参数大多易受电极位置、患者个体差异、药物种类等因素的影响，并且对信号频率的变化不够敏感，现已很少用于麻醉深度监测中。目前，只有突发抑制比（burst suppression ratio，BSR）仍在麻醉深度评估中应用。

BSR 是表示在一段指定采样周期内脑电信号发生突发抑制状态时长的比率。

$$BSR = \frac{发生突发抑制状态时长}{采样周期}$$

突发抑制的典型波形，如图 4-7 所示。

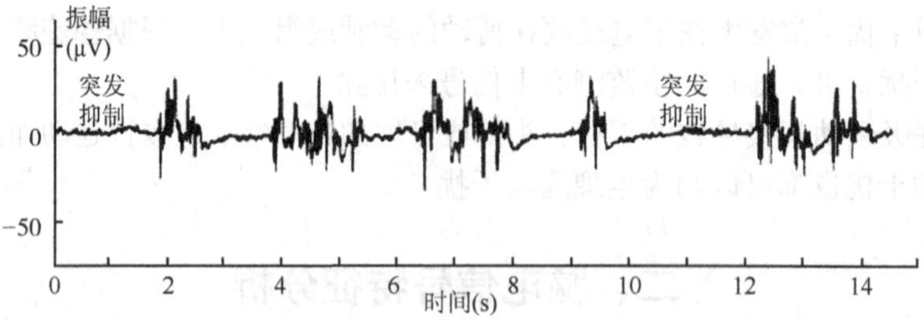

图 4-7　突发抑制的典型波形

突发抑制信号发生在深度麻醉期，通常被认为与脑代谢降低程度有关，其特征是脑电信号周期性地从正常电位幅值转变为低电位幅值信号（$< 0.5\mu V$）甚至零电位。当抑制时长大于 0.5s、脑电电位为 $-0.5 \sim 0.5\mu V$ 时，该抑制信号就会被累计到 BSR。

（二）脑电的频域分析

由于脑电时域分析方法能够提供的麻醉深度信息相对有限，且容易受到外界因素干扰，因此，对麻醉状态下脑电信号的频域信息进行研究分析开始受到广泛关注，并取得了重要的成果。包括最基本的功率谱分析方法及已经应用于临床的脑电双频指数方法。

1. 功率谱分析　由于脑电信号作为典型的随机信号，不能满足经典的傅里叶分析所定义的条件，因此，临床上常使用功率谱估计（power spectrum estimation）的方法对麻醉深度进行评估。功率谱估计是频谱分析（frequency domain）中重要的数学工具。它的意义在于把幅度随时间变化的脑电信号变换为脑电功率随频率变化的谱图。因此，在麻醉深度监测中可直接观察到脑电图中 β、α、θ、δ 等节律的能量在频率谱上的分布与变化，即脑电信号的功率谱。

脑电功率谱分析方法的流程主要包括：确定信号采样时长、数字化处理、功率谱估计并做出功率谱图。如图 4-8 所示。

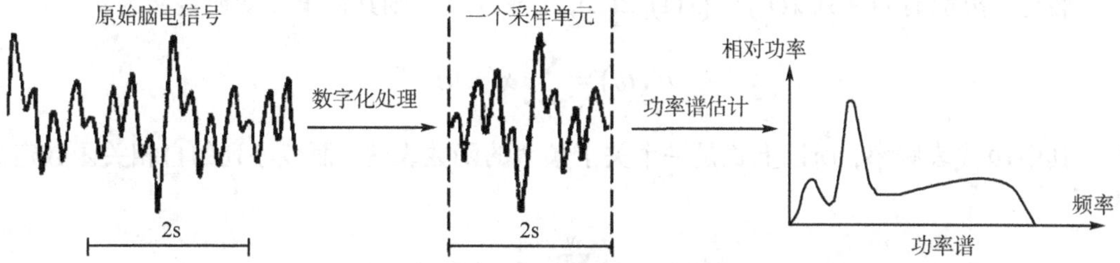

图 4-8　脑电功率谱分析流程

（1）确定信号采样时长：脑电图的时域信号经过快速傅里叶分析可以转换成为频域信息，这段转换后频域信息需要有足够量的时域信号数据支持，才能保证功率谱的准确性。理论上说，采样时长越长，数据越多，转换后的功率谱越准确、可靠。但是，在实际临床应用的采样时长不可能设定太长，过长的采样时长会影响监测的实时跟踪效果。因此，采样单元的时长通常定义为 2～4s。

（2）数字化处理：是将原始的脑电信号转变成可以在计算机上进行处理的数字信号。脑电信号的数字化处理，如图 4-9 所示。

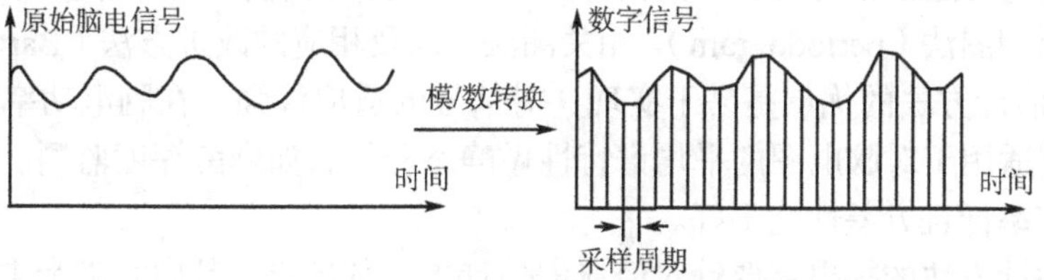

图 4-9　脑电信号数字化处理

为保证模拟信号经过模/数转换后的不失真，脑电图模/数转换的采样周期要满足奈奎斯特（Nyquist）采样定律，即最小采样频率必须大于或等于信号最高频率的 2 倍。这样，模/数转换后的离散采样数据序列才能完整表达原始信号。

脑电图有效频率的上限小于 50Hz，那么，数字化处理的采样频率至少应大于 100Hz。对应的最大采样周期为

$$\text{采样周期}_{max} = \frac{1}{100\text{Hz}} = 10\text{ms}$$

为了获得更高的频率分辨率，在硬件条件允许的情况下，还可以选取更高的采样频率。

（3）估计功率谱图：应用功率谱估计方法对数字化的脑电数据进行处理，计算出各频率带下的脑电图功率值，得到以频率为横轴、功率为纵轴的功率谱图。脑电功率谱图，如图 4-10 所示。

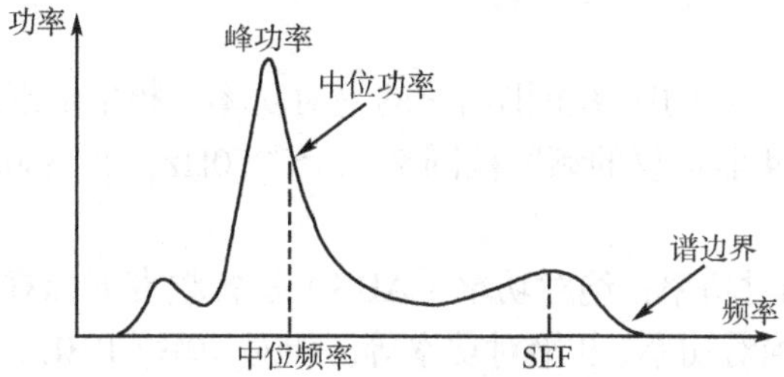

图 4-10　脑电功率谱图

功率谱估计算法如下。

假定一离散时间序列 $x(n)=\{x(1),x(2),...,x(N)\}$，则其傅里叶变换定义为

$$F(\omega)=\sum_{n=1}^{N}x(n)e^{-j\omega n}$$

其中 ω 代表频率，所以上式是一个关于频率的函数表达。而该序列的自相关函数定义为

$$r(m)=\sum_{n=1}^{N}x(n)x(n+m)$$

它反映了时间序列 $x(n)$ 和其自身做了一段延迟之后的 $x(n+m)$ 的相似程度。如果已知一个随机信号 $x(n)$（如脑电信号）的自相关函数 $r(m)$，那么功率谱密度函数定义为

$$P(\omega)=\sum_{m=-\infty}^{\infty}r(m)e^{-j\omega m}$$

即随机信号的功率谱是信号自相关函数的傅里叶变换。

由于脑电信号的连续性和随机性，一般无法得到真实的功率谱，只能利用有限信号对真实的功率谱进行逼近估计。功率谱估计方法可分为经典谱估计和现代谱估计。经典谱估计方法包括周期图法（periodogram）、相关图法，以及相应的改进方法（Bartlett 法，Welch 法）。经典谱估计方法的优点是易于实现，对信号的适应性强，在脑电功率谱领域得到广泛应用，特别适用于对脑电图的平均谱特性做静态分析，如麻醉深度监测。但缺点是功率谱的频率分辨率低且方差性能不好。

现代谱估计方法的提出主要针对经典谱估计方法的缺点，其内容极为丰富，方法大致可分为参数模型谱估计和非参数模型谱估计，前者有 AR（autoregressive）、MA（moving average）、自回归移动平移（autoregressive moving average，ARMA）及谐波信号模型等，后者有最小方差方法、多分量的 MUSIC（multiple signal classification）方法。现代谱估计方法能够在保证功率谱有较高分辨率的同时，具有良好的方差性能，但缺点是计算量较大，因此，目前的研究热点集中在模型参数的求解上，以求得到速度更快、更稳健、统计性能更好的算法。

2. 脑电功率谱技术指标 脑电功率谱的主要技术指标包括以下几点。

（1）边缘频率（SEF）：是表达脑电功率在功率谱谱边界变化的指标。90%（或 95%）的 SEF 表示包含 90%（或 95%）能量 EEG 功率谱的边界频率，即表示低于 SEF 脑电功率占全部功率的 90%（或 95%）。选择 SEF 为 90%（或 95%），目的是可以消除高频无关噪声。

（2）中位频率（MF）：是指无论从高频端计算还是从低频端计算，两边功率恰好位于 50%总功率的频率。

（3）总功率：指在一定的频率范围内总的绝对功率。频率范围因不同脑电监护仪设置略有差别，如 Sentincl-4 监护仪的频率范围是 1.0～250Hz，而 Aspect A-1000 监护仪则为 0.5～300Hz。

（4）绝对功率与相对功率：绝对功率（ABS）是各频带下计算出的实际脑电功率，单位采用 μV^2，例如，α 绝对功率、β 绝对功率等。相对功率（REL）是各频带功率占总功率的百分比。

（5）平均频率（MFRQ）：指各频段的中位频率，这个频率两侧的功率各占该频带功率的 50%。

（6）不对称性（ASY）：在脑电功率谱分析中计算的是两侧半球的 2 个对应导联之间的总绝对功率和不同频带下的绝对功率变化的对称程度。计算方法是用导联 1 和导联 2 的绝对功率差除以导联 1 的绝对功率，再乘以 100%；也有用导联 1 的功率与导联 1 和 2 的功率之和的比值来表示。

（7）δ 比率：是指单元功率谱内的 δ 波段功率与 α 与 β 波段功率之和的比值，反映了慢波与快波成分之比。

（8）相干性：相干函数是用来表示 2 个函数相应性（相干性）的一种函数。即表示 2 个函数（如 2 个导联的 EEG）之间的振幅、频率和相位变化趋势的一致性。在脑电功率谱分析中，相干性（COH）的定义是 2 段不同时间之间谱的相互关系，变化范围为 0～1.0。当频率的相干性值为 1. 0 时,表示第一个信号频率的功率完全可以决定第二个信号的功率。

3. 脑电功率谱的应用　脑电功率谱是临床诊断和研究的重要手段,根据麻醉中脑电功率谱的能量分布，可以判断麻醉深度变化。例如，麻醉加深时，脑电频率变缓，波幅增大，所以脑电功率谱的高频成分减少、低频成分增加；反之，麻醉减浅。

临床麻醉期间，根据脑电功率谱中能量在不同频率下的转移，可以判断麻醉深度的变化。麻醉加深时，脑电的综合频率变慢，波幅增大，高频成分能量减少，低频成分功率增加。通过对脑电功率谱分析，可以获得的 95%谱边缘频率（95%SEF）和中位频率（MF）等参数指标，这些指标随着麻醉深度改变呈现顺序变化，即与麻醉药物浓度呈函数关系。因此，脑电功率谱的相关指标是临床观察麻醉（镇静）深度与麻醉药效的敏感指标。

当清醒或浅麻醉等大脑皮质功能活跃时，快波成分（即 α、β 波）较丰富，快波所占的功率值较高，SEF 值也较大。反之，深度麻醉或深度睡眠等大脑抑制较强时，慢波成分（即 θ、δ 波）较多，慢波所占功率值较高，SEF 值较小。所以，SEF 值将脑电功率谱简化成一个单一参数，可以迅速描述脑电图频率和功率的关系。SEF 值对脑电快波活动特别敏感，可以较好地反映麻醉诱导期的浅中度麻醉期间脑电图的信息，因此，通过观察 SEF 值可以掌握气管插管的时机和麻醉深度。SEF 值变化与血压、心率的变化趋势基本一致，并且更为敏感，在静吸复合麻醉中有助于判断麻醉深度。

（三）脑电的双频谱分析

脑电功率谱揭示了信号能量与频率的分布关系，但却忽略了信号的相位信息与频率的关系（脑电相位信息与频率的关系可以反映脑电的活动状态），因此，单纯地应用功率谱分析麻醉时必然存有一定的缺陷。脑电双谱（bispectrum analysis）通过求解信号三阶累计量的傅里叶变换，分析脑电信号不同频率波段的相位耦合程度，可以评估麻醉时脑电的活动状态。

1. 脑电双频谱的定义　双谱作为高阶谱分析方法之一,实际上是对功率谱的推广与延伸，其定义为

$$B(\omega_1,\omega_2)=\sum_{\tau_1=-\infty}^{+\infty}\sum_{\tau_2=-\infty}^{+\infty}c(\tau_1,\tau_2)e^{-j(\omega_1\tau_1+\omega_2\tau_2)}$$

其中 ω_1，ω_2 代表 2 个频率自变量，$c(\tau_1,\tau_2)$ 代表三阶自相关函数，其定义为

$$c(\tau_1,\tau_2)=\sum_n x(n)x(n+\tau_1)x(n+\tau_2)$$

如果脑电信号在ω_1、ω_2处对应的正弦波幅值较大，各正弦波同相，则$B(\omega_1,\omega_2)$幅值较大；反之，则越小。这说明，双谱分析中$B(\omega_1,\omega_2)$幅值较大时，频率为ω_1、ω_2的信号相位耦合程度高。因此，双谱值$B(\omega_1,\omega_2)$可以集中反映双频信号的功率和相位关系。

2. 双频谱与脑电活动的关系 通过对脑电信号进行双谱分析，可以定量分析原始脑电信号中不同频率成分之间的相互同步关系，并通过建立双谱结构，由相位耦合直观表达不同频率信号之间的同步程度。

（1）闭目静卧状态下的双谱结构：闭目静卧状态下脑电功率谱及双谱结构，如图 4-11 所示。

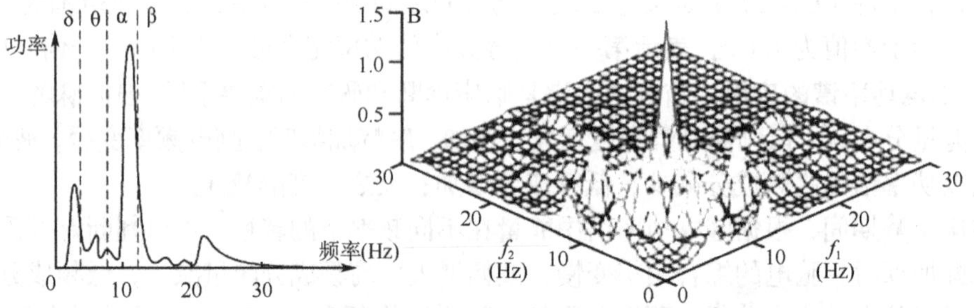

图 4-11　闭目静卧状态下脑电功率谱及双谱结构

从双谱分析上看，在处于闭目静卧状态，正常脑电信号的双谱结构中主要的双谱谱峰集中在 α、β 波段，呈现明显的非线性相位耦合现象，对应的功率谱会在相应的频率段产生 4 个波峰。

（2）闭目心算状态下的双谱结构：闭目心算状态下脑电功率谱及双谱结构，如图 4-12 所示。

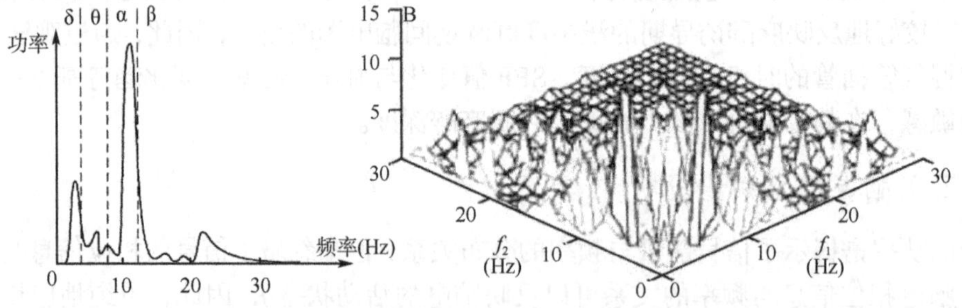

图 4-12　闭目心算状态下脑电功率谱及双谱结构

闭目心算时，大脑处于高度积极思维状态下，三阶能量几乎全部集中在双谱结构中的 α 波段，会出现单一的大幅度双谱谱峰。这表明大脑在高度思维时，脑电分量有序性显著的增大，并且脑电图集中在 α 波段的 9.5Hz 分量上。

（3）静卧睁眼状态下的双谱结构：静卧睁眼状态下脑电功率谱及双谱结构，如图 4-13 所示。

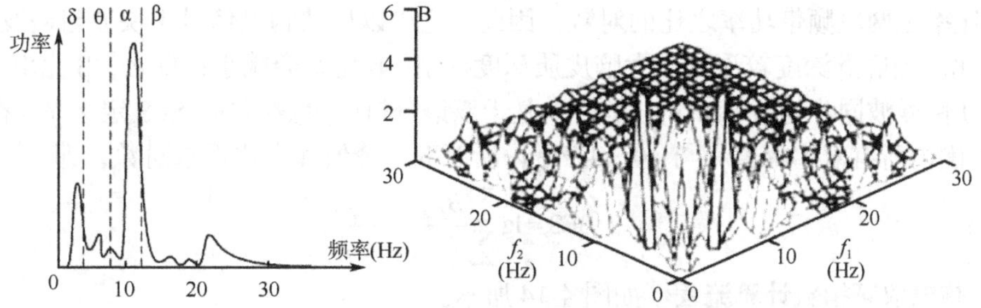

图 4-13　静卧睁眼状态下脑电功率谱及双谱结构

静卧睁眼状态时，双谱谱峰主要出现在双谱结构中的α、β波段。

综合上述，对典型脑功能状态的分析可见以下 2 点。

（1）大脑处于不同功能状态时，脑电信号双谱域中的双谱谱峰位置和幅度均有明显差异。

（2）应用高阶谱技术分析脑电信号，能获得更丰富的脑电相位同步关系。

因此，大脑处于不同的功能状态，脑电信号具有不同的双谱结构，其双谱结构与脑电功率谱相关，可以用来进行大脑的意识状态分析。

三、BIS 麻醉深度监测系统

BIS（bispectral index，脑电双频指数）麻醉深度监测系统通过对原始脑电图进行多参数的数据处理，分析脑电的时域信息、功率谱信息、双谱信息，进而得到一个可以表达麻醉药作用效果的综合性“量化”指数。在临床上，能用来描述麻醉药物对大脑皮层的影响，客观评价麻醉深度。

（一）脑电双频谱指数

脑电双频指数（BIS）基于统计学原理，是由时域、频域和高阶频谱参数相结合而得到的一个综合性“经验”参数，其价值在于它利用大量的临床数据，证明了镇静与深度睡眠状态之间具有的相关性。BIS 将脑电信号的不同双频谱描述整合，既反映了脑电图的线性成分（频率和功率），又分析各成分波之间的非线性关系（相位和谐波）。由此，能将代表不同镇静水平的脑电信号筛选出来，通过多参数标准化和数字化处理，进而转化为一组简单的“量化”指标。

1. 脑电双频谱的三参数　BIS 通过特定的非线性加权算法，将 3 种不同的脑电参数，即突发抑制率（BSR），β 比率（beta ratio，BR），快慢波同步指数（synch fast slow，SFS），综合量化为一个 0～100 的无量纲数字。BIS 指数用 0～100 分度表示麻醉深度，数字变小说明大脑的抑制程度加深，指数值为 100 代表完全意识状态，0 代表完全无脑电活动状态（大脑皮层抑制）。

（1）突发抑制率：定义在“脑电的时域特征”部分已介绍，此处不再赘述。

（2）β 比率：是一种来源于脑电功率谱的量化参数，它的定义是，脑电功率谱中 30～47Hz 频带的功率与 11～20Hz 频带的功率之比的对数，即

$$\beta\text{比率} = \lg\frac{P_{30\sim47}}{P_{11\sim20}}$$

β 比率是两段频带功率之比的对数，因此，它可以反映脑电信号中快波与慢波的功率成分之比。当麻醉深度较深时，大脑皮质深度抑制，β 比率会减小；反之，β 比率较大。

（3）快慢波同步指数（SFS）：是一个基于双谱分析的参数指标。SFS 定义是，在 0.5～47Hz 范围内所有双谱峰值和与 40～47Hz 内所有双谱峰值和之比再求对数，即

$$\mathrm{SFS} = \lg \frac{\sum B_{Peak\,(0.5\sim47)}}{\sum B_{Peak\,(40\sim47)}}$$

2. 脑电双频指数计算流程 如图 4-14 所示。

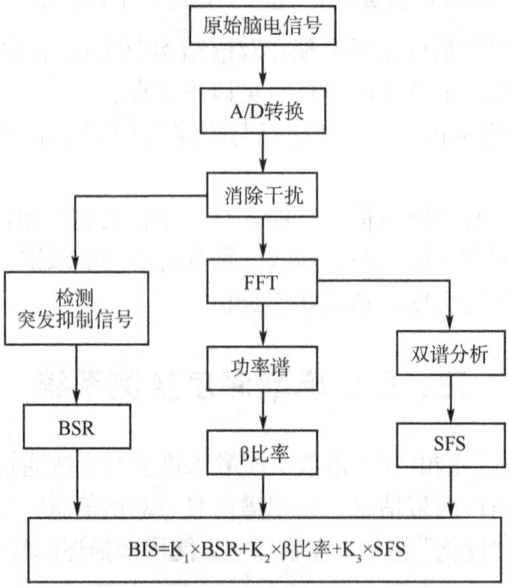

图 4-14 脑电双频指数计算流程

首先将采集到的原始脑电图信号进行 A/D 转换，并通过数字滤波方式滤除信号中的干扰。然后，再将滤波后信号分成若干个小单元（如 16s 采样周期），经过一系列的去除伪迹处理后，对这些小单元信号做统计学分析，计算出爆发性抑制率（BSR）。同时，通过傅里叶分析获得脑电信号的功率谱和双谱结构，计算 β 比率（BR）和快慢同步指数（SFS）。其中，β 比率在镇静判断占有重要地位，快慢同步指数与中度麻醉状态相关良好。最后，对这 3 个参数进行加权（系数 k_1、k_2、k_3 由生产厂家确定）求和、综合分析得到 BIS 指数。

BIS 是一个多变量（参数）的综合指数，它具备两大技术优势。

（1）BIS 充分利用了脑电信号中的非线性成分，能较好地表达随麻醉深度增加的脑电信号特征变化。

（2）BIS 的计算模型是开放性的，并具有可扩展能力，可以根据麻醉方法的需求和变化引入新的参数变量，进而提高 BIS 的监测效能。

（二）BIS 系统的构成

BIS 麻醉深度监测系统，如图 4-15 所示。

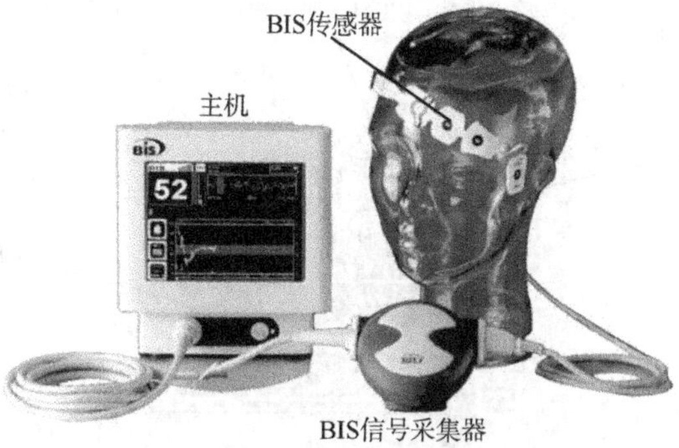

图 4-15　BIS 麻醉深度监测系统

BIS 麻醉深度监测系统由 BIS 传感器、BIS 信号采集器和主机组成。

1. BIS 传感器　为一次性自粘电极组，传感器分为成人电极组和儿童电极组等。BIS 传感器及安装位置，如图 4-16 所示。

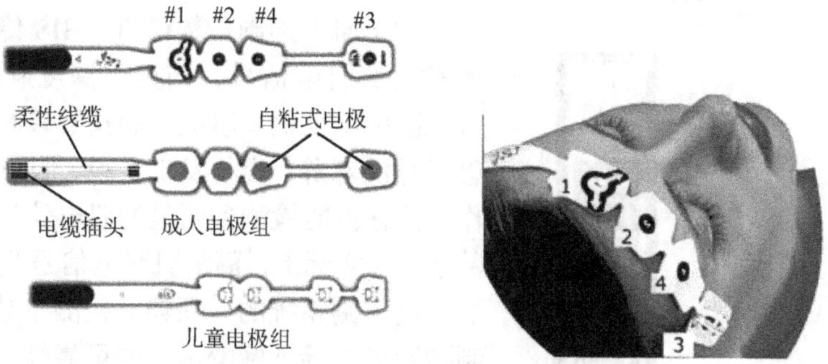

图 4-16　BIS 传感器及安装位置

BIS 传感器有 4 个一次性自粘电极，每个电极都与柔性线缆中的一根导线连接，并通过线缆插头接入到 BIS 信号采集器。

（1）自粘式电极：为圆盘状，采用 Ag-AgCl 材料，通过导电胶与皮肤形成 Ag-AgCl 电极系统。Ag-AgCl 电极系统的极化电位较低、性能稳定，是生物电检测中广泛使用的体表电极。自粘电极在圆盘状电极的背衬有较强的粘性材料，即使大量出汗也能正常使用。

（2）传感器安装的位置：BIS 传感器将以一定的角度贴于前额，其中：#1 电极位于额部正中鼻根向上 5cm，#4 电极位于眉骨上方，#2 电极在#1 电极与#4 电极的中间部位，#3 电极位于任意一侧的太阳穴（眼角水平）。

2. BIS 信号采集器　采用具有良好屏蔽功能的金属作为壳体，采集器应具备的功能。

（1）通过导联电缆连接 BIS 传感器。

（2）检测电极、线缆的传输阻抗。

（3）由放大电路对脑电（含额头肌的肌电）信号进行阻抗转换、放大和整形处理。

（4）进行 A/D 转换，将脑电模拟信号转换成数字信号，并传送至主机。

3. 主机　BIS 麻醉深度监测系统的主机，如图 4-17 所示。

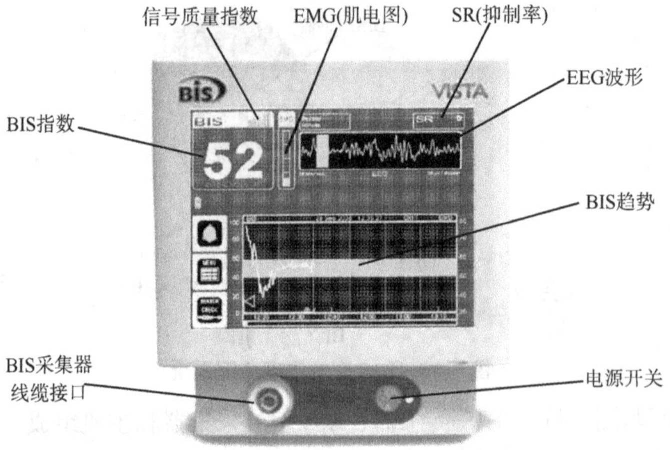

图 4-17　BIS 麻醉深度监测系统的主机

（1）BIS 窗口：可以实时显示 BIS。

（2）肌电抑制指数窗口：BIS 传感器还可以检测额头的肌电信号，当处于深度麻醉和肌松状态时，额头肌松弛，肌电抑制指数较高；反之，如果患者是浅麻醉，容易发生睁眼、眼球转动等体位动作，传感器能检测到明显的肌电信号，肌电抑制指数下降。实际上，额头肌肌电信号监测也是 BIS 麻醉深度监测系统的一项辅助检测参数，通过肌电抑制指数可以验证麻醉深度的可靠性。肌电抑制指数显示窗口，如图 4-18 所示。

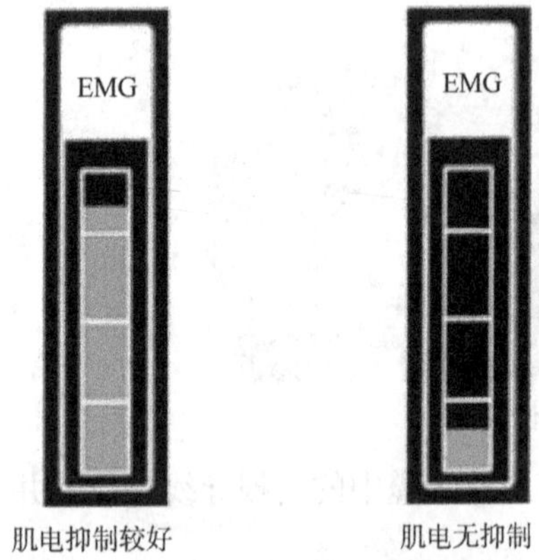

图 4-18　肌电抑制指数显示窗口

（3）EEG 波形窗口：BIS 麻醉深度监测系统可以实时显示脑电图。

（4）BIS 趋势显示窗口：通过 BIS 趋势显示窗口，可以监测 BIS 的变化情况。BIS 趋势显示窗口，如图 4-19 所示。

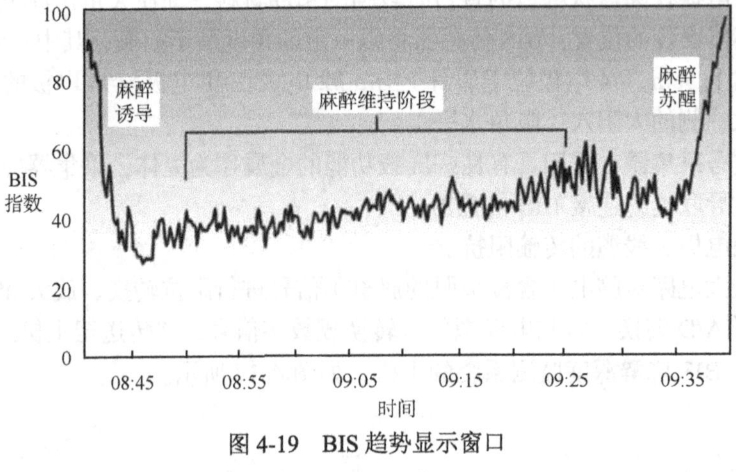

图 4-19　BIS 趋势显示窗口

由 BIS 趋势显示窗口可见，在麻醉诱导期，BIS 指数由清醒状态（BIS > 90）逐渐到全身麻醉状态（BIS 指数为 40～60）；麻醉维持阶段，BIS 指数维持在 40～60；麻醉苏醒期，BIS 迅速上升，BIS 指数从 40～60 逐渐恢复到大于 90。

（5）抑制率：将脑电图信号分成若干个（通常取 15 个）小单元，小单元设定 16s 为采样周期，通过累计每个小单元爆发性抑制信号的时间，并求出统计学意义上的平均值，可以计算出抑制率（SR）指数。

BIS“量化”指数的形成，主要有 3 个分析步骤。

第一步，对原始脑电图进行预处理，再将经过预处理的脑电信号逐段分解，并对由运动、肌电等引起的含有赝像的片段进行标记，累计抑制脑电图片段的时长。

第二步，建立功率谱和双频谱结构，通过相应的组合算法，并结合脑电谱图特征，计算催眠和镇静指数。

第三步，根据大量可信度高的临床数据，修正 BIS 指数。

（三）BIS 系统的临床应用

BIS 定义范围为 0～100，BIS 等于 0 表示脑电等电位，BIS 为 100 说明处于完全清醒状态。

BIS 变化的临床意义，如图 4-20 所示。

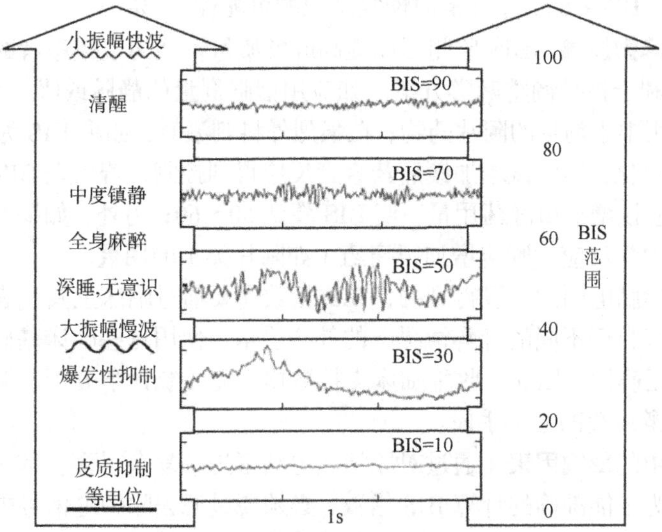

图 4-20　BIS 数值变化的临床意义

BIS 作为麻醉深度监测指标，具有良好的灵敏度和特异性。BIS 由小到大，对应表达不同的镇静水平和大脑抑制程度。BIS 低于 60，绝大多数患者都处于深度睡眠，对于声音刺激几乎完全无反应，不会发生术中知晓。但是，使用异氟烷和芬太尼实施麻醉时，BIS 为 40～60 时，部分患者会形成模糊记忆。BIS 在 40 以下，部分患者可能将发生麻醉用药过量。

1. BIS 用于麻醉用药监控　对于使用一种麻醉药物其监控相对简单。但是，现代全身麻醉多是采用复合麻醉用药方式，由于复合用药会产生协同，药物间相加或拮抗的药效学改变，使得复合用药具有不可预测性。BIS 指数可以通过检测麻醉深度间接测量效应室药效学的改变，由此，提供一种研究复合用药时药效学变化的监控手段。

另外，BIS 系统可以与靶浓度控制输注（target-controlled infusion，TCI）技术相结合，构成一个闭环靶控给药系统，通过以 BIS 监测指标作为靶控输注的反馈变量，进而实现闭环 TCI 麻醉。以 TCI 进行麻醉诱导和维持的优点在于，诱导时血流动力学平稳，对于一般体况较差的患者，还可以采用阶梯浓度诱导，虽然诱导时间延长但血流动力学更加平稳。TCI 维持麻醉可以方便地根据手术刺激强度调节给药量，用以改善临床麻醉效果。

作为管理麻醉药物使用的辅助手段，BIS 监控可以实现更高效的药物利用率，使麻醉状态更快出现和改进患者的苏醒。

2. BIS 监测镇静水平 BIS 能很好地监测麻醉深度中的镇静水平，但对镇痛水平不够敏感。因此，在临床应用 BIS 监测时，应将麻醉深度中的催眠水平与镇痛水平区别应对。早期的研究表明，BIS 应用于预测麻醉时，对切皮刺激的动反应依赖于所使用的麻醉药。当催眠药以丙泊酚和异氟烷为主时，BIS 与切皮动反应相关性好，如使用大剂量阿片类镇痛药则相关不明显。

BIS 可测定麻醉的催眠水平，有较好的敏感度和特异性，例如，丙泊酚产生的催眠状态。对丙泊酚、咪达唑仑和异氟烷镇静的研究结果表明，BIS 值与药物浓度显著关联并与临床镇静程度有效相关，50%和 95%的自愿者意识消失的 BIS 分别为 67 和 50，对语言无反应的 BIS 为 40。使用丙泊酚、硫喷妥钠和肌松药的研究结果显示，BIS < 58 时，所有患者对指令无反应；BIS < 65 时，50s 内恢复意识的可能性 < 5%。

3. BIS 监测麻醉质量 BIS 监测可以提高麻醉质量，能为个体患者的麻醉提供有价值的趋势信息，以利于指导调整麻醉方案。如应用催眠剂量的静脉或吸入全麻维持 BIS 为 50～60，辅助应用中小剂量的阿片药物；在强烈外科刺激时，如果 BIS 为 50～60，出现体动和血流动力学变化，则应该增加镇痛药直到反应得到控制；若出现 BIS 升高、体动和血流动力学变化，应该增加镇静药用量，使 BIS 降到 50～60；另外，如果 BIS 已降低，但仍有体动和血流动力学反应，则应增加镇痛药（如阿片类）的用量。

BIS 是由原始脑电图的片段得到的，BIS 指数需要通过临床上具代表性的数据来进行评估，这些数据来自于不同的麻醉情况下的外科手术，使用这些临床基础数据，可以验证 BIS 分析结果的正确性。因此，收集临床支持数据、完善统计学分析、调整加权系数，是保证 BIS 监测麻醉质量的基本手段。

4. BIS 监测中的影响因素 通过对原始脑电波形进行复杂得多参数运算和处理，可以得到 BIS 指数。为了能准确的计算 BIS 指数，必须要过滤去除脑电信号中与脑部催眠状态无关的干扰。因此，用于 BIS 的算法必须与赝像检测和滤波处理相结合，尽管如此，仍然还会有许多干扰（无关信号）难以与脑电（有效信号）区分开，造成 BIS 值计算的误差。影响 BIS 指数运算的主要因素分为生理干扰和非生理干扰。

（1）生理干扰：是指脑电以外的所有人体固有的电生理信号，它包括自身的肌电、心电信号等。例如，骨骼肌在收缩时产生高频率的电生理信号，其能量聚集在 30～300Hz 的频段内，与脑电信号（0.5～50Hz）有重叠，在这个重叠区域（30～50Hz），主要会干扰麻醉的苏醒期。另外，心电信号和心脏起搏器发出的信号也会对脑电图产生影响，但是，由于心电信号的强度比脑电信号高得多，因而可以通过振幅和同步性加以区分。

（2）非生理干扰：主要是来源于手术室内的电子设备，比较典型的设备有呼吸机、神经刺激器和各类能量设备等。由于这类的干扰主要以共模信号为主，因此，可以应用信号前端的噪声滤波器、差动放大器等硬件方法加以限制。同时，还可以通过对数字化信号的防伪像处理“净化”原始数据。

5. BIS与脑电图的差异　BIS 监测的技术优势是保持并量化原始脑电信号的非线性关系，因而能更好地保留原始脑电的功能信息，并且观测简单、使用方便。BIS 与脑电图的区别在于以下几点。

（1）脑电图是一种生物电信号，而 BIS 是对它关于镇静、抑制的解释。

（2）BIS 是对脑电图信号进行数学处理的结果。

（3）脑电图是在头皮上测定的大脑皮层生物电活动的图像，BIS 则是通过提取脑电信号的特征来"量化"麻醉深度。

四、NT 麻醉深度监测系统

NT（Narcotrend）麻醉深度监测系统是继 BIS 监测仪之后，由德国汉诺威医科大学研发的又一款脑电麻醉深度监测系统，NT 麻醉深度监测系统可以使用普通的一次性自粘式心电电极（包括可重复使用的针电极、杯电极等），能在患者头部的任意位置实时检测脑电信号，通过对原始脑电图的自动分析和分级，精准指示麻醉/镇静深度和相关参数，并同时显示 δ、θ、α、β 各成分波在功率谱图的变化情况和趋势。

NT 麻醉深度监测系统，如图 4-21 所示。

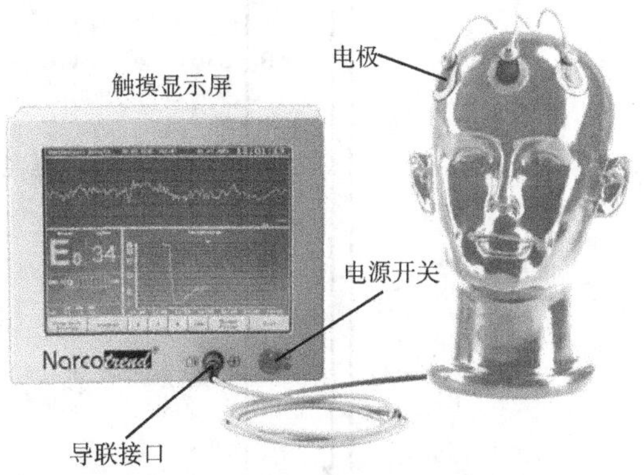

图 4-21　NT 麻醉意识深度监测系统

（一）Narcotrend 分析方法

NT 麻醉深度监测的基本分析过程，如图 4-22 所示。

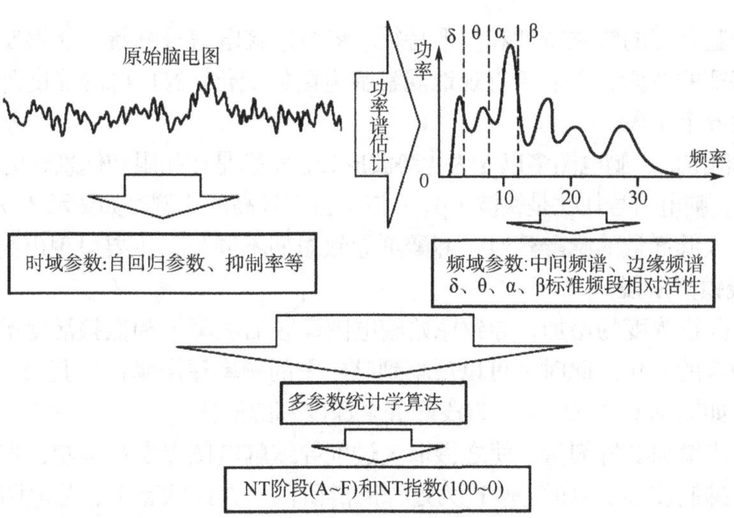

图 4-22　NT 麻醉深度监测的基本分析过程

NT 麻醉深度监测采用的是多参数统计学分析方法，通过收集原始脑电信号并实时分析各种相关参数，可以得到脑电图的视觉表征和分类，再由脑电信号的功率谱分别计算出中间频谱、边缘频谱和δ、θ、α、β标准频段的相对活度。

1. 脑电图的特征和分类 脑电自动分类来源于对脑电图的特征分析，即基于1937年卢米斯（Loomis）对人类睡眠中脑电图变化的系统描述，其将睡眠时的脑电分为5个阶段，用A～E来区分不同的EEG模式。Narcotrend发明人舒尔茨（Schultz）随后根据视觉特征和使用麻醉药后不同的脑电图模式将脑电分级扩展为A、B_0～B_2、C_0～C_2、D_0～D_2、E_0～E_1和F_0～F_1，共6个阶段15个亚级。

Narcotrend系统在进行由A到F频段采样的同时分别建立原始脑电数据库，并提取时域和频域特征参数，如频谱参数、熵值和自回归参数等。根据多参数的统计学分析，确定各对应频段的参照波形，再由脑电平台期的持续时间及比例开发出F阶段分类算法。

麻醉过程中，脑电图的特征和分类，如图4-23所示。

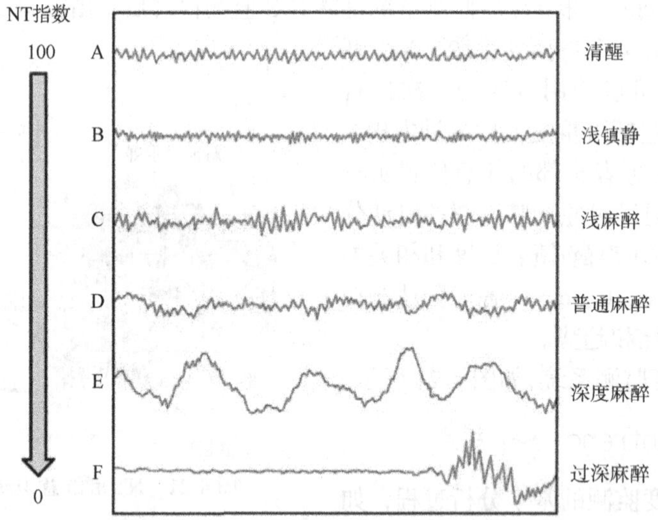

图4-23 脑电图的特征和分类

通过分析脑电图的幅频特性和波形特征，将原始脑电信号分解为能够反映麻醉过程中各阶段时域特征的波段，以便于直观地观察脑电图的变化。NT麻醉深度监测系统可以将脑电信号分为6个阶段。

（1）人体清醒时，脑电图多以α为优势波成分，特别是在闭眼和休息时更为明显。因此，使用麻醉药前，脑电信号往往是快波（β、α波）占有较高的比例，如图示A为清醒阶段。

（2）当注入低剂量的麻醉药时，麻醉剂导致短期不同步，主要呈现出高频率的β波，如图示B为浅镇静阶段。

（3）随着药物浓度的增加，导致原始脑电图高频活度降低和低频活度增加，同时信号幅度也发生相应的变化。此时，可以观察到脑电图的频率逐渐降低，其θ、δ波的幅度随之同步增长，如图示C到D、E，为浅麻醉至深度麻醉阶段。

（4）进一步增加麻醉剂量，使之摄取量过度导致脑电图爆发性抑制，直到出现脑电信号的平台期（抑制波形），如图示F为过深麻醉阶段。在此状态下，脑电图仅能出现短期连发波的干扰，这被称为“爆发性抑制模式”。脑电图出现平台期，表明大脑皮质受到深度麻醉抑制。

正常的麻醉状态（即使是全身深度麻醉阶段）具有完全可逆性，一旦终止麻醉剂的输注，只需经历一系列麻醉逆过程，患者可以逐渐苏醒，脑电图复苏至图示 A 清醒阶段。

另外，Narcotrend 系统通过它的数据库，可以识别一些特殊的脑电图，例如，监测癫痫电波、脑死亡等。

2. 脑电功率谱分析　脑电功率谱图，如图 4-24 所示。

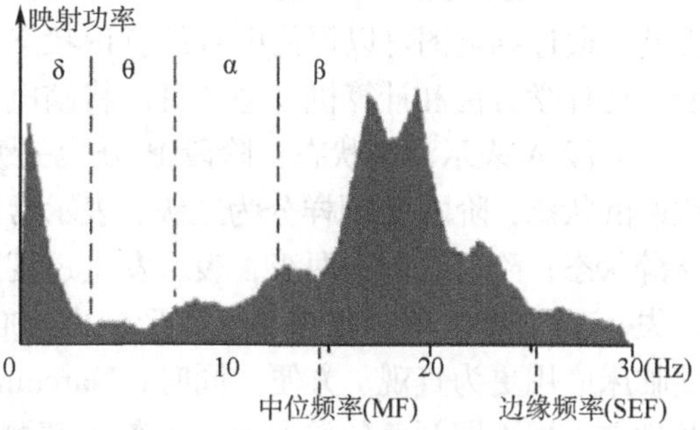

图 4-24　脑电功率谱图

根据麻醉中脑电功率谱图的功率分布在频率轴上的转移，可以判读麻醉深度的变化情况。因为随着麻醉的加深，大脑皮层受到抑制，使得脑电信号的频率变缓、波幅增大。就是说，在此期间，脑电功率谱图的低频功率成分增大，其中的中位频率（50%百分位，MF）和边缘频率（95%百分位，SEF）必然会发生左移。同时，它的慢波（δ、θ 波）成分的活度增加、快波（α、β 波）的活度下降。所以，通过分析脑电信号的功率谱图，获得其 95%谱边缘频率（95%SEF）、中位频率（MF）和快、慢波活度比值等参数，可以客观评价麻醉（镇静）深度。

由于 δ 波为优势波时，人体处于深度睡眠和无意识状态。因此，在 Narcotrend 系统的麻醉深度算法中，更加关注 δ 波的活度，根据功率谱图中 δ 波的成分变化，可以直接了解麻醉状态。麻醉诱导期视觉脑电图、功率谱图（δ 波成分）及 NT 指数的变化情况，如图 4-25 所示。

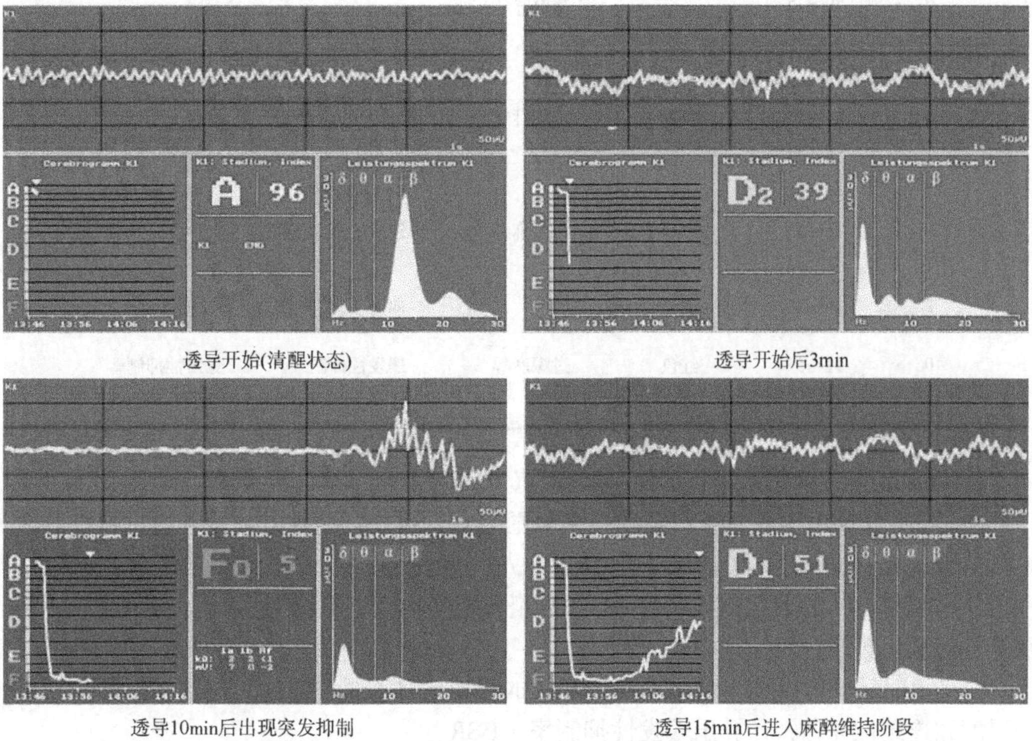

图 4-25　诱导期视觉脑电图、功率谱与 NT 指数的变化情况

由图可见，麻醉过程中的特征脑电图、功率谱图（尤其是δ波的活度）与NT指数、麻醉趋势图有明确的对应关系。

3. NT的分级与NT指数 在麻醉药物的作用下，脑电波形必然会有比较明显的变化，因此，通过脑电图可以评估患者的意识状态。以脑电信息为基础得到的大量数据，采用多变量统计学方法和计算机处理，可以将脑电信号分为6个阶段和15个级别的量化指标。

阶段A表示清醒状态；阶段B分为三级，表示浅镇静状态；阶段C也分三级，表示浅麻醉状态；阶段D同样分为三级，表示常规普通麻醉状态；阶段E分为两级，表示深度麻醉状态；阶段F分为两级，表示发生过度麻醉（爆发性抑制）状态，此时脑电活动逐渐消失。NT指数是在分级基础上，形成由100（清醒状态）到0（脑电静止）的量化指标，使临床应用更为直观、方便。同时，Narcotrend运用视觉分类法，将不同阶段的脑电分级及指数采用不同颜色分类表示。状态A清醒状态用黄色表示，B浅镇静状态、C浅麻醉状态用蓝色表示，D常规麻醉状态、E深度麻醉用绿色表示，F过深麻醉采用醒目的红色。

NT麻醉深度的分级、指数见表4-1。

表4-1 NT麻醉深度指数

阶段	级别	NT指数	字体颜色	人体状态	脑电特征	临床麻醉状态
A		100～95	黄色	清醒	α波为优势波	
B	0	94～90	蓝色	浅镇静	θ波活度增加	可能会发生术中知晓 参考拔管
	1	89～85				
	2	84～80				
C	0	79～75		浅麻醉		
	1	74～70				
	2	69～65				
D	0	64～57	绿色	常规麻醉	δ波活度增加	
	1	56～47				
	2	46～37			δ波活度增加	目标麻醉区域
E	0	36～27		深度麻醉	连续的高δ波活度	追求的舒适麻醉深度 参考插管
	1	26～20				
	2	19～13			向爆发性抑制过度	
F	0	12～5	红色	过深麻醉	爆发性抑制	爆发性抑制
	1	4～0			连续的脑电抑制	脑电活动逐渐消失

4. Narcotrend的算法流程 NT麻醉深度监测系统的基本工作流程，如图4-26所示。

Narcotrend脑电导联系统记录的频率范围为0.5～45Hz的脑电信号，通过特有的内置脑电信号放大器进行整形（滤波）、放大和A/D转换处理，可以得到采样率为128个采样/秒、分辨率为10^{12}的数字化脑电信号。数字化脑电信号经过伪迹检测滤除各种干扰，再分别进行时域、频域分析处理。

（1）由时域分析得到与脑电图幅度相关的时域信号，通过实时对这些脑电图信号进行平滑度和连续性评估，计算出爆发性抑制率（BSR）。

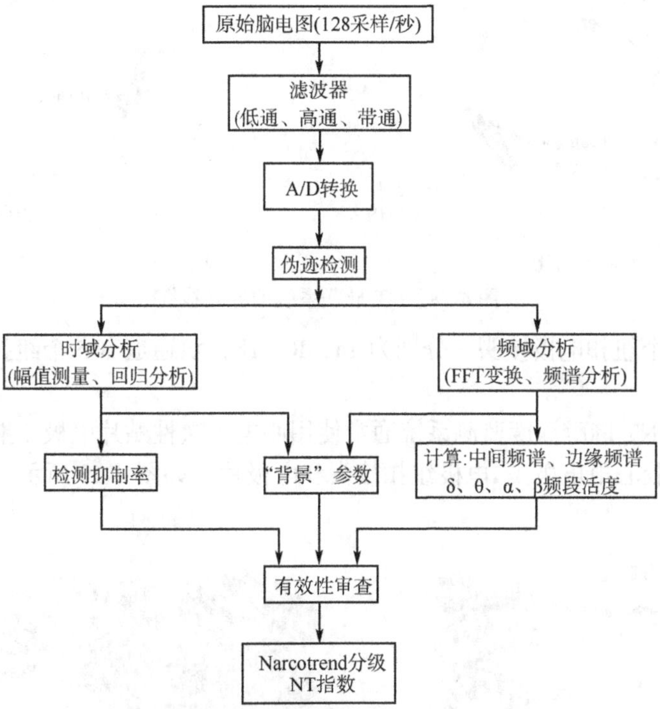

图 4-26　NT 麻醉深度监测系统工作流程

（2）通过傅里叶变换和频谱分析建立脑电功率谱图，由功率谱分别计算中间频谱（MF）、边缘频谱（SEF）和 δ、θ、α、β 各成分波的相对活度。

（3）“背景”参数的意义是提供脑电图的个体信息，目的是修正计算过程中的非典型敏感活动。例如，不同癫痫患者的特殊脑电活动、复合麻醉药物的非典型作用等。

（4）计算每个平滑采样段加权平均数（加权系数取决于背景参数），得到 Narcotrend 的分级和 NT 指数。

（二）NT 麻醉深度监测系统的导联系统

NT 麻醉深度监测的导联系统，如图 4-27 所示。

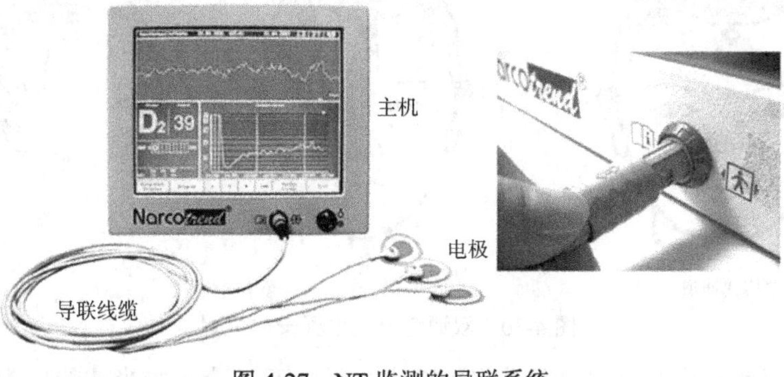

图 4-27　NT 监测的导联系统

NT 麻醉深度监测的导联系统包括导联线和电极。

1. 导联线缆　标准导联线缆按单、双通道不同分为单通道导联线缆和双通道导联线缆。NT 导联系统的导联线缆，如图 4-28 所示。

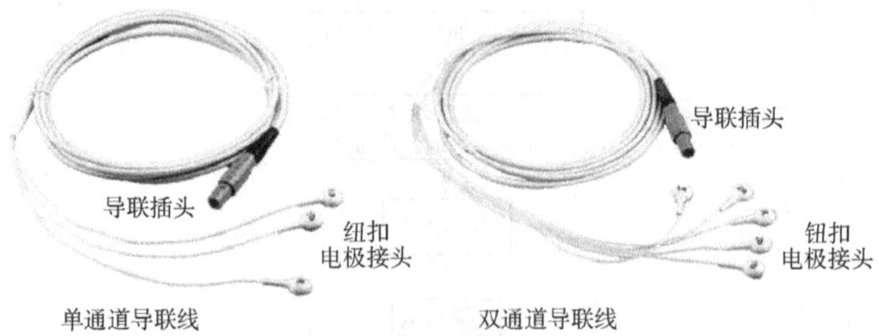

图 4-28 NT 导联系统的导联线缆

单通道有 3 个纽扣电极接头，分别为 1a、R、1b；双通道有 5 个纽扣电极接头，1a、1b、R、2a、2b。

2. 电极片 NT 麻醉深度监测系统通常使用心电一次性贴片电极（推荐使用导电性能较好的液态导电胶心电电极）。电极纽扣接头和电极片，如图 4-29 所示。

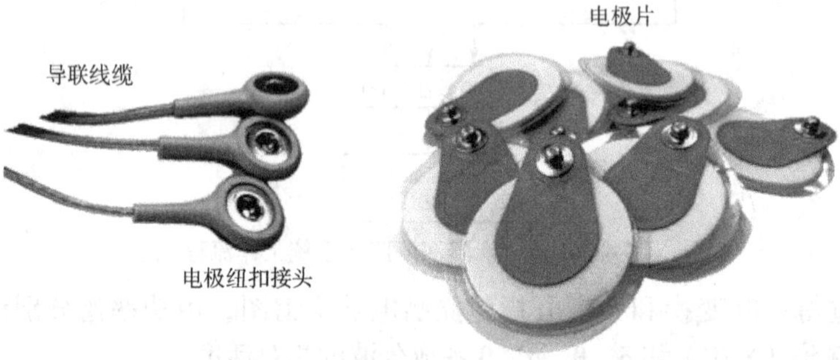

图 4-29 电极纽扣接头和电极片

3. 电极安放位置 NT 麻醉深度监测系统的电极安放位置并不固定，因此对于某些特殊手术场合，额头不便安放电极（如烧伤、开颅、眼科等手术），可以在患者耳后或头部任意部位安放经裁剪变小的普通心电电极，或针电极、杯状电极。但是，在使用针电极或杯状电极时，需要使用专用的电极线缆。因此，NT 麻醉深度监测系统的电极适宜全科手术。

电极的安放，如图 4-30 所示。

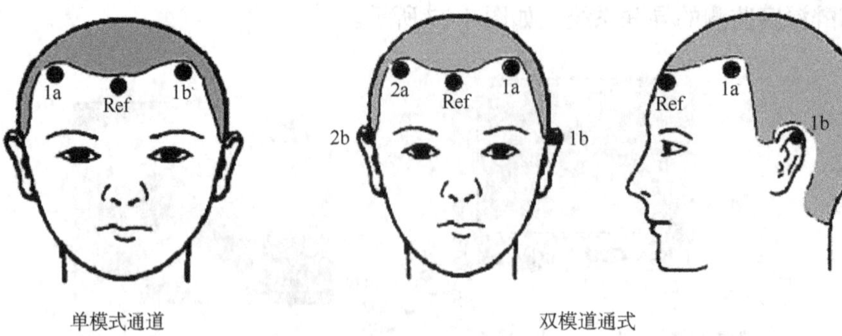

图 4-30 双通道模式电极安放位置

NT 麻醉深度监测系统的双通道监测模式主要用于 2 个大脑半球的功能比较（如大脑半球和颈动脉手术等）。

NT 麻醉深度监测系统安放电极的注意事项。

（1）电极应放置在距发际线尽可能近的位置，因为在眼睛附近，特别是在镇静较轻的阶段，由于眼球运动会产生杂波干扰。

（2）避免将电极放置在头骨间隙、瘢痕、皮肤损伤处。

（3）电极 1a 与 1b、2a 与 2b 之间的距离应大于 8cm。

（4）电极接触阻抗小于 6kΩ、电极间阻抗差异值小于 3.5kΩ。如果电极阻抗较大，可轻按电极中间，使导电胶与患者皮肤更好接触。若还是不合要求，应在电极片的导电胶位置滴加生理盐水、耦合剂或清洁头部皮肤，以增加导电性能。

（三）NT 麻醉深度监测系统的临床应用

NT 监测系统主机的显示器为彩色触摸屏。系统开机后需要输入患者的出生日/月/年，方可进入监测主界面。进入监测主界面后，通过屏幕下方的对话窗口（触摸按键），完成对 Narcotrend 的系统设置。NT 监测系统显示器的分区，如图 4-31 所示。

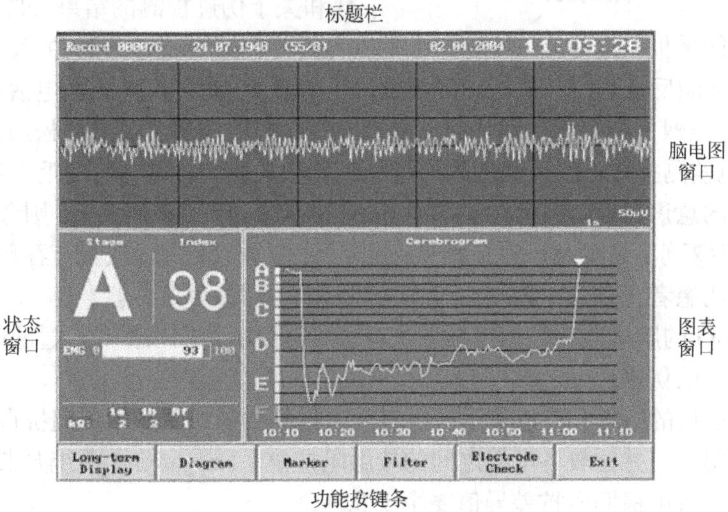

图 4-31　NT 监测仪显示器分区

显示界面分为标题栏、脑电图窗口、状态窗口、图表窗口和功能按键条。

1. 标题栏　可以给出的信息（从左到右）为：电池符号（非充电模式下）、患者姓名、出生日期、年龄、日期和时间。其中，患者的年龄可以换算到年龄和月份。

2. 脑电图窗口　通过对原始脑电图的滤波、A/D 转换和数字化伪迹处理，NT 麻醉深度监测系统可以在脑电图窗口中实时显示患者当前的原始脑电图数据。对于双通道记录，上面曲线表示单通道，下面曲线表示双通道。并自动检测、记录信号的持续时间或连接中断的持续时间（显示零标记线）。双通道的脑电图窗口，如图 4-32 所示。

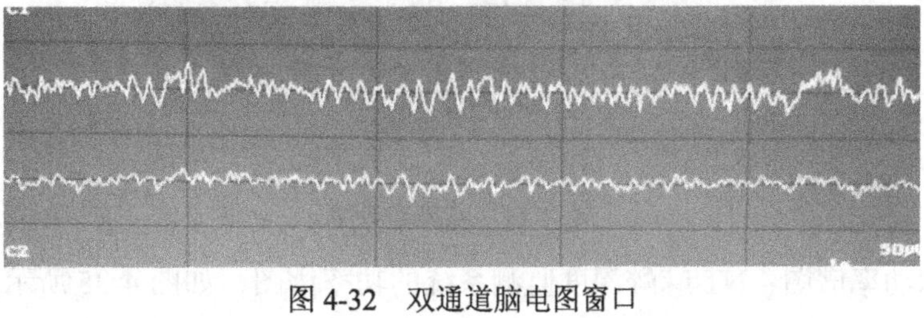

图 4-32　双通道脑电图窗口

3. 状态窗口　经过多参数统计学运算和分析，在状态窗口实时显示反映麻醉深度的

NT 阶段和 NT 指数，并显示自动检测伪迹信息和电极接触阻抗测试结果。

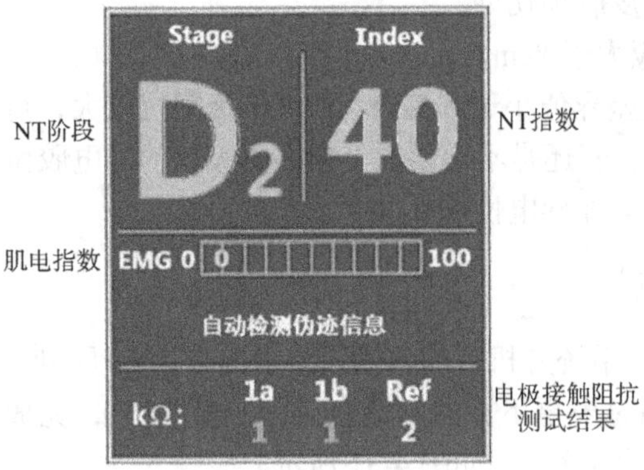

图 4-33　状态窗口

状态窗口，如图 4-33 所示。

状态窗口分为 3 部分。

（1）状态窗口的上部：显示当前自动分类的 NT 阶段和 NT 指数。并且阶段与指数的颜色显示与趋势图中显示的阶段颜色相一致。即 A 清醒状态用黄色表示，B 浅镇静状态、C 浅麻醉状态用蓝色表示，D 常规麻醉状态、E 深度麻醉用绿色表示，F 过深麻醉用红色表示。

（2）状态窗口的中部：显示 EMG 肌电指数和关于伪迹检测的结果。NT 监测系统在额头上的电极还能采集肌电信号，经信号处理，可以得到与肌松状态相关的额纹肌电（EMG）指数。肌电指数能反映额纹肌电活动的强度，它的显示范围为 0（无肌电活动强度）～100（肌电活动非常强烈）。用于帮助临床正确指导肌松药的应用，反映肌松药物的效果。

EMG 肌电监测指数可以反映术中患者受到刺激的影响，是否有睫毛反射、眼帘眨动，辅助监测患者的意识深度。因为在手术中 EMG 值应为 0。如果不为 0，则考虑肌松或镇痛是否足够。术后复苏，患者意识逐渐恢复，睫毛反射、眼帘眨动，或具有吞咽动作等，EMG 指数增大，说明患者正在意识恢复，可作为拔管的参考条件之一。

同时，EMG 的肌电监测数据也是系统算法所需要的，用以排除、过滤由肌电、噪声、电刀等干扰造成的伪迹。

（3）状态窗口的下部：可以显示电极接触阻抗的测试结果。电极阻抗自检的作用是检测电极的接触阻抗，并比较各电极之间的接触阻抗值。Narcotrend 系统要求，电极接触阻抗应小于 6kΩ、各电极间阻抗差异值要小于 3.5kΩ。

4. 图表窗口　可以通过操作 DIAGRAM（图表）按钮，选择或变更在这个窗口将要显示的图表。在图表窗口可以根据需要分别显示：麻醉趋势图、功率谱图、波段相对活度图、中位频率（MF）和边缘频率（SEF）。

（1）显示麻醉趋势图：麻醉趋势图可以显示整个手术过程的麻醉状态，其中包括麻醉的诱导阶段、维持阶段和苏醒阶段。NT 麻醉深度监测系统的麻醉趋势图，如图 4-34 所示。

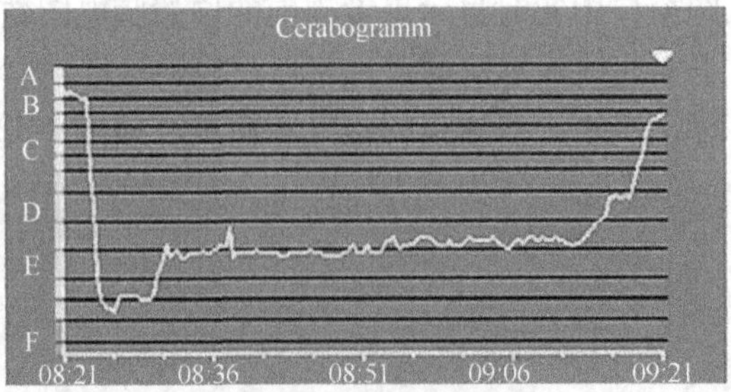

图 4-34　麻醉趋势图

（2）显示功率谱图：NT 麻醉深度监测系统的功率谱图，如图 4-35 所示。

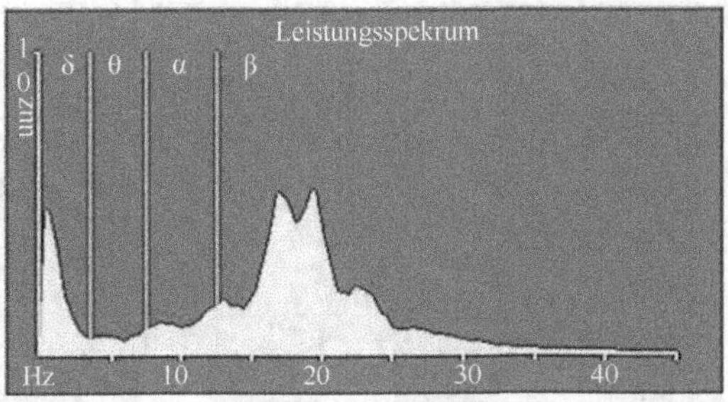

图 4-35　功率谱图

（3）显示波段相对活度图：NT 麻醉深度监测系统的波段相对活度图，如图 4-36 所示。

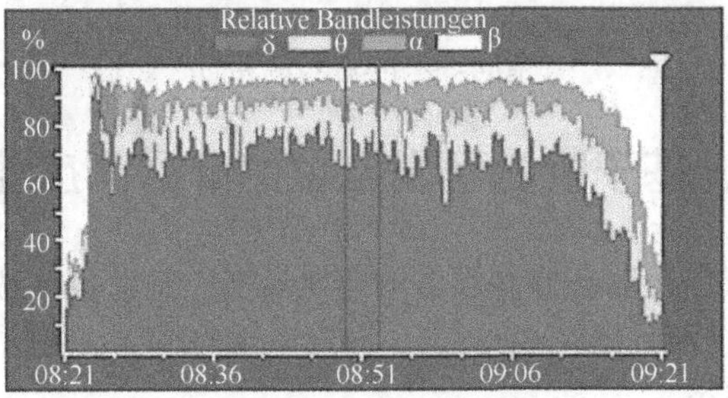

图 4-36　波段相对活性图

（4）显示中位频率和边缘频率：NT 麻醉深度监测系统的中位频率（MF）和边缘频率（SEF），如图 4-37 所示。

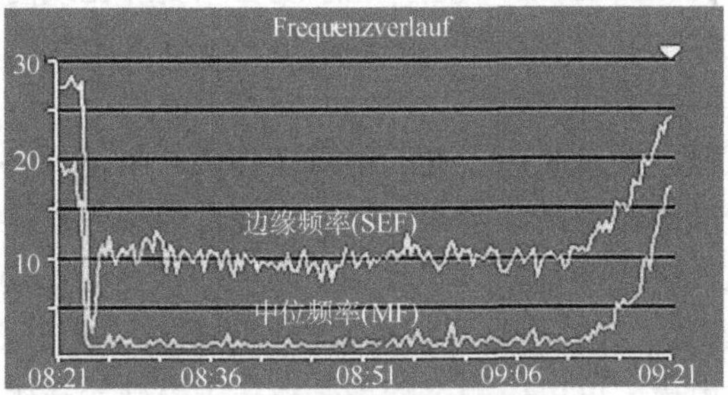

图 4-37　中位频率和边缘频率

5. 功能按键条　NT 麻醉深度监测系统的功能按键条，如图 4-38 所示。

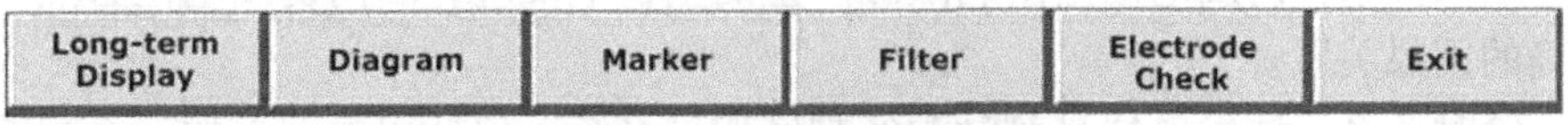

图 4-38　功能按键条

在记录模式下，通过屏幕底部的功能按键条可以调整显示方式、显示图表内容、滤波方式、电极检测等功能。

（1）Marker 标记功能：可以标记手术中的特殊事件，如给药或手术操作等的开始和结束。

（2）Filter 滤波功能：可以用来观察原始脑电波中特定的频率信号，有 Low-pass-15Hz、Low-pass-30Hz 和关闭滤波 3 种功能供选择，并获得相应波段参数，观察特定脑电频率信号。

（3）Electrode check 电极检测功能：手动电极检测可以独立存在于自动检测功能，用于需要时检测电极接触阻抗的大小。电极检测界面，如图 4-39 所示。

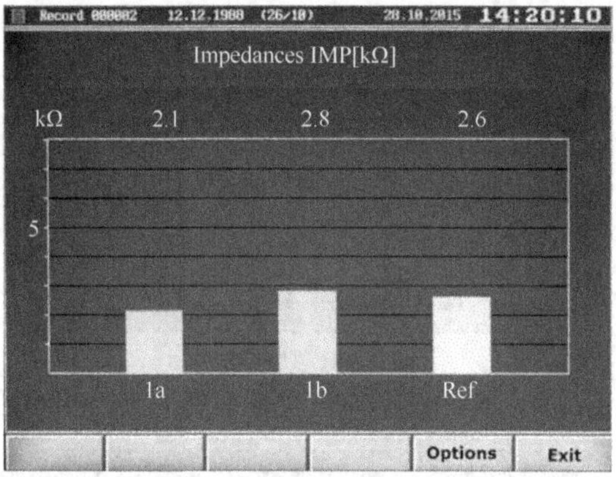

图 4-39 电极检测界面

五、基于听觉诱发电位的麻醉深度监测

麻醉药物作用到人体必然会抑制患者的感觉器官（主要包括视觉、听觉和体感等），由于听觉是全身麻醉过程中最后一个消失、最先恢复的感觉，因此，通过对听觉的测试可以敏感的监测到麻醉状态。

（一）诱发电位

诱发电位（evoked potentials，EP）是神经系统在感受外在或内在刺激过程中产生的生物电活动。就是说，人体感觉器官接收到的刺激信号，在大脑皮层上引起的生物电位变化即为诱发电位。

各种刺激（包括机械、温度、声、光、电等）作用于机体的各种感受器或感觉器官，经过换能作用，会转变成神经冲动并进入中枢，由此可以在各级特定的中枢（包括大脑皮层的一定部位）引起这一神经冲动在时间上和空间上的综合电位变化。

1. 诱发电位形成机制 当对感觉器官施加适宜的刺激，通过安放在相应部位（头皮或身体其他部位）的测量电极，可以检测出的该刺激在中枢神经系统（包括部分周围神经结构）所激发的生物电活动。因此，诱发电位具有 2 个基本特征。

（1）因果关系：诱发电位是由刺激源产生的生物电反应，因而诱发电位必然与刺激源具有明确的因果关系。

（2）锁时关系：诱发电位是刺激源经神经传导系统（包括感觉器）的一系列有规则运作产生的生物电活动，诱发电位与刺激源存在着明显的锁时关系，并具有可重复性。

所以，自发脑电信号无极性亦不规律、呈现杂乱的电位变化，诱发电位更具有规律性，更容易被检测与识别。

继脑电图和肌电图之后，诱发电位是临床神经电生理学的第三大进展。临床上，在病史和体征不能确定诊断的情况下，通过诱发电位能够检出神经系统的功能异常；也可以通过检测中枢神经系统的抑制状态来确定麻醉深度。

诱发电位技术是观测人脑功能（包括麻醉状态）的一种无创性手段，为感知生理、临床神经生理和心理学的研究开辟了新途径。在生理学研究中，诱发电位比自发电位更具有临床意义。诱发电位包含潜伏期、极性、幅度和持续时间等十几个可予以测量的成分，它们能描述诱发的神经活动，可以表达对刺激性质的感知和对刺激意义的理解。

2. 诱发电位的分类 不同感官的诱发电位所表现的形式会有所不同，刺激特性的差异也可以影响诱发电位的波形结构。依据受检神经的性质，诱发电位可以分为感觉诱发电位、运动诱发电位、事件相关电位。

（1）感觉诱发电位：主要有躯体感觉、听觉和视觉三大类。通过电脉冲或机械刺激可以诱发体感诱发电位（SEP），以特定声音刺激能诱发听觉诱发电位（AEP），由闪光或图形翻转刺激可以诱发视觉诱发电位（VEP）。

（2）运动诱发电位：通过适宜的电流或磁场，经颅骨或椎骨刺激人大脑运动皮质或脊髓所记录到的肌肉动作电位，称为运动诱发电位（MEP）。

（3）事件相关电位：人脑对某一刺激信息进行认知加工时，在头皮记录到的电位变化，称为事件相关电位（ERP）。

一般说来，诱发电位可以分为2个主要的时间段，即：原发反应（早反应）和原发后反应（晚反应）。原发反应的最早部分通过特异丘脑皮层通路到达皮层第一感觉区，在刺激后50～100ms到达的晚反应，并通过内髓板外通道的神经元排放，其通路包括网状结构和非特异丘脑核群。晚反应广泛地分布于皮层双侧而且受意识水平改变的影响。因此，早反应在功能上与感觉器官的接受能力有关，而晚反应则与信息处理过程相关。

3. 诱发电位的信号处理 由于脑膜、头骨和头皮的影响，在头部检测的诱发电位要比自发脑电信号小得多，为0.1～20μV。另外，诱发电位是淹没在各种自发电位（脑电、肌电、心电等）噪音背景中的信号，因而需要使用专门的信号分离技术。为了将微弱的诱发电位从背景噪音中分离出来，目前，诱发电位主要是根据诱发电位的空间、时间及相位等特征，结合潜伏期与刺激之间的锁时关系（给予刺激后立即或在一定时间内瞬时出现诱发电位）进行测试，最常用的信号处理方法是叠加平均法。

（1）叠加平均法原理：由于诱发电位总是在刺激之后固定的时间内（潜伏期）出现，其波形的形态基本保持一致，而脑电等自发性电活动与刺激源无固定时相关系，因而将多次刺激的结果相加，诱发电位就会因其在固定时间出现、极性一致而变得突显，其他的信号（自发性脑电信号等）因与刺激无固定时相关系，而被自身正负抵消，这就是叠加技术；将叠加后的波形除以叠加次数，使EP波幅大小恢复原貌，即为平均技术。

设输入信号 $f(t)$ 是有用信号和随机白噪声的合成，可表示为

$$f(t)=s(t)+n(t)$$

式中 $s(t)$ 为振幅恒定周期信号，功率为 S，$n(t)$ 为随机白噪声（无规则信号）。在信道中，随机白噪声一般都服从高斯分布，也称作高斯白噪声，其均值为零、方差为 δ^2。根据高斯白噪声的性质可知，噪声的功率为 δ^2。即输入信号的信噪比为

$$\mathrm{SNR}_{\mathrm{IN}}=\frac{S}{\delta^2}$$

进行 m 次叠加平均后，输出信号为

$$y(t)=\frac{1}{m}\sum_{k=1}^{m}f(t_k+iT)=s(t)+\frac{1}{\sqrt{m}}\overline{n(t)} \qquad 0\leqslant t\leqslant T$$

式中 T 为多点平均扫描时间间隔，$f(t_k+iT)$ 为第 i 点的第 k 次样值，$\overline{n(t)}$ 为噪声信号有效值。可见，对输入信号进行叠加平均处理，有效信号经 m 次叠加平均后其值不变，而噪声叠加平均后变为

$$N(t)=\frac{1}{m}\sum_{k=1}^{m}n(t_k+iT)=\frac{1}{\sqrt{m}}\overline{n(t)}$$

则输出信噪比变为

$$\text{SNR}_{\text{OUT}}=\frac{S}{N_0}=m\frac{S}{\delta^2}=m\cdot\text{SNR}_{\text{IN}}$$

式中 N_0 为叠加平均后输出噪声的功率。

由以上推导可知，周期信号经过 m 次同步叠加后，信噪比提高 m 倍。因此，周期性信号或可重复性信号经过多次取样积累后，其信噪比会有所提高，积累次数越多，信噪比改善越高。如果叠加平均的次数足够多，那么，微弱的有用信号就可以从较强的背景噪声中提取出来。

（2）平均诱发反应法：叠加平均法在医学研究中的应用称为平均诱发反应法（averaged evoked response，AEV），所谓诱发反应就是机体对某个外加刺激所产生的因果反应。AEV方法可以用来检测微弱的生物诱发电位信号，如希氏束电图、脑电图、耳蜗电图等。由于这些背景噪声是随机的（无极性亦不规律），其平均值和协方差为零，而诱发电位的波形及振幅较为固定，随着叠加平均次数的增加，诱发电位波形愈加明显。

为保证应用 AEV 方法的准确性，必须要确定叠加采样的基准时间点。由于诱发电位与刺激源具有严格的锁时关系，因此，检测通常是将刺激源作为信号采样的基准时间点。应用 AEV 法提取诱发电位，如图 4-40 所示。

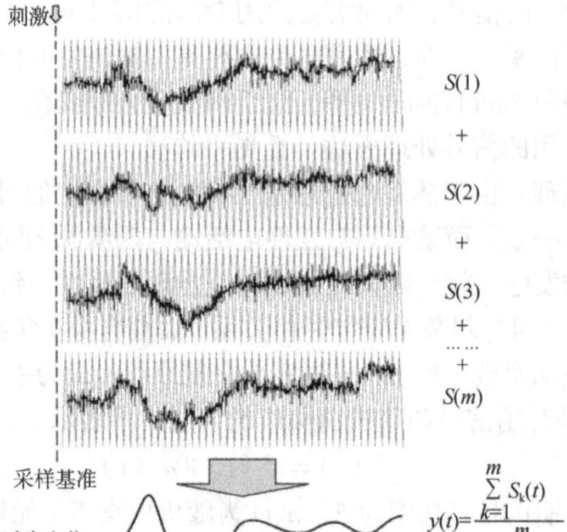

图 4-40　应用 AEV 法提取诱发电位

叠加平均法是用来提高信噪比的重要技术手段，目的是可以将诱发电位信号从自发脑电和各种背景伪迹中分离出来。

4. 诱发电位的潜伏期和振幅　关于诱发电位波形的极性，我国和欧美国家均采用“正下负上”相位体制，即向上的波为负，向下的波为正。波形常用的标记方法有以下几点。

（1）用波形的极性（以 P 表示正相波，N 为负相波）和各成分出现的顺序（以阿拉伯数字或英文字母表示）的组合命名，如 P_1、P_2、P_3……和 N_1、N_2、N_3……，常用于体感诱发电位和中长潜伏期的听觉诱发电位。

（2）按波峰的潜伏期毫秒数标记，如 P_{100}、N_{20}、P_{45} 等。

（3）以罗马数字（Ⅰ、Ⅱ……Ⅶ）表示脑干听觉诱发电位的标记。

（4）用波形的解剖发生源命名，如 LP 代表从腰骶髓记录的生物电活动。

潜伏期和振幅是诱发电位的 2 个重要的测量指标，潜伏期包括绝对潜伏期和峰间潜伏期。绝对潜伏期是指刺激与诱发电位波形上某一特定点之间的时间间隔（ms），通常采用波峰的顶点作为测量点（峰潜时）。绝对潜伏期与振幅如图 4-41 所示。

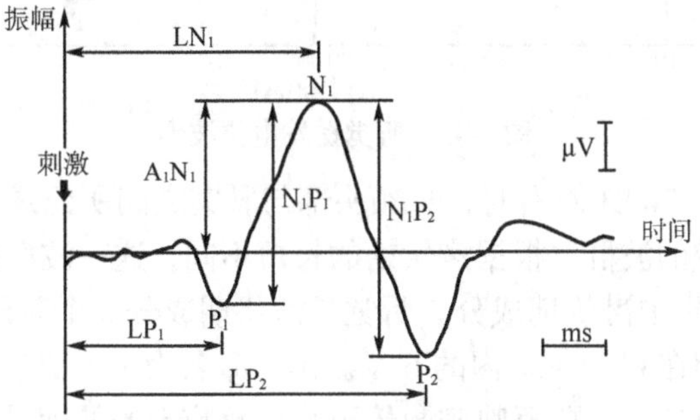

图 4-41　绝对潜伏期与振幅

图中 LN1、LP1、LP2 分别为 N1、P1、P2 波峰的绝对潜伏期，A1N1 代表从基线测量的 N1 振幅，N1P1、N2P1 分别代表 N1 至 P1 和 N1 至 P2 的峰—峰值。

2 个波峰的时间间隔称峰间潜伏期，峰间潜伏期如图 4-42 所示。

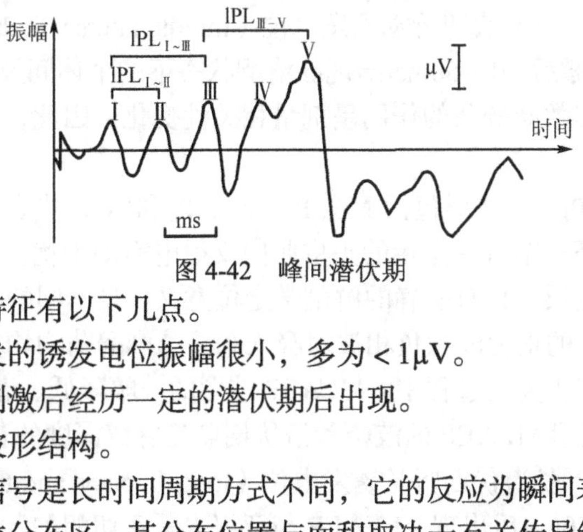

图 4-42　峰间潜伏期

诱发电位的基本特征有以下几点。

（1）声音刺激引发的诱发电位振幅很小，多为 $< 1\mu V$。

（2）反应是在受刺激后经历一定的潜伏期后出现。

（3）呈现特定的波形结构。

（4）与自发脑电信号是长时间周期方式不同，它的反应为瞬间表现。

（5）有相应的电位分布区，其分布位置与面积取决于有关传导组织的结构特征。

（二）听觉诱发电位

听觉诱发电位（auditory evoked potentials，AEP）是通过声音刺激听觉传导通路，经脑干原发听皮层到达联合皮层的生物电活动，是一项脑干受损、大脑抑制较为敏感的客观指标。AEP 是由声刺激引起的神经冲动在脑干听觉传导通路上的生物电活动，因而能客观敏感地反映中枢神经系统的功能。

1. 听觉诱发电位的波形　听觉诱发电位监测设备通过声响刺激，由放置在额头部和乳突（位于外耳门后方的骨性突起部位）间皮肤上的 2 个电极记录听觉通路所产生的听觉诱发电位（AEP）。AEP 由一系列不同潜伏期的脑电活动波形构成，可以反映刺激经听觉传导通路的各级神经结构依次兴奋的过程。AEP 包括从耳蜗至皮质的生物电活动，它由 11 个如图 4-43 所示的波形组成。

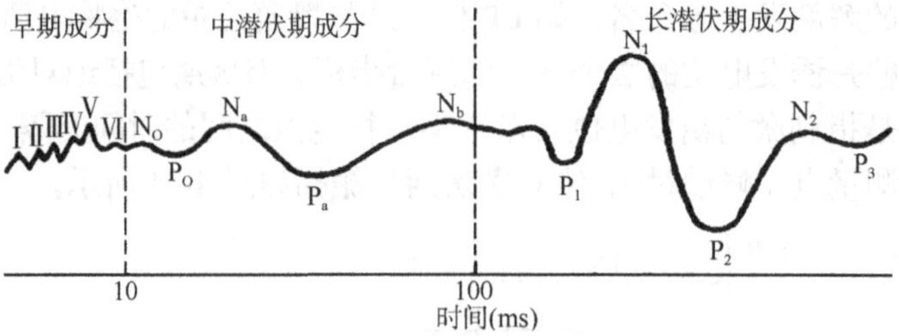

图 4-43　听觉诱发电位波形

当刺激声音强度在 70dB 左右时，从额头部与乳突之间所记录到的 AEP 有 11 个波形（包含 15 个成分）组成的波群。根据潜伏期的长短不同，这一波群依次分为听觉脑干诱发电位（早期成分）、听觉中潜伏期成分、听觉长潜伏期成分 3 个阶段。

早期成分：潜伏期在 0～10ms 内的 6 个波形（命名为 Ⅰ～Ⅵ）为早期成分组，是耳蜗和脑干听觉核的激活反应，主要反映刺激传至脑干及脑干的处理过程。早期成分组为脑干听觉诱发电位（brain stem auditory evoked potentials，BAEP），又称为短潜伏期听觉诱发电位，在接受刺激后首先出现，常用于脑干手术中神经功能的监测。

BAEP 虽然与吸入麻醉药的作用有一定程度的关系，但大多数麻醉药不影响 BAEP 的潜伏期和波幅，且 BAEP 与意识水平无关。

2. 中潜伏期成分　中潜伏期听觉诱发电位（middle latency auditory evoked potentials，MLAEP）是在接受刺激后 10～50ms 出现。清醒状态下的个体间及同一个体中的 MLAEP 变异很小，而且与大多数麻醉药的作用呈剂量相关性变化。因此，MLAEP 较适用于麻醉深度的判断。

MLAEP 波幅达 30μV，波形包括 N_o、P_o、N_a、P_a 和 N_b，代表丘脑听觉有关部位和大脑皮层的激活，可能还夹杂着一定量的头皮肌肉反射电活动干扰。MLAEP 主要产生于内侧膝状体和初级听觉皮层，具有明确的解剖学定位意义，且不同的特征反映了脑部对刺激的反应方式。MLAEP 的正相波和负相波对吸入和静脉麻醉药物均为敏感，随着麻醉药剂量的增大，在患者意识丧失的过程中，MLAEP 波形的波幅降低、潜伏期延长（尤其是 P_a、N_b 波），这些构成了应用 MLAEP 的波幅和潜伏期监测麻醉深度的基础。

3. 长潜伏期成分　长潜伏期听觉诱发电位（long latency auditory evoked potentials，LLAEP）接受刺激的 50ms 后出现。LLAEP 与意识水平密切相关，但过于敏感，在小剂量麻醉药作用下即可完全消失。长潜伏期成分命名为 P_1、N_1、P_2、N_2，也称为晚成分，主要反映前额皮质的神经活动，运用言语声引起的诱发电位具有左右半球不对称的性质。

听觉诱发电位的 3 段潜伏期对麻醉药的敏感性见表 4-2。

表 4-2　3 段潜伏期对麻醉药的敏感性

诱发电位	麻醉药的影响
BAEP	与吸入麻醉药的作用有一定程度影响，但在静脉麻醉的作用下无明显变化
MLAEP	与麻醉药剂量有依赖性变化
LLAEP	对麻醉药过于非线性敏感，对小剂量的麻醉效应几乎没有反应

由此可见，临床麻醉深度监测主要是应用听觉诱发电位的中潜伏期成分，通过分析它的幅值和潜伏期时长可以得到与麻醉深度相关的敏感指标。

AEP 与 BIS 在麻醉/镇静深度监测中的对比有以下 2 点不同。

（1）AEP 是中枢神经系统对刺激反应的客观表现，而 BIS 反映的是镇静水平。

（2）AEP 有明确的生理学意义，每个波峰与对应的解剖结构有着密切关联。因此，AEP 在监测镇静及麻醉方面较脑电功率谱分析、BIS 有着解剖学和生理学上的优势。

（三）AEP 麻醉深度监测

AEP 麻醉深度监测系统主要由声音发生器、耳机、脑电电极和主机组成。关键技术主要为 3 个方面。

（1）可控的自动发放声音刺激。

（2）经体表脑电电极监测大脑对声音刺激的反应。

（3）根据听觉诱发电位（主要为 MLAEP）的幅值和潜伏期时长，通过特征分析得到与麻醉深度相关的指数 AAI（ARX-AEP index）。

AEP 麻醉深度监测系统，如图 4-44 所示。

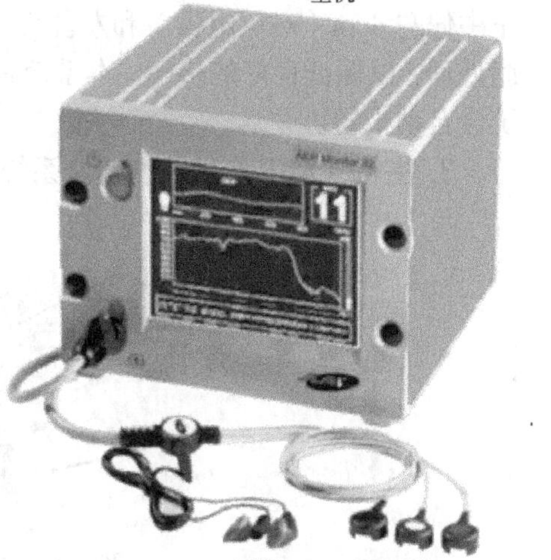

图 4-44 AEP 麻醉深度监测系统

1. 声音发生器 是产生声响刺激的装置，通过声响刺激达到“唤醒”和认知的目的。声刺激强度主要用对数标度，可调的刺激强度为 45～80dB。AEP 麻醉深度监测几种常用的刺激声信号有以下几种。

（1）短声：将持续时间为 50～200μs 的方波送至耳机产生的一个频率范围很宽的刺激声信号。其特点为持续时间只有数毫秒、频谱很宽、能量集中在 2～4kHz。短声是引起神经排放同步最佳的信号，可得出最清晰的反应波。

（2）滤波短声：产生短声的电脉冲经窄带滤波器（1/3 倍频程）滤波后，再输入耳机所产生的声信号为滤波短声。

短音和滤波短声通常由 2 周的声调上升、1 周的平台波和 2 周的声调下降波组成，这种声调的变化有利于刺激人体听觉的认知，可以提高 AEP 监测的灵敏度。

（3）短纯音：对纯音的正弦波形进行调制，获得具有对称性上升、下降相和平台的声信号，因此，短纯音由一段包络呈梯形的正弦波组成，其波形分为上升时间、下降时间和持续时间。短纯音的频率采用低音区，并可以根据临床需要选择，选择的范围通常为 500Hz、1000Hz、2000Hz、4000Hz 和 8000Hz。

AEP 麻醉深度监测系统声音发生器的作用是“唤醒”，目的是在麻醉过程中甄别患者的听觉“认知”能力。因此，AEP 麻醉深度监测的声音刺激采用间断的短纯音，即每个刺激周期为 2s，每秒钟发出 9 个刺激（短纯音）。为了便于“唤醒”，声音发生器的前 1s 发出高音（9 组高频短纯音），后 1s 发出低音（9 组低频短纯音），由此可以形成一个“滴答”声响。

2. 脑电电极的安放 AEP 麻醉深度监测采用三电极系统，电极安放的位置，如图 4-45 所示。

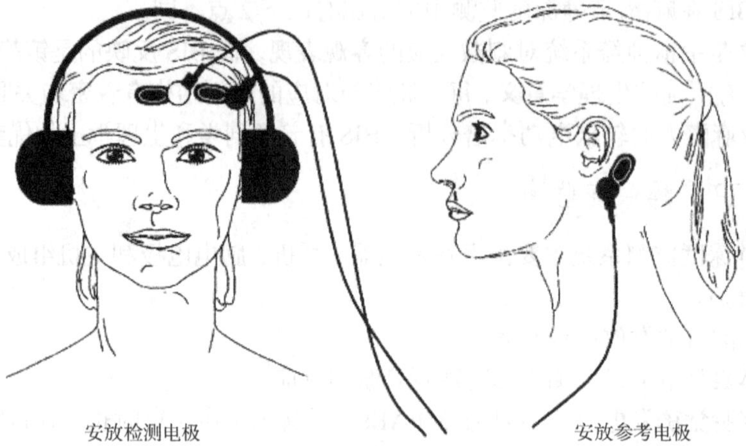

图 4-45 电极安放的位置

AEP 麻醉深度监测系统将 3 个专用电极分别贴在前额正中（测量电极，正极）、前额正中偏左 4cm（对照电极）和左乳突（参考电极，负极）处。安放时，需要对皮肤进行脱脂处理，以保证良好的接触。本系统具有阻抗检测功能，当电极的接触阻抗大于 5kΩ 时系统会自动报警。

3. 主机 AEP 麻醉深度监测系统的主机，如图 4-46 所示。

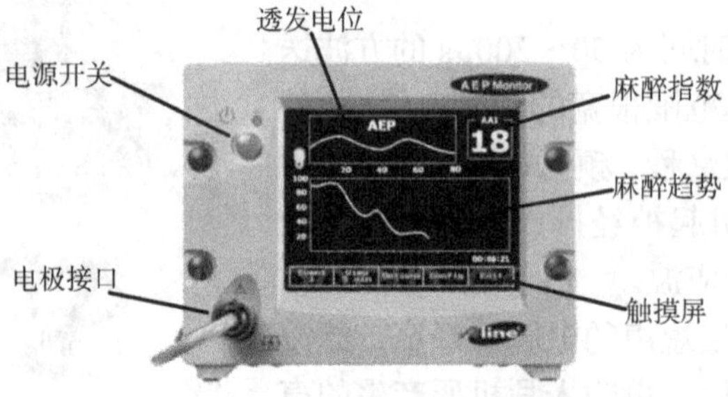

图 4-46 AEP 麻醉深度监测系统主机

AEP 麻醉深度监测系统的主机以单片机为核心，其电极接口可以提供声音发生器的输出信号和通过电极采集的脑电图信号，显示器为触摸屏，能够完成监测系统的全部操作。在 AEP 麻醉深度监测系统的显示屏幕有诱发电位波形窗口、麻醉趋势窗口、AAI 指数窗口，可以分别实时显示当前的 AEP 波形图、麻醉趋势图、AAI 指数。另外，显示屏幕还能显示事件标记、麻醉监测时间、备用电池状态和测量参数。

AEP 麻醉深度监测系统的基本工作原理是，通过耳机给患者施加重复性的声音刺激（滴答声），经体表脑电电极可以监测到大脑对声音刺激的反应状况，再由平均叠加技术根据反应与声音刺激的锁时关系，得到听觉诱发电位。本机的采样周期为 2s，在 2s 内可以向患者发放 18 次声音刺激，通过 3 个脑电电极实时采集诱发电位信号，并运用外因输入自动回归模式（ARX model）萃取技术得到 AAI 指数。为便于临床应用，AAI 将 AEP 波形“量化”为 AAI 指数，AAI 指数的意义见表 4-3。

表 4-3　AAI 指数的意义

AAI 指数	>60	40～60	30～40	<30
人体状态	清醒	浅麻醉	目标麻醉区	深度麻醉

4. AEP 监测原理　AEP 麻醉深度监测的原理示意图，如图 4-47 所示。

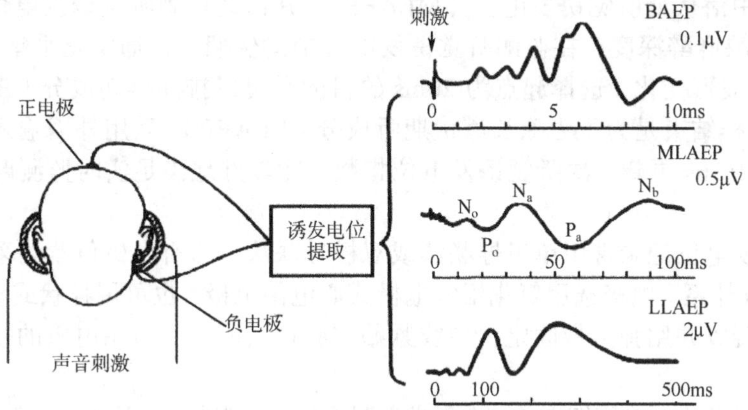

图 4-47　AEP 麻醉深度监测原理示意图

由于麻醉深度监测关心的仅是患者对听觉的“认知”水平，而 MLAEP 是大脑对声音刺激的主动反应，其波形有着明确的解剖学定位，因此，AEP 麻醉深度监测系统重点是检测 MLAEP。清醒状态与麻醉状态 MLAEP 波形的比较，如图 4-48 所示。

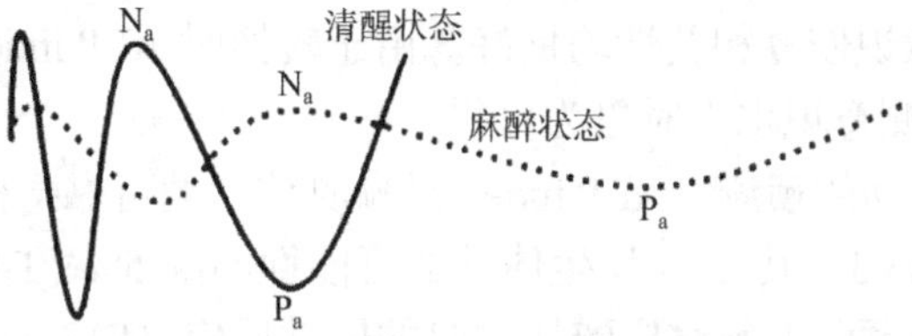

图 4-48　清醒状态与麻醉状态 MLAEP 波形的比较

由图可见，患者在意识消失的过程中，P_a、N_a 等波的波幅降低，潜伏期延长，而且这种变化几乎是即时发生，并在所有的患者中均具有相同的变化趋势。也就是说，波幅降低和潜伏期延长（波形变宽）都将使得相邻 2 点（2 个相邻的波形成分振幅，如 P_a、N_a）的绝对差值减小。因此，在麻醉期间，如果患者 MLAEP 波形为一条近似于平滑的曲线，则可以判定患者是处于深度麻醉状态。

虽然分析 MLAEP 波形的波幅和潜伏期可以用于麻醉深度的判断，但是，由于这种方法需要数秒钟的分析过程，难以表达麻醉深度的实时变化。尤其是在麻醉的诱导和苏醒期，要求迅速了解麻醉深度的变化，所以，这一分析方式难以适应临床需求。为此，目前可以通过听觉诱发电位指数 AAI，来快速表达 MLAEP 波形中与麻醉深度相关的特征。

早期传统的 AAI 指数计算主要采用移动时间平均模式（MTA），但是它存在运算速度太慢的技术缺欠。MTA 运算速度太慢的原因是，为了提高信噪比（SNR），必须要增加采样的数量，例如，SNR 为 1∶20，则通过 256 次重叠 SNR 才能升高至 4∶5，如果 1 次波形扫描需 80ms，重叠 256 次则需 20s 的采样时间。由于 MTA 的运算速度难以满足临床需求，目前 AAI 指数计算主要采用外因输入自动回归模式（ARX）。ARX 模式的运算仅需采样 15～25 次，可以在 2～6s 内完成 AAI 指数更新。

（四）听觉诱发电位的临床应用

当今的麻醉深度监护仪基本上都是采用无创手段，利用外因输入自动回归模式来监测、获取中潜伏期听觉诱发电位（MLAEP），并由此得到听觉诱发电位指数（AEP index）来反映麻醉深度。在监测听觉诱发电位中潜伏期中，通常是采集和分析 20～80ms 部分的波形变化，选择起点为 20ms 的目的是可以排除早期成分（BAEP），选择 80ms 作为采样结束是为了去除长潜伏期听成分（LLAEP）。采用外因输入自动回归模式，可以每 2～6s 更新一次听觉诱发电位指数，能较好地满足实时监测麻醉深度变化的需要。

听觉诱发电位记录常用单极导联法或双极导联法。所有电极位置均采用脑电图国际标准 10-20 体系。电极选用氯化银针电极或心电图电极，也可用杯状或盘状电极，内部充满导电凝胶并用弹力带固定，导线紧贴皮肤拉紧固定。所用电极的接触电阻必须要小于 2kΩ。

在 AEP 监测中，常用短声（click）或音调（tone）刺激。应用时应注意耳机安放的位置，如果位置不当及扭折均可使声音传导受阻，引起诱发电位波形改变。经大量的临床观察研究，AEP index 在 60～100 为清醒状态、40～60 为睡眠状态、30～40 为浅麻醉状态、30 以下为临床麻醉状态。

1. AEP index 与意识的关系 研究发现，在心脏手术中使用异葡酚麻醉时，AEP index 和 BIS 与意识丧失及意识恢复相关性均良好。由于转换时 AEP index 在数值上没有重叠，所以，AEP index 在监测意识水平时更为可靠。

2. AEP index 对体动的预测 AEP index 是预测体动的可靠指标，50%的患者发生体动时的 AEP index 值为 45.5，其 < 33 发生体动的可能性不到 5%。BIS 是一个准确的镇静深度监测指标，但它不能预测七氟醚麻醉切皮时的体动反应。BIS 与麻醉中的镇静催眠程度相关，而在镇静催眠程度相同的情况下，BIS 不能预测对伤害刺激的体动反应。因此，AEP index 在预测体动方面有更优越的性能指标。

3. AEP index、BIS 与血药浓度的关系 丙泊酚的麻醉恢复期，以呼之睁眼作为判断意识恢复的标准，记录睁眼前后 BIS、SEF、MF 及 AEP index 值，与丙泊酚血药浓度进行比较，相关系数分别为 0.734、0.686 和 0.647，其中 BIS 的相关性最好，而 AEP index 与丙泊酚血药浓度不相关。比较睁眼前后这 4 个指标，发现 BIS、SEF 和 MF 无显著性变化，而 AEP index 变化明显。将血药浓度作为一个监测麻醉深度的指标仍有争议，因为血药浓度不总是反映大脑（效应室）的药物浓度，睁眼后 AEP index 迅速增高与临床上意识出现相一致，这提示 AEP index 比血药浓度能更好地反映意识水平。BIS、SEF 和 MF 主要反映皮质脑电活动，停药后血药浓度与脑内药物浓度同步下降，因此，它们与血药浓度相关性良好。而 AEP Index 反映皮层和皮层下电活动，可以较好地预测意识的恢复。

4. AEP index 与 BIS 用于监测麻醉深度的机制 麻醉包括 4 个部分：镇静、镇痛、肌松和对伤害反应的抑制。手术刺激、镇痛、镇静催眠之间的关系，如图 4-49 所示。

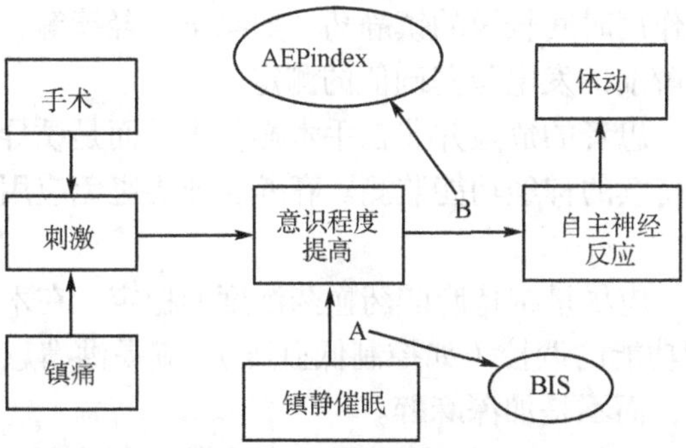

图 4-49　手术刺激、镇痛、镇静催眠之间的关系

由于 BIS 可以用于监测镇静催眠药的作用（A 点），即只是监测镇静深度；而 AEP index 能提供手术刺激、镇痛、镇静催眠等多方面的信息（B 点）。因此，当伤害性刺激得到完全阻滞时，使用少量的镇静药即可以获得稳定的麻醉深度，此时仅需要监测镇静深度，仅使用 BIS 即可；如果伤害性刺激未得到充分阻滞，其刺激可激动交感神经系统和刺激患者的清醒水平、引起意识、发生术中知晓及体动，在这种情况下，使用 AEP index 能较全面地反映麻醉深度、预测体动和术中知晓。

（五）诱发电位监测的影响因素

诱发电位的影响因素主要有 4 个方面，技术问题、药物影响、生理变化及诱发电位监测时的麻醉处理。在进行诱发电位分析时应结合这些实际状况，作具体分析。

1. 技术问题　麻醉监护过程中，当诱发电位突然出现异常，应考虑是否存在技术故障。如刺激电极移位、脱落或断裂、刺激器失灵等都会造成技术故障。因此，需要定期检测电极的接触阻抗、电缆连接及其他邻近设备（例如，电刀、空调等室内的电子和机器噪声干扰源）。

2. 药物影响　一般来讲，麻醉药对短潜伏期诱发电位的影响不大。但是，皮质起源的诱发电位对作用于中枢神经系统的药物很敏感。术前用药如地西泮、巴比妥起初增强，然后，抑制躯体感觉诱发电位的幅度。各种吸入麻醉药可引起听觉诱发电位潜伏期和振幅的变化，对皮质成分的影响更加明显。但氧化亚氮是个例外，即使 50%的氧化亚氨也不能使 BAEP 发生改变。静脉麻醉药除吗啡、芬太尼外主要影响听觉诱发电位的中晚期成分，吗啡、芬太尼对早期成分也不敏感，局麻药可以影响诱发电位的波幅和潜伏期。监护室内的治疗用药也可能会影响诱发电位。

3. 生理影响　皮质起源的诱发电位随自然睡眠状态发生改变。血氧含量降低时，波形幅度明显降低，潜伏期不稳定。低温明显也会影响诱发电位，正常人体温增高时，对 AEP 不产生有意义的影响。血压和动脉血气的改变也可引起诱发电位波动，$PaCO_2$ 通过改变脑电活动性和脑血流、脊髓灌注能引起诱发电位改变。

4. 诱发电位监测时的麻醉处理　麻醉医师在监测诱发电位中，应注意 3 个方面的事宜。一是要提供适宜的麻醉方案，以满足神经功能监测的需要；二是避免应用影响诱发电位的药物和方法；三是维持药理和生理状态的稳定，使诱发电位的变化仅归因于手术的操作过程。

因此，在手术的过程中要兼顾以下几点。

（1）术前用药可选作用时间较短的镇静药，如吗啡、羟嗪等，以减少患者紧张及过多的肌肉活动，以便于麻醉前诱发电位基础值的测定。

（2）大多数情况下，患者的危险并非在手术操作中，而是诱导、固定体位、苏醒期及术后早期，所以应进行持续的神经功能监测。麻醉医师要避免应用那些延长患者苏醒时间的药物。

（3）在麻醉维持中，应尽量维持麻醉药血药浓度的稳定。在术中关键的操作前后不应追加麻醉药或进行生理功能的调控（如控制低血压），应提供满意的肌松，有心血管反应时需使用血管活性药物，而不是加深麻醉。

（4）麻醉医师应尽量控制影响诱发电位的生理参数，如体温、血压、血气等，保持充分供氧，使生理状态稳定。在进行控制性降温和降压时，应使患者处于相对平稳状态。

六、基于熵理论的麻醉深度监测

人类清醒时的脑电图呈现一种非线性无规律状态。随着麻醉加深，患者进入无意识状态时，脑电图会从不规律转变到相对规律的形态。麻醉加深后的脑电图变化，如图 4-50 所示。

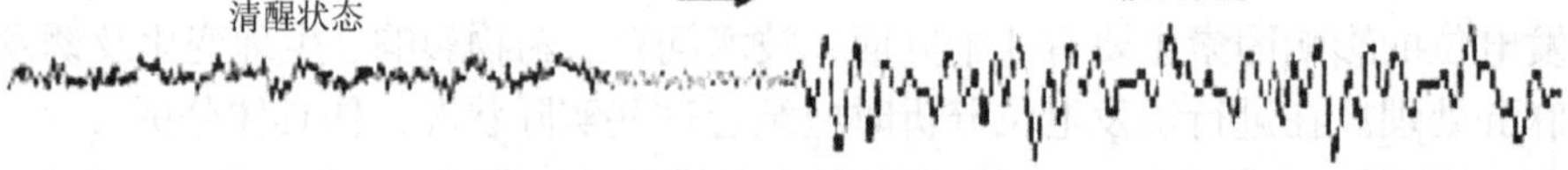

图 4-50　麻醉加深后的脑电图变化

基于熵理论的麻醉深度监测，其基本原理就是应用物理学中“熵”（entropy）的概念，利用信息熵理论中的数学方法和思想，通过分析脑电信号的不确定性来“量化”麻醉深度。在清醒状态下，脑电图不规则，熵值很高；随着麻醉深度的增加，大脑意识逐渐被抑制，脑电信号趋于平稳、规则，因而其熵值呈现明显的下降趋势。

谱熵可以衡量脑电图的不规则度和复杂度，现已用于临床的麻醉深度监测。其基本过程是，由额颞区采集的复合信号（脑电和额肌电），通过香农熵分析处理，得到 2 组熵数据，一是状态熵（SE），评估大脑皮层电活动（0.8～32Hz）；二是反应熵（RE），分析包含皮层下肌电图和皮质脑电图成分（0.8～47Hz）。由于额肌电的激活能敏感表达皮层下抑制不足，反映伤害感受，因此，谱熵麻醉深度监测通过直接评估皮层（状态熵）和皮层下（反应熵），以及状态熵与反应熵之间出现的间隙，可以评价麻醉深度的适宜性。

（一）熵理论

目前理论认为，“熵”（entropy）是评价系统（信息、事件）混乱度（或有序度）的量值。但在实际发展历程中，熵是一个既在理论上统一又在应用中逐渐泛化的概念，已经被广泛应用于包括自然和人文领域在内的多个学科，表现出很强的生命力和发展潜力。

1. 克劳修斯熵　1865 年，德国物理学家克劳修斯（R.Clausius）从实际宏观过程的不可逆性引入了熵的概念，最初定义为温比热量，是指热量的变化除以绝对温度所得到的量值——熵，这一概念的提出终结了以往用各种现象来表述热力学第二定律的历史（如早期的克劳修斯表述和开尔文表述），给出了热力学第二定律的数学表达式

$$\oint \frac{dQ}{T} \geqslant 0, \quad dS \geqslant \frac{dQ}{T}$$

式中等号对应于可逆过程，不等号对应于不可逆过程，S 为熵，Q 为热量，T 为绝对温度。

因此，热力学第二定律也被称为熵增加原理，即系统经绝热过程由初态转变到终态，其熵值永不减少，熵值在可逆绝热过程中不变，在不可逆绝热过程后增加。

由熵增加原理可知，任何自发的不可逆过程，只能往熵增加的方向发展，于是熵给予了判断不可逆过程方向的共同准则，即任何自发的过程都是由非平衡态趋向平衡态，系统在平衡态时熵函数达到最大值，也就是说，熵的数值表征了系统接近稳定平衡态的程度。由此定义的熵又称克劳修斯熵或热力学熵（熵是一个态函数，是热力学宏观量）。克劳修斯熵从宏观上揭示了热力学系统的共同特性，并为定量研究热力学性质开拓了广阔的领域。对绝热过程和孤立系统中所发生的过程，由熵函数的数值可以判定进程的方向与限度。

值得注意的是，系统的平衡态是指系统达到宏观的平衡，并不能说明其内部的微观元素仅为平稳与规则的运作；相反，平衡态时，系统内部元素仍在无序运行，只是平均的作用效果不随时间改变。例如，两个或多个热力学系统相互接触后，只要时间足够长又没有外界影响，必然会趋于热平衡态。热平衡态是热动平衡，但其系统中的分子仍在作无规则的热运动，只是宏观表现为系统的平均热效果不变。

2. 玻尔兹曼熵　在此之后，奥地利物理学家玻尔兹曼（L.Boltzmann）又从分子运动论的角度出发，论述了热力学第二定律的微观本质。提出“从微观上来看，一个系统的同一宏观状态实际上可能对应于许多情形各异的微观状态”。基于这一概念，他指出热力学第二定律的统计本质是，熵增加原理表达了孤立系统中热力学过程的方向性，反映出系统将从热力学概率小的状态向热力学概率大的状态过渡，平衡态热力学概率为最大。为了定量说明宏观状态和微观状态的关系，将任一宏观状态所对应的微观状态数定义为该宏观状态的热力学概率（Ω）。因而，玻尔兹曼熵也称为统计熵，根据系统宏观状态的基本统计假设，可以得出以下结论。

（1）孤立系统在一定条件下的平衡态，对应于 Ω 为最大值的宏观态。

（2）若系统最初的微观状态数 Ω 不是最大值，那么，当前所处的宏观状态就是非平衡态。系统将随时间的延续向 Ω 增大的宏观状态过渡，最后达到 Ω 为最大值的宏观平衡状态。

由此可知，热力学概率 Ω 是分子运动无序性的一种量度。一般来说，热力学概率（Ω）非常大，为了便于理论处理，玻尔兹曼重新定义了熵（S）用来表示系统无序性的程度，并给出了两者之间的关系式

$$S \propto \ln\Omega$$

1896 年，普朗克（M.Planck）沿用玻尔兹曼的思路进行了更深入的研究，并推导出玻尔兹曼常数 k，给出了更为完整的玻尔兹曼公式

$$S = k\ln\Omega$$

玻尔兹曼公式阐述了表征系统宏观状态的熵与该宏观态对应的微观态数 Ω 的关系，把熵的概念与系统有序、无序的概念联系起来，将系统的熵看成是该状态下微观态数的宏观体现，从而揭示了热力学第二定律的统计学本质。对熵的这一本质的认识，不仅使人们对熵的理解豁然明朗，也为熵概念的泛化创造了契机。熵的概念适用于任何做无序运动的粒

子系统，甚至可以指导对大量无序事件（信息）的研究。

3. 信息熵 1948年，信息论之父香农（C.E.Shannon）将“熵”引入到信息论，并提出了信息熵（香农熵）的概念，从而解决了对信息的量化度量问题，为测度信息的多少找到了统一的数学方法，奠定了信息论的基础。他将信息中排除了冗余后的平均信息量称为信息熵，并给出了计算信息熵（H）的数学方法，为

$$H=-\sum_{k}P_k\log P_k$$

式中 P_k 为离散 k 事件发生的概率。

信息熵描述了离散随机事件的出现概率，当一种信息出现概率较高时，表明它被引用的程度更高，更具有价值。另外，信息熵也反映了信息源的平均不确定度，不确定度越大，说明该信息源的信息越无序。

与玻尔兹曼熵相比，香农将熵的概念从基本统计假设中的微观态概率相同推广到不同概率的微观态（事件、信息等），使一切有概率分布的问题中都存在着相应的熵值，各种由概率表述的“不确定性”问题都可以用信息熵这一概念来描述，这就为熵概念的泛化提供了理论依据。在此之后，研究学者根据不同应用领域的需要，进一步改进和完善了熵理论，出现了 Kolomogorov 熵、近似熵、样本熵、谱熵、模式熵、多尺度熵等多种熵测度算法，现已广泛应用于通信技术、社会学、生物学等领域。

4. 对于熵理论中某些概念的理解 熵理论是一个数学方法，更是一种认识事物的思想（哲学）方法。

（1）平衡态和无序：当克劳修斯熵与玻尔兹曼熵相遇时，可能会造成一种概念上的混淆。即系统在平衡态时熵函数达到最大值，故熵的数值表征了系统接近稳定平衡态的程度。而另一方面，玻尔兹曼又指出，熵用来表示系统无序性的程度，这意味着平衡态对应的是系统无序性最大时的状态。这是否存在悖论呢？当然不是。

以热力学系统为例，平衡态是指在没有外界影响条件下，热力学系统的各部分宏观性质在长时间内不发生变化的状态，但这种平衡状态并非是“沉寂”。从微观上看，正是由于组成系统的内部分子不停顿热运动（微观量随时间变化），才能维持系统的热平衡态，保持不变的仅是整个微观量（热分子）共同作用的统计学平均值。所以，热力学平衡态是一种动态平衡，也称为热动平衡。因此，可以这样说，平衡态是通过组成系统中大量微观粒子之间的频繁碰撞或相互作用来建立与维持的。其实，系统达到平衡态时，其内部微观粒子处于的状态是最为无序、最为混乱和无规则的运动。因此，系统在宏观上建立的平衡态，是通过微观粒子事实上的无序和无规则运动来实现的。

（2）无序与混乱：通常认为熵值越高，系统（信息、事件）越无序、越混乱。但对于麻醉深度监测这一领域而言，觉醒时的脑电熵水平要显著高于麻醉状态时的脑电熵水平，这就意味着觉醒对应的脑电信号应该是“无序”甚至是“混乱”的。

觉醒皮层的脑电图熵水平升高意味着与无意识相比皮层紊乱觉醒的成分更多。至今为止，还仍然无法识别表意识皮层在认知过程中产生的这些高维信号，因此，将其称之为“噪声”。但是，这些所谓的“噪声”恰恰是意识觉醒时才会出现的特征信息，因此，更应当根据可用微状态而非“无序”和“混乱”来定义熵。在这种特定应用背景下，将熵认为是“选择自由”可能更有说明意义，即意识皮层在大量可用微状态之间自由选择。熵值越大，可用的微状态越多，意味着意识皮层越活跃，从而反映出了目标对象

趋向或达到了觉醒状态。

（二）熵测度算法

由于生物医学信号包含丰富的生理信息，多为非线性复杂信号。因此，熵测度算法一经引入，就显示出极大的应用前景和发展活力，如今，熵测度算法已经成为检测生物医学信号复杂度的一种有效的分析方法。

对于脑电信号而言，它存在重要的神经生理体征信息，尤其是随着皮层进入无意识状态，可访问微观状态数量呈现神经元减少的趋势。因此，应用信息熵估算作为皮层功能的量度可以提供非常有价值的信息，“熵”不仅意味着脑电图特征的统计度量，它在某种程度上能够真实地反映信息流。另外，从可以目测区别规则信号与不规则信号的意义上来说，熵还是一个直观参数，并且与信号幅度或频率等绝对标度无关。这一点对脑电图分析来说是一个重要的属性，因为脑电节律存在绝对的频率变化。

计算熵的方法有很多，在此，仅对目前在研究生物医学信号处理方面具有潜力并已经得到应用的算法作一简要介绍。

1. 基于时域分析的熵算法—近似熵与样本熵 近似熵（approximate entropy，ApEn），是平卡斯（Pincus）于1991年在研究婴儿猝死病症的心率变化时，提出的一种量化时间序列复杂度的分析方法。该算法从统计学的角度出发，通过计算系统重构空间中向量由 m 维增加到 m+1 维时继续保持其相似的条件概率，反映一个时间序列在其演化过程中出现新模式的概率大小，进而度量该时间序列的复杂性，具有能够处理短时信号的优点。该算法分析脑电图时域特征时将数据规律性“量化”，通过学习已知脑电图波幅值预测未来值的变化，经研究表明，这一方法能够用于定量评价麻醉药的作用效果。

近似熵的基本算法有以下几步。

（1）设原始的时间序列数据为 u（1），u（2），…，u（N），共有 N 个数据。

（2）将序列{u（i）}按顺序组成 m 维向量 X（i），即按序号连续顺序组成一组 m 维向量

$$X(i)=\left[u(i),u(i+1),\cdots,u(i+m-1)\right] \qquad i=1\cdots N-m+1$$

这些向量代表着从第 i 个点开始的连续 m 个 u 数据；

（3）对每一个 i 值计算向量 X（i）与其余矢量 X（j）之间的距离，并定义向量 X（i））和 X（j）之间的距离 $d[X(i), X(j)]$ 为两者对应元素中差值最大的一个，即

$$d\left[X(i),X(j)\right]=\max\left[\left|u(i+k)-u(j+k)\right|\right] \qquad k=0\cdots m-1$$

（4）给定相似容限边界 r，对每个 $i \leqslant N-m+1$ 的值，统计 $d[X(i), X(j)]$ 小于 r 的数目及此数目与距离总数 $N-m$ 的比值，记作 $C_i^m(r)$。即

$$C_i^m(r)=\frac{1}{N-m}\text{card}\left\{\text{d}[x(i),X(j)]<r\right\}, i=1\sim N-m+1$$

（5）先将 $C_i^m(r)$ 取对数，再求其平均值，记作 $\phi^m(r)$。即

$$\phi^m(r)=\frac{1}{N-m+1}\sum_{i=1}^{N-m+1}\lg C_i^m(r)$$

（6）再把维数 m+1，重复（2）～（5）得到 $\phi^{m+1}(r)$，则理论上此序列的近似熵为

$$ApEn(m, r, N) = \phi^m - \phi^{m+1}$$

上述公式中，N、m、r 分别为时间序列长度，比较窗口的长度，相似容限边界。m 值越大，越能重构出系统的动态发展过程。由此可以看出，近似熵的数值范围为 0～1，系统越规律则近似熵值越小；反之，越大。如果时间序列包含“重复”模式，则近似熵较小，说明系统规律性增大；若为复杂序列则近似熵较大，表明系统规律性小。

近似熵具有以下特性。

（1）时间序列的近似熵值不随信号幅度变化发生改变。

（2）时间序列的近似熵随频率升高而增加，在低频时与事实符合较好。

（3）计算长度为 1000 个数据点时，能较为准确的计算出时间序列的近似熵值。

近似熵尽管具有能够处理短时信号的优点，但是由于其算法在实际应用中会导致自身匹配产生偏差量，因此，在对同一信号选取不同的比较窗口长度（m）和相似容限边界（r）进行分析时，有可能得到不同的结论。针对这一问题，研究人员在近似熵的基础上发展出一种新的算法——样本熵（sample entropy，SampEn）。其算法步骤与近似熵基本相似。与近似熵相比，样本熵算法不计数自身匹配值，所以其结论具有相对一致性。由于这一优点，样本熵在生物医学信号分析中受到了广泛关注和应用。其物理意义与近似熵相似，样本熵值越低，序列自我相似性越高，样本熵值就越大，序列也越复杂。

2. 基于频域分析的熵算法—谱熵和希尔伯特黄熵 谱熵（spectral entropy）是一种基于频域分析的熵的计算方法，是对时间序列频域复杂度的刻画。将原始脑电图数字化后采用傅立叶变换得到功率谱，将功率谱的谱幅分量作为熵计算中的“概率”，然后应用香农熵公式计算特定脑电频谱带的不规则性。谱熵值越大，信号越不规则，复杂度越高；谱熵值越小，信号越规则，复杂度越低。

谱熵的算法步骤如下。

（1）首先对时域信号进行快速傅里叶变换（FFT），得到信号的功率谱密度 $P(f_i)$

$$X(f_i) = \sum_{t_i} x(t_i)\ \mathrm{e}^{-j2\pi f_i t_i}$$

$$P(f_i) = X(f_i) * X^{\Lambda}(f_i)$$

（2）然后将 $P(f_i)$ 按照谱的总功率进行归一化，得出功率谱的概率分布 $P_n(f_i)$

$$\sum_{f_i=f_1}^{f_2} P_n(f_i) = C_n \sum_{f_i=f_1}^{f_2} P(f_i) = 1$$

（3）再利用香农信息熵公式，计算功率谱熵 S

$$S[f_1, f_2] = \sum_{f_i=f_1}^{f_2} P_n(f_i) \log\left(\frac{1}{P_n(f_i)}\right)$$

（4）最后，对熵值进行归一化，使其在 1（最大不规则度）与 0（完全不规则）之间变化，将数值除以系数 $\log\left(N[f_1, f_2]\right)$，其中 $N[f_1, f_2]$ 等于范围 $[f_1, f_2]$ 内的频率成分总数

$$S_N[f_1, f_2] = \frac{S[f_1, f_2]}{\log\left(N[f_1, f_2]\right)}$$

谱熵的算法步骤，如图 4-51 所示。

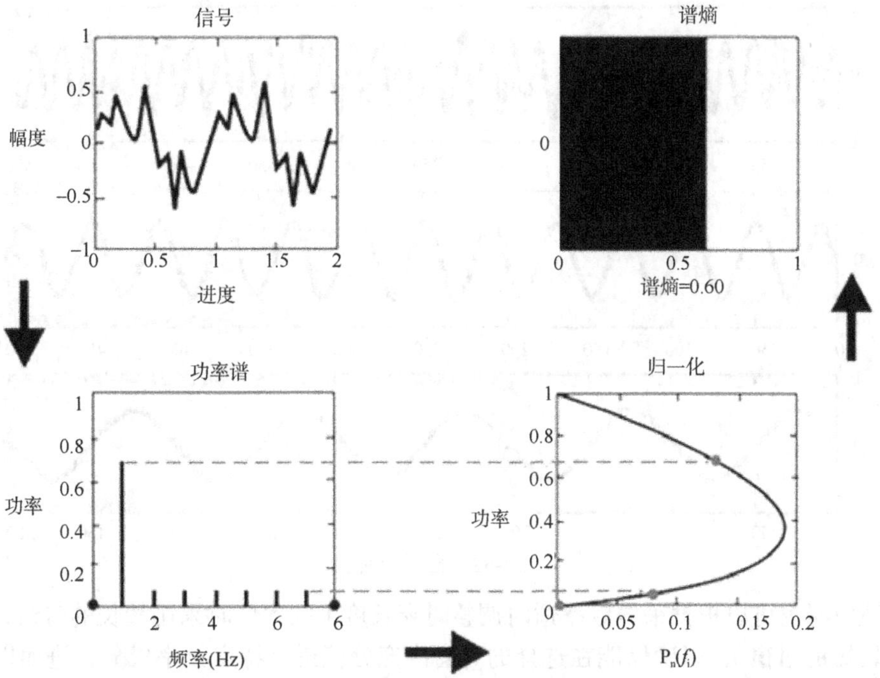

图 4-51　谱熵算法步骤

与之相比，希尔伯特黄熵（Hilbert-huang entropy，HE）与谱熵算法步骤类似，也可以从频域角度观察中枢神经系统的复杂性，其主要区别是谱熵利用傅里叶变换处理脑电信号，而这里则利用希尔伯特黄变换处理脑电信号。众所周知，希尔伯特黄变换能够依据信号的自身特点，自适应地把任何一个复杂信号分解为一列本证模态函数（intrinsic mode function，IMF），具有完全自适应性，对非线性非平稳信号有更强的适用性。因此，对于生物医学信号分析也具有更广阔的应用前景。在实际应用中，如果信号频谱分布单一，HE很小，甚至为 0，表明脑电活动被抑制；信号无序则希尔伯特黄边际谱随机分布在每个频带上，HE 最大，表明脑电活动兴奋。

3. 时间和频率平衡的谱熵　为优化根据信号推导信息时的速度，可以将时域与频域结合起来分析，谱熵算法具有区分各频率范围在熵中单独作用的特殊优势。为获得最佳的响应时间，谱熵算法能够按照单独选择各频率时窗长度的方式进行计算。由此，产生了称为“时间与频率平衡谱熵”（time-frequency balanced spectral entropy）的概念。

在实时信号分析过程中，首先需要选定采样时长和频率，并在有限的时窗内进行信号值 $x(t_i)$ 采样。此时，随着时窗的逐步推移，能实时更新频谱估计值。为便于估算速度较慢的信号（较低的频率），要求所设的时窗必须有足够的时长，因而，时窗长度应与选择的频率范围相关。脑电信号的频谱通常为 0.5～50 Hz，那么，频率为 0.5 Hz 时，需要 30s 的时窗才可能完成 15 个完整周期的采样，而 50Hz 则仅需要 0.3s 就能获得同样数量的完整数据。很明显，单一的固定长度并非是最快、最可靠的时窗选择。为获得采样周期与频率分辨率之间的最佳点，该算法将利用一组自适应时窗，如图 4-52 所示。

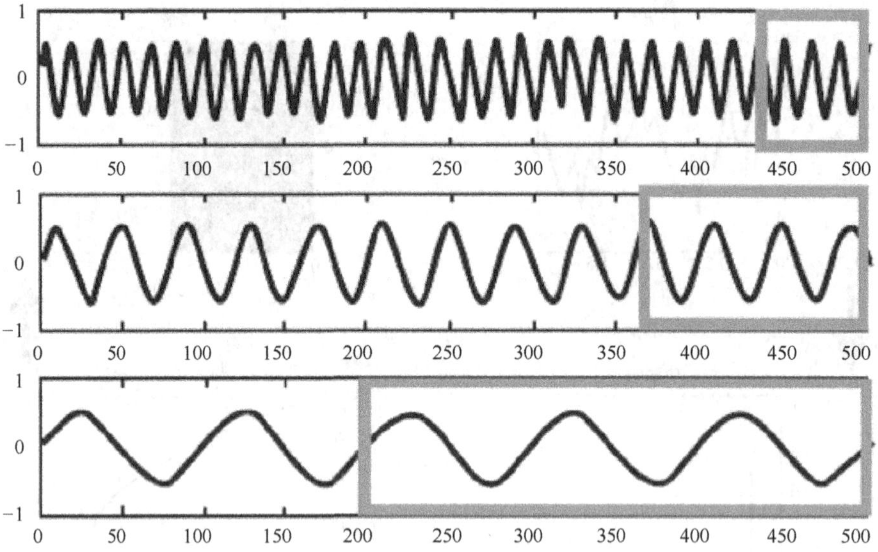

图 4-52　自适应时窗

自适应时窗可以根据采样频率适时调整时窗长度（频率低时采用较长的时窗，频率高则应用较短的时窗），以确保能在选择的时窗内充分获得该特定频率成分，进而以最快的速度提取各频段的信息。

（三）脑电熵指数麻醉深度监测模块

美国通用电气公司医疗集团（GE Healthcare）简称 GE 公司，从 1999 年开始研究用熵来分析处理原始脑电信号和额肌电信号，并将所得熵指数用于麻醉深度监测。2002 年研制出 Datex-Ohmeda S/5^{TM} 监测系统的熵模块 E-ENTROPY，可反映全身麻醉期间中枢神经系统的状态，现已在临床上用于麻醉深度监测。

1. 生理机制　熵模块（E-ENTROPY）所需要参与分析的生物电信号，既有脑电活动信号还包括头面部肌肉活动产生的额肌电信号。

表面肌电信号（肌电图）是许多肌纤维电活动的代数和，等长收缩时，表面肌电信号幅度与肌张力之间存在对应关系。对于没有麻醉作用的患者，肌电图中出现的高紧张性活动，且与刺激水平、警觉水平和心理应激水平呈正相关。全身麻醉后的警觉水平下降，通常表现为紧张性的前额肌电活动快速缓和，面部肌肉不仅是随意肌，而且能受到情感、应激相关脑干中枢神经支配，肌电图的微小变化可能会反映出镇痛不完全（皮层下部分阻滞不充分）。此外，在术后苏醒反应过程中，肌电信号可能比 BIS 反应更为迅速。相关研究表明，肌电图表现出与伤害性应激反应有良好的相关性，可以预测镇痛需求，能够实现更加有效的术后止痛调控。

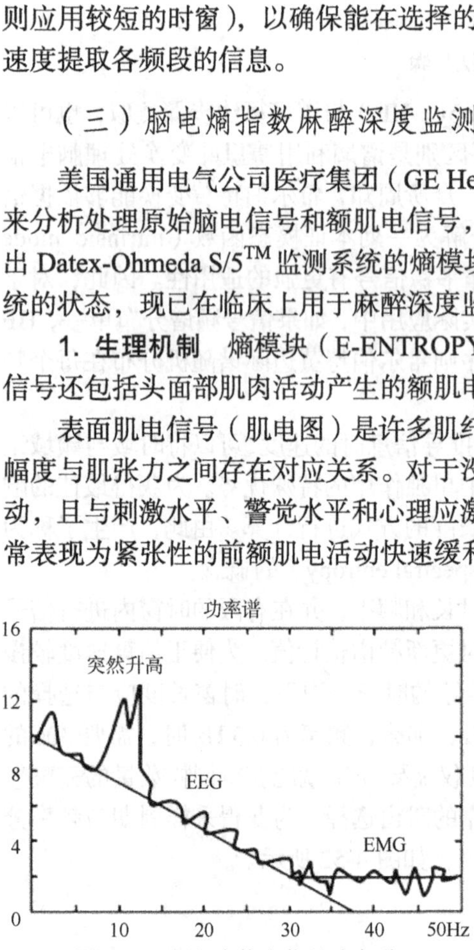

图 4-53　额部生物电信号功率谱

熵模块在额部捕捉到的生物电信号功率谱，如图 4-53 所示。

熵模块在额部捕捉到的生物电信号包括肌

肉活动而形成的肌电信号成分。肌电信号具有与噪声相似的宽频谱，麻醉时，它通常在高于 30 Hz 的频率中占主导地位。而脑电信号主要表现为在较低频段（一般不超过约 30 Hz）反应显著，在较高的频率阶段，脑电功率呈指数下降趋势。

麻醉手术过程中，如果发生生物电功率谱突然升高，表明患者对某些外部刺激（如某些手术造成的伤害感受）还存在应激反应，说明当前的麻醉不够充分。若继续进行刺激并且不增加镇痛药，催眠水平可能会变得更加表面化，高频部（EMG 段）功率谱随之改变，因此，肌电信号功率谱的升高可能意味着即将出现紧急状况。值得注意的是，由于肌电信号频率较高，取样时间明显短于频率较低的脑电信号，因此，能够快速采集生物电数据，更加敏感的指示患者当前状态。

2. 监测原理　为明确表达患者当前的麻醉状态，熵模块采用 2 个熵参数的运算模式。其一是仅提取频率范围为 0.8～32Hz 的脑电信号，通过熵运算得到“状态熵”(state entropy，SE)；另一个是在整个额部生物电信号频率范围（0.8～47Hz）内采样，这部分信号还包含额颞区的肌电信号，同样，经熵运算得到“反应熵”（reaction entropy，RE）。

反应熵与状态熵的频率范围，如图 4-54 所示。

将这 2 个熵参数归一化，以便使反应熵与状态熵在肌电图功率（32Hz 与 47Hz 之间的谱功率）等于零时相等。这时，反应熵与状态熵之差就是额肌活动产生的电信号。将 0.8～32 Hz 的频率范围称为“$R_{低}$”、32～47Hz 的频率范围称为“$R_{高}$”，组合的 0.8～47Hz 频率范围称为“$R_{低+高}$”。

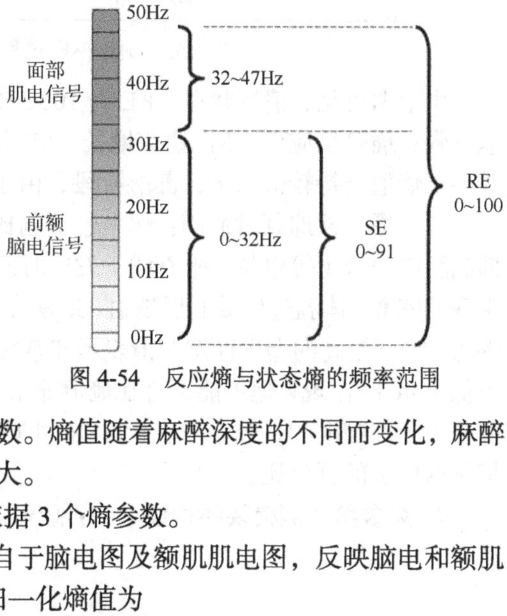

图 4-54　反应熵与状态熵的频率范围

在临床应用时，首先采集原始的脑电图（EEG）及额肌肌电图（EMG）的信号，然后，通过熵运算公式和频谱熵应用程序计算出熵指数。熵值随着麻醉深度的不同而变化，麻醉深度越深，熵值越小；麻醉深度较浅，熵值较大。

3. 熵参数　熵模块的麻醉深度监测主要依据 3 个熵参数。

（1）反应熵（RE）：是快速反应参数，来自于脑电图及额肌肌电图，反映脑电和额肌的共同作用（如插管和切皮反应）。反应熵的归一化熵值为

$$RE = S_N\left[R_{低+高}\right] = \frac{S\left[R_{低+高}\right]}{\lg\left(N\left[R_{低+高}\right]\right)}$$

（2）状态熵（SE）：由脑电图信号得到，是较稳定的熵参数，主要反映大脑皮层受到抑制的程度。状态熵为

$$SE = S_N\left[R_{低}\right] = \frac{S\left[R_{低}\right]}{\lg\left(N\left[R_{低+高}\right]\right)}$$

因此，反应熵为 0～1，而状态熵则是在 $0 < \log\left(N\left[R_{低}\right]\right) / \log\left(N\left[R_{低+高}\right]\right) < 1$ 之间变化。对于 $\left[R_{高}\right]$ 范围内的所有 f_i，$P\left(f_i\right) = 0$ 时上述 2 个熵值重合。当有肌电信号活动时，

$\lfloor R_{高} \rfloor$范围的频谱成分明显不等于零，因此，在实际监测中反应熵高于状态熵（RE＞SE）。

根据上述定义，状态熵与反应熵对于麻醉医师有着不同的参考价值。状态熵是足够稳定的量，能够随时通过检查一个数字了解患者的皮层状态。选择状态熵时窗，以便能够消除数据的瞬态波动；另一方面，反应熵对刺激的反应非常迅速。这 2 个参数的不同作用通常在麻醉苏醒时表现出来，首先反应熵与肌肉激活一起增加，随后几秒内状态熵有跟进增大的趋势。

典型麻醉过程中状态熵与反应熵变化曲线，如图 4-55 所示。

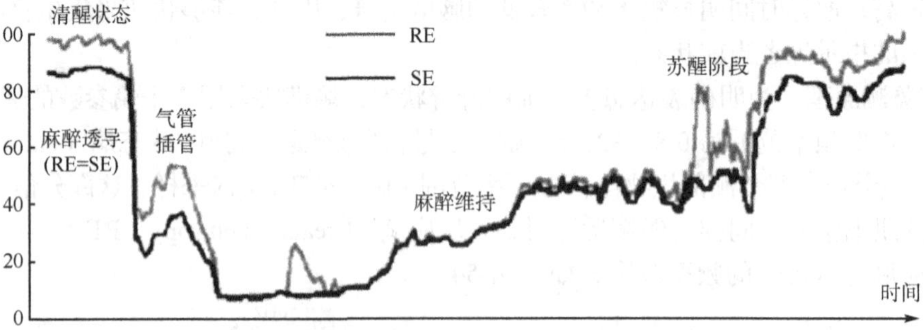

图 4-55　典型麻醉过程中状态熵与反应熵变化曲线

由上图可见，清醒状态，RE 为 100、SE 为 85；麻醉诱导期 RE 约等于 SE，且熵值快速下降；插管反应期，RE 快速增长、SE 延时变化；麻醉维持状态 RE 与 SE 基本相等，并要求熵值维持较低水平；苏醒阶段，由于停止麻醉用药，RE 的增长速度明显快于 SE。

（3）爆发性抑制时的熵：爆发性抑制比（burst suppression ratio，BSR）是单位时间内抑制脑电信号（等电位、平直线）发生时间的比例。爆发性抑制形势的出现可能预示着非常深的麻醉、体温过低或心肌缺血，通常在全麻期间，如果缺少麻醉临近级别的需求，BSR 将为 0%，较高的爆发性抑制值表示非常深沉的催眠或无意识级别。爆发性抑制通常在熵值低于 40 时浮现，但可能不会在熵值非常低时显示。熵模块常采用 1min 内脑电图的抑制部分占全部脑电的百分率来表示 BSR，即等电位、平直的与全部的脑电信号（包括爆发和抑制两期）的百分比。

4. 熵参数监测模块的构成　GE 熵模块的构成，如图 4-56 所示。

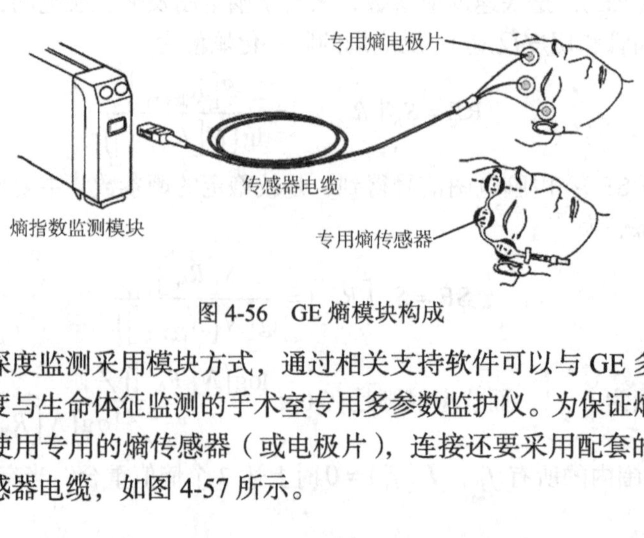

图 4-56　GE 熵模块构成

熵指数麻醉深度监测采用模块方式，通过相关支持软件可以与 GE 多款监护仪共用，构成具有麻醉深度与生命体征监测的手术室专用多参数监护仪。为保证熵指数测量的准确性，熵模块需要使用专用的熵传感器（或电极片），连接还要采用配套的传感器电缆。专用熵传感器和传感器电缆，如图 4-57 所示。

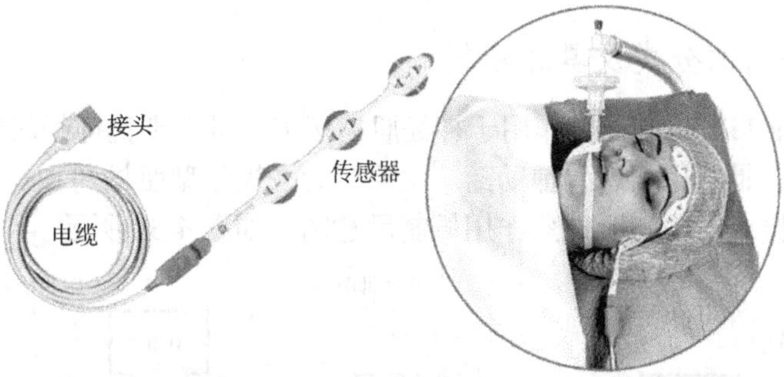

图 4-57　专用熵传感器和传感器电缆

5. 熵指数的临床意义　清醒时，大脑活动表现为高度兴奋，脑电图呈现不规律和复杂性，因而频谱熵指数较高；当麻醉加深，大脑活动被抑制，脑电图变得规律有序，频谱熵指数降低。为便于临床阅读，通常选用两位整数来读取熵指数，因而，将在 0～1 变化的原熵值转换为 0～100 的整数标度（优化熵）。

RE 的数值变化范围为 0～100，SE 的范围在 0～91。熵指数范围对应的麻醉状态见表 4-4。

表 4-4　熵指数范围对应的麻醉状态

反应熵 RE	状态熵 SE	麻醉状态
100	90	清醒
60～40	60～40	目标麻醉区域
<40	<40	深度麻醉
0	0	爆发性抑制

第三节　肌松监测仪

现代医学中，肌松药广泛应用于临床麻醉及对危重患者的呼吸支持与治疗。由于肌松药敏感性的个体差异，加之肌松药又会受到挥发性麻醉药、静脉麻醉药、体温等多重因素影响，因此，通过适宜的方法监测应用肌松药后神经肌肉传递功能的阻滞和恢复情况，选择适宜的气管插管时机、维持手术中良好的肌肉松弛及降低肌松药残留等有着重要的临床意义。

肌松监测仪（muscle relaxant monitor）是连续监测肌肉松弛程度改变，客观反应肌肉松弛药作用的消长过程，正确指导应用肌松药物和进行肌松药药效学研究的专用医学设备。目前，肌松监测仪的主流技术是，通过有规则的电脉冲给予适当的运动神经刺激，并同期测试患者对神经刺激的反应及区域的阻滞状况，即通过监测肌肉的松弛程度来追加肌松药，使麻醉患者处于最佳的肌松状态。

一、肌松药和肌松监测意义

肌松药全称骨骼肌松弛药（skeletal muscular relaxants），又称为 N2 胆碱受体阻断药（N2-cholinoceptor blocking drugs），其作用机制是通过作用于神经肌肉接头的突触后膜（运动终板）上的N2受体，可以阻滞神经冲动的正常传递，导致骨骼肌松弛。

（一）肌松药的分类及其作用机制

肌松药（muscle relaxants）作用于神经肌肉接头，可以干扰神经肌肉的兴奋传导，使骨骼肌完全松弛，是常用的麻醉辅助药。主要分为去极化型肌松药和非去极化型肌松药，其神经—骨骼肌接头结构与肌松药作用机制示意图，如图4-58所示。

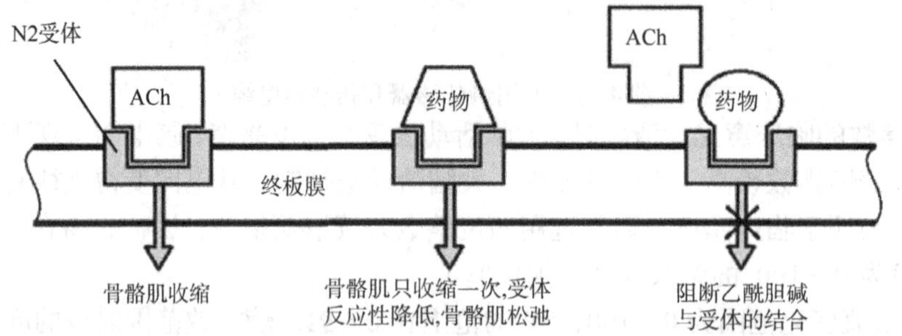

图4-58 神经-骨骼肌接头结构与肌松药作用机制示意图

1. 非去极化肌松药 又称为竞争型肌松药（competitive muscular relaxants），能与乙酰胆碱（acetyl choline，ACh）竞争骨骼肌运动终板膜上的烟碱型受体（nicotinic receptor，N）内的N2 胆碱受体，可以通过阻断ACh与N2胆碱受体结合，使终板膜不能去极化，导致骨骼肌松弛。目前，临床上常用的非去极化类肌松药主要有维库溴胺、罗库溴铵、阿曲库铵等。

2. 去极化肌松药 作用机制几乎与乙酰胆碱相同，但是去极化时间较长。药物与运动神经终板膜上的N2受体结合，使肌细胞膜产生持久去极化作用，对ACh的反应减弱或消失，导致骨骼肌松弛。目前，临床上常用的去极化类肌松药主要为琥珀酰胆碱。

3. 理想肌松药的特点 理想的肌松药应具备的特点有以下几点。

（1）作用机制为非去极化型，可以避免去极化肌松药（琥珀胆碱）所引起的非肌松不良药效。

（2）肌松作用“快”、“强”、“短”，即一旦作用，能快速达到最大效应，而终止给药后，药效迅速消退，神经肌肉接头传递功能能够立即恢复正常。

（3）反复应用时无蓄积和耐受性。

（4）作用强度高，无组胺释放作用，对心血管系统无不良反应。

（5）药效消除应不依赖机体器官，如肝、肾等。

（6）有特异性拮抗药。

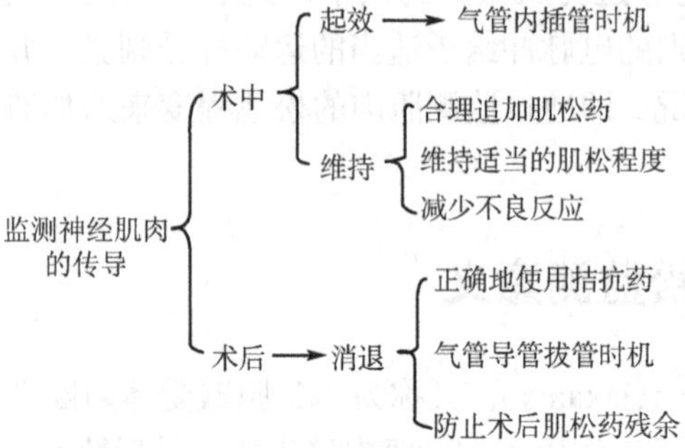

图4-59 肌松监测的临床意义

（二）肌松监测的意义

肌松监测的临床意义，如图4-59所示。

肌松药物是全身麻醉用药重要的组成部分，由于不同个体对肌松药的敏感性差异较大，以及用于麻醉的镇静药、术中输注的抗生素、患者的年龄、体重、体温等多种因素均会影响肌松药物的作用效果。因此，肌松监测对于评估应用肌松药物后机体兴奋传递功能阻滞程度和术后恢复有着重要的临床意义，可以避免过度用药，有效降低术后肌松药物残留所引发的各种并发症，提高肌松用药的安全性与合理性。

肌松药的过量和残留会出现的不良反应有以下几点。

（1）组胺释放作用，其主要临床表现有以下几点。

1）皮肤征象：皮肤瘙痒，面部、颈部和躯干部红斑，并可出现荨麻疹和黏膜水肿。

2）循环系统：有头晕、心悸、出汗、胸骨后压迫感、心率增快、全身血管阻力降低80%、血压下降、心律失常、心力衰竭。

3）消化系统：可出现恶心呕吐、腹胀、腹痛、腹泻。

4）呼吸系统：肺循环阻力增加，可出现刺激性咳嗽、哮喘、喉头水肿、支气管痉挛和肺水肿。

（2）对植物神经功能的干扰，琥珀胆碱可以像乙酰胆碱那样兴奋烟碱样受体和毒蕈碱样受体。

1）兴奋烟碱样受体会引起心动过速，释放去甲肾上腺素及少量肾上腺素，进而导致血压升高。

2）兴奋毒蕈碱样受体可能引起心动过缓，尤其在第二次注射时更容易发生，严重时甚至导致心脏停搏。

（3）肌松药残留的表现有以下几点。

1）呼吸肌无力，使肺泡有效通气量不足，导致低氧血症和高碳酸血症。

2）咽部肌无力，导致上呼吸道梗阻，增加反流误吸的风险。

3）咳嗽无力，无法有效排除分泌物，引起肺部并发症。

4）颈动脉体缺氧性通气反应受抑制，引起低氧血症。

二、肌松监测原理

早期，临床上采用的肌松效果检查方法是，使用神经刺激器刺激运动神经，再通过目测或手感（多为手指）来评估肌肉收缩力的强弱。这种方法虽然简单、方便，但目测和手感的检测结果，更多依赖于“临床经验”，可靠性较低。

目前，临床上主要是通过肌松监测仪来检测肌肉的松弛状态。其基本原理是，应用电脉冲刺激患者的运动神经，使相关部位的肌肉收缩，产生相应的运动肌颤搐反应，通过位移传感器同步检测颤搐反应的动作幅度，再经信号处理和分析后，得到表达肌肉神经阻滞程度的“量化”指标。

（一）常见的肌松监测方法

肌松监测主要包括检测肌肉收缩的机械效应、电效应和加速度效应，其常见检测与评价方法有直接测定法、肌机械描记法、肌电描记法、肌肉加速度描记法和肌音描记法等。

1. 直接测定法　也称为目测法，主要是通过抬头、睁眼、握力、伸舌及测定呼吸运动（如潮气量、肺活量、每分通气量和吸气产生的最大负压）来评价肌松药的作用。

有研究表明，当 TOF 比率 < 0.7 时，10 例中有 9 例患者可完成 5s 的抬头试验、5s 的

抬腿试验；而 10 例患者在 TOF 比率 > 0. 85 时均可完成压舌板试验。由于这种方法对评估肌松药残留作用的可靠程度较差，尤其是处于麻醉状态的患者动作受限，无法完成相应的测试，因此，直接测定法只是临床定性评价肌松药物作用的“补救”方法。

2. 肌机械描记法（mechanomyography，MMG） 是建立在人体运动单位收缩特性的基础上，与腓肠肌内运动单位的收缩特性直接相关，可以直接或间接检测肌肉的收缩力。由于 MMG 描记的是肌肉收缩的实际力量，常被认为是神经肌肉监测的“金标准”。然而，由于其检测设备笨重、信号不稳定、对位移敏感、操作必须固定臂板、检测过程复杂等诸多因素，限制了在临床上的广泛应用。

MMG 的测试原理是通过一个非弹性的连接方式，将拇指与一个量程为 10kg、分辨率为 2.5g 的位移力传感器连接。该传感器安装在固定壁板上，通过调节传感器的位置，使拇指上产生一个 200～300g 的静息张力（前负荷）。刺激尺神经时，拇指（拇内收肌）的力作用于传感器，然后传感器将收缩力转换为电信号，再通过后端的信号处理装置进行运算与分析。

3. 肌电描记法（electromyography，EMG） 是应用计算机技术，对动作电位进行滤波、放大、积分等处理，计算信号的振幅（这个信号代表复合肌肉动作电位）或 EMG 曲线下的面积，通过数字或图像的形式表达复合肌肉的动作状态。肌电描记法通过电极环形包裹气管导管并置于声门处，可以监测喉肌的神经肌肉阻滞。由于 EMG 法只需要将电极贴敷于特定的位置即可得到相应的肌电信号，所以 EMG 法除了能用于外周肌群监测，还可以监测中央肌群。肌电描记法的主要缺陷在于设备昂贵、易受多种因素影响（包括电干扰、皮温、记录电极和刺激电极的距离等）。

4. 肌肉加速度描记法（acceleromyography，AMG） 是目前肌松监测的主流技术。AMG 肌松监测，如图 4-60 所示。

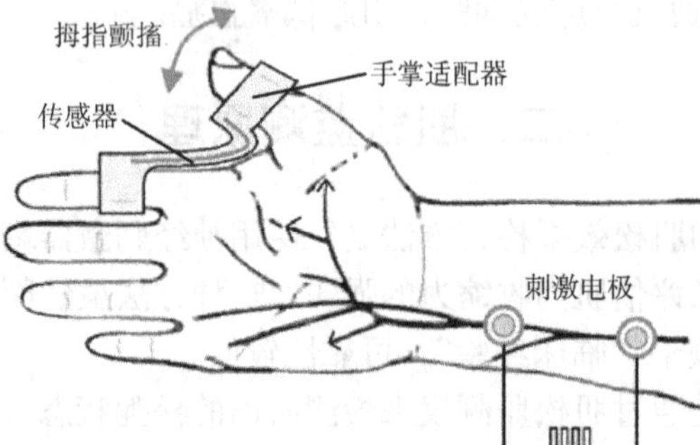

如图 4-60 AMG 肌松监测

肌松监测时，刺激电极对腕部尺神经发出电刺激脉冲，可刺激拇内收肌收缩反应，发生大拇指的颤搐（为加速度运动），通过即时检测拇指的颤搐状态，可以判读患者的骨骼肌松弛程度。

5. 肌音描记法（phonomyography，PMG） 的工作原理是，通过感音传感器记录肌肉收缩时产生的低频声波，这一低频声波经过相应的信号处理，可以监测肌肉的收缩力。PMG 的设备结构简单、操作方便、不易发生伪像，具有很高的敏感性。临床应用时，只需将微小的感音传感器准确地放置在表浅肌肉的表面，即可实现监测。这一方法几乎适用于监测所有部位的肌肉运动，临床应用价值较高。

PMG 虽然是一种准确性较高的监测方法，可以应用于多种监测部位，然而，在监测过程中血管搏动发出声音，仍有可能造成假阳性。另外，感音传感器的频率范围、超时的频率反应、增幅系统、肌肉组织的密度与记录设备的距离等均可能影响监测效果。

6. 压电神经肌肉监测（piezoelectric EMG，PzEMG）　技术的原理是，当对神经刺激时，固定在被测部位（常在拇指内收肌）上的可弯曲压电膜会随被测部位的动作发生拉伸或弯曲，进而产生与运动肌颤搐力度相关的电信号。临床应用时，压电膜片通常固定在虎口处，这样就能通过刺激尺神经监测拇指的运动。

（二）电刺激的基本参数

肌松监测仪通过电脉冲进行肌松药效学监测时，必须要保证刺激电流的安全性。因此，临床上要根据测试需要，预先设置神经刺激器的输出脉冲参数和刺激方式。

1. 刺激强度、刺激频率与骨骼肌收缩的关系　刺激（stimulation）是指细胞所处环境因素的变化，刺激要能使细胞发生兴奋，就必须达到一定的刺激量，对于电刺激量主要包括刺激的电流强度和刺激脉冲频率。

（1）刺激强度与肌肉收缩反应：强度是具有度量意义的量值，对于刺激强度其关键的量值是，引起组织发生最小刺激反应的强度，即刺激阈值或阈刺激（threshold stimulus）。只有大于阈刺激的刺激强度才是有效刺激，刺激强度与肌肉收缩反应的关系有以下几点。

1）阈下刺激，无兴奋收缩。

2）阈刺激时，仅有少数兴奋性最高的肌纤维产生收缩。

3）刺激强度加大，肌纤维被兴奋数量增加，肌肉收缩力加强。

4）最适强度为所有的肌纤维均兴奋，肌肉收缩最大。

5）大于最适强度，肌纤维收缩力不增加。

因此，在阈刺激至最适强度的范围内，肌肉收缩力的大小与刺激强度成正比。

（2）刺激频率与肌肉收缩反应：骨骼肌受到一次短促的有效刺激时，可发生一次称为单收缩（twitch）的机械收缩过程，对应的动作电位出现一个周期的收缩与舒张。单收缩与其动作电位的关系，如图 4-61 所示。

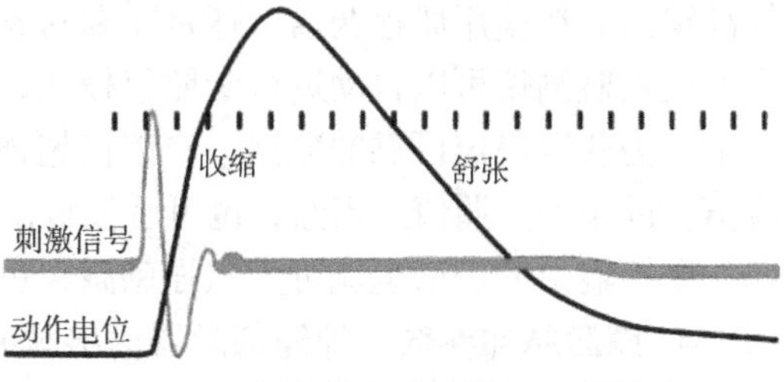

图 4-61　单收缩与其动作电位的关系

动作电位的收缩过程可达到数十至几百毫秒，但在整个动作电位时程的绝对不应期仅为 1～2ms，因此，骨骼肌在机械收缩过程中可随时接受新的阈上刺激，以产生新的兴奋与收缩。2 个阈上刺激相继作用于神经肌肉体，如果刺激间隔大于单收缩的时程，肌肉则出现 2 个分离的单收缩。若连续刺激频率较高，则会出现多个收缩反应的融合，新收缩过程与上次尚未结束的收缩过程发生总和，称为强直收缩（tetanus）或复合收缩。后一收缩发生在前一收缩的舒张期时，称为不完全强直收缩；发生在前一收缩的收缩期时，各自的收缩完全融合，肌肉处于持续的收缩状态，称为完全强直收缩。不完全强直收缩与完全强直收缩，如图 4-62 所示。

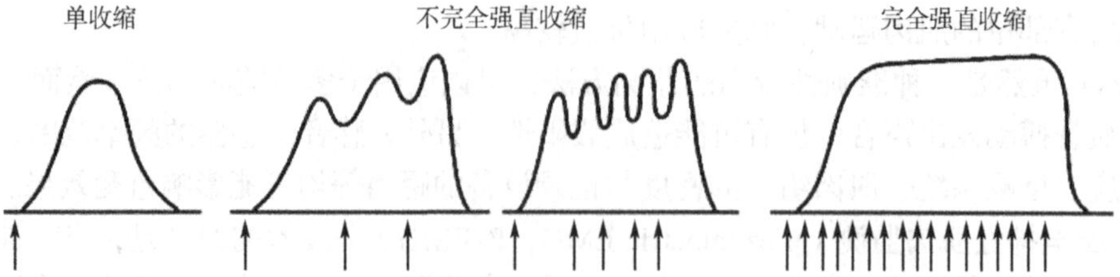

图 4-62 不完全强直收缩与完全强直收缩

由此可见，尽管增加刺激强度可以增大肌肉收缩的幅度，但其增加收缩幅度是有条件的，当刺激强度大于最适强度后，肌纤维收缩力不再增加，也就是说，通过增加刺激强度提高肌肉的收缩幅度是有限的，肌松监测设定超强刺激时，也只是关心最大的颤搐反应（不是肌肉收缩的最大幅度）。注意，刺激强度与人体感受相关，通常会产生剧烈的疼痛，因而在麻醉消退检测肌松残留时，需要降低刺激电流（亚强刺激）。因此，临床上主要是通过增高刺激频率来调整肌肉收缩的幅度，并由不同的脉冲频率组合，得到各种刺激模式。

2. 刺激电压与电流强度 神经刺激器输出脉冲的电压上限为 300～400V，常用 100～150V；输出的最大刺激电流为 60～80mA，一般常用 20～50mA，刺激电压或电流值与患者皮肤阻抗有关。根据神经刺激器输出电流的大小，电刺激分为超强刺激与亚强刺激 2 类。

（1）超强刺激：超强刺激电流是指引起神经肌肉发生最大颤搐反应的刺激电流。超强刺激电流需要在患者已经被麻醉（因为电刺激会疼痛）但尚未使用肌松药时来确认，通常要从 2～10mA 开始递增，步进为 2～5mA，直到诱发肌肉收缩或肌电反应不再增加，此时，输出的刺激电流值为最大反应所需的刺激电流。为保证在整个监测期间必须给予最大的刺激，电刺激强度通常比最大反应所需电流至少大 20%～25%，因此，这个刺激称为超强刺激。确定超强刺激的电流后，将其设定为术前的参照值，并与使用肌松药后的测量值相比对，可以得知神经肌肉的阻滞程度。肌松监测中常用的超强刺激电流为 40～60mA。

（2）亚强刺激：是指刺激电流小于超强刺激，且不会引起神经肌肉最大反应的刺激。亚强刺激电流一般为 20～30mA。亚强刺激的意义是可以减轻或避免超强刺激所引起的不适感，尤其是在麻醉消退后，检测残余神经肌肉阻滞更有临床应用价值。

3. 刺激电流输出方式 神经刺激器刺激电流的输出方式有 2 种，自动校准输出和手控校准输出。在使用肌松药前，通常需要对参照值进行校准，将参照值计为 100%。功能齐全的肌松监测仪可以自动进行参照值校准，自动校准输出的刺激电流一般为超强刺激。临床上，为获得稳定可靠的数据，应该在超强刺激开始后测量至少 8～10min 的神经肌肉反应值，以作为参照值。当然，也可手控输出刺激电流，通过目测、触摸的方式判定刺激反应。手控输出的刺激电流可为超强刺激，也可以是亚强刺激。

4. 刺激脉冲参数 神经刺激器输出脉冲的频率可从 0.1Hz 开始直至 30～200Hz。在这个频率范围内，刺激频率越快，肌肉收缩程度越大，肌肉也会越疼痛。神经刺激器输出脉冲的波形宽度，即刺激脉冲持续时间，一般为 0.2～0.3ms。刺激脉冲持续时间越长，神经肌肉的反应越强。神经刺激器输出的刺激脉冲之间都要有一定的时间间隔，以便神经肌肉接头的功能恢复至正常状态。刺激电流确定后，间隔时间长短需要根据刺激频率确定，刺激频率越快，间隔时间应该相应缩短，反之，则要作出相应的延长。

神经刺激器根据不同的刺激频率、刺激脉冲数量和间隔时间，可以组成各种不同的神经肌肉传递（neuromuscular transmission，NMT）功能监测方法。

（三）电刺激方式

当使用电脉冲刺激周围运动神经并达到一定刺激强度（阈值）时，肌肉会发生收缩，产生一定的肌力。如果刺激强度达到最适强度，神经支配的所有肌纤维都收缩，肌肉产生最大收缩力。在临床给予肌松药后，肌肉反应性降低的程度与被阻滞肌纤维的数量呈线性关系，保持超强刺激强度不变所测得的肌肉收缩力，可以反应神经肌肉阻滞的程度。

进行肌松监测时，可根据神经肌肉阻滞性质、血药浓度及阻滞后的恢复过程选用不同的电刺激方式。

1. 单次颤搐刺激（single twitch stimulation，ST）　模式是由神经刺激器产生的单次电刺激方波脉冲。应用单次颤搐刺激方法进行监测时，需要在使用神经肌肉阻滞药物前对参照值进行校准，用药后得到测量值，然后，利用这个测量值除以参照值的百分比，即可表示神经肌肉功能的阻滞程度

$$\text{阻滞程度}=\frac{\text{测量值}}{\text{参照值}}\times 100\%$$

使用频率为1～0.1Hz的单个超强刺激作用于外周运动神经，其中，1Hz用于确定超强刺激，0.1Hz用于术中监测。通过观察肌肉的收缩强度，可以评定肌松药对神经肌肉接头功能的阻滞作用。单次颤搐刺激方式，如图4-63所示。

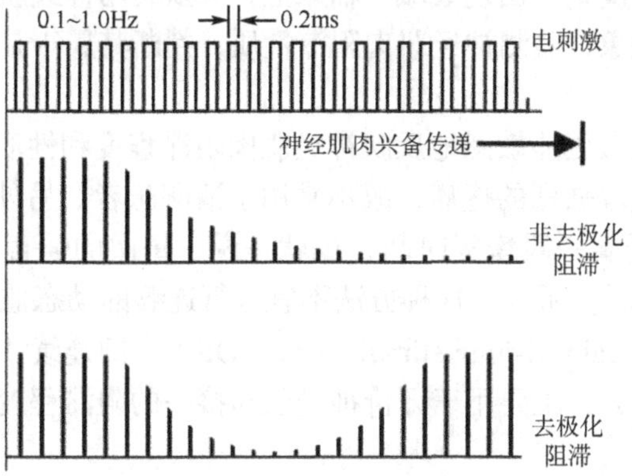

图4-63　单次颤搐刺激方式

单次刺激频率常用0.1～1.0Hz，超强刺激电流为40～65mA，脉冲宽度0.2ms，通常每一次单次颤搐刺激的间隔时间为10～20s。

单次刺激所引起的肌肉收缩效应与刺激频率有关，如果刺激频率大于0.15Hz，肌肉收缩效应会逐渐减低，并维持在较低水平；当单次刺激抑制肌颤搐达到90%以上，即可满足气管插管或大部分开腹手术。麻醉结束时，若要使用拮抗非去极化肌松药以消除残余肌松的作用，则需要肌颤搐恢复到大于25%以上。

这种单次颤搐刺激方式简单，患者不适感轻，可以反复测试。但是，它的敏感性较差，不能判断神经肌肉阻滞性质，无法评价肌松药残留。

2. 强直刺激（tetanic stimulation，TS）　是由快速发放的电刺激形成，刺激频率一般为30Hz、50 Hz、100 Hz。目前，临床上常用的超强刺激电流为50～60mA，持续释放时间为5s的50Hz电刺激。强直刺激方式，如图4-64所示。

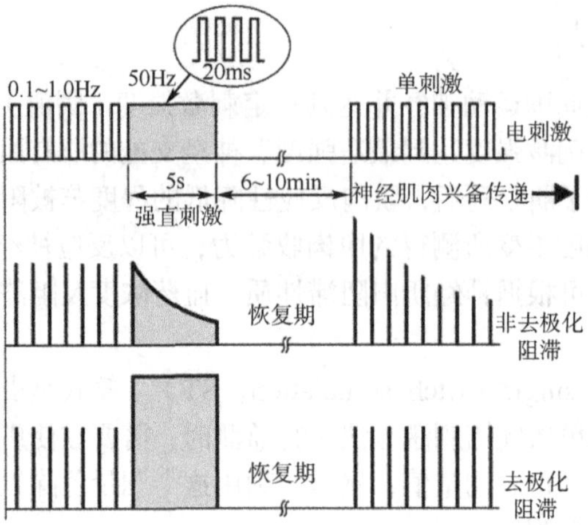

图 4-64　强直刺激方式

由图可见，在神经肌肉进行非去极化阻滞时，神经肌肉对强直刺激反应出现衰减现象（强直性衰减）。在非去极化阻滞应用强直刺激后，再给予单刺激，由于乙酰胆碱（ACh）的合成和释放显著加快，肌肉颤搐反应幅度增高（超过强直刺激），这一现象称为强直后易化或强直后增强（post-tetanic facilitation，PTF）现象。在神经肌肉进行去极化阻滞时，神经肌肉对强直刺激反应则不出现衰减。临床上，可以利用神经肌肉对强直刺激的反应有无衰减和强直后易化现象，监测神经肌肉阻滞性质，判断其属于是去极化阻滞还是非去极化阻滞。

强直刺激比单次刺激更能敏感地反映神经肌肉阻滞程度和性质。缺点在于强直刺激容易引起受刺激部位产生较强烈的疼痛，故不常用于清醒患者。另外，由于经过强直刺激，神经肌肉的传递功能需要一段恢复时间，也就是说，每次的强直刺激后至少要间隔 6～10min 才能进行再次刺激，所以，这种方法不宜进行连续的动态监测。

3. 4 个成串刺激（train-of-four stimulation，TOF）　即连续 4 次刺激，是目前临床上应用最广的一种刺激方式，主要用于评价神经肌肉接头的阻滞程度。TOF 刺激方式，如图 4-65 所示。

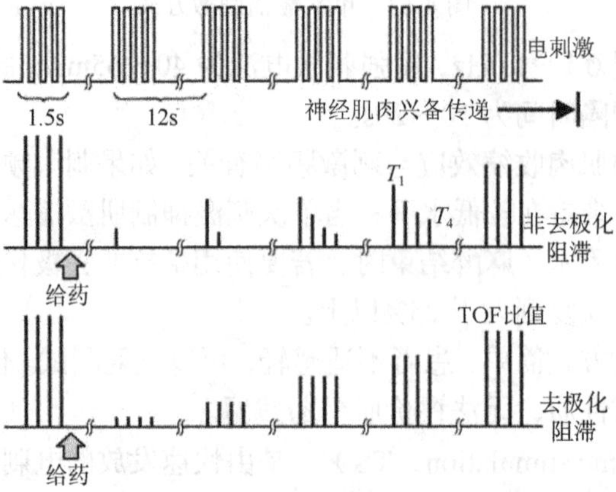

图 4-65　TOF 刺激方式

TOF 刺激方式是发放 4 个频率为 2Hz 的矩形波，组合成一组（串）的连续超强刺激。每个刺激脉冲宽度为 0.2～0.3ms，两组刺激的间隔时间为 10～12s，以免影响 4 次颤搐刺激的幅度。TOF 超强刺激的电流一般为 40～60mA。

4 个成串刺激会引起 4 个肌颤搐，分别记为 T_1、T_2、T_3、T_4。根据肌肉收缩强度及 T_1 至 T_4 是否会依次出现衰减，可以确定肌松药的阻滞特性，并评价肌松阻滞程度。以第四个刺激产生的反应振幅比上第一个刺激产生的振幅，可以得到 TOF 比率

$$\text{TOF比率}=\frac{T_4}{T_1}$$

给肌松药前，测定的对照值为 4 个幅度相同的反应颤搐，即

$$\text{TOF比率}=\frac{T_4}{T_1}=1.0$$

如果进行非去极化阻滞程度较浅时，4 次颤搐的反应幅度虽然都有降低，但还是都能出现。其中 T_4 会最先发生衰减，此时，根据 TOF 比率就可以判断神经肌肉阻滞性质与深度。随着去极化阻滞的进一步加深，4 次刺激会按照 T_4、T_3、T_2、T_1 的顺序消失，反应消失与阻滞程度关系见表 4-5。

表 4-5　TOF 反应消失与阻滞深度关系

消失顺序	阻滞深度（%）	波形
T_4 消失	75～80	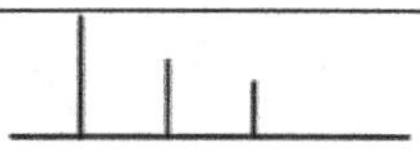
T_3 消失	80～90	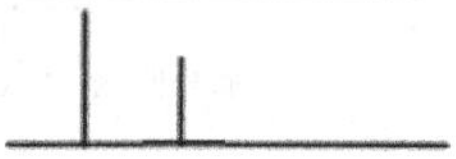
T_2 消失	90 以上	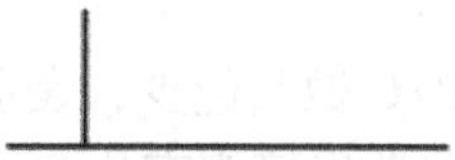
T_1 消失	100	

由 TOF 刺激方式可见，当使用去极化神经肌肉阻滞药后，4 次颤搐的反应高度的降低相同，没有出现顺序衰减的现象，TOF 比率始终为 1。所以，这种方法还可以用来鉴别两类不同性质的神经肌肉阻滞。

深度非去极化阻滞后的恢复过程中，4 次刺激反应会重新出现，其重新出现的顺序是 T_1、T_2、T_3、T_4。TOF 比值（T_4/T_1）代表肌松药的残余程度，临床表现有以下几点。

（1）TOF=70%，抬头 5s、伸舌、握力好。

（2）TOF=70%～90%，仍有吞咽无力、复视、咬肌无力等不适。

（3）TOF=90%，食道上端肌肉未完全恢复。

（4）TOF＞90%，“压舌板试验”良好，可认为基本无肌松药残余，并作为全麻后拔除气管导管的指征。麻醉结束时，新斯的明的拮抗时机应为 T_1 出现并处于升高期，最佳时期为 T_1 在 10%左右。

TOF 法的优点是，可对神经肌肉阻滞进行连续、动态的定量监测，清醒患者对超强刺激虽有不适感，但多数患者可以忍受；缺点是敏感性不如强直刺激。

4. 强直刺激后计数（post-tetanic count stimulation，PTC）　主要应用于非去极化阻滞程度较深的方式，当使用 4 个成串刺激和单刺激均无肌颤搐反应时，可以使用 PTC 方式对神经肌肉接头阻滞程度进行评估。

有些组织（如膈肌）对肌松药的敏感度较低，当处于深度非去极化阻滞时，尽管外周肌肉对单次颤搐刺激和 TOF 刺激都已经没有反应，但是，如果在手术中发生强烈的刺激，膈肌仍然会活动，这可能造成患者的呃逆、呛咳等，甚至是自主呼吸。在这种情况下，若采用单次颤搐刺激或 TOF 刺激监测的结果可能为零，无法辅助临床判断。此时，可以选择强直刺激后计数的刺激方式进行监测。

PTC 刺激的基本方法是，在外周神经肌肉深度非去极化阻滞，TOF 与单次颤搐刺激监测为零的无反应期，先给出 60s 的频率 1Hz 的单次颤搐刺激，继之使用 50Hz 强直刺激 5s，而后停顿 3s，再改用频率 1Hz 的单次颤搐刺激 16 次，记录强直刺激后的单一颤搐反应次数。强直刺激后单刺激计数可以量化神经肌肉阻滞的程度，能预计神经肌肉接头收缩功能开始恢复的时间，更敏感地评价肌松药的残余作用。PTC 刺激方式，如图 4-66 所示。

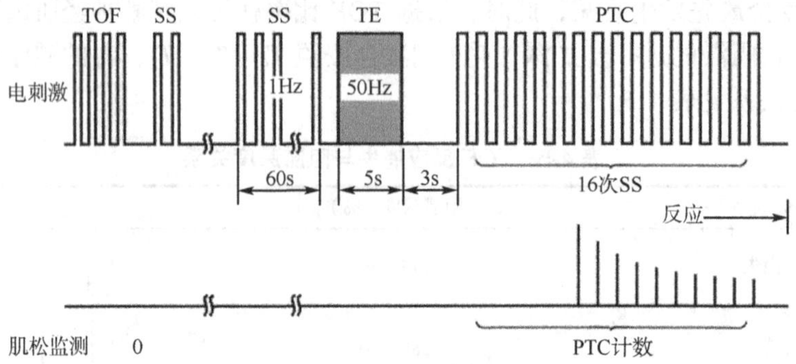

图 4-66　PTC 刺激方式

PTC 数目越少，表示阻滞程度越深。PTC 需要间隔 6min 才能进行下一次检测，以利于神经肌肉接头充分恢复及避免 2 次 PTC 间相互影响。

PTC 发生可以监测 TOF 和单次颤搐刺激不能检测的深度神经肌肉功能阻滞，但是不能监测连续的动态过程。由于强直刺激会影响去极化神经肌肉功能阻滞的恢复过程，因此，强直刺激后单刺激监测不适用于使用去极化肌松药。强直刺激后肌颤搐反应是非去极化肌松药在神经肌肉接头前膜产生阻滞的敏感指标，其中 4 个刺激的 T_1 受接头后膜作用的影响，吸入麻醉药可以延长非去极化肌松药神经肌肉接头阻滞的主要部位位于接头后膜，因此，在进行强直刺激后单刺激计数监测过程中会发现 PTC 第一次出现时间未受影响，但 4 个刺激的 T1 时间会显著延长，其中七氟醚与安氟醚的作用最为明显，异氟醚次之。

5. 双重爆发刺激（double burst stimulation，DBS）：又称为双短强制刺激，是由两串间距为 750ms 的 50Hz 的强直刺激组成，各组中脉冲间隔时间为 20ms，刺激脉冲宽度 0.2ms，超强刺激电流为 50mA 或亚强刺激电流为 20～30mA。

DBS 主要用于没有肌颤搐效应的记录监测，可以通过手感或者目测感受神经肌肉接头功能恢复情况。目前，临床上常用的是含有 3 个刺激脉冲的双短强直刺激（$DBS_{3,3}$）。

DBS 刺激方式，如图 4-67 所示。

在神经肌肉发生非去极化阻滞后，TOF 已不能检测出衰减的恢复期时，临床可以采用 DBS 方式监测残余非去极化阻滞。如果恢复正常，肌肉对 DBS 中 2 组短强直刺激的反应强度相等。如果神经肌肉存在非去极化阻滞，第二组短强直刺激反应会出现衰减，根据衰减程度即可判断残余阻滞。

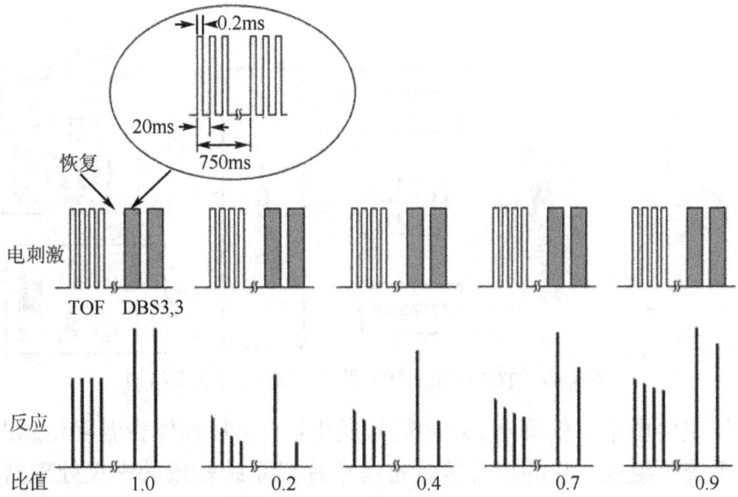

图 4-67　DBS 刺激方式

依据 2 组短强直刺激所含刺激脉冲数目可分为不同的 DBS 方式。其中，$DBS_{4,4}$表示 2 组含 4 个刺激脉冲；$DBS_{3,3}$表示各含 3 个刺激脉冲；$DBS_{3,2}$表示第一组含 3 个刺激脉冲，第二组含 2 个刺激脉冲；当相应的刺激脉冲数为 4 个与 3 个时，则称为 $DBS_{4,3}$。

DBS 法的优点主要是可以显著提高了残余神经肌肉阻滞的检出率，例如，经 $DBS_{3,3}$、$DBS_{3,2}$检测无衰减，余下的残余阻滞已无临床意义。同时 DBS 后 NMT 恢复正常时间亦较强直刺激缩短很多，2 次 DBS 之间只需间隔 15～20s 即可。其缺点主要是，对清醒患者作用的不适感重于 TOF。

三、肌松监测仪的构成与原理

肌松监测仪的基本原理是，采用预设的电脉冲模式刺激患者的运动神经，使相关部位的肌肉收缩并产生相应的肌肉颤搐和肌电反应，然后，利用传感器检测动作位移或肌电信号，经信号放大、整形和运算处理，所得到的检测结果可以表达阻滞程度。

本节以 TOF-Watch®SX 肌松监测仪为例，介绍肌松检测仪的主要构成与基本原理，TOF-Watch®SX 肌松监测仪为实时肌松监测设备，可以为手术室和 ICU 病房提供肌松监测的基本特征指标。实物如图 4-68 所示。

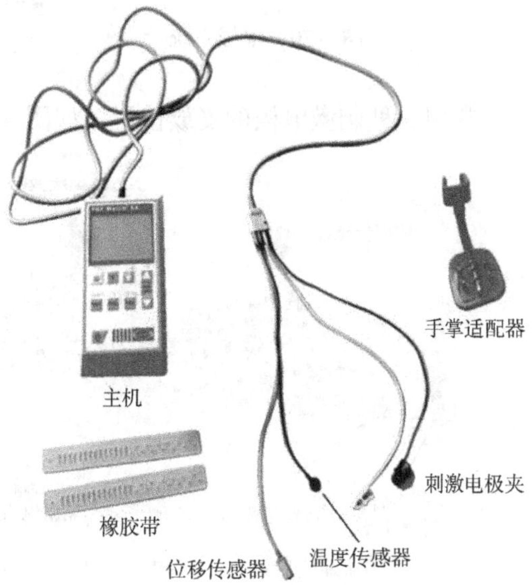

图 4-68　TOF-Watch®SX 肌松监测仪

（一）肌松监测仪的结构

TOF-Watch®SX 肌松监测仪的基本结构，如图 4-69 所示。

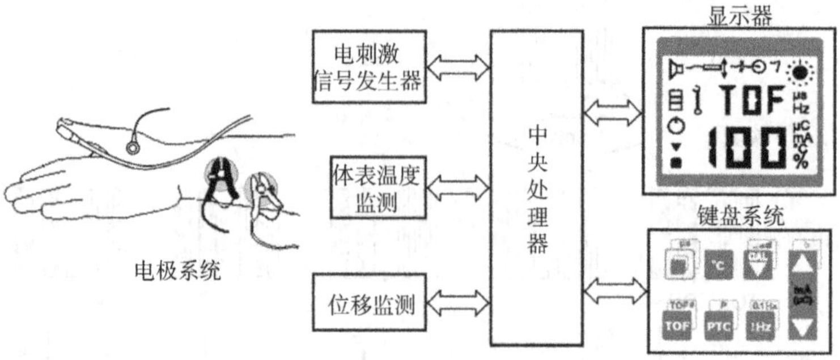

图 4-69 TOF-Watch®SX 肌松监测仪的基本结构

肌松监测仪主要由中央处理器、刺激信号发生器、位移和体表温度传感器及检测电路、显示器、键盘系统等组成。它的核心装置是由单片机系统构成的中央处理器，通过内置的系统软件和配套的接口电路，可以根据键盘指令自动完成肌松监测仪的刺激、测试、数据处理、结果分析与显示等功能。

（二）电极系统

本机采用表面神经刺激的肌肉加速度描记方法，其电极系统包括刺激电极、位移传感器和体表温度传感器，如图 4-70 所示。

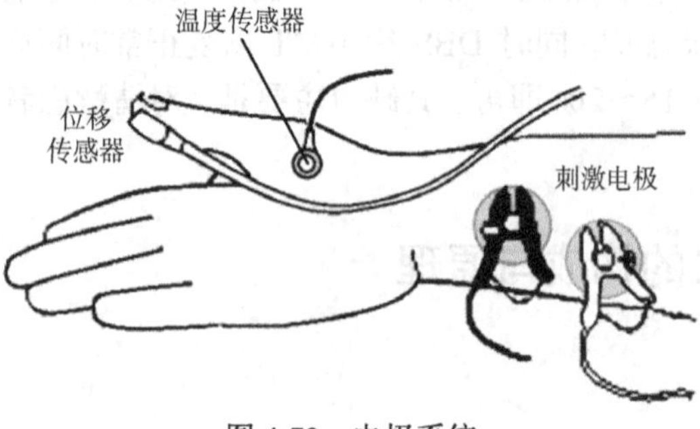

图 4-70 电极系统

1. 刺激电极与刺激信号发生器 刺激电极的用途是，通过刺激信号发生器发放的电脉冲刺激相关运动神经，使之产生局部的运动神经冲动。

（1）刺激电极：刺激与监测的部位主要为刺激腕部尺神经监测拇内收肌，择情也可以刺激面神经监测眼部轮匝肌或者刺激胫后神经监测拇短肌，然而刺激腕部尺神经是最常规的监测方式。

常用 3 种刺激电极的安放位置，如图 4-71 所示。

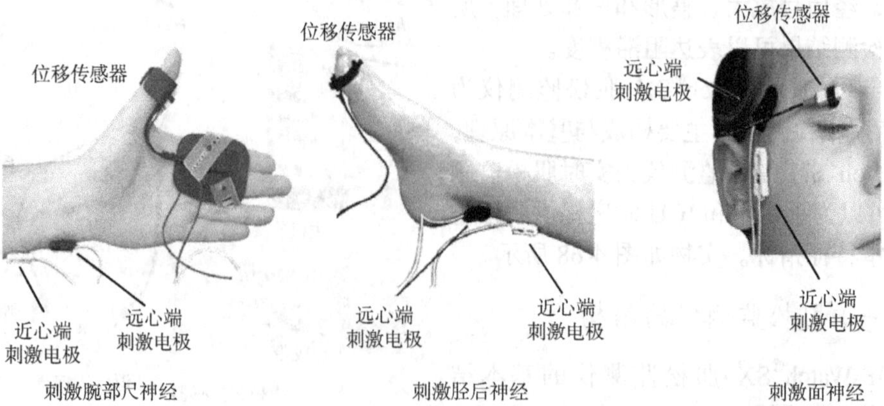

图 4-71 常用 3 种刺激电极的安放位置

刺激电极可分为2种，近心端刺激电极（正电极，白色）和远心端刺激电极（负电极，黑色）。常用的刺激电极为自粘式圆形体表电极片，对于某些特殊病例也可使用针电极。建议使用小型（儿科）电极片，由此，可以保证单位表面积内有足够大的电流密度。

（2）刺激信号发生器：实际上就是一个智能的脉冲信号发生器，它可以根据刺激模式的设置要求，顺序发放模式定义的刺激脉冲，模式定义包括脉冲的频率、幅度、宽度及刺激电流。由于中央处理器能实时检测由电刺激产生的肌肉颤搐，因此，临床应用时可以通过观察刺激电流和肌肉颤搐幅度及时调整刺激强度。

TOF-Watch®SX 肌松监测仪能够提供当前临床上常用的5种刺激模式，分别为：单次刺激（ST）模式、4个成串刺激（TOF）模式、TS模式、强直刺激后计数（PTC）模式、双强直刺激（DBS）的 $DBS_{3,3}$ 模式和 $DBS_{3,2}$ 模式。

（3）电极的安放：刺激电极的安放，如图4-72所示。

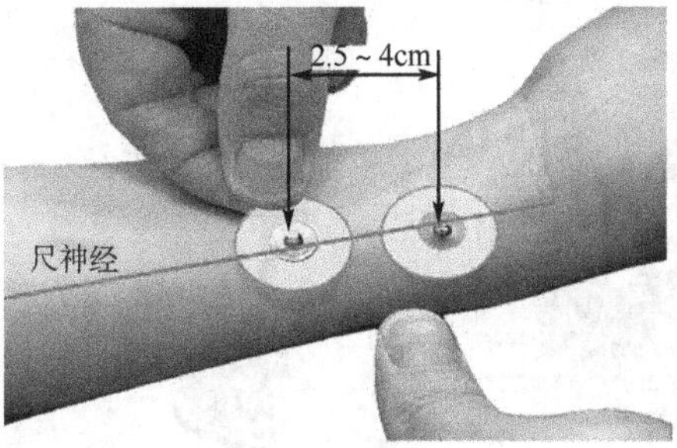

安放电极

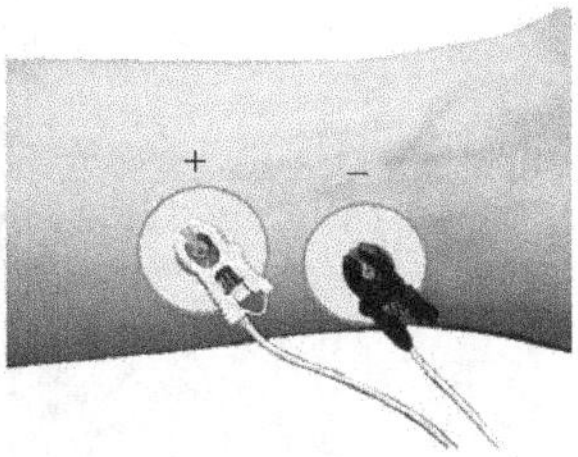

安装电极夹

图4-72 安放刺激电极

由于电极刺激的是皮下尺神经，并不是肌肉的表面，因而正确的放置刺激电极非常重要，其微小的位置差异可能导致刺激电流发生较大变化。经确认安装位置后，轻微按压电极可明显改善皮肤接触阻抗。建议：安装刺激电极时，请对皮肤上的电极进行拍打，以改善与皮肤的接触。

（4）皮肤接触阻抗：与电极传导过程中的电阻共同形成刺激回路的总阻抗。TOF-Watch®SX 中的刺激器为恒定电流输出，即刺激电压会随着总阻抗而自动增加。中央处理器可以通过实时检测刺激电压，判断皮肤的接触阻抗，并适时切断刺激脉冲信号输出，以保护患者不会发生皮肤灼伤或过强刺激（接触阻抗不稳定）。

例如，采集器输出电压的最大峰值为300V、最大电流为60mA，则可以换算最大的总阻抗为5kΩ。如果总阻抗大于5kΩ，说明“皮肤接触阻抗偏高”，刺激输出将会停止。如果接触阻抗或刺激电流减少，相应的输出电压降低，刺激则可立即恢复。

2. 位移传感器 是监测刺激后产生动作位移的检测装置。本机选择测量位移力度的方法为加速度检测法，即肌肉加速度描记图法（AMG）。根据牛顿第二定律，肌肉的加速度与该肌肉的收缩力有线性关系。临床已证实肌肉加速度描记图法和肌机械图法（金标准）间有一个良好的相关性。

（1）加速度传感器：原理示意图，如图4-73所示。

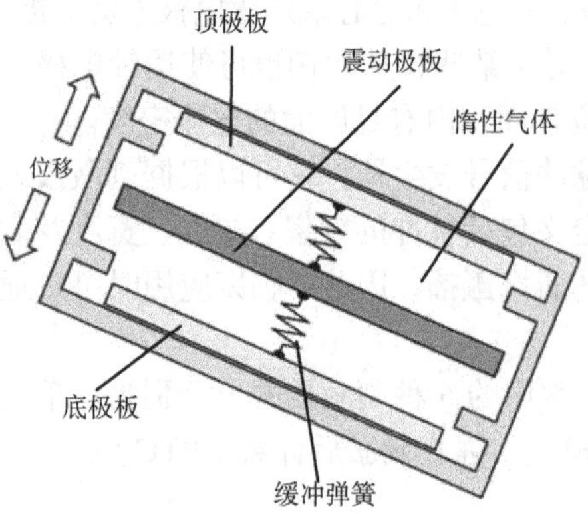

图 4-73 加速度传感器原理示意图

加速度传感器为一款电容加速度传感器。当发生加速度位移时，震动极板会克服缓冲弹簧力，产生位移。震动极板的移动导致与顶极板、底极板的间隔距离改变，由此引起震动极板与顶极板构成的上层电容值和震动极板与顶极板下层电容值的变化，通过电容值改变特性可以计算出位移加速度。注意，如果传感器为匀速位移（肌肉颤搐为加速度运动），由于其加速度 a 为零，震动极板的受力也为零，不会发生电容值的变化。

（2）位移传感器的安放：安放位移传感器，如图 4-74 所示。

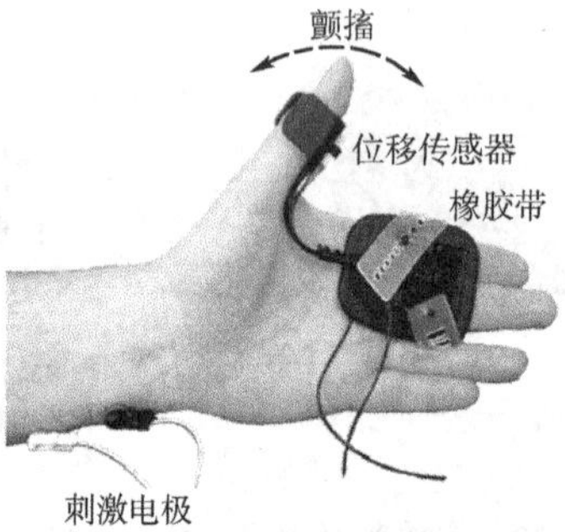

图 4-74 安放位移传感器

适配器的作用是固定手指，并在相应的位置上安装位移传感器和温度传感器。在测试整个过程中，用于加速度测量的手臂应保持不动，因为手臂的移动可能使颤搐的高度发生变化，影响实际测试结果。

3. 体表温度传感器 人体温度降低将影响酶活性和肝、肾功能，并减少组织的循环灌注，抑制肝脏内载体介导的转运，使肝脏对药物的摄取能力下降，从而导致药物的清除过程延长，因而能延长多种肌松药的作用时间；另一方面，温度的降低可以显著影响神经肌肉的传递功能。临床研究表明，体温在 29℃时，肌松药所需的用量仅是正常时的一半。另外，中心体温与受检部位的温度降低也会影响肌松监测结果，如果被检部位的皮肤温度维持在 32℃以上，可排除低温对 T_1 幅度的影响。因此，肌松监测仪设有一个自动温度报警装置，如果被检部位的皮肤温度下降并低于 32℃时，系统会发出声音提醒，同时“℃”符号闪烁。

安放温度传感器，如图 4-75 所示。

注意，使用时要将温度传感器的金属面贴在待检皮肤表面。

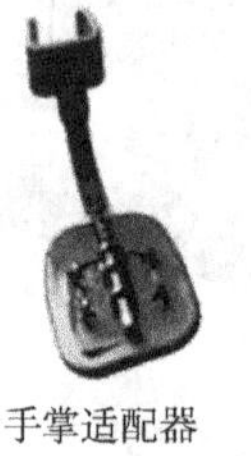

图 4-75 安放温度传感器

（三）显示界面与键盘系统

TOF-Watch®SX 肌松监测仪的显示界面，如图 4-76 所示。

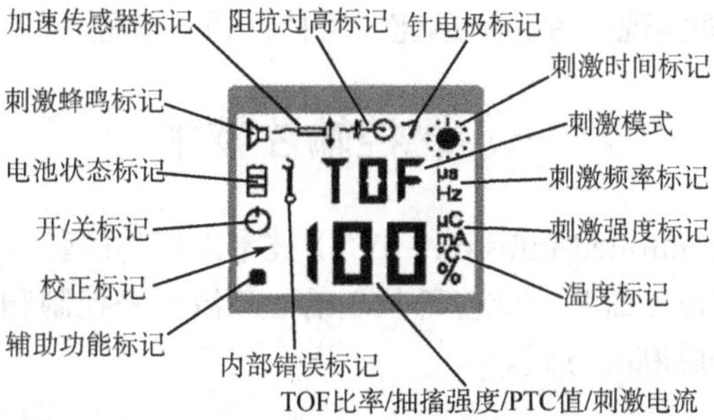

图 4-76　TOF-Watch®SX 肌松监测仪的显示界面

（1）蜂鸣器标记可用于显示声音设置，“1”或“0”闪烁表示蜂鸣器开或关。

（2）加速度传感器标记闪烁，说明加速度传感器脱落或校准信号不稳定。

（3）阻抗过高标记闪烁，说明表面电阻太高。

（4）针电极标记闪烁，说明表层电阻太高。

（5）刺激时间标记指示刺激时间，显示距离下次刺激的时间。

（6）μs 指示刺激脉冲宽度。

（7）Hz 指示刺激频率。

（8）μC 指示 DBS 的刺激强度。

（9）mA 指示刺激电流大小。

（10）℃用于表明温度是否符合要求，闪烁时，表示温度低于 32℃或温度传感器脱落。

TOF-Watch®SX 肌松监测仪的键盘系统，如图 4-77 所示。

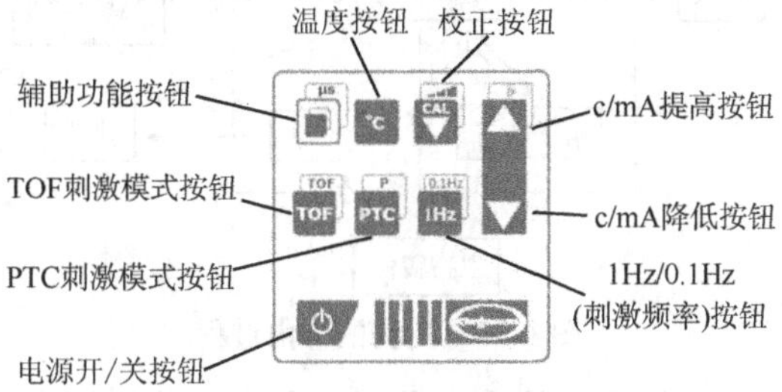

图 4-77　肌松监测仪的键盘系统

第四节　目标麻醉控制技术

目标麻醉（the target of anesthesia）是通过各种技术手段完成的预期麻醉状态。为实现这一麻醉状态，现阶段临床上主要采用麻醉的靶控技术和闭环控制技术。

靶控技术（the target control technology）是在药代（代谢）动力学研究的基础上，与计算机技术相结合实现的一种有目标控制（靶控）的给药技术。由于靶控给药技术实时关注药物在生物体内吸收、分布、生物转化（代谢）和排泄的状态，并运用数学模型表达血药浓度随时间变化的规律，因而以其调控输注速率能大大提高临床用药的有效性与安全性。闭环控制（closed-loop control）则是通过比对实际麻醉状态（如麻醉深度、肌松指数）与目标麻醉的偏差实时调整用药，进而实现一种按需给药的输注方式。

靶控技术和闭环控制技术是一种平衡用药理念，意义在于运用适宜的药物剂量实现最佳的临床效果。对于目标麻醉控制来说，就是利用相应的技术手段，实现满足于临床手术前提下的“浅麻醉”，即实现一种起效迅速、可控性强、苏醒快的理想麻醉模式。

一、靶控输注技术

靶控输注（target controlled infusion，TCI）技术以药物的药代动力学和药效动力学为基础，通过调节目标靶位（血浆或效应部位）的血药浓度来控制和维持麻醉深度，是目前临床手术常用的一种静脉麻醉方式。

（一）药代动力学

药代动力学（pharmacokinetic）简称药动学，是研究机体对药物作用的科学。药代动力学应用动力学原理与数学模型，可以定量地描述药物通过各种途径（如静脉注射、静脉滴注、吸入和口服给药等）进入体内后，机体对药物的吸收、分布、代谢和排泄过程的“量－时”变化或“血药浓度－时间”变化的动态规律。

1. 药物的体内过程 药物在体内的作用过程是药物发挥药理作用、产生治疗效果的基础，是临床制定给药方案的依据。这一过程包括在体内的吸收、分布、生物转化（代谢）和排泄，它直接反映药物在其作用部位的浓度和有效浓度的维持时间，从而可以确定药物作用的发生、发展和消除规律。

药物的体内过程，如图 4-78 所示。

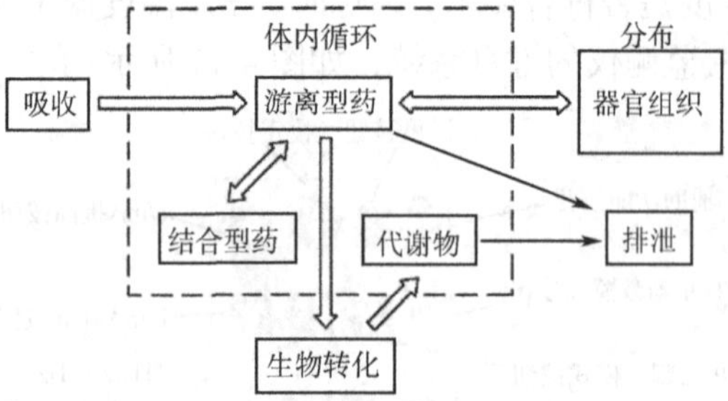

图 4-78 药物的体内过程

（1）吸收（absorption）：是指药物未经化学变化向血液循环中转运的过程。通常认为，只有吸收的药物才能发挥预期疗效。因此，药物吸收的多少与难易，对药物作用有着决定性的影响。由于静脉滴注直接进入血管系统，因而无吸收过程，其他给药途径按吸收速率排序为

吸入→舌下→直肠→肌注→皮下→口服→皮肤

由此可见，在麻醉诱导期，静脉滴注的麻醉诱导速率快于吸入麻醉，因而现阶段多采用以静脉滴注为诱导的复合麻醉方式。

（2）分布（distribution）：是药物从血液向组织、细胞间液或细胞内液转运的过程。药物在体内分布与药物作用的强度、速率、持续时间及副作用、毒性和组织蓄积性等都有着密切的关系。影响药物分布的主要因素有器官血流量、组织细胞结合、药物与血浆蛋白结合、体内生物膜屏障等。

（3）代谢（metabolism）：也称为生物转化，是药物进入体内发生化学结构改变的过程，即药物在体内的代谢过程。

（4）排泄（excretion）：也称为消除（eliminate），是药物以原形或代谢产物的形式通

过排泄或分泌器官排出到体外的过程，是体内药物消除的重要组成部分。药物排泄的途径，如图 4-79 所示。

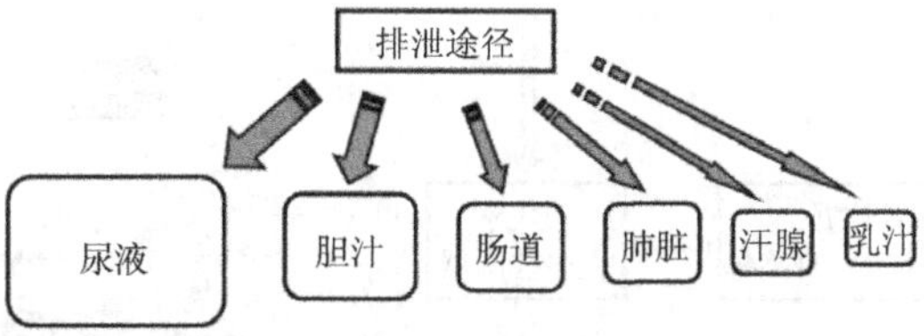

图 4-79　药物排泄的途径

2. 时量曲线　对人体用药后，由于药物的体内作用过程，可以使药物在血浆的浓度（量）随着时间（时）的推移而变化，这一变化轨迹以浓度（或对数浓度）为纵坐标、以时间为横坐标，描述出血药浓度与时间的关系，即为时量曲线。时量曲线，如图 4-80 所示。

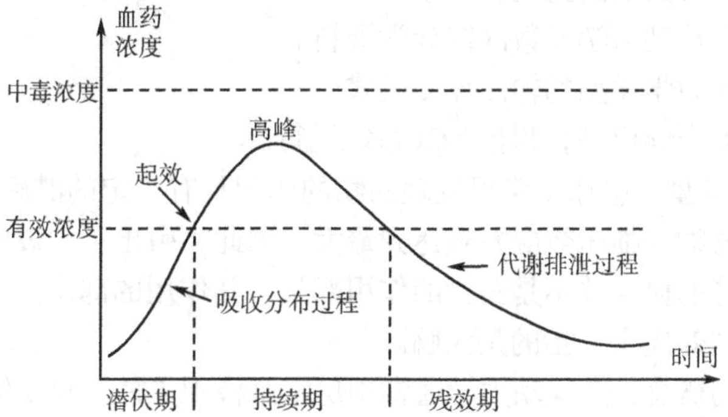

图 4-80　时量曲线

时量曲线临床上主要关注的是 3 个时程、2 个浓度水平和 2 个点，即以下所示。

（1）3 个时程，即潜伏期、持续期、残效期。其中，潜伏期是用药开始到发生疗效的时间周期，相当于麻醉的诱导期；持续期是药物维持基本疗效的时间，即为麻醉的维持阶段；残效期是药物浓度降至有效浓度以下，但尚未完全消除的周期，这一期间如同麻醉的苏醒期。

（2）2 个浓度水平，即中毒浓度、有效浓度。就是说，临床用药的目标是血药浓度应控制在中毒浓度与有效浓度之间。过高，药物过量会发生中毒；过低，不能发挥预设的临床用药效果。

（3）2 个点为起效点、峰值点。起效点为药物作用至发生预设疗效的时间，峰值点是达到最高血药浓度的周期。

（二）靶控输注的应用原理

靶控输注技术是建立在人群平均药代动力学基础上的一种标准化给药方式，TCI 的应用可以为患者快速建立所需要的稳定血药浓度，麻醉医生也能由此“估算”药物对患者产生的效果。TCI 系统，如图 4-81 所示。

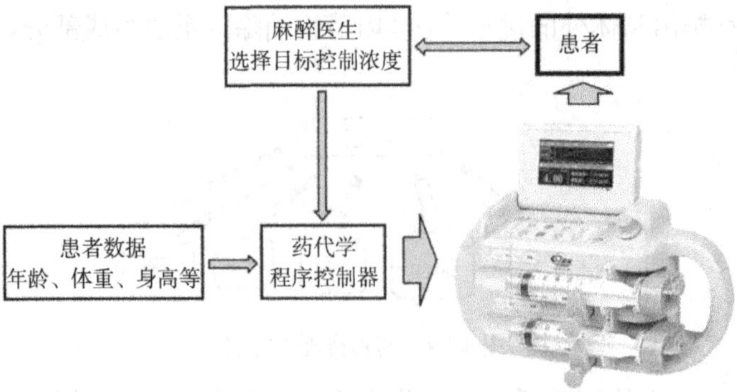

图 4-81　TCI 系统

TCI 系统构成的要点包括以下几个方面。

（1）建立所用麻醉药物的药代动力学模型。

（2）建立人群药代动力学参数的统计学资料。

（3）模拟药代动力学模型的输注控制模式。

（4）选择药代动力学模型，程控 TCI 系统运行。

1. 药代动力学模型　临床上常可发现药物的作用具有一定的滞后现象，即药物的血浆浓度达到峰值时，药物的临床效应并未达到最大，因此，引出了“效应室”的概念。这说明，静脉输注中血管的血液并不是药物的作用部位，其作用的部位是“效应室”，对于静脉全身麻醉来说，“效应室”指的是大脑。

（1）房室模型的概念：药代动力学通常用房室来模拟人体，只要体内某些器官接受或消除药物的速率相似，不管其解剖位置和生理功能都可归纳为同一房室。房室模型仅是进行药代动力学分析的一种抽象概念，并不一定代表某一特定的解剖部位。将机体划分为一个或多个独立单元（房室）的意义在于，可以对药物在体内吸收、分布、消除的特性建立相关的数学模型，以揭示其动态变化规律。

一个机体需要分成几个房室，要根据不同药物的吸收、分布、排除过程及研究对象所要求的运算精度而定，房室模型通常可分为一房室模型、二房室模型和多房室模型。

（2）三室模型：静脉麻醉 TCI 的理论基础是经典的多室药代动力学模型，现阶段主要应用的是三室模型。静脉麻醉药物分布的三室模型，如图 4-82 所示。

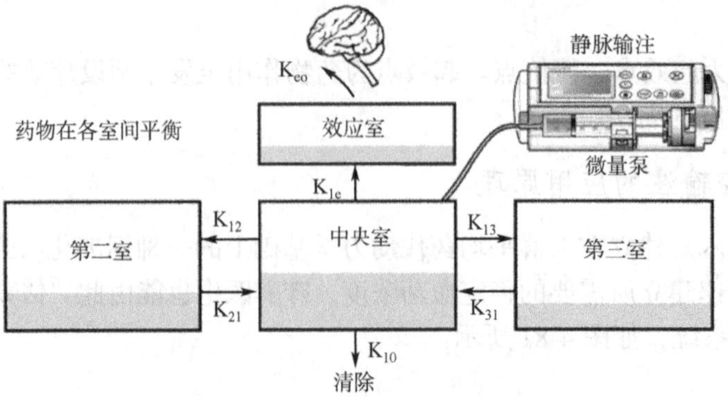

图 4-82　静脉麻醉药物分布的三室模型

图中，中央室代表血液或血浆，第二室代表血液高灌流的组织（如心脏、肝脏、肾脏等血流丰富的器官组织），第三室代表血液低灌流的组织（如脂肪、骨骼肌等），效应室作用为大脑。药物在体内具有分布与再分布功能，当药物吸收进入血液循环后，大部分即转运至高血液灌注的组织（第二室）；当血药浓度降至低于这些组织中药物浓度时，药物则离开这些组织随血流再分布至低灌注组织（第三室）。也就是说，药物优先蓄积的高血液灌注组织可作为贮库，用以维持血药浓度、延长作用时间。

三室模型中通常使用字母 k_x 表示速率常数，指单位时间内药物被清除的百分比。k_{12}、k_{21}、k_{13}、k_{31}、k_{1e} 是各室间分布速率常数，k_{10} 为从中央室排除的速率常数，k_{eo} 是效应室药物清除的速率常数，k_{eo} 越大，药物起效越快。

多室药代动力学是研究药物在体内分布和代谢的传统理论，它认为机体由多个房室组成。其中，处于中心位置的中央室与各室有着直接的药物转运与交换，其他各外周室之间无直接联系。血浆药物浓度代表中央室的药物浓度，假定消除仅发生在中央室，则体内的各种转运或消除等速率过程都为线性。

多室药代动力学模型的计算涉及多个房室之间的药物转运和药物代谢，通过计算出由周边室进出中央室的药量和周边室的容量，即可得出这一周边室的浓度变化趋势。理论上房室划分越多，模型对数据的描述越为精确。但实际上房室过多不仅会增加数学处理的复杂性，而且更易受到个体的生物学差异及药物测量误差的干扰，使多室模型参数估算的可信度下降，因此，实际应用中多采用两室或三室模型。

（3）计算血药浓度：靶控注射泵的注射速率依据房室药代动力学原理，通过将机体抽象的分为 3 个房室，其药物吸收与消除仅在中央室，并通过与中央室相连的第二室（快速周边室）和第三室（慢速周边室）进行药物的转运、分布与交换。最初，吸收的药物仅存在于中央室，随着时间推移，再陆续分布到第二室和第三室。在药物输注的一定时间后，为了建立平衡关系，第二室和第三室会向中央室转运药物，但其转运的过程比较缓慢。药物分布或者转运的快慢，取决于各自房室的转运速率常数（k_{12}、k_{21}、k_{13}、k_{31}、k_{1e}），转运速率常数越大，药物运转越快。三室模型的血药浓度 C 可以表达为

$$C = k_1 \times e^{-\lambda_1 \times t} + k_2 \times e^{-\lambda_2 \times t} + k_3 \times e^{-\lambda_3 \times t} + k_4$$

式中 k_1、k_2、k_3、k_4 为经验常数，λ_1、λ_2、λ_3 为指数速率常数，又称为分布速率常数。

2. 目标输注方式　对于 TCI，有 2 种目标药物浓度的输注方式，即血浆靶控输注和效应室靶控输注。

（1）血浆靶控输注：是以药物的血浆浓度为靶控目标的输注方法。开始时给予一定的负荷量，当血浆计算浓度达到预定的靶浓度时，即维持在这一输注浓度。效应室浓度随之逐渐升高，迟滞一定时间（相对于血浆浓度）后最终与血浆浓度平衡一致。

（2）效应室靶控输注：是以药物的效应室浓度为靶控目标的输注方法。给予负荷量后暂时停止输注，当血浆浓度与效应室浓度达到平衡一致时再开始维持输注。与血浆靶控相比，使用同一药物时平衡时间短、诱导快，但负荷量较大而使循环有较大波动。

血浆浓度与效应室靶控输注的时量曲线，如图 4-83 所示。

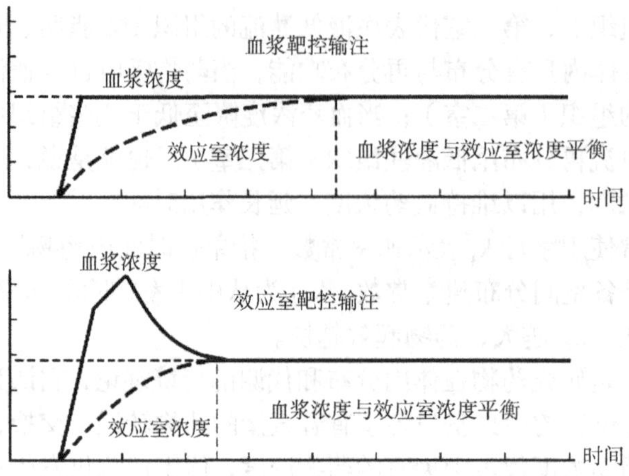

图 4-83　时量曲线比较

血浆靶控输注的特点是，血浆药物浓度迅速上升至设定值，效应室浓度的上升相对缓慢，所需效应有明显的滞后。这种输注方式由于循环波动较小，更适合于年老、体弱的患者。效应室靶控输注的特点是，效应室浓度迅速达到设定值，血浆浓度会产生明显的超射现象，可以迅速产生预期的中枢效应。效应室靶控输注诱导快、循环波动大，并由于血浆浓度的超射可能对呼吸循环产生抑制，由此，它主要适合年轻、体健的患者。

另外，根据调节和控制方式还分为开环 TCI 和闭环 TCI。其中，开环 TCI 靶控是无反馈装置的靶控，仅由麻醉医生根据临床需要、患者生命体征变化及临床经验来设定和调节靶浓度；闭环 TCI（CLAN）则通过目标信息的反馈系统自动调节靶控装置，能根据反馈指标的变化自动调整输注剂量和速率，由此可以将靶控目标换成患者的药效反应（不是血药浓度），最大程度地满足按需给药方式。

3. 静脉全麻给药方式　主要包括单次静脉注射、重复静脉注射、持续静脉输注、靶浓度控制静脉输注（TCI）。

（1）单次静脉注射：是指一次性注入较大剂量的静脉麻醉药，进而快速达到适宜的麻醉深度，这一麻醉方式多用于麻醉诱导和短小手术。单次静脉注射操作简单方便，但容易用药过量而产生循环、呼吸抑制等副作用。

单次静脉注射的时量曲线，如图 4-84 所示。

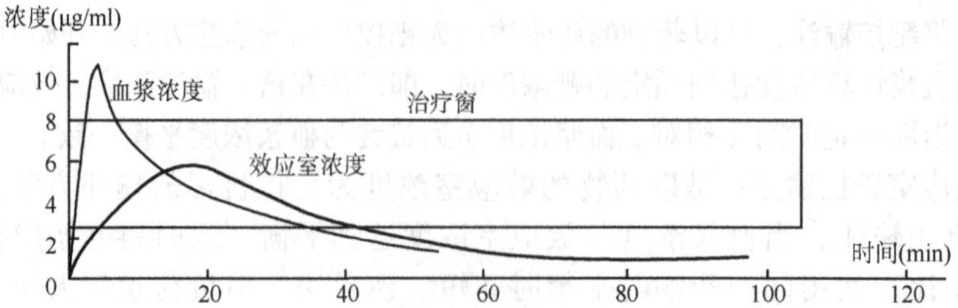

图 4-84　单次静脉注射的时量曲线

（2）重复静脉注射：也称为分次注入给药，是指先静脉注入较大剂量的静脉麻醉药，使之达到适宜的麻醉深度后，再根据患者的反应和手术的需要分次追加麻醉药，以维持一定的麻醉深度。

重复静脉注射的时量曲线，如图 4-85 所示。

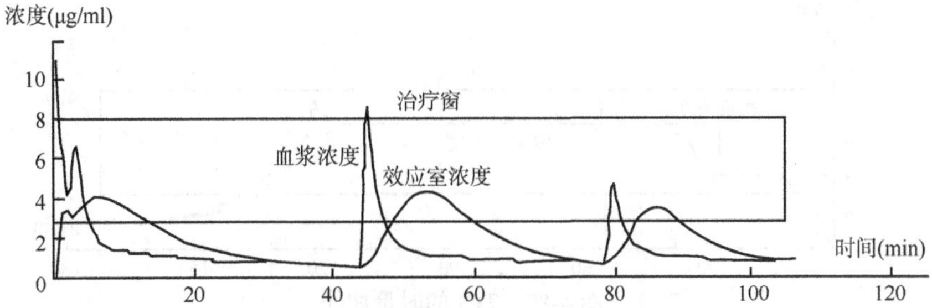

图 4-85 重复静脉注射的时量曲线

静脉麻醉发展的100多年来，重复静脉注射一直是静脉麻醉给药的主流技术，至今仍在沿用，它具有起效快、作用迅速及给药方便等特点。但是，这种方法血药深度会出现锯齿波动，患者的麻醉深度也会随之产生变化，药物的血浆浓度与效应室浓度不能达到满意的平衡状态，难以满足临床麻醉的时效要求。

（3）持续静脉输注：为连续注入模式，是根据临床需要采用连续输注麻醉药，以维持目标麻醉深度，由此可以避免分次给药后血药深度高峰与低谷的波动。这一输注方式不仅能降低麻醉药效周期性的波动，也可以减少麻醉药的用量。但是，单一持续输注的缺点是达到预定血药浓度的时间较长。因而，当前临床上通常采用单次注入和持续输注的联合应用方式，既能实现快速到达所需的血药浓度，又可以通过持续输注来维持血药浓度。

持续静脉输注与单次静脉注射联合应用的时量曲线，如图 4-86 所示。

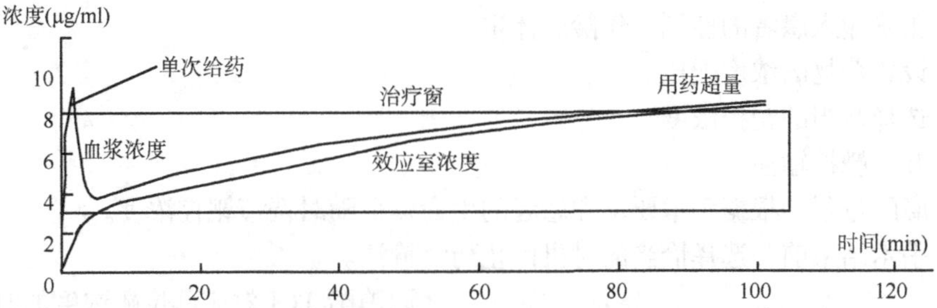

图 4-86 持续静脉输注与单次静脉注射联合应用的时量曲线

持续静脉输注比多次重复静脉注射具有更佳的临床应用效果。持续静脉输注的血药浓度相对平稳，无“峰–谷”现象，实际药物用量相对减少。但是，由于麻醉药物在体内的累积效应，使其效应室浓度曲线为一条持续上升的斜线，因而持续静脉输注可能会出现用药超量现象。

（4）靶控输注：是根据不同静脉麻醉药的药代动力学和药效学，以及不同性别、年龄和体重的患者状况，通过调节相应的目标血药浓度来控制麻醉深度的计算机静脉给药方式。

TCI 模式在诱导期快速输入一定量的药物，使之迅速“充盈”中央室，随后通过计算药物在房室间的分布、代谢和排泄量，调控微量泵注射量，以维持临床需要的血药浓度。因而，TCI 的时量曲线可以维持为一条水平线。TCI 的时量曲线，如图 4-87 所示。

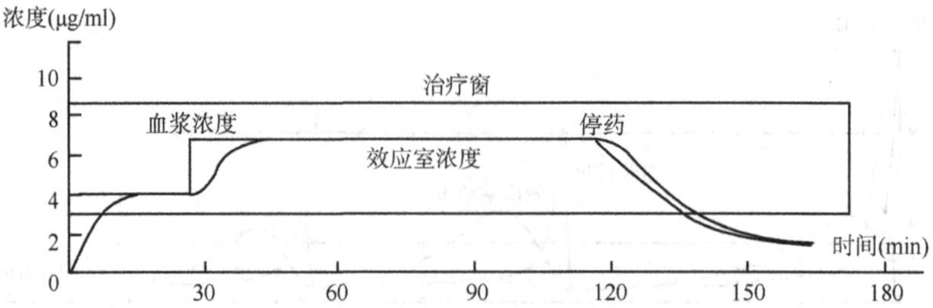

图 4-87 TCI 的时量曲线

TCI 具有明显的临床应用优势，由于它能够根据不同药物的药代学和药效学来快速建立所需要的稳定血药浓度，麻醉医生也可由此估计不同药物对患者产生的效果，更客观地预测麻醉苏醒时间。因此，在临床麻醉中，TCI 技术可以应用多种麻醉药物进行麻醉诱导和麻醉维持。

TCI 的技术特点是有以下几点。

1）根据药物的处置函数，用积分的方法计算每一时点的给药速率，并按照这一速率函数进行给药，以维持预设需要的血药浓度。

2）利用群体参数推算个体参数，实现个体化给药。

3）不依赖机体的反馈信息，属于开环控制。

4. TCI 的临床应用 TCI 的实施步骤表现为以下几个方面。

（1）根据病例及手术要求选择适宜的麻醉药物。

（2）选择适合的靶控模式（血浆靶控或效应室靶控）。

（3）正确输入患者的性别、年龄、体重。

（4）设置药物的浓度配比。

（5）选择恰当的靶控浓度。

（6）开始靶控输注。

（7）麻醉过程中根据手术要求和患者的生命体征随时调节靶控浓度。

（8）手术结束前，选择恰当的时机停止药物输注。

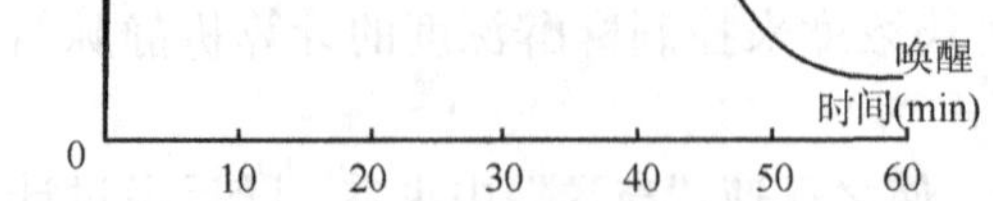

图 4-88 丙泊酚 TCI 效应部位靶浓度的时量曲线

丙泊酚 TCI 效应部位靶浓度的时量曲线，如图 4-88 所示。

由图示时量曲线可见，在麻醉诱导期的输注麻醉药浓度较高，可以使患者快速进入目标麻醉状态；切皮时适当增加麻醉，然后处于 TCI 靶控麻醉维持阶段，以满足临床手术操作；由于缝皮时会产生新的刺激，因此再一次适量加大麻醉，之后停止麻醉用药，效应部位的麻醉药浓度随之降低，直至唤醒。

TCI 的发展为全静脉麻醉提供了更为广阔的应用前景，但是，由于药代动力学、药效学、人体生理状态等方面的个体差异，若要达到 100%的精准是难以实现的，提高 TCI 系统准确性的关键在于，提高药代动力学模型与患者自身的药代学参数相匹配的程度。

二、靶控注射泵

靶控注射泵（Target point injection pump）主要用于临床的静脉麻醉，所以常称为麻醉靶控泵或麻醉泵。靶控注射泵的原理框图，如图 4-89 所示。

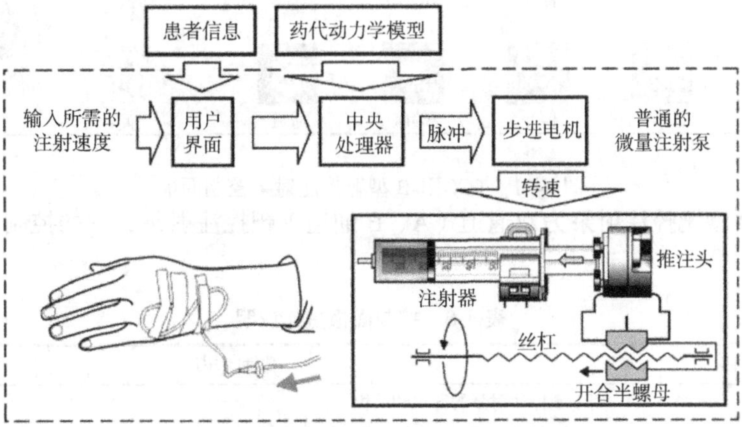

图 4-89　靶控注射泵原理框图

靶控注射泵是药代学、药效学与计算机技术结合而形成的一种新型静脉持续给药技术，是取代传统注射泵，应用于临床麻醉、镇静和镇痛的专用医疗设备。由于计算机技术参与了靶控注射泵的输注管理，使得临床应用复杂的药代动力学模型变得简单易行，因此，靶控注射泵可以通过调节目标或靶位（血浆或效应室）的血药浓度，有效的实现控制与维持恰当的麻醉深度的水平。

靶控输注泵系统主要包括 3 个组成部分，即中央处理器系统、药代动力学模型程控系统、微量注射泵。因此，靶控注射泵与普通微量注射泵的机械结构、注射原理基本相同，其区别主要在于 2 个方面。

（1）需要录入患者基本体况信息，目的是建立适宜的个体化用药方案。

（2）建立常用药物的药代-药效学模型，并以其模型输注函数（给药速率-时间）为依据，实时调控药液注射的速率，因而，靶控泵是一组非恒速输注的静脉注射设备。

靶控注射泵的输注可以迅速而平稳地达到目标血药浓度。因此，在麻醉诱导时血流动力学平稳，术中麻醉深度易于调控，手术结束停药后可以更准确的预测患者苏醒及恢复时间。

（一）靶控泵的基本设置

以下以广西威利方舟科技有限公司研发的 TCI-III-B 型靶控注射泵为例，介绍靶控注射泵的工作原理。TCI-III-B 型靶控注射泵，如图 4-90 所示。

1. 控制面板　TCI-III-B 型靶控注射泵的控制面板，如图 4-91 所示。

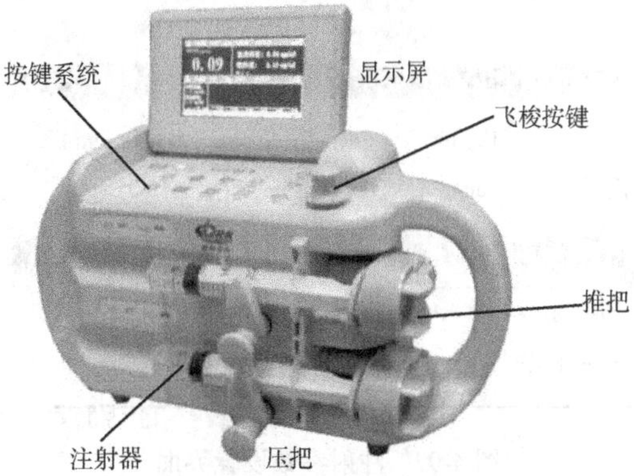

图 4-90　TCI-III-B 型靶控注射泵

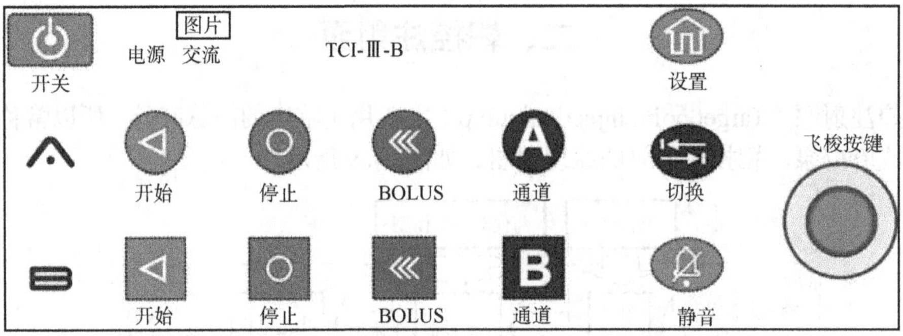

图 4-91　TCI-Ⅲ-B 型靶控注射泵控制面板

TCI-Ⅲ-B 型靶控注射泵为双通道（A、B 通道）靶控注射泵，它的控制面板操作说明见表 4-6。

表 4-6　控制面板操作说明

按键名称	功能与用途
开关键	用于靶控注射泵的开机和关机
开始键 A/B	靶控注射模式下，在注射参数设置完毕后，按下该键启动诱导量计算，诱导量计算完毕后按下该键启动药液注射。在其他注射模式下注射参数设置完毕后按下该键启动药液注射
停止键 A/B	主要用于停止药液注射。在靶控注射模式下，诱导量计算完毕后按下该键退出诱导计算。停止或暂停注射
BOLUS 键 A/B	药液注射中按下该键不松手，启动大流量药液注射（恒速和诱导维持模式：5ml、10ml 注射器 BOLUS 速率分别为 150ml/h、300ml/h，其他规格为 600 ml/h；血浆靶控和效应室靶控模式：30ml、50ml 注射器 BOLUS 速率为 800ml/h，其他规格为其支持最大速率），松开该键后，返回正常药液注射 在参数设置或暂停状态下按下该键不松手，启动预充管道，松开该键结束预充管道
通道选择键 A/B	激活通道，只有激活通道才能调整参数
设置键	用于弹出重设注射模式、注射器品牌、压力报警级别、患者信息界面和系统日期、时间、显屏背光亮度界面
切换键	用于切换页面
静音键	用于消除报警音和报警信息显示。对电池耗尽报警该键不起作用
飞梭按键	有顺时针旋转、逆时针旋转、按以下 3 种操作方法，用于参数选择和设置 顺时针旋转：选择内容设置项目或增大数字 逆时针旋转：选择内容设置项目或减小数字 按下一步：修改选项或者确认设置进入或退出参数设置，有时也用于进入下一操作界面。

注意，本机不支持同时按 2 个或 2 个以上按键，如果同时按下 2 个以上的键，系统只能响应一个按键或出现响应错误。

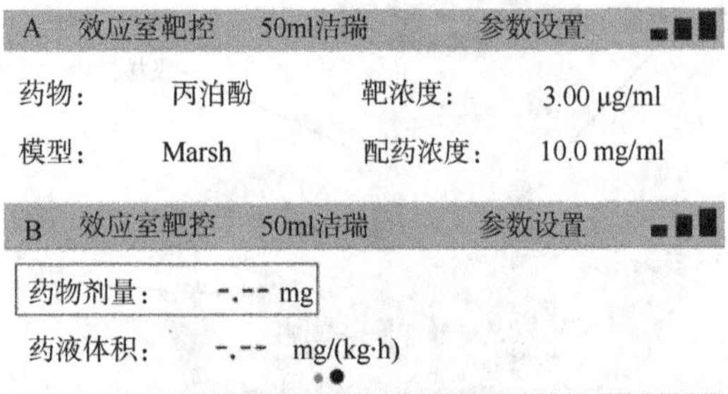

图 4-92　注射参数设置界面

2. 设置注射参数　完成患者信息录入后，按动“下一步”，系统进入注射参数设置界面。注射参数设置界面，如图 4-92 所示。

在该界面下可以分别设置 A、B 通道的注射模式，即设置注射器品牌、报警压力级别和系统参数等。设置完毕后，选择“返回”返回开机界面。

（二）靶控注射泵的工作原理

目前在临床上应用的TCI是一个开环控药系统，其开环控药系统有别于普通注射泵的核心技术是，靶控泵将依据药代动力学模型采用一种非恒速的静脉注射方式，即血浆/效应室靶控注射模式。

1. 非恒速静脉注射 靶控注射泵采用非恒速静脉注射方式，其目的是保持受体内血药浓度的稳定性，因而靶控注射泵的基本工作原理是下面4点。

（1）根据临床需要给出患者体内药物浓度应该达到的目标值，即靶控值。

（2）将人体内药物运转和分布特性相似的部分抽象成房室，用药代学参数反应药物的分布及代谢特性，根据注入到人体内的药量和给药时间，运用数学算法的处理方式计算出患者体内的药物浓度，即计算值。

（3）靶控泵系统的控制算法根据靶控值与计算值的偏差，计算出当前药物输注速率，即控制变量。

（4）靶控泵依据控制变量调整当前药物输注速率，并将药物注入到患者体内。

2. 靶控注射 靶控注射泵的给药基础是药物模型（drug model），由于每种药物都有自身的代谢特点，即使是同一种药物，对于不同年龄的群体也会表现出明显的差异。因此，一些药物必须有针对于不同年龄段的药代模型（例如，丙泊酚镇静药有成人模型和儿童模型之分）。当确定了药物和模型后，选择配置的注射药物浓度（注射药物浓度通常是使用药物原液和配比液根据临床需要配制的）和靶浓度（预期的血药浓度），并按照三室模型计算出当前的血浆药物浓度和维持靶浓度需要的注射速率。

单次给药后三室模型的血药浓度变化曲线，如图4-93所示。

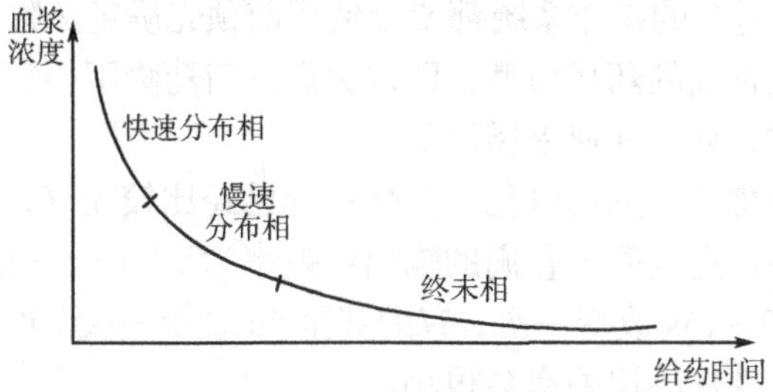

图4-93 单次给药后三室模型的血药浓度变化曲线

在快速分布相，药物进入中央室并分别向第二室（快速周边室）、第三室（慢速周边室）及体外运转；在慢速分布相，进入快速周边室的药物开始向中央室运转，同时，中央室继续向慢速周边室和体外运转；在终末相，药物将由快速周边室和慢速周边室向中央室运转，再通过中央室排出到体外。输注到体内的药物，其吸收与消除（排泄）发生在中央室，而药物要分布在一个或多个假定的周边室。药物在体内的消除和分布是同时进行的，且随着给药时间的延续，由于中央室分布到周边室的药量逐渐减少，其输注的给药量也应随之减少，因而形成以指数衰减输注的靶控给药模式。靶控维持给药的速率为

$$\text{维持给药速率} = C_T \times V_T \times (\mathrm{k}_{10} + \mathrm{k}_{12} \times e^{-\mathrm{k}_{21} \times t} + \mathrm{k}_{13} \times e^{-\mathrm{k}_{31} \times t})$$

式中 C_T 为靶浓度，V_T 为中央室分布容积。

按照三室模型原理，药物进入人体后，血浆药物浓度迅速达到峰值，但是药物从中央室向效应室转移需要一个过程，导致效应室浓度要达到峰值存有一定的滞后周期，为了准

确评估并描述效应室浓度与血浆药物浓度的滞后关系，药代模型引入了 k_{eo} 的概念。k_{eo} 是药物从效应室转运至体外的速率常数，$t_{1/2}k_{eo}$ 是维持一个稳态血药浓度时效应室浓度达到血浆浓度 50%时所需的时间。k_{eo} 越大，$t_{1/2}k_{eo}$ 越小，效应室平衡（血浆药物浓度与效应室浓度平衡）的时间也就越快，进而药物作用时间也越快。

3. 影响靶控精度的主要因素 靶控泵预期浓度与实际血药浓度的一致性反映了 TCI 系统的性能，它的注射误差主要来自于软件、硬件及药代动力学的个体差异。

TCI 系统注射误差的主要来源，如图 4-94 所示。

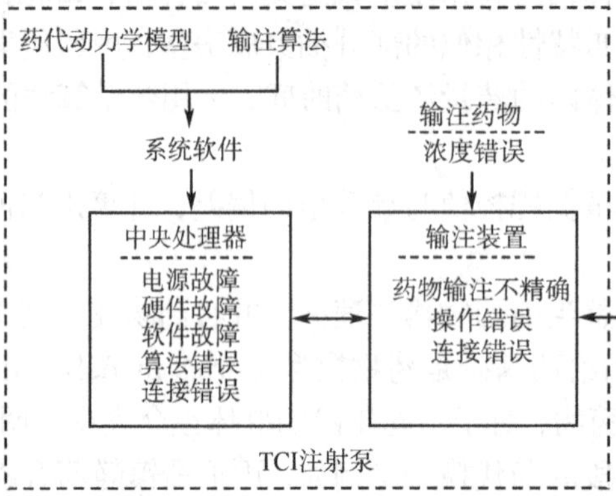

图 4-94 TCI 系统注射误差来源

（1）TCI 注射泵的准确性：目前，临床上使用的 TCI 注射泵，都已经将中央处理器系统与输注装置合为一体，可以避免计算机系统与输注装置间的连接错误。TCI 注射泵的应用误差主要来源于软件和硬件，软件系统的误差多是因为错误地应用了药代动力学的数学模型。现阶段，TCI 注射泵的操作系统都要求使用前预先确定药物名称，然后系统再根据药物名称为使用者提供正确的药代模型，以避免设置与药物不相符。硬件错误主要是硬件故障造成的工作不正常，如输注速率错误等。

现在临床上应用的靶控泵的机电化一体化设计已经比较完善，并且有多种报警功能，如注射速率异常、阻塞、走空等。它们的输出误差率为±（3～5）%，对 TCI 所要求改变速率的频率（如每隔 10～15s 改变一次，有的甚至 5s 改变一次）均能保证输出容量的准确性。因此，来源于系统硬件的误差率会很小。

（2）药代动力学的变异性：是影响 TCI 系统准确性的主要因素，它包括 2 个方面，一是药代模型的局限性，例如，模型假设药物进入房室内即均匀分布，而事实上并非理想分布，个体的生物学变异性或患者生理状态的不同均能改变药代动力学特性，从而导致模型对浓度预测值产生误差；二是患者的药代学状态与模型的匹配性，人体远比分布房室模型复杂得多，即使个体的药代动力学参数准确性很高，也没有任何模型能完全精准地预测浓度。

另外，即使药代动力学模型再准确，也仅仅是人群统计学结果而非个体参数。尽管现在应用的药代模型参数已经过校正能反映人口统计学优化指标，如能反映年龄、性别、低血容量和同时使用其他药物的影响，但它们仍然会与个体真正的药代动力学参数有偏差。

（三）靶控注射泵的注射模式

TCI-Ⅲ-B 型靶控注射泵是根据临床医学经验和药代动力学理论，运用计算机控制技术和机械传动技术开发的自动靶控给药设备。该靶控泵不但具有靶控注射功能，即可实现血浆靶控和效应室靶控 2 种靶控注射模式，还具有普通微量注射泵的功能，可以完成恒速注射、时量推注、间断给药、诱导维持等静脉注射模式。

1. 常规注射模式　包括恒速注射、时量推注、间断给药、诱导维持等静脉注射模式。

（1）恒速注射模式：目的是通过设定注射速率的方式来控制注射。恒速注射下需要设定的注射参数有速率单位、速率、药物剂量和药液体积。

（2）时量推注模式：是在预设的时间内完成预设药物量的注射方式，就是通过设置药物注射量和注射时间来控制注射。在时量推注模式，注射泵自动计算出给药速率，然后以这个速率进行给药。

（3）间断给药模式：通过设置注射速率、单次注射量、间隔时间和 KVO（keep vein open，患者管路开放）注射速率的方式来控制注射，适用于长效镇痛药物的注射。

（4）诱导维持注射模式：是一种复合的注射模式，可以通过预设体重、配药浓度、诱导量、诱导时间和维持速率的方式来控制注射。诱导维持模式分为 2 个注射阶段，即诱导注射阶段和恒速维持注射阶段，其中，诱导阶段实际上是应用一段时长（诱导时间）的时量推注模式，维持阶段即为恒速注射模式。

选择诱导维持模式后，进入参数设置界面，必须先设置注射速率单位和配药浓度。选择下一步后，进入注射速率设置界面，需要设置的参数有诱导量、诱导时间、维持速率。其中，诱导量用于设置诱导阶段的总注射量，诱导时间可设置诱导剂量注射的总时间，维持速率用于设置在诱导量注射完毕后，恒速维持注射阶段的注射速率。

诱导维持注射模式的时量曲线，如图 4-95 所示。

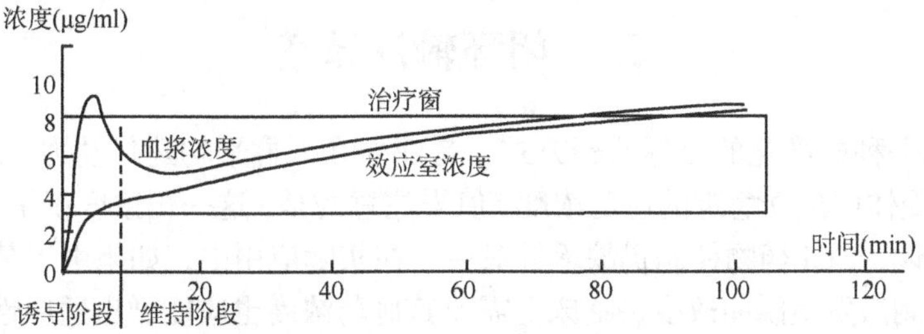

图 4-95　诱导维持注射模式的时量曲线

2. 血浆/效应室靶控注射模式　根据药物的三室模型原理，为了迅速准确达到并维持预期的血药浓度，注射泵必须给予负荷药物剂量，这一持续输注的负荷药物剂量，包括由中央室排泄的药物剂量和向外周室转运的药物剂量。

很显然，上述负荷输注剂量仅是指充盈中央室的药量。但是，如果按这样的负荷剂量持续输注，由于药物会从中央室分布与转移到比其更大的外周室，使血药浓度会比预设的下降更快；另外，当血药浓度达到峰值后，其变化是重新分布和排泄的联合作用，这时血药浓度会有所超量。因此，维持效应室浓度的注射速率并非线性的，而是通过计算机模拟药代动力学模型，根据靶浓度来调整药物注射速率。

靶控注射速率及血药浓度的时间曲线，如图 4-96 所示。

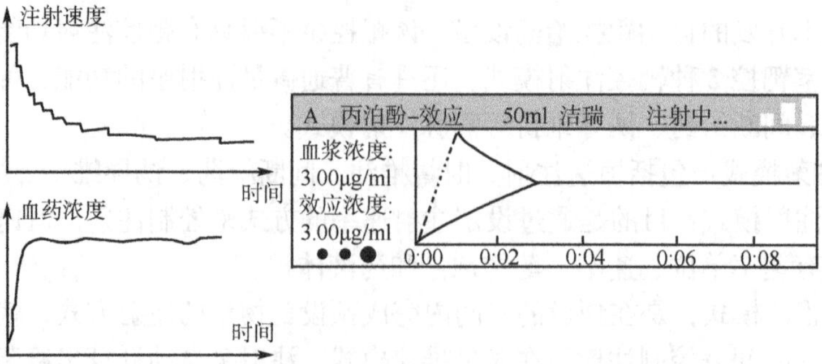

图 4-96 靶控注射速率及血药浓度的时间曲线

（1）靶浓度：就是目标血药浓度，即麻醉医生希望患者达到的血药浓度。当设置了靶浓度后，程序会根据患者参数、注射模式（血浆靶控或效应室靶控）、药物模型，自动计算出药物的诱导量及维持速率。靶浓度在靶控注射中，可以随时根据患者的状况，如血压、心率、麻醉深度等进行调整。以丙泊酚为例，单纯丙泊酚诱导时靶浓度一般设定为 3～6μg/ml，复合用药诱导时靶浓度可设定为 3～3.5μg/ml，待患者丧失意识后，丙泊酚靶浓度可降至 2.5～3.5μg/ml。

（2）配药浓度：是药物剂量与溶液的比例，根据不同药物，配药浓度单位会有所区别，一般为 mg/ml 和 μg/ml。在靶控注射中，必须输入配药浓度，系统才能根据靶控注射的算法计算需要的注射速率。由于配药浓度与注射速率有着密切的关系，每种药物都有对应的配药浓度范围限制，以避免非法的浓度设置，导致出现安全问题。例如，丙泊酚，根据现有药品参数，固定为 10.00mg/ml 和 20.00mg/ml 2 种配药浓度。

三、闭环输注系统

TCI 作为一种标准化的目标给药方式，是建立在人群平均药代动力学/药效学的基础上，目的是在受体内建立稳定的血药浓度。值得注意的是，这一靶浓度仅是一个理论预期，对于不同的个体，TCI 药物控制仍缺乏针对性。在实际应用中，如果由于某些原因导致麻醉深度及手术刺激发生瞬间改变，临床上需要其血药浓度也应能做出适应性调整，可惜的是目前 TCI 属于开环系统，还无法针对目标麻醉状态完成即时调控。

静脉麻醉的终极目的是提供临床所需要的目标麻醉状态，而维持血药浓度仅是调控过程中的一个重要环节。随着静脉输注技术的进步，临床上已开始应用新一代的闭环输注系统（closed-loop anesthesia system，CLAN）。CLAN 是传统 TCI 技术的延伸与发展，是通过中央处理器分析麻醉监测数据（麻醉深度和肌松），进而闭环控制输注设备的给药种类（镇痛药、镇静药、肌松药）并调节给药量。

以下以广西威利方舟科技有限公司研发的 CONCERT-CL 型全凭静脉三通监控自动注射系统（简称闭环三通）为例，介绍闭环静脉输注的基本结构和工作原理。CONCERT-CL 型闭环三通，如图 4-97 所示。

CONCERT-CL 型闭环三通是集成闭环镇静靶控注射、闭环肌松注射、靶控注射模式、恒速注射模式于一体的三通道注射系统。A 通道和 B 通道具有血浆靶控、效应室靶控、恒速注射 3 种注射模式，C 通道具有闭环肌松和恒速注射 2 种注射模式。3 种通道的联合应用，可以为临床提供同时输注镇痛药物、镇静药物和肌松药物的静脉给药方式。

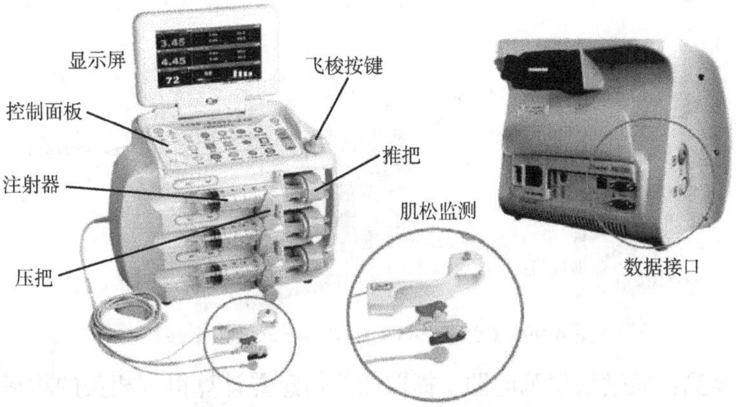

图 4-97　CONCERT-CL 型闭环三通

（一）闭环输注系统的构成

全身麻醉深度（包括静脉麻醉和吸入麻醉）和肌松的闭环调控一直是现代麻醉界关注的热点，闭环输注技术作为一种新型的静脉输注技术，可以实现不同深度的闭环麻醉（包括肌松）控制。闭环（靶控）输注系统，如图 4-98 所示。

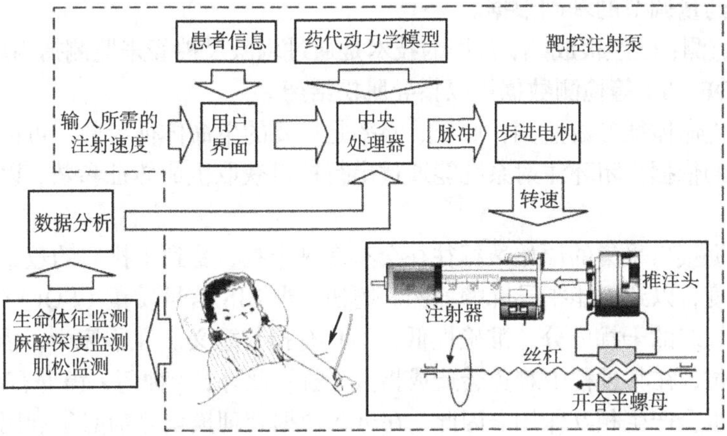

图 4-98　闭环输注系统

CLAN 由麻醉（麻醉深度和肌松）与生命体征监测设备、中央处理器控制模块、输出执行设备（靶控泵）组成，通过对麻醉监测数据的分析，智能控制靶控注射泵的输出变量（给药速率），以维持手术所需要的血药浓度，即可调整患者的麻醉深度和肌松状态。在本系统中，对于麻醉深度的调控采用闭环靶控技术，而对肌松状态的调控则是应用闭环注射控制。

1. 数据采集模块　CONCERT-CL 型闭环三通有多种数据接口，如图 4-99 所示。

数据接口可以连接多种监测设备，用以实时采集与镇静、镇痛和骨骼肌松弛等相关的信息，为后续数据分析和数据处理提供基础数据。其中，电缆接口可以连接闭环肌松监测电缆，串行口能与脑电监测仪、多参数监护仪或 BIS、Narcotrend 等麻醉深度监护仪连接，网络接口可以连接具有网络接口功能的设备，USB 接口能插入 U 盘以保存历史数据，并可连接计算机导出历史监测数据。

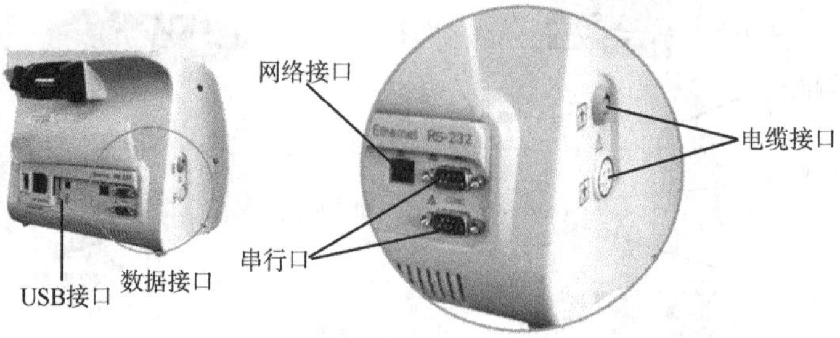

图 4-99 CONCERT-CL 型闭环三通数据接口

（1）镇静监测：通过采集脑电图，提取相关信息并计算得到相关的功率谱和麻醉深度指数。一般情况下，监测设备用复合指数 1～100 来描述不同的麻醉镇静深度。目前，BIS、Narcotrend 等通用的麻醉深度监测仪均能提供数据通信接口，可以输出麻醉深度指数、SQI（speech quality index，信息传输质量指标）等参数，而后 CLAN 通过获取麻醉深度指数用以作为闭环注射控制的依据。

（2）镇痛监测：伤害性刺激可引起脑电图和自主神经兴奋的变化，目前已可以从脑电波和心率的变异性（HRV）获取镇痛指数。临床结果表明镇痛指数与药量相关性良好，可作为输注镇痛药量调节的基础数据。

（3）肌松监测：已经很成熟，常用的技术是通过刺激尺神经来监测拇内肌的收缩程度，采集并分析 TOF、T1 等检测数据用以指导肌松给药。

（4）其他生命体征参数监测：血压、心率是重要的生命体征参数，可以作为评价闭环给药是否安全的依据。闭环注射系统能通过串行接口获取生命体征参数，以指导临床麻醉用药。

由于各数据接口采集的原始数据往往会有多种干扰，受到干扰后的数据不能正确表达患者的麻醉深度，以致不能指导麻醉给药。例如，当 BIS 信号质量（SQI）低于 25 时，说明该指数含有较多的干扰成分，准确性低，不具有指导意义。在临床中，由于手术需要，患者会改变体位，在其过程中难免会造成指数干扰；此外，3 种药（镇静、镇痛、肌松药）输注到人体后也会产生相互作用。因此，在进入数据处理模块之前必须利用数据分析模块识别并剔除受到干扰的伪数据，确保闭环给药控制的准确性。

2. 数据分析模块 包括“比例/积分/微分”（PID）控制器、“模型”控制器、“模糊逻辑”控制器。

（1）PID 控制器：为自适应 PID 控制器，即按偏差的比例（P）、积分（I）和微分（D）进行控制的调节器。其中，比例为实际麻醉监测值与目标值的差值、积分表示实际监测值与目标值差值的积分、微分则为实际监测值与目标值的差值的变化速率。控制系统通过分析麻醉监测数据，并根据目标值的变化趋势实时调节基准用药量，从而实现良好的闭环麻醉靶控效果。

（2）模型控制器：是以模型为基础，其控制器系统内部有一个内置模型，这个模型通常是药代动力学/药效动力学模型的整合。其中，药代动力学决定了药物剂量与浓度的关系，药效动力学将浓度与药物效应相联系。该模型需要比对实测与预测的药物效应差异，进行调整与优化。

（3）模糊逻辑控制器：是基于“模糊逻辑（fuzzy logic）”算法。它通过不断地检测麻醉监测目标值与实际之间的偏差，并以此偏差在“模糊集合”中获取新的靶浓度。“模糊集合”可以根据实际的麻醉监测值的变化，由系统算法自动生成新的输注速率。

（二）肌松药闭环输注系统

肌松药是全身麻醉用药重要的组成部分，肌松药的出现使得早期通过加深麻醉以满足肌松效果的模式得到根本性改变。由于不同的个体对于肌松药的敏感性差异较大，加之其作用还会受到麻醉性镇静药、氨基糖苷类抗生素及患者的年龄、体温等多种因素的影响，因此，通过适宜的方法，监测应用肌松药后机体神经肌肉传递功能的阻滞程度和恢复状况，对于降低术后肌松药物残留引起的各种并发症，提高肌松药临床应用的安全性十分必要。

肌松药闭环输注是肌松监测与自动反馈输注的联合应用技术，是现阶段相对成熟的一种闭环输注方法。肌松药闭环输注通过监测肌肉阻滞程度信息，并反馈到闭环控制模块，由注射控制器根据当前神经肌肉阻滞程度和预设的增药条件进行药物追加。肌松药闭环输注系统可以实现肌松药物的个体化用药，减少长时间给药造成的副作用和药物浪费，并能指导术后拔管，减少术后因肌松药残留所致的并发症。

肌松药闭环输注系统，如图 4-100 所示。

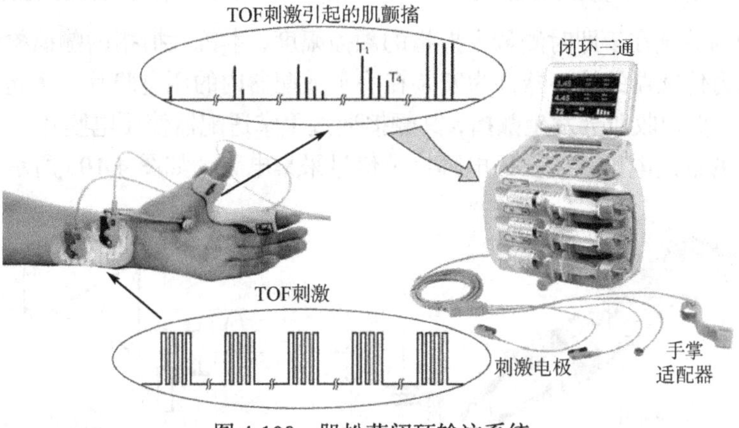

图 4-100　肌松药闭环输注系统

在输注过程中，通过刺激腕部尺神经并同步监测拇内收肌颤搐反应的方式，定时监测患者的肌肉松弛程度，闭环系统依据当前肌肉松弛程度控制肌松药物的给药速率，使肌松状态控制在设定范围。

1. 肌松程度监测　构成闭环输注系统的肌松监测通常采用 TOF、T1 和 PTC3 种工作方式，并由此得到肌松状态数据（TOF 比率和 T1%），用以控制肌松药物的合理输注。

（1）TOF 方式：是临床应用最广的刺激模式，通过 TOF 刺激会引发 4 个肌颤搐，为 T_1、T_2、T_3、T_4，根据肌肉收缩强度 T_1 到 T_4 是否会依次出现衰减，可以确定肌松药的阻滞特性和评定肌松阻滞程度。

（2）T1 方式：原理是，在注射镇静、镇痛药患者意识消失后，并在注射肌松药前，通过校准方法获得对照值 T_0，手术中通过 TOF 刺激，读取肌肉收缩强度 T_1，得到 T1%为

$$\mathrm{T1\%} = \frac{T_1}{T_0} \times 100\%$$

（3）PTC 方式：PTC（强直刺激后计数）是用 50Hz 强直刺激持续刺激 5s 后，间隔 3s

再进行 15s 单刺激，可以计算肌颤搐出现的数值。

2. 肌张力传感器 肌松电极系统包括刺激电极、肌张力传感器及温度探头。肌松监测电极的安放，如图 4-101 所示。

肌松监测时，刺激电极对腕部尺神经发出电刺激脉冲，可刺激拇内收肌收缩反应发生拇指颤搐，通过即时检测拇指的颤搐状态，可以判读患者的骨骼肌松弛程度。腕部尺神经电刺激与拇内收肌颤搐反应，如图 4-102 所示。

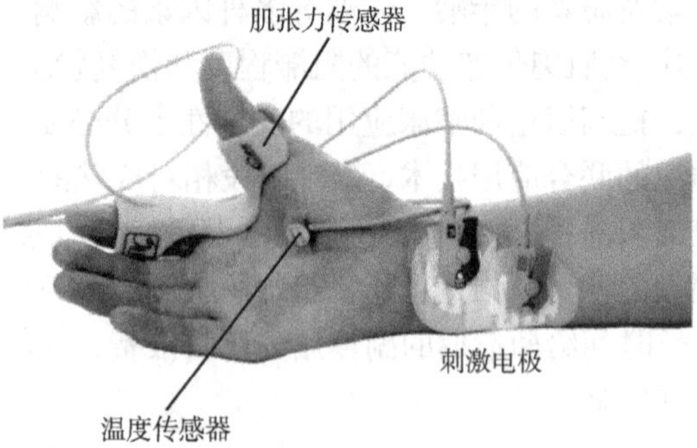

图 4-101 肌松监测电极的安放位置

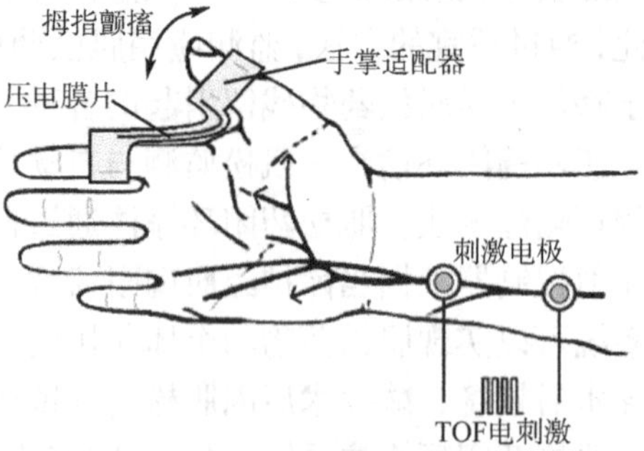

图 4-102 腕部尺神经电刺激与拇内收肌颤搐反应

肌松检测的关键在于即时测量大拇指的颤搐幅度，本机大拇指的颤搐检测采用肌张力传感器。肌张力传感器的核心器件为安装在手掌适配器内的压电膜片，当腕部尺神经受到电脉冲刺激时，拇内收肌会发生颤搐，其颤搐通过手掌适配器使压电膜片"弯曲"而受力，引起压电膜片的输出电压改变。压电膜片及信号采集电路，如图 4-103 所示。

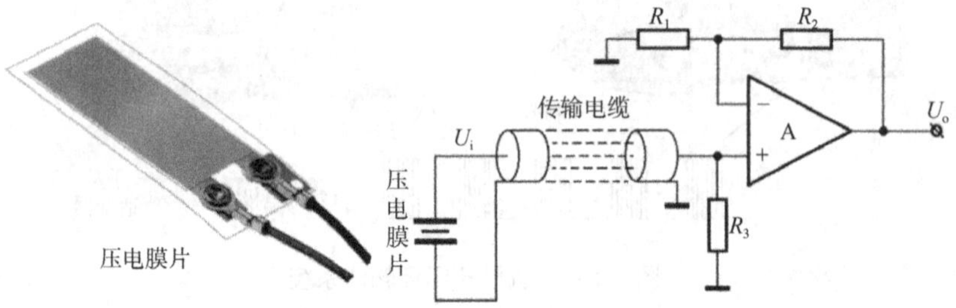

图 4-103 压电膜片及信号采集电路

压电膜片的电压信号 U_i，经由运算放大器 A 组成的同相放大器放大，得到输出电压 U_O 为

$$U_O = \frac{R_1 + R_2}{R_1} U_i$$

输出电压 U_O 的变化，可以反映拇内收肌的颤搐幅度，即可表达骨骼肌的松弛程度。

3. 肌松药闭环输注的基本设置 包括增药速率与维持速率、增药条件、刺激电流。

（1）维持速率与增药速率的设置：维持速率是指当前 TOF 数值未达到增药条件时的注射速率，增药速率则是指当前 TOF 数值已达到增药条件数值时的药物注射速率。即在肌松监测开启并开始闭环自动给药的情况下，当肌松检测结果达到增药控制值时，注射系统自动切换到增药速率注射；反之，肌松检测低于增药条件时，注射即可切换至维持速率注射。

（2）设置增药条件：增药条件参数是注射系统进行自动增药的先决条件。在 TOF 方式下，采用 TOF 数值作为基础根据，例如，设置 TOF 为 20%时作为增药条件，则当 TOF 数值大于或等于 20%时，系统开始自动增药；反之，系统处于维持状态。在 T1 方式下，肌松监测数值 T1 大于或等于 10% 时，开始闭环增药；反之，系统处于维持状态。

4. 刺激校准　目的是寻找超强刺激电流，并获取对照值 T_0。

（1）寻找超强刺激电流：超强刺激电流需要在患者注射镇静药和镇痛药意识已经丧失，并使用肌松药之前确定。寻找超强刺激电流的方法是，刺激电流从 10mA 开始，递增步进为 5mA，直到诱发肌肉收缩的幅度不再增加为止，然后再将此时得到的电流值乘以 120%，即为当前患者适宜的超强刺激电流。

（2）获得 T1 方式的对照值 T_0：寻找到患者的超强刺激电流后，间隔 1 秒，使用一次 TOF 刺激，以获取此时患者的 T_1，并将此 T_1 的量值定义为对照值 T_0。

5. 肌松监测趋势图　可以完整表达手术过程中的给药和肌松状态，通常肌松监测的采样周期为 20s。肌松监测趋势图，如图 4-104 所示。

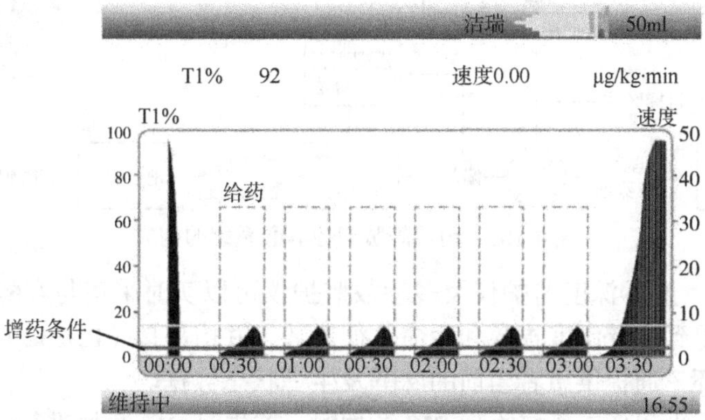

图 4-104　肌松监测趋势图

在趋势图中，T1%表示为当前监测得到的 T1%值，“速率”（图中虚线）为当前药物的注射速率。图表左边的纵轴为 T1%，右边的纵轴为注射速率，横轴为时间。0:00 处开始诱导，当诱导完成后，随着肌松药的起效，T1%迅速下降到 0。然后，随着肌松药的消退，T1%开始恢复，当 T1%大于增药条件时，闭环系统自动给药，在给药的同时，监测 T1%，只有 T1%小于增药条件时系统自动停止给药，这个自动给药的闭环控制，可以维持手术全过程的肌松状态。手术结束停止给药（速率为 0.00），肌松监测继续，随着肌松药的消退，会出现图中最右边的骨骼肌恢复图形，同时 T1%检测为 92。

（三）闭环静脉靶控麻醉

虽然靶控注射可以根据临床需要快速达到和维持稳定的血药浓度，并能自动保持血浆浓度与效应室浓度的动态平衡。但是，由于药代动力学模型本身会有一定的误差，且药代动力学参数也会受到如年龄、性别、体重、失血性休克及同时注射 2 种以上药物等诸多因素的影响，也就是说，靶控注射并不能解决用药过程中个体差异。因此，目前临床上开始引用闭环静脉靶控麻醉。

闭环静脉靶控麻醉（closed-loop target control of anesthesia）可以通过监测前一条操作指令（麻醉泵注射速率）执行效果的反馈信息，再酌情调控麻醉泵的输注速率，从而实现麻醉深度的自动控制。这一注射方法能通过对现场麻醉状态的判断，实时管控麻醉药物的注入量，以实现对麻醉效应的直接管理，完成真正意义上的麻醉给药个体化。闭环静脉靶控麻醉系统不仅包括控制器和执行器，还包括麻醉效应的信息反馈、目标麻醉深度指标及精度算法。由于目前对麻醉的认知和监测手段仍然有限，所以，当前闭环控制全静脉麻醉仍处于临床应用的初级阶段。

1. 闭环静脉靶控麻醉系统 基本构成，如图 4-105 所示。

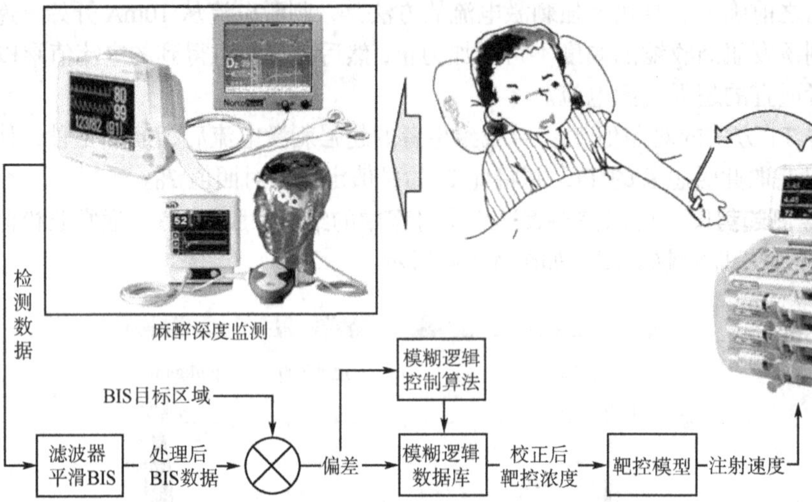

图 4-105 闭环静脉靶控麻醉系统的构成

2. 数据采集 麻醉深度监护仪及多参数监护仪可以实时采集与麻醉深度相关的原始信息，通过运算得到麻醉深度指数和生命体征参数，并由串口（RS232）、网络和 USB 等通信接口，为闭环三通提供患者当前的麻醉及生理状态数据。

以 BIS 为例，当闭环三通接收到 BIS 数据时，首先对 BIS 数据进行滤波处理，剔除其中受到干扰（如手术用的电刀）的伪信号，滤波效果如图 4-106 所示。

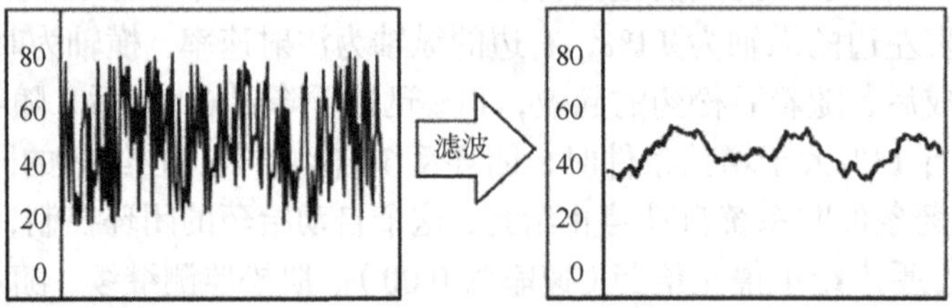

图 4-106 滤波效果

持续分析 BIS 的变化趋势，并获得实际麻醉深度与目标的偏差，再通过系统内置的模糊逻辑算法，得到当前靶浓度需要的注射速率。

3. 数据分析 由各类监护仪采集的数据是一个随时间变化的数组（通常 1～5s 接收一个数据组），对于这一数组的处理，目前多采用模糊控制的方法。模糊控制（fuzzy control）是建立在模糊集合、模糊推理基础上的一种计算机控制方法，由于它在系统设计时不需要建立被控对象精确的数学模型，因而得到广泛应用。

（1）数据链的尖端角度：设当前采集的数据为 X_n，该点 X_n 与上一个数据 X_{n-1}、下一个数据 X_{n+1} 构成的 3 点连线，如图 4-107 所示。

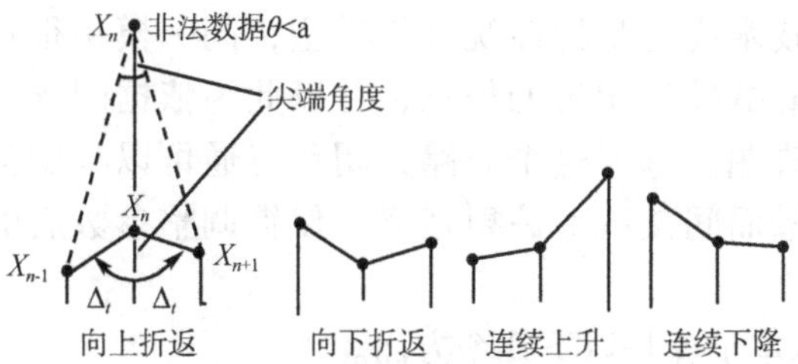

图 4-107　3 点连线

通过 3 点连线，可以得到数据链 X_n 处的尖端角度 θ_n 为

$$\theta_n = \arctan\left|\frac{\Delta t}{X_n - X_{n-1}}\right| + \arctan\left|\frac{\Delta t}{X_{n+1} - X_n}\right|$$

尖端角度（cutting-edge angle）θ_n 是模糊数据链的重要指标，可以反应采样点的平稳性和可信度。如果尖端角度 θ_n 较大，说明数据变化平稳，若 θ_n 接近 π，说明当前的采集数据 X_n 不变；反之，尖端角度 θ_n 较小，表示数据急剧变化，若 θ_n 接近于 0，则说明当前的采集数据 X_n 为干扰，应不予以采用。

（2）隶属度函数（Membership functions）：是模糊控制的应用基础，正确构建隶属度函数是能否用好模糊控制的关键。目前，隶属度函数的确立还没有成熟有效的数学方法，大多数系统的确立还停留在经验和实验的基础上。

本机建立的隶属度函数 $\mu(\theta)$ 为

$$\mu(\theta) = \begin{cases} 1 & 0<\theta<a \\ \dfrac{1}{M}\times\left[1-\sin\left(\dfrac{\pi}{b-a}\right)\right]\times\left[\theta-\dfrac{a+b}{2}\right] & a<\theta<b \\ 0 & b<\theta<\pi \end{cases}$$

式中 M、a、b 为厂家的检验系数，其中，$a<b$ 为弧度量值。

（3）计算当前数据

$$Y(n) = \frac{\sum_{i=n-1}^{n+1}[1-\mu(n)]X_n}{3-\sum_{i=n-1}^{n+1}\mu(n)}$$

其中，1−μ（n）为采样值所占有的权重。尖端角度越小，相应的权重越小。当尖端角度为 $a<\theta<b$ 时，Y（n）由 X_{n-1} 和 X_{n+1} 确定；当尖端角度趋于 π 时，采样值保持不变。

（4）调整模型参数：剔除受到干扰的数据后（$0<\theta<a$ 的数据），通过有效数据 Y（n）与预设的目标麻醉深度比较，计算出误差值。修订后模型参数为

$$\text{修订后模型参数} = \text{当前模型参数} \times \left(1+\frac{\text{误差}}{\text{相关关系}}\right)$$

当误差值为正偏时，负调整模型参数；若误差值负偏时，正调整模型参数。误差值越大，调整幅度也就越大；反之，误差值越小，调整幅度就越小。相关系数与镇痛、肌松指数和信号质量有关，是临床的经验值。

4. 闭环调整靶控注射速率　由于在建立靶控给药模型时，已经充分关注了药物在体内吸收、分布、生物转化（代谢）和排泄全过程，使得靶控注射实效更接近于预期麻

醉效果。但是，靶控技术终究是群体统计学模型，同一模型很难适应所有的患者。因此，如果能检测到与麻醉效果相关的信息，并以此为依据闭环调控输注参数，即可解决靶控泵的个体差异难题。基于这个思路，闭环三通可以根据当前的麻醉深度，即时调整靶模型的参数，进而间接改变注射速率，使得调整参数后的输注模型更接近于当前个体的麻醉需要。

闭环输注调控的基本步骤是以下几个方面。

（1）设置目标麻醉深度。

（2）比较当前麻醉深度和目标麻醉深度，并计算差值。

（3）根据差值，调整靶控模型参数，间接改变注射速率，差值越大，调整参数的量值也就越大。

（4）监测当前麻醉深度变化，如果达到目标麻醉深度，靶控模型参数不再调整；否则，继续优化调整。

以 BIS 麻醉深度监护仪闭环控制为例，靶控注射速率调整流程图，如图 4-108 所示。

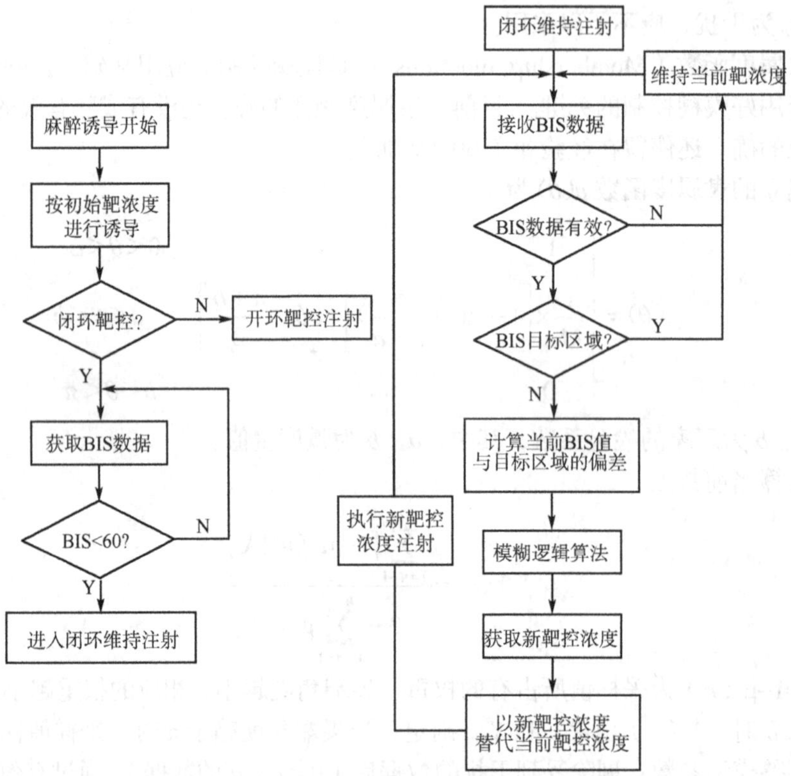

图 4-108　靶控注射速率调整流程图

5. 静脉麻醉闭环控制效果　如图 4-109 所示。

麻醉开始进入诱导阶段，BIS 由大于 80 快速下降到 60 以下。BIS 小于 60 后，系统自动进入“闭环注射”模式。在“闭环注射”模式中，若 BIS 减小，麻醉过深，闭环系统会自动持续减小丙泊酚的靶浓度，使 BIS 恢复；反之，BIS 增大，麻醉深度偏浅，闭环系统自动增加丙泊酚的靶浓度。在右边丙泊酚关闭、靶浓度迅速减小至“0”时，表明手术结

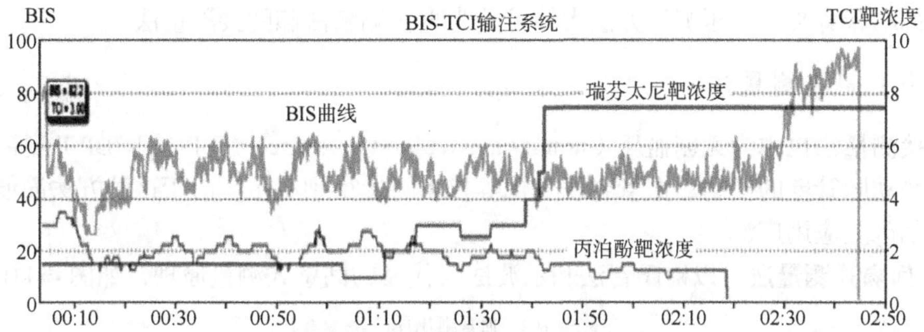

图 4-109　静脉麻醉闭环控制效果

束，麻醉医生已经停止镇静药的注射，但此时为了临床镇痛，还需要继续（麻醉停止后加强止痛）注射瑞芬太尼，所以蓝线一直存在并有所提高。停止丙泊酚后约 10min，BIS 开始恢复，当 BIS 大于 80 时，患者苏醒。最后的 BIS 立即减小到 “0”，这说明麻醉结束，BIS 传感器已经拆除。由此可见，闭环静脉靶控系统依据个体麻醉深度，能够更加有效地进行靶向麻醉控制。

第五节　血流动力学监测技术

血流动力学（hemodynamics）是研究由心脏产生动力驱动血液在血管内流动，致使组织器官得到灌注的科学，主要是探讨平均动脉压（mean arterial pressure，MAP）、心输出量（cardiac output，CO）、全身血管阻力（systemic vascular resistance，SVR）、每搏量变异度（stroke volume variation，SVV）及它们之间的关系，并结合生理学和病理生理学原理，对循环系统中血液流动的规律性进行定量与动态分析，进而了解病情、指导临床诊疗。血液是一种特殊的流体，因而血流动力学与一般流体力学的基本原理相同，但由于血管是比较复杂的弹性（可扩张性）管道系统，血液又富含血细胞和胶体物质等多种成分（不是理想液体），因此，血流动力学既具有一般流体力学的共性，又有其自身的特点。

在麻醉手术的过程中，循环系统最重要的功能就是要保持全身各个器官的稳定灌注，要实现这一稳定环境和组织细胞的最佳状态，循环系统必须要维持适宜的灌注压（平均动脉压，MAP）和心排量（心输出量，CO），也就是说，血流灌注效果直接关系到生命脏器的功能。因此，为麻醉手术提供全面的血流动力学参数，将有助于快速、准确了解患者的器官灌注状态，指导诊疗对策。

临床上可将血流动力学监测分为无创和有创两大类，无创血流动力学监测是指应用对机体没有机械损害而获得心血管功能参数的方法，无创方法安全方便，患者易于接受；有创血流动力学监测需要经体表将导管或探头插入到心腔或血管腔内，用以直接测定心血管功能，有创方法能够更直接、准确地获得血流动力学参数，有利于完整了解病情，尤其适用于危重患者诊治，其缺点是对机体有一定的伤害性，操作不当会引发并发症。

一、血压检测的常用方法

血压（blood pressure）是指血液在血管内流动时对血管壁所施加的侧压力，是人体血流动力学重要的生理指标，可以客观反映心血管与循环系统的功能状态。尤其是麻醉手术的过程中，患者受到强烈刺激或出血，血压将即时发生变化，因此，实时动态监测血压有着重要的临床意义。血压测量方法大体可分为直接测量法和间接测量法。

（一）间接测量法

间接测量法也称为无创血压（non invasive blood pressure，NBP 或 NIBP）测量法，是通过检测动脉管壁的搏动、血管容积变化等技术间接得到血压，由于这种方法简便易行，因此在临床上应用广泛。

1. 间隔式测量法 以柯氏音法和示波法为代表的间歇式测量原理，如图 4-110 所示。

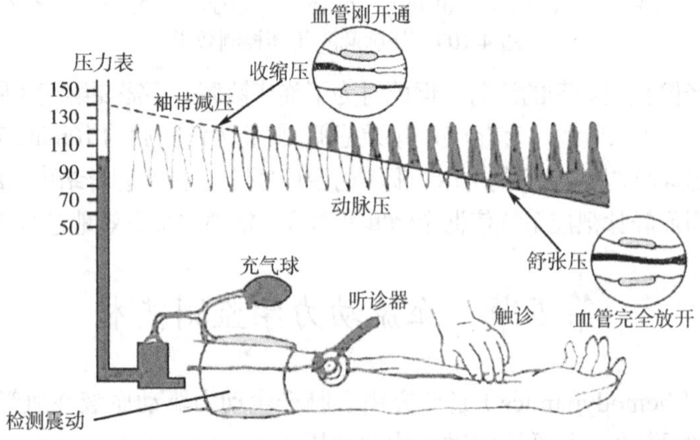

图 4-110 间歇式测量原理

间歇式测量法的基本原理是，挤压充气球（或启动气泵）对袖带充气并完全阻断动脉血流，然后在放气过程中通过检测特征点（脉搏出现或终止）时刻的袖带压力，能分别确定收缩压（systemic blood pressure，SBP）与舒张压（diastolic blood pressure，DBP），并计算平均动脉压（MAP）

$$\mathrm{MAP}=\frac{\mathrm{SBP}+2\times\mathrm{DBP}}{3}$$

平均动脉压是收缩压和舒张压的平均值，它取决于心输出量、血管的弹性和全身血管阻力。由于外周动脉（股动脉、肱动脉、桡动脉等）平均压与主动脉的平均压基本相同，所以，临床上通常是利用外周动脉来检测平均动脉压。

由于这类检测方法是测量某一特定时段的血压值，其收缩压与舒张压并不在同一心动周期（从某种意义上说，它不一定是被测者有代表性的血压值），检测成立的基本条件是，测量过程血压应该处于相对稳定，即每搏血压必须相同。另外，由于间隔式测量法存在着明显的时间间隔，尤其是麻醉手术中，患者受到强烈刺激或出血，血压将瞬间发生改变，间隔式血压监测方法不能实时反映血压变化的过程，给临床手术带来隐患。

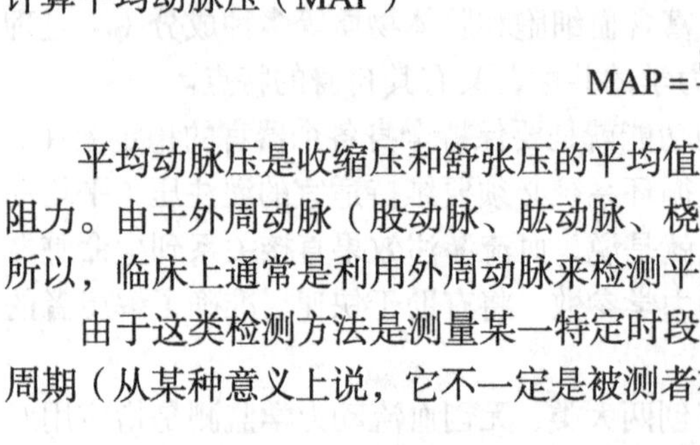

图 4-111 NBP 检测血压与实际血压波形

NBP 检测血压与实际血压波形，如图 4-111 所示。

2. 连续式测量法 是在某一时段内无创且连续测量血压的方法，能够检测每搏血压及连续的动脉压波形。近年来，许多专家学者针对连续无创血压测量技术做了大量的科学研究，并取得了具有临床应用价值的成果。目前，连续无创血压测量的方法有脉搏波速度测量法、动脉张力测量法、动脉容积补偿法、脉搏波特征参数测定法等。本节后面将系统介绍目前已经在临床上应用的无创连续血压监测（CNAP）方法。

（二）直接测量法

直接测量法也称为有创血压（invasive blood pressure，IBP）测量法，是目前临床高精度、实时、连续（逐拍）监测血压的主要方法。直接测量法，如图 4-112 所示。

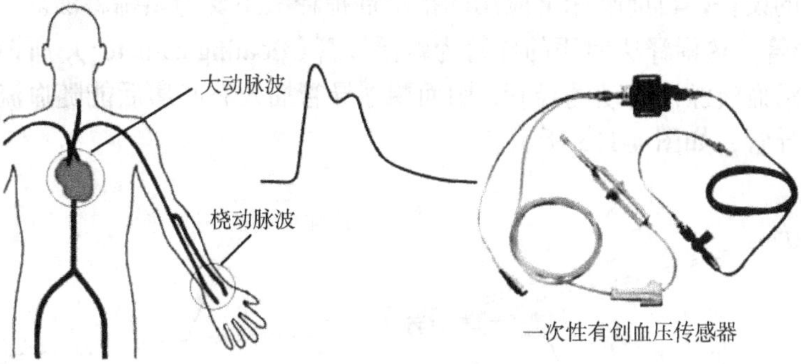

图 4-112　直接测量法

直接血压测量方法通过对桡动脉或足背动脉等动脉血管穿刺，并插入有压力传感器的导管，从而实现动脉血压的实时监测。由于这种方法能直接测量血管内的压力，数据最为准确，因此，有创血压被国际认定为血压检测的“金标准”。尽管这类有创血压监测技术其监测的部位直接、结果准确，可以连续“逐拍”得到动脉波，但由于它需要进行动脉血管穿刺、插管，会导致出血、栓塞、感染等并发症。

二、心输出量检测方法

心输出量（CO）或心排量，为每分钟一侧心室射出的血液总量，又称每分出量，可以反映心脏的射血能力，是评价人体循环系统效率的重要指标。心输出量的测定是一个生理学难题，其检测方法一直是相关学科的研究重点。现阶段，心输出量的测定方法主要有 Fick 法、指示剂稀释法（染料稀释法、热稀释法等）、阻抗法和成像法（有超声法、磁共振法等）。由于微创或无创可以检测动脉压波形，因此，通过动脉波轮廓法换算心输出量已经成为当前心输出量检测的重要方法。

（一）Fick 氏法

1870 年，德国生理学家菲克（Adolph Fick）首先描述了 Fick 氏法，曾一度被称为是测量心输出量的“金标准”。Fick 认为，某个器官对一种物质的摄取或释放，是流经这个器官的血流量和动静脉血中这种物质的差值的乘积。Fick 法利用氧这种物质和肺这一器官，分别测量出动脉、静脉血氧含量，得到动静脉氧差，氧耗可以通过测量吸入、呼出氧浓度和呼吸频率计算得到。应用以下公式即可得到心输出量（CO）

$$CO=\frac{\text{每分钟耗氧量}}{CaO_2-CvO_2}\times 100\%$$

式中 CaO_2 为 100ml 动脉血中含氧总量，CvO_2 为 100ml 混合静脉血氧含量。

尽管 Fick 法仍然是现阶段最为准确的心输出量检测方法，但由于其技术要求较高，操作复杂，不易获得稳定的耗氧量数据，因而在临床上很少应用。

（二）指示剂稀释法

指示剂稀释法是用已知浓度的指示剂（包括冷生理盐水）定量注入到静脉系统，经过足够时间的混合，通过检测指示剂的稀释程度即可计算出心输出量。这种传统的指示剂稀释法需要复杂的设备，目前临床上应用的指示剂稀释法主要为热稀释法。

1. 飘浮导管 热稀释法使用的导管为飘浮导管（floating catheter），所谓飘浮导管就是可以在心脏内沿血流漂浮游动的导管，因而飘浮导管插入右心房后能随血流自动地漂浮至肺动脉。飘浮导管，如图 4-113 所示。

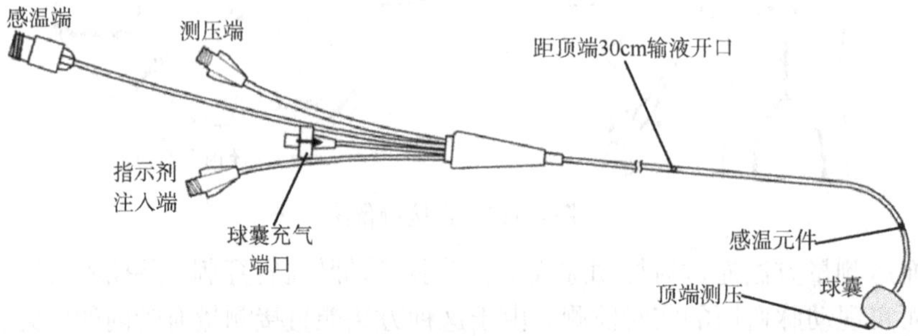

图 4-113 飘浮导管

飘浮导管为多腔导管，可以在一个静脉穿刺部位置管实施多种监测与处置（治疗）。热稀释法采用的飘浮导管通常有 4 个腔体，分别为指示剂腔、感温腔、测压腔和球囊充气腔，可以用来喷射指示剂（冷生理盐水）、监测肺动脉血液温度、测量压力和对球囊充放气。飘浮导管的指示剂喷口距离导管的顶端约 30cm，使得飘浮导管的顶端位于肺动脉处时指示剂喷口停留在右心房，即可以在右心房喷射冷生理盐水，通过前端的热敏元件感知肺动脉血液温度。飘浮导管前端的充气球囊有 2 个作用，一是球囊充气后能将导管头包裹，以避免刺伤心脏内壁；二是充气球囊相当于“船帆”，能帮助导管随着血流前行。

2. 中心静脉导管 热稀释法主要采用中心静脉导管（central venous catheter，CVC）术，中心静脉导管经锁骨下静脉、颈内静脉或股静脉置入。中心静脉导管的置入部位与导入鞘，如图 4-114 所示。

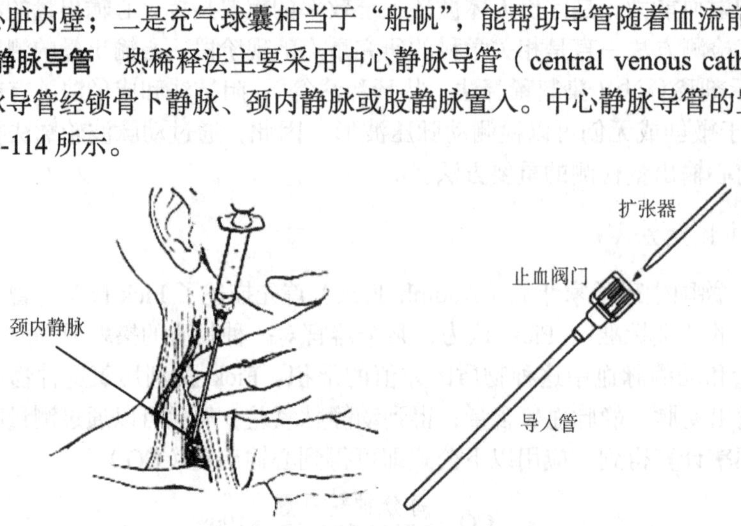

图 4-114 中心静脉导管的置入部位与导入鞘

导入鞘的作用是建立中心静脉通路，即通过置入导入鞘并移除扩张器，可以引入飘浮导管。

3. 插入飘浮导管 插入飘浮导管并准确定位是热稀释法检测的关键技术。引入飘浮导管的过程，如图 4-115 所示。

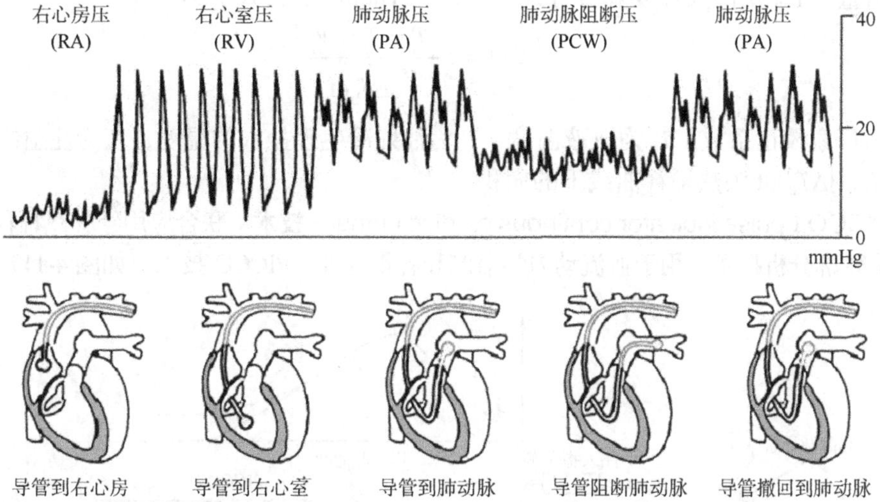

图 4-115　引入飘浮导管的过程

通过导入鞘建立中心静脉通路后，漂浮导管可以沿中心静脉通路进入右心房，当漂浮导管通过鞘管达到右心房后即可对球囊充气，此时监测压力波形（RA）。由于充气后的球囊漂浮力增加，使导管能顺着血流穿过三尖瓣进入右心室，其压力波（RV）的幅度也相继大幅度增大；漂浮导管随血流继续前行，通过肺动脉瓣达到肺动脉后，即出现肺动脉压力波形（PA）；若漂浮导管再向前漂浮进入肺动脉分支，球囊会嵌顿在肺动脉的某一个分支，此时压力波幅明显下降，即为肺动脉嵌顿波形（类似于右心房波），在得到嵌顿压后，可以将漂浮导管缓慢回撤，并同时观察压力波形，如果再次出现稳定的肺动脉压力波，即为漂浮导管的正确定位。

4. 检测心输出量 插入漂浮导管并准确定位后，通过漂浮导管在右心房的开口注射冷生理盐水，并通过位于肺动脉主干内的漂浮导管前端的温度传感器实时监测血液的温度变化，根据血液温度随时间变化的曲线，计算曲线下面积即为心输出量。

心输出量（CO）检测，如图 4-116 所示。

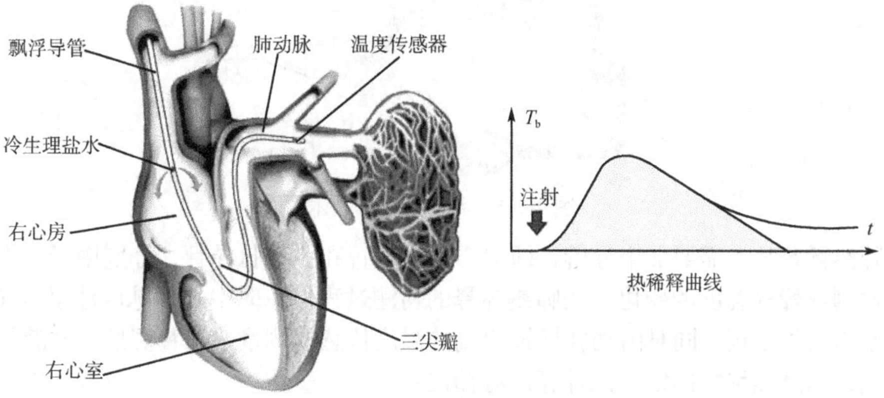

图 4-116　心输出量(CO)检测

检测时，漂浮导管向右心房注入冷生理盐水（或葡萄糖液），冷溶液与周围血液混合后会发生温度变化。因此，当混合冷生理盐水的血流进入肺动脉时，在导管前端的温度传感器可以感知肺动脉血液的温度变化，并描绘出热稀释曲线。

根据冷生理盐水注射后引起血液温度的变化状况，利用心输出量换算方程式可以计算出心输出量。心输出量CO换算方程式（Stewart-Hamilton 公式）为

$$CO = k\frac{(T_b - T_i)\times V_i}{\int_0^{\infty}\Delta T_b dt}$$

式中 k 为厂家校正系数，T_b 为血液温度，T_i 为注射冷生理盐水的温度，V_i 为注射冷生理盐水的剂量，$\int \Delta T_b \cdot dt$ 为热稀释曲线下的面积。

5. PICCO（pulse indicator continous cardiac output）技术 联合应用经肺热稀释技术和脉搏波形轮廓分析技术，用于血流动力学监测和容量管理。PICCO 技术，如图 4-117 所示。

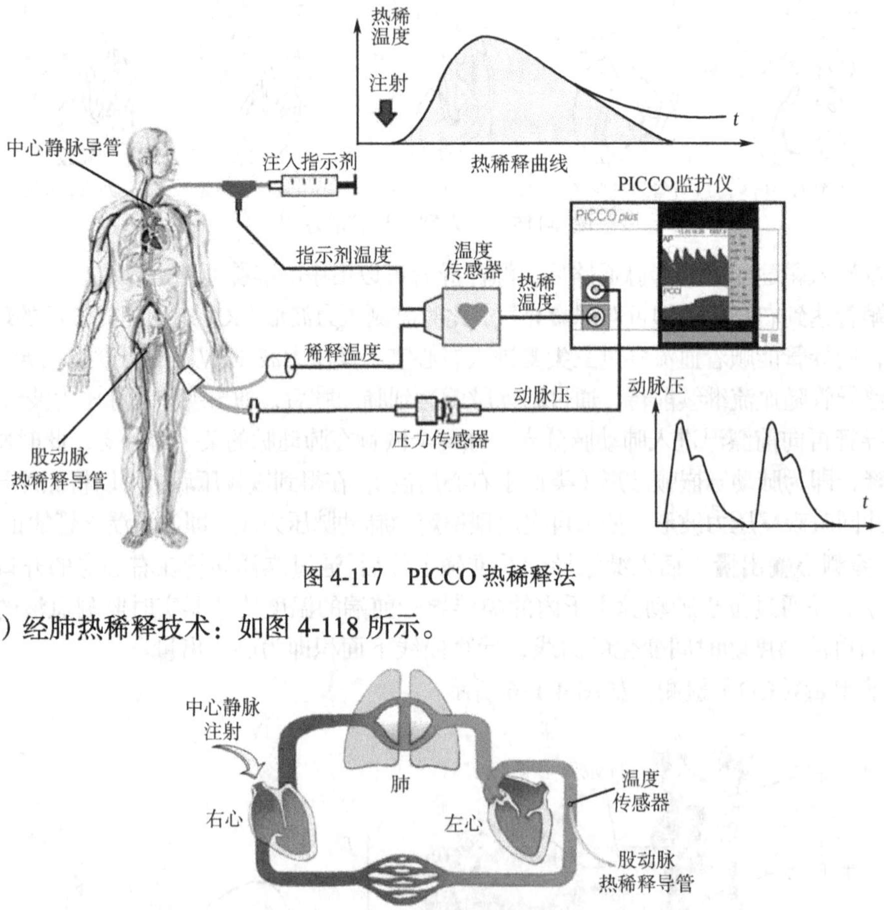

图 4-117 PICCO 热稀释法

（1）经肺热稀释技术：如图 4-118 所示。

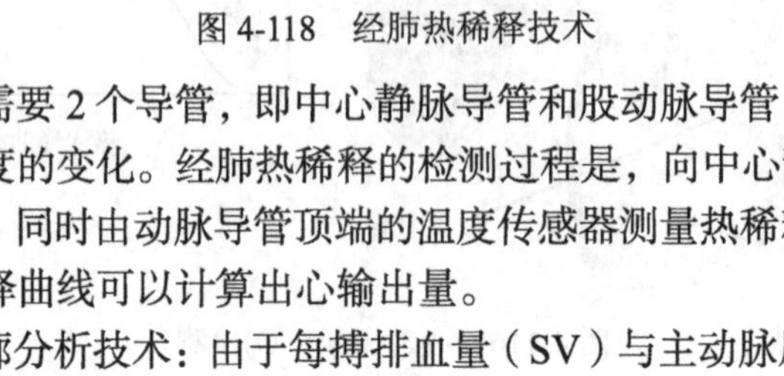

图 4-118 经肺热稀释技术

经肺热稀释技术需要 2 个导管，即中心静脉导管和股动脉导管，分别用于注射冷生理盐水和检测热稀释温度的变化。经肺热稀释的检测过程是，向中心静脉内注射冷（<8℃）生理盐水作为指示剂，同时由动脉导管顶端的温度传感器测量热稀释温度，并获得热稀释下降曲线，通过热稀释曲线可以计算出心输出量。

（2）脉搏波形轮廓分析技术：由于每搏排血量（SV）与主动脉压力曲线的收缩期面积

成正比，动脉压又依赖于血管系统的顺应性和阻力，因而有

$$SV = k\frac{AS}{SVR}$$

式中 AS 为主动脉压力波收缩期面积，SVR 为全身血管阻力，k 校正系数。

主动脉压力波收缩期面积 AS，如图 4-119 所示。

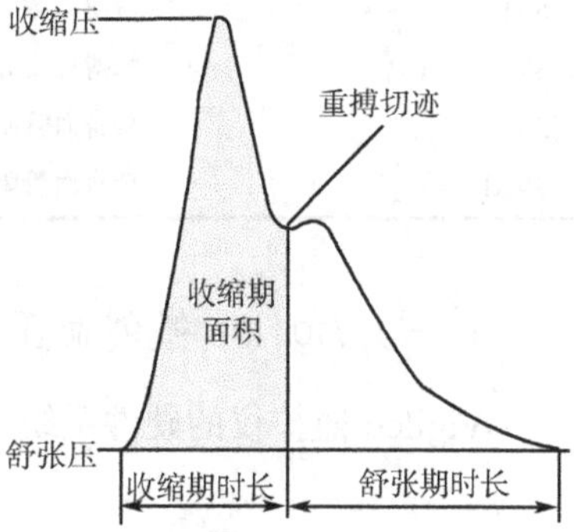

图 4-119　收缩期面积

由于每搏输出量（SV），是指一次心博中一侧心室射出的血量，简称每搏量。根据每搏量（SV）和心率（HR）可以计算出心输出量（CO）

$$CO = cal \times SV \times HR$$

式中 cal 为 PICCO 个体校正因子，需要通过 3 次热稀释法测定 CO 来确定。

与热稀释法相比，PICCO 技术的应用特点是以下 3 点。

（1）不需要复杂的肺动脉插管术，仅要求置入中心静脉导管和带有温度、压力传感器的动脉导管。

（2）不用反复地灌注冷生理盐水，经肺热稀释法测定的心输出量仅是用于定标。

（3）利用主动脉压力曲线的收缩期面积可以实时换算心输出量，并能对每一次心脏搏动进行分析和测量。

由于 PICCO 技术不需要反复灌注冷生理盐水，因此，可以较长时间并连续监测心输出量。

三、Vigileo 血流动力学监测系统

Vigileo 血流动力学监测系统简称 Vigileo 监护仪，是目前临床上应用较为普遍的一款微创血流动力学监测平台。Vigileo 监护仪有别于传统的有创血流动力学监测，是无需插管术，创伤仅限于桡动脉或足背动脉等局部，因而临床操作大大简化，安全性也更高，其血流参数检测精度与传统的有创方法相当。

根据血流动力学的 3 要素：流量（心输出量，CO）、压力（平均动脉压，MAP）、阻力（全身血管阻力，SVR），有类似于欧姆定律的血流动力学关系式

$$SVR = \frac{MAP - CVP}{CO} \approx \frac{MAP}{CO}$$

式中 CVP 为中心静脉压，其正常值较小，约为 3.675～8.85mmHg，常可忽略不计。

由上述关系式可见，只要检测出血流动力学 3 参数中的 2 个，即可换算出第 3 个参数。目前，动脉压检测已经有多种成熟的经典方法，通过动脉压的数据（波形曲线）也能较精确地换算出输出量（CO），并由此可以计算全身血管阻力（SVR）。因此，Vigileo 监护仪的核心任务就是监测动脉压。

Vigileo 监护仪可以提供的血流动力学参数，见表 4-7。

表 4-7　Vigileo 监护仪可以提供的参数

缩写	参数定义	正常范围/单位
CO	心输出量	4.8～8 L/min
$ScvO_2$	中心静脉血氧饱和度	60%～80%

续表

缩写	参数定义	正常范围/单位
SvO_2	混合静脉血氧饱和度	60%～80%
CI	心指数	2.5～4.0L/（min·m^2）
SV	每搏量	60～100ml/beat
SVI	每搏指数	33～47ml/（beat·m^2）
SVV	每搏量变异度	< 13%
SVR	全身血管阻力	800～1200dynes-sec/cm^5
SVRI	全身血管阻力指数	1970～2390 dn-s/cm^5

（一）Vigileo 微创血压监测

Vigileo 监护仪的硬件系统，如图 4-120 所示。

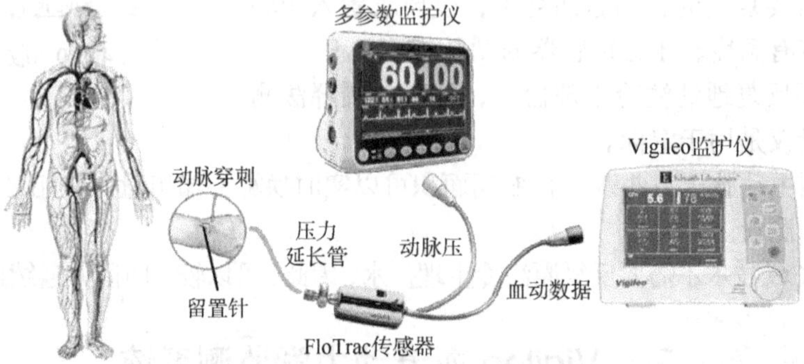

图 4-120　Vigileo 监护仪硬件系统

Vigileo 监护仪工作时，首先将动脉留置针置入到外周动脉（桡动脉、股动脉或足背动脉等），通过压力延长管连接至专用耗材 FloTrac 传感器，由 FloTrac 传感器实时检测外周动脉压信号，并通过多参数监护仪和 Vigileo 监护仪分别显示动脉压和血流动力学参数。

1. 动脉置管　采用一次性动脉留置针的动脉置管是 Vigileo 检测动脉压的第一步，由此可以直接测量动脉压。动脉留置针，如图 4-121 所示。

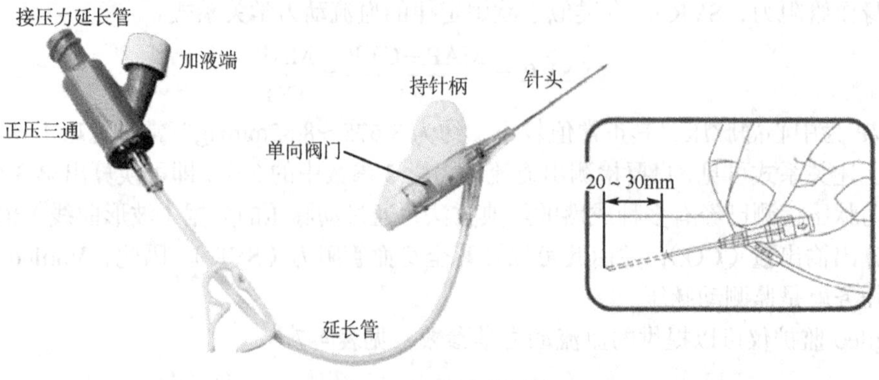

图 4-121　动脉留置针

动脉留置针通常是置入到桡动脉，根据需要也可应用于足背动脉、肱动脉或股动脉，针头的置入深度为 20～30mm。在置入过程中其单向阀门能阻断管路，以避免留置针刺入动脉的瞬间血液喷出。正压三通能连接压力延长管（长度大于 1m），通过压力延长管内的液体可以向 FloTrac 传感器传送动脉压信号。另外，正压三通上还有一个加液端，通过加液端可以随时对管路添加抗凝剂肝素或其他临时用药。

2. FloTrac 传感器　是与 Vigileo 监护仪配套使用的灭菌、一次性压力监测组件，当它与动脉留置针或压力监测导管相连时，其内部的压力传感器可以实时监测动脉压。FloTrac 传感器，如图 4-122 所示。

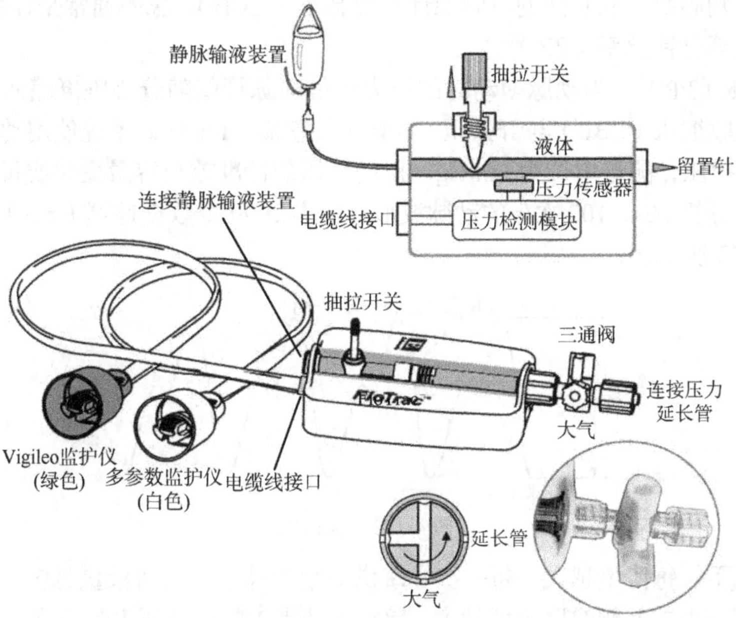

图 4-122　FloTrac 传感器

FloTrac 传感器的使用方法包括下面几点。

（1）确认电缆线与所使用的监护仪匹配，其中，带白色防护套的电缆线接头连接多参数监护仪、带绿色防护套的电缆线接头接至 Vigileo 监护仪。

（2）按临床静脉输液操作规则，将肝素静脉输液装置的空气排净，并连接至 FloTrac 传感器，然后，将输液袋高举约 600mm（产生约 45mmHg 压力）。

（3）拽起抽拉开关装置开始冲刷 FloTrac 传感器，松开冲刷结束。

（4）转动三通阀使之与大气端连通，液体流出可以排出管路和 FloTrac 传感器内的气泡。另外，当输液装置与大气端连通时，FloTrac 传感器对大气开放，能校准 Vigileo 监护仪的压力指示为 0 mmHg。

FloTrac 传感器内的压力传感器可以将血压搏动转换为电信号，再经滤波与放大处理，通过电缆线接口传送动脉血压信息。

（二）Vigileo 微创心输出量测定

根据生理学的基本规律，主动脉脉压与每搏量（SV）成正比例，且与主动脉顺应性呈反比。Vigileo 监护仪正是基于这个原理，通过动脉脉压计算出心输出量（CO）。由于 Vigileo 监护仪给出的心输出量是由动脉压得到的，因而，临床上将这一方法检测的 CO 也称为动脉压心输出量（APCO）。

根据传统的心输出量计算公式

$$CO = HR \times SV$$

Vigileo 系统计算心输出量的公式为

$$APCO = PR \times sd\ (AP) \times X$$

式中 PR 为脉率，sd（AP）为脉压标准差，X 为血管常数（Khi 系数）。

1. 脉率（PR） 正常的人体脉率与心率（HR）相等，因此，可以通过动脉压波形的变化周期来识别心博，从心博的时间能计算出脉率（心率）。脉率通常是计数 20s 内的脉搏，并由此推算分钟脉率（PR）。

2. 脉搏压（PP） 为动脉搏动时的压力，是动脉管壁随着心脏舒缩而呈现周期性的起伏搏动，是收缩压（SBP）与舒张压（DBP）的差额。FloTrac 系统使用动脉压的标准差（σ_{AP}）评估脉搏压，测量单位为 mmHg。该动脉压的标准差与容量变化或每搏量呈正比。这是通过连续分析 20s、100 次/s 的动脉波形，采集 2000 个数据计算（σ_{AP}）出来的。脉搏压，如图 4-123 所示。

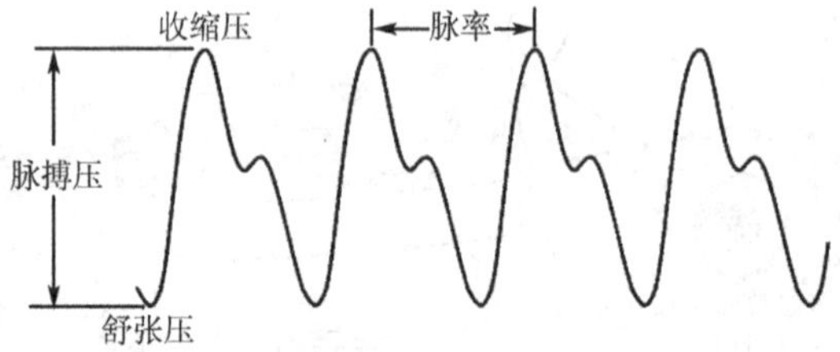

图 4-123 脉搏压

正常情况下，每搏量越大，每一次心跳供应给动脉系统的血液量越多，此时，血压收缩期和舒张期压力的差额幅度也就越大，导致出现更大的脉搏压 PP。因而，脉搏压的幅度（强弱）与心输出量有关。正常成人的脉搏为 60～100 次/分，新生儿、幼儿、老年人、女性略高，正常情况下（无房颤症状），脉率与心率一致。

3. 血管常数（Khi） 是一个多变量多项方程式，它可用于评估患者不断变化的血管张力对脉压的影响。血管常数通过分析患者的脉率、平均动脉压（MAP）和平均动脉压的标准差，并由人口统计学数据计算的大血管顺应性及动脉压波形的偏斜和峰度而得出，Vigileo 监护仪平均 60s 更新一次血管常数（Khi）并被用于 FloTrac 系统的计算公式。

（1）偏斜度：是对统计数据分布偏斜方向及程度的度量，通过动脉压波形上数据点分布的偏斜方向和程度可以提示血管张力或阻力的改变状态。图 4-124 为 2 个不同偏斜度的动脉压波形。

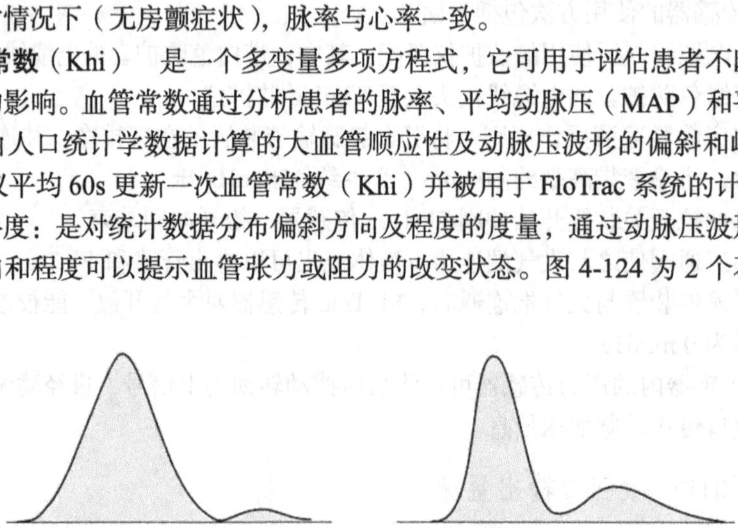

图 4-124 2 个不同偏斜度的动脉压波形

2 条动脉压波形曲线可以有相同的标准差和均值，但很少有相同的偏斜度。由于动脉压波形偏斜度的差异能反映不同的血管张力或阻力，例如，同样流量的血液通过张力不同的血管时，图 A 所反映出的是血管张力低，血管顺应性好，因此动脉压上升缓慢，而图 B 中由于血管张力较高，血管顺应性较差，因此动脉压上升较图 A 迅速。虽然这两个波形中的脉搏压是一致的，但由于波形中峰形的偏斜度不同，因而 Vigileo 监护仪将根据不同的偏斜度对应计算出不同的血管常数（X），以适应和校正每搏量改变的状态。

（2）峰度：是用来反映数据分布曲线顶端尖锐或扁平程度的指标。有时 2 组数据的算术平均数、标准差和偏态系数都相同，但它们分布曲线顶端的高耸程度却不同，对于动脉压波形来说，峰度可以用来评估动脉波峰的尖锐与平坦状况，与正常脉压相比，峰度高的压力上升和回落均很迅速，且与大血管阻力直接相关。例如，老年人血管弹性差，张力高，阻力大，因此一定流量的血液通过血管时，压力会在瞬间增高并迅速回落，形成 A 峰；但对于儿童，血管柔韧，虽然压力迅速增加，但是由于弹性好，阻力小，因此压力下降的时间延后，也就出现了 B 峰。2 个不同峰度的动脉压波形。如图 4-125 所示。

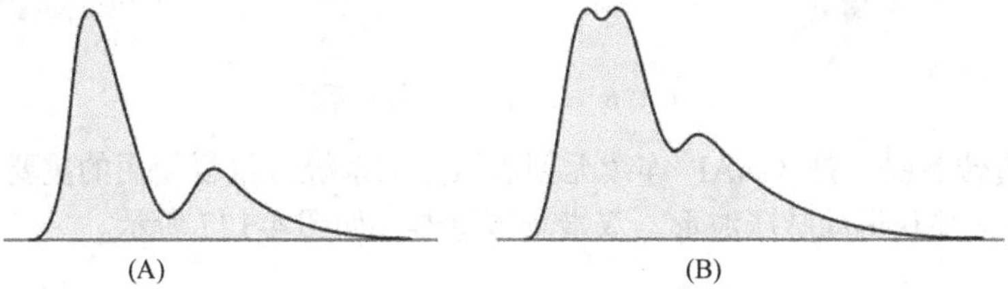

图 4-125 不同峰度的动脉压波形

因此，区别不同的偏斜度和峰度这 2 个主要的 Khi 值影响因素，再结合脉率、大血管顺应性等参数就可以完整地反映出不同的患者血管阻力、顺应性对脉压的影响，也就可以帮助校正由此产生每搏量（SV）的不同。

四、CNAP 无创血流动力学监测系统

CNAP（continuous noninvasive arterial pressure）是一款全新的无创血流动力学监测系统，它以无创方式实现每搏、即时、连续的血压信息采集，并通过分析动脉压波形，获得连续血压、心输出量、全身血管阻力、液体管理参数等 15 个参数及 12 个趋势图。CNAP 无创血流动力学系统也称为“一加三”血流监测系统，即通过无创、动态监测动脉压波形，可以换算得到心输出量（CO）、全身血管阻力（SVR）及脉压差变异率（PPV）和每搏量变异度（SVV）。CNAP 提供的全面血流动力学参数，使麻醉医师能够快速、无创地了解麻醉手术过程中患者血压变化的原因，并及时采取相应的诊疗措施。

（一）CNAP 无创连续血压监测

无创连续血压监测是 CNAP 的核心技术，它通过动脉压波形，实现心输出量等血流动力学参数的监测。

1. CNAP 无创血压监测系统的构成 CNAP 血压监测系统，如图 4-126 所示。

CNAP 血压监测系统由双指套传感器（包括控制器）、上臂袖带和 CNAP 主机组成，通过独特的双指套传感器连续交替采集血容量体积信号和压力信号，可以获得动脉压波形，再由上臂袖带定标体系检测肱动脉血压，定时对动脉压波形进行校准，CNAP 主机的中央处理系统运用专有的 VERIFI 运算，消除血管收缩伪差，从而获得与主动脉一致的无

创血压数据。

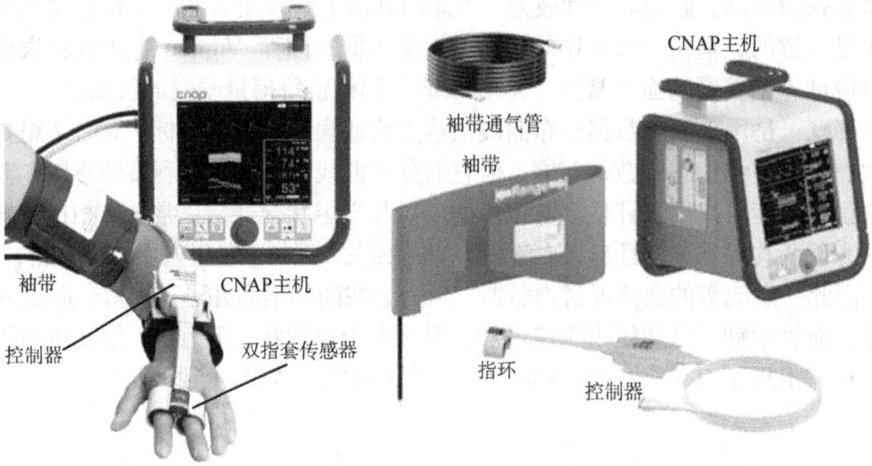

图 4-126　CNAP 血压监测系统

2. 双指套传感器　是 CNAP 连续无创血压监测系统可重复使用的重要器件，作用是采集血压信号，并获得动脉压波形。双指套传感器，如图 4-127 所示。

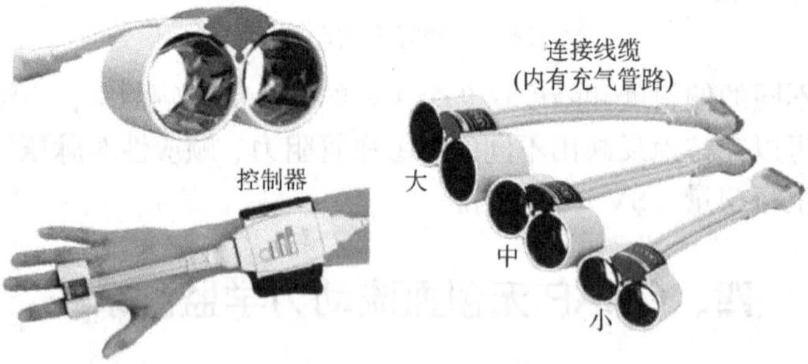

图 4-127　双指套传感器

双指套传感器共有大、中、小 3 种规格，能适用于不同的手指尺寸。另外，本指套传感器采用双指结构，通过 2 个指套的交替使用，一是可以避免因一只手指长时间挤压的不适，二是双指套设计采用双重锚固措施，能确保获得信号的稳定性（如果采用单指很容易发生晃动）。

双指套传感器的结构示意图，如图 4-128 所示。

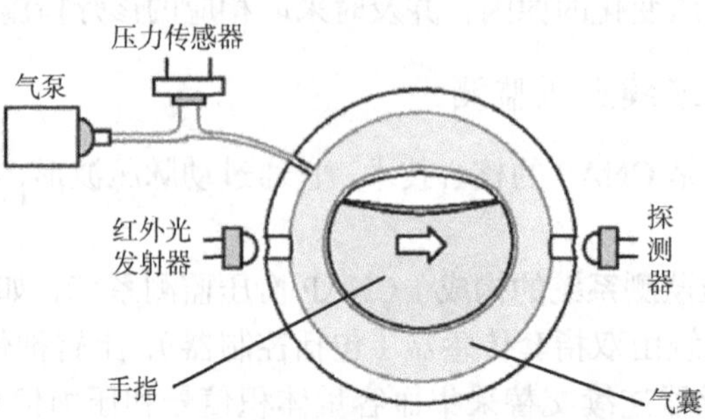

图 4-128　双指套传感器结构示意图

CNAP 双指套传感器的 2 个重要装置如下所示。

（1）红外光发射器和探测器。它的作用类似于血氧探头（基于光电容积脉搏波描记法），即发射器发射的红外光穿透肌体组织（手指），再由探测器接收透射光。由于手指末梢动脉的血流量与心脏泵血同步，其手指透光率的改变可以反映血液的容积变化。

（2）在控制器内设有一个高精度气泵，并由控制器控制气泵的充气与放气状态，进而实时调节手指指套的气囊充放气。气囊的充放气是基于改进的血管卸载技术，即通过调节气囊压迫手指的压力，使手指血管容积不变，也就是保持手指血流恒定，光电容积脉搏波为一条近似水平线。

3. 血管卸载技术（vascular unloading principle） 是在 1973 年由捷克生理学家 Jan Peňaz 最早提出，其理论基础是当动脉血管由于外力作用而处于去负荷状态（即平衡受力状态）时，血管因受压使其管径不随心脏泵血波动而变化，导致血管处于恒定容积状态，此时，外加的压力即等于动脉压。

CNAP 双指套传感器的血管卸载系统，如图 4-129 所示。

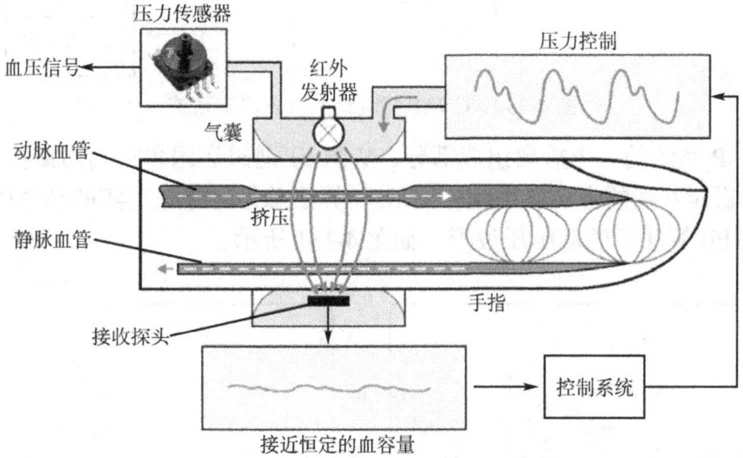

图 4-129 CNAP 双指套传感器的血管卸载系统

利用红外发射器和接收探头可以探测到由于心脏搏动引起动脉血流与血压改变而产生的脉动，即得到机体血容量的变化曲线。血管卸载技术依据血容量变化曲线，通过调节外部压力适时削弱心脏泵血在血管腔内产生的压力（血压），使局部的血容量（动脉血液体积）恒定，用来调节的外部压力直接对应于动脉内压。通过检测气囊压力即可间接测量出动脉压，并获得动脉压波形。

血管卸载技术是一个电控气动的闭环系统，其闭环系统的控制过程是，红外发射器的红外光穿透手指，探头即时检测出该部位的血容量，如果血容量升高，控制系统发出指令，气泵增压，气囊对手指的压迫加强，由于血管受到挤压，血流量降低，使得血容量下降；反之，气囊对手指的压迫减弱，血管开放致使血容量升高。由此可见，血管卸载的技术关键是，对血容量跟踪的即时性和气泵对指套气囊压力的实时调控能力。

4. VERIFI 算法 动脉管壁较厚，且平滑肌发达、弹力纤维较多，管腔断面呈圆形，具有良好的舒缩性和一定的弹性，可随心脏的收缩、血压的高低产生明显的搏动。动脉管壁的功能是，心室射血时，管壁扩张；心室舒张时，管壁回缩，驱使血液继续向前流动。中小动脉在神经的支配下收缩与舒张，以改变管腔尺寸，从而影响局部血流量和血液阻力，维持和调节血压。由于动脉管壁的平滑肌会影响血管收缩与舒张，因此，消除这一干扰是无创连续血压监测中最为棘手的问题。

CNAP 血压监测系统成功地应用 VERIFI 算法，可以有效地消除由动脉管壁平滑肌引起的干扰。VERIFI（vasomotoric elimination and reconstructed identi fication of the initial setpoint）为消除血管伪差并纠正基线漂移的专用技术。CNAP 指套动态血压监测系统，如图 4-130 所示。

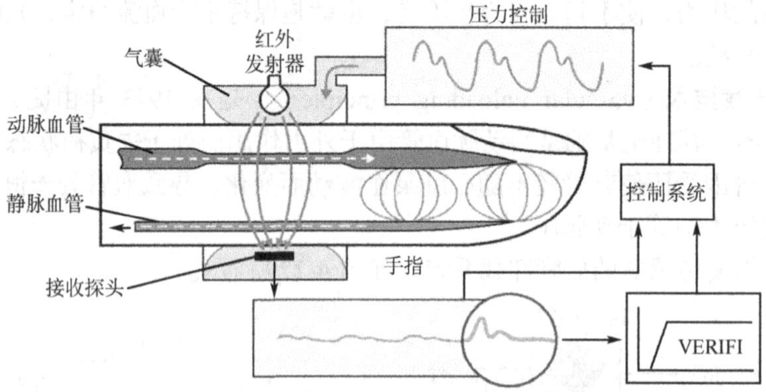

图 4-130　CNAP 指套动态血压监测系统

作为 CNAP 系统的一个重要组成部分，VERIFI 通过运用多控制回路技术，可以消除血管舒缩性对血压基线的影响，因此，VERIFI 算法总是能跟踪真实的动脉压。

应用 VERIFI 算法后的动脉压波形，如图 4-131 所示。

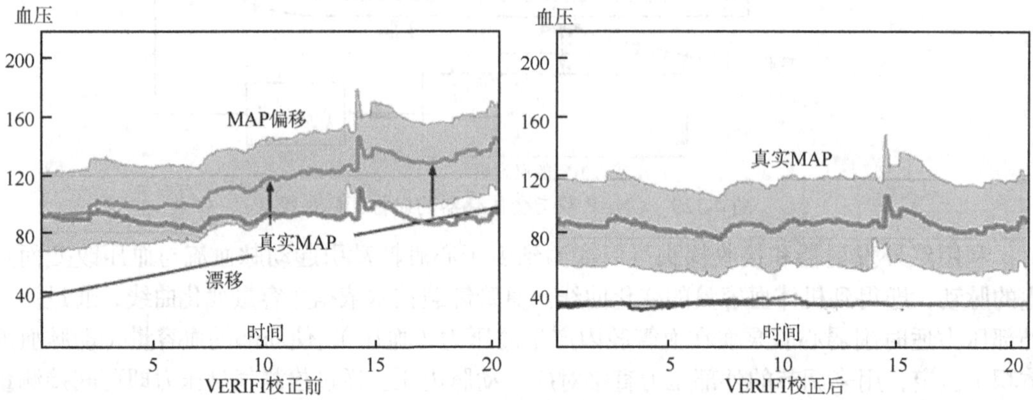

图 4-131　应用 VERIFI 算法的动脉压波形

通过 VERIFI 运算法则可以纠正因为血管弹性导致的血压漂移，即通过快速分析及实时修正由指套获得的动脉压波形。因此，每个心动周期，CNAP 都会进行 VERIFI 校正，这就使得即使在血流动力学不平稳状态下，CNAP 也可以获得连续的没有任何间断的真实动脉波形信号。

5. 上臂袖带血压校准技术　由于通过双指套传感器获得血压信号仅是动脉压波形的形状，为准确得到动脉压波形，还需要对指套传感器的信号进行生理学校准。

（1）血管张力测定法：通过压力传感器无创检测动脉血管壁上的表面张力（外周动脉压力）时，由于动脉血管壁上表面张力的非线性，在不同部位检测血压的量值具有较大差异。上臂各部位的动脉压波形，如图 4-132 所示。

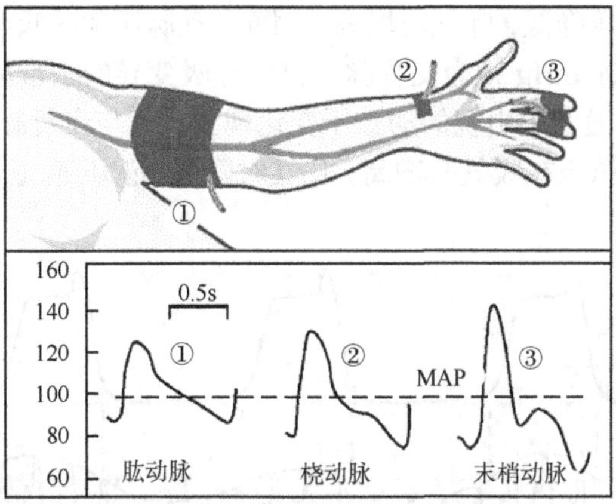

图 4-132　上臂各部位的动脉压波形

由此可见，外周动脉压的趋势是，越远离心脏其动脉压的收缩压越高、舒张压越低，即动脉压的波形幅度越大。如果各外周动脉处于同一水平，它们的平均动脉压（MAP）也会基本相同（低于心脏、MAP 升高；高于心脏、MAP 降低）。

由于肱动脉与心脏处于同一水平线，且与有创血压监测的“金标准”最为相近，所以，CNAP 系统采用肱动脉的无创血压为标定和校正依据。

（2）血压校准方法：CNAP 血压检测的校准方法是，采用标准上臂袖带示波法，自动测量得到一个心动周期的收缩压和舒张压的绝对数值，然后利用转换函数，再通过上臂袖带示波法测得收缩压和舒张压数值来校正并获得连续的 MAP 波形。

上臂袖带血压校准过程，如图 4-133 所示。

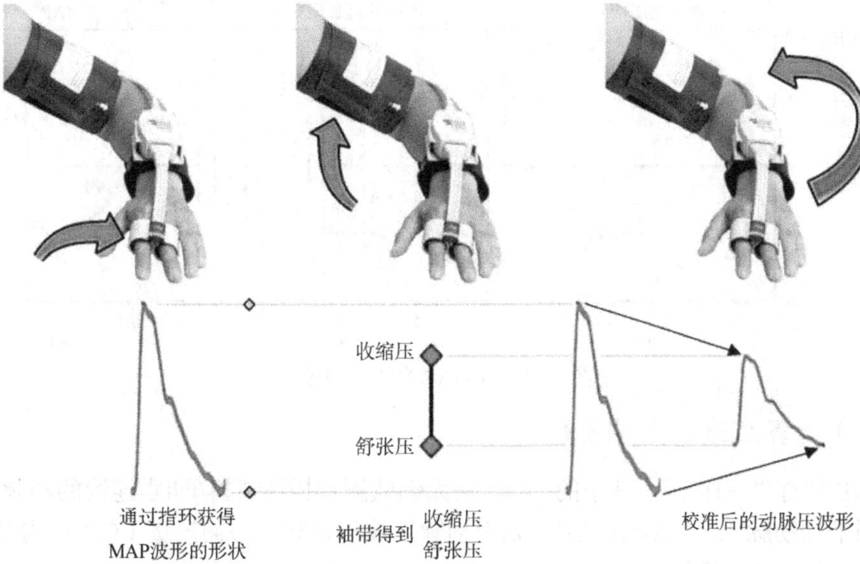

图 4-133　上臂袖带血压校准过程

上臂袖带的血压校准无固定时间限定，通常可以设置为 15min 自动校准一次，也可根据需要随时进行手动校正。上臂袖带血压校准通常采用同侧手臂测量，也能应用对侧手臂校准。

（3）CNAP 不同机制间的相互作用：由于负压通气（自主呼吸）会引起胸膜腔内压的

改变，即吸气时动脉脉压降低，呼气时增高，因而，动脉压随呼吸改变是常见的生理现象。若动脉压的差异超过 10mmHg 则为交替脉，自主呼吸变异的正常范围为 5～10mmHg。反相交替脉是在机械控制通气中出现的动脉压变化现象，它与交替脉相反。由于正压通气引起的胸内压改变时，动脉压在吸气时增高，呼气时降低。正压通气引起动脉压的波形变化，如图 4-134 所示。

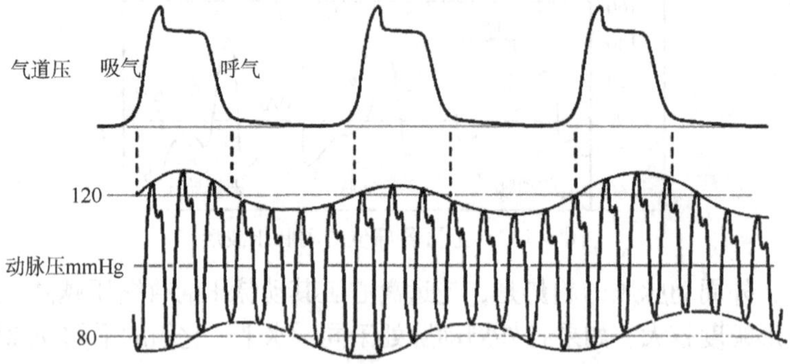

图 4-134　正压通气引起动脉压的波形变化

由于动脉压波形会受到呼吸和植物神经节律的影响，正常的呼吸频率通常为 3～6s，人体对血压动态调整的节律约为 10s 一个周期。因此，CNAP 血压监测系统通过专门的反馈回路快速探测血压信号变化成分，并最大程度地获得高保真的动脉压波形信号。

CNAP 血压监测的过程，如图 4-135 所示。

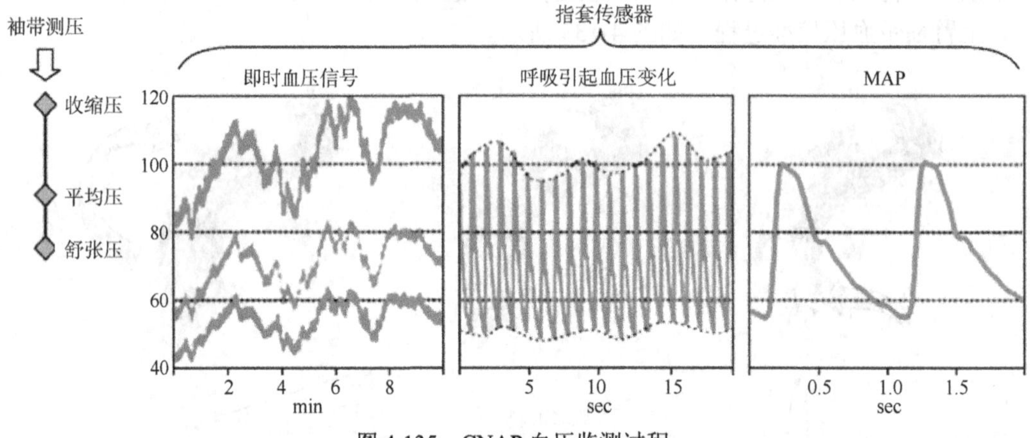

图 4-135　CNAP 血压监测过程

（二）计算血流动力学参数

CNAP 俗称“一加三”，其中的“一”是无创监测并描述每搏/即时/连续的动脉压波形，进而得到平均动脉压（MAP）；“三”是由动脉压波形换算出心输出量（CO）、脉压差变异率（PPV）和全身血管阻力（SVR）。

1. 心输出量　CNAP 系统由动脉压波形计算出收缩期面积 AS，即正比于每搏量（SV），再根据每搏量和心率（HR），可以计算出心输出量（CO）

$$CO = k \times SV \times HR$$

式中 k 为校正因子。

2. 心指数　由于身材矮小与高大的个体其新陈代谢水平会有较大差异，使用心输出量的绝对值进行不同个体之间的心功能比较，显然不够准确。实验表明，人体静息时的心输出量与个体的表面积成正比。因此，以单位表面积计算的心输出量，称为心指数（cardiac index，CI）。

$$CI = \frac{CO}{BSA}$$

式中 BSA 为人体体表面积。

人体体表面积（body surface area，BSA）的计算方法较多，对于中国人的体表面积，目前临床上多采用许文生氏公式

$$BSA = 0.61 \times 身高 + 0.0128 \times 体重 - 0.1529$$

式中体重的单位为 kg，身高的单位为 m。

另外，鉴于计算机系统的介入，许多专用设备还普遍应用图表法，图表法可以区分不同种族、性别及年龄段（10 岁以下儿童、婴儿）等，使 BSA 的数据更为准确。

心指数（CI）是比较不同个体之间心脏泵血功能的指标，通常中等身材的成人体表面积约为 1.6～1.7m^2，静息时每分排血量为 4.5～6.0L，心指数则为 3.0～3.5 L/(min·m^2)。在不同的生理条件下，单位体表面积的代谢率亦不同，故其心指数也不同。新生婴儿的静息心指数较低，约为 2.5；到 10 岁左右时，静息心指数为最高，可达到 4.0 以上，以后随年龄增长而逐渐下降，到了 80 岁时其静息心指数接近于 2.0。从性别上来看，由于女性的基础代谢率一般较同年龄的男性为低，所以女性的心指数较男性低 7%～10%。运动可增加心输出量，训练良好的运动员运动时心输出量可较静息时增加 6 倍，即可达 30L/min 以上。睡眠时心输出量较清醒时约降低 25%，热水浴时心输出量可增加 50%～100%。

3. 全身血管阻力（SVR）　为血液在血管系统中流动时所受到的总的阻力，其大部分发生在小动脉，特别是微动脉。一定程度上可以说，正常血压的维持主要取决于外周血管小动脉和微动脉对血流产生的阻力，即外周阻力。

（1）血流量与血流速度：血流量即为心输出量（CO），也称为容积速度，是单位时间内流过血管某一截面的血量，其单位为每分钟的毫升数或升数（ml/min 或 L/min）。

血流速度是指血液在血管内流动的直线速度，即单位时间内一个质点在血管中移动的距离。各类血管中的血流速度与同类血管的总横截面积成反比，由于毛细血管的总横截面积最大（毛细血管数量繁多），主动脉的总横截面积最小，因此，血流速度在毛细血管中最慢，为 0.5～1mm/s，在主动脉中最快。除血管横截面积外，动脉的血流速度与心室的舒缩状态有关，在一个心动周期中，心缩期流速较心舒期为快。此外，在同一血管中，靠近管壁的血流摩擦力较大，故流速较慢；越接近管腔中心，流速越快。

（2）血流阻力：根据流体力学，血液在血管系统的阻力（SVR）为

$$SVR = \frac{8\eta L}{\pi \times r^4}$$

由此可见，SVR 与血管的长度 L 和血液的黏滞度 η 成正比，与血管半径 r 的 4 次方成反比。由于人体血管的长度几乎不变，因此，血流阻力主要由血管半径 r 和血液的黏滞度 η 决定。对于一个器官来说，如果血液黏滞度不变，则器官的血流阻力主要取决于该器官的血管半径。血管半径增大时，血流阻力降低，血流量就增多；反之，当血管缩小，血流

量减少。机体在调节各器官的循环功能中，就是通过控制血管半径来自动调控各器官之间的血流分配。

由于人体血管系统的复杂性，若要全面、准确地计算出各组织器官的血管半径是不可能的，因此人体的全身血管阻力（SVR）一般不能直接测量。目前，临床上主要采用换算的方法，即需要通过平均动脉压（MAP）与心输出量（CO）的比值求出 SVR

$$SVR \approx \frac{MAP}{CO}$$

全身血管阻力是影响血压变化的要素，SVR 正常值范围为 800～1200dynes-sec/cm^5。导致 SVR 升高的主要因素有低血容量、低温、低心输出量等；引起 SVR 降低的原因主要为休克、术中大出血、贫血、血管扩张等。

4. 每搏量变异度（SVV） 能客观反映心脏每搏输出量的平稳程度，在特定的输液容量下，每搏变异度具有预测容量反应能力。由于 CNAP 系统可以实时描述出动脉压波形，因此，通过波形分析可以得到每搏量变异度 SVV。

最大每搏量 SV_{max} 与最小每搏量 SV_{min}，如图 4-136 所示。

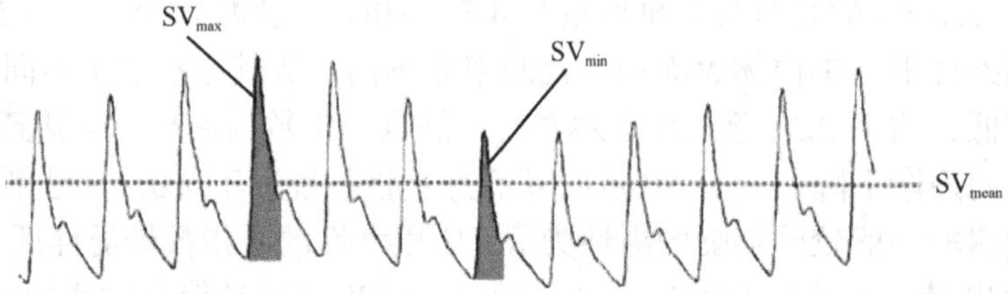

图 4-136 最大每搏量与最小每搏量

根据最大每搏量 SV_{max} 与最小每搏量 SV_{min}，可以计算出此时间段的每搏量变异度 SVV 为

$$SVV = \frac{SV_{max} - SV_{min}}{SV_{mean}}$$

CNAP 系统通常在 30s 内测量 SV 中的 4 个最大值和 4 个最小值，并取平均值来分别代表最大每搏量 SV_{max} 和最小每搏量 SV_{min}，式中的 SV_{mean} 则由这一时间段内测量的 SV 平均值来表示。

5. 脉压差变异率 脉压（pulse pressure，PP）是指收缩压与舒张压之间的差值，临床上又称为脉搏压，即通常可以触摸到的动脉脉搏，脉压的正常范围是 30～40mmHg。当脉压大于 60mmHg 时，称为脉压增大，小于 20mmHg 为脉压减小。凡能影响收缩压和舒张压的因素，都可能影响到脉压。当每搏量变异度较大时，收缩压很高，而舒张压变化较小，结果会造成脉压加大；反之，每搏量变异度减少时，收缩压下降，脉压减小。心率减缓，舒张期射血时间延长，舒张末期动脉的残余血量少，舒张压降低，脉压会加大；反之，心率加快，则舒张压升高，脉压将减少。

脉压差变异率（PPV）是描述动脉压变异性的血容量指标，可以客观反应患者血压的平稳程度，并与每搏量变异度一样具有预测容量反应的能力。同理，CNAP 系统也可通过对 MAP 波形分析，得到如图 4-137 所示的最大脉压 PP_{max} 和最小脉压 PP_{min}。

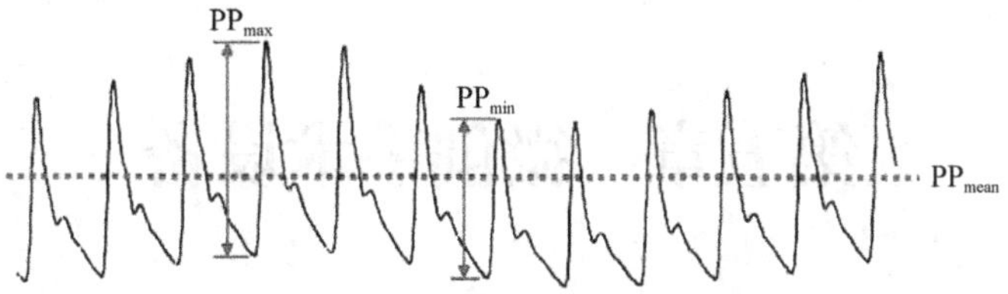

图 4-137　最大脉压和最小脉压

根据最大脉压 PP_{max} 和最小脉压 PP_{min}，可以计算脉压差变异率 PPV 为

$$PPV = \frac{PP_{max} - PP_{min}}{PP_{mean}}$$

习　题　四

（1）简述全身麻醉的 4 种基本要素及其定义。
（2）说明全身麻醉对脑电信号的影响。
（3）基于脑电信号的麻醉深度监测方法主要有哪几种？
（4）简述脑电功率谱分析的步骤。
（5）简述脑电双频谱分析的主要思想。
（6）脑电双频指数包括哪些基本参数？简述其计算流程。
（7）简述 NT 麻醉深度监测系统的基本工作流程。
（8）简述 AEP 麻醉深度监测的基本原理。
（9）基于熵理论的麻醉深度监测方法，其基本思想是什么？
（10）简述反应熵与状态熵的关系与区别。
（11）简述肌松监测的基本原理。
（12）常见的肌松监测方法有哪几种？
（13）肌松监测中电刺激的方式有哪些？请分别描述其特征。
（14）什么是目标麻醉控制技术？
（15）简述靶控技术和闭环控制技术的区别。
（16）简述药物时量曲线的定义及其要点。
（17）简述三室模型。
（18）靶控注射泵的注射模式有哪几种？
（19）简述靶浓度控制静脉输注（TCI）的技术特点。
（20）以静脉靶控麻醉为例，简述闭环输注系统的工作原理及流程。
（21）简述血流动力学监测在麻醉手术过程中的临床意义。
（22）介绍目前心输出量的主要检测方法。
（23）简述血流动力学的基本参数及其关系。
（24）简述动脉压心输出量（APCO）测定的基本原理。
（25）试述 CNAP 无创连续血压监测系统的工作原理。
（26）脉压差变异率（PPV）的计算方法是什么？

第五章　微创手术设备

微创手术（minimally invasive surgery，MIS）是20世纪80年代提出的整体手术治疗概念，是指通过建立微小创口或自然腔道将专用器具、物理能量或化学药剂作用于患者体内，完成对体内病变、畸形、创伤的修复或重建，实施灭活、消融、切除等手术操作。微创手术是由手术室设备创新发展引领的新兴医疗技术，是以手术创伤小、伤口感染率低、术后愈合快、患者心理和生理得到最大限度康复为治疗目标，与传统手术相比，其最大特点是风险小、精准度高。

微创手术是现代临床医学与医学生物工程学有机结合的发展成果，与之相适应的专用设备是微创手术的技术支撑。其中，内窥镜设备是术者的眼睛，由此可以观察到患者体内的细微病变；微创专用器具和能量设备延伸了操作界面，使医生能够在体外完成各种复杂的腔内手术。本章将系统介绍临床常用的微创手术设备的结构和工作原理，内容将涉及内窥镜及图像处理系统、气腹机、冲洗吸引器、能量平台及专用手术器具等。

第一节　微 创 手 术

在临床，无论是疾病的诊断还是治疗，都不可避免地会对患者造成不同程度的创伤。尽可能少或小的创伤，使患者处于良好的内环境（局部和全身）稳定状态，是现代医疗追求的终极目标，要患者付出尽量小的代价而达到同样良好的诊疗效果，是临床医学永恒的主题。微创手术的问世绝非偶然，是人类文明进步的医学成果，是现代医学的发展方向。未来手术治疗学的目标是小创伤替代大创伤、无创伤替代有创伤，这一治疗学“理想目标”的实现将依赖于临床医学工程的研究成果和新型的医疗设备，相信不断涌现的适应人体生理学特点的设备、器具，将会发挥不可估量的社会效益和经济效益。

一、微创手术的技术特点

顾名思义，微创手术的特点是由手术所造成的创伤“尽可能的小而少”。传统的手术往往需要在患者肌体上制造较大的创口，并通过较大范围的组织分离，才能创造出足够的观察视野和操作空间。而微创手术则可利用先进的微创手术设备，只需要建立微小的切口甚至不需要切口（利用肌体本身的自然腔道）就可以完成对肌体深部的组织进行观察、切割、分离和修补等医学操作。

1. 微创手术的应用优势　与传统的外科手术比较，微创手术具有以下优点。

（1）损伤更小：微创手术仅需要建立较小的体表切口，即可将专用的微创手术设备送入到机体内部进行各种手术操作，甚至可以利用某些组织和器官天然存在的孔洞和腔道，将微创设备送达预手术部位，因此，微创手术对机体造成的损伤较传统手术更为微小。

（2）视觉更清：微创手术通过腔镜的光源、高清摄像头和快速的视频处理系统，可将机体深部的状况放大数倍甚至数百倍（显微镜外科）后实时反映在显示屏上。相对于依赖无影灯和裸眼的传统手术而言，手术界面更加清晰、细微。

（3）时间更短：由于体表切口更小，组织分离更少，术后切口处理更为简便，因此，大部分微创手术的用时要明显短于传统手术。此外，因为微创手术能有效减小对病变周围正常组织的损伤，其患者的术后恢复和住院时间也相应缩短。

（4）并发症少：微创手术可以精确地直达目标器官或组织，能较少地影响毗邻的正常组织结构。而且在更明亮且具有放大效应的视野下手术，术者可以进行更精细、准确的操作，因此，微创手术的并发症大幅度减少，主要体现在术中和术后的出血少、感染少、疼痛轻。

2. 微创手术的发展现状 微创手术毕竟是一个快速发展中的新兴手术技术，在现阶段仍存在着一定的局限性。

（1）不能完全替代传统的手术方式：微创手术所利用的人体天然孔道、管腔或人工制造所形成的操作空间，因此，具有一定的局限性。有许多严重的病变往往范围较大，临床需要更宽泛的手术操作空间，因而这类手术并不太适合微创治疗，仍需要采用传统的手术方式以完整的切除病变。

（2）2D 成像缺失立体感：目前，应用于临床的内窥镜主要是采用 2D 平面镜头。在 2D 镜头下，腹腔、胸腔内的各内脏器官在显示器中表现为平面图像，因而失去了立体感、深度感。

（3）过于依赖专用医疗设备：微创手术的支持设备较为昂贵、科技含量较高、需要专门的技术保障。在现阶段，还没有完全普及到基层医疗机构。同时，许多微创手术的费用相对昂贵，这在不同程度上提高了患者的就医成本。

（4）对医生的操作能力和手术经验要求更高：能够熟练开展微创手术的医生需要经历比传统手术更为严格的训练，往往需要耗费更长的学习和训练时间。

（5）受到医学和科技水平的双重制约：微创手术在各临床学科的开展，不仅取决于临床医学理念的进步，还依赖于新型的专用医疗设备的成功研发，由于新型专用医疗设备的出现将受到阶段性科技发展水平的制约，因而微创手术与专用设备的相互促进、渐进发展还会持续。微创外科是一个年轻的学科，正处于高速发展的黄金期，随着临床医学和科学技术的进步，它的技术优势将会逐渐凸显，适应的病种范围将会进一步扩大。在未来的发展中，越来越多的医生必然会选择微创手术作为技术培训的主要目标，患者也会更加接受微创理念，优先选择微创手术作为治疗疾病的首选方案。

目前，微创手术技术主要包含腔镜手术、内窥镜治疗和影像介入 3 个临床医学分支。

二、腔镜手术

腔镜手术（endoscopy surgery）是指在人体适当的部位开做多个微小（为 5～10mm，单孔手术可能达到 20mm）切口，插入细小的光源、摄像镜头和外科器具，由医生通过传输到显示器中的图像，引导专用器具的手术操作。这类手术在腹腔中实施称为腹腔镜手术，在关节中进行称为关节镜手术，在胸腔中完成称为胸腔镜手术，由于腔镜手术的基本设备构成与操作原理大致相同，在此着重介绍腹腔镜手术。

（一）腹腔镜手术

腹腔镜手术（laparoscopic surgery）多采用 1～5 孔操作法（其中第一个开孔一般选择在人体的脐孔旁），可以避免在患者腹壁留下长条状的瘢痕，手术恢复后仅会在腹壁上留有 1～5 个小于 10mm 的线状瘢痕。腹腔镜手术与传统手术相比，具有损伤小、瘢痕小、恢复快等优点。目前，临床腹腔镜手术几乎可以完成全部外科手术，如胆囊切除术、阑尾切除术、胃十二指肠溃疡穿孔修补术等。

1. 如何进行腹腔镜手术 腹腔镜手术要在腹部做出数个直径为 5～10mm 的小切口，通过这些小切口置入摄像镜头和各种特殊的手术器具，由医生使用各种手术器具在体外完成全部的手术操作。腹腔镜胆囊切除术是目前腹腔镜技术最具有代表性的手术，下面以腹腔镜胆囊切除术为例介绍腹腔镜手术的基本操作过程。

（1）患者体位及术者站位，如图 5-1 所示。

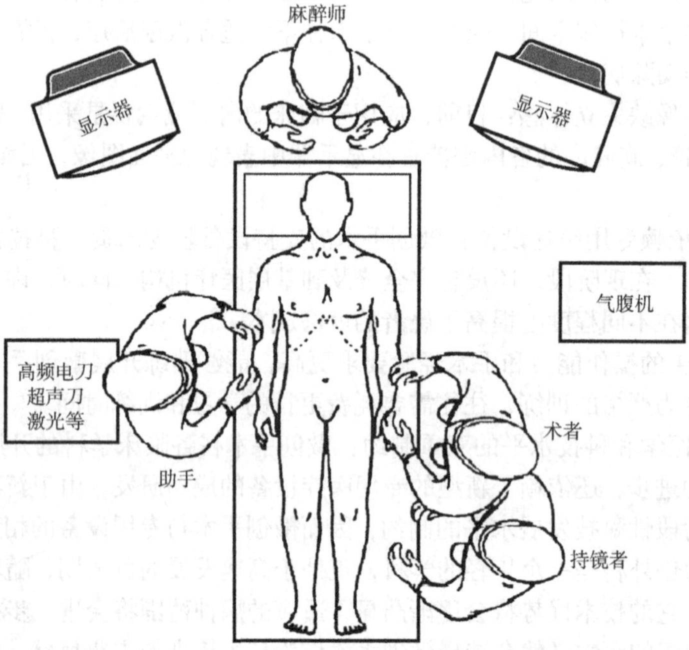

图 5-1 患者体位及术者站位

（2）先做第一个切口（通常在人体的脐孔处），插入气腹针，确定气腹针进入腹腔后开启气腹机建立气腹。气腹针，如图 5-2 所示。

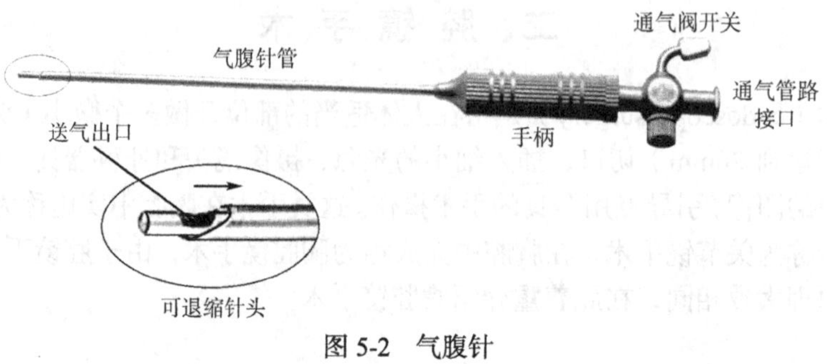

图 5-2 气腹针

当气腹针穿透人体腹膜腔内时，阻力会突然下降，气腹针内的弹簧反弹可使锐性的穿刺针头退缩，能减少对腹腔内血管及肠管的损伤。通气阀开关的作用是穿刺时用来关闭通气，需要建立气腹时再开启通气阀开关。

（3）置入穿刺套管（trocar）。穿刺套管，如图 5-3 所示。

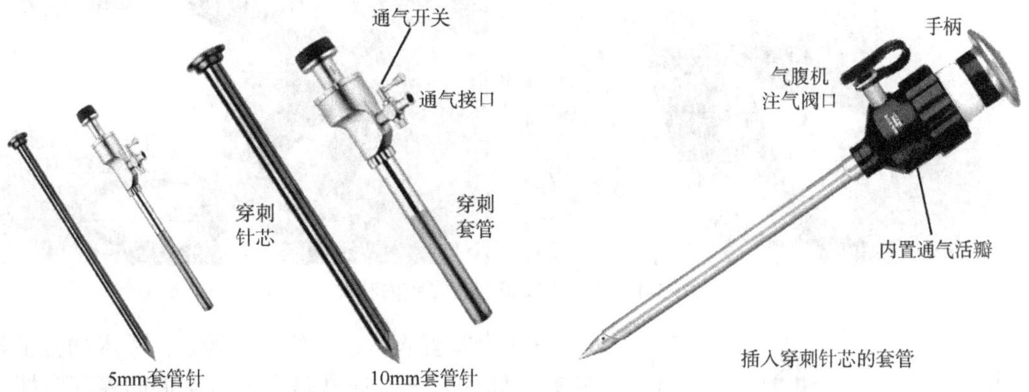

图 5-3　穿刺套管

穿刺套管常用的规格为 10mm 和 5mm，其针芯尖端为圆锥形、棱锥形或多刃形，套管针穿刺完毕后拔出针芯，保留套管，可以作为腹腔镜和手术器具进入腹腔的输入通道。它的通气接口能连接气腹机，以建立和维持气腹。

第 1 次穿刺带有一定的“盲目性”，是腹腔镜手术中较危险的一个步骤。因此，要小心将穿刺套管针缓慢转动、均匀地用力进针，进入腹腔瞬间有一个阻力突然消失的感觉，打开封闭的气阀（注气阀口）有气体逸出，此时即为穿刺成功。然后，连接气腹机建立气腹后插入腹腔镜，在腹腔镜的监视下进行其他各点的穿刺。

气腹机注气阀口的作用是可以通过气腹机向腹腔注入二氧化碳气体或排气，以保持气腹。由于腹腔镜手术通常需要选择多个操作通道，对于不用注入气体的套管可将阀口开关关闭（或盖住开关帽）。另外，为了保证腹腔镜或各种手术器具拔出套管时不漏气，穿刺套管的体外端内部设有一个通气活瓣，目的是在器具拔出套管时能立刻封住通道，以避免气体泄漏。

（4）腹腔镜是一种带有微型摄像头的器具，插入内窥镜后可以观察腹腔内的状况。应用时，先将腹腔镜镜头（直径为 3～10mm）插入到腹腔内，运用数字摄像技术使腹腔镜镜头拍摄到的图像通过光导纤维传送至后级成像处理系统，在显示器上实时显示腹腔内的图像。手术医生通过显示器屏幕上患者器官不同角度的图像，对病情进行分析判断，并运用专门的腹腔镜器具完成各项手术操作。插入内窥镜观察腹腔内的状况，如图 5-4 所示。

（5）借助于腹腔镜的观察，择情确定其他开孔位置，以建立多个手术通道。腹腔镜胆囊切除术通常需要做 4 个切口，其位置如图 5-5 所示。

一般情况下，A 孔安放腹腔镜并连接气腹机；B 孔多开在剑突下方 2cm 处，穿刺置入 10mm 套管以作为主操作孔，用于放入分离钳、电凝钩、施夹器等器具；C 孔、D 孔位于右锁骨中线肋缘下 2cm 处，右腹直肌外缘和腋前线肋缘下 2cm 处，各用 5mm 的套管针穿刺以放入冲洗器和胆囊固定抓钳。

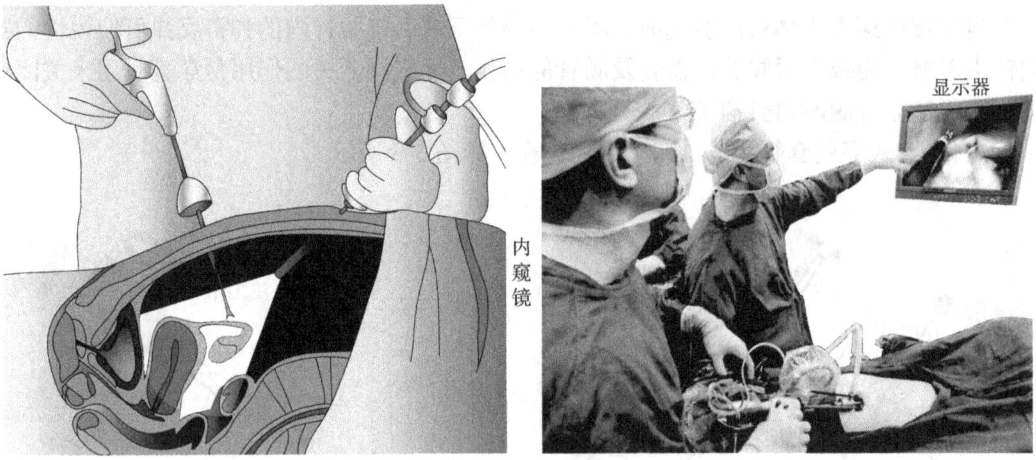

图 5-4 插入内窥镜观察腹腔内状况

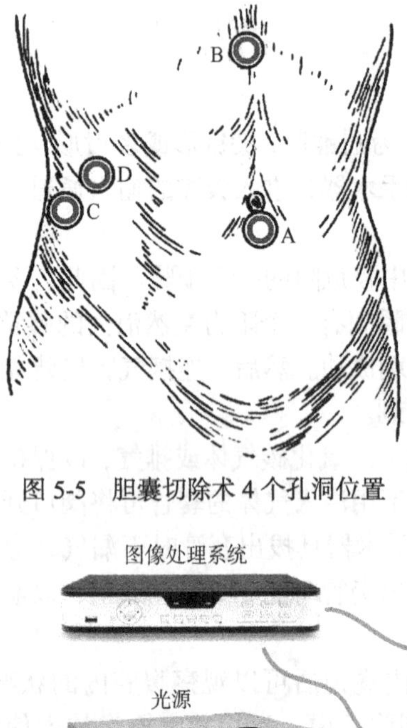

图 5-5 胆囊切除术 4 个孔洞位置

（6）套管置入后，开始手术操作。手术的分工各医院有不同的习惯，通常是由术者掌握胆囊固定抓钳和电凝钩，主领手术的全部操作。第 1 助手掌握冲洗器负责冲洗吸引及协助手术野的暴露，第 2 助手掌握腹腔镜，使手术野始终显示在显示器的中央。通过游离并结扎胆囊管及胆囊动脉，将胆囊切除并由剑突下切口取出。

2. 腹腔镜手术的主要设备构成 若要完成一台腹腔镜手术，必须有专门的腹腔镜摄像及显示系统、气腹机、能量平台、相应的手术器具和冲洗吸引装置等。腹腔镜手术需要使用的设备，如图 5-6 所示。

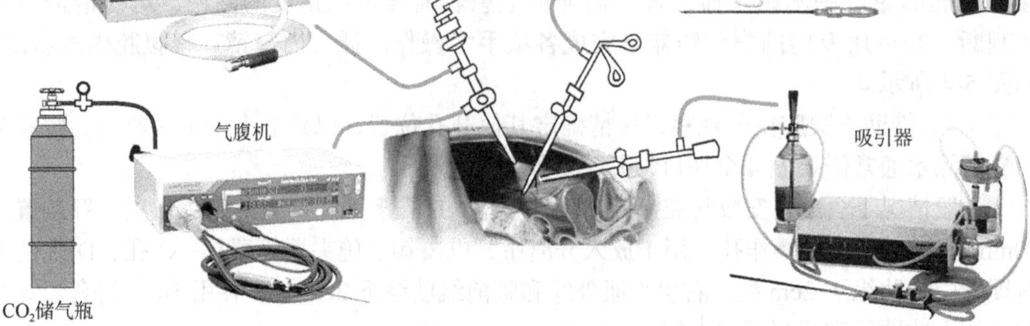

图 5-6 腹腔镜手术需要使用的设备

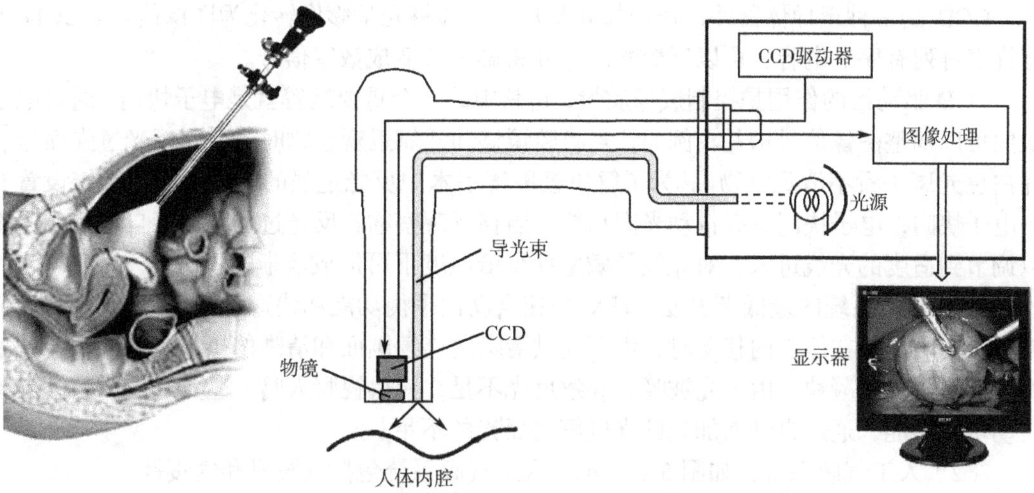

图 5-7　腹腔镜成像系统的原理

（1）腹腔镜摄像及显示系统：是腹腔镜手术的关键设备，目的是通过内窥镜前端的接物镜，可以由显示器实时、清晰地展现腹腔内图像信息，以便于腹腔镜手术操作。腹腔镜成像系统的原理框图，如图 5-7 所示。

光源是腔内照明装置，为保证良好的色温和光传导效率，腹腔镜光源需要采用冷光源照明方式。冷光源通常采用高密度的氙灯或金属卤素灯，其亮度调节可以为自动控制方式或手动调整。自动光源控制方式能根据传输的视频信号强弱，自动调节光输出量，使视野照明保持最佳效果。由于光源的灯体较小、功率大，必然会产生一定的热量，如果这部分热量传导至导光束端面，会使传导光束过热，影响其传像效果和使用寿命。因此，光源的滤光镜要采用真空镀膜（镀多层介质膜），当镀膜达到一定厚度时，投射到非球面反光镜上的红外线会被吸收（即隔热又改善色温），以实现冷光的目的。另外，在灯泡的旁边可以安装冷却风扇，通过机械通风的办法对光源散热。

成像系统主要由光学系统、CCD 图像传感器、CCD 驱动器、图像处理（光电信号转换器）和显示器等组成。CCD（charge-coupled device）为电荷耦合元件，是成像系统中最重要的组件。CCD 晶片由许多个能将光能转换成电信号并产生最小图像单位的光敏元件组合而成，这些光敏元件也称像素（pixel）。CCD 的分辨率取决于单位面积内像素的数量，其所摄取的图像分辨率越高，图像就越清晰。通常 CCD 图像传感器可达到 450 线以上的解析度，可满足腹腔镜手术的观察需要。CCD 图像传感器，如图 5-8 所示。

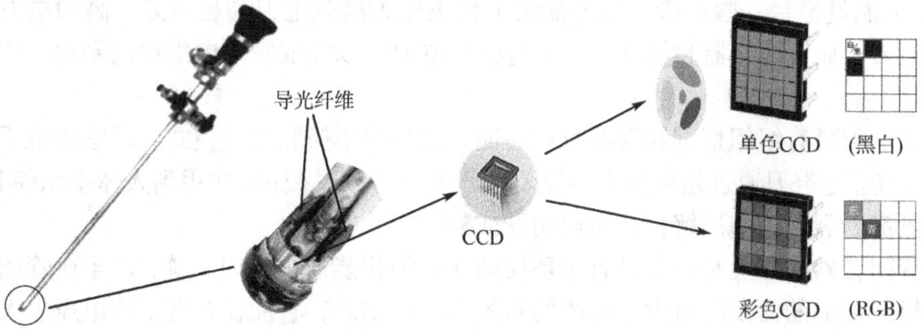

图 5-8　CCD 图像传感器

CCD是一种半导体器件，作用如同胶片，能够将光学影像转化为图像信号。CCD上有许多排列有序的电容，可以感应光线，并将影像转变成数字信号。

CCD驱动器的作用是控制成像质量，它其中的一个重要装置就是电子快门，通过电子快门可以调整图像信号增益。例如，当腹腔镜移动并靠近观察物时，会因反光过强而呈一片白色光斑（看不清观察物）。为了解决腹腔镜手术中反光过强的问题，摄像系统设置有一电子快门，电子快门具有自动光圈功能，当移近观察物、反光过强时，能自动缩小光圈以调节到适度的光线进入，对光线的敏感使得低照度下可形成清晰的图像。

CCD摄像系统的最低光敏度＞1Lx，快速自动白平衡功能和快速电子快门（1/50～1/200万秒）使内窥镜在体腔内移动时，仍可提供清晰的连续画面和清晰的摄像。另外，若手术视野有出血或血凝块，由于光被吸收导致反光不足，使得视野太暗，还要求成像系统具备自动增益功能，通过自动增加光的强度解决反光的不足。

（2）人工气腹系统：如图5-9所示，人工气腹系统包括气腹机和气腹针。

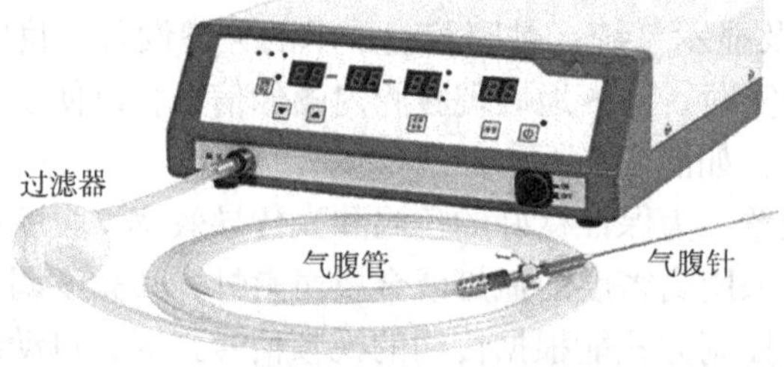

图5-9 人工气腹系统

气腹针针芯为钝头的中空细管，顶端封闭并有一个侧孔，可以通过针芯对腹腔进行机械充气。针芯末端（手柄端）为弹簧保护装置，穿刺腹壁时，针芯遇阻力会回缩至针鞘内，一旦针鞘刺入腹腔内，阻力消失，弹簧将针芯推出针鞘进入腹腔，圆钝的针芯头可保护腹腔内脏器不受伤害。

腹腔镜手术时，需要通过气腹机向腹腔注气以建立必要的手术空间。常用的气腹介质为CO_2，目前使用的气腹机为全自动单片机控制，可连续监测腹内气体压力并调节注气流量，以确保腹腔内压不超过预设值。CO_2集中输气管道或钢瓶通过高压管与气腹机相连，CO_2气体经气腹机处理后通过消毒的导管经气腹针或套管注入腹腔。控制面板可以实时显示气体流速、流量、腹腔内压力，并有压力设定开关和压力报警系统。通常压力值设定为12～15mmHg。一旦腹腔内压达到预设值，气腹机将立即暂停注气。

（3）能量平台：腹腔镜手术的能量平台主要为高频电刀和超声刀，高频电刀还可分为普通电刀、血管闭合器和氩气刀，通过各种电刀可以完成腹腔内组织的剥离、切割与血管凝固。

高频电刀具有组织切割和凝血双重功能，它分为单极和双极模式，是腹腔镜手术的基本能量设备。超声刀通过超声发生器使刀头产生超声频率振荡，作用到人体组织使其空化、蛋白质氢键断裂、细胞崩解，从而被切开或凝固。

血管闭合器实际上是一个具有闭环反馈功能的智能双极电刀系统，由于血管闭合器的刀头与组织接触的面积明显大于传统的双极电刀，因此，它能在较低工作电压（大大低于传统双极电刀的工作电压）的条件下，产生更大的作用电流（热量），以利于快速封闭血管。血管闭合器的反馈控制系统可以实时检测双极刀头间靶组织的电阻抗变化，当组织凝固到最佳程度时，系统能自动断电并提示。血管闭合器的主要优点是，可闭合直径 7mm 以内的血管，闭合组织中的血管时无需过多分离，形成的闭合带可以抵御超过 3 倍正常人体收缩压的压力，闭合速度较快、无烟雾、不影响手术视野且对周围组织损伤较小。

氩气刀采用的是氩等离子凝固术，通过高频高压可以将惰性氩气电离成导电的电离子，氩等离子再将电流传送至手术部位，从而完成电凝及组织失活等外科临床处置。氩气刀是一种特殊的单极高频电刀技术，通过氩等离子传导高频电流的技术优势是，出血点凝固后，被凝固组织的阻抗相对于周围出血组织的阻抗高，根据电流特性，其流动性的氩等离子会自动流向低阻抗区域（出血点），这样有效凝固面积就得到扩大，同时电流不会集中于一点，所以对组织的热损伤深度也得到有效控制。氩气刀的电极与肌体组织非接触、无粘连，可快速移动，尤其适用于手术中大面积渗血的场合。

（4）专有手术器具：腹腔镜手术器具包括抓钳、分离钳、电凝分离钩、施夹钳、剪刀、冲洗管、吸引管、持针器和标本取出钳等。腹腔镜手术器具大多表面有绝缘材料，标准长度 330mm，手柄上转盘可以控制器具头部 360°任意旋转。腹腔镜手术器具，如图 5-10 所示。

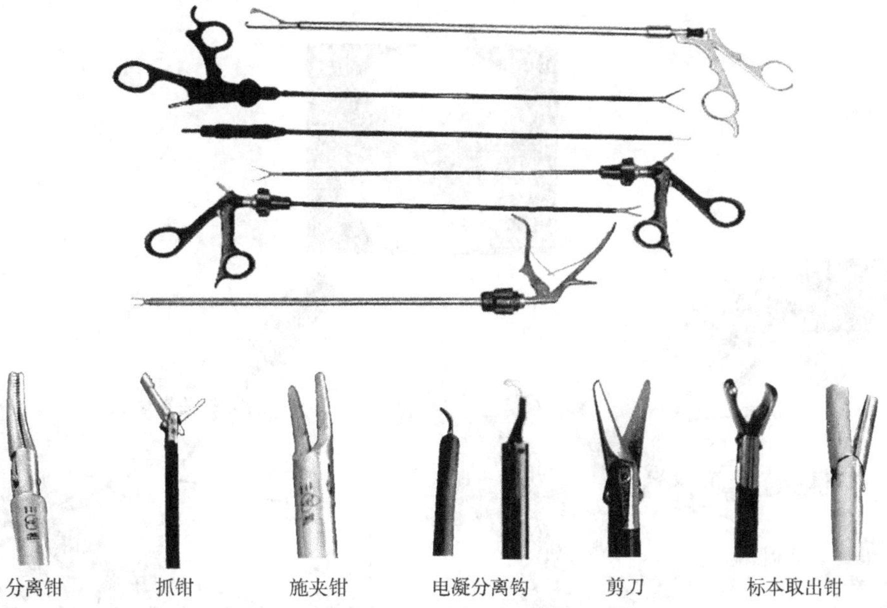

图 5-10 腹腔镜手术器具

（5）冲洗吸引器：作用是通过负压吸除手术中出血、渗出物、脓液、胸腔脏器中的内容物，使手术清楚，减少污染。冲洗吸引器还有冲洗装置，可以用来对手术创口进行冲洗。冲洗吸引器，如图 5-11 所示。

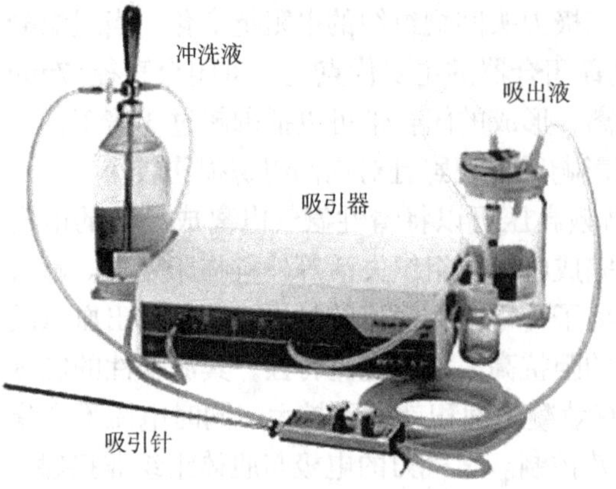

图 5-11　冲洗吸引器

（二）骨科关节镜技术

骨科关节镜技术起源于 20 世纪初，70 年代后得到了长足发展。由于关节镜可以对关节内部的结构进行全面观察，许多结构损伤和病变能得到更直观、更精细、更微创的诊断和治疗，因此，关节镜技术与骨折内固定、人工关节置换被称为 20 世纪骨科领域的 3 大重要进展。关节镜技术初期主要是应用于膝关节，目前已扩展到了髋关节、肩关节、踝关节、肘关节及手指小关节等。

以关节镜为代表的现代关节外科微创技术已经基本可以取代传统的关节内切开手术，能够诊断与治疗膝、肩、腕、髋、肘、踝和下颌角关节内部的多种疾病，可以完成人工关节置换以外的大多数关节手术。关节镜技术极大地减少了传统手术的并发症，降低了术后远期关节退变等不良后果的发生率。骨科关节镜手术，如图 5-12 所示。

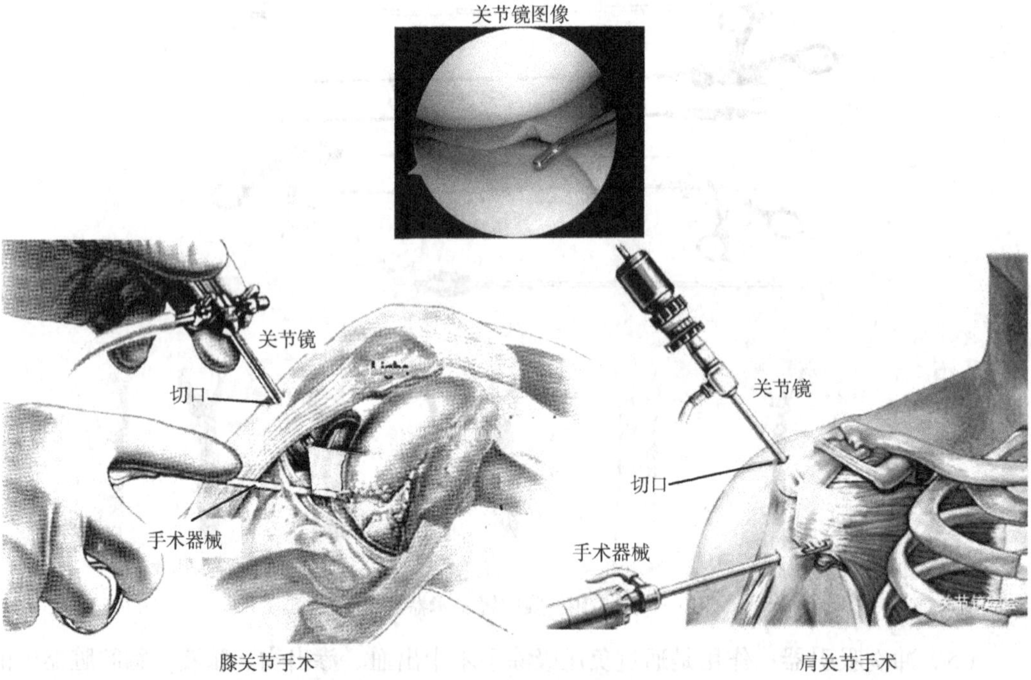

图 5-12　骨科关节镜手术

1. **关节镜**　是一种观察关节内部结构的光学器具，是用于诊治关节疾患的内窥镜。目前，临床上多使用光学纤维关节镜。光学纤维关节镜，如图 5-13 所示。

光学纤维关节镜一般包括 2 组光导纤维（分为导光束和导像束）和 1 个物镜、目镜系统，它们被封闭在一个特殊处理的金属保护鞘内，因此，关节镜也称为镜鞘。冷光源发出的光线通过导光束照射到腔体，经物镜接收反射光，由导像束传送至目镜。目镜可以将反射光信号转换成图像信号，并输出给成像系统。

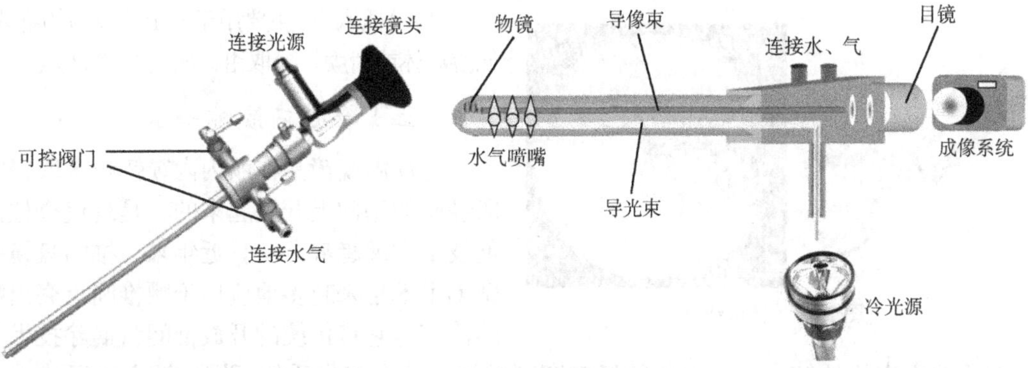

图 5-13　光学纤维关节镜

关节镜的直径一般为 1.7～7mm，以 4mm 为最常用，小尺寸 1.9mm 和 2.7mm 的关节镜通常用于小且紧的关节。

2. 与关节镜配套的手术器具　包括探针、关节镜剪、篮钳、抓取钳、关节镜刀、电动半月板切削器具、电刀和激光器具等。

（1）探针：是触碰关节内结构和设计手术入路的基本器具，可以快速建立正常的或异常的触觉感。探针，如图 5-14 所示。

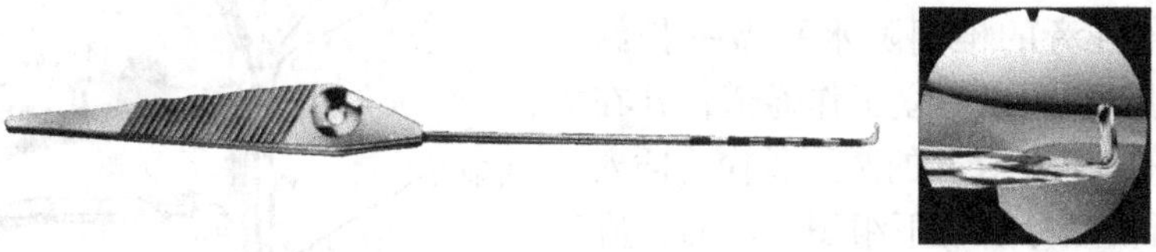

图 5-14　探针

探针有一个弯钩（大多呈直角），尖端 3～4mm，通过这个弯钩的已知尺寸可以判定关节内损伤的大小。使用探针，能查出隐蔽性较高的关节损伤。

（2）关节镜剪：直径为 3～4mm，是用于切割组织的专用工具。关节镜剪，如图 5-15 所示。

关节镜剪的齿板分直状和钩状，钩状的较为常用。

（3）篮钳：又称为冲孔活检钳。标准的篮钳前部为开口形状，可以使咬下的组织自动掉入关节内并通过冲洗或吸引的方法去除，无需每次退出器具来清理。篮钳，如图 5-16 所示。

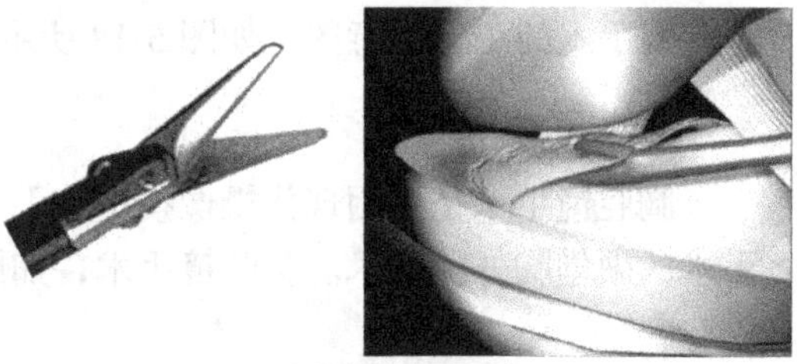

图 5-15　关节镜剪

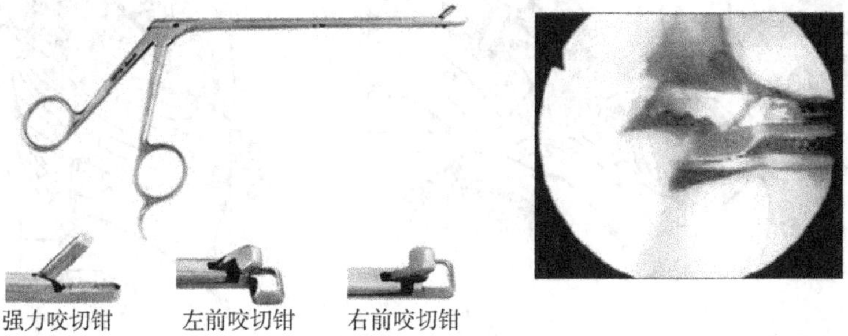

图 5-16　篮钳

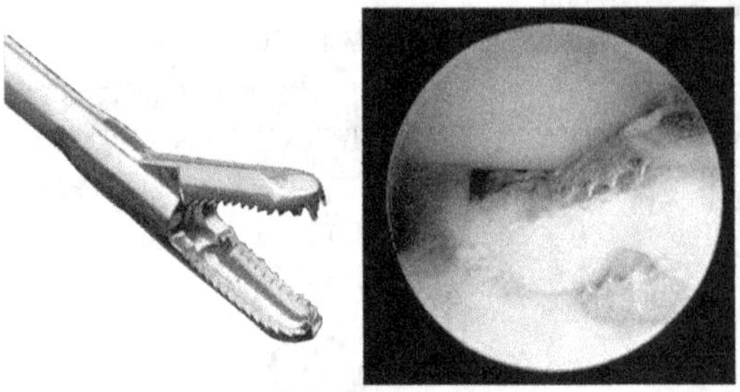

图 5-17 抓取钳

（4）抓取钳：主要用于取出关节内的物体，如游离体或滑膜。抓取钳，如图 5-17 所示。

（三）脊柱内窥镜手术

脊柱内窥镜是在颅内内窥镜技术取得临床经验的基础上开展起来的，是现代脊柱微创技术发展趋势之一。近年来，椎间盘镜的微创手术越来越多地应用于腰椎间盘突出症的治疗，它将传统的开放椎间盘摘除技术与内窥镜技术有机地结合，与以往的经皮穿刺椎间盘镜有着本质的不同。该方法通过术前MRI、CT 及术中 C 型臂 X 线机的准确定位，切口约 2cm，不广泛剥离椎旁肌，只咬除少量椎板下缘骨质完成椎板开窗，进行侧隐窝清理、扩大及髓核摘除术，在保证神经根充分减压的基础上，不干扰正常脊柱的生物力学结构，具有切口小、出血少、恢复快等优点。

脊柱内窥镜手术设备主要包括内窥镜、摄视系统、冷光源、手术器具等。脊柱内窥镜手术技术是在内窥镜的支持下，使用与内窥镜配套的专用外科手术器具直接摘除椎间盘突出髓核组织，并处理椎管狭窄，手术原理、操作过程、临床疗效如同开放式手术。手术时，仅需在脊柱旁的椎间隙水平做一长约 1.5cm 的纵切口，用以建立工作通道，并在椎板上钻开一直径约 1cm 的圆形骨窗，插入内窥镜，即可清晰分辨镜下组织。然后，应用专项手术器具处理病变部位。镜下操作的图像可放大 60 倍，使得镜下组织清晰可辨，以便于除去突出的髓核组织、肥厚的黄韧带及增生内聚的关节突等神经致压因素。脊柱内窥镜手术的工作示意图，如图 5-18 所示。

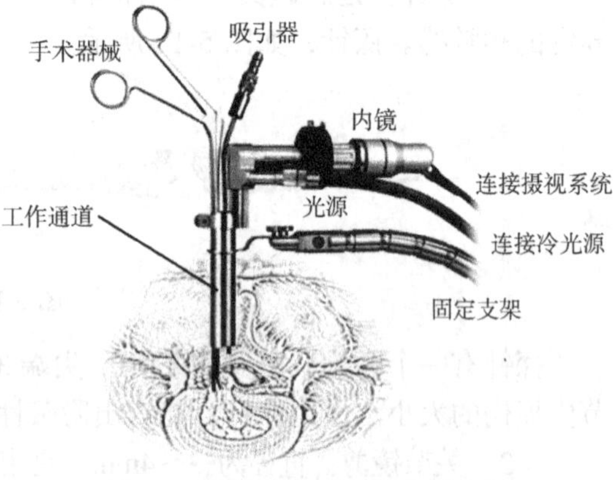

图 5-18 脊柱内镜手术工作示意图

（四）胸腔镜手术

胸腔镜手术是使用现代摄像技术和手术器具，在胸壁套管或微小切口下完成胸内复杂手术的微创胸外科技术。胸腔镜手术，如图 5-19 所示。

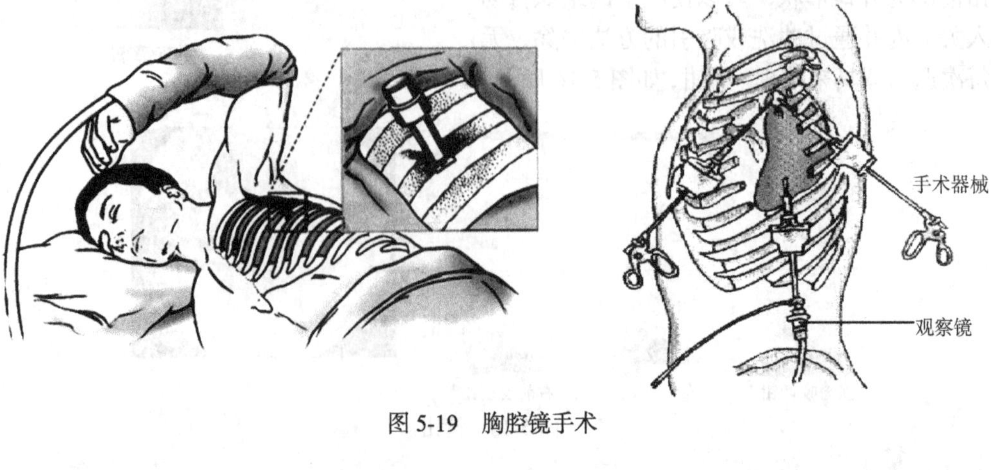

图 5-19 胸腔镜手术

胸腔镜手术通过 2～3 个 15mm 的胸壁小孔，在内窥镜影像的辅助下完成的胸腔手术操作。胸腔镜手术设备与腹腔镜基本相同，由于胸廓具有自然形成的手术操作空间，因此，胸腔镜手术通常不需要人工气腹系统。

三、内 镜 治 疗

内窥镜治疗（endoscopic therapy）是指利用各种内窥镜系统通过人体自然腔道到达病灶部位，在显示器图像信息或 DSA 图像的引导下，借助专用治疗设备及器具，对多种疾病或状态进行微创及无创操作，其创伤小、恢复快、风险低，在临床应用越来越广泛。目前，内窥镜治疗在消化系统开展最广泛，包括内窥镜下止血、消化道良性肿瘤摘除、早期恶性肿瘤切除等。

临床上应用的内窥镜分为纤维内窥镜和电子内窥镜两大类。按其临床用途，内窥镜可分为胃镜、肠镜、十二指肠镜等。胃镜、肠镜为前视镜（接物镜在前端），十二指肠镜为侧视镜（接物镜在侧面）。

纤维胃镜，如图 5-20 所示。

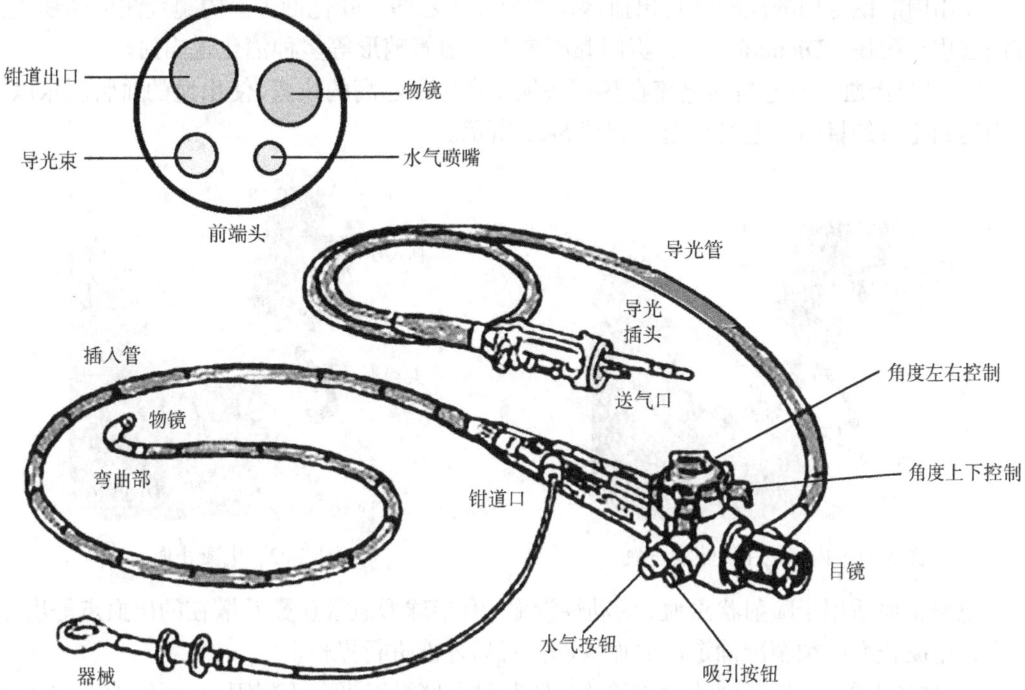

图 5-20　纤维胃镜

纤维胃镜的前端部外径为 4.9～11.8mm，有效长度为 1030mm；肠镜的前端部外径为 10.3～15.4mm，有效长度为 1330～2000mm；十二指肠镜的前端部外径为 12.6～13.5mm，有效长度为 1240mm。

电子内窥镜主要包括以下几个部分。

（1）操作部。遥控开关、上下弯角控制开关、上下弯角调节旋钮、左右弯角控制开关、左右弯角调节旋钮、吸引按钮、送水、送气按钮、处置通道入口（钳道口）。

（2）插入部。弯曲部、标记。

（3）前端部。物镜、送气、送水喷嘴、处置通道出口。

（4）内窥镜与主机连接部。光源插头、送气管、接电点、接电部、送水接头、安装电切设备的接头、连接吸引管的插头。

内窥镜的相关配件有防水盖、处置通道入口的橡皮栓、吸引按钮、送水、送气按钮、送水装置等。它的主要配套装置有显示器、电源、成像处理系统、冷光源、输入键盘及载运车等。

（一）内窥镜止血治疗

在内窥镜下进行止血操作是一种简便、有效的方法，因为通过内窥镜可以清晰地看到病变部位和病患程度，能够根据具体情况采取相应的止血措施。

1. 喷洒止血药 主要适用于黏膜糜烂性渗血，肿瘤破溃出血，或者面积较大而出血量不大的情况。喷洒止血药可由导管的钳道口插入喷管，通过前端的喷嘴，对病灶喷洒孟氏溶液（5%液稀释 1 倍）或去甲肾上腺素（4～8mg 加冰生理盐水 100ml）或凝血酶（500～2000U 加生理盐水 20ml）。

2. 注射药物止血 内窥镜注射药物止血方法，如图 5-21 所示。

使用内窥镜专用的注射针对出血部位注射无水乙醇、硬化剂等。内窥镜注射药物止血方法适用于溃疡、Dieulafoy 病、贲门黏膜撕裂、血管畸形等多种消化道出血。

3. 电凝止血 通过高频电流在热探头顶端产生足够高的热量，使出血的血管脱水以致凝固达到止血的目的。电凝止血，如图 5-22 所示。

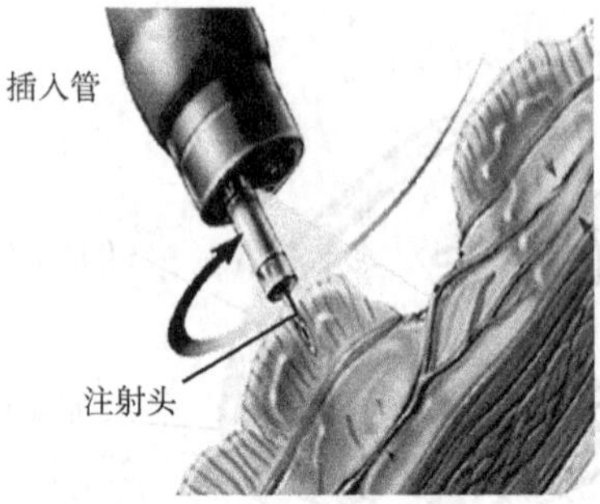

图 5-21 内窥镜注射药物止血

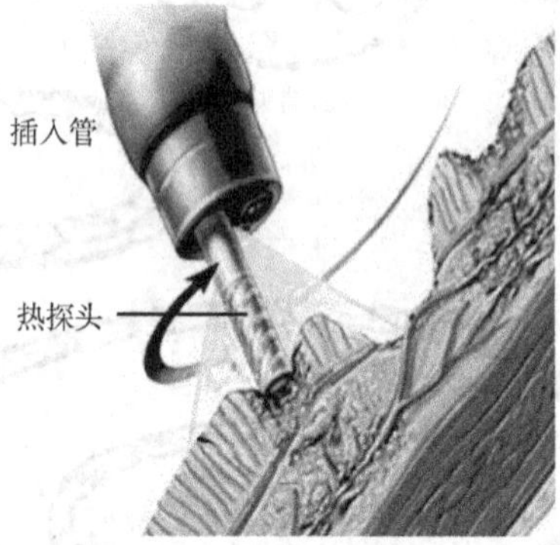

图 5-22 电凝止血

电凝止血适用于喷射状出血、活动性渗血、有半球形血管显露及散在的出血点等出血。注意，电凝止血必须精准确定出血血管的位置后才能进行操作。

4. 激光止血 利用激光的光凝作用，使照射局部组织蛋白质凝固、小血管内形成血栓。激光止血，如图 5-23 所示。

激光止血适用于消化性溃疡引起的活动性出血、新近出血及急性胃黏膜病变引起的出血。

5. 氩气止血 氩气是一种性能稳定、无毒无味、对人体无害的惰性气体，它在高频电作用下产生离子化氩气，可以凝固组织达到止血的效果。氩气止血，如图 5-24 所示。

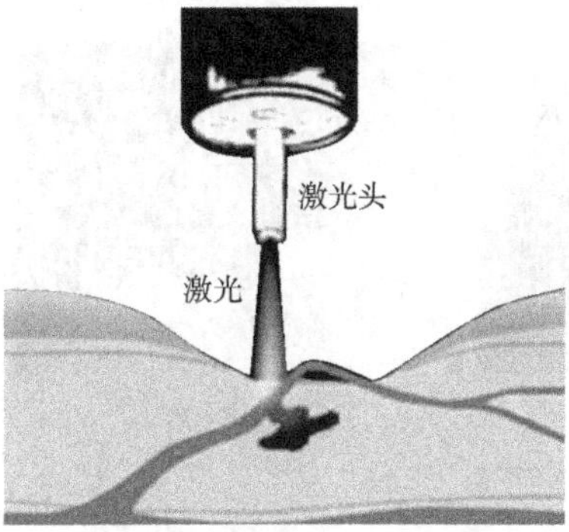

图 5-23 激光止血

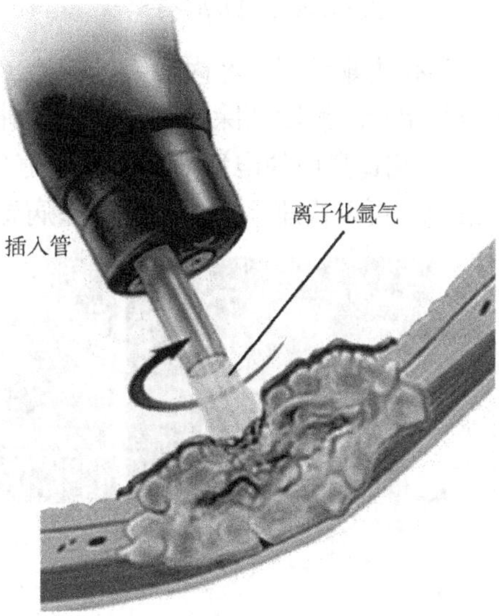

图 5-24 氩气止血

氩气止血的最佳适应证是弥散性出血或胃窦血管扩张。由于凝固的组织容易脱落，因此不适合较粗的动脉出血。

6. 微波止血 微波能量通过同轴导线传入组织，导线前端的针状电极可穿入出血病灶，微波使血管闭合、凝固而止血。微波止血，如图 5-25 所示。

微波止血适用于消化性溃疡、胃底静脉曲张、胃息肉及胃癌引起的出血。

7. 止血夹止血 内窥镜止血夹的原理类似活检钳，它的钳瓣呈夹子状，夹住小血管后夹子可与操作部解体而仍钳住血管。经过数日后脱落，脱落时有血凝块形成，从而达到止血目的。内窥镜止血夹主要适合较粗的露出血管，可以直接夹在溃疡底部露出的血管上进行止血治疗。对于消化道小于 3cm 的黏膜和黏膜下层缺损，通常使用三爪止血夹或钛夹。三爪止血夹的应用，如图 5-26 所示。

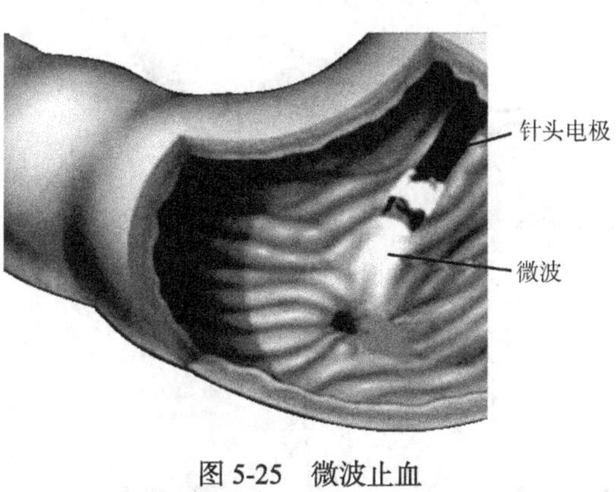

图 5-25 微波止血

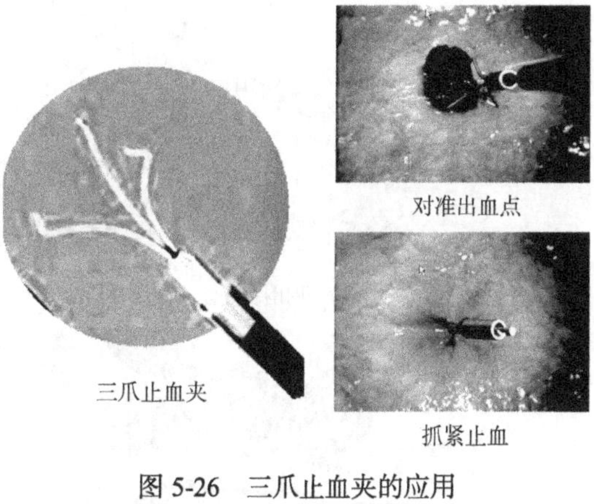

图 5-26 三爪止血夹的应用

8. 曲张静脉套扎 内窥镜下的曲张静脉套扎术适用于门脉高压引起的食管静脉曲张所致的出血。止血的过程，首先用橡皮圈套扎破裂出血的曲张静脉下方的静脉，约一周后被套扎的组织脱落，局部形成溃疡，血管完全栓塞，曲张静脉变细或程度减轻。

（二）内窥镜占位治疗

在消化内窥镜下，经内窥镜的活检（钳道）通道，置入专用的手术器具完成消化道息肉的电切治疗、黏膜切除术、早期恶性肿瘤切除、黏膜下肿瘤的套切术等。

1. 消化道息肉的电切治疗 消化道息肉是一种常见、多发的消化道疾病，通过内窥镜电切治疗，可以快速、痛苦小的消除病患。结肠息肉摘除术，如图 5-27 所示。

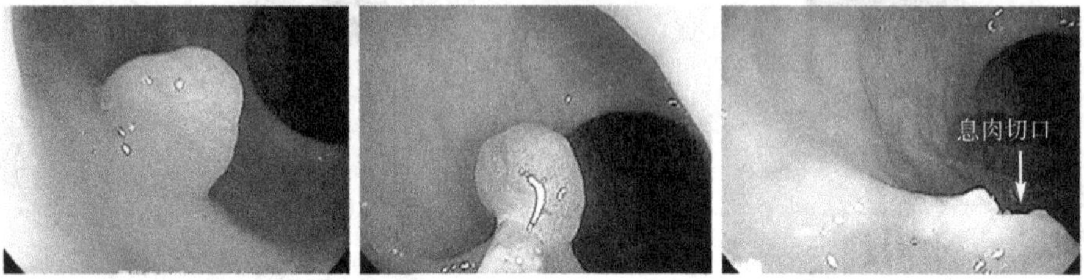

乙状结肠息肉　　用套圈勒紧息肉　　息肉切除后

图 5-27　结肠息肉摘除术

结肠息肉摘除术的治疗过程是，首先在内窥镜下观察到结肠息肉，然后使用圈套器套紧息肉，并进行电凝电切。结肠息肉摘除术的适应证为：①消化道单发或多发息肉，直径 < 2.5cm，以有蒂或亚蒂为宜；②病理检查排除恶变者。

所需的器具包括高频电发生器、电子内窥镜、各种形状圈套器、组织抓取钳、热活检钳、钛夹及钛夹施放器等。操作步骤为下面 5 步。

（1）常规插入内窥镜，寻及病变。

（2）插入圈套器，将息肉基底套入圈内。

（3）收紧圈套器，以使息肉变色为度。

（4）接高频电发生器，用凝切电流交替切除息肉。

（5）取出切除息肉送病理检查。

2. 黏膜切除术 内窥镜黏膜切除术是指内窥镜下做黏膜切除手术，目的是切除部分黏膜，深度达黏膜下组织，进行深部黏膜病变的诊断和黏膜表浅病变的治疗。黏膜切除术，如图 5-28 所示。

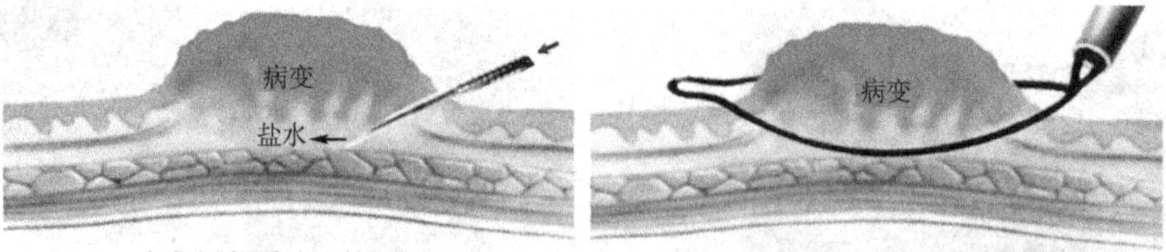

在病变周围多点注射盐水　　用电切划出病变边界

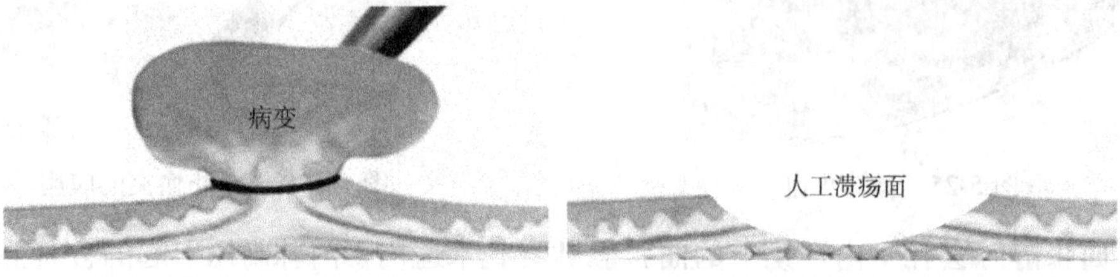

用圈套器套住病变，收紧后电切　　病变切除后，局部形成人工溃疡

图 5-28　黏膜切除术

以息肉切除法为例，介绍操作过程。

（1）常规插入内窥镜，寻及病变，仔细观察并确定病灶边缘，必要时用染色剂确定。

（2）以高频针状刀在病变周围3～5mm点灼凝固点标记切除范围。

（3）用注射针在病变周围分数点黏膜下注射盐水。

（4）圈套器套住需切除病灶，收紧后电凝切除。

（5）取出切除标本送病理检查。

3. 消化道黏膜下肿瘤的内窥镜套扎术　适应证：起源于固有肌层，直径＞2.0cm腔内型黏膜下肿瘤，无法耐受手术等其他治疗者。操作的过程如下所示。

（1）常规插入内窥镜，寻及病变。

（2）经内窥镜活检孔道插入套扎器，将尼龙圈套套住黏膜下肿瘤基底部。

（3）缓慢收紧圈套器。

（4）待肿瘤表面变成紫红色，释放圈套器。

（三）内窥镜下胆胰疾病的治疗

内窥镜下胆胰疾病的治疗需要使用十二指肠镜，十二指肠镜临床应用示意图，如图5-29所示。

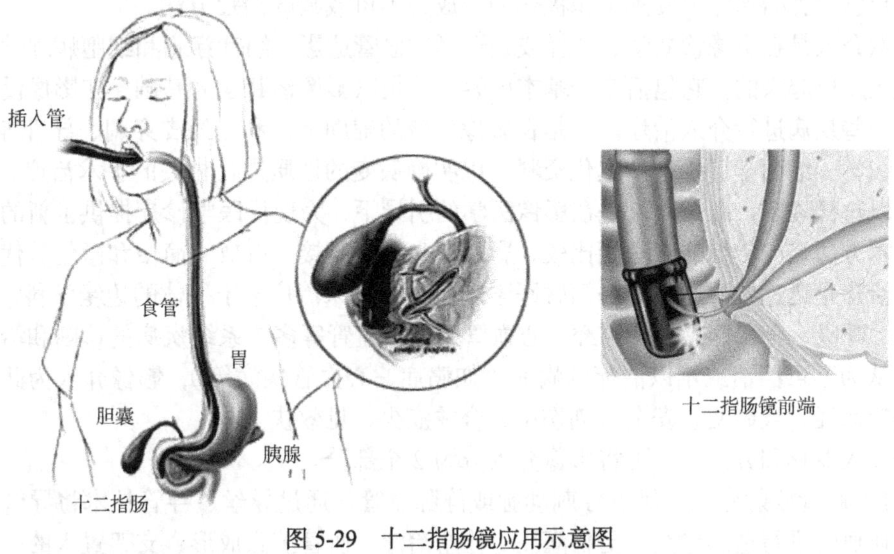

图5-29　十二指肠镜应用示意图

十二指肠镜为侧视内窥镜，它分为纤维十二指肠镜和电子十二指肠镜，目前应用较多者为电子十二指肠镜。根据临床用途，十二指肠镜可分为诊断性和治疗性2类，其主要区别在于活检孔道（钳道）的内径大小，诊断性十二指肠镜的活检孔道内径为3.2mm，治疗性十二指肠镜的活检孔道内径大一些，多为4.2mm或5.2mm。另外，还有小儿专用电子十二指肠镜。

十二指肠镜技术主要应用于内窥镜下逆行胰胆管造影。与其配套的有主机、显示器、吸引器、高频电刀、X线透视及摄影装置、图文工作站、监护仪、消毒设备等。其常用附件主要有各型造影导管、气囊导管、针状切开刀、拉式十二指肠乳头切开刀、导丝、取石网篮、碎石器、活检钳、细胞刷、鼻胆引流管、鼻胰引流管、各型支架、气囊扩张导管、扩张探条、注射针等。

1. 十二指肠镜下胆管结石的取出　首先将十二指肠镜自口腔、食管、胃插入至十二指肠降段，寻及十二指肠乳头，经活检孔道插入造影导管，进入乳头开口部位、胆管或胰管内，注入造影剂，做X线胰胆管造影。X线下若发现明显结石，根据结石大小，选择乳头切开或扩张器扩开乳头，置入取石网篮，将结石取出。

2. 十二指肠镜下胰胆管支架置入　在X线下若发现胆管或胰管梗阻（良性或恶性疾病所致），根据梗阻部位、长度，选择合适的支架（塑料或金属）置入梗阻部位以上，以缓解梗阻。

3. 十二指肠镜下恶性肿瘤的治疗　X线下若发现胆管恶性肿瘤，将放射性粒子置入肿瘤区域进行治疗，或者将射频装置置入肿瘤区域进行射频治疗。

四、影 像 介 入

影像介入（images in）为影像技术引导下的介入治疗，是指在X线机或CT、MRI、B型超声等影像设备的引导下，将特制的穿刺针、导管送至人体病变区域，通过影像学或对活检组织进行组织学、生化学、细菌学的诊断，并同时实施相关的介入性治疗。影像介入作为一种诊断与治疗方法始于20世纪60年代，现已形成一个新兴医疗领域。在我国影像介入治疗已在肿瘤治疗上发挥了积极作用，成为不可或缺的治疗方法。

影像介入是在影像诊断学、选择或超选择性血管造影、细针穿刺和细胞病理学等新技术基础上发展起来的。它包括2个基本内容，一是以影像诊断学为基础，在影像设备的支持下对一些疾病进行介入治疗。二是在影像设备的辅助下，利用经皮穿刺、导管等技术，获取组织学、细菌学、生理和生化资料，以明确病变的性质进行相关的手术治疗。

可以这样理解，影像介入是在影像医学的引导下，为现代医学诊疗提供了新的给药途径和手术方法。与传统的方法相比较，影像介入具有直接、有效、简便和微创等优势。影像介入治疗是迅速发展起来的一门融医学影像学和临床治疗学于一体的边缘学科，涉及人体消化、呼吸、骨科、泌尿、神经、心血管及外周血管等多个系统疾病的诊断和治疗。针对以往认为不可医治或难以治疗的病症（如癌症、心血管疾病等），影像介入为此开拓了新的治疗途径，且简便、安全、创伤小、合并症少、见效快。

按介入器材和方法学，可将影像介入分为2个部分。

（1）血管放射介入：经皮穿刺动脉或静脉血管，通过导丝、导管技术将导管送达靶器官供血血管进行造影检查、药物灌注、栓塞治疗、血管扩张成形、支架置入的一系列诊断和治疗。当然也包括所有通过血管内完成的微创介入手术。

（2）非血管放射介入：指除外通过血管内完成的所有微创介入手术，根据操作的技术特点，总的可以分为2类：一是直接通过身体的正常生理腔道完成的，如食管与胃肠道的内支架应用、气管与支气管的内支架应用、输卵管的再通术等；二是经皮穿刺靶器官，进行的一系列的介入诊断和治疗，如胆道内支架扩张成形术、穿刺活检术、膀胱造瘘术、消融术等微创检查及治疗。

（一）血管放射介入

血管放射介入亦称介入性血管造影学（interventional angiography），它是通过血管造影，将造影剂引入靶血管内，使血管显影，以达到影像学诊断与治疗目的。

1. 血管造影机 目前，临床上最常使用的血管造影设备是 C 臂血管造影 X 线机。C 臂血管造影 X 线机具有数字减影、数字电影、脉冲透视等多种功能，其中，血管造影分为普通血管造影和数字减影血管造影（digital substraction angiography，DSA）2 大类。

DSA 是利用计算机数字化处理图像信息技术，可以消除骨骼和软组织影像，使血管清晰地显示出来。C 臂血管造影机主要用于心脏、脑血管、外周血管的造影诊断及介入治疗，是心血管造影诊断及介入治疗的专用血管造影机。在心血管手术过程中可进行图像的实时回放、数字电影采集、心血管的测量及冠状动脉血流量的评估。双 C 臂血管造影 X 线机，如图 5-30 所示。

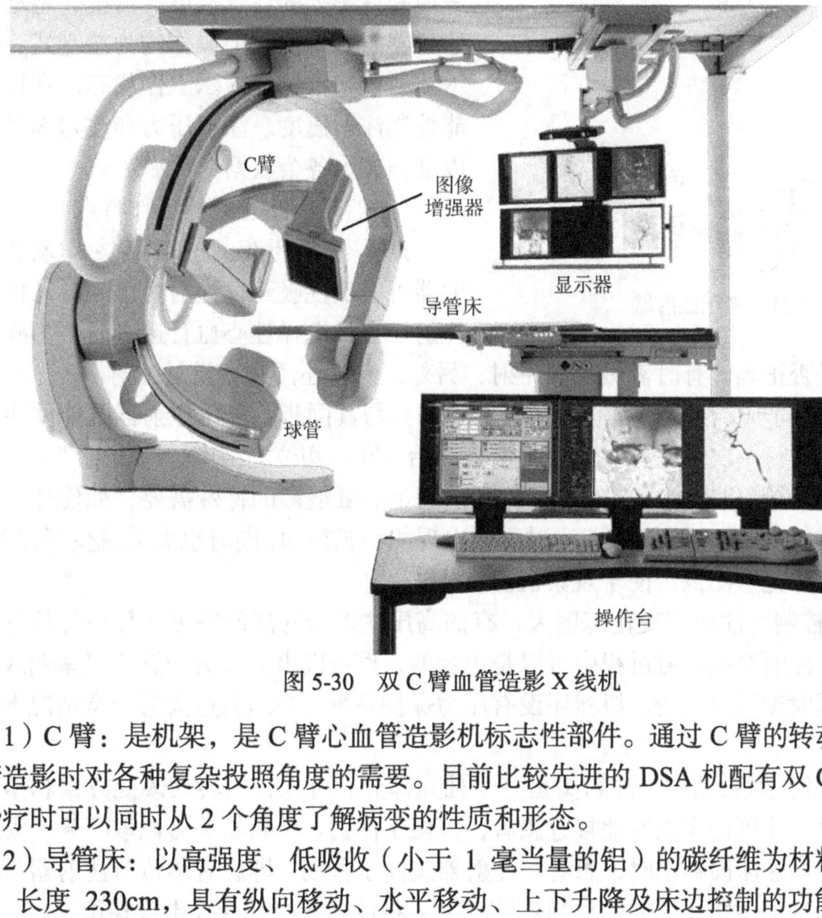

图 5-30 双 C 臂血管造影 X 线机

（1）C 臂：是机架，是 C 臂心血管造影机标志性部件。通过 C 臂的转动，可以满足心血管造影时对各种复杂投照角度的需要。目前比较先进的 DSA 机配有双 C 臂，血管造影和治疗时可以同时从 2 个角度了解病变的性质和形态。

（2）导管床：以高强度、低吸收（小于 1 毫当量的铝）的碳纤维为材料，可以承重 200kg，长度 230cm，具有纵向移动、水平移动、上下升降及床边控制的功能，使患者卧位舒适，术者操作方便。

（3）X 射线球管：可以产生高品质的 X 射线，通常采用阳极旋转 X 线管的结构方式，其功率大、焦点能小至 0.3/0.6/1.0。以铜质滤光片、床边自动调节准直圆形器，最短曝光时间可达到 0.5ms。

（4）图像增强器：将不可见的 X 线信号转变成可见图像，并将图像亮度提高数千倍，大大减低 X 线剂量。其影像增强管视野为 9/7/5/英寸，最大中分分辨率为 551p/m，对比分辨率 25：1，转换图像为 240GD/m2/mR/s。

2. 高压注射器 作为医学影像系统中的辅助设备，现已广泛应用于各种血管造影检查、CT 增强造影扫描和 MR 增强扫描系统。高压注射器，如图 5-31 所示。

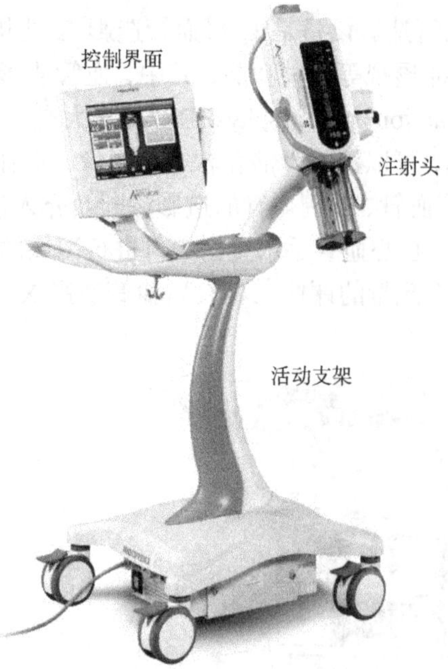

图 5-31 高压注射器

（1）高压注射器的基本结构和功能：高压注射器的作用是在一定时间内将足够量的高浓度X线造影剂快速注射到检查部位。它多由注射针筒及注射头、推动和控制系统、支持固定部分和附属件等组成，可以固定在墙壁、天花板、治疗台、推车和移动架上。高压注射器的动力部分由早期的杠杆式、气压式发展成为电动驱动式，其控制系统可通过调节压力或流率来控制造影剂的注入速度。目前，电动式高压注射器的控制面板上操作均为按键式，数字显示注射量，指示灯显示工作状态。在控制台上能控制注射速度、注射压力和注射剂量，并可以准确显示各个数据。

（2）高压注射器的工作特点

1）一次吸药液，分次注射：电动式高压注射器可一次性吸药，注射时可间断动作、分次注射。在做选择性心血管造影时，为确认导管头端的位置是否正确，有时需做多次注射，另外，有时还需进行重复注射。

2）与心电同步：注射可受心电信号的控制并与其同步。高压注射器既能使注射在心动的每个周期进行一次，也能在同一相位上开始、同一相位上结束，即所谓“心电门控心血管造影”，使造影更安全、有效。由此可以满足心脏造影的特殊需要，如使注射在心脏的舒张期进行，从而避免了收缩期注射可能出现的心肌颤动，同时也大大减少了注射剂量，且可得到满意的充盈图像，便于观察血流变化。

3）程序控制：注射率变化范围大，有的高压注射器的注射率可从每小时数毫升到每秒数十毫升。注射率在注射过程中可以是恒定的，也可以事先人为预置注射率曲线，即注射速度在不同时刻可以改变。机器还设有压力保护系统，当压力过大等异常情况下，即自动停止注射。

4）独立的注射头结构：注射头是一个独立部分，可以自由转动改变方位和角度，便于吸药、排气，并可最大限度地接近患者，以便于注射。注射器头可以取下来，安装在导管床的边框上，在床面移动时，患者和注射器头同步移动，即患者体位与注射器头处于相对静止状态，这样可防止床面带动患者移动时，将插好的心导管拽出或移位。

3. 造影剂 是介入放射学操作中最常使用的药物之一，主要用于血管、体腔的显示。造影剂种类多样，目前用于介入放射学的造影剂多为含碘制剂。造影剂可分为两大类，原子量高、比重大的高密度造影剂和原子量低、比重小的低密度造影剂。

常用的高密度造影剂主要有硫酸钡和碘制剂。硫酸钡一般用于消化道造影检查，由纯净的医用硫酸钡粉末加水调制成混悬液。硫酸钡的浓度通常以质量/体积（*W*/*V*）表示，根据检查的部位和目的不同，所用硫酸钡的浓度也不同。碘制剂的种类很多，可分为三大类，即无机碘化物、有机碘化物及碘化油或脂肪酸碘化物。

造影剂还可按药物的渗透压分类，即高渗、低渗和等渗3种。等渗的药物机体耐受性好，过高过低均有不同程度的刺激反应。

4. 血管造影术　目前，应用最为广泛的是心血管造影术和脑血管造影术。

（1）心血管造影术：是将造影剂通过心导管快速注入心腔或靶血管区，使心脏和血管腔在 X 射线的照射下显影，同时快速摄片，通过电视摄影或录像等方法，将心脏和血管腔的显影过程拍摄下来，从显影的结果可以看到含有造影剂的血液流动顺序，以及心脏血管充盈情况，从而了解心脏和血管的生理及解剖变化。心血管造影术是一种很有临床价值的心脏与血管疾病的诊断方法。心血管造影术的主要设备与器具如下所示。

1）X 线影像系统包括 X 线机、影像增强器、录像及图像处理系统、换片器和洗片系统、电影摄像机、高压注射器、导管床和支持系统等。

2）常用器具包括心电图检测仪、多导生理仪、除颤器、起搏器、吸引器等。

造影剂经心导管注入心脏大血管管腔时，要求弹丸式地形成一团，并迅速地从心导管前端进入血液，使该区域达到最高造影剂浓度，从而清楚的显影。心血管造影的图像，如图 5-32 所示。

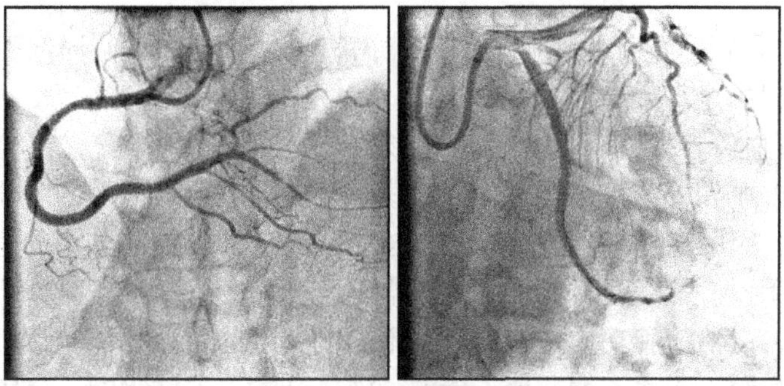

图 5-32　心血管造影图像

由于造影剂有一定的黏稠度，导管腔又有一定阻力，故心血管造影剂必须使用具有快速联动（注射造影剂与摄像快门联动）功能的高压注射器。一般造影剂的每次注入时间约 1.5s 左右，注射一定量造影剂后，立即触发注射器上的快速摄片或电影摄影的曝光触发装置，开始摄影。如果要求在心动周期中某一时间注射，则必须以患者心电图的某波形为触发高压注射器的启动信号。

（2）脑血管造影术：是将造影剂直接注入血管内，使其脑血管系统显影的一种 X 线投影检查技术。通过血管造影不仅能提供直观的颈部和脑血管实时影像，而且还可以充分显示从动脉到静脉整个循环过程的周期、形态、分布与走行等动态变化，使临床医生全面了解和判断脑卒中的可能原因、发病部位和病变引起的血管变化，以便选择最佳的治疗方式。这也是保证查清病源，减少误诊和全力救治患者的基础。脑血管造影是目前脑血管病变检查的金标准。脑血管造影的图像，如图 5-33 所示。

5. 血管放射介入治疗　血管放射介入可以在诊断性血管造影的同时，通过导管向血管管腔内注射药物、某些物质或施行某种措施，以达治疗目的。

（1）血管内灌注药物治疗

1）血管收缩治疗经导管向有关动脉内滴注加压素，以控制胃肠道出血，例如，食管胃静脉曲张出血、胃黏膜弥漫性出血及结肠憩室出血等。

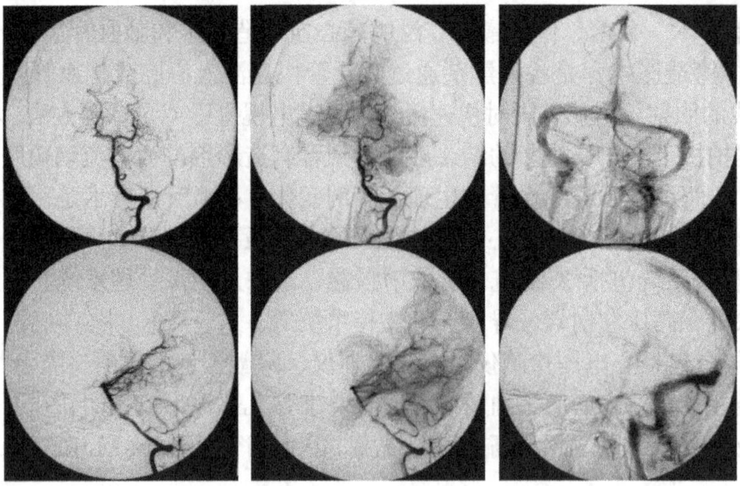

图 5-33 脑血管造影图像

2）肿瘤化疗导管留置于供应肿瘤的动脉，滴注化疗药物，使局部用药浓度加大，避免或减轻化疗引起的全身反应。

（2）经导管血管栓塞法：经原血管造影的导管或特制的导管，将栓塞物送至靶血管内，一是治疗内出血如外伤性脏器出血、溃疡病、肿瘤或原因未明的脏器出血。另一是用栓塞法治疗肿瘤，因肿瘤循环部分或全部被栓塞物阻断，以控制肿瘤的生长，或作为手术切除的一种治疗手段。另外可用于非手术脏器切除，例如，注射栓塞物质于脾动脉分支内，即部分性脾栓塞，以治疗脾功亢进，同时又不影响脾脏的免疫功能。常用的栓塞物质有自体血凝块、明胶海绵、无水乙醇、聚乙烯醇、液体硅酮、不锈钢圈、金属或塑料小球及中药白芨等。

（3）经皮腔内血管成形术（PTA）：20 世纪 60 年代开始应用于动脉，目的是在血管造影的引导下，通过导丝和跟进的导管，扩张狭窄的动脉血管。后来研制出双腔气囊导管，使得这一方法可以应用于冠状动脉、脑血管及髂、股、腘动脉及肾动脉等。

经皮穿刺逆行插入球囊导管至肾动脉，施行狭窄肾动脉扩张术，是广泛应用于肾血管性高血压的治疗方法，通过对狭窄肾动脉的扩张可以降低血压。经皮腔内血管成形术亦可用于冠状动脉，称为经皮腔内冠状动脉成形术（PTCA），使硬化的冠状动扩张，以达到治疗冠心病的目的。经皮腔内血管成形术的基本操作步骤如下所示。

1）先行血管造影，了解血管狭窄的程度及长度。

2）将指引导管置于合适位置，先用微导丝通过狭窄段，通过困难时，可换用超滑或较细的导丝，成功后沿导丝送入球囊导管（球囊送入之前需用合适比例的造影剂排气）。

3）球囊导管沿导丝送入狭窄段，可先采用小球囊导管对狭窄段进行预扩张，再送入大球囊导管。

4）确定球囊准确位于狭窄段后，即可开始用球囊导管相连的压力泵进行血管扩张术。透视条件下，可以看见狭窄段对球囊的压迹，如压迹正好位于球囊的有效扩张段即可继续加压注射，直至压迹消失。一般每次扩张需要持续 15～30s，扩张后回抽压力泵抽出球囊中的造影剂使球囊回缩，复查造影了解病变扩张后的变化情况，必要时可重复上述扩张操作 2～3 次。

5）对于中心静脉狭窄者可在术前、术后行血管内测压，以借比较。对于肢体动脉狭窄者可在术前、术后分别测患肢血压。

（4）经皮腔内支架置入术：经皮血管腔内成形术可以一定程度上缓解血管狭窄性病变，但治疗后由于斑块回缩或斑块复发很容易再狭窄。现在为解决血管狭窄性病变已越来越多地采用经皮腔内支架置入术。以颈动脉狭窄为例，经皮腔内支架置入术的基本操作步骤如下。

1）先行血管造影，了解颈动脉狭窄的程度及长度，先选择合适的球囊导管及支架。

2）将 8F 指引导管置于颈总动脉上部，路图下先用微导丝通过狭窄段，通过困难时，可用微导丝带微导管辅助，成功后沿微导丝送入保护伞（如用微导管辅助，通过病变后则需先退出微导丝，沿微导管送入交换微导线，再退出微导管，沿交换微导丝送入保护伞，多数型号的保护伞可以直接送入不用微导丝辅助），保护伞一般送至 C1 段远端，退出保护伞输送鞘即释放保护伞。

3）沿保护伞微导丝送入球囊导管至狭窄段，可先采用小球囊导管对狭窄段进行预扩张，再送入大球囊导管再次扩张。

4）确定球囊准确位于狭窄段后，即可开始用球囊导管相连的压力泵进行血管扩张术，压力泵宜缓慢加压，一般每次扩张需要持续 15～30s，扩张后回抽压力泵抽出球囊中的造影剂使球囊回缩，复查造影了解病变扩张后的变化情况。

5）扩张后退出球囊导管，沿保护伞微导丝送出自膨式支架，路图下支架定位准确后，后撤支架输送鞘即释放支架到位，退出支架输送杆复查造影了解血管残余狭窄情况及支架贴壁情况，如残余狭窄＞30%表示支架贴壁不良，还可选择合适大小的球囊导管进行后扩张。

6）如复查造影残余狭窄＜30%且支架贴壁良好，沿保护伞微导丝送入保护回收鞘回收保护伞，病变处复查造影并做颅内正侧位造影，了解有无支架内血栓形成及颅内血管栓塞。颈动脉支架置入手术前后血管影像，如图 5-34 所示。

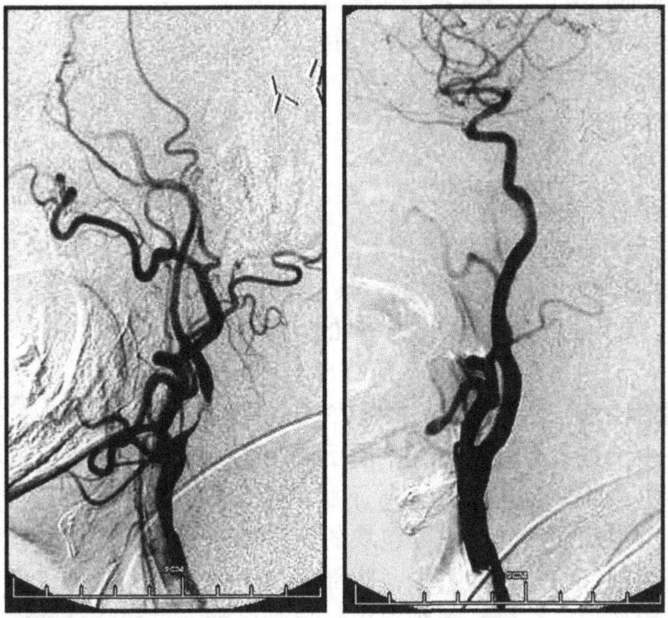

颈动脉起始部狭窄 支架植入术后血管形态恢复正常

图 5-34 颈动脉支架置入手术前后血管影像

（5）神经介入治疗脑动脉瘤：脑动脉瘤是中年人蛛网膜下腔出血致死的主要原因，而且复发出血致死的情况经常发生，有些巨大的动脉瘤以前无法手术治疗，现在可采用介入方法。首先将微导管送到动脉瘤内，通过微导管将电解可脱式弹簧圈插入动脉瘤内盘成篮状，通电将弹簧圈解脱。再继续插入数个弹簧圈，直至将动脉瘤完全闭塞，同时保留载瘤动脉通畅。

（6）神经介入治疗脑血管畸形：脑血管畸形是青少年常见的颅内出血原因，发病凶险突然，手术时出血多，危险性较大。介入治疗可以将微导管选择性插到畸形血管的供血动脉处，然后注射各种不同的栓塞剂，将畸形血管团进行部分、大部分或全部栓塞。

（7）外周血管的介入治疗：是介入治疗的一大分支，是指在医学影像设备引导下，经血管穿刺途径对除颅内血管和心脏冠状血管以外的其他血管进行诊断或者治疗的技术。

目前，外周血管疾病的介入治疗方法主要有球囊血管成形术及血管支架置入术。球囊血管成形术的最佳适应证是中等大小或大血管局限、孤立性短段狭窄，其次为多发、分散的短段狭窄和闭塞。长段狭窄或闭塞、小血管病变、溃疡性狭窄或已有钙化的狭窄或闭塞病变不适宜于PTA治疗。血管支架是指在管腔球囊扩张成形的基础上，在病变段置入内支架以达到支撑狭窄闭塞段血管，减少血管弹性回缩及再塑形，保持管腔血流通畅的目的。部分内支架还具有预防再狭窄的作用。另外，动、静脉血栓形成可行介入导管血栓清除术及留置导管接触性溶栓治疗，相对于外科手术，风险小、并发症少、患者耐受性强，相对内科药物治疗效果好。外周血管动脉瘤的治疗，选用覆膜支架隔绝瘤体进行局部腔内血管成形术，同时能保持血管管腔通畅，大大降低了动脉瘤破裂出血的风险。

（二）非血管性介入

非血管性介入是在医学影像学引导下，采用非经血管腔道所进行的介入性诊治方法。近年来，随着技术和设备的进步，这一方法开展的项目逐步增多，现已成为介入放射学的重要组成部分。非血管性介入技术主要包括以下几种。

（1）影像学引导下各种抽吸或切割的活检。

（2）囊腔、脓腔引流。

（3）造瘘术和成形术。

（4）放置支架。

（5）异物提取。

（6）肿瘤的治疗和腹腔神经阻滞术。

非血管性介入使用的影像学导向设备可以是普通 X 线透视机，或者使用超声、CT、MRI和内窥镜等。常用的器具包括各种类型的穿刺针、切割针、引流管、导丝、取石篮、取物钳等。

1. 经皮穿刺活检术　使用细针（22～23号，外径0.6～0.7mm）经皮直接穿刺身体各部位病变区，由于针头有特殊装置，便于取出病变的活检标本。也可用细针直接抽吸病变的组织碎块，再做活检。CT引导下肺部经皮穿刺活检术可用来诊断肺脏、纵隔和胸壁病变，对肺内球形病灶及纵隔包块的定性诊断有重要意义。较常见的并发症为气胸、出血，但用细针的并发症甚少，腹部经皮穿刺活检术应用较多，肝、胆、胰、脾、肾及腹后壁包块均可。骨骼穿刺须用较粗骨穿针，可诊断骨肿瘤。此外，经皮穿刺活检术还可以用于穿刺甲状腺肿块，眶内肿块等。为保证针刺安全到达待查病变处，穿刺前须用 X 线机、CT、B 超及有关造影检查，以便指引穿刺方向。由 CT 的引导进行活检穿刺，如图 5-35 所示。

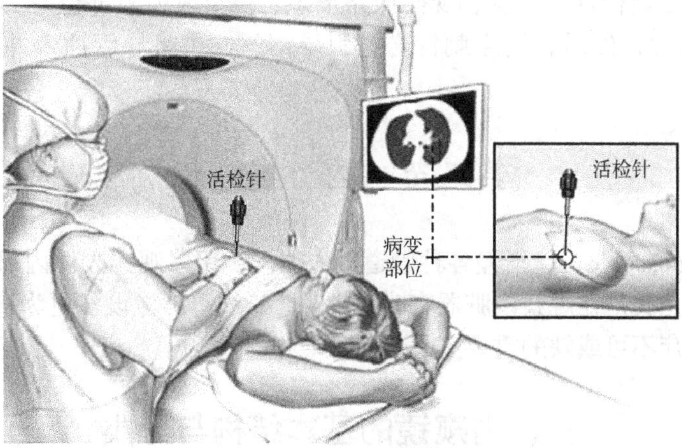

图 5-35　CT 引导活检穿刺

2. 经皮穿刺引流术　人体管道、体腔或器官组织内的病理性积液、血肿、脓肿或胆汁、胰液、尿液等体液郁积达到一定容量时，病变组织的形态、功能产生异常，就会出现临床症状，甚至危及生命。经皮穿刺引流术常用于全身各部位的脓肿、囊肿、浆膜腔积液、胆管或泌尿道梗阻、颅内血肿的穿刺引流。对抽出液进行细胞学、细菌学和生化检测，做出鉴别诊断和指导用药的同时，还可以经引流导管进行局部抗炎、引流等治疗，达到减压、消炎与囊肿灭能等作用。

经皮穿刺引流术的主要器具有穿刺针、导丝、扩张管、引流导管、固定器具等。

（1）经皮肝穿胆道引流术 PTC：由于恶性（如胆管癌、胰头癌）或良性（如胆总管结石）病变，引起肝外胆道梗阻，临床出现黄疸。PTC 可行胆道内或胆道外胆汁引流，故而缓解梗阻，减轻黄疸，为根治手术提供有利条件。

进行 PTC 前需先做经皮肝穿胆管造影，确定胆管梗阻的部位、程度、范围与性质。PTC 有内引流、外引流之分，通过 PTC 的穿刺针引入引导钢丝，然后拔出穿刺针，沿引导钢丝送进末段有多个侧孔的导管，导管在梗阻段上方的胆管内，胆汁经导管外口连续向外引流，这一方法称为外引流。PTC 外引流术，如图 5-36 所示。

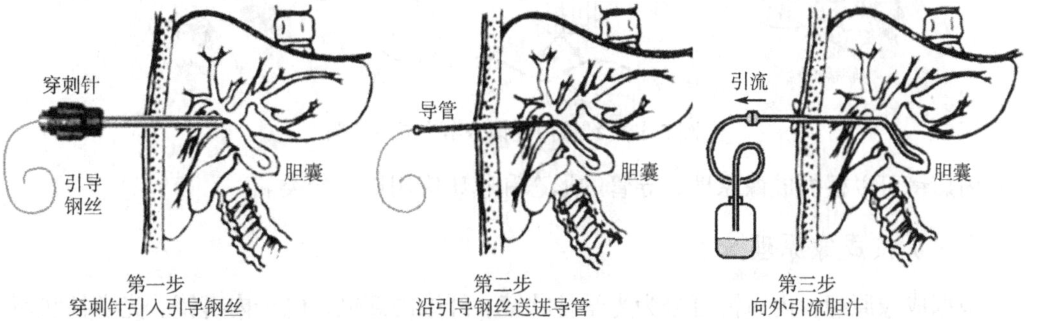

图 5-36　PTC 外引流术

若导管通过梗阻区，留置于梗阻远端的胆管内或进入十二指肠，胆汁沿导管侧孔流入梗阻下方的胆管或十二指肠，则为内引流。

（2）经皮肾穿肾盂造瘘术：主要用于尿路梗阻的引流，也可利用造瘘术的导管将肾盂或输尿管内结石向下推移，直至送入膀胱后随尿道排出。造瘘术的操作方法如同PTC，首先做经皮顺行肾盂造影，观察尿路形态、狭窄或梗阻部位及其程度；使用细针经皮穿肾进入肾盂；然后，沿穿刺针送进引导钢丝，再将导管插入并滞留于肾盂内，进行引流。

第二节　内　窥　镜

内窥镜（endoscopic）泛指经各种管道进入体内，用以观察人体内部组织形态的专用医学成像设备，尤其是在观察内脏器官时比超声、X线等影像设备更为直观、准确，现已成为现代医学诊疗不可或缺的重要工具。

一、内窥镜的基本结构与分类

内窥镜实际上就是一个配备灯光和镜头的导管（有软管、硬管之分），当通过人体的自然腔道或者人工切口进入体内后，可以由目镜直接观察到体内器官的病变，或经图像采集与成像装置的技术处理，通过显示器观察腔内的图像信息。纤维内窥镜的基本构成示意图，如图5-37所示。

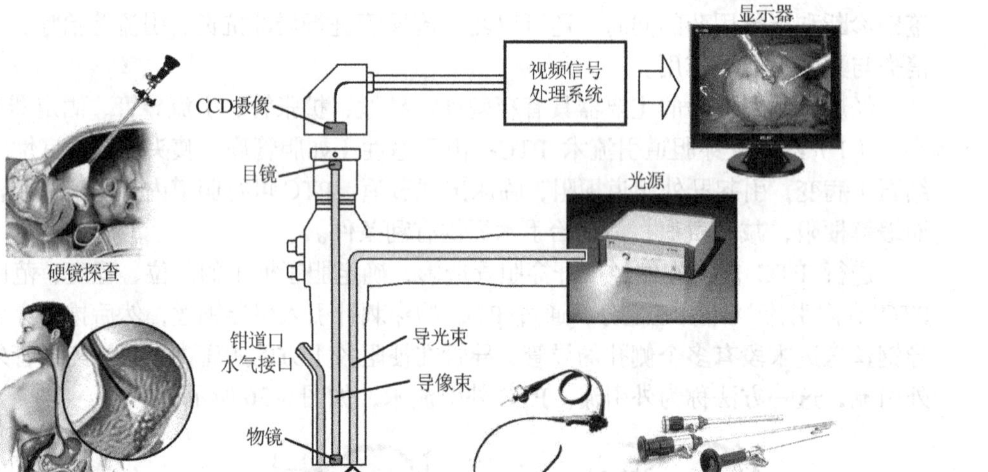

图5-37　纤维内窥镜基本构成示意图

内窥镜可以根据成像原理、导管的形态和临床应用进行分类。

（一）按成像原理分类

根据成像原理，内窥镜可分为光学柱状镜、纤维内窥镜、电子内窥镜。光学柱状镜只能是硬镜结构，而纤维内窥镜和电子内窥镜可以根据导管形态，制作成软镜或者硬镜。

1. **光学柱状镜**（optical columnar endoscope）　也称为硬管式内窥镜，是一种光学内窥镜，主要由成像物镜、转像透镜、导光束、目镜、外管等组成。它的成像原理是光学物镜成像后，利用转像透镜传像，由目镜呈现光学图像。

光学柱状镜的种类很多，常用的有膀胱镜、鼻咽镜、腹腔镜、子宫镜、声带镜、关节镜、输尿管-肾镜等。光学柱状镜的制作工艺复杂，图像处理、色温调整及精细化放大等存在着技术缺陷，因此，它有被电子内窥镜取代的趋势。由于光学柱状镜的成像与图像传送应用的是多组光学器件，它们很难形成柔软的镜体，这种内窥镜只能是硬管结构方式，但对于某些特殊的应用可以制作弧形内窥镜。

2. 纤维内窥镜（fiberscopes）　多为软体内窥镜的结构形式（软镜），是以玻璃光纤代替传统的透镜、棱镜等作为导光、传像元件，它纤细而且柔软，通过前端部的弯曲机构，使其头部可以自由（左右、上下）转动，能够减少甚至消除观察盲点。利用光导纤维传光照明，使得内窥镜可以应用外部光源，从而使光亮度大幅度增强，并可自由调节光强而获得清晰的图像。

纤维内窥镜将人眼睛的视线延深至被探测的腔体内，并能随意改变视线方向，这是光学柱状镜所不可能实现的。因此，纤维内窥镜除了具备光学柱状镜的基本用途外，还因其主体柔软、有效工作长度较长，所以，能用于消化道等腔道的探查。

3. 电子内窥镜（electronic endoscopy）　始用于 1983 年，主要由内窥镜系统、电子摄像装置、视频监视器 3 个部分组成。电子内窥镜的内窥镜结构与纤维内窥镜形态相似，但是它没有导像光纤，而是在内窥镜前端安装一个 CCD（或 CMOS）图像传感器，经 CCD 将图像信息转换为电信号，由导像线缆传送图像信息。

电子内窥镜的成像原理是，光源发出的光经内窥镜导光纤维导入受检体腔内，CCD 图像传感器接受到体腔内黏膜面反射的光，并将这一组反射光转换成图像电信号，通过导像线缆将图像信号输送给成像系统，再经图像处理中心将这些电信号经过储存和处理，最后传输到显示器，在显示器的屏幕上实时显示受检腔体的彩色图像。

（二）按临床应用分类

由于人体各器官的位置与形态不同，根据临床需求研制出品种繁多的医用内窥镜。

1. 消化道内窥镜　用于消化道的内窥镜有食管镜、胃镜、十二指肠镜、小肠镜、结肠镜、乙状结肠镜和直肠镜等。胃镜、直肠镜，如图 5-38 所示。

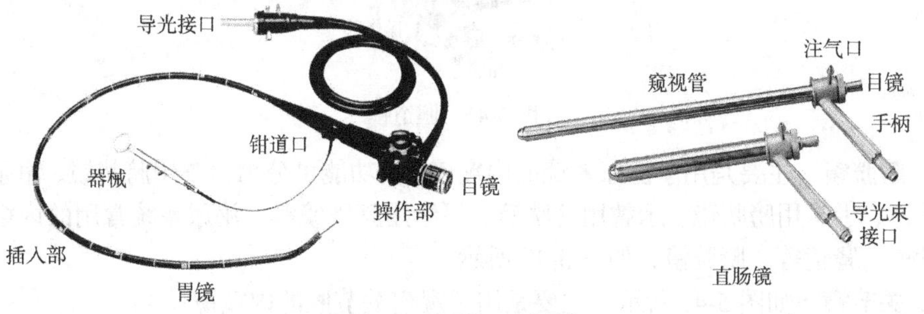

图 5-38　胃镜、直肠镜

2. 呼吸系统内窥镜　用于呼吸系统的内窥镜有喉镜、支气管镜等，如图 5-39 所示。

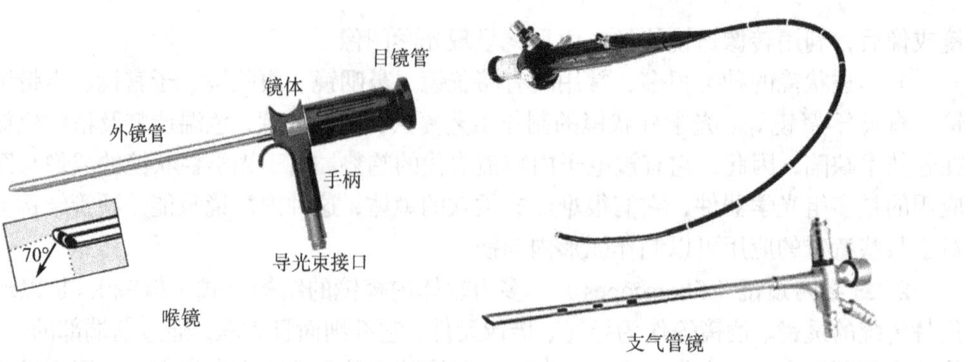

图 5-39　喉镜、支气管镜

支气管镜适用于肺叶、段及亚段支气管病变的观察，活检采样，细菌学、细胞学等检查。

3. 腹腔镜　如图 5-40 所示，主要是用于观察腹腔内脏器的内窥镜。

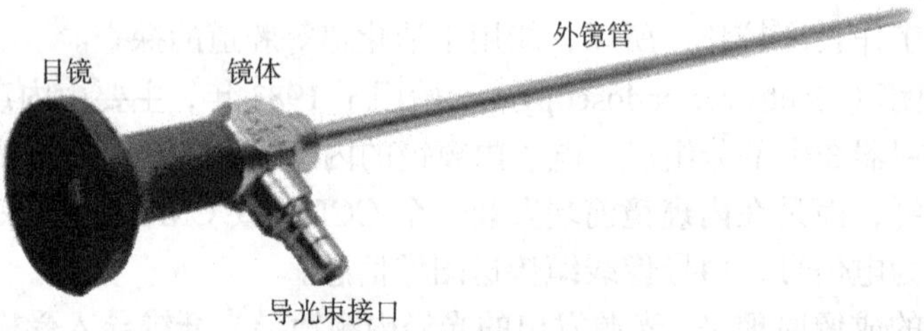

图 5-40　腹腔镜

4. 胆道镜　如图 5-41 所示，主要是用于术中或术后观察胆道系统的内窥镜。

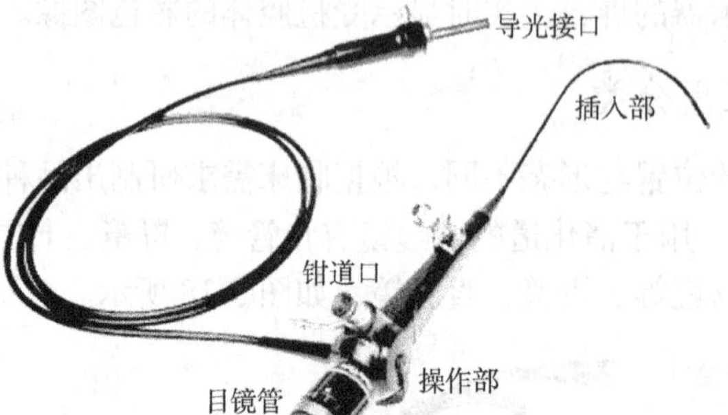

图 5-41　胆道镜

5. 膀胱镜　主要是用于泌尿系统的内窥镜，按功能可分为检查用膀胱镜、输尿管插管用膀胱镜、手术用膀胱镜、示教用膀胱镜、摄影用膀胱镜等。泌尿系统常用的内窥镜还有输尿管镜、肾镜等。膀胱镜，如图 5-42 所示。

6. 关节镜　如图 5-43 所示，主要是用于观察关节腔的内窥镜。

另外，还有妇科的宫腔镜、人工流产镜、羊水镜，口腔科的口腔镜，五官科的鼻窦镜等。

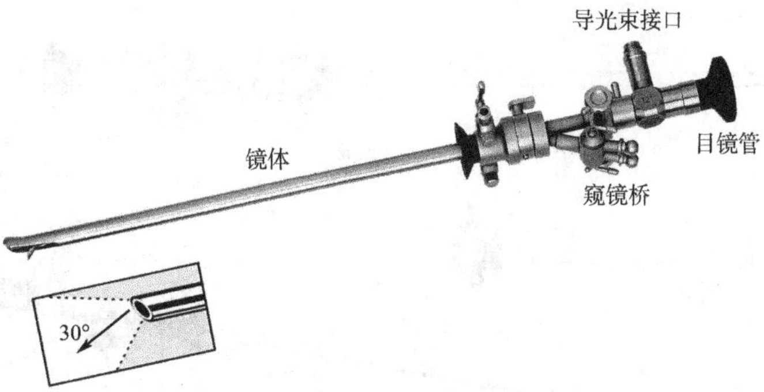

图 5-42　膀胱镜

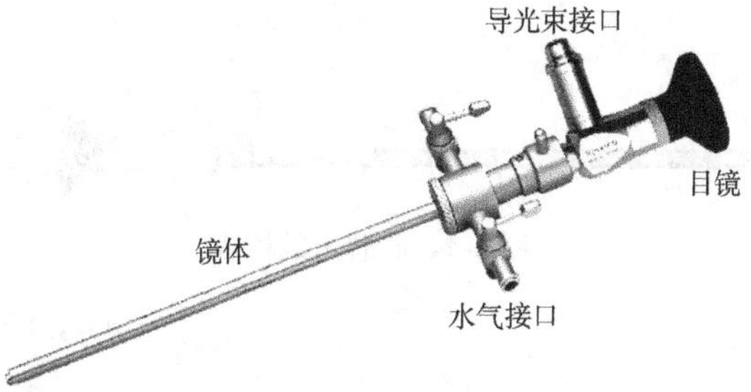

图 5-43　关节镜

二、光学柱状镜

光学柱状镜（optical columnar endoscope）是在临床上应用最为久远的一种内窥镜。光学柱状镜的种类很多，常用的有膀胱镜、腹腔镜、关节镜、胸腔镜、鼻咽镜、子宫镜、声带镜、输尿管－肾镜等。各种内窥镜的光学原理和机械结构很相似，只是根据不同的临床需求，其光学系统与镜体结构略有少许差异。以下以膀胱镜为例，介绍光学柱状镜的基本结构和光学原理。

膀胱镜检查是将膀胱镜经尿道插入膀胱，以直接观察膀胱和尿道内病变的检查方法。也可向输尿管口插入输尿导管分别收集双侧肾盂尿和进行逆行性泌尿系统造影，使肾盂和输尿管的影像更为清晰。膀胱镜还可进行肿瘤切除、碎石和前列腺增生切除术，膀胱镜手术即经尿道切除前列腺和膀胱肿瘤，以代替传统的开放手术。膀胱镜现已发展为可曲性软镜，亦有特殊的输尿管肾盂镜，适用于特定的临床检查与治疗。

（一）膀胱镜的基本结构

膀胱镜基本结构包括镜鞘、操作手件或窥镜桥和内窥镜 3 个组成部分。为便于临床检查，根据病变状况即时进行相应的手术治疗，膀胱镜分为检查镜和手术镜，通过手术镜的入口可以插入手术器械完成相应的镜下治疗。膀胱镜的基本构成，如图 5-44 所示。

1. 镜鞘　镜鞘也称为镜套，是一根装有冲水装置（早期也在镜鞘的前端安装内窥镜照明装置）的空心管。镜鞘，如图 5-45 所示。

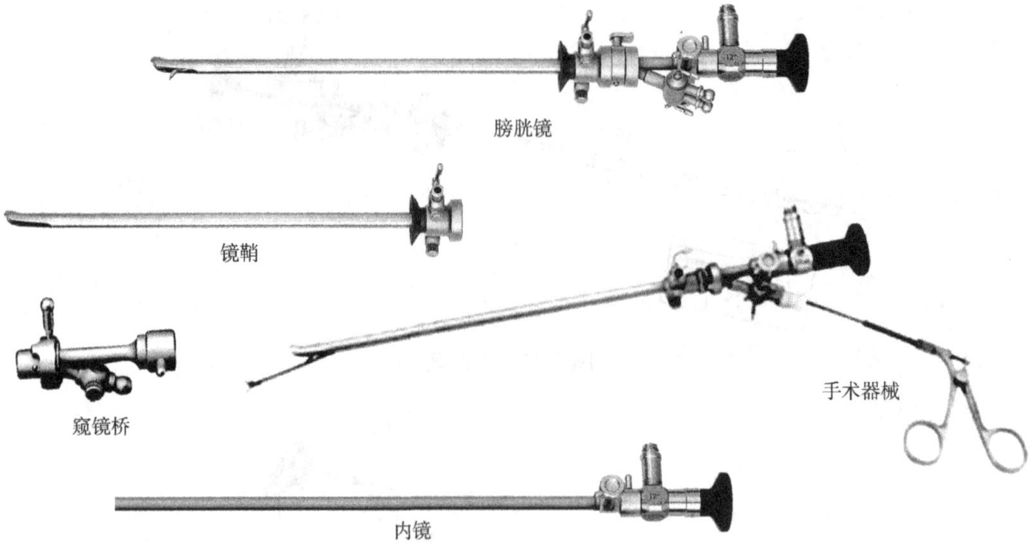

图 5-44 膀胱镜的构成

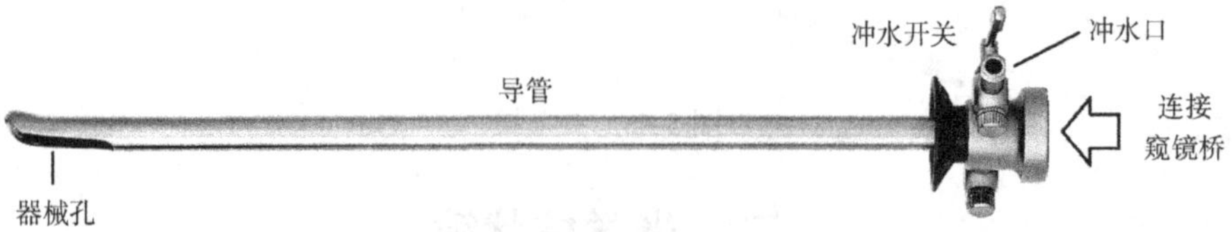

图 5-45 镜鞘

镜鞘的导管为空心管，可以穿过内窥镜和操作器械。它的顶端有一个开孔，用于内窥镜的观察和器械的探出操作。镜鞘可以连接冲洗液，并通过冲水开关控制冲水和引流。

2. 窥镜桥 膀胱镜不仅能对膀胱直接观察，还可间接对肾脏、前列腺等疾病进行诊断和治疗。因此，膀胱镜需要通过窥镜桥嵌入各种治疗器械。窥镜桥实际上就是连接内窥镜和治疗器械的三通装置。

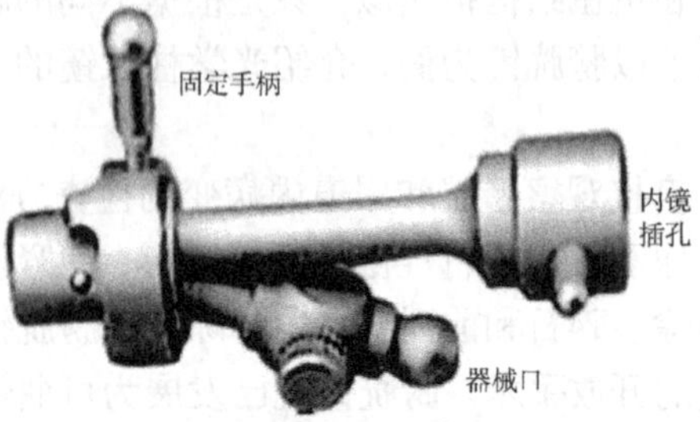

图 5-46 窥镜桥

窥镜桥，如图 5-46 所示。

通过窥镜桥，膀胱镜可以使用其专用的手术器械，进行病变组织的活体取样、电烧灼、碎石、切割肿瘤等手术操作。

3. 内窥镜 内窥镜是膀胱镜系统中最重要的组成部分，它多为光学镜，随着技术的进步，电子膀胱镜将会占主导地位。光学膀胱镜由一系列透镜构成，作用是将膀胱内观察到的物体通过光学系统成像在观察者的视网膜上，因此，膀胱镜对光学元件的质量要求较高。内窥镜的视向角有 0°、12°（主要用于治疗）、30°、70° 之分，临床上常用的是 30° 和 70° 视角膀胱内窥镜。膀胱镜的内窥镜，如图 5-47 所示。

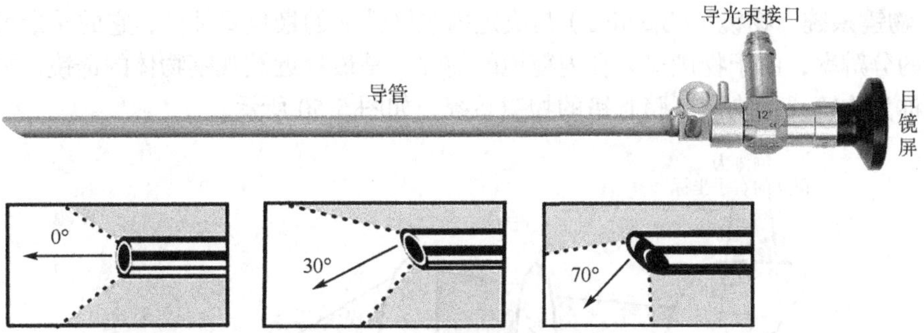

图 5-47　膀胱镜的内窥镜

（二）光学膀胱镜的成像原理

光学膀胱镜包括光学成像系统和照明系统，其中，光学成像系统的作用是腔内成像与图像传送，照明系统可以为腔体提供照明。成像系统的工作原理是，被观察物体经物镜所成的倒像，通过转像透镜（多个单数转像透镜）将倒像转为正像，并传送至目镜，再经目镜系统放大，由目镜屏观看体腔内的状况。光学膀胱镜的成像系统，如图 5-48 所示。

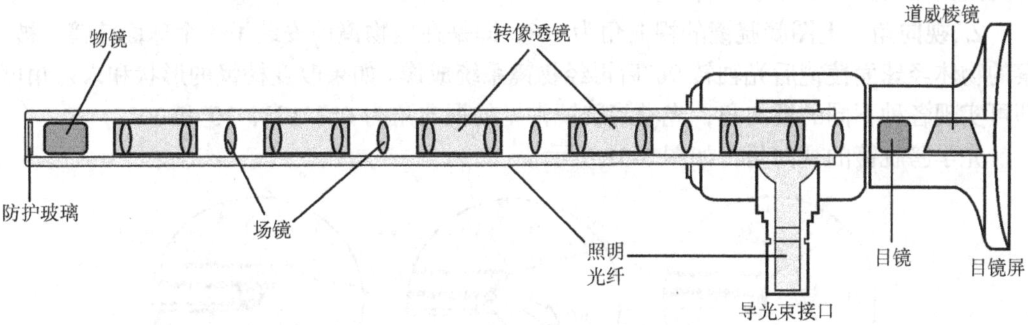

图 5-48　光学膀胱镜的成像系统

膀胱镜光学成像系统主要由物镜、转像透镜、场镜和目镜等组成，其光学成像原理，如图 5-49 所示。

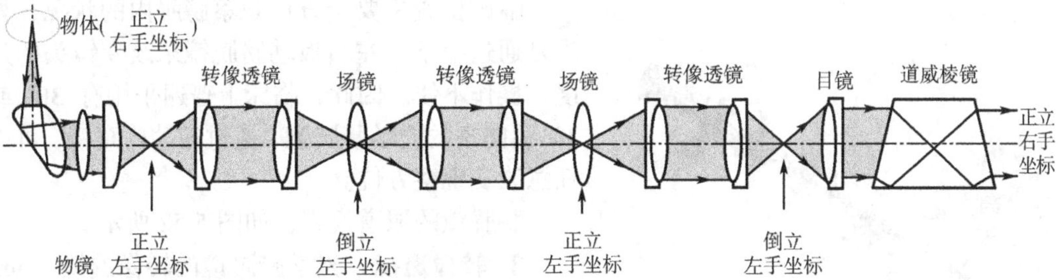

图 5-49　胱镜的光学成像原理

如果物体为正立的右手坐标，通过球面棱镜及内外物镜组成的物镜系统，在物镜系统像方焦面附近成正立的左手坐标图像。此像再经过转像透镜，在转像透镜的像方焦面上，即场镜处成一倒立的左手坐标图像。这像再经第 2 组、第 3 组转像透镜，在转像透镜的像方焦面处成正立的左手坐标图像。再经目镜及后面的道威棱镜，得到膀胱镜传导的正立右手坐标图像。

1. 物镜系统 物镜（objective）是决定内窥镜性能的最重要部件，它的质量直接影响内窥镜的分辨率，由于物镜安装在内窥镜的前部，是最接近被观察物体的透镜，因此，这一透镜称为物镜或接物镜。膀胱镜的物镜系统，如图 5-50 所示。

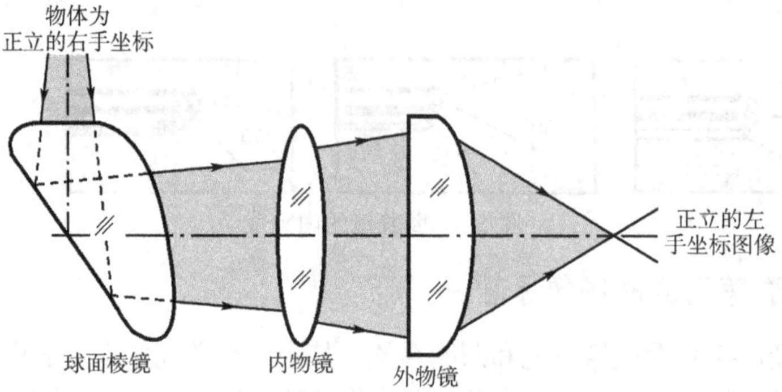

图 5-50 物镜系统

由球面棱镜、外物镜和内物镜组成了物镜系统。当物体为右手坐标时，经物镜系统所得到的图像为正立的左手坐标。

2. 视向角 上图膀胱镜的视向角为 90°，即是在内物镜前安装了一个球面棱镜，被观察的物体经球面棱镜后光轴转 90°后再经物镜系统成像。如果改变棱镜的形状和入射角度，即可实现各种不同的视向角，光学膀胱镜常见的视向角为 0°、12°、30°和 70°。

光学膀胱镜的视向角，如图 5-51 所示，

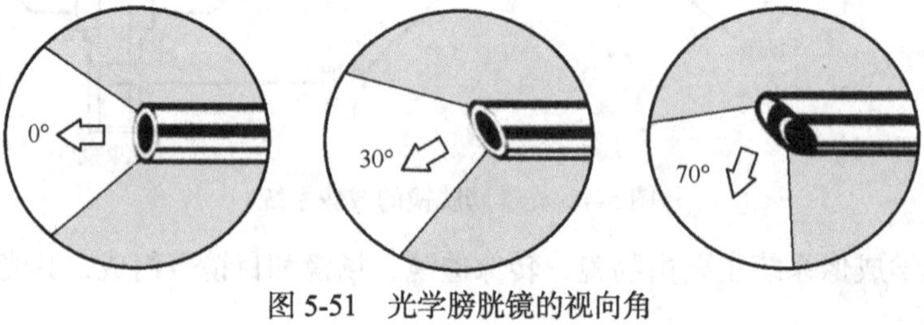

图 5-51 光学膀胱镜的视向角

临床检查中要全方位观察膀胱内的状况，如果是通过上下、左右扳动膀胱镜来改变镜头的角度，操作不便。因此，临床上普遍采用有 30° 或 70° 视向角的光学膀胱镜，通过转动内窥镜，可以任意改变观察方位。

膀胱镜的尿道检查，如图 5-52 所示。

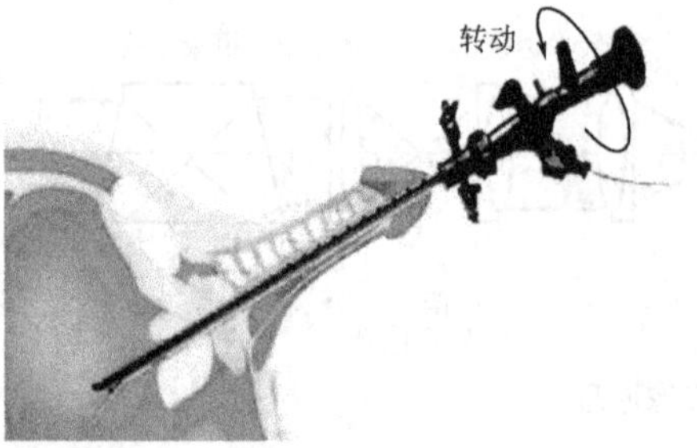

图 5-52 膀胱镜的尿道检查

3. 转像透镜 光学膀胱镜的转像透镜（turn lens）是一组透镜，其作用主要有 2 点。

（1）实现倒像，即可以将倒立图像转换为正立图像。

（2）完成长距离光学传输图像。

由于目镜是一种倒像透镜（完成正立图像，需要输入倒立图像），因此，光学膀胱镜转像透镜的数量应该为奇数。为了增加镜管的应用长度，膀胱镜需要串联多组转像透镜。转像透镜的串联结构，如图 5-53 所示。

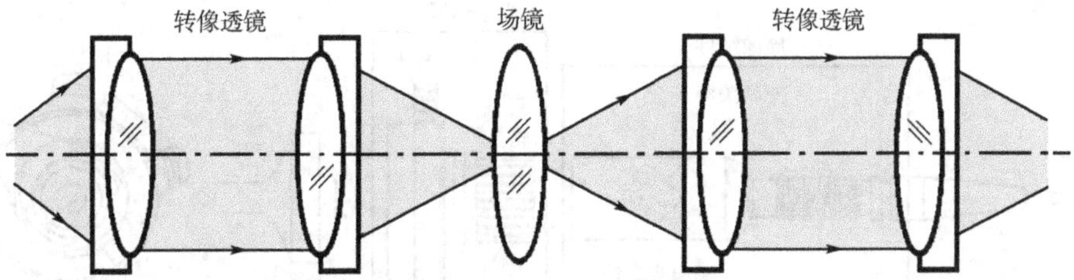

图 5-53 转像透镜的串联结构

2 组串联转像透镜之间需要一个场镜，场镜的作用是使来自于前一级转像透镜的光束全部偏折到下一级转像透镜。如果中间不加场镜，在视场较大时，光束没有收敛，部分轴外光束会偏出下一级转像透镜，使输出图像偏失。

4. 目镜系统 目镜（eyepiece）又称为接目镜，通常是一个透镜组（多是由 2 块或者多至 7 块透镜组成），用来观察转像透镜传送的图像。目镜的作用是将已被物镜放大、分辨清晰的实像进一步放大，达到人眼所能容易清楚分辨的程度。

目镜系统，如图 5-54 所示。

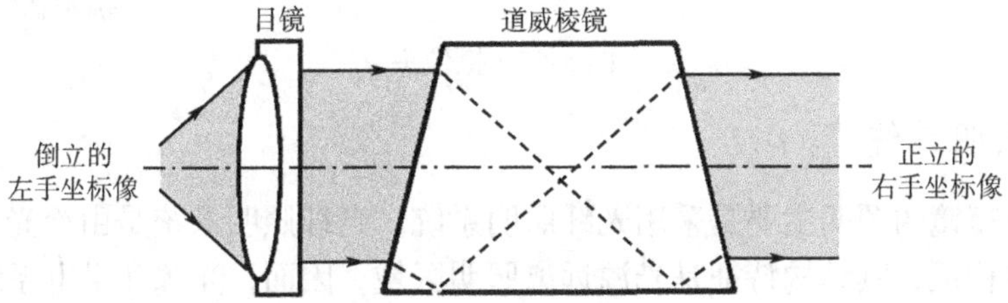

图 5-54 目镜系统

目镜系统包括目镜和道威棱镜，它的主要作用不仅是可以进一步放大图像，还能将转像透镜传送的倒立的左手坐标图像还原成正立右手坐标图像。另外，目镜的放大倍数与物像的亮度有直接关系，因为亮度与出射光瞳半径的平方成反比，当目镜放大倍数增加时，亮度衰减很快，因而放大倍数过大，物像将随亮度缺失而无法看清。

5. 摄像头 现代光学柱状镜通常可以在目镜后端连接一个摄像头，摄像头由光学适配器和摄像组件组成，通过安装内摄像头的摄像组件（CCD 图像传感器）可以将体腔内的图像转换成电信号，再经过图像数字处理，在显示器的屏幕上实时显示受检腔体的彩色图像。

内窥镜的摄像头，如图 5-55 所示。

光学适配器的卡扣旋钮用于安装内窥镜，使用时，按箭头的指向扭动卡扣旋钮，使光学适配器里面用来锁紧的 3 个卡扣向四周扩张，然后将内窥镜的目镜插入到适配器中，再放松卡扣旋钮即可。通过视频线的线缆接头与图像系统连接，可以输出视频信号和控制信号。在摄像时，转动调焦旋钮能调节适配器的焦距，以提高图像的清晰度。在摄像头套筒上有一组快捷按键，能够实现“放大”、“冻结”、“缩小”、“增益”的一键式操作，也可以根据用户自定义。

光学适配器的作用是聚焦，适用于医疗微创手术光学适配器的聚焦一般为 f15～f31。其中，定焦适配器有 f 22、f 28 等，齐焦适配器则采用光学变焦的方式，可以对照射物体进行光学放大和二次聚焦。

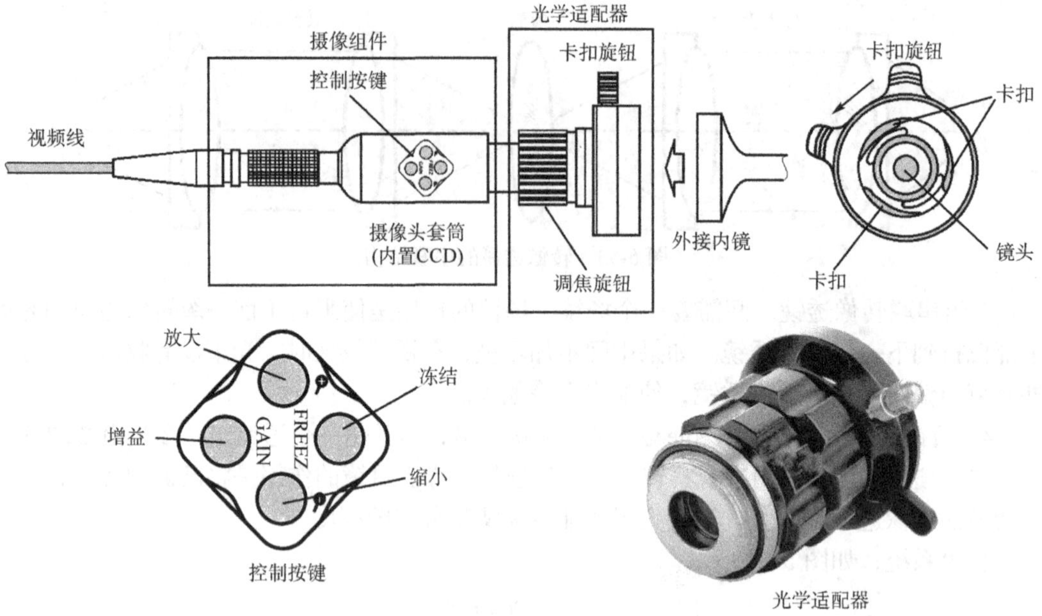

图 5-55　摄像头

（三）照明系统

目前，内窥镜的照明主要是采用光纤照明系统。光纤照明系统是由冷光源、光导纤维和光输出元件构成，其结构特征是光源远离照明区域，因而，光源和供电系统产生的直接热量不会传递到照明物体，所以光纤输送的光线一般没有热辐射。

1. 光纤的照明形式　光纤照明有 2 种类型，一种是端面发光，另外一种是侧面发光（类似于霓虹灯的照明效果）。内窥镜应用的是端面发光形式，端面发光是将发光体发出的光从光纤束首端面通过全反射方式传输至末端面，在光纤束的末端面安装有光输出装置，可以给出所要求的光分布形式。光纤照明通过多根导光束将该高亮度的光线分流到多条光纤支路上，多条光纤支路照射到患者腔内黏膜组织，能在腔体内形成接近于无影灯的照明效果。

2. 冷光源（cold light source）　是具有优良的光学（照度、色温）和物理（温升）特性的光源，其关键的技术要求是下面所显示的 2 点。

（1）发出的光应为冷白光（蓝白光），300W 氙灯的色温一般为 6000K、LED 光源也要求达到 3200～7000K。

（2）正常发光时，其温度不应高于环境温度，要求光源照射在腔内组织上的温度应小于 41℃。

因此，内窥镜的冷光源应该是无明显发热、足够高的照度（大于 350lm）、色温为 6000K（如同晴天中午日光照明）、发光效率高、能耗低等。也就是要求内窥镜的冷光源在提供足够光亮的同时，必须要保证色温和温升这 2 个关键的技术指标。

3. 色温（color temperature）　不是“色的温度”，而是一种光的颜色标志，是光波在不同的能量下人眼所能感受到的颜色变化。生活中的可见光多数是热辐射体发出的光，如太阳光、灯光和蜡烛光等，它们都可以看成是白光，但白的程度有所不同，这是因为这些光源所含的光谱成分（光的色彩成分）不同，也就是存在色温的差异。

色温的量值定义：将某一光源发出的光与绝对黑体（如黑色金属）加热到某一温度时发出的光相比较，当这二者色成分相同，则黑体的绝对温度（K）即为该光源的色温。

由实验可见，当绝对黑体（如铁）加热温度上升时，所发出的光并不是白光，而是带有颜色的色光。随着温度升高，颜色变化的顺序是红 - 黄 - 白 - 蓝。人眼对不同色温的光有不同的色感，光源的色温越高越偏蓝、降低则偏红。虽然色温这一概念是由热辐射体（绝对黑体）在加热后发出光线的色彩成分来表示的，但是，光源的色温和它的物理温度并无直接关系。例如，一盏钨丝灯发出光的色温大约是 3200K，若蒙上一层蓝透明纸，光的色温就会升高到 5600K，这是因为加一层蓝色透明纸后，投射光的色彩成分变了，蓝光有所增加，红、绿光被蓝纸吸收，但此时灯的物理温度并没有发生变化。

色温不同，人眼感觉到的光色也不同。例如下面所示几种。

（1）色温在 3300K 以下，光色偏红给人以温暖的感觉，因而这个白光为暖白光。

（2）色温在3000～5500K，人在此色调下无特别明显的视觉心理效果，故称为"中性"白光。

（3）色温超过 5500K，光色偏蓝，给人以清冷的感觉，故称为冷白光。

由于 6000K 光源相当于中午的日光，是人眼看得最清楚的色温，因此，内窥镜的冷光源通常定标的色温为 6000K。常见光源的色温为：蜡烛光小于 2000K、高压钠灯 1950～2250K、钨丝灯 2700K、卤素灯 3000K、暖色荧光灯 2500～3000K、高压汞灯 3450～3750K、冷色荧光灯 4000～5000 K、氙灯 6000K。因此，目前内窥镜的冷光源多使用氙灯。

4. 光源的隔热　为满足内窥镜的色温和照度，现阶段内窥镜冷光源还是以使用 300W 的氙灯为主。这么大功率的发光体在发光时必然会产生大量热量，过高的温升是十分有害的，一是传导到光导纤维端面的热量，会影响光束质量，并毁坏光导纤维；二是会引起内窥镜导管过热，造成安全隐患。另外，氙灯发出的红外线还会使检测的图像色偏（偏红），影响成像质量。

氙灯冷光源的隔热示意图，如图 5-56 所示。

内窥镜的冷光源常同时应用吸收、隔热与冷却散热 3 种方法。

（1）在反射镜椭圆反光球面的表面镀有多层介质膜（如用硫化锌 123、氟化镁 456 交替多次真空镀膜），当镀膜达到一定厚度，投射到椭圆球面反光镜上光线中的红外线成分被吸收时，不会聚焦到光束端面上。

（2）在冷光镜和光导纤维之间再加一块可以透过可见光而吸收红外光的隔热玻璃，可以起到滤光和物理隔热效果。

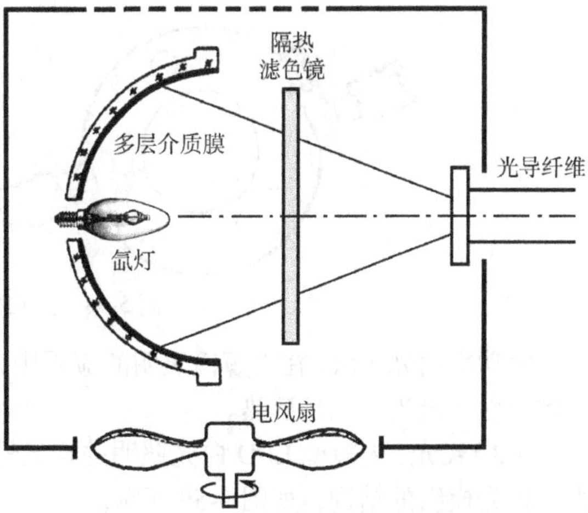

图 5-56　氙灯冷光源隔热示意图

（3）在氙灯（或卤素灯）的旁边安装一个冷却电风扇，可以应用机械的方式冷却散热。

5. LED 光源　发光二极管（LED）是一种半导体组件，最初多用作指示灯，随着白光 LED 的出现，现已广泛应用于各种照明。LED 被称为第四代照明光源或绿色光源，具有节能、环保、寿命长、体积小等特点，适用于各种指示、装饰和普通照明。

随着白光LED光源技术的发展，高亮度、低功耗的LED灯已经有取替氙灯的趋势。与传统的卤素灯或氙灯相比，LED冷光源在设备的安全可靠性、制作工艺和发光效率等方面有着明显的优势。尤其是在光源的使用寿命上，是其他灯泡无法比拟的，在正常使用的条件下LED灯泡寿命可达到10 000h以上。

（1）白光LED：白光是一种混合光，例如，太阳光就是一种白色光，它包含所有可见光的成分。因此，通过2种（或2种以上）颜色光按一定比例混合可以获得白光，能配合形成白光的两颜色称为互补色，如红与青、黄与绿、绿与品红等皆为互补色。

获取白光LED主要有4种方式。

1）多芯片组合方式，即光色混合成白光。

2）单一芯片荧光转换的白光。

3）单一芯片非荧光转换的白光。

4）量子阱白光LED。

荧光体转换白光的LED方式，是目前的主流技术，如图5-57所示。

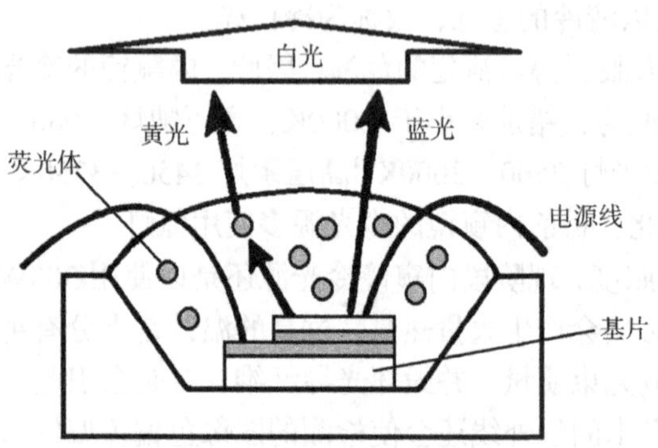

图5-57 荧光体转换白光LED

采用发射蓝光的LED作为激发光源，匹配一种产生黄光反射的荧光体，可以有剩余的蓝光+黄光复合成白光。

（2）大功率白光LED：是指拥有大额定工作电流的发光二极管。普通LED功率一般为0.05W、工作电流为20mA，而大功率LED可以达到数瓦，甚至数十瓦、上百瓦，工作电流可以达到数安培。大功率白光LED，如图5-58所示。

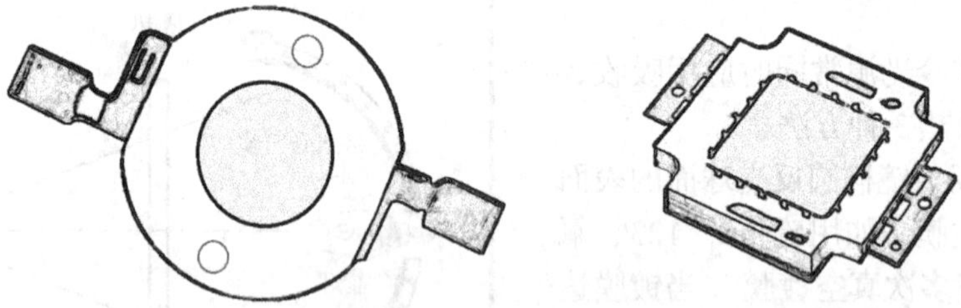
图5-58 大功率白光LED

大功率白光LED在内窥镜照明的应用中，需要解决的2个关键技术问题，一是光线的均匀性和聚光；二是散热。

（3）聚光：内窥镜LED白光照明的均匀性和聚光问题主要是通过光学的方法来解决。光学聚光模组的结构，如图5-59所示。

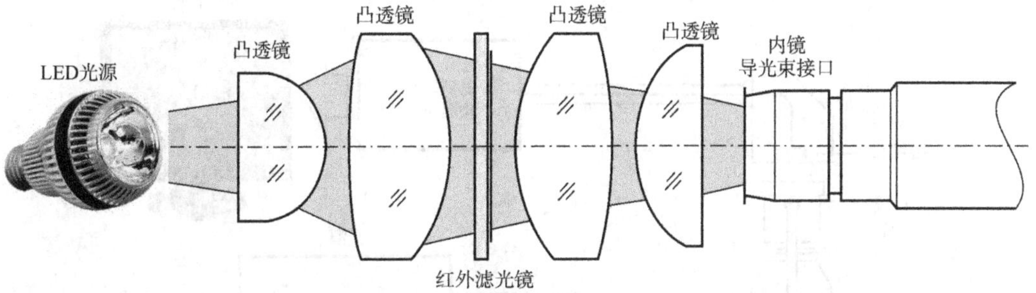

图 5-59　光学聚光模组结构

光学聚光模组由 4 块凸透镜片和 1 片红外滤光镜片组成，可以将 LED 发出的散射光通过凸透镜片聚合成密度均匀的强光束，并由红外滤光镜片滤除其中的红外光波，以防止红外线光热转换造成腔内的温升过高。

（4）LED 散热：LED 尽管是低功耗、高发光效率的光源，但这并不表明 LED 光源没有损耗、不会发热。LED 的温升主要来自于 PN 结的电阻，尤其是大功率的 LED，其电流值较高，即使 PN 结电阻很小也会产生较大功耗，这一功耗必然以发热的物理形式呈现。

LED 温升过高是十分有害的，它不仅会加速器件老化、降低 LED 的使用寿命，还会大大降低光源的亮度，影响成像质量。由于 LED 不具有自发散热机制，因此，LED 光源必须要选配相应的散热装置。LED 的散热方案，如图 5-60 所示。

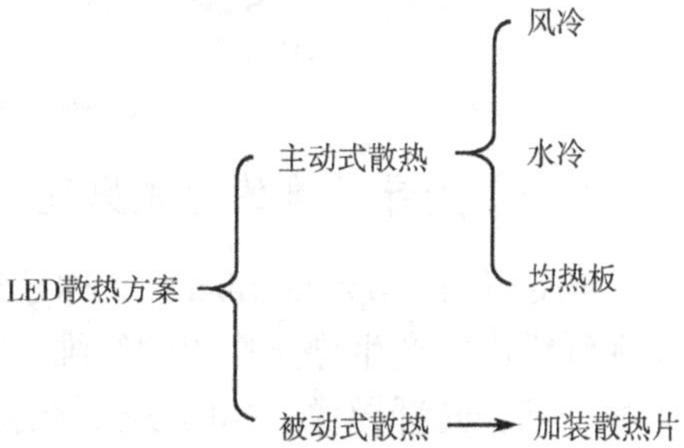

图 5-60　LED 的散热方案

LED 的散热方案要根据 LED 的工作环境、照明功率、制作成本等进行选择。在实际应用中，为 LED 加装散热片（可将散热片连接机壳，通过室内环境输入）是最为方便、成本较低的散热方法。

三、纤 维 内 镜

20 世纪 50 年代纤维光学技术用于医用内窥镜后，纤维内窥镜（fiber endoscopy）几乎统治了医用内窥镜的所有领域，使内窥镜在结构形式和类别上发生了巨大的变化，掀起了当时医用内窥镜的一次大变革。用光导纤维（导光与传像）制成纤维内窥镜，由于它采用全反射传导光纤特性（无漏光），并应用外部光源（低温升），使得照明光亮度增加，图像更为清晰。光纤具有微细、柔软、可弯曲的机械特性，由此制成的内窥镜导管细而且柔软。

纤维内窥镜（简称纤镜）与光学柱状镜或电子内窥镜的最大区别在于，图像传输采用的是光纤传像方式。纤维内窥镜的成像原理框图，如图 5-61 所示。

纤维内窥镜最主要的结构形态是软镜（也可以制作成硬镜）形式。根据临床应用，纤维内窥镜分为上消化道内窥镜、下消化道内窥镜和呼吸道内窥镜，并有前视型、斜视型、侧视型 3 种光学视向角形式。另外，根据是否有手术功能，纤维内窥镜还可分为具有手术功能（具有手术和冲洗孔道）和检查专用（不具有手术功能）2 种纤维内窥镜。

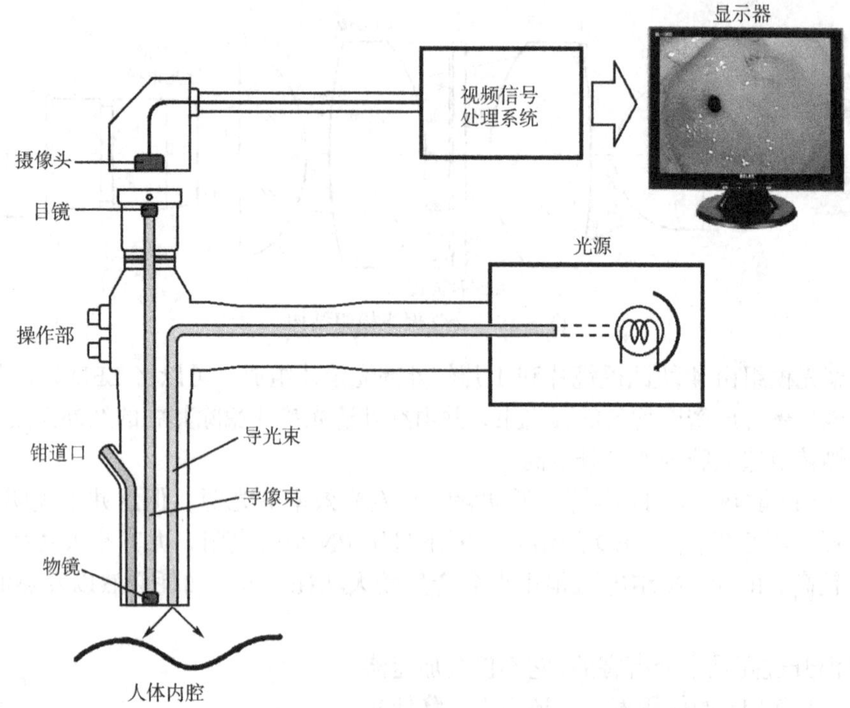

图 5-61　纤维内窥镜的成像原理框图

（一）光导纤维的导光原理

光导纤维（optical fiber）又称导光纤维、光学纤维，简称光纤，是一种可以将光能封闭在纤维内并产生导光作用的纤维。它能将光的明暗、光点的亮灭变化等信号从一端传送到另一端。光纤导像，如图 5-62 所示。

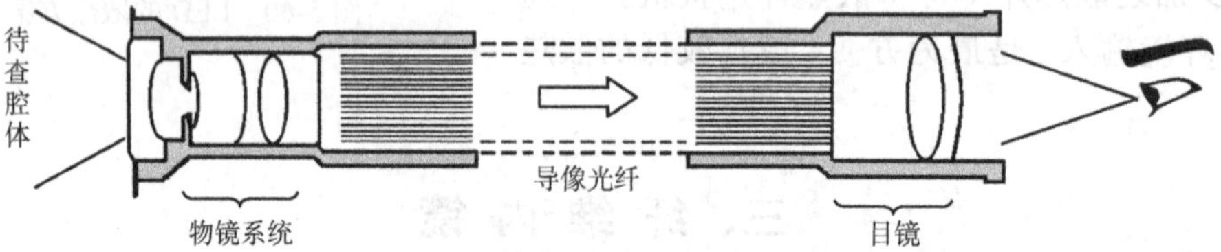

图 5-62　光纤导像

被观察腔体经物镜系统成像于导像纤维束的输入端，传像纤维束将物像保持原形真实地传输到输出端，在输出端所得到的图像通过目镜系统成放大虚像在明视距离处，目镜可根据人眼的屈光度不同进行视度调节，并观察到被观察腔体的内部图像。

1. 光纤的基本结构　如图 5-63 所示，光纤的典型结构是多层同轴圆柱体，是由能起良好导光作用的纤芯和能将光能封闭于纤芯内的包层构成。

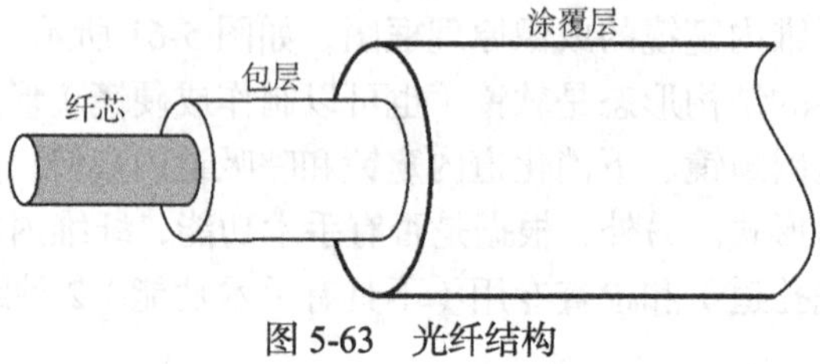

图 5-63　光纤结构

光纤自内向外为纤芯、包层和涂覆层，核心部分是纤芯和包层。

（1）纤芯由高度透明、高折射率的材料制成，是光波的传输通道。

（2）中间为低折射率硅玻璃包层，作用是使光的传输性能（完全反射）相对稳定。纤芯的粗细、纤芯材料与包层材料的折射率，对光纤的特性起决定性的影响。

（3）涂覆层包括一次涂覆、缓冲层和二次涂覆，目的是保护光纤不受到水汽的侵蚀和机械擦伤，同时又可以增加光纤的柔韧性，并延长光纤使用寿命。

2. 光纤的光传输　光线在均匀介质中沿直线传播，传播的速度与介质有关，根据光的传播速度，介质可分为光密介质和光疏介质。当光线从一个介质传导至另一个介质时，在 2 个介质的界面会发生反射和折射现象，如果入射光线不能折射到另外一层的介质中，是完全反射，称为全反射。光的反射和折射现象，如图 5-64 所示。

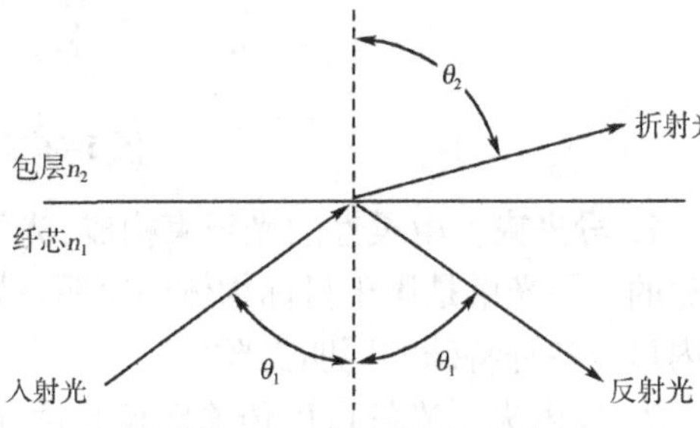

图 5-64　光的反射和折射

由光的反射定律，反射角 θ_1 等于入射角 θ_1。根据光的折射定律，有

$$n_1\sin\theta_2 = n_2\sin\theta_1$$

式中 n_1 为纤芯的折射率，n_2 为包层的折射率。

显然，若 $n_1 > n_2$，则会有 $\theta_2 > \theta_1$。如果 n_1 与 n_2 的比值增大到一定程度，则会使折射角 $\theta_2 > 90°$。此时的折射光线不再进入包层，而会在纤芯与包层的分界面上经过，或者重新返回到纤芯中进行传播，这一光学现象是光的全反射现象。纤维内窥镜就是利用光纤的全反射特性来进行光线的传输。光纤的光线传输，如图 5-65 所示。

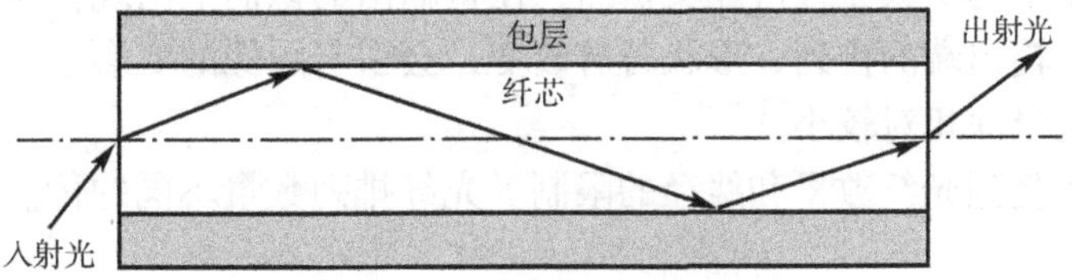

图 5-65　光纤的光线传输

目前，光纤的纤芯多使用高折射率的燧石玻璃材料，包层采用冕玻璃材料。当光波从光导纤维端面射入时，由于燧石玻璃的折射率明显高于冕玻璃，因而照射在燧石玻璃内表面的光波被反射到对侧的内表面，经过反复的全发射，光波由纤维的另一端射出。当光导纤维被弯曲时，反射角发生变化，但光波仍会以全反射的形式传导。成束的玻璃纤维排列捆绑在一起时，由于相邻介质可能会发生光泄漏，采用折射率低的冕玻璃包层，可以有效地减少光传导过程中的损失。

（二）导光束与导像束

光纤在纤维内窥镜的应用分成两大类，一类是用于传递光能，称为导光束；另一类用来传输图像，称为导像束。纤维内窥镜的导光束与导像束，如图 5-66 所示。

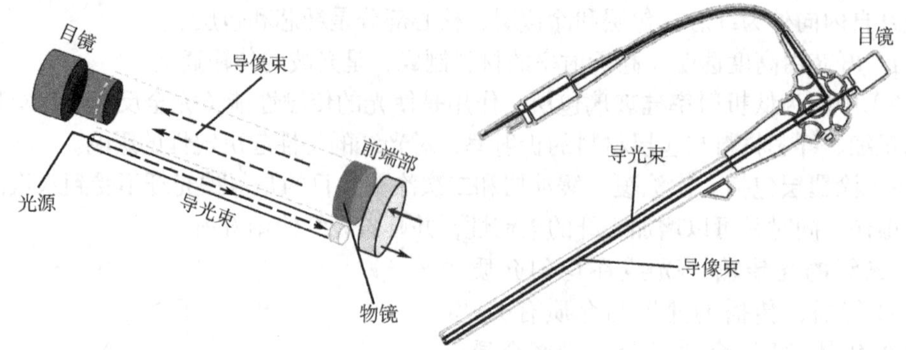

图 5-66 导光束与导像束

1. 导光束 由柔性的光纤束构成，光纤束中光纤在入射端和出射端的排列顺序可以是任意的，导光束是用于目标物体的照明。导光束的光纤可以排列成不同的截面形状，以满足内窥镜各种特殊的照明需要。

2. 导像束 光纤可以传输图像是由光纤的特性和结构所决定的。为了利用光纤束传像，光纤束应具备 2 个基本条件。

（1）在理想状态下，每根光纤都有良好的光学绝缘。即光纤束中的每一根光纤都能独立传光，并且不受周围光纤的影响。

（2）多根光纤两端必须是相关排列、一一对应。即每根光纤在出射端和入射端的几何位置的排列应该完全一致。

因此，用于导像束的每根光纤要有良好的外包层，并且输入端与输出端的光纤排列顺序必须完全相同。用导像束传像有着明显的技术优势，例如，长度和空间无严格限制，具有较大的数值孔径，没有明显像差。但是，光纤传导图像也有缺陷，其主要在于下面几点。

（1）光纤束中的少数光纤可能会折断，使得输出的像面上出现盲点。

（2）输入、输出端的排列、形状若有改变，会引起图像的变形。

（3）图像的景深相对较小。

（4）分辨率受到光纤数量和线径的限制。光纤排列数量不同的传输图像，如图 5-67 所示。

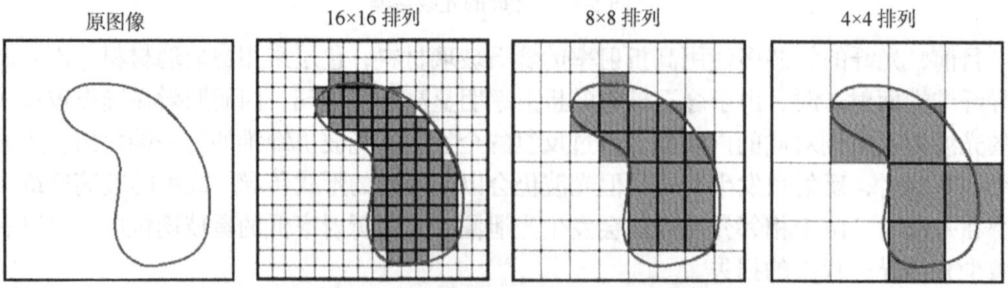

图 5-67 光纤排列数量不同的传输图像

可见，光纤的数量越多、直径越细，传输的图像还原效果越好，分辨率越高。纤维内窥镜使用成百上千甚至几万根普通纤维丝扎成的纤维束，各纤维丝之间因为有包层和涂覆层，有时还会再加上一层吸收层，以防止发生光的泄漏与干扰。

导像束由多束光导纤维按照坐标对位原则面阵排列，每一根光导纤维作为面阵上的一个像元在传像光纤两端的坐标位置一一对应。物镜将物体直接聚焦并成像于光纤面阵上，光纤面阵上的每一像元（每一根导光纤维）分别接收对应位置图像的光能，并将该光能传输至导像束的另一端发射，光纤面阵上所有像元在像方端输出的全部光能可以重组物镜的聚焦像，即达到了光纤传像目的。

光导纤维传导图像，如图 5-68 所示。

导像束传导图像的效果，如图 5-69 所示。

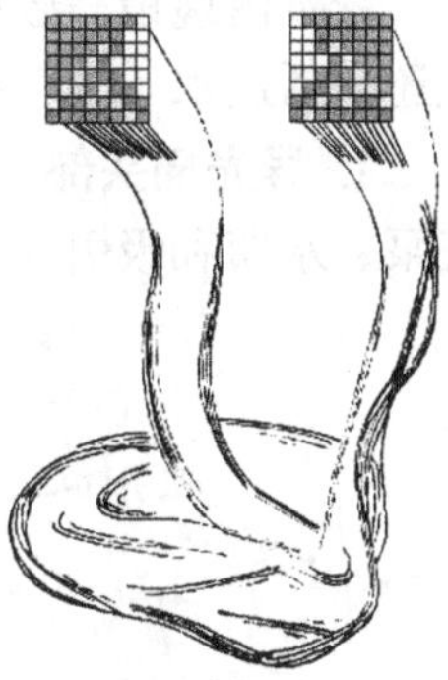

图 5-68　光导纤维传导图像

入射像可看作是由许多亮度不等的像元（像素）组合，导像束能理解为由若干取像孔规则排列的折射器，它可以按自己的排列规律，将入射像分成与取像孔数目相等、排列一致的像元。像元的大小等于取样孔径，只有在纤维丝两端按相同的次序排列时，光学图像才能从一端不失真地传导到另一端。

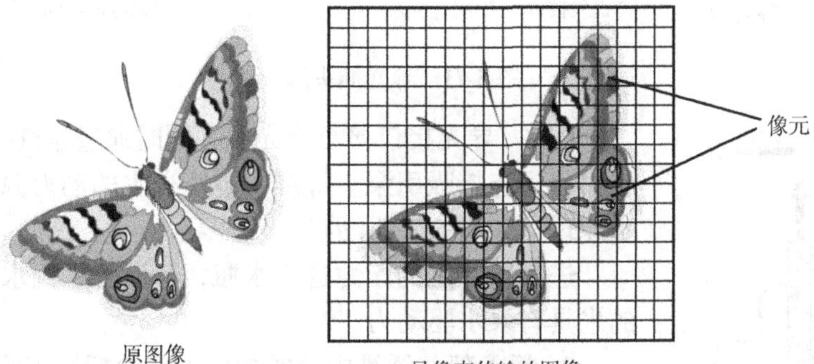

图 5-69　导像束传导图像

（三）纤维内窥镜的基本结构

纤维内窥镜，如图 5-70 所示。

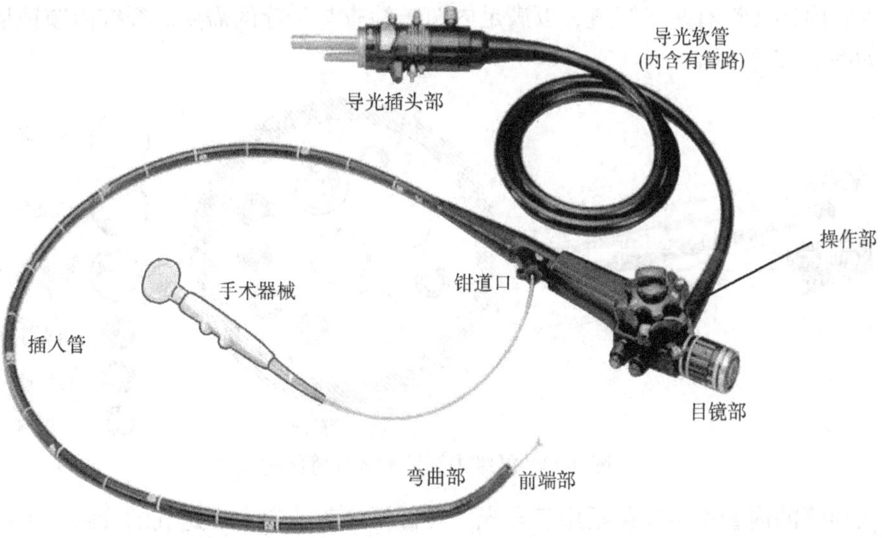

图 5-70　纤维内窥镜

纤维内窥镜一般由导光插头部、插入部、操作部、目镜部、钳道口等组成，有些内窥镜还包括送水（气）孔、闭孔器等。

1. 导光插头部 纤维内窥镜的导光插头部不仅可以通过导光软管引入光源，还能连接气泵、水瓶和吸引泵等。导光插头部，如图 5-71 所示。

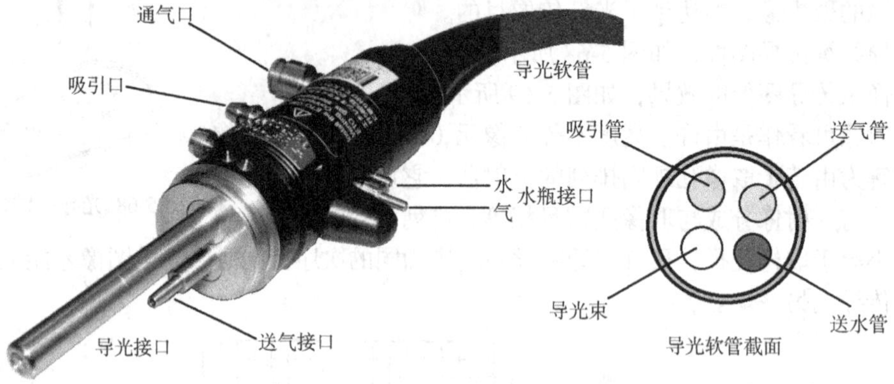

图 5-71 导光插头部

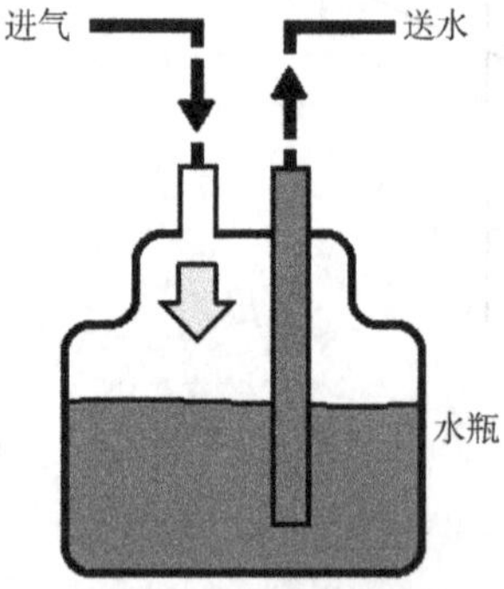

图 5-72 送水原理

图中，导光接口接至冷光源并同时通过送气接口连接气泵，吸引口可连接吸引泵。纤维内窥镜送水的动力源是气泵，其送水原理，如图 5-72 所示。

进气以一定的压力进入水瓶，其压力加到水面可使水瓶内的水具有泵水驱动力。

2. 插入部 纤维内窥镜的插入部包括插入管、弯曲部和前端部。

（1）插入管：是通过人体自然腔道插入到患者某腔体内的导管，由于这些孔道狭窄且弯曲，因而纤维内窥镜的插入导管应该是纤细、柔软、表面光滑，可以随人体腔道自然弯曲。另外，插入管内还要设有多条管道，以满足内窥镜检查与治疗的需要。纤维内窥镜插入导管结构，如图 5-73 所示。

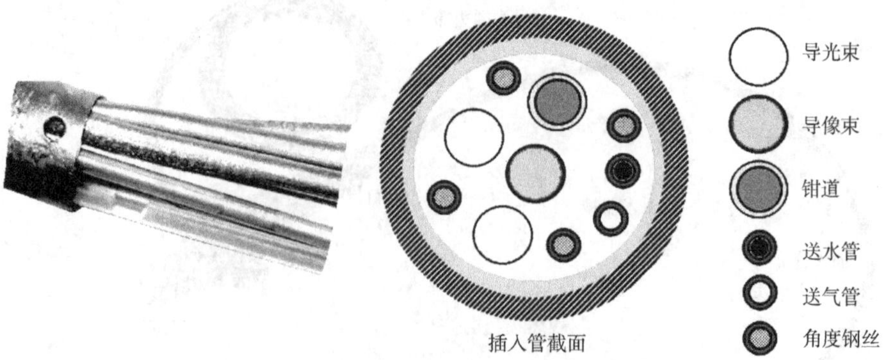

图 5-73 纤维内窥镜插入导管结构

插入导管的内管道主要包括用于导光、导像纤维束，送水、送气的管路，可以控制弯曲部定向弯曲的角度钢丝。

（2）弯曲部：纤镜内窥镜通过人为调整弯曲部的方位，能使镜头在腔内自由回转弯曲。有自由弯曲功能的内窥镜，可以基本消除观察盲区，并且便于插管，以减小引管过程中给患者造成的痛苦。纤维内窥镜的弯曲部，如图 5-74 所示。

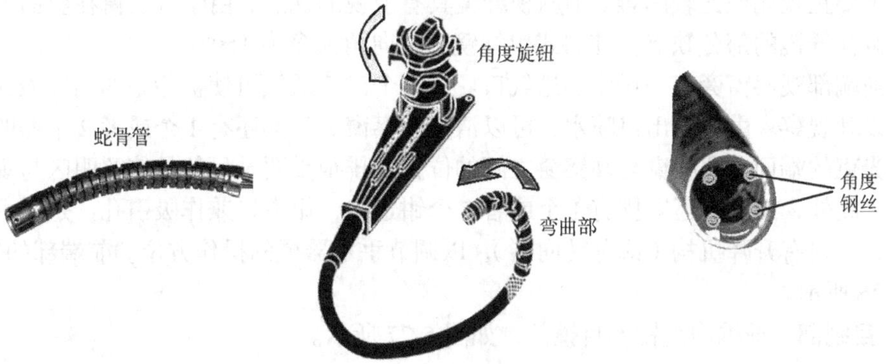

图 5-74　纤维内窥镜的弯曲部

弯曲部的套管内为蛇骨管，蛇骨管的内壁装有 4 根钢丝，钢丝的一端固定于内窥镜的头部，另一端与弯曲角度旋钮连接。当转动角度旋钮时，钢丝牵动弯曲部，可以使纤维内窥镜的头部弯曲，并人为改变弯曲方向。

（3）前端部：纤维内窥镜的前端部，如图 5-75 所示。

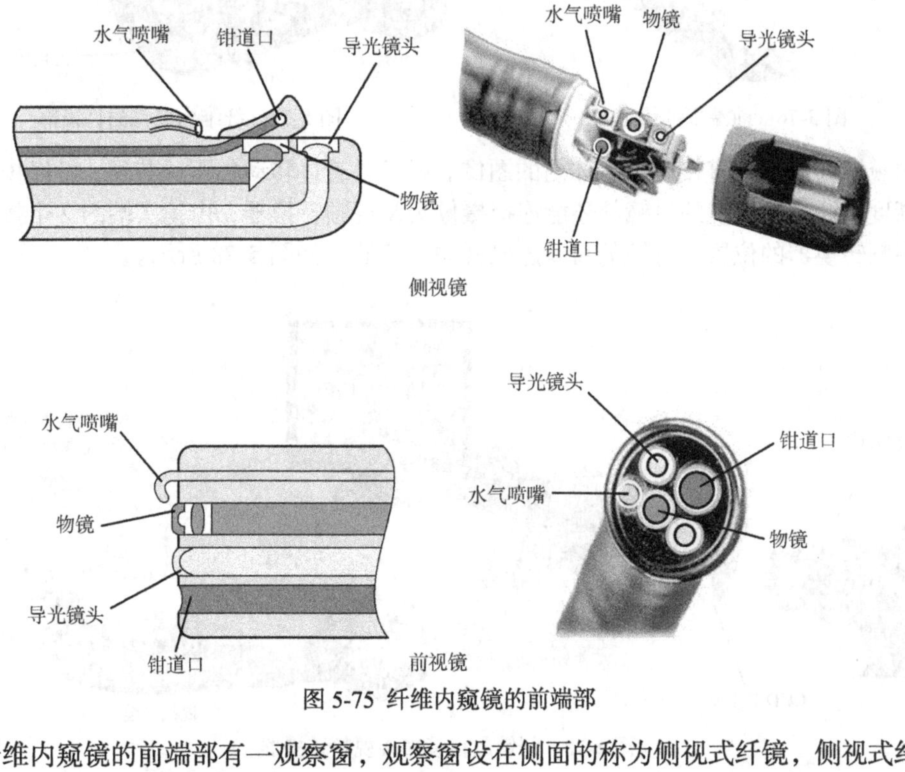

图 5-75 纤维内窥镜的前端部

纤维内窥镜的前端部有一观察窗，观察窗设在侧面的称为侧视式纤镜，侧视式纤镜的视向角为 90°；观察窗设在前端部顶端的称为前视式纤镜，前视式纤镜的视向角为 0°。

侧视式纤镜可以从侧面观察腔体，但会出现盲目插镜，因为在回转曲折的体腔内插镜时，侧视式纤镜看不到前进方向的情况，容易发生插镜困难。在食管、支气管、肠等狭窄的器官管道使用侧视式纤镜，只能观察到观察窗一面的部位。如要观察窗背面的部位，则需要旋转纤镜，因而对狭窄的管道不适宜用侧视式纤镜。

前视式纤镜能观察头部的前方，能看清管道的弯曲情况，可以引导插镜，但对狭窄的器官管道要正视侧壁比较困难。前斜视纤镜具有前视的优点，由于观察窗在斜面上克服了前视、侧视纤镜的部分缺点。前斜式胃纤镜的视向角大多为 150°。

在前端部观察窗旁有一送水、送气口。从这个出口送气可使被检查的内腔鼓起，皱襞伸开，以利观察。由这个出口喷水，可以清洗观察窗。头部还有 1 个或者 2 个照明窗，里面是导光束的端面。照明窗与观察窗之间的位置安排很重要，目的是使照明区与观察区域相一致。此外，前端部还安排有 1 个或者 2 个钳道口，钳道口兼作吸引孔，是手术器械的伸出孔，并附有升降机构（或称转向器），以调节手术器械的操作方位。前端部的钳道口，如图 5-76 所示。

3. 目镜部　纤维内窥镜的目镜部，如图 5-77 所示。

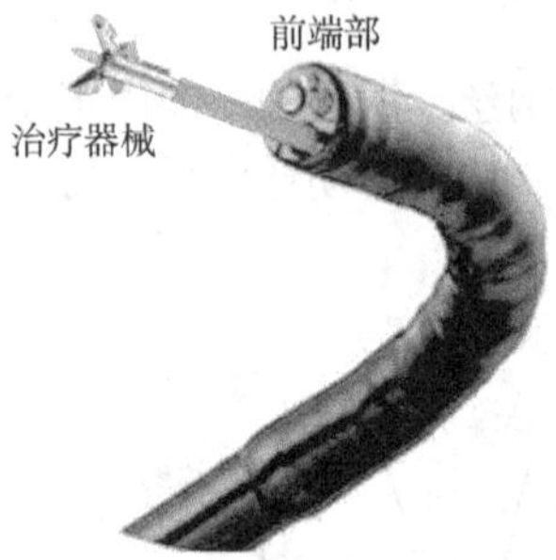

图 5-76　前端部的钳道口

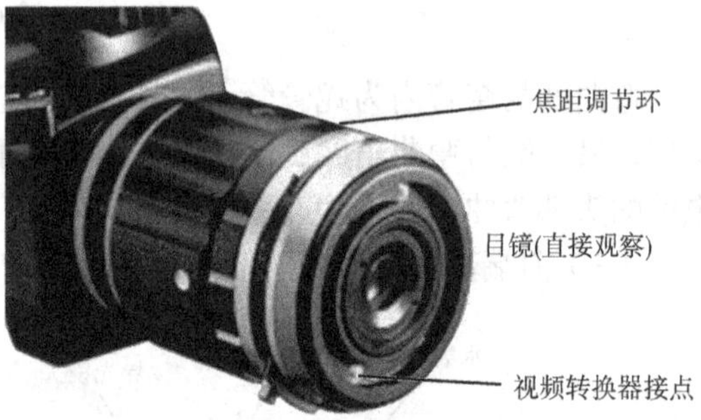

图 5-77　纤维内窥镜的目镜部

内窥镜可以用来直接观看腔体内的图像。观察时通过转动焦距调节环，可以校正画面的清晰度。纤维内窥镜的目镜部还能连接摄像头及视频转换器，由镜头端的 2 个接点，能确定视频转换器的位置。纤镜的目镜连接视频转换器，如图 5-78 所示。

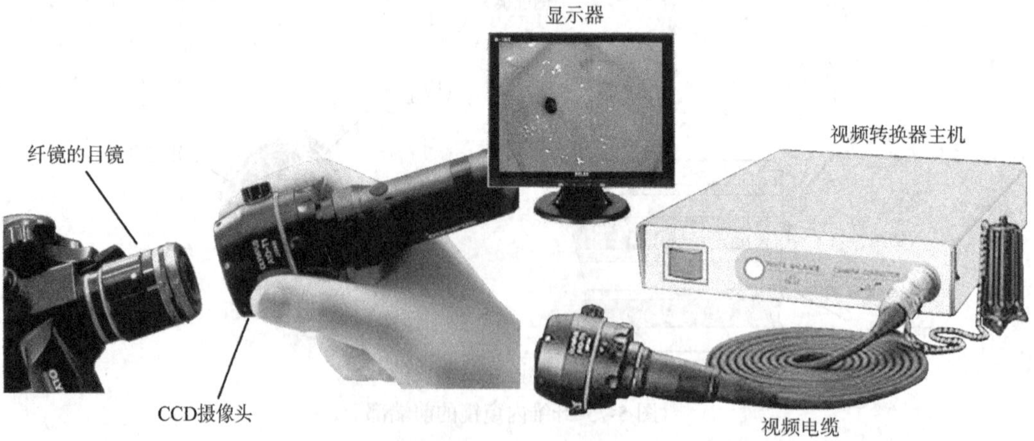

图 5-78　纤镜的目镜连接视频转换器

纤维内窥镜的目镜连接视频转换器的 CCD 摄像头后，CCD 摄像头可以将目镜的光纤图像转换成视频电信号，经主机的图像处理，由显示器显示纤镜的图像。实际上，纤镜连接视频转换器就是电子内窥镜的成像原理。

4. 操作部　是纤维内窥镜的操作系统，操作者可以通过操控操作部上的各种拨盘、卡锁和按钮，完成纤维内窥镜的各项操作动作。纤维内窥镜的操作部，如图5-79所示。

由操作部实现的纤维内窥镜操作有：

（1）通过扳动角度旋钮和卡锁，可以控制弯曲部方位与位置锁定。

（2）按下送气/送水按钮，实现送气、送水操作。

（3）按动吸引按钮，可以完成吸引动作。

（4）能进行抬钳器和放大杆操作。

5. 送气送水系统　纤维内窥镜中送气送水系统的管路，如图5-80所示。

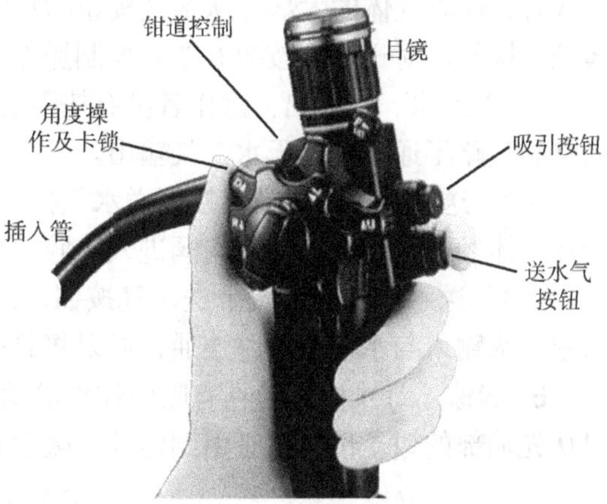

图5-79　纤维内镜的操作部

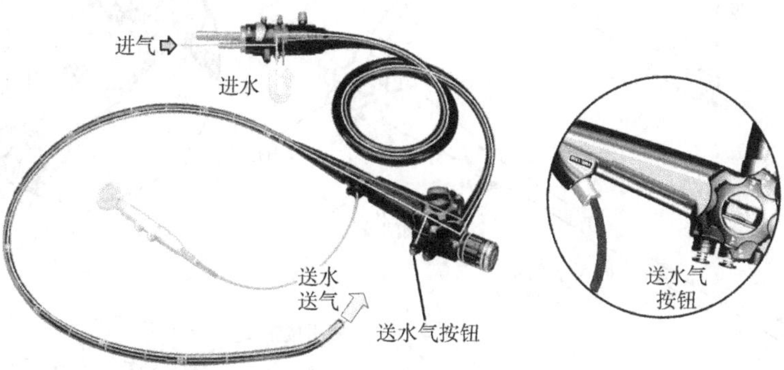

图5-80　送气送水系统管路

纤维内窥镜的水、气有各自的管道，共由一个送水气按钮（抬起送气，按下供水）控制。送气送水的工作原理，如图5-81所示。

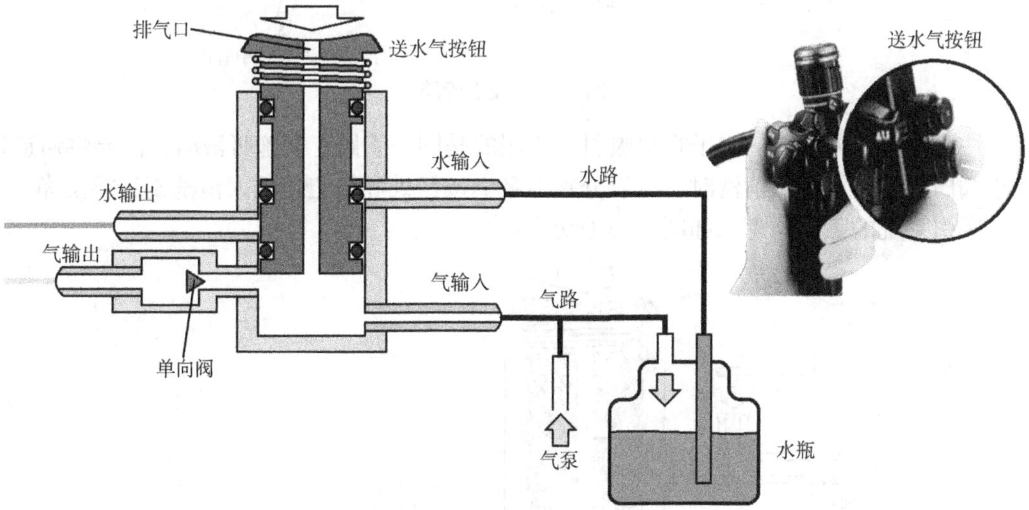

图5-81　送气送水工作原理

接通电源，电磁气泵开始将具有一定压力的空气压入到气路。气体分成两路，一路进入水瓶，当压力加到水面后，使水瓶内的水有进入水输入端口的趋势；另一路气体进入气输入管，这时气体的大部分从水气按钮的排气口处外泄，仅有很少部分气体经单向阀进入体腔。操作者对送水气按钮有 3 种控制操作。

（1）无水、气输出：操作者没有按下送水气按钮，也没有用手指堵住排气口。此时，水路和气路不通，导管无水、气输出。

（2）送气：操作者没有按下送水气按钮的同时用手指堵住排气口。此时，水路不通，全部气体经气输入管冲开单向阀进入体腔，可以对腔体实施送气。

（3）送水：操作者按下送水气按钮，此时，水气按钮的联动阀杆将输入气及单向阀堵塞，水输入与水输出管路连通，可以将具有一定压力的水流压入被检查的腔体。

6. 吸液 纤维内窥镜具有吸引体液的功能。需要吸液时，按下吸引按钮，腔内液体可以从先端部的钳子出口被吸引到体外。吸引管路，如图 5-82 所示。

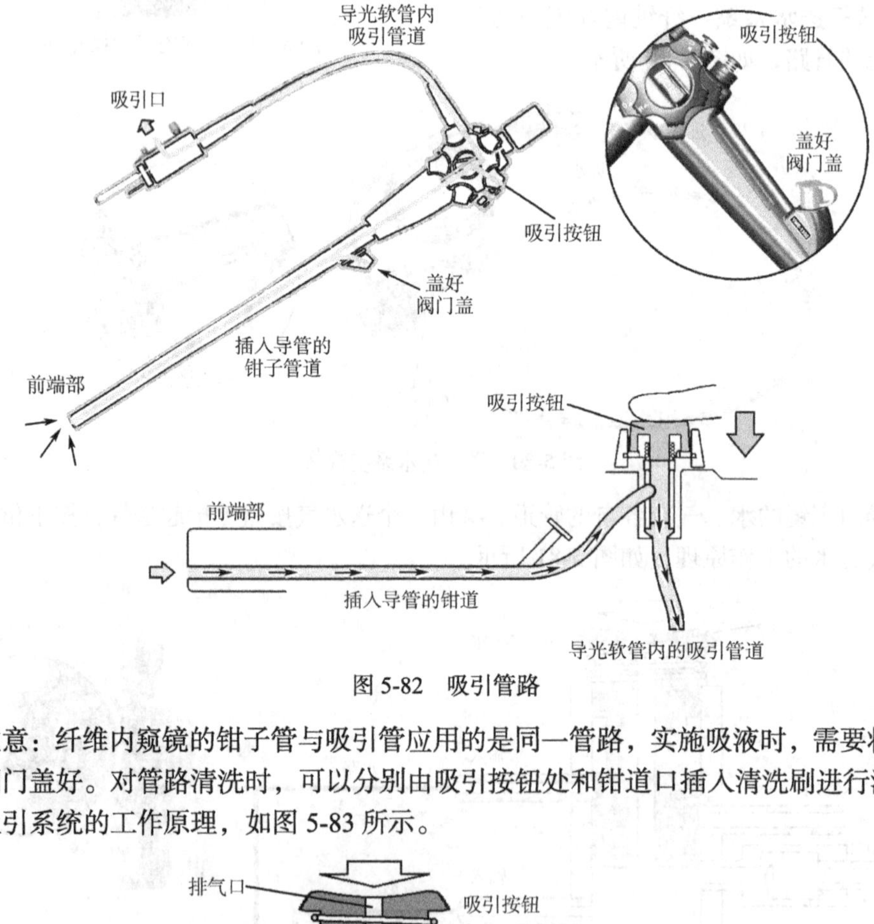

图 5-82 吸引管路

注意：纤维内窥镜的钳子管与吸引管应用的是同一管路，实施吸液时，需要将钳道口的小阀门盖好。对管路清洗时，可以分别由吸引按钮处和钳道口插入清洗刷进行洗净。

吸引系统的工作原理，如图 5-83 所示。

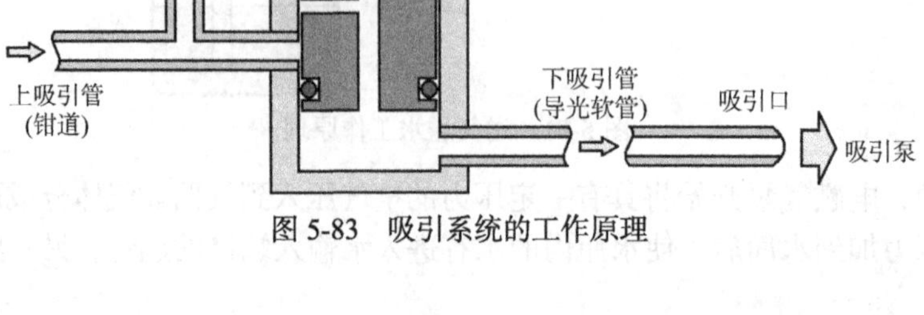

图 5-83 吸引系统的工作原理

接通电源，吸引泵开始工作，当手指没有按住按钮上的排气口时，吸引泵通过下吸引管（导光软管）、吸引按钮的排气口吸出的仅是外界空气。当需要吸液时，首先要将活检钳管道的阀门盖盖好，再用手指堵住吸引按钮的排气口，并将吸引按钮下压一定距离，上下吸引管即会连通，凭借于吸引泵在管道中造成的负压，通过纤镜的上吸引管（钳道管）可以将腔体的腔液吸出。

四、电 子 内 镜

纤维内窥镜的目镜连接视频转换器构成的内窥镜成像系统，如图 5-84 所示。

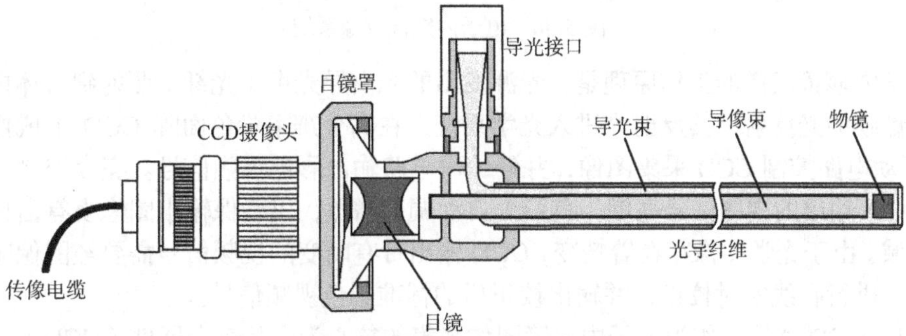

图 5-84　纤维内窥镜连接视频转换器的成像系统

纤镜的特征技术就是利用光导纤维传导图像。那么，如果去除目镜，并将 CCD 摄像头系统前移，也就是将 CCD 摄像系统安排在内窥镜的前端部，这样就不再需要使用传像光纤，而是通过电缆来传递图像信息，如此改变的内窥镜成像结构即为电子内窥镜（electronic endoscope）。电镜与纤镜在操作部的结构区别，如图 5-85 所示。

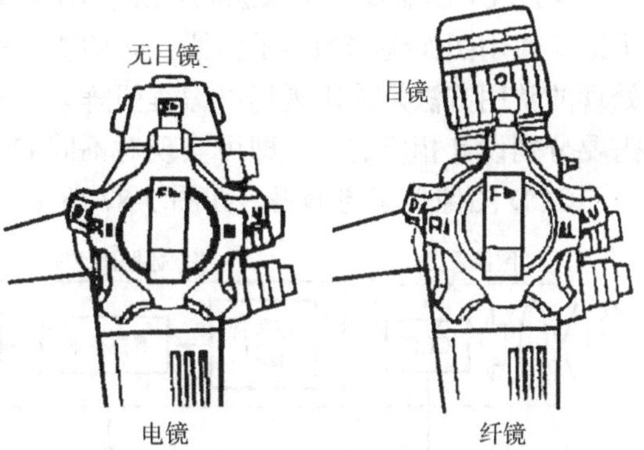

图 5-85　电镜与纤镜的操作部区别

由于内窥镜采用了图像处理技术，使得显示的图像信号不仅影像质量好、光亮度强，而且图像更大、更细微，可以清晰观察到更细微的病变。有些电镜甚至还装有微型传感器电路，能够将所观察到的信息反馈给计算机系统，由此，它不但可以获得组织器官的形态学诊断信息，还能够对组织器官的某些生理参数进行监测。

（一）电子内窥镜的成像原理

电子内窥镜（简称电镜）起始于 20 世纪 80 年代，随着电子技术和数字视频处理技术的发展，电镜的专项技术日趋成熟，已经具备取代光学内窥镜和纤维内窥镜的技术优势。

1. 电子内窥镜的成像系统　如图 5-86 所示。

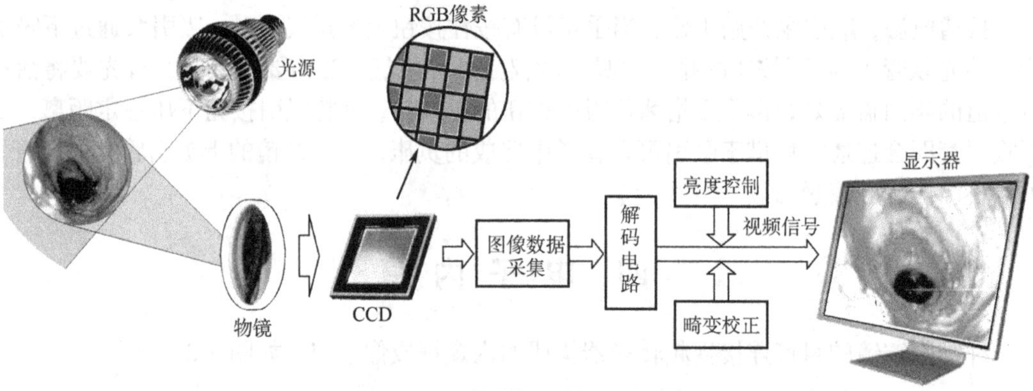

图 5-86　电子内窥镜成像系统

电子内窥镜成像的工作原理是，光源发出的光由导光束（光纤）照射到人体内腔，经过腔体黏膜的光反射，其反射光进入光学系统，在高分辨率彩色面阵 CCD 上成像，通过 CCD 驱动电路控制 CCD 采集图像，并经编码电路输出彩色视频信号。亮度控制系统可以根据 CCD 输出的视频信号亮度（色彩）自动调节增益，以确保输出图像没有白色高亮度显示区域。由于光学图像存在着畸变，CCD 输出带有畸变的视频信号需要经图像畸变校正系统对其进行在线实时校正，并输出校正后的标准彩色视频信号。

（1）CCD 器件：作为电子内窥镜图像采集的核心为电荷耦合器件（CCD），它在系统中起着图像采集的作用，就是将图像信号转换成相对应的电信号。

（2）CCD 驱动与图像编码：由于 CCD 输出的图像信号与标准彩色视频信号不同，为了适应通用图像终端的显示格式，必须要对图像进行标准格式编码。目前，电镜视频信号处理的常用方法是采用现场可编程门阵列（FPGA），通过 FPGA 只需在“软件”上根据需要分别设计相应的程序即可实现对不同 CCD 器件的驱动。

CCD 图像采集与编码，如图 5-87 所示。

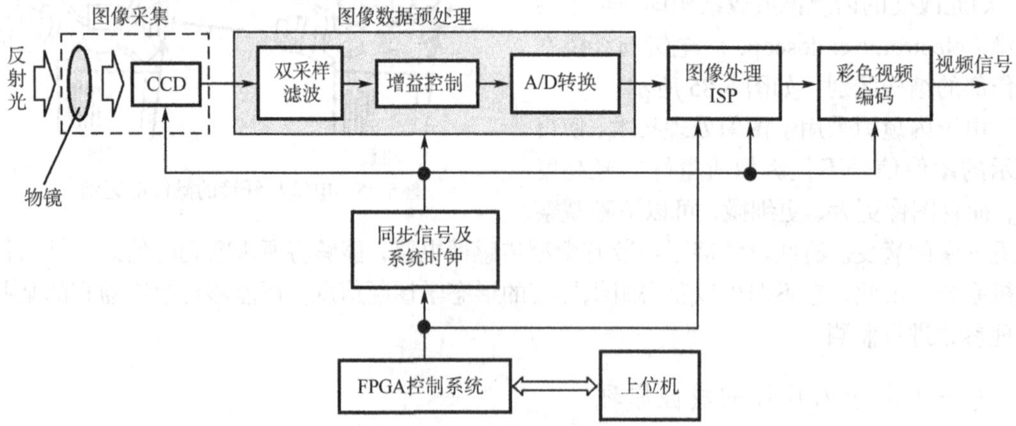

图 5-87　CCD 图像采集与编码

CCD 图像采集与编码的过程是，物镜传输的反射光由 CCD 转换为图像电信号，再经滤波和增益处理转换为数字信号，转换后数字信号首先要进行图像信号处理（image signal processor，ISP），然后将图像预处理后的 CCD 信号和同步信号一并送入彩色视频编码器，最终形成彩色全电视信号。图像采集与编码系统采用 FPGA 作为主控芯片，能够编辑信号处理过程中所需的同步信号与时钟信号，这些逻辑信号一方面可以用于控制现场图像显示，另一方面将同步与时钟信号混合到图像信号中，与图像数据信号一并形成全电视彩色信号。

（3）光学图像的畸变与校正：畸变是一种像差，是轴外点在像面上实际成像的尺寸与理想像图之差。常见的光学畸变图像，如图 5-88 所示。

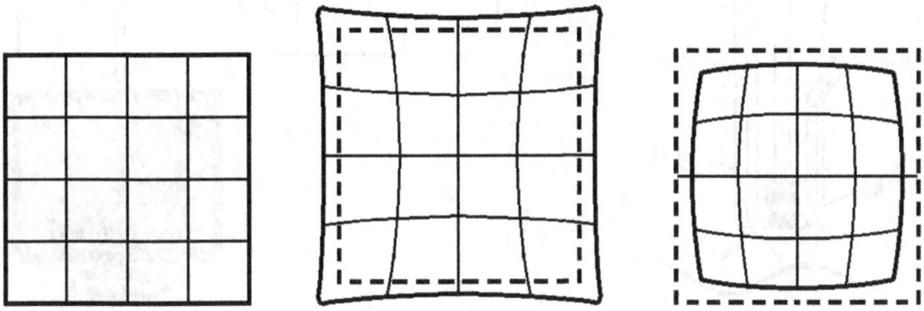

图 5-88　常见的光学畸变图像

畸变主要表现为图像中的像素点发生位移，从而导致图像中的物体扭曲变形。光学图像的畸变主要是由广角镜头引入的，一般来说，随着视场的改变，畸变值也随之改变，因而越接近视场的边缘，畸变值也就越大。由于内窥镜光学系统存在畸变，使得不能准确判断病变部位的位置及大小，所以，内窥镜系统必须要实时对图像畸变进行校正，以改善电子图像的畸变失真。从数字图像处理的观点来看，畸变校正实际上是一个图像恢复的过程，即对一幅退化的图像进行即时恢复。畸变校正通常分为两步，第一步是对原图像进行像素坐标空间的几何变换，这样做的目的是使像素点落回到正确的位置上；第二步是重新确定新像素点的灰度值。

目前，常用的图像畸变校正方法主要有 2 种，即应用拟合镜头畸变曲线和利用标准样板实施校正。拟合镜头畸变曲线校正需要知道光学系统的设计参数，并且能精确计算出光学系统将带来的装配误差。而利用标准样板校正畸变，不需要了解光学系统的结构参数，只是根据系统畸变特征进行校正，这种校正方法较为容易实现，因此，电镜更多采用样板标定方法来校正光学系统的畸变。

样板标定方法就是利用定制的标准样板使其通过待校正光学系统的成像。由于光学系统存在畸变，会使电子像图发生变形，根据样板理想设计参数和光学系统的放大率，计算出样板理想的无失真像图，比较它与实际像图的差别，就能够得到它们之间的畸变函数关系，从而实现在线畸变校正。

2. 电子内窥镜的结构　承载电子内窥镜成像有 2 个关键的技术，一是 CCD 图像传感技术；二是视频图像处理技术。CCD 是一种植入众多的微小光敏物质（像元或像素）的半导体器件，其中包含的像素数越多，其提供的画面分辨率也就越高，CCD 的作用如同胶片，只不过它能够将图像像素转换成数字电信号。视频图像处理技术就是用计算机系统对数字图像进行处理，其本质是一种对离散信号的处理过程，图像处理技术的主要内容包括图像压缩，增强与复原，匹配、描述和识别等专项技术。

电镜的成像结构框图，如图 5-89 所示。

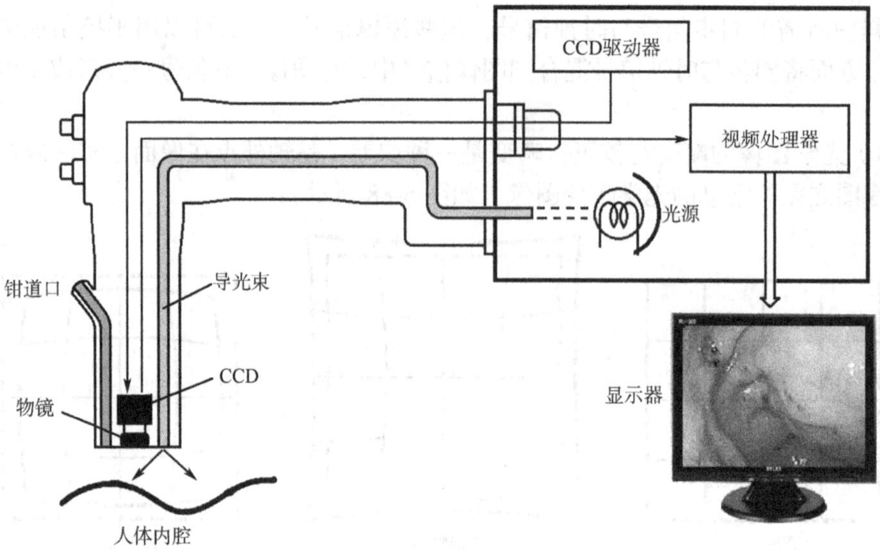

图 5-89　电子内窥镜的成像结构框图

电子内窥镜的结构形态和使用方法与纤维内窥镜基本相同，同样也可以制作成硬镜和软镜。与纤维内窥镜相比，电子内窥镜最大的不同在于将 CCD 器件微型化、并置于内窥镜插入部的前端，从而省略了光导纤维传像过程。电镜的出现，使得内窥镜不再需要传像光纤，取而代之的是以光敏集成电路为核心的摄像系统。

3. CCD 的安放方式　电子内窥镜有别于纤镜的专有成像结构是，在腔内导管（插入部）的前端安放了 CCD 图像传感器。为了减轻患者在插管过程中的痛苦，电镜的镜身（插入部）要尽可能的纤细（主要由前端部的粗细决定的），前端硬性部要尽可能的短。

电子内窥镜的前端硬性部，如图 5-90 所示。

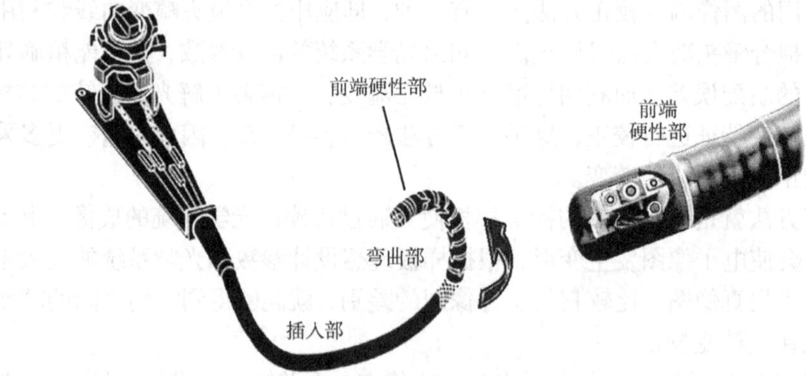

图 5-90　电镜前端硬性部

由于 CCD 的外形尺寸、形状及安放方式是决定内窥镜粗细和前端硬性部长短的关键因素，因此，电镜的 CCD 安装有两种形式，如图 5-91 所示。

（1）CCD 平行安放形式：左图为平行安放形式，即将 CCD 的受光面与物镜平行安放。由于 CCD 的受光面垂直于物镜光轴方向，可以直接接受由物镜投射过来的反射光。在这种情况下，电镜必须要使用超小型的 CCD 芯片，它前端的硬性部较短。

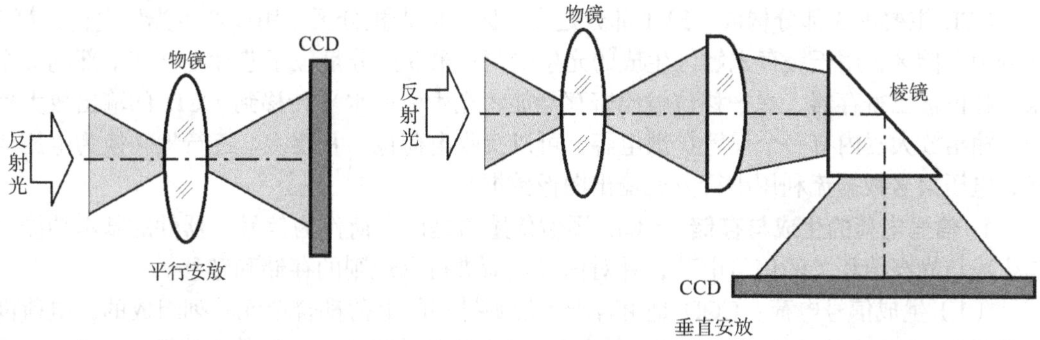

图 5-91　安装 CCD 的两种方式

（2）CCD 垂直安放形式：左图是垂直安放成像，就是将 CCD 的受光面与物镜垂直安放。由于 CCD 的受光面平行于物镜光轴，需要通过一个棱镜将物镜射来的光经过 90º 转向再投照到 CCD 的受光面上。这种方式可以使内窥镜的前端部变细，但硬性部会延长，这一 CCD 的安放方式可以延展光敏面积，使得像素数得到较大的提高。为了获得更清晰的图像质量（提高像素数），目前的电镜逐渐倾向于应用垂直 CCD 安放的方式。

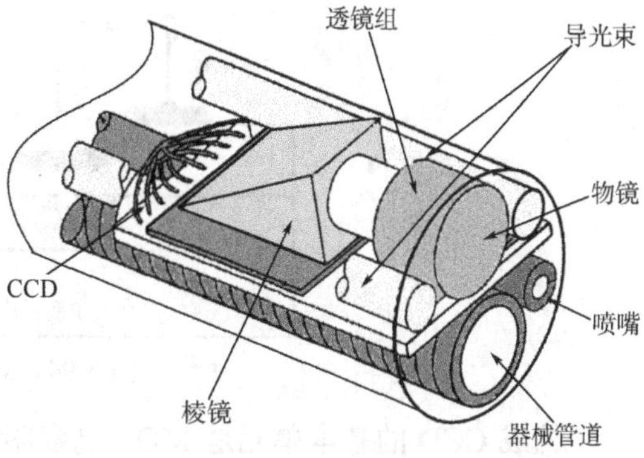

图 5-92　垂直安放 CCD 的前端部

垂直安放CCD的前端部，如图 5-92 所示。

（二）单色 CCD 图像传感器

CCD 图像传感器为电荷耦合器件（charge couple device，CCD），是一种大规模金属氧化物半导体（MOS）集成光电器件，它以电荷为信号，具有光电信号转换、存储、转移并读出信号电荷等功能。CCD 是具有智能功能的光电转换器件，通过片内的时序控制器，可以自动完成信号电荷的移位、存储，并在外部同步时钟的驱动下，步进移位读出相对应的电平值。CCD 电荷耦合器件，如图 5-93 所示。

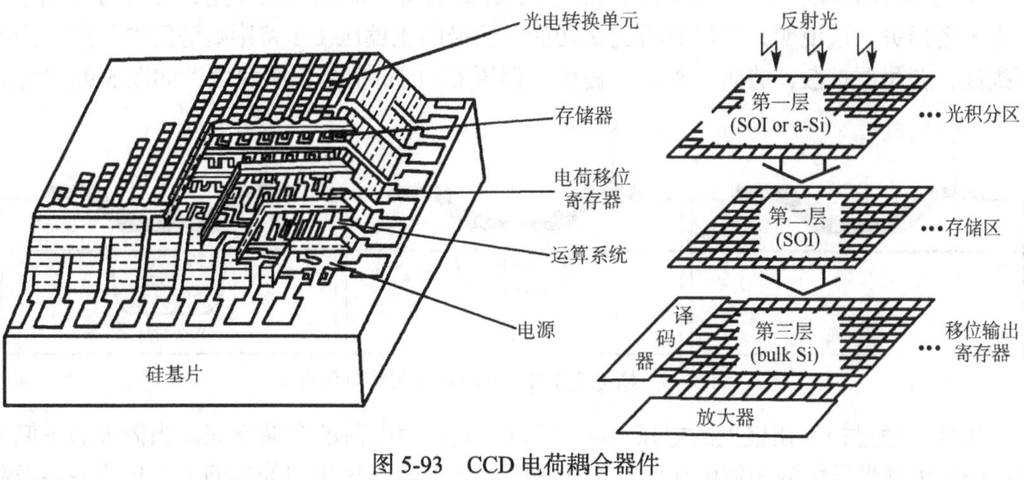

图 5-93　CCD 电荷耦合器件

CCD 主要由 3 部分构成。第 1 部分是光敏区，即光积分区，用以产生光生电荷；第 2 部分为存储区，用于缓存光敏区生成的光生电荷；第 3 部分是位于芯片上部和下部的 2 个水平移位输出寄存器，水平移位输出寄存器能将光生电荷水平转移到 CCD 的输出放大器内，输出放大器内有一个浮置扩散电容，可以接收电荷包，并逐次、逐行地转换为电压信号，电压信号数据流利用串行方式输出图像数据。

1. 信号电荷的生成与存储 CCD 图像传感器是以电荷作为信号，器件的基本功能就是生成与光亮值相关的信号电荷，并对信号电荷进行有规则的存储和转移。

（1）生成信号电荷：CCD 是由若干个规则排列的电荷耦合单元阵列组成的，电荷耦合单元为 MOS 电容或光敏二极管。每个 MOS 电容器（或光敏二极管）就是一个像元（像素），它获取的电荷量与光亮值相关。MOS 电容器的结构，如图 5-94 所示。

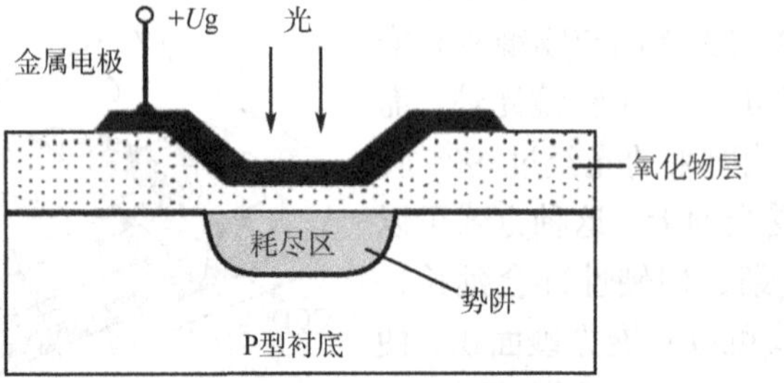

图 5-94 MOS 电容器结构

构成 CCD 的基本单元是 MOS 电容器，与普通电容器一样，MOS 电容器能够存储电荷。如果 MOS 电容器中的半导体是 P 型硅，当在金属电极（栅极）上施加一个正电压 *U*g 时，P 型硅中的多数载流子（空穴）受到排斥，半导体内的少数载流子（电子）被吸引到 P-Si 界面处，从而在界面附近形成一个带负电荷的耗尽区，也称表面"势阱"。对于带负电的电子来说，耗尽区是个势能很低的区域。

在一定的条件下，栅极所加的正电压 *U*g 越大，耗尽区就越深，势阱能容纳的少数载流子电荷的量也就越多。如果有光照射在硅片上，在光子的作用下，半导体硅产生了电子-空穴对，光生成的电荷被附近的势阱吸收（俘获），而空穴被排斥出耗尽区。势阱内所吸收的光生电荷数量与入射到该势阱附近的光强度成正比。

（2）电荷存储：势阱可以收集光照所生成的电荷，即使光照停止，势阱内的光生电荷也不会损失。这说明，势阱具有记忆功能。栅极的正偏压 *U*g 将影响势阱的深度，当电压提高，耗尽层扩散，势阱会加深。栅极正偏压 *U*g 的量值与势阱深度，如图 5-95 所示。

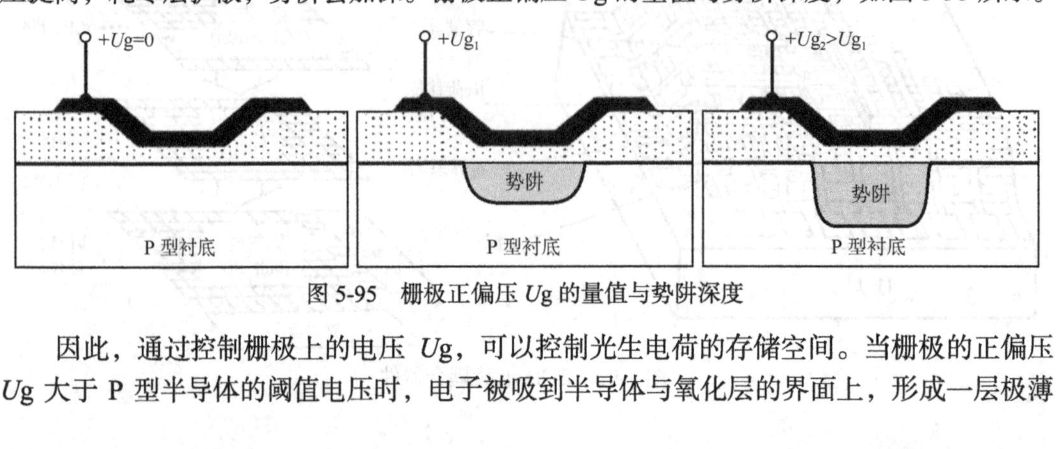

图 5-95 栅极正偏压 *U*g 的量值与势阱深度

因此，通过控制栅极上的电压 *U*g，可以控制光生电荷的存储空间。当栅极的正偏压 *U*g 大于 P 型半导体的阈值电压时，电子被吸到半导体与氧化层的界面上，形成一层极薄电荷浓度极高的反转层，此时，光生电荷便被存储在形成的势阱中，电荷的数量与光照时间（光积分时间）和光强度成近似的正比关系。

MOS 结构元为 MOS 光敏元或像素，势阱所收集的光生电荷称为电荷包。一块 CCD 的器件内在硅片上可以制作成百上千个 MOS 光敏元，当每个栅极上加有正电压时，就会形成一个数量庞大的势阱群网，如果光照射在这些光敏元上，可以组成一幅明暗起伏的图像。这说明，这些光敏元可以感生出与光照度响应相关的光生电荷阵列。

2. 信号电荷的转移 CCD 器件是一系列彼此非常靠近的 MOS 光敏元，为了实现信号电荷的转移，必须使 MOS 电容阵列足够紧密，以致相邻 MOS 电容的势阱相互沟通，即相互耦合。由于任何可移动的电荷都具有向深势阱（栅极电压高）移动的趋势，为了保证信号电荷按预订的方向和路线转移，在 MOS 光敏元阵列上所加的各路电压脉冲必须满足严格的相位要求。

（1）电荷转移的原理：如图 5-96 所示。

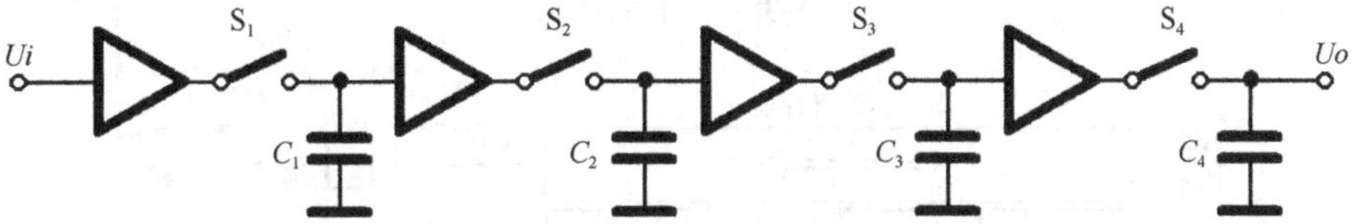

图 5-96 电荷转移原理

电荷转移的概念可以用增益为输入阻抗无穷大的一系列放大器来说明。当接通开关 S_1 时，输入电荷束（电荷包）的电荷存储于电容器 C_1 中。断开 S_1，再接通 S_2，存储在 C_1 的电荷将转移到电容器 C_2。按照同样的程序进行下去，电荷可以抵达输出端。

如果用 MOS 场效应管代替放大器和开关，可以得到图 5-97 所示的电路。

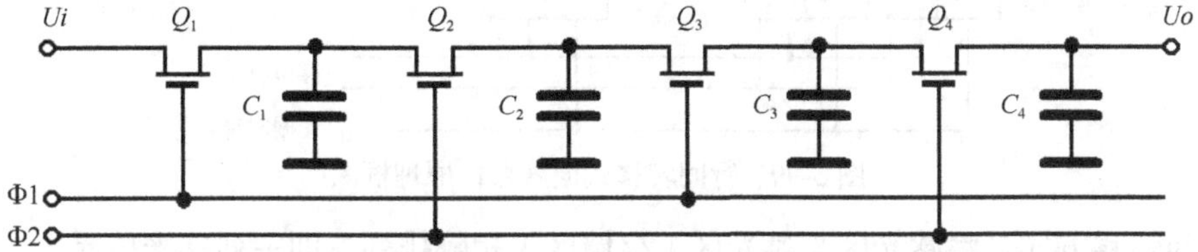

图 5-97 用 MOS 场效应管组成的电荷移位电路

通过在相应的栅极上加正电压脉冲 Φ_1、Φ_2，可以使场效应管依次接通和关断，电荷则被存储转移。由于需要 Φ_1 和 $\Phi_2 1\varphi$ 为 2 个独立的时钟脉冲，因此，可以称它为一个二相驱动系统。

（2）线阵移位：光生电荷的转移是通过势阱依次产生（栅极高电压）和消隐（栅极低电压）来实现的，以三相驱动方式为例，线阵移位的原理，如图 5-98 所示。

图中 3 个相邻的 MOS 电容器依次被 Φ_1、Φ_2、Φ_3 栅极覆盖，组成一个像素。在这 3 个栅极上加上一定相位关系的交替时钟，使电荷包从浅势阱流向高势阱。随着时间推移，可以将光生电荷包按照预定的转移方向与路线逐个转移像素。

（3）面阵移位：面阵 CCD 是行列像素的组合，按照转移方式可以分为行间转移式 CCD、帧转移式 CCD、全帧式 CCD。行间转移式是最为常用的一种 CCD 面阵移位结构形式。行间转移式的面阵移位原理，如图 5-99 所示。

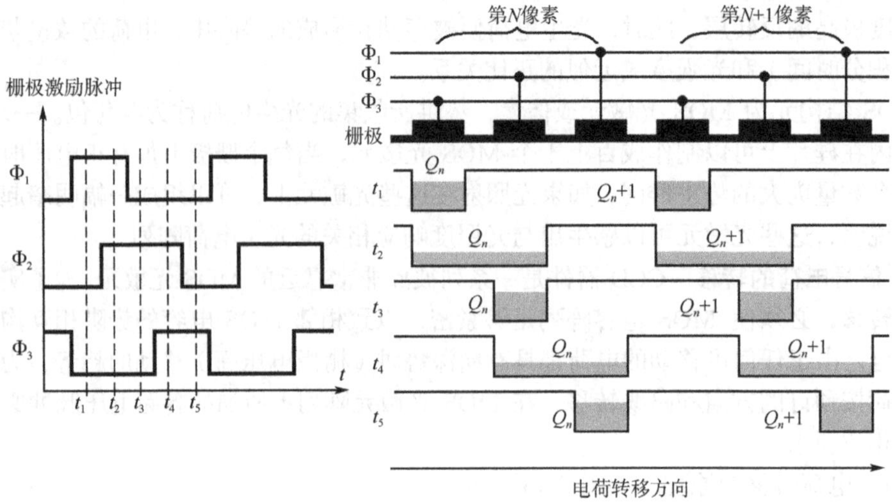

图 5-98　三相线阵移位

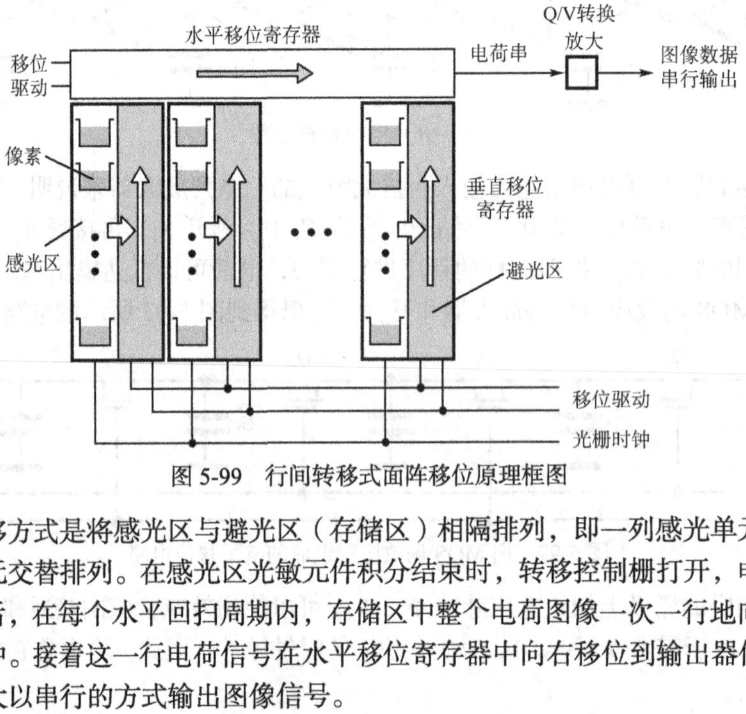

图 5-99　行间转移式面阵移位原理框图

行间转移方式是将感光区与避光区（存储区）相隔排列，即一列感光单元，一列不透光的存储单元交替排列。在感光区光敏元件积分结束时，转移控制栅打开，电荷信号进入避光区。随后，在每个水平回扫周期内，存储区中整个电荷图像一次一行地向上移到水平移位寄存器中。接着这一行电荷信号在水平移位寄存器中向右移位到输出器件，经电荷转换和电压放大以串行的方式输出图像信号。

3. 信号电荷的输出　CCD 输出部分的任务是，将 CCD 中的信号电荷无损失地收集和检测出来。信号电荷的检测方式有电流输出方式和电压输出方式。浮置扩散放大器（FDA）的输出方法是一种最常用的 CCD 电荷输出方法。浮置扩散放大器包括 2 个 MOS 场效应管，兼有输出检测和前置放大的作用，它可实现信号电荷与电压之间的转换，输出幅度为数百毫伏，且线性良好、输出阻抗较低。浮置扩散放大器电路，如图 5-100 所示。

浮置扩散放大器由 CCD 末端的输出栅 OG、输出二极管及集成在同一芯片上的复位场效应管 T_1、放大场效应管 T_2 组成，C 是 A 点的等效电容，由 A 处结电容、寄生电容、T_1、T_2 极间电容构成。

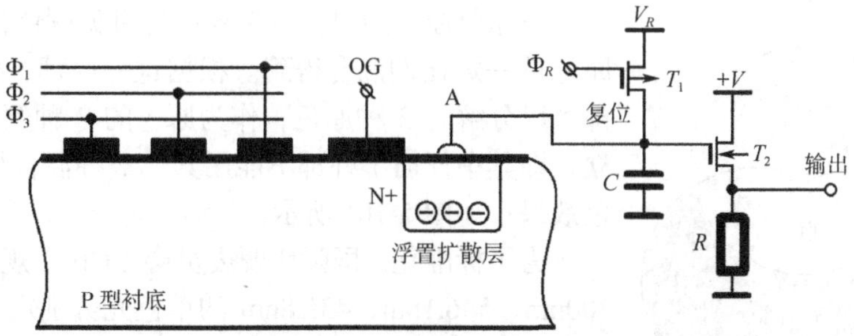

图 5-100 浮置扩散放大器

当信号电荷包经 CCD 传输到输出端时,电荷包通过输出栅 OG 转移到输出二极管的 N 型区域(又称为浮置扩散层)。放大场效应管 T_2 的栅极驱动信号由浮置扩散层收集到的信号电荷提供，其放大后的输出电压随信号电荷变化。信号电压读出后，CCD 系统自动在复位管 T_1 的栅极上加复位脉冲 Φ_R，V_R 是漏极直流偏压，此时，T_1 导通，将信号电荷完全抽走，使浮置扩散层复位，以便接受下一个电荷包。

4. CCD 的同步信息 为了图像的后期“重建”，电荷在移动过程中，会自动标注像素的原始位置，即行与行的分隔标志、帧与帧的标志。例如，光敏区每行有 1086 个像素，其中的有效像素为 1024 个，有效像素区域的左右两侧各有 24 个黑像素(包括 4 个过渡像素)；光敏区共有 1030 行，其中有效像素行为 1024 行、黑像素行有 6 行。也就是输出的图像点阵为 1024×1024，其余的黑像素并不参加光积分(没有图像信息)，黑像素提供的黑电平起到的是间隔行、帧和标注行、帧起始位置的作用。因此，CCD 输出的模拟信号必须包含某些附加的信息，以确保图像“还原”时显示器扫描与传感器的扫描同步。这些信息被称为同步信息，包括行同步信号、场(若采用隔行扫描)同步信号和帧同步信号。

(三)彩色与 RGB 模型

人体的眼睛是感知光线的器官，通过眼睛提供的视觉，可以探测到周围环境与物体的色彩及各色调的明暗程度。因此，为满足临床需要，目前应用的电子内窥镜均采用彩色图像输出方式。

1. 彩色 是指除消色以外的各种颜色，它包括各种颜色的色调、亮度和饱和度。彩色可以分为无彩色和有彩色两大类，前者如黑、白、灰，后者有红、黄、蓝等七彩。有彩色就是具备光谱上的某种或某些色相，统称为彩调；与此反之，无彩色就是没有彩调。无彩色有明暗之分，表现为不同色调的白与黑；有彩色表现更为复杂，可以用 3 组特征值来确定，一是彩调，也就是色相；二是明暗，也就是明度；三是色强，也就是纯度和彩度。

2. 人眼的吸收特性 人眼的锥状细胞是负责彩色视觉的传感器,它的锥状细胞可以分为 3 个主要的感觉类别，即约 65%的锥状细胞对红光敏感，33%敏感于绿光，只有 2%对蓝光敏感。由于人眼的这些吸收特性，所以，眼睛所能看到的彩色就是所谓的原色红(R，red)、绿(G，green)和蓝(B，blue)的各种组合。

3. 三原色原理 根据人眼的吸收特性，三原色(又称为三基色)为红色、绿色和蓝色，称为 RGB。因此，任何颜色 C 都有

$$C = aR + bG + cB$$

式中 a、b、c 为三种原色的权值或者比例，R、B、G 为三原色。

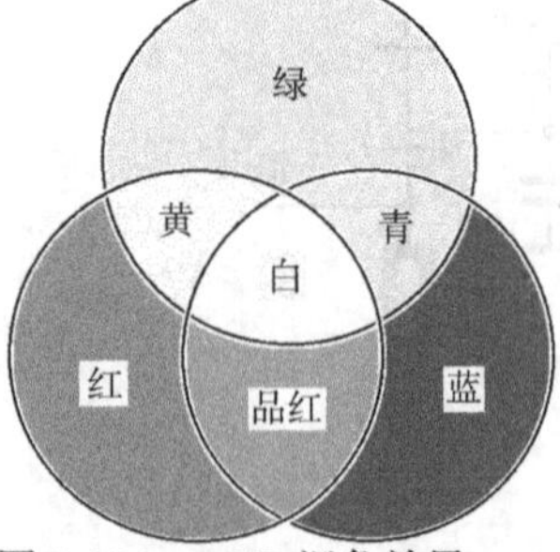

图 5-101　RGB 混色效果

三原色原理指出，自然界中的可见颜色都可以用 3 种原色按一定比例混合得到。根据这一原理，任意一种颜色都可以分解为 3 种原色，作为原色的 3 种颜色应该相互独立，即其中任何 1 种都不能用其他 2 种混合得到。RGB 混色效果，如图 5-101 所示。

为了标准化，国际照明委员会（CIE）规定，用波长为 700nm、546.1nm、435.8nm 的单色光分别定义红（R）、绿（G）和蓝（B）三原色。原色相加可产生二次色，例如，红色+蓝色=深红色（M）、绿色+蓝色=青色（C）、红色+绿色=黄色（Y）。另外，用一定的比例混合光的 3 种原色，或者以一种二次色与其相反的原色相混合后可以产生白色（W），即：红色+绿色+蓝色=白色。

人眼的颜色感觉虽然取决于色光谱，但是并不能通过看到的颜色来推测色彩的光谱分布。也就是说，一定的光谱分布，必然对应着一种确定的颜色；但是同一颜色，可以由不同的光谱分布所组成，这种现象称为“同色异谱”现象。彩色电视等正是利用这一现象进行颜色“重现”，在颜色的重现过程中，并非一定要求重现原景物辐射光的光谱成分，而重要的是应获得与原景物相同的彩色感觉。因而，电子内窥镜可以应用 RGB 3 种原色来“还原”腔体黏膜的彩色图像。

4. RGB 模型　也称为加色法混色模型，是目前常用的一种彩色信息表达方式，它使用红、绿、蓝三原色的不同亮度来定量表示各种颜色。由于 RGB 模型可以通过 RGB 三原色互相叠加来实现混色，因而适合于显示器等发光体的色彩“重建”。

RGB 模型，如图 5-102 所示。

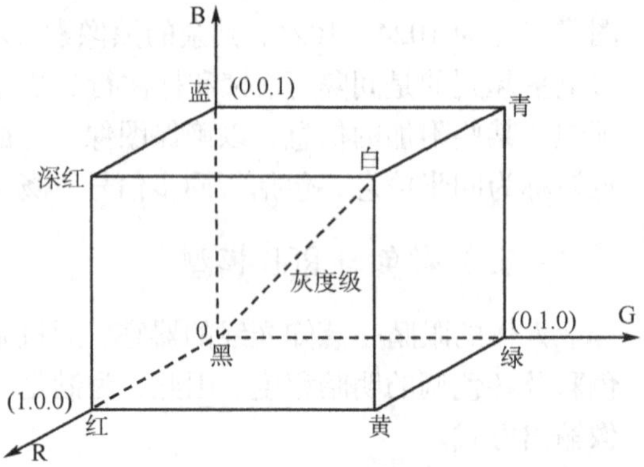

图 5-102　RGB 模型

RGB 模型是一个三维坐标系，R、G、B 分别为 3 个坐标轴。由此，在 RGB 模型中可以表达下面几种。

（1）三原色 R、G、B 位于模型的三个角。

（2）二次合成色的深红、青、黄位于另外 3 个角。

（3）三次合成色的黑色、白色分别位于原点处和原点最远的对角（1. 1. 1）。

如果 R、G、B 的权值分别在[0，1]的范围内取值，那么，通过 RGB 模型的立方体就可以合成出不同的颜色。现代单片机系统多采用 8bit 运算，因此，红、绿、蓝的权值可以有 256（2^8=256）个量级。在这种条件下，每一个 RGB 彩色像素会有 24bit 深度（3 个图像平面乘以每平面比特数，即 3×8）。24bit 的彩色图像也称全彩色图像，图像中颜色的总数为 2^{24}=16 777 216。由此可见，如果需要重建一幅像素为 $m \times n$（m、n 分别表示图像高度、宽度的像素）的 RGB 彩色图像，必须要通过一个 $m \times n \times 3$ 的矩阵来描述，图像中的每一像素点由红、绿、蓝 3 个分量确定。因此，彩色图像的 CCD 要对同一像素分别采集红、绿、蓝 3 个分量的亮度，就是说，在同样像素数和分辨率的条件下，彩色图像需要采集的数据要比单色多出 3 倍。

（四）彩色图像的2种成像模式

电子内窥镜前端部的图像采集系统，如图5-103所示。

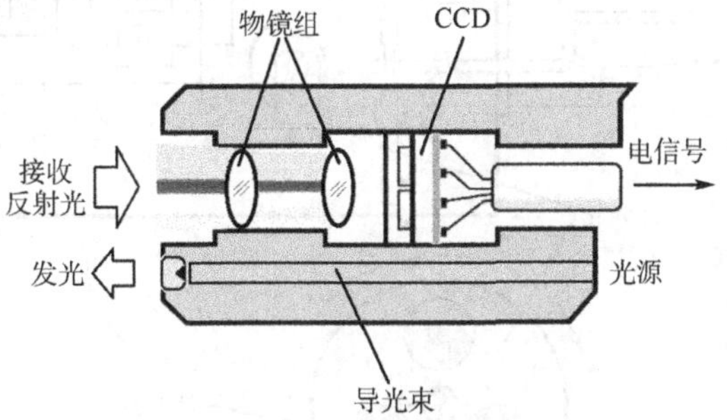

图5-103　图像采集系统的结构

冷光源发出的光通过导光束照射至待检腔体，经腔体黏膜的光反射，由物镜将反射光投照到CCD的光敏元上，CCD通过光电转换、电荷转移、Q/V转换及信号放大、输出与图像相关的电信号。然后，再由图形信号处理（ISP）进行图像优化及数字化“重建”处理。由于彩色图像不仅有亮度的变化，还会有颜色的区别。因此，根据RGB模型的三原色原理，电子内窥镜“还原”彩色图像主要采用2种“还原”模式，即顺次成像和同时成像。顺次成像与同时成像，如图5-104所示。

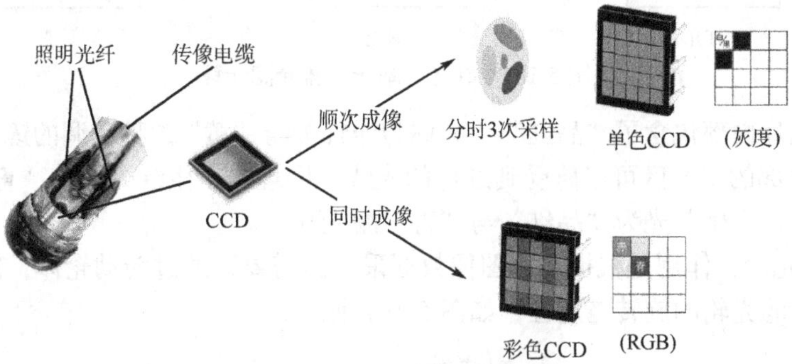

图5-104　顺次成像与同时成像

1. 顺次成像　技术要点是分时发送R、G、B单色光，由单色CCD器件根据相应的时序分别采集R、G、B图像，因此，顺次成像也称为3CCD系统。注意，3CCD系统并不是使用3块CCD芯片，而是应用一片单色CCD器件分3次进行顺次采样。电子内窥镜顺次成像的原理结构，如图5-105所示。

顺次成像的原理是，冷光源发出的光经滤光轮的3个滤光片分时发放红光、绿光和蓝光，由红光、绿光或蓝光照明产生的反射光经物镜、并按照预设的时序进入单色CCD器件，分别生成R、G、B单色图像数据。视频处理器根据3次采集的单色数据，经过数字化彩色合成，最终“还原”出彩色视频图像信息。

（1）滤光镜：也称滤色镜，是根据不同波段对光线进行选择性吸收（或通过）的光学器件。电子内窥镜的分色照明有3种光波，即红光、绿光和蓝光。产生红光、绿光和蓝光的滤光镜，如图5-106所示。

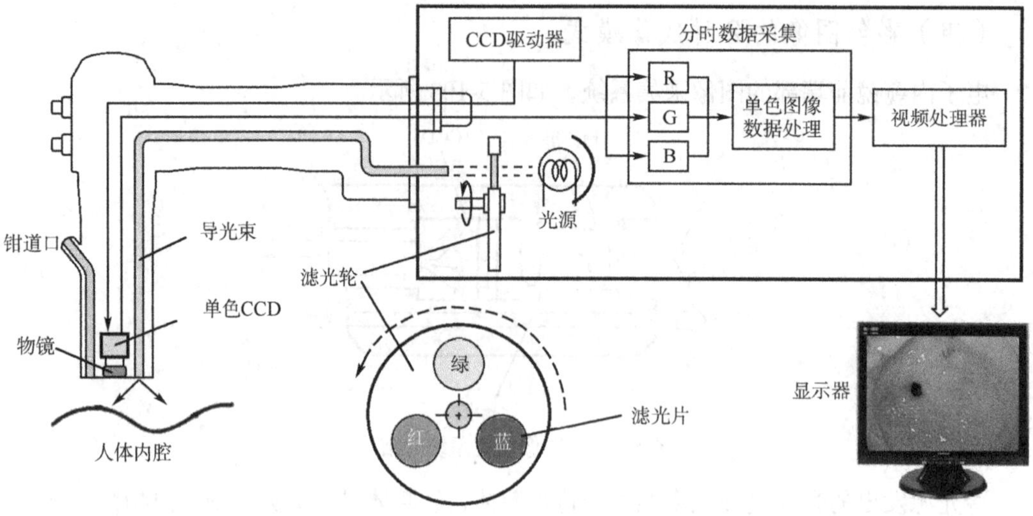

图 5-105 顺次成像的原理结构

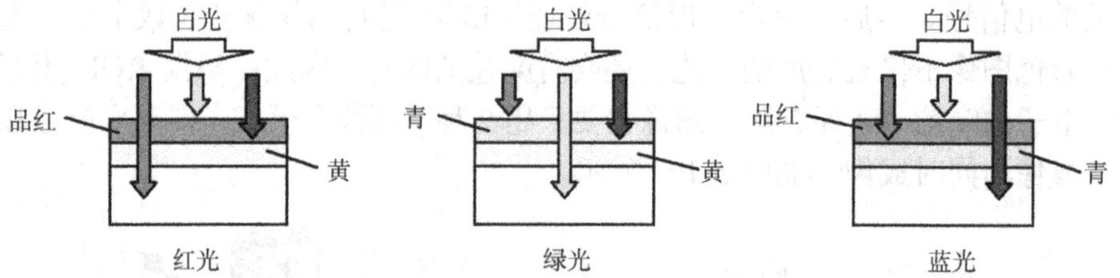

图 5-106 红光、绿光、蓝光滤光镜

红色滤光片内部包含了“品红”（又称为洋红）与“黄”2 种色调的镜片，通过补色机制，使其底部的感光区可以感受到红色的光线。同理，产生绿光的为“青”与“黄”2 种色调滤光片，产生蓝光为“品红”与“青”滤光片。

（2）滤光轮：作用是根据单色图像数据采集的需要，通过转动轮体，准确地提供相应的滤光片。滤光轮的旋转与定位，如图 5-107 所示。

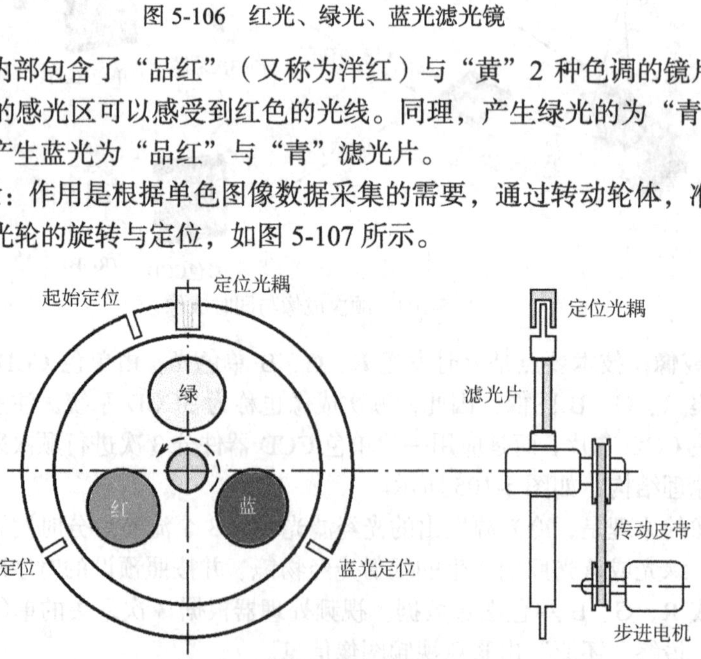

图 5-107 滤光轮的转动与定位

根据电子内窥镜单色照明的需要，由步进电机驱动的滤光轮上安放了 3 组滤光片，通过转动滤光轮，并由定位光耦定位，冷光源系统可以分时地发送红光、绿光和蓝光。

滤光轮的定位原理是，首先确定起始定位槽，由起始定位槽逆时针旋转 20º 的第一个定位槽即为绿光，再逆时针旋转 120º 检测到的定位槽是蓝光，继续旋转 120º 可确定红光。定位光耦选用最为常见的 π 形光耦，当没遇到定位槽时，π 形光耦的中间被遮挡，接收管无输出；如果遇到定位槽，π 形光耦无遮挡，接收管有信号输出。通过定位光耦与步进电机配合，可以实现对滤光轮的准确定位。

（3）RGB 单色光源：结构示意图，如图 5-108 所示。

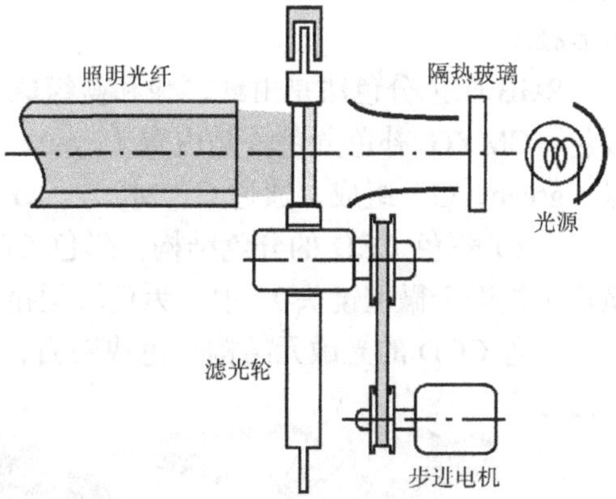

图 5-108 单色（绿色）光源结构示意图

冷光源发出的白光经隔热玻璃消除红外线光波，通过滤光轮选择的滤光片，可以根据需要顺次（分时）向照明光纤发送 RGB 单色光。

2. 同时成像 由于顺次成像的每一幅画面都需要 3 次数据采集，并对单色图像数据进行彩色合成，因而它对 CCD 的运行速度与精度要求较高，临床应用时，偶尔会发生彩虹（单色彩条）等显像故障。为此，目前电子内窥镜还广泛使用 RGB 三原色的一次成像技术，即为同时成像。同时成像有别于顺次成像，它的照明为全色白光（通过内窥镜的照明可以区分，闪烁的为顺次成像、不闪为同时成像），通过彩色 CCD 光敏元前面的滤光片进行 RGB 分色处理，并且一次完成成像过程。同时成像的原理结构，如图 5-109 所示。

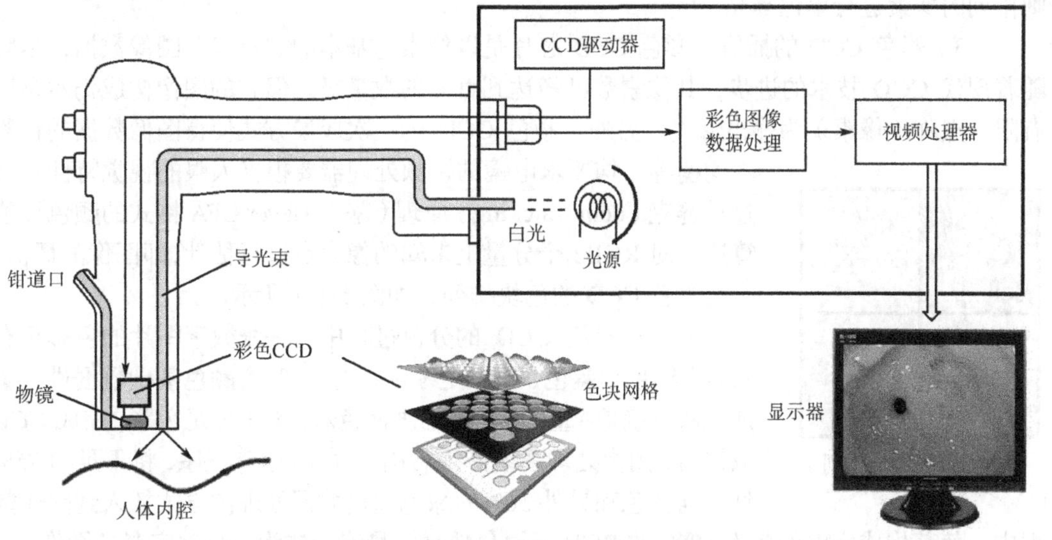

图 5-109 同时成像的原理结构

同时成像仅需要使用一块彩色 CCD 芯片，故也称为单片 CCD 系统，由于它的硬件结构得到明显的简化，因而彩色 CCD 系统将是今后电子内窥镜的主流技术。彩色图像是由不同色彩的像素构成，而每一个像素只能有一种颜色，因此，彩色 CCD 的关键技术是如何针对像素的排列形式进行 RGB 分色。

（1）RGB 分色：目前，彩色 CCD 主要有 2 种分色方式，一是 RGB 原色分色法，另一个则是 CMYG 补色分色法。这 2 种方法在使用中各有利弊，以往原色法与补色法的应用比例约为 2∶1。由于近年来影像处理技术和效率的进步，原色 CCD 已经成为分色的主流技术。

RGB 原色分色法是由红、绿和蓝组成，通过 R、G、B 这 3 个单色通道来调节并合成颜色。CMYG 补色分色法是由青（cyan，C）、品红（mangenta，M）、黄（yellow，Y）、绿（green，G）组成，通过 C、M、Y、G 4 个通道合成各种色彩。

（2）彩色 CCD 的分色结构：彩色 CCD 的光敏元分为 3 层结构，其中，上层是增光镜片（相当于微型镜头）、中层为色块网格（马赛克分色网格）、最底层是感应电子线路矩阵。彩色 CCD 的光敏元结构与色块网格，如图 5-110 所示。

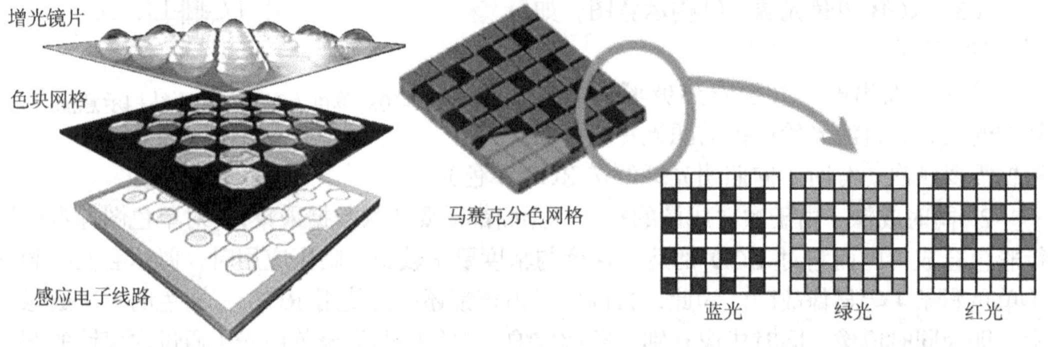

图 5-110　光敏元的结构与色块网格

色块网格又称为马赛克分色网格，它由蓝光、绿光和红光 3 组滤色膜组成，可以对规则排列的像素进行单色曝光。

（3）彩色 CCD 的插值：彩色 CCD 芯片是以像素为基本的“重建”图像数据，尽管随着现代 CCD 技术的进步，其像素数已经达到百万的数量级，但它的图像构成仍然是以有限的点阵（像素）为输出形式。另外，彩色 CCD 的一次成像方式使得图像数据的色彩不均衡等，均要求电镜的视频处理器要根据人眼的视觉特性，通过马赛克（demosaicking）原理（基于 Bayer CFA 格式的颜色插值算法），对 RGB3 个分量上未知的像素点进行估计，即图像的插值。

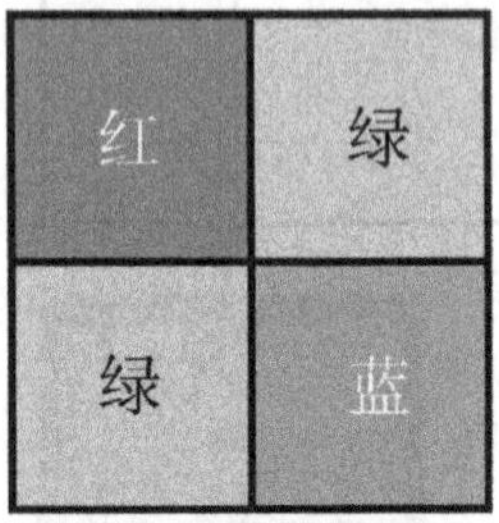

图 5-111　色块排列

彩色 CCD 的色块排列，如图 5-111 所示。

由于在彩色 CCD 的分色过程中，一张数字图片的色彩只有 25%为红色和蓝色、50%是绿色，对这 3 个颜色基础数据进行叠加无法准确地“重建”原来的画面色彩。为了补足色彩，完成 CCD 取样后，图像处理系统必须启用“插值”运算程序，将不足的 75%红色与蓝色和另外 50%的绿色通过数据处理的方式插入到图像数据中，使其构成完整的各为 100%的 RGB 三原色数据，最终合成为一幅数字彩色图像。

（五）CMOS 图像传感器

CMOS（complementary metal-oxide semiconductor）图像传感器是另外一种利用光电转换原理制造的图像传感器件，其感光像素同样为 MOS 电容或 p-n 结感光二极管。CMOS 图像传感器的最大特点是将光敏感光单元阵列（感光二极管）、放大器、A/D 转换器、数字信号处理器行阵列驱动器、时序控制逻辑单元、DATA 总线输出接口及控制接口等集成在一块硅片上，可以实现真正意义上的单芯片成像系统。

CMOS 图像传感与 CCD（电荷耦合器件）几乎是同时起步，但由于受到早期晶体制造工艺的限制，CMOS 图像传感器的分辨率、噪声、光照灵敏度等图像技术指标较低，没有得到充分的重视和发展，使得 CCD 器件一直主宰着图像传感器市场。随着集成电路设计技术和制作工艺水平的提高，CMOS 图像传感器的性能得到明显改善，其功耗小、成本低、速度快、价格低等固有的优点更是 CCD 器件无法比拟的，因而近年来再次成为半导体研究的热点，并获得了快速发展。目前，CMOS 图像传感器几乎占有 90%以上的市场份额，但是由于小尺寸 CMOS 成像效果与 CCD 还有差距，因此，CCD 图像传感器仍是电子内窥镜的主流成像器件。

1. CMOS 与 CCD 的特性比较

（1）光照特性：CMOS 传感器的主要应用也是图像的采集，也要求能够适应更宽的光照范围。因此，也必须采用非线性的处理方法、自动调整曝光时间与自动增益等处理方法，图像转换结果与 CCD 传感器一样损失了光电转换的线性，所以 CMOS 传感器也受限于灰度的测量。

（2）输出特性：CMOS 图像传感器的突出优点在于输出特性，它可以任意输出部分区域范围内的图像。这个特性在跟踪、搜索及室外拍照等应用的前景看好，这也是 CCD 传感器所无法比拟的。

（3）光谱响应：受半导体材料限制，同种硅材料的光谱响应基本一致，与 CCD 的光谱响应也基本一致。

（4）光敏单元的不均匀性：是 CMOS 图像传感器的弱项，因为它的光敏单元不像 CCD 那样严格的在同一硅片上用同样的制造工艺严格制造，因此，远不如 CCD 的光敏单元的一致性好，但是它内部集成单元更多，提高更强处理能力能够弥补这个缺陷。

2. CMOS 图像传感器基本原理　当外界光照射 CMOS 像素阵列时，发生光电效应，在像素单元内产生相应的电荷。行选择逻辑单元根据需要，选通相应的行像素单元，行像素单元内的图像信号通过各自所在列的信号总线传输到对应的模拟信号处理单元及 A/D 转换器，转换成数字图像信号输出。其中的行选择逻辑单元可以对像素阵列逐行扫描也可隔行扫描，行选择逻辑单元与列选择逻辑单元配合使用可以实现图像的窗口提取功能。模拟信号处理单元的主要功能是对信号进行放大处理，并且提高信噪比。另外，为了获得质量合格的实用摄像头，芯片中必须包含各种控制电路，如曝光时间控制、自动增益控制等。为了使芯片中各部分电路按规定的节拍动作，必须使用多个时序控制信号，便于摄像头的应用，还要求该芯片能输出一些时序信号，如同步信号、行起始信号、场起始信号等。

3. 有源像素　CMOS 图像传感典型的像素结构，如图 5-112 所示。

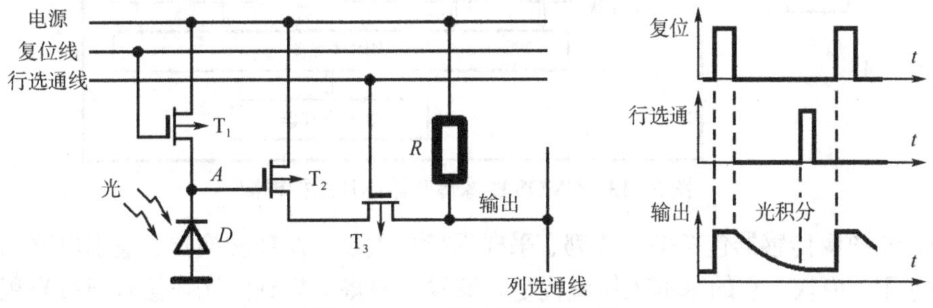

图 5-112　三管有源像素结构

三管有源像素结构因其应用 3 个场效应管（在同一块的硅片）而得名。由于它的像素面积小、填充因子高，是 CMOS 图像传感中应用最广泛的一种像素结构。三管有源像素电路的基本工作过程如下所示。

（1）复位过程：时序控制信号为复位=1、行选通=0，复位管开关管 T_1 导通，光电二极管的负极为高电平，使得二极管反偏不接受光信息。

（2）光积分过程：复位完成之后复位管开关管 T_1 断开，即时序控制信号为复位=0、行选通=0，这时光电二极管在光照的作用下，感应光生电流，在光电流的作用下，A 点的电压与光积分时间成近似线性的关系下降。这一过程就是光积分过程，也称为像素的曝光过程。

（3）读出过程：经过一定的光积分时间，A 点的电压值下降至与光强成线性关系，这时时序控制信号转换为复位=0、行选通=1，开始信号读出。即 A 点的电压通过缓冲放大管（源跟随器）T_2 再经输出选通管 T_3 输出，送到后续处理电路。可见，光积分的时间为复位=0 时至行选通=1 的时间间隔。如此周而复始，使得面阵上的各个像素根据的控制时序有规则地曝光输出。

4. CMOS 图像传感器的芯片结构 如图 5-113 所示。

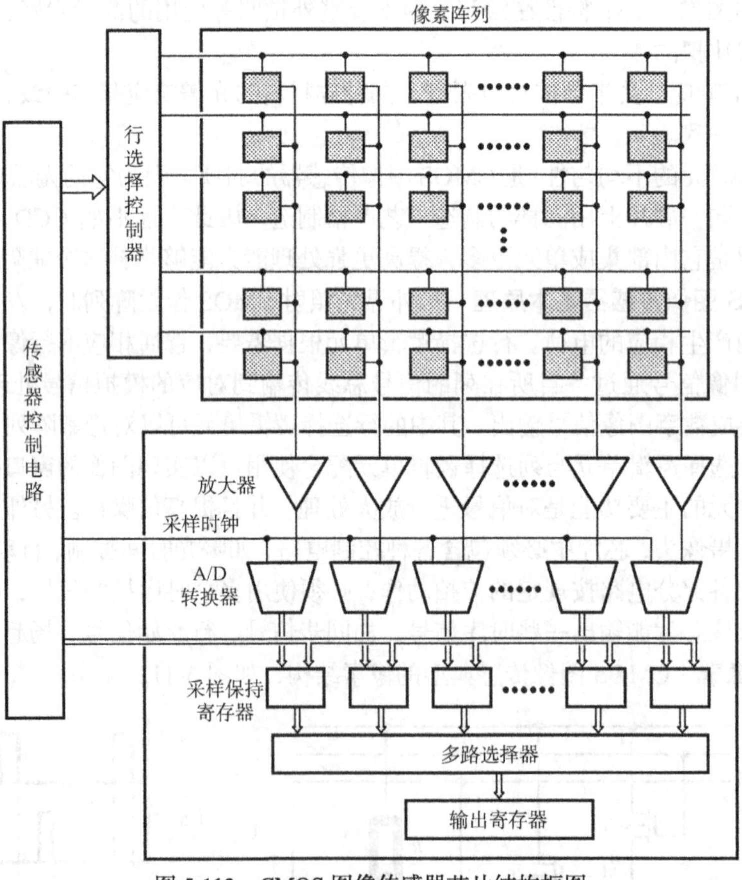

图 5-113 CMOS 图像传感器芯片结构框图

CMOS 图像传感器包括像素阵列、采样保持放大器、A/D 转换器、输出电路和逻辑控制电路等几个模块。它的基本工作流程是，像素阵列将采集到的光强信号通过光积分转化为与感光强度对应的电信号，再输出到后续的信号处理电路。采样保持放大器为每列对应一个，它对像素输出的光强信号和复位信号之差进行采样保持，并可根据后级 A/D 转换器的需要放大信号并标定到适宜的电平，采样保持放大器还能通过双采样技术消除像素放大器中引入的列固定模式噪声。经放大处理后的模拟信号接入 A/D 模数转换器，将列并行的感光强度转换为数字信号，最后以寄存器的方式由读出电路顺序选择性输出光电数字信号。

（六）Foveon X3 图像传感器

Foveon X3 是全球第一款可以在一个像素上捕捉全部色彩的图像传感器。通常所使用的CCD或者CMOS图像传感器是在同一像素上仅可记录RGB3种颜色中的一种，而Foveon X3 采用 3 层感光元件，每层可以记录 RGB 的其中一个颜色。

1. 技术指标及原理 Foveon X3 利用可见光不同的波长拥有不同的穿透力的原理，在每个像素上具有 3 层感光元件（传感器），所以可以同时侦测红、蓝、绿 3 种波长的强度，比传统感光元件拥有更加锐利及真实的颜色。Foveon X3 3 层感光，如图 5-114 所示。

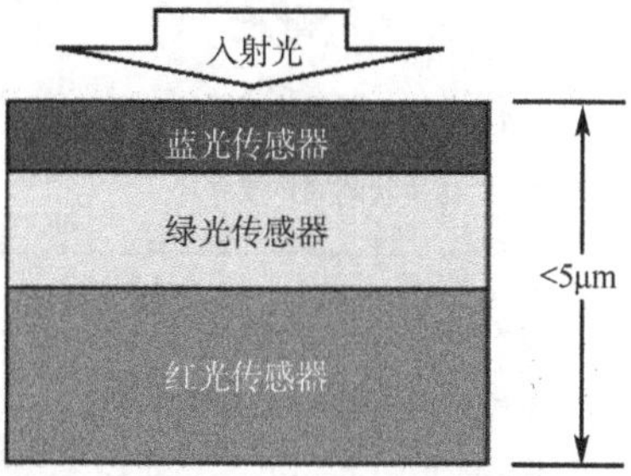

图 5-114 Foveon X3 3 层感光

可见光具有足够宽的频带，其不同波长（颜色）拥有各自不同的穿透力，Foveon X3 感光元件就是利用这一原理，将波长较短的光波（蓝色及紫色）、穿透力较弱的蓝光传感器放置在上层；将波长较长的光波（如黄光及红光）、拥有较强穿透力的红光传感器放置在底层。如此感光方式可以使入射光波穿透像素（硅晶体），将穿过硅晶体不同深度的蓝、绿、红 3 层感光强度信息记录下来，通过图像处理器推算出三原色的强度，即可得到正确的“还原”色彩。

Foveon X3 图像传感器在结构及感光原理方面与其他传感器不同，简单地说，Foveon X3 传感器的每个像素由红绿蓝 3 层像素叠加而成，每个像素都能完整感知 3 种基色。

2. 与 CCD/COMS 感光元件比较 传统的 CCD/CMOS 一个像素仅能采集红、蓝、绿 3 种光波中一种光波的强度，每一个像素透过上面滤镜过滤出特定颜色的光波交由下方的感知器侦测强度。红色、蓝色及绿色的像素数量大致上的比例是 1∶1∶2，这些马赛克式的三原色数据最后各自交由图像处理器马赛克，由于只记录 1/3 的信息，图像处理器必须去猜测这些遗失的资料，也就是将邻近的几个像素的数据混合出接近的颜色，即插值运算。Foveon X3 感光元件中的每个像素点都是独立的，互不影响，可以完整的收集三原色强度。

Foveon X3 传感器与 CCD/COMS 比对，如图 5-115 所示。

由于 Foveon X3 图像传感器不需要透过去马赛克滤光片和插值运算“还原”影像，因而不会像传统的感光元件产生摩尔纹或叠影。Foveon X3 图像传感器在结构上完全不同于传统的图像传感器，Foveon X3 图像传感器提供真正独特的图像质量的细节，以获取非常逼真的色彩表现及非常高的动态范围。

虽然 Foveon X3 图像传感器具有自身的技术优势，但缺点也同样明显。在目前的技术水平下，还无法做到光线穿过每层像素之后没有损失，因此，Foveon X3 图像传感器每层像素所感应到的光量并不一样（最底层的红色感光损失最大），这就导致了 3 种色彩信息在最终合成的时候会有所偏差，反映到图像质量上就是出现有一定的偏色。

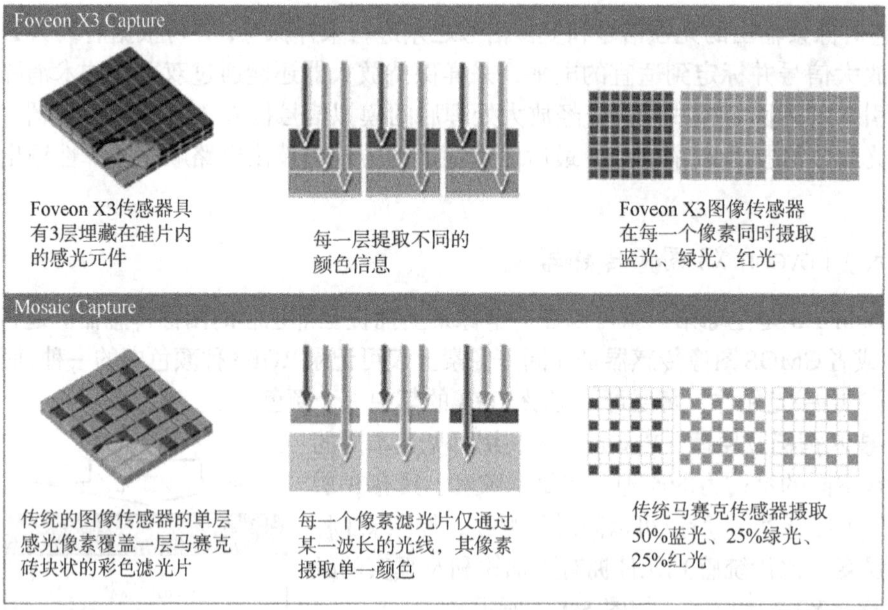

图 5-115　Foveon X3 传感器与 CCD/COMS 比对

（七）视频处理技术

视频处理技术包括图像数据数字化和视频编码技术 2 个方面。图像数据数字化是将 CCD 输出的模拟信号经模/数转换和彩色空间变换，转换为计算机可处理的数字信号，使得计算机可以显示并处理 CCD 图像数据。视频编码技术可以将数字化的图像信号经过视频编码成为标准的电视信号，从而能在各种显示器终端实现屏幕播放并进行图像录制。

电子内窥镜的成像系统，如图 5-116 所示。

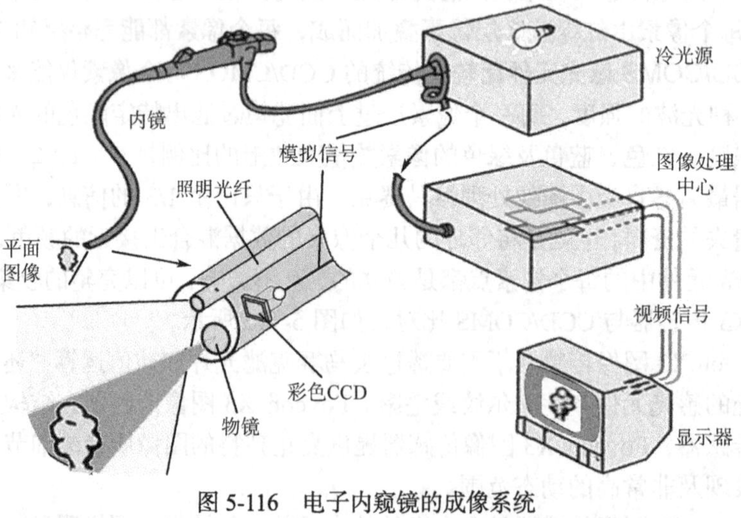

图 5-116　电子内窥镜的成像系统

电子内窥镜的成像原理是，冷光源发出的光经内窥镜的照明光纤进入受检体腔内，CCD 图像传感器接受到腔内黏膜面的反射光，并转换成模拟电信号，通过屏蔽线缆将信号输送到图像处理中心。在图像处理中心，图像模拟信号经 A/D 转换、视频编码等视频信息处理，并以视频信号的形式传输到显示器，最后在显示器的屏幕上“还原”出受检腔体的彩色黏膜图像。电子内窥镜的成像过程主要分为 3 个阶段。

（1）图像信息转换为模拟信号：由 CCD 图像传感器将二维平面图像（或三维立体图像）转换为模拟电信号。这个模拟信号表现的是电压幅度与时间的关系，其中，电压幅度主要反映了某一像素的受光强度和由黑像素定义的信号（行同步信号、场同步信号等），对应的时间与检测像素的平面位置、扫描的同步信号（行同步、场同步等）等信息有关。

（2）模拟信号转换为视频信号：模拟电信号经 A/D 转换、像素插值、图像缩放、视频编码、帧速率转换等数字化图像处理，将与被测图像相关的模拟信号进行电视信息编码，输出具有电视播放标准格式的视频信号。因此，电镜的图像处理中心也称为电视信息中心，它的视频输出与各种规格的显示器具有良好的兼容性。

（3）视频信号转换为电子图像：视频信号通过显示器可以方便的“还原”电子图像。为了便于临床应用，电镜的图像处理中心还通过配套的计算机系统，可以对电镜图像进行专业化的特征处理、数据分析、图像存储与打印等。

1. 数字图像数据的获取与表示　CCD 感光后，MOS 电容器（或感光二极管）受到光线的激发释放出电荷，通过其输出电路可以产生与光电荷量成正比的微弱电压信号。但 CCD 器件收集的原始像素信号中除了含有用的图像信号外，还掺杂着多种噪声与干扰，它主要包括光子噪声、散粒噪声、暗电流噪声、复位噪声及输出噪声等。因此，在前置放大器前必须通过外部电路对 CCD 的输出信号进行滤波和降噪处理，这是获取高保真图像的基础。

经降噪和放大处理后的 CCD 图像信号经 A/D 转换和彩色空间变换，得到的数据为数字化图像数据，数字信号可以通过计算机系统进行相关的图像技术处理。数字图像数据的获取大致可以分为 CCD 采样、分色（3CCD 法或彩色 CCD 法）、数字量化（8bit 为 256 个亮级）。由数字图像的获取过程可知，一幅图像由 M（行）、N（列）个取样点组成，每个取样点是组成取样图像的基本单位，称为像素。黑白图像的像素只有 1 个亮度值，而彩色图像的像素是矢量，它由多个彩色分量组成，一般为 3 个分量（R、G、B）。因此，取样图像的表示方法是单色图像用一个矩阵来表示，彩色图像用一组矩阵来表示。其中还包括下面几种。

（1）矩阵的行数称为图像的垂直分辨率。

（2）矩阵的列数称为图像的水平分辨率。

（3）矩阵中的元素是像素颜色分量的亮度值，一般用 8 位至 12 位二进制数表示。

由于彩色 CCD 的色块排列是确定的，其矩阵中的像素颜色分量的位置（行、列）也是一定的，因此，彩色 CCD 的图像数据也可以表示成一个矩阵（矩阵的元素包含 RGB 三种颜色的数据）。

2. 数字图像的基本属性　主要包括分辨率、像素深度、真/伪彩色、图像的表示法和种类等。各种图像信号有黑白和彩色、模拟和数字之分，图像信息的基础都是模拟信号。

（1）分辨率：分为显示分辨率和图像分辨率。显示分辨率是指显示屏上能够显示的像素数目。例如，显示分辨率为 840×480 表示显示屏分成 480 行，每行显示 840 个像素，整个显示屏含有 307 200 个显像点。屏幕能够显示的像素越多，说明显示设备的分辨率越高，显示的图像质量也就越高。图像分辨率是对组成一幅图像的像素密度的度量方法。对同样大小的一幅图，如果组成该图的图像像素数目越多，则说明图像的分辨率越高，看起来就越逼真。相反，图像显得越粗糙。

注意，图像分辨率与显示分辨率是2个不同的概念。图像分辨率是确定组成一幅图像的像素数目，显示分辨率则是确定显示图像的区域大小。对于电子内窥镜的前端图像采集来说，若要提高分辨率就是指要提高图像分辨率，方法是减小像素尺寸，要在微小的CCD光敏芯片上安排更多的像素数目。但是，单纯一味的提高像素数目可能会导致单个像素的感光不足，所以，为了提高图像分辨率，必须要在增加像素数量的同时提高物镜系统的感光能力。

（2）像素深度：是像素所有颜色分量的二进制位数之和，它决定了不同颜色（亮度）的最大数目，或者是确定灰度图像的每个像素可能有的灰度级数。例如，一幅彩色图像的每个像素用R、G、B3个分量表示，若每个分量用8bit，那么一个像素共用24bit表示，就是说像素的深度为24，每个像素可以是224=18 777 218种颜色中的一种。从这个意义上说，像素深度也就是图像深度。表示一个像素的位数越多，它能表达的颜色数目就越多，而它的深度就越深。电镜的像素深度主要取决于CCD光敏元质量、A/D转换位数和数字运算速度。现阶段，临床常用的电子内窥镜主要采用8位A/D转换器，它的像素深度为24，就是可以表现18 777 218种颜色。

（3）真彩色：是指在组成一幅彩色图像的每个像素值中有R、G、B3个基色分量，每个基色分量的亮度可以直接由CCD采集，并决定显示设备的基色强度，这样产生的彩色称为真彩色。电子内窥镜主要是采用的真彩色显像形式。

3. 扫描 CCD图像传感器将图像信息转换成的电信号是一维信息（电压与时间的函数曲线），而图像则是二维信息。为了将这个二维的图像信息转换成为一维的电信号，摄像系统利用光敏设备（CCD图像传感器）在二维图像上以一种步进的方式进行逐行（或隔行）移动感测点（像素），从而把二维图像信息置换为一维的电信号，这一转换过程称为扫描。扫描时，随着扫描点在CCD面阵上的移动，扫描到的像素的亮度和色彩也随之改变，由于电荷与像素的感光有关，那么扫描得到的就是随时间连续变化的模拟电信号。

对于CCD图像传感器来说，扫描与电荷寄存器位移是同一概念。目前，扫描有2种工作方式，即为逐行扫描和隔行扫描。

（1）逐行扫描方式：是指从面阵（或显示器屏幕）左上角的第一行开始逐行扫描，整个像素扫描一次完成。因此，生成的图像显示画面闪烁小、效果好。目前，先进的显示器大多采用逐行扫描方式。CCD逐行扫描方式示意图，如图5-117所示。

可见，输出的信号包含行、帧起始标志。这些标记信号对后期的图像数据处理与显示器同步有非常重要的意义，它需要与行同步、场同步、帧同步信号匹配。

（2）隔行扫描方式：隔行扫描技术源于早期电视技术，原因是扫描连续图像时受到了数据处理速度的技术限制，因此，为了弥补速度的不足，不得以通过隔行扫描方式来降低对数据处理速度的要求。隔行扫描方式是将一帧画面分为2个扫描场，即奇数场和偶数场，应用时先扫描奇数行数据以形成图像的轮廓，然后再用偶数行数据补充。

为了完成奇数场与偶数场的转换，隔行扫描方式的行数必须为奇数，就是说，在奇数场要完成第一个像素（第一行最左边）和最后一个像素（最后一行最右边）的扫描。由于隔行扫描不是连续扫描，若成像过程中被摄体移动，就可能会出现图像错位。另外，一幅图像的2次扫描也会造成显示画面闪烁。

隔行扫描方式示意图，如图5-118所示。

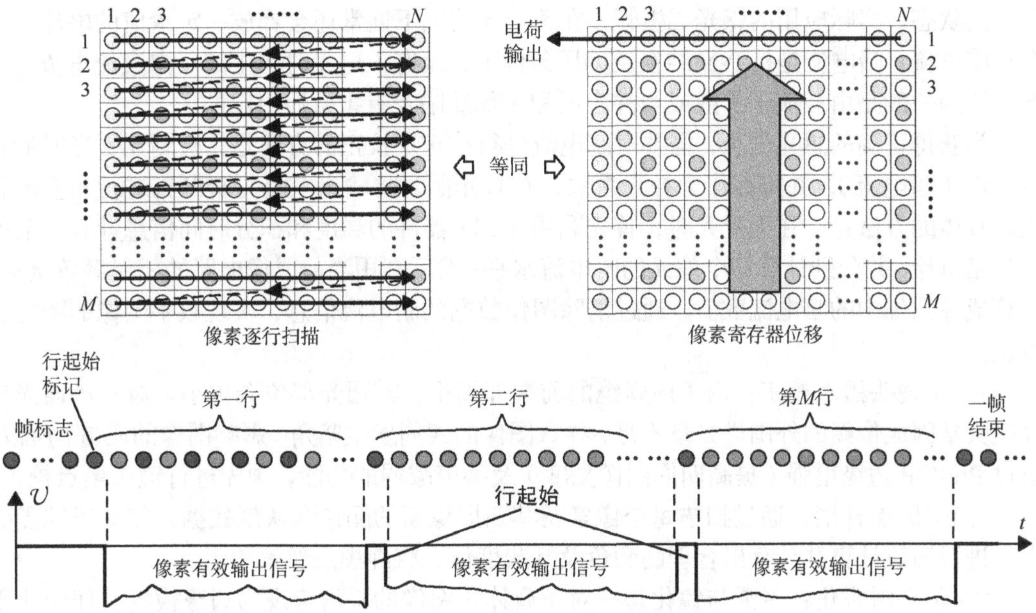

图 5-117　CCD 逐行扫描方式示意图

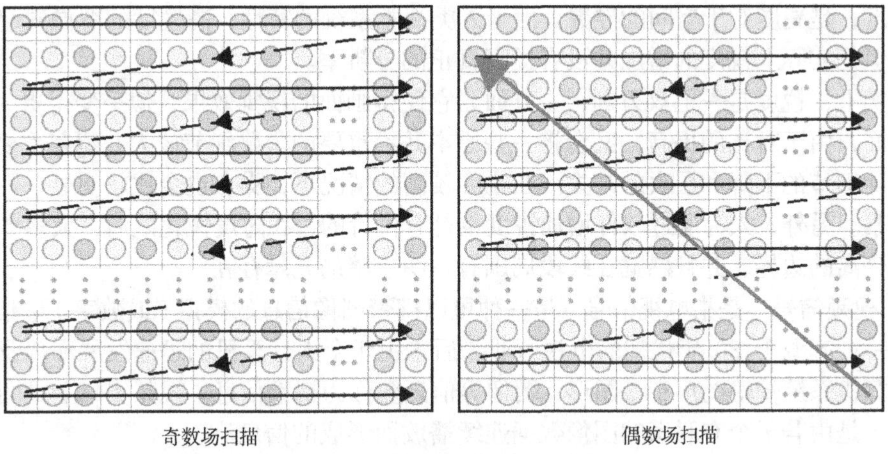

图 5-118　隔行扫描方式示意图

尽管从技术层面来看，逐行扫描 CCD 是好一些，但由相关资料可以了解到，由于同样大小 CCD 像素的不断增加，CCD 中传送信号的通路无法适应逐行扫描得到的一次性大量数据，会造成图像处理速度的下降。因此，现阶段在高像素的 CCD 应用中采用隔行扫描技术有增多的趋势。

4. ISP（image signal processor）　即图像信号处理，在内窥镜成像系统中用于图像信号的前端处理（Pre-ISP），主要是针对 ADC 转换后的数字数据进行图像噪声去除、坏点修补、白平衡、失真校正、锐利度、颜色插值等。依赖 ISP 技术，使图像在不同的光学条件下都能较好的“还原”现场细节。Pre-ISP 是对原始图像格式进行的第一次调整处理，可以说是直接修改和优化原始的图像数据内容。经过 Pre-ISP 处理过的数据，可以分为 RGB 和 YUV2 种数据格式。

ISP 具有的前端处理功能包括下面几种。

（1）暗电流校正：感光二极管在没有光线照射时，释放电流应该为“0”，但这只是理想的状态。实际应用的感光二极管，在无受光情况下通常还会释放一定量值的电流，即存在暗电流。暗电流是指 P-N 结在反偏压条件下，没有入射光时产生的反向直流电流，其产生原因一般是由载流子扩散或器件表面和内部缺陷及有害杂质引起的。

为获得正确的感光信息，需要对暗电流进行校正。校正的方法是，检测无受光时的释放电流（暗电流），并寄存作为补正系数，在有光照时将输出电流与暗电流进行相应的补正。具体的方法是，在无受光时，首先利用 CCD 器件的温度和积分时间信息计算当前的平均暗电流，并分别计算每个像元的暗电流水平；然后利用当前成像电路的相对等效增益，计算成像图像中的暗电流数值，通过消除图像数据的暗电流信息，实现数字图像的暗电流校正。

（2）镜头黑点校正：由于内窥镜的前端部细小，其通光部位会更小。对于小通光口径镜头常因成像圈的外围进光量不足，导致图像的四周发生暗角，影响图像的质量，所以，通过 Pre-ISP 边缘增强（提高四周图像亮度）及噪声减弱的功能，预先进行镜头黑点校正。

（3）黑点补偿：通过扫描每个像素及其四周像素的颜色和灰度数据，侦测出纯黑的点，进行插值计算并计算出合理的颜色及其灰度值，将纯黑点像素覆盖。

（4）平滑锐化：平滑与锐化是一对矛盾体，图像的平滑表现为边缘模糊，而锐化则为边缘清晰，因此，平滑锐化其实就是图像的锐度。在摄影领域，锐度用来表示图像边缘的对比度，是亮度对于空间的导数。由于人类视觉系统的特性，高锐度的图像看起来更加清晰，但是实际上锐度的增加并没有提高真正的分辨率。

事实上，锐度是一把双刃剑，一方面，它使得画面的视觉效果，似乎变得更为清晰；另一方面，由于对比的提高，又会将一些原本并不重要的主要细节放大并覆盖次要细节，造成实际细节的下降和层次的缺失。在锐度较高的情况下，噪点也会比较明显，不利于图像的观察。另外，人为通过软件增加锐度也是有代价的，在过度锐化之后，大多数观察者会看到分离的边界，并且感觉在线段周围有一明一暗的光晕存在。

5. 视频信号 是指电视信号，是一种可以携带图像信息的模拟（或数字）电信号。视频信号一词起源于 80 年代初的电视行业，后来由于个人计算机的迅速发展和普及，许多通过计算机系统传输的声音、图形、图像等信息统称为视频信息。视频实际上是图像数据的一种，是由若干个有联系的图像数据连续播放而形成的信息流。

视频信号是由连续的随着时间变化的一组图像（或称为帧，通常为 24、25、30 帧/s）组成，由于人眼具有"视觉暂留"的生理学特点，当 1s 内连续播放多幅相互关联的静止图像时就会产生运动的感觉，即运动视频或活动图像。常见视频信号有电影、电视或动画等，它的特点是分辨率高、色彩逼真，是信息量最为丰富、直观、生动、具体的一种承载信息的媒体。电子内窥镜通过视频信号可以直接、准确地观察到腔体内的状况，为临床诊治提供依据。

（1）视频信号的标准：模拟视频信号的标准为图像信号幅度 0.7V，行、场同步脉冲幅度 0.3V（与图像信号反向），峰-峰值 $V_{p\text{-}p}$=1.0V。在实际应用中，$V_{p\text{-}p}$ 在 0.9～1.2V（75Ω 输入负荷）之间。$V_{p\text{-}p}$ 过小，图像暗淡、同步不稳；$V_{p\text{-}p}$ 过大，图像失真、亮度层次变差。

（2）视频信号格式：摄像系统需要将 RGB 信号转换成 YUV 颜色空间，以维持图像传输系统的兼容性。显示器再根据需要换回 RGB 格式，以便显示彩色图形。YUV 是被欧洲电视系统所采用的一种颜色编码方法（属于 PAL 制式），我国广播电视也普遍采用这类方法。其中，"Y"表示明亮度，也就是灰阶值，可以控制像素的亮度；"U"和"V"是 2

个色差信号，表示的是色度，作用是描述影像色彩及饱和度，用于指定像素的颜色。U、V 信号在传输过程可以合成为一个色度信号 C。

YUV 主要用于优化彩色视频信号的传输，与 RGB 视频信号传输相比，它只需占用极少的带宽（RGB 要求 3 个独立的视频信号同时传输）。彩色视频信号采用 YUV 空间正是为了用亮度信号 Y 解决彩色电视机与黑白电视机的兼容问题，使黑白电视机也能接收彩色电视信号。也就是说，单独的 Y 信号可以得到黑白图像；Y 和 U、V 信号经矩阵变换，能还原为红（R）、绿（G）、蓝（B）三基色信号，再混色显示为彩色图像。

YUV 信号于 RGB 信号的关系为

$$Y=0.299R+0.587G+0.114B$$
$$U=-0.147R-0.289G+0.436B$$
$$V=0.615R-0.515G-0.100B$$

（3）视频信号的数字化：就是将 RGB 彩色空间中的分量信号用 A/D 转换器分别对它们数字化，也就是分量初始化。数字域中的彩色空间变换与模拟域的彩色空间变换不同，它们的分量使用 Y、C_r 和 C_b 来表示，YC_bC_r 与 RGB 空间的转换关系如下

$$Y=0.299R+0.578G+0.114B$$
$$C_r=(0.500R-0.419G-0.081B)+128$$
$$C_b=(-0.169R-0.331G+0.500B)+128$$

（4）CCD 视频的插值估算：视频信号的特点在于相邻帧在内容上有很强的相关性，时间上又有一定的冗余性。相关性说明相邻两帧之间目标的运动具有因果关系，冗余性则是指相邻两帧之间有一定的时间间隔。这 2 点使得对 CCD 视频的估算成为可能。

目标运动必然会造成相邻帧的视频图像亮度和色彩分布发生变化，运动画面估算就是根据这种分布的变化来估计目标在像面上的二维投影运动。即通过运动画面估算进行恰当的插值，使得“重建”图像更为平滑、清晰、真实。CCD 视频的插值估算主要依据 2 个光学约束条件，一是光流的约束条件，它说明目标像素在运动轨迹上的相邻点处，其投影的亮度保持不变，这一点对于图像插值非常重要，它可以在 2 个像素间运用插值理论进行合理地插入数据。二是平滑约束，平滑约束又称为平滑限制，是指在所考察像素的某一临域内，所有像素点的运动矢量保持一致，运用这一约束条件对于消除或减小图像噪声的影响是有利的。

（八）图像处理中心

图像处理中心的任务是，提供 CCD 驱动信号，接收并数字化处理 CCD 输出的像素信息，可以为各种显示终端输出标准的彩色视频图像信号。下面以 Q750 图像处理机为例，介绍图像处理中心的主要功能。图像处理中心，如图 5-119 所示。

1. 按键功能　Q750 图像处理机是一台智能化的图像处理系统，通过它的闭环控制，可以适应各种腔内活动图像的信号采集与视频输出。

（1）增益调节：图像处理机输出的视频信号必须要满足电视传输规定的标准电平，即为了能在不同的景物照度条件下都能输出清晰的视频信号，要求视频信号放大器的增益能够在较大的范围内进行调节。这种增益调节通常是通过检测视频信号的平均电平后由系统自动完成，实现这一功能的电路称为自动增益控制电路，称为 AGC（automatic generation control）电路或 AGC 环。

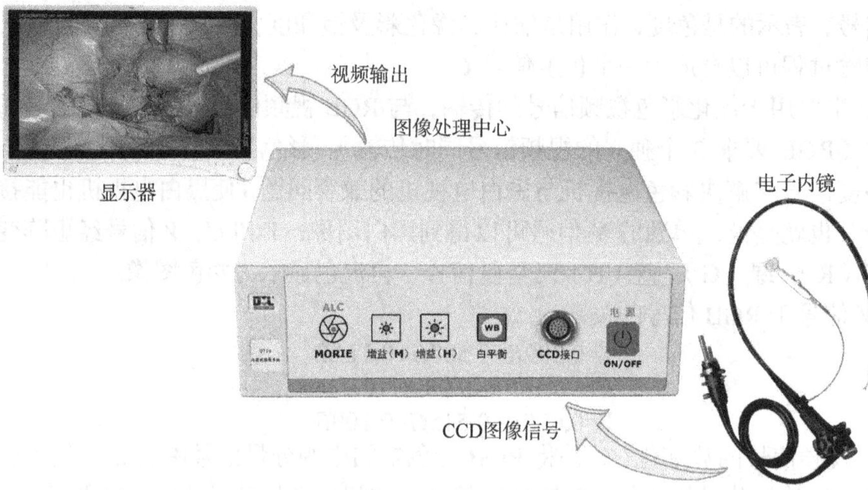

图 5-119　图像处理中心

AGC 环是放大电路的增益自动地随信号强度而调整的自动控制方法，是一个负反馈闭环系统，它可以分成增益受控放大电路和控制电压形成电路 2 部分。增益受控放大电路位于正向放大通路，其增益随控制电压而改变。控制电压形成电路的基本部件是 AGC 检波器和低通滤波器，有时也包含门电路和直流放大器等。具有 AGC 功能的摄像系统，可以在低照度时自动提高灵敏度，但此时的噪点也会随之增加。

本机在开启过程中，内部的图像处理系统会完成初始的增益调整。使用中，如果感觉显示的图像较暗或较亮，可以按动增益键（分为中、高）进行个性化整定，以适应微光环境下的 CCD 采样。

（2）白平衡：字面上的理解是对白色光的视觉平衡，白色是指反射到人眼中的由红、绿、蓝 3 种基色光按相同比例且具有一定亮度所形成的视觉反应。白平衡是电视摄像领域一个非常重要的概念，也是内窥镜彩色成像的一项基本功能，通过它可以解决色彩还原和色调处理的一系列问题。

白平衡的作用是重新校对基准颜色。当摄像系统对准白色拍摄物时，表明目前监视器应当显示正常的白色，即红、绿、蓝三路基色信号幅度相等，通过调整摄像系统红、绿、蓝三路信号中各放大器的增益，使三路输出的三基色电压幅度相同。当相同幅度的三基色信号传送到接收端后，可在已调整白平衡接收机的彩色显示器上重现基准白。白平衡校准是在拍摄现场光（内窥镜配备的光源）的条件下，用白纸或白色物体充满镜头视野进行的白平衡调节。目前，内窥镜的图像处理普遍采用自动白平衡的校正方式，即在色温为 6000K 左右的白光下，对准白色物体，按下“白平衡”按键，指示灯亮，系统开始进行白平衡自动校正，校正结束后指示灯熄灭。

（3）背光补偿：在日常生活中，当用眼睛观看强光源时，周围的物体都基本会呈现一片黑色。内窥镜的成像系统也是如此，当不可避免的出现镜头遇到反射强光时，也会发生周围为黑图像的现象。此时，显示的图像会出现白光斑，无法观察到周围的腔体，因此，需要应用“MORIE”键，对图像进行特别处理以及时消除光斑。

“MORIE”键的作用就是实现背光补偿，即强光抑制，在功能上又被称为“峰值消光”。峰值消光的目的是消除强烈的光斑，如消除手术中器械的反光等。背光补偿后的修正图像，如图 5-120 所示。

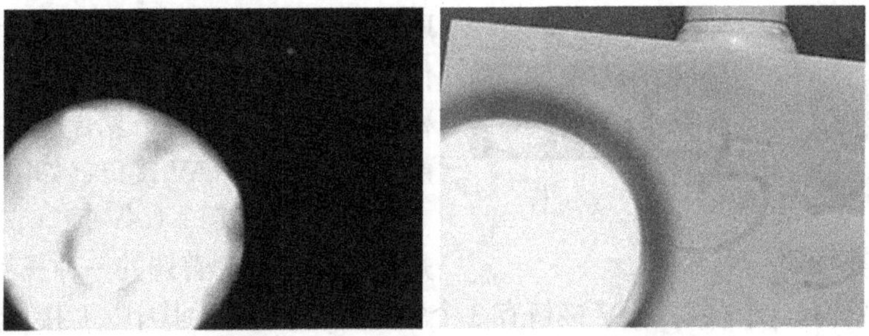

图 5-120 背光补偿后的修正图像

2. 视频输出 图像处理机可以提供各种常用的标准视频接口。图像处理机的后面板及外设连接示意图，如图 5-121 所示。

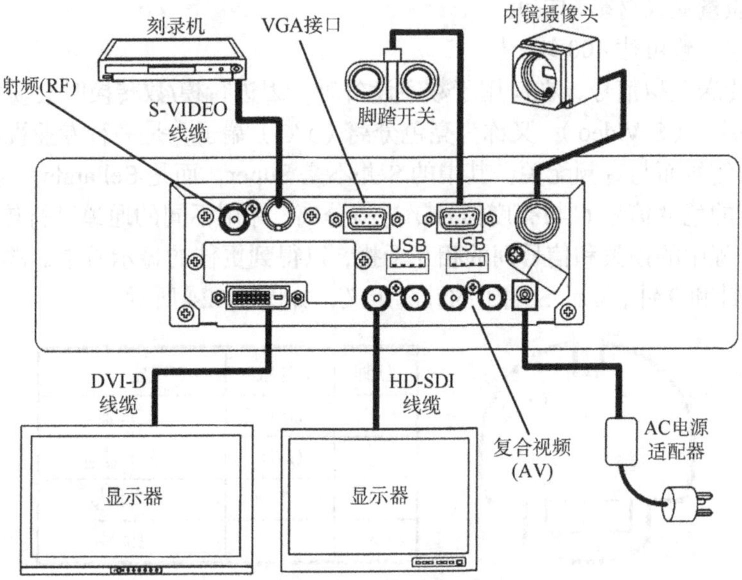

图 5-121 图像处理机后面板及外设连接示意图

图像处理机的输出接口包括符合不同输出标准和编码格式的各种接口。

（1）射频接口：射频（radio frequency，RF）信号是一种高频电磁波，是将电视信息用高频交流电调制形成的射频信号，可以通过天线远距离无线传送与接收电视信号。射频接口也称为 RF 接口，线缆为同轴电缆，属于模拟信号传输。

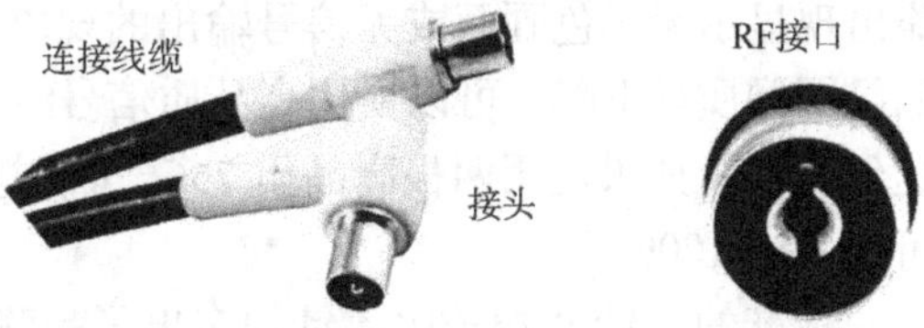

图 5-122 RF 接口与线缆接头

RF 接口与线缆接头，如图 5-122 所示。

目前，几乎所有的电视都支持 RF 接口，闭路电视信号就是通过这个接口传送至各个用户。与其他电视接口相比，RF 接口的图像传输效果相对较差，但是它具有 2 个突出的优点。一是传输距离长，可以长达 100m 以上；二是仅需要一根线缆，能够同时传输视频和音频混合的信号。

（2）复合视频接口：复合视频（composite video）又称为模拟复合视频（AV），是对

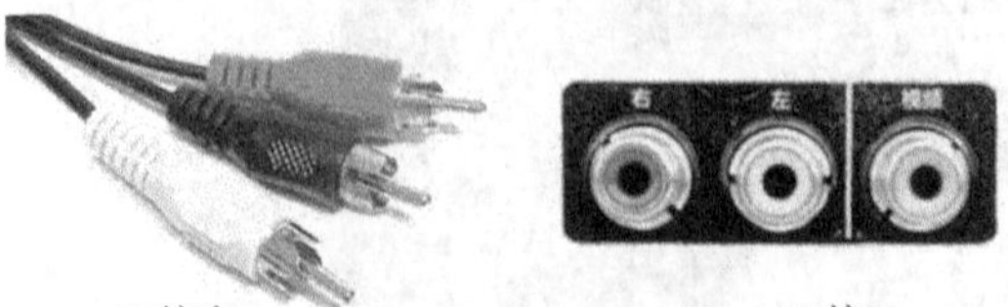

AV接头　　AV接口

图 5-123　AV 接口

RF 信号的改进，可以将视频和音频信号分开传送。复合视频采用 3 个独立的 RCA 插头（俗称莲花头），分别传送复合视频、左声道和右声道音频信号。AV 接口，如图 5-123 所示。

复合视频接口（AV 接口或 Video 接口）是目前应用最为普遍的一种视频接口，几乎所有视频设备都具有这个接口。AV 接口有 3 个独立 RCA 插头，其中，*V* 接口连接混合视频信号，为黄色插口，*L* 接口连接左声道声音信号，为白色插口，*R* 接口连接右声道声音信号，为红色插口。

复合视频的主要特点是以下几个。

1）信号保真度比 RF 好。

2）图像质量受线材影响较大。

3）分辨率一般可达 400 线。

4）只能传送模拟信号，在应用于数字设备时，因进行模/数转换时会损失信噪比。

（3）S 端子（S-Video）：又称为亮色分离（*Y/C*）端子，是一种专业视频标准接口，它仅传输视频信号而与音频无关。其中的 S 并不是 Super，而是 SeParate，是分离的意思，是将视频信号的色度信号 *C* 与亮度信号 *Y* 进行分离，并用不同的通道进行传输，从而降低了影像转换过程中的损失和信号间的相互干扰，以得到更佳的显示效果。常见的 S 端子接口有 4 针、7 针和 9 针，4 针 S 端子的针脚定义，如图 5-124 所示。

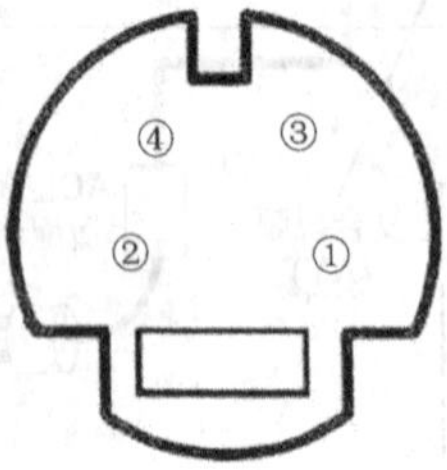

钱脚	名称	定义
1	GND	Y亮度地
2	GND	C色信号地
3	Y	亮度信号
4	C	色信号

图 5-124　4 针 S 端子针脚定义

4 针 S 端子是常见的 S 端子，目前的电视机、影碟机、投影仪配接的几乎都采用 4 针接口。4 针 S 端子线为单根多芯结构，长度一般在 3M 之内，最长不能超过 5M，否则有可能出现显示无彩色画面或无信号输出的现象。视频信号的传输主要取决于传输线的质量，如果图像质量下降，可以换用高品质信号线。使用高品质的信号线，信号的传输距离可以达到 30m。如果使用两根高品质 75Ω 同轴电缆（如 RG59 或 RG6），传输信号的距离甚至可达 60～100m。

标准的 7 针 S 端子比 4 针的多出了一路复合信号，可以单独分离输出 RCA 信号（复合信号），在显卡上就能省略一个黄色的 VIDEO 输出接口。虽然多出的 2 针功能和定义有所相同，但一般都是 6、7 针脚作为标准 AV 视频信号输出，这样就使得这个 7 针接口既能分离出一路 4 针标准 S 端子信号，又能分离出一路标准的 AV 视频信号。有的配备 7 针 S 端子的显卡配备一个一转二的转接输出装置，可以分成 S 端子和 AV 输出 2 种模式。7 针 S 端子的针脚定义，如图 5-125 所示。

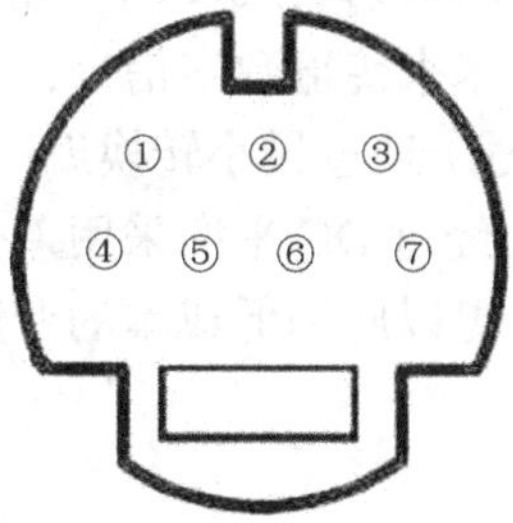

针脚	名称	定义
1	GND	Y亮度地
2	GND	C色信号地
3	Y	亮度信号
4	C	色信号
5		–
6	V	复合视频信号
7	VGND	复合地

图 5-125 7 针 S 端子针脚定义

（4）分量视频接口：也称为色差输出/输入接口，是一种高清晰数字电视的专业接口。分量视频接口是在 S 端子的基础上，将视频信号的亮度信息和色彩信息分开发送，这样视频信号包括了分开传输的一路亮度信号和两路色差信号，因而避免了信号传输过程中的串扰，与复合电视信号（亮度信号与色彩信号复合传输）和 S 端子相比，具有更高的图像质量。分量视频接口通常采用 2 种标识，即 YP_bP_r（逐行扫描方式）和 YC_bC_r（隔行扫描方式）。

分量视频的特点有以下几个。

1）信号质量比 S-Video 好，无重影、无拖尾、 色彩饱满、层次清晰。

2）只传送视频信号，不传送音频信号。

3）分辨率可达到 600 线以上，支持高清格式。

4）10m 左右仍能传输优秀的图像。

（5）VGA 接口（video graphics array）：接口就是显卡上输出模拟信号的接口，也称为 D-Sub 接口。显卡所处理的信息最终都要输出到显示器上，显卡的输出接口就是电脑与显示器之间的桥梁，它负责向显示器输出相应的图像信号。CRT 显示器因为设计制造上的原因，只能接受模拟信号，这就需要显卡应具有输入模拟信号的功能。虽然液晶显示器可以直接接收数字信号，但很多低端产品为了与 VGA 接口显卡相匹配，也采用 VGA 接口。

VGA 接口的针脚定义，如图 5-126 所示。

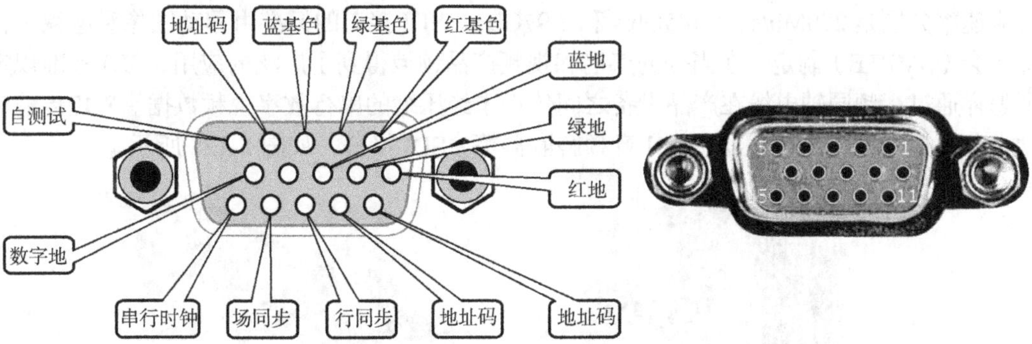

图 5-126 VGA 接口针脚定义

VGA 信号的特点有以下几个。

1）信号质量可以与其他高清接口媲美。

2）支持多种分辨率格式。

3）线缆长度不要超过 10m，否则可能出现虚影。

（6）DVI 接口（digital visual interface）：即为数字视频接口，是基于 TMDS（transition minimized differential signaling，转换最小差分信号）技术来传输数字信号，TMDS 运用先进的编码算法把 8bit 数据（R、G、B 中的每路基色信号）通过最小转换编码为 10bit 数据（包含行场同步信息、时钟信息、数据 DE、纠错等），经过 DC 平衡采用差分信号传输数据，它和 LVDS、TTL 相比具有较好的电磁兼容性能，可以应用低成本的专用电缆，实现长距离、高质量的数字信号传输。

DVI 的特点有以下几个。

1）为数字信号，可以免除模/数转换过程，信号没有衰减，色彩更纯净、逼真。

2）仅传送视频信号。

3）支持多种格式，包括 1920×1080 全高清格式。

4）有效传输距离为 5m 左右。

DVI 接口有 3 种类型 5 种规格，端子接口尺寸为 39.5mm×15.13mm。DVI 接口，如图 5-127 所示。

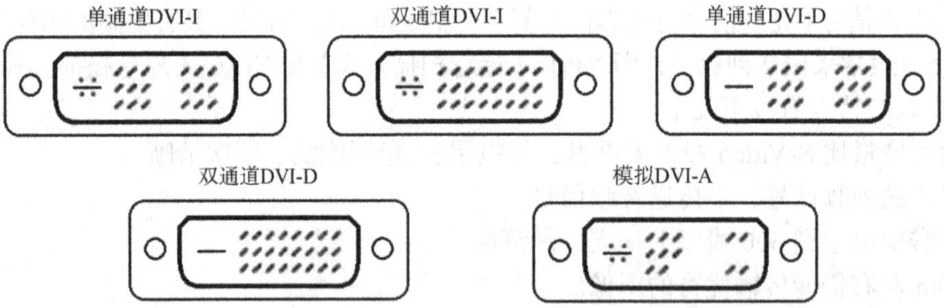

图 5-127　DVI 接口

DVI 接口包括 3 大类。其中，DVI－A（DVI－Analog）接口只传输模拟信号，实质就是 VGA 模拟传输接口规格；DVI－D（DVI－Digital）接口是纯数字的接口，只能传输数字信号，不兼容模拟信号；DVI－I（DVI－Integrated）接口是兼容数字和模拟信号接口。

（7）SDI 接口（serial digital interface）：接口是数字分量串行接口，是一种广播级的高清数字输入和输出端口，按速率分为标准清晰度 SD-SDI、高清标准 HD-SDI 和 3G-SDI，对应速率分别是 270Mb/s、1.485Gb/s 和 2.97Gb/s。SDI 接口的标准由移动图像和电视工程师协会（SMPTE）制定，在当今的广播和视频产品领域得到了广泛的应用，SDI 标准规定了怎样通过视频同轴电缆在产品设备之间传送未经压缩的串行数字视频数据。SDI 传输辅助设备包括 SDI 光纤传输器、SDI 音频解嵌器等。SDI 接口，如图 5-128 所示。

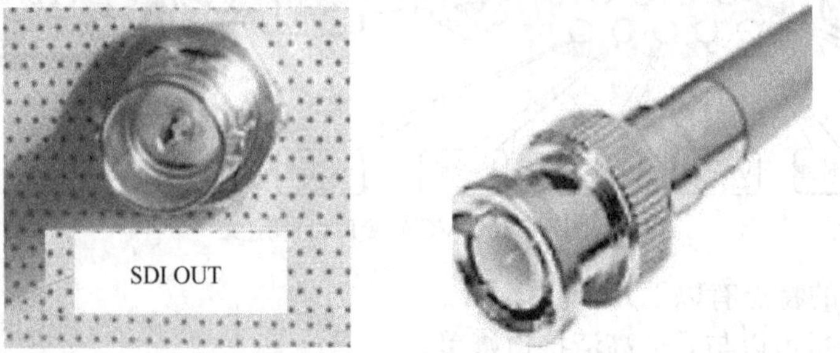

图 5-128　SDI 接口

SDI 的特点有以下几个。

1）传输高数据率数字信号，但不能传送压缩的数字信号。

2）可以使用同轴电缆或光缆传输数据。

3）支持多种格式，包括 1920×1080 全高清格式。

4）有效传输距离为 5m 左右。

5）可同时传送嵌入的音频信号。

（8）USB 接口（universal serial bus，通用串行总线）：是连接计算机系统与外部设备的一种串行总线标准，也是一种输入/输出接口的技术规范，被广泛地应用于个人电脑和移动设备等信息通讯设备，并扩展至摄影器材、数字电视（机顶盒）、游戏机等相关领域。最新一代是 USB 3.1，传输速度可达 10Gbit/s，三段式电压 5V/12V/20V，最大供电 100W，新型 Type C 插件不再分正反面。USB 接口，如图 5-129 所示。

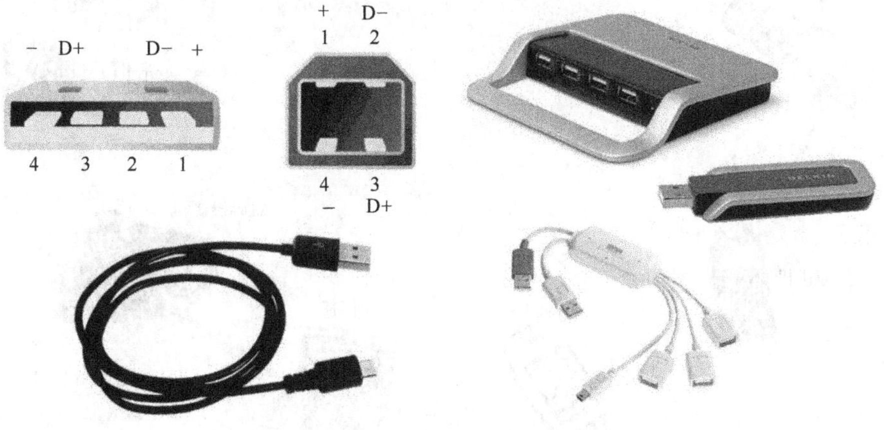

图 5-129　USB 接口

USB 是一个外部总线标准，用于规范电脑与外部设备的连接与通讯。USB 接口即插即用能热插拔，可连接如图 5-130 所示的多种外部设备。

USB 的特点有以下几个。

1）支持即插即用、热插拔。

2）异步的文件拷贝（在传送文件时无损）。

3）PC 领域应用广泛。

3. 图像处理器的发展　电子内窥镜是利用 CCD（或 CMOS）将光信号转变为电信号，因此，通过计算机系统可以对图像进行有针对性的数字化处理。

（1）局部图像放大：随着光学技术的进步，内窥镜图像的放大效果也在不断改进，以往只能将内窥镜图像放大到 10～40 倍，很难对消化道黏膜细胞进行细微观察。目前，已经有能够放大 40 倍以上的内窥镜，可以清晰地对黏膜腺管形状、细胞核的变异进行判断和分析，对于早期癌症的诊断率大大提升。比内窥镜放大倍率更高的是激光共聚焦内窥镜，其原理是通过激光共聚焦显微镜的工作原理，在内窥镜下对细胞进行模拟切片，放大倍数可以达到数千倍，对细胞核的观察更为确切。

（2）采用微分法增强图像的形态轮廓：图像由各种频率的成分组成，主要包括：表示图像全急剧变化和微细部分的高频成分、表示图像缓慢变化和粗糙部分的低频成分、表示画面全体平均值的直流成分。通过微分处理将高频成分增强，从而使图像的轮廓更显著。

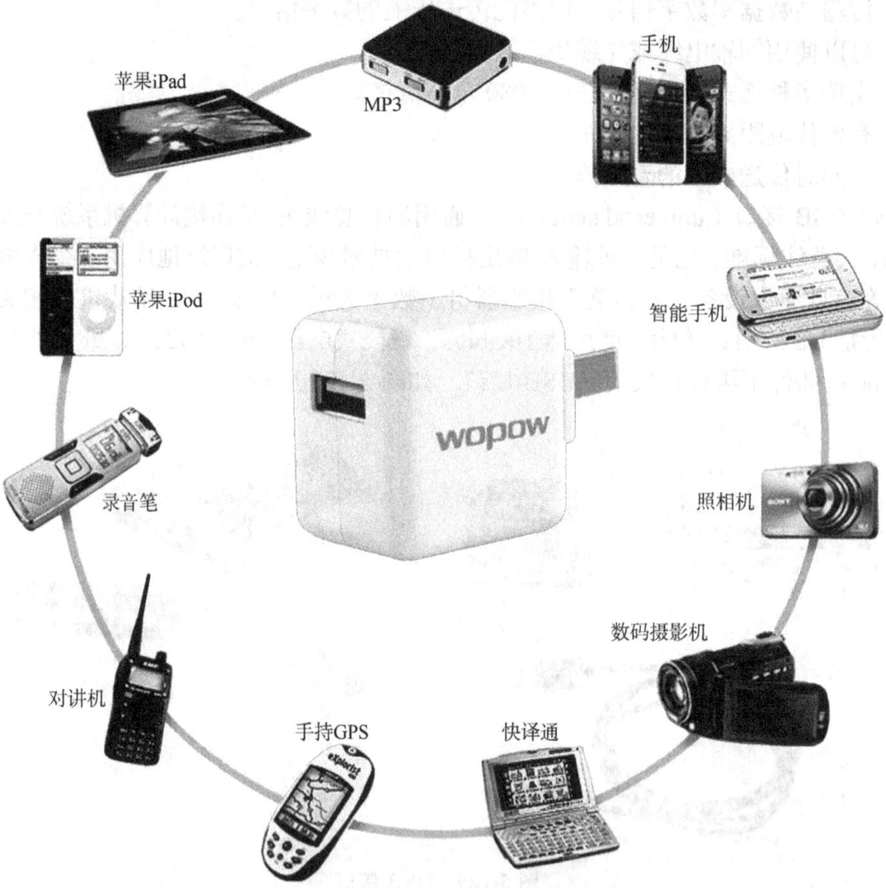

图 5-130 USB 接口可连接的外部设备

（3）人为改变 RGB 中的某种色调：通过对颜色信息的构造信息进行有选择的增强或减弱，使观察者能够更容易对病变做出存疑诊断。因此，人为的增强或减弱 RGB 中的某种色调，可以使病变部位更为突显、便于发现与诊断。

（4）人为改变 RGB 信号的灰度：增强 RGB 信号的灰度对比，可以使早期胃癌病变的境界、黏膜斑、发红及黏膜下静脉等更为明显。另外，通过图像构造（凸凹）信息进行定量测定，有利于为病变诊断提供客观依据。

五、胶囊内窥镜与超声内窥镜

目前，消化道内窥镜已发展成一套完整的技术体系，按其成像原理与构造分类，可大体分为四大类，即：纤维内窥镜、电子内窥镜、胶囊内窥镜和超声内窥镜。

胶囊内窥镜是一种做成胶囊形状的无线、微缩内窥镜，是用来检查胃肠道的专用医疗仪器。胶囊内窥镜也是一种全新、安全舒适的消化道检查手段，它不仅突破了小肠这一内窥镜检测的盲区，还消除了患者对内窥镜检查的心理恐惧，使得胃肠道疾病的早期诊断成为现实。

超声内窥镜将微型高频超声探头安置在内窥镜顶端，当插入到消化管腔后，不仅通过内窥镜直接观察腔内黏膜表面的形态结构和病变，而且可以进行实时超声扫描，以获得消化管壁的层次结构、病变起源和浸润范围，以及周围邻近脏器组织结构及其病变的超声图像。超声内窥镜技术是内窥镜和超声技术的有机结合，为消化道疾病的诊治开辟了新的途径。

（一）胶囊内窥镜

小肠是消化道中最长的一段，由于其解剖位置、结构和生理学特点，传统的胃肠镜检查仅能对其一小部分肠黏膜进行直视检查，而其他影像学检查（如小肠气钡造影、核素扫描、CT 及磁共振成像（MRI）等）对小肠疾病的诊断价值也非常有限。因此，长期以来小肠一直是消化道检查的盲区，小肠疾病也由于检查手段的限制难以得到正确诊断。近年来，随着胶囊内窥镜和气囊小肠镜的发明与应用，使得全小肠检查成为可能，小肠疾病的诊断水平也有了质的飞跃。

胶囊内窥镜（capsule endoscopy）为智能胶囊消化道内窥镜系统，也称为医用无线内窥镜，是一种无创无痛的消化道检查诊断系统，胶囊内窥镜也被美誉为消化道舒适检查的第一诊断工具。胶囊内窥镜具有检查方便、无创伤、无痛苦、无交叉感染、不影响患者的正常生活等优点，通过它特有的技术特点，扩展了消化道检查的视野（小肠检查），克服了传统的插入式内窥镜所固有的耐受性差、不适用于年老体弱和病情危重等缺陷，可作为消化道疾病（尤其是小肠疾病）诊断的首选方案，胶囊内窥镜被医学界称为 21 世纪内窥镜发展的方向。

1. 胶囊内窥镜的工作流程　受检者通过吞服内置摄像与信号传输装置的胶囊内窥镜，借助自身的消化道蠕动使其在消化道内运动并实时拍摄成像，医生可利用体外的图像记录仪和影像工作站，了解受检者整个消化道状况，从而做出相应的医学诊断。胶囊内窥镜的工作流程，如图 5-131 所示。

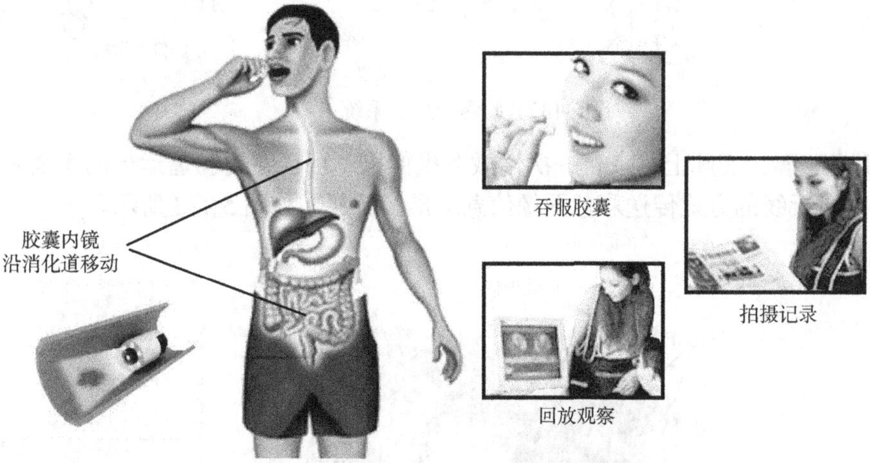

图 5-131　胶囊内窥镜工作流程

患者吞服胶囊后，胶囊随着消化道的蠕动沿着食道、胃、十二指肠、空肠与回肠、结肠、直肠的路径前进，对途经的腔段连续摄像，并以无线信号的方式实时传回图像信息，由体外携带的图像记录仪进行记录。胶囊内窥镜具有实时观看现场图像的功能，通过现场控制胶囊运行参数，可以同时进行多人检查。

胶囊内窥镜的技术特点是以下几个。

（1）全小肠段真彩色图像拍摄，成像清晰微观，突破了小肠检查的盲区，可以大大提高消化道疾病诊断的检出率。

（2）胶囊为一次性使用，可有效避免交叉感染。胶囊外壳采用耐腐蚀医用高分子材料，对人体无毒、无刺激性，并能够安全自然排出。

（3）只需吞服一颗胶囊，检查过程无痛、无创、无外联导线，更无需麻醉，不影响正常的工作和生活。

（4）由此告别了临床的内窥镜插管操作，胶囊内窥镜 3 个步骤清晰简便。医生只需回放胶囊所拍摄到的图像资料，即可对病患做出诊断。

2. 胶囊内窥镜的基本结构 胶囊内窥镜系统由摄像胶囊、图像记录仪、影像工作站及手持无线监控仪（选用）4 部分组成。胶囊内窥镜系统，如图 5-132 所示。

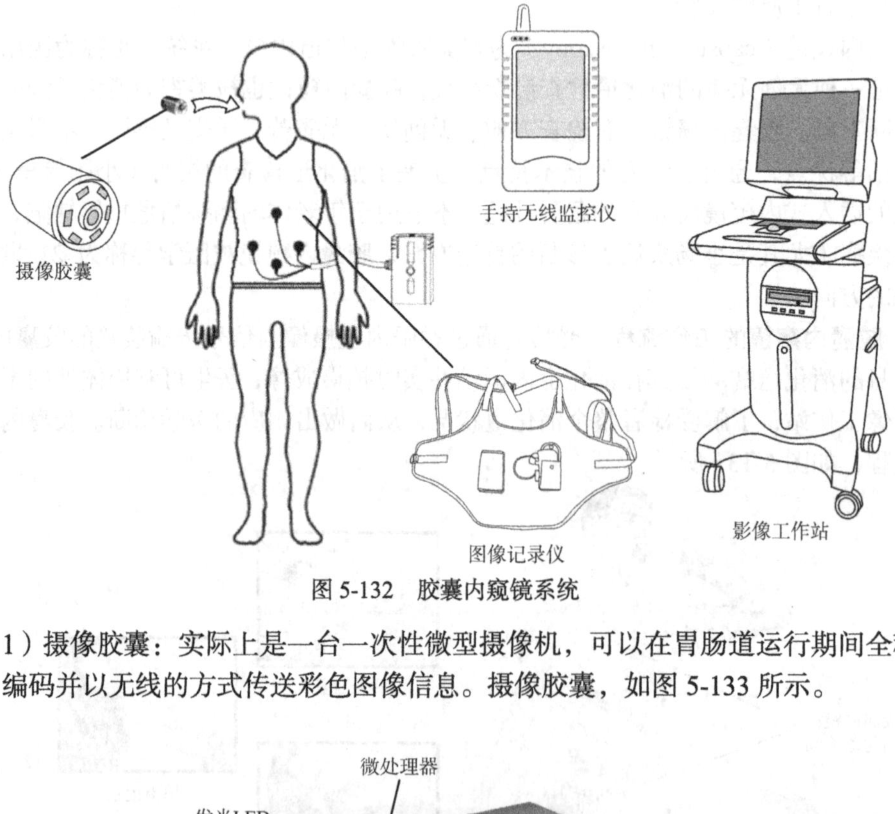

图 5-132 胶囊内窥镜系统

（1）摄像胶囊：实际上是一台一次性微型摄像机，可以在胃肠道运行期间全程实时拍摄、编码并以无线的方式传送彩色图像信息。摄像胶囊，如图 5-133 所示。

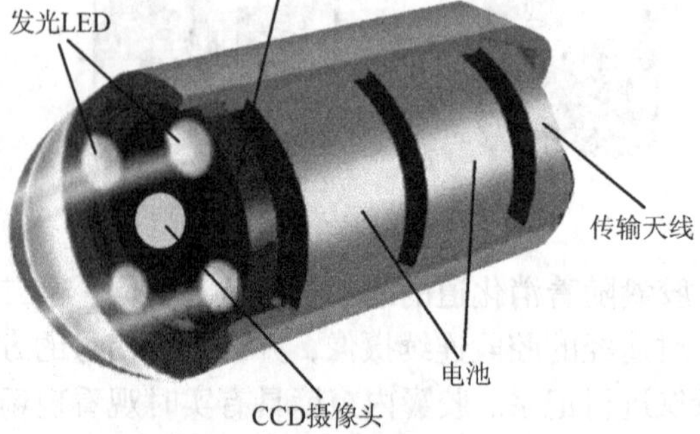

图 5-133 摄像胶囊

胶囊由 LED 光源、CCD 摄像头、微处理器、电池、无线收发模块及外壳等组成，启动后由受检者吞服进入消化道，可以自动进行腔体的拍摄。

（2）图像记录仪：形似“马甲”背心，实际上是一个近体、多点的无线接收与记录系统。图像记录仪的接收天线，如图 5-134 所示。

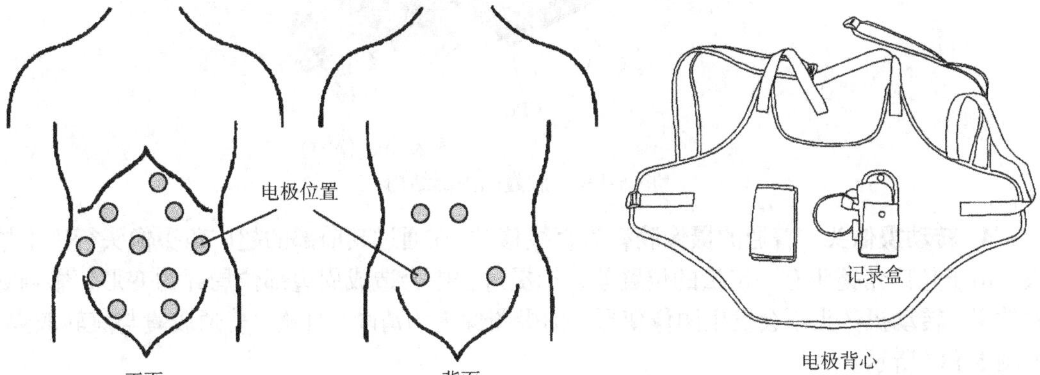

图 5-134 图像记录仪的接收天线

图像记录仪由天线单元阵列和记录盒组成，其中接收天线分布在记录仪背心的固定位置，可以定位接收摄像胶囊传输的图像信息。

（3）影像工作站：由计算机、打印机和图像处理软件等组成，可以进行实时监控，并对胶囊拍摄的图像进行编辑、浏览，便于医生的诊断和出具诊断报告等。

（4）手持无线监控仪：由无线收发模块、电池、触摸显示器及主机等组成。用于校正图像记录仪的时钟，现场控制摄像胶囊的运行参数，实时监控图像及胶囊的工作状态。

3. 体外供电 从现有胶囊内窥镜的构造上来看，实现小型化的最大困难在于供电电池。通过提高电池容量及低耗电化等措施来缩小电池的体积非常必要。然而，摄像胶囊的体外供电也是胶囊内窥镜的一种供电方式。无线电磁耦合供电，如图 5-135 所示。

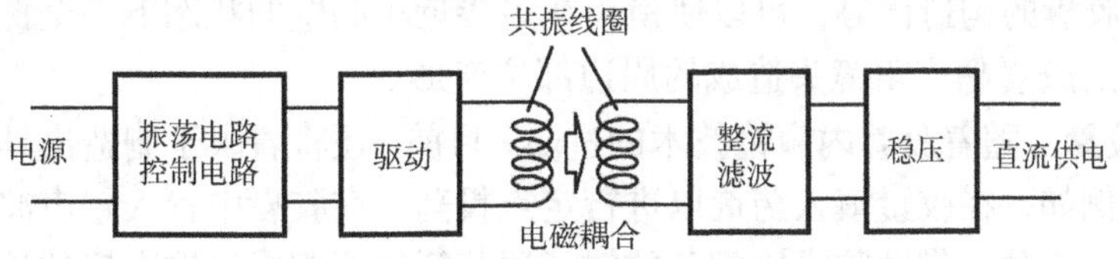

图 5-135 无线电磁耦合供电

目前，摄像胶囊的体外供电主要是采用无线电磁耦合供电方式，就是通过一对共振线圈产生的电磁共振耦合来传递能量。根据共振原理，将发送端和接收端各安装一个线圈并调校成一个磁共振系统，当发送端产生的振荡磁场频率和接收端的固有频率相同时，接收端就会产生共振，从而实现了能量的传输。

在胶囊内窥镜供电系统中，发送端安装在患者身上的图像记录仪内，可以根据要求发出的数十兆赫的高频电波。接收端在摄像胶囊内部，胶囊工作时，其中的共振线圈与发射频率发生共振，由此共振线圈产生高频交流电，这一交流电经过整流、滤波后可以作为胶囊的内部电源。体外供电的摄像胶囊，如图 5-136 所示。

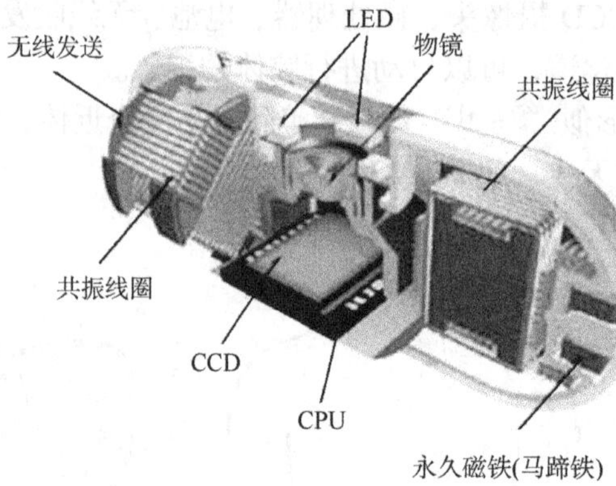

图 5-136　胶囊的内部结构

4. 转动摄像头　普通的摄像胶囊为直线移动，在通过其前部的超广角摄像头行进中拍摄，由于超广角镜头有一定量的位置差，拍摄过程中会造成周边部位局部的变形，影响观察效果。转动摄像头不会发生图像变形，拍摄图像更为清晰、准确。普通胶囊与旋转胶囊，如图 5-137 所示。

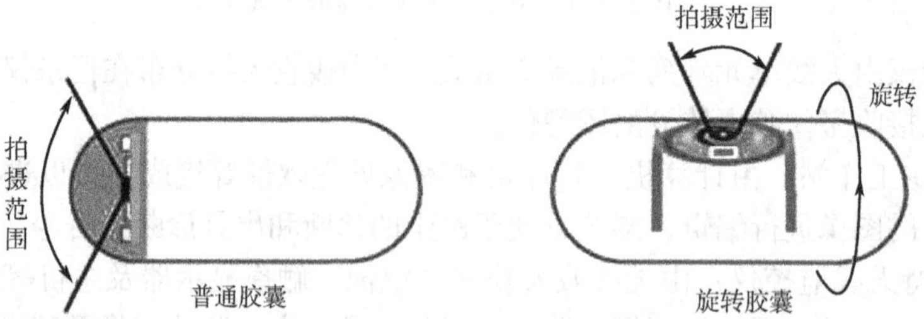

图 5-137　普通胶囊与旋转胶囊

由于设在胶囊中央的摄像头具有一边旋转一边拍摄的机构，因此，可获得与被摄物体更近的拍摄距离，图像会更鲜明、清晰。旋转胶囊通常采用双重胶囊的构造，即可在外侧胶囊被小肠等器官挤压的状态下，其内部的胶囊可独立旋转。每次旋转 36°，旋转 1 圈需要 10s。旋转胶囊的构造优势，可以使镜头在更接近小肠壁的状态下、全覆盖拍摄，能够有效地减少普通胶囊超广角镜头造成的周边部位变形。

5. 治疗胶囊　随着胶囊内窥镜技术的进步，目前，还将着眼于制造出具备治疗功能的胶囊内窥镜。例如，在胶囊填入药剂以进行定点投药、在胶囊中置入超声波及红外线发生装置以照射患病部位、借助胶囊中配备的钳子采集活体组织或吸取存疑体液等。具有喷药和吸取体液的胶囊内窥镜，如图 5-138 所示。

确定投药位置后，利用微处理器控制的阀门和泵可以向病变部位准确投喂药物。治疗胶囊定位有多种方式，如下面所示的 2 种。

（1）利用酸碱度（pH）进行定位。如胃的酸性较强，当胶囊到达胃部时，酸碱度会急剧上升，而前进到肠道上部时，酸碱度会缓缓下降。如果通过内置的 pH 传感器检测这一变化，同时监测吞服胶囊后的经过时间，就能确定投药位置。

（2）可以通过内置的温度传感器测量器官内特定部位的温度来定位。

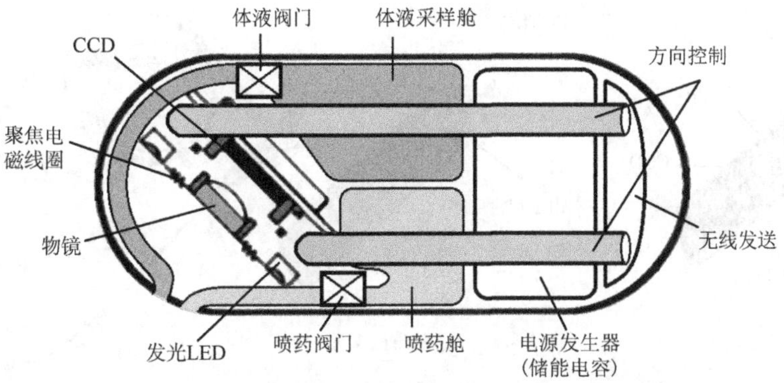

图 5-138　具有喷药和吸取体液的胶囊内窥镜

6. 胶囊内窥镜需要解决的问题　随着科学技术的发展,胶囊内窥镜的智能化程度还会大幅提升，其功能也将进一步增强，在临床应用上会更加广泛、有效，甚至“神奇”。未来的胶囊内窥镜的发展将会怎样呢？有专家展望胶囊内窥镜时曾形象的将其比喻为“有手有脚”的智能胶囊。“有脚”，是指胶囊能在人体胃肠道内自由走动，也就是说医生能够在体外自由控制胶囊的姿态和运行，可以准确定位，以便观看存疑部位；“有手”，则是指胶囊内窥镜能在人体内进行定点药物释放，甚至可以实施一些简单的手术，例如，切除肠道内的肿瘤或息肉等。为此，胶囊内窥镜需要解决的关键技术主要包括下面 3 个。

（1）无线供电。未来胶囊要实现体外控制和体内治疗，必然会耗费更大的能量，而普通的电池，已经难以为继，完善的无线供电将是胶囊内窥镜的必然选择。

（2）精确定位。虽然胶囊内窥镜为过去无法检查到的长达 5～7m 的小肠提供了可行的检查方案，但是，胶囊无法对沿途所拍摄的图像进行准确定位，也就是说，在患者进行胶囊内窥镜检查并发现病灶后，没有标注病灶的具体位置。

（3）胶囊的可控性。胶囊内窥镜的无痛、无创、无导线的舒适消化道检查概念必然是未来内窥镜发展的一大方向，然而由于胶囊内窥镜的可控性也导致其无法取代传统插入式消化内窥镜。实现对胶囊的实时精确控制，无疑是胶囊内窥镜发展的目标。

（二）超声内窥镜

超声内窥镜（ultrasound endoscope）将微型超声探头安置在内窥镜插入管的顶端，一方面通过内窥镜直接观察腔内的形态，同时还进行超声扫描，以获得消化道各层次的组织学特征及邻近脏器的超声图像，从而形成了内窥镜与超声的双重诊断性能。

在消化道管腔内进行超声扫描，明显缩短了超声探头与靶器官之间的距离，避免了腹壁脂肪、肠腔气体和骨骼系统对超声波的影响和干扰。与普通体外超声相比，超声内窥镜能够使用较高频率的超声探头以提高分辨率，从而使位于腹腔深部的胆总管末端和胰头部的病变也能清晰显示。因此，超声内窥镜不仅具备内窥镜和超声的双重功能，而且弥补了两者的不足，提高了内窥镜与超声的诊断水平。

1. 超声内窥镜的构成　超声内窥镜兼有普通消化道内窥镜的基本功能,其结构形式非常相近，所不同的仅在于增加了一组超声探头。超声内窥镜的探头形式，如图 5-139 所示。

超声内窥镜的探头主要有 2 种结构形式，一是专用的超声内窥镜探头，这种探头的结构特点是在内窥镜的最前端加装了一个超声换能器；另一种结构更为简单，就是利用内窥镜的钳道插入一个超声微探头。

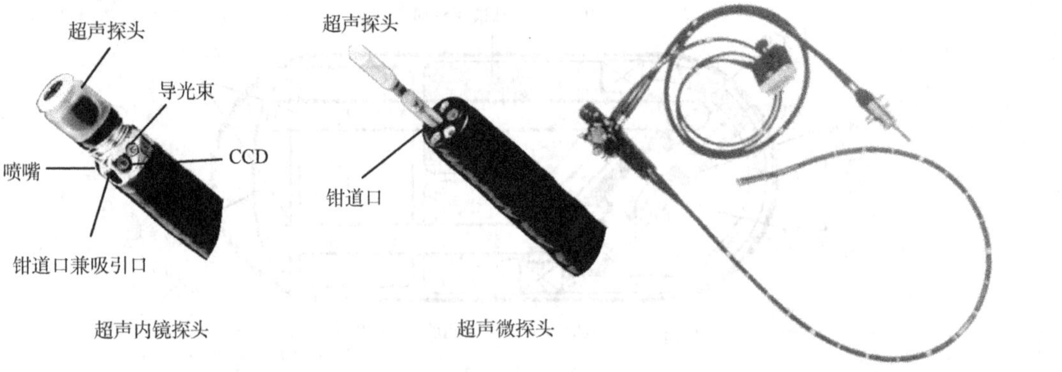

图 5-139 超声内窥镜的探头形式

2. 超声内窥镜的基本原理 超声波是频率高于 20kHz 的声波，在实际应用中又分为功率超声波（小于 1M，主要用于超声治疗）及检测超声波（1～50M，主要用于诊断）。超声波具有方向性好、穿透能力强等特点，易于获得较集中的声能，在密度较大的固体及液体中能远距离传播，可用于测距、探伤、碎石、杀菌等。超声波具有 2 个基本特性。

（1）超声在遇到障碍物或 2 种声学特性阻抗不同的介质分界面时，会发生衍射、反射、折射、干涉、散射、投射等物理现象。

（2）超声在遇到运动物体时，会发生超声多普勒效应。

目前，医学诊疗设备主要是应用超声波的反射和多普勒效应。如 A/B/C/F/M 型超声波诊断仪都是利用了超声波的反射原理。当超声波发射到人体内，在体内遇到器官的界面时会发生反射及折射，并且在人体组织中可能被吸收而衰减。因为人体各种组织的形态与结构不尽相同，因此其反射与折射及吸收超声波的程度也就不同，临床诊断就是通过仪器所反映出的波形、曲线或图像特征来辨别人体组织的形态与结构。胎儿心率仪、多普勒血流仪和胎儿监护仪等则是利用超声波的多普勒效应。超声内窥镜的工作原理与体外超声设备完全相同，都是通过换能器发射超声波，并利用超声波的反射回波来描述靶器官的组织学特征。另外，利用彩色多普勒和能量多普勒原理，可以获取病变及血管等详细信息。

由于内窥镜的超声探头接近于病变部位，大大缩短了声路并降低声衰减，因而超声内窥镜可采用高频超声（大于 15MHz）技术。高频超声技术能够明显地提高图像的分辨率，可以发现细小的病灶，这些性能在常规体外超声检查中是无法实现的。

3. 360º 环形扫描 根据超声扫描方向与超声内窥镜镜轴的相互关系，超声内窥镜分为线形扫描和扇形扫描 2 种扫描方式。线形扫描有一组与内窥镜长轴垂直排列的换能器，利用电子触发装置进行垂直于镜轴的直线扫描；而扇形扫描的扫描线为扇形，使得扫描的范围更大，因此，目前超声内窥镜扫描应用最多的是扇形扫描。

利用微型步进电机驱动内窥镜顶端的超声换能器旋转，可以获得与内窥镜镜轴相垂直的 360º 环形扫描图像。扇形 360º 环形扫描，如图 5-140 所示。

超声内窥镜在推进的同时进行 360º 环形扫描，可以获取连续的环扫回波信息并生成三维超声图像。三维超声成像示意图，如图 5-141 所示。

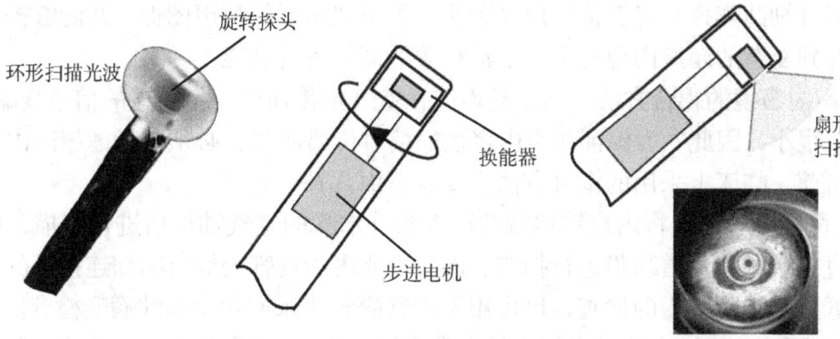

图 5-140　扇形 360° 环形扫描

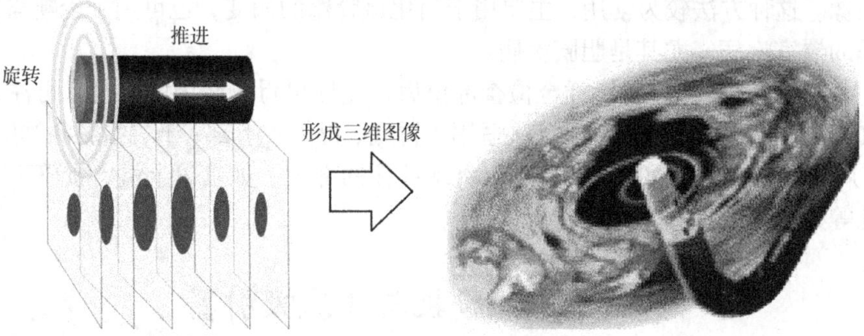

图 5-141　三维超声成像

扇形扫描超声内窥镜通过位于前端部下方的步进电机以 10r/s 的速度驱动内窥镜顶端的探头旋转，使超声波垂直发送到体内的靶器官。这个旋转探头同时还接收反射回来的超声波，并将回波信号输送到图像处理装置，图像处理装置通过对回波信号的图像处理可以得到腔内的超声图像。

由于超声波的频率与分辨率成正比、与穿透深度呈反比，因此，超声波的频率越大，分辨率会越高、穿透深度越浅。超声内窥镜插入到消化管腔后，超声探头与靶器官间的距离大为缩短，使得超声内窥镜对穿透深度的要求有所降低，因而超声内窥镜可以使用比一般体外超声更高的频率，目的是获得更高分辨率的图像。

4. 彩色多普勒探头　超声内窥镜采用多普勒凸阵换能器，通过彩色多普勒和能量多普勒技术，可以获取病变及血管信息。多普勒凸阵换能器，如图 5-142 所示。

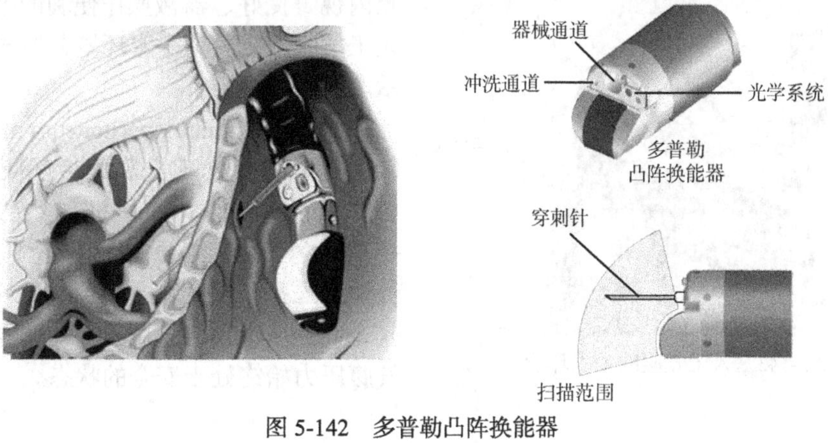

图 5-142　多普勒凸阵换能器

采用多普勒凸阵探头能够传送出高画质、可呈现深层的超声图像，并能够提供从简单的组织取样到复杂的超声内窥镜引导下治疗等所需的各种功能。

5. 超声内窥镜的耦合方法　由于超声波在空气中传播会发生明显的信号衰减，而在液体中却衰减很小，因此，为保证超声内窥镜的信号传播质量，必须要考虑超声内窥镜的液体耦合。目前，临床上采用的耦合方法主要有下面几种。

（1）直接接触法：将内窥镜顶端超声探头外水囊的空气抽尽后进行扫描，或用微型超声探头直接接触消化道黏膜进行扫描。该法主要用于食管上端与咽部连接部的病变、狭窄的消化管道和胆胰管内的检查，也可用于食管静脉曲张或食管囊性病变检查。

（2）水囊法：经注水管道向探头外水囊内注入 3～5ml 无气水，使其接触消化道管壁以显示图像。这种方法较为常用，主要用于消化道管壁的病变，也可用于诊断与消化道管壁相毗邻的器官疾病，尤其是胆胰疾病。

（3）水充盈法：超声胃镜插至检查部位后，先抽尽胃肠腔内的空气，再注入无气水 300～500ml，使探头浸泡在水中。该法适用于胃底、胃体中上部、十二指肠和结肠的检查。

（4）持续注水法：适用于一些难以将水留住的部位，如食管上端、食管下端贲门部和幽门孔等处病变的检查。

第三节　气腹机与冲洗吸引器

气腹机和冲洗吸引器是腹腔镜手术中必备的辅助设备。气腹机的作用是建立人工气腹，就是通过气腹机的机械加压充气，使腹壁与脏器分开，为手术提供足够的操作空间，且可以避免穿刺套管（trocar）刺入腹腔时损伤脏器。冲洗吸引器为气体加压（正压与负压）装置，通过制造正压，将冲洗液喷射至指定部位，实现对手术界面的冲洗；通过建立负压状态，由吸引头吸除手术中出血、渗出物、脓液、脏器中的内容物等，使手术界面清晰，减少创口污染。

一、气　腹　机

现阶段，临床上建立人工气腹的方法是，通过气腹机向腹腔内灌注适当压力的 CO_2 气体，使患者的前腹壁抬高，致使形成一个腔内视野良好、器械操作便利的手术空间。人工气腹的腹腔镜手术环境，如图 5-143 所示。

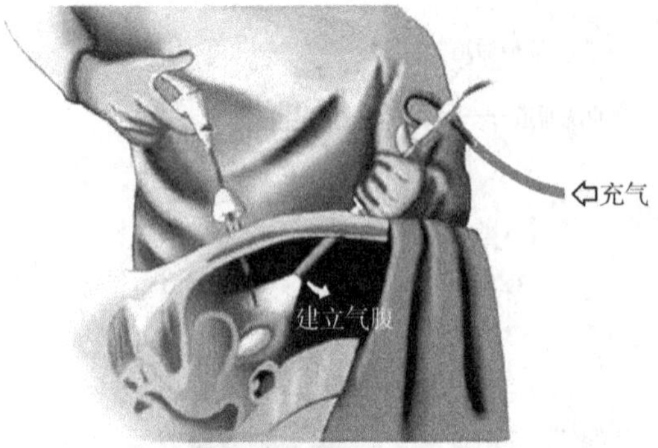

图 5-143　人工气腹的手术环境

气腹机（pneumoperitoneum machine）是腹腔镜外科手术建立和维持气腹的专用设备。因此，临床上对气腹机有 2 个基本要求，一是建立气腹，需要使用对人体安全无害的气体；二是必须维持一个稳定的气腹空间，其充气的压力和流量可以自动调控，并确保气腹压力始终处于安全的状态。

（一）人工气腹

人工气腹简称气腹，是一种医疗方法，是通过气腹机向腹腔内灌注适当压力的 CO_2 气体，使患者的前腹壁抬高，建立手术空间，为顺利实施腹腔镜手术提供操作环境。

1. 腹腔 人体腹腔是由上方的膈肌、中间的腹壁、下方的骨盆形成的体腔，这个体腔内部容纳着人体重要的腹部脏器。人体腹腔，如图 5-144 所示。

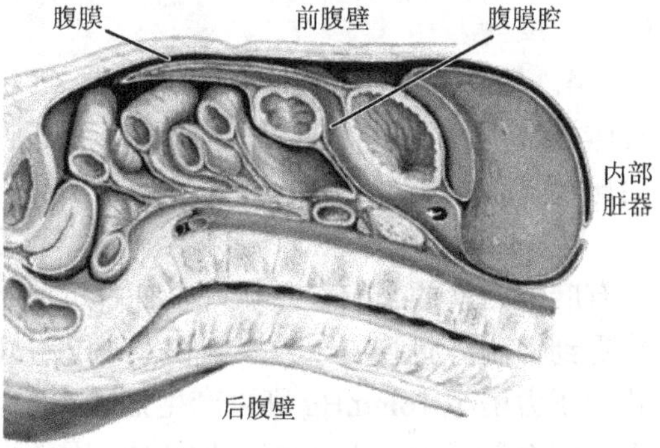

图 5-144 人体腹腔

腹壁分为后腹壁、前腹壁和侧腹壁，后腹壁由脊柱和强健的厚层肌肉组成，各种内脏、大血管均根植附着在后腹壁上；前腹壁则由柔软的薄层腹肌组成，它具有较大的延展性，侧腹壁为厚层肌肉向前腹壁的过渡区域。由腹壁的结构特征可见，腹腔镜手术通常是在前腹壁上进行，并通过前腹壁的延展性实施人工气腹。

正常的腹腔内面被覆一层薄且光滑的腹膜，它们围裹成的腔隙就是腹膜腔。生理状态下的腹膜腔是一个潜在的腔隙，除了少量的润滑液外，里面没有气体（为真空环境）。由于表面包裹了这层光滑的腹膜，使得各脏器间能有小范围的相互滑动。如果腹膜腔内进入气体，腹膜的前后层就会分开，形成气腹。

2. 人工气腹的临床意义 气腹有病理性气腹和人工气腹 2 种情况。病理性气腹是由于腹壁破损，气体通过体外进入腹腔，或由于胃肠道穿孔，气体由消化道进入腹腔，少见的还有腹腔严重的产气菌感染，罕见的气囊肿病也可出现气腹。

人工气腹是出于临床诊疗目的，人为向腹腔内注入适量气体而制造出来的气腹。在 20 世纪结核病流行的时候，通过人工气腹技术可以治疗顽固性肺结核空洞。人工气腹还是腹腔镜手术重要的辅助技术，腹腔充气将前后腹壁分开，以形成诊断和治疗所需要的操作空间。随着腹腔镜手术的广泛开展，人们对气腹的病理生理过程已有深入的认识，在全身麻醉的条件下，建立人工气腹的工作压力通常为 12～15mmHg。

3. 建立人工气腹的气体 建立气腹的理想气体应该是无毒、无刺激、对人体生理干扰小、在血液中易于溶解、无色且不易燃的气体。早期，曾先后尝试使用空气、氧化亚氮（笑气）、氦气、氩气和 CO_2 建立气腹。

（1）空气：在血液中溶解度很低，一旦进入血液就会导致气体栓塞。另外，空气还可以助燃，故不能用于建立人工气腹。

（2）氧化亚氮：同样可以助燃，不适用于激光或电凝等手术设备。氧化亚氮在血液中溶解度也较低，产生气体栓塞的机会比较大。氧化亚氮的优点是与水混合时不产酸，因此，不像 CO_2 那样会刺激腹膜，术后的疼痛也较 CO_2 气腹轻。但是，由于氧化亚氮同样具有易燃性，因而限制了其使用范围。

（3）氦气：是一种惰性气体，建立气腹时不存在 CO_2 吸收引起酸中毒等临床问题，所以，有些学者曾主张用氦气取代 CO_2，尤其是伴有肺部疾患的患者使用氦气可能更为适宜。但是，氦气在血液中溶解系数较低，也有发生气体栓塞的可能。

（4）CO_2：是目前用于建立和维持气腹的主要气体。CO_2 在血液中溶解度较高，

37℃时每毫升血液中可以溶解 0.5ml 气体。因此，如果少量 CO_2 进入血液循环，可以很快被吸收、排出，不会引起致命性的气体栓塞。CO_2 的主要缺点是在腹膜内的广泛吸收，多数吸收的 CO_2 弥散入红细胞，在碳酸酐酶作用下形成碳酸。还有些 CO_2 直接溶于周围组织和血液中，其溶解量取决于 CO_2 分压，这种直接吸收可以增加血液中的 CO_2 浓度。

4. 人工气腹对机体的影响 由于 CO_2 能被迅速吸收和排泄，溶解度较高，不易发生气体栓塞，因而是现阶段用于建立人工气腹的主要气体。但是，气腹以及 CO_2 对机体的作用比较复杂，如对心血管系统、呼吸功能、血流动力学等均有一定的影响。

（1）对心血管系统的影响：CO_2 气腹和腹腔内压力可引起血流动力学的变化，再加上有麻醉因素的影响，会导致心脏后负荷升高、心脏前负荷（静脉血回流）变化、心脏功能受到抑制。腹腔内压力控制在 8～12mmHg 时，气腹对循环系统的影响处于临界，当腹腔内压力增至 16mmHg 则可产生显著影响。气腹压力逐渐增加时，最初腹腔内小静脉受压，内脏储血量减少，静脉血回流增加。因而，目前临床上也在应用腹壁悬吊技术（免气腹技术），目的是降低腹内压力并减少 CO_2 的注入量，以避免 CO_2 气腹对心血管系统的影响。

（2）对呼吸系统的影响：腹腔镜手术时，腹腔内注入 CO_2，使得腹腔内压增加，膈肌推向头侧，肺部自下而上受压，气道压力和胸腔压力升高，呼吸系统顺应性降低。如果临床应用的腹腔内压在 11～13mmHg 的范围内，肺功能正常且同时行机械通气及时调整通气量，一般不会带来严重肺部并发症。

（3）对心律的影响：由 CO_2 气腹引起神经内分泌的变化也会对心血管系统产生一定的负作用。腹部膨隆可刺激迷走神经，迷走神经的兴奋还可诱发心律失常，并导致心动过缓及房室传导阻滞，在采用快速充气和保持自主呼吸麻醉方式时发生几率会更高。CO_2 气腹会使经腹腔的血液吸收 CO_2，再加上通气功能受到气腹的挤压，影响体内排出 CO_2 以导致高 CO_2 血症。高 CO_2 血症可扩张末梢血管，抑制心肌收缩，诱发心律失常。因此，建立 CO_2 气腹时应密切观察心电图变化，要保持足够的氧气吸入和维持正常通气量。

为保证建立气腹后的安全性，临床应用时必须要注意 3 个方面。一是保持腹腔内压的稳定，因而要及时补充气体，并在达到或超过设定的腔内压时能自动降低或停止注气；二是有足够高的最大充气流量，并能限定流量上限；三是要保证患者有足够的氧气摄入，并维持正常的通气量。

（二）气腹机的构成与工作原理

气腹机是建立和维持气腹不可或缺的专用设备。气腹机一般有 2 种驱动方式，即气动驱动和电子驱动。气动式气腹机为连续送气方式，当腹腔内压达到预定压力后停止送气。气动式气腹机通常最高流量仅为 4L/min。由于进行较复杂的腹腔镜手术时，气体流量至少要达到 6L/min（气体经套管或吸引时漏出速率约为 1 L/min 时，最少应维持腹腔内压为 8 mmHg），而气动式气腹机仅能达到 4L/min，故不适合复杂的腔镜手术。现阶段，临床主流的气腹机都是电子式，电子式气腹机的送气流量远大于气动式，其最高流量可达到 30L/min（甚至 40L/min），且腹内压、流量可以自动控制与调节，并能显示数字。

腹腔镜手术需要同时使用多个套管，那么，不可避免地会有多点气体溢出。有时为了排出电凝操作、激光烧灼等所产生的烟雾，或者吸出腹腔内的体液，需要使用 10L/min 以上的充气流量以维持腹腔内压。在进行吸引和腹腔灌洗时，有时还会使用更高的流量。在如此高的流量下灌注气体时，气体最好要经过加热和湿化，因为过量的冷气会降低腹膜的温度，导致明显的体温下降。

1. 气腹机的基本构成 如图 5-145 所示。

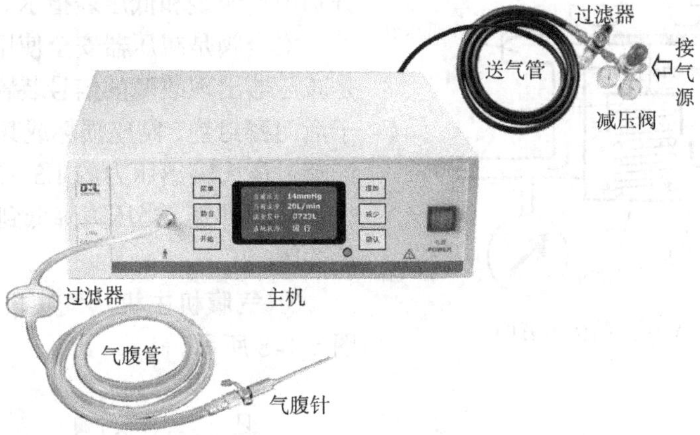

图 5-145 气腹机的基本构成

气腹机主要包括进气管路、主机、出气管路与气腹针。

2. 进气管路 如图 5-146 所示。

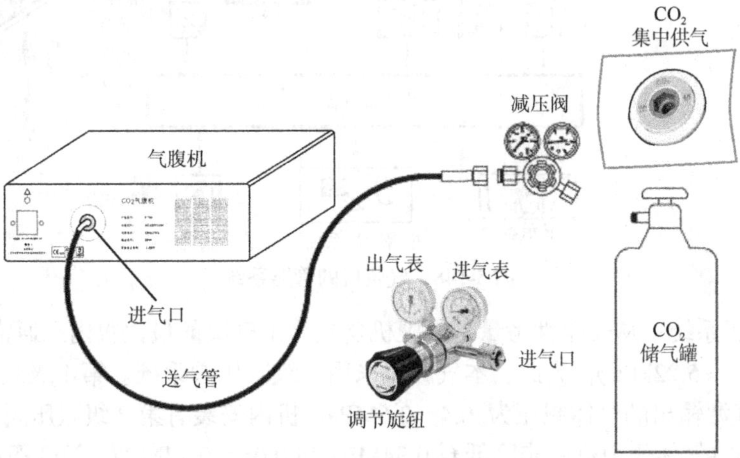

图 5-146 气腹机进气管路

（1）CO_2 气源：可以使用 CO_2 集中供气或 CO_2 储气罐，目前，医院的手术室多采用集中供气方式。气源的输出压力一般要求为 1～16MPa。

（2）减压阀：进气管路的减压阀是气腹机的第一级减压装置，它的作用是可以将气腹机主机的输入压力降低到 0.6MPa。减压阀上有 2 个表头，分别显示进气压（量程 0～16MPa）和减压后的输出气压（量程 0～0.6MPa）。减压表的输出气压可以手动调节，通常选用的范围是 0.4～0.55MPa。减压阀的结构示意图，如图 5-147 所示。

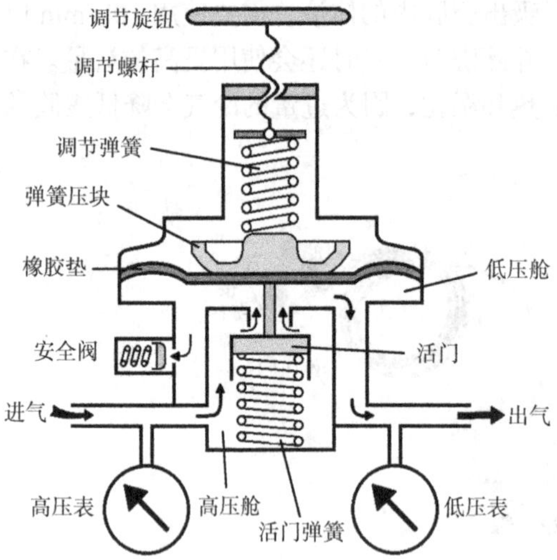

图 5-147 减压阀结构示意图

减压阀的工作原理是，顺时针转动调节旋钮、通过调节螺杆压缩调节弹簧，传动弹簧压块、橡胶垫和顶杆，使活门克服活门弹簧力而开启。进口的高压气体由高压舱经活门的节流间隙进入低压舱扩散减压，高、低压室的压力分别由高压表和低压表指示。

安全阀是减压器安全使用的卸压装置，也是减压器出现故障的信号装置。当输出压力由于活门密封垫、阀座损坏或其他原因自行上升到超过最大输出压力的 1.3～2 倍时，安全阀会自动打开排气，当压力降低到许用值时则会自动关闭。

3. 气腹机主机 气腹机的管路系统，如图 5-148 所示。

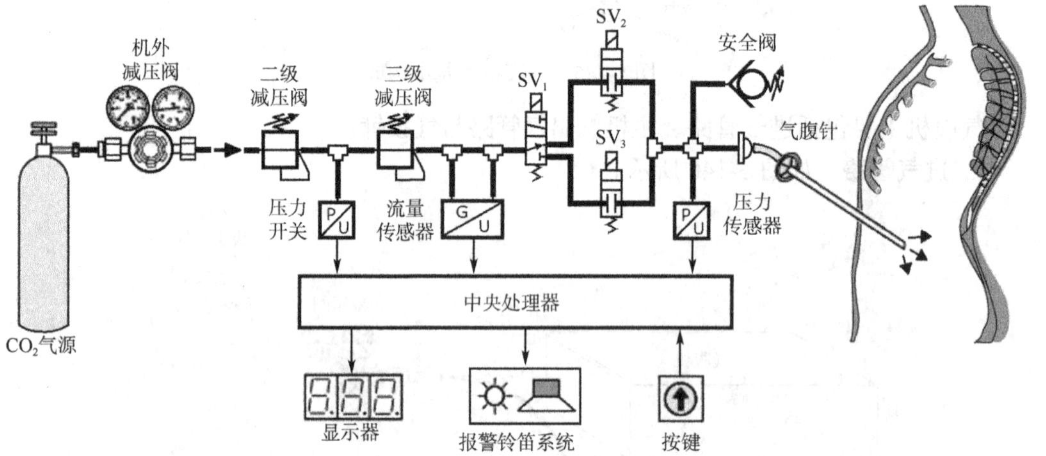

图 5-148 气腹机的管路系统

（1）减压系统：从安全性考量，气腹机建立人工气腹的最大腹内压通常定义为 30～40 mmHg（4.0～5.22kPa），为此，本气腹机采用 3 级减压阀系统。第 1 级减压阀在机外，可以将 CO_2 气源输出的气体减压为 0.4～0.6MPa。机内安装有第 2 级减压阀、第 3 级减压阀，可以分别将气体压力进一步降低至 0.34MPa 和 0.08～0.14MPa，第 3 级减压阀的输出气压为气腹机的供气压力。

（2）压力开关：为确保有充足的进气量，气腹机系统在第 2 级减压阀的出口处安装了一个压力开关，其作用是实时监测 CO_2 气源压力。当这一出口点的压力降至 0.29MPa 以下时，系统会自动报警提示 CO_2 供气不足。

压力开关，如图 5-149 所示。

压力开关的工作原理是，气路压力正常（>0.29MPa）时，管路的气压驱使弹力膜上移，通过连杆使常开触点闭合，2 个引线端子处于短路状态；反之，气路压力小于 0.29MPa，引线端子处于开路状态。

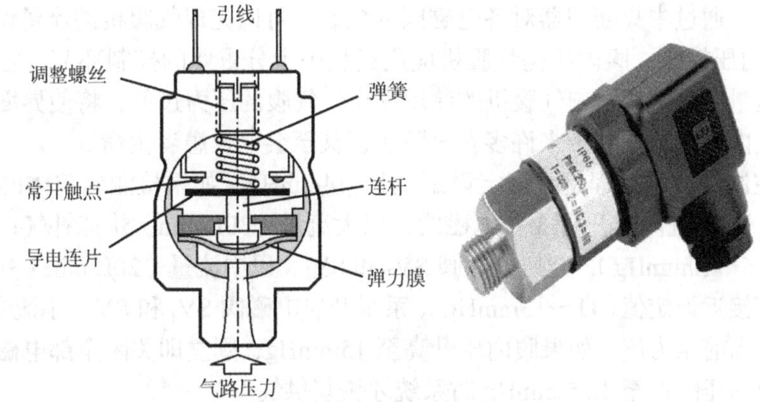

图 5-149　压力开关

（3）压力信号检测：在气腹机的输出端安装一个压力传感器，目的是实时监测气腹机的输出气压。压力信号检测电路，如图 5-150 所示。

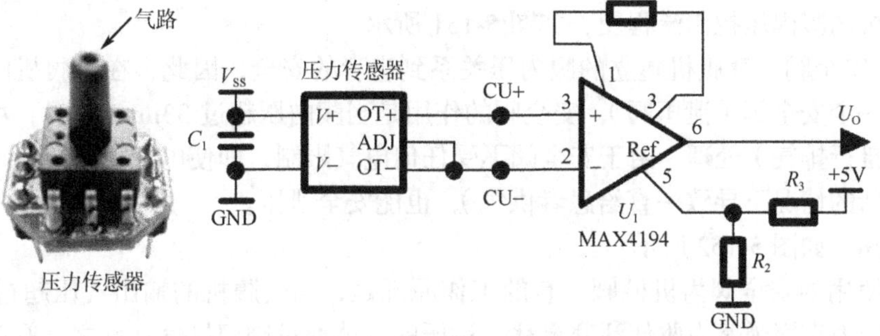

图 5-150　压力信号检测电路

电路中的压力传感器选用 BP300 芯片，其功能是实时采集气腹机的输出压力，即将腹腔压力信息转换为电压信号。U_1（MAX4194）为压力前置放大器，它可以将压力传感器采集的差动压力信号放大为

$$U_O=5+\frac{80K}{R_1}(U_{CU+}-U_{CU-})$$

前置放大器 U_1 的 5 脚 Ref 为参考端，它的电压值可以调整放大器的输出电平，以保证前置放大器的输出为正电平。但是，参考端电压值不会改变放大器的放大倍数。

（4）流量调整：本机的管路系统中有 3 个阀径不同的电磁阀，其中电磁阀 SV_1 的阀径尺寸为 0.9mm、SV_2 为 0.6mm、SV_3 为 0.4mm。由于电磁阀的阀径不同，改变其开关的状态可以实现对流量的控制。流量控制有 4 个档位，电磁阀状态与流量的关系见表 5-1。

表 5-1　电磁阀与流量的关系

档位	SV_1	SV_2	SV_3	流量（L/min）
1	开通	开通	开通	30
2	开通	开通	关断	20
3	开通	关断	开通	10
4	关断	关断	关断	0

由此可见，通过中央处理器对各电磁阀的控制，可以完成气腹机的流量调节。

（5）腹内压控制：腹内压是气腹机应用过程中十分重要的控制环节，它不仅关系到建立气腹的质量，还将会影响气腹机的使用安全。气腹的压力过低，将使界面狭窄，影响手术操作；腹内压过高，将带来许多安全隐患，甚至会危及患者生命。

腹内压控制的控制过程是，假定设定值为 14mmHg，如果检测到腔体的压力值较小（0～5mmHg），系统同时开启 3 个电磁阀，以大流量（30L/min）快速补气；若检测腔体压力值偏低（6～10mmHg），开启电磁阀 SV_1 和 SV_2，以中流量（20L/min）补气；当检测到腔体压力值接近设定值（11～13mmHg），系统开启电磁阀 SV_1 和 SV_3，小流量（10L/min）供气，以稳定当前压力值。如果腹内压升高至 15mmHg，则立即关闭全部电磁阀，停止供气，只有到腹内压降低至 12.5 mmHg 时系统才恢复供气。

在第 3 级降压阀到电磁阀 SV_1 之间安装有一个流量传感器，流量传感器采用分流采样方式，目的是检测气腹机的输出流量。流量传感器的意义在于判断当前检测流量是否与系统设置的流量一致，如果有明显误差，说明电磁阀工作失灵，则立即报警，并根据过流的超时情况实施强制停机。

气腹机的腹内压控制流程图，如图 5-151 所示。

（6）安全阀：气腹机建立的腹内压关系到患者的安全，因此，在气腹机的输出管路上并联了一个安全阀（泄压阀），安全阀的作用是当腹内压超过 33mmHg 时，可以立即进行泄压（自行排气）处理。由于安全阀不受任何电气限制，即使电气出现故障（例如，电磁阀不关断的情况下导致一直给患者供气），也能安全泄压。

安全阀，如图 5-152 所示。

本机使用的安全阀为机械阀，它的工作原理是，当气腹机的输出气压超过 33mmHg 时，气体压力克服弹簧力驱使活塞上移，过压的气体通过阀门排气；反之，阀门关闭。通过旋转压帽可以整定安全阀的泄压门限，注意：安全阀的门限调整必须有严格的计量规程，调整后应进行铅封。

4. 出气管路与气腹针　气腹机的出气管路，如图 5-153 所示。

气腹机的输出管路包括出气接口（常用宝塔接口）、过滤器、气腹管、鲁尔接头和气腹针。气腹管选用直径为 8mm 或者 10mm 的医用硅胶管，它的一端与气腹机的出气口连接，中间装有过滤器，另一端安装在鲁尔接头上，用于紧固气腹针。

气腹针是插入患者腹腔内进行机械通气的器械。气腹针，如图 5-154 所示。

可退缩针头的作用是，当气腹针穿透人体腹膜的瞬间阻力会突然下降，气腹针内的弹簧压缩可使锐性的穿刺针头回缩，以减少对腹腔脏器的损伤。手动开关可以控制送气阀门，能在穿刺的时候直接关闭气腹针通气。

5. 输出气体加温　CO_2 气体由气瓶输出的过程是液态 CO_2 转换为气态的过程，在液/气转换中必然会吸收大量的热能，另外，CO_2 气体在管道输送过程中还将使气体温度转换为室温（20℃左右）。建立气腹（特别是大流量充气）时，20℃的充气气体必然会降低患者腔体温度，因此，现代气腹机需要对 CO_2 气体进行加温处理，目的是使进入腔体的气体温度与腔体内环境温度基本一致。气腹机的输出气体采用即时恒温加热方式，可以使进入腹腔的气体温度保持为 30～37℃。气腹机输出气体加温装置，如图 5-155 所示。

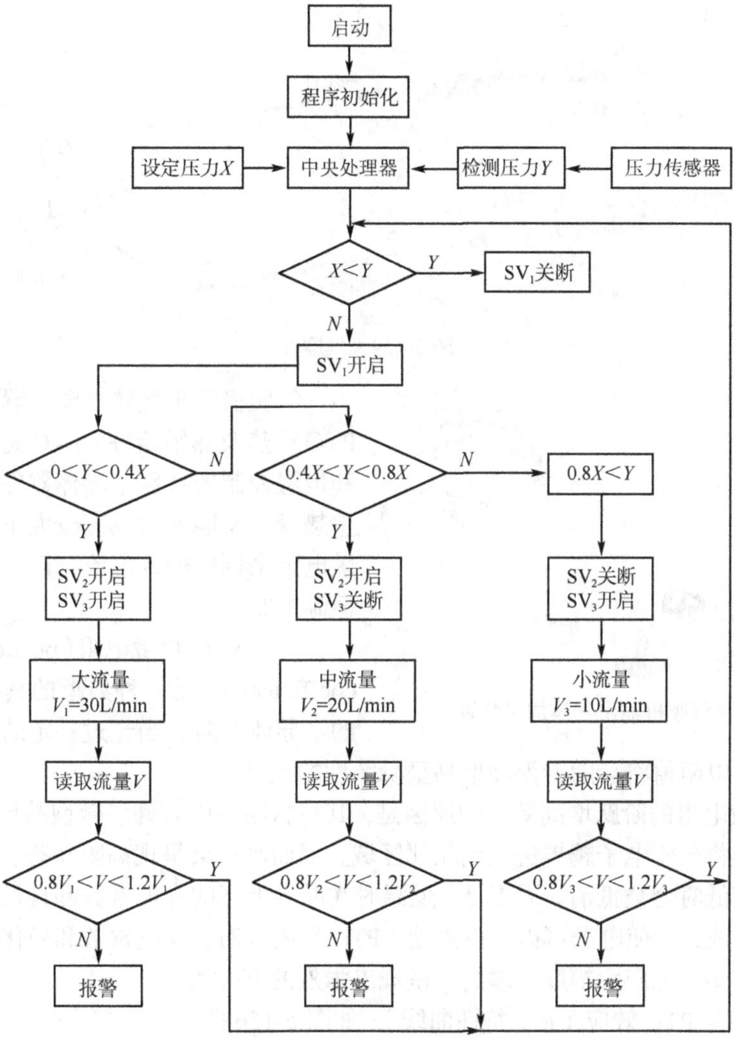

图 5-151 腹内压控制流程图

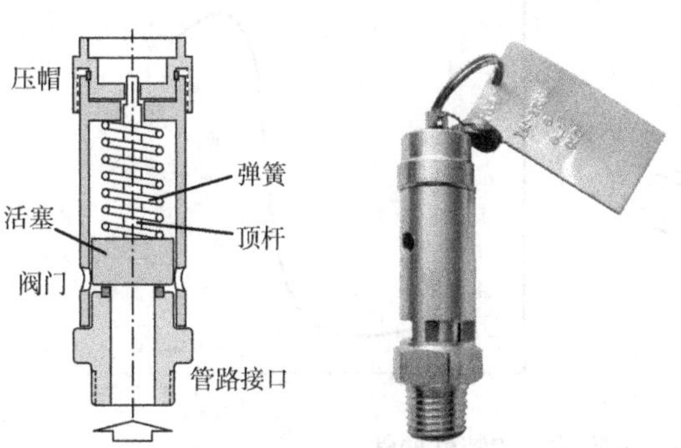

图 5-152 安全阀

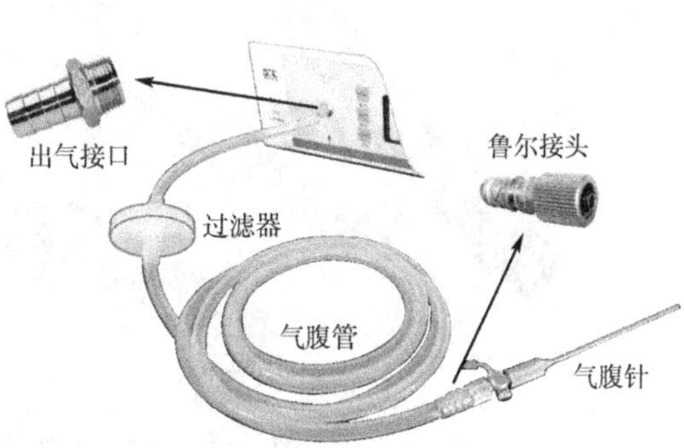

图 5-153 出气管路

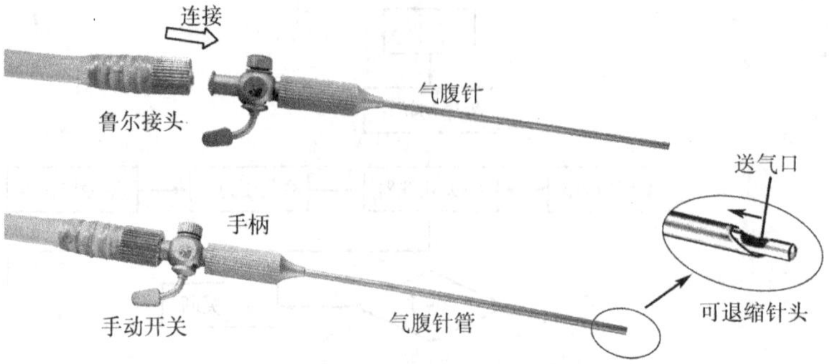

图 5-154　气腹针

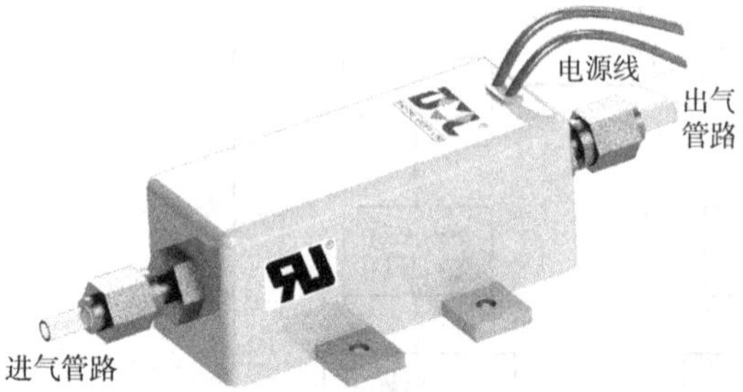

图 5-155　气腹机输出气体加温装置

气腹机输出气体加温装置的关键器件是 PTC 产热及热敏器件。PTC 是同时兼有发热和恒温控制的特殊半导体器件，它既可以产生热量，又能通过具有较大正温度系数的热敏电阻来调整输入电流，以实现对发热体的恒温控制。

（1）PTC 热敏电阻（positive temperature coefficient）：是一种典型的具有温度敏感性的半导体电阻，当超过一定的温度（居里温度）时，它的电阻值将会随着温度增高呈阶跃性的上升。

PTC 热敏电阻的阶跃增高效应的原因是，其材料结构中有许多微型晶粒，在晶粒界面上形成的势垒将阻碍电子越界进入到相邻区域，因而晶粒会呈现高阻状态。但是，这种高阻状态在温度低时会被抵消。原因是，低温时在晶界上高的介电常数和自发的极化强度阻碍了势垒的形成，并使电子可以自由流动。PTC 在高温时，介电常数和极化强度大幅度的降低，导致势垒及电阻大幅度的增高，呈现出强烈的 PTC 效应。

PTC 器件及 PTC 效应（*R-T* 特性曲线），如图 5-156 所示。

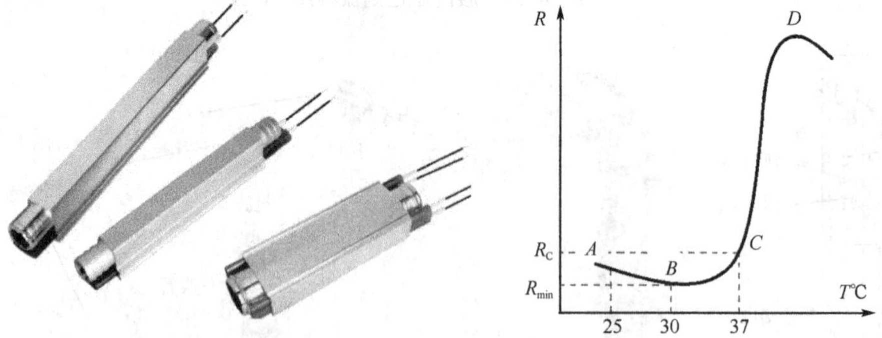

图 5-156　PTC 器件及热敏电阻的 *R-T* 特性曲线

在上图中，*A* 点温度较低，产生与散发的热量平衡。这时，如果 PTC 的电流较大或环境温度较高，会提高 PTC 器件的温度，然而，当电流或环境温度的增加并不显著时，PTC 所产生的热可以散发至环境中，在 *B* 点达到平衡。当电流或环境温度进一步提高，PTC 会达到一个较高的温度（如 *C* 点），此时，若电流或环境温度继续增加，产生的热能会大于散发的热量，使得 PTC 温度速增。在此阶段，即使有很小的温度变化都会造成阻值较大幅度的提高。这时，PTC 处于电路保护状态，阻抗的增加可以限制电流、抑制温度上升。如果温度继续升高，其阻值亦会随之显著增加，从而达到 *D* 点的高阻抗状态，电路等效于开路状态。之后，若温度下降，PTC 器件会自动恢复到低阻抗状态。

（2）PTC 恒温控制：PTC 等效电路，如图 5-157 所示。

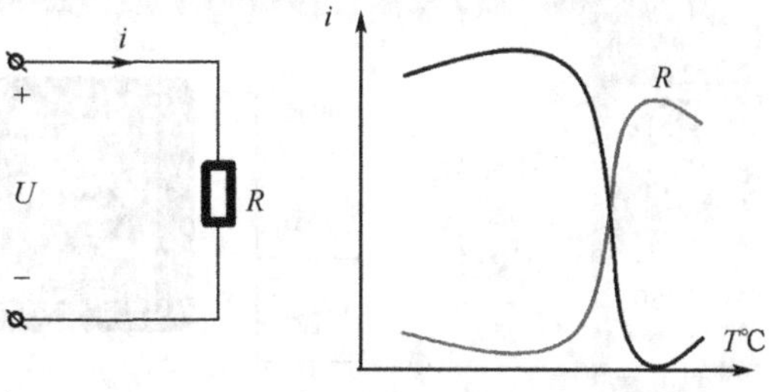

图 5-157　PTC 等效电路

对 PTC 发热体施加某一交流或直流电压 U 时，PTC 元件可以发热，其产生的热量 $W_{热量}$ 与 PTC 在当时的温度所呈现的热敏电阻 R 成反比

$$W_{热量}=\frac{U^2}{R}$$

由此可见，PTC 恒温控制的原理是，若 PTC 发热（或外界输入热量）超过设定温度（居里点温度）时，器件的电阻值随着温度的升高呈近似阶跃式增高，由于 PTC 热敏电阻值的急剧增高，使得流过 PTC 器件的电流迅速下降、发热体产热功率 $W_{热量}$ 和温度降低；反之，发热体产热功率 $W_{热量}$ 和温度会升高。

PTC 的加热体由 PTC 陶瓷发热组件与波纹铝条经高温胶粘组成。该 PTC 加热体具有热阻小、换热效率高等优点，是一种自动恒温的电加热器。另外，PTC 还具有良好的安全性能，在加热过程中，其加热器的表面不会产生“发红”现象，由此可以避免引发烫伤及明火等安全隐患。

（三）气腹机的使用

以 I750 型 CO_2 气腹机为例，介绍气腹机的使用。

1. 主要技术参数　预设压力范围：5～30mmHg。流量分为 3 个档位：10L/min、20L/min、30L/min。

2. 基本操作

（1）使用前，应确认输入 CO_2 气源的气压不得超过 16MPa，减压阀的调压旋钮处于关闭状态。

（2）依次连接 CO_2 气源、减压阀、高压气腹管、气腹机气源入口，并用扳手扭紧，试通气，进行漏气检测。

（3）打开 CO_2 气源开关，观察减压阀的高压表（1～16MPa），然后缓慢地扭紧转动减压阀的调压旋钮，同时观察低压表，当低压表的指针指向 0.4～0.55MPa 时停止调节。

（4）设置充气压力和流量，注意：气腹机设定的流量是最大充气流量，即当接近或达到设置压力时，流量会下降 1 个或 2 个档位。如设定流量为 20L/min，那么即将达到设定压力时流量会自动下降为 10L/min，若超过了设定压力系统就会关闭充气。

（5）手术结束不可首先关闭气腹机。关机的顺序是，先关闭 CO_2 气源，再按逆时针方向拧松减压阀的调压旋钮（减压阀完全开放），在确认管道中无太多残留气体后，关闭主机的出气开关，再关闭主机电源。

3. 控制面板 I750 型 CO_2 气腹机的控制面板，如图 5-158 所示。

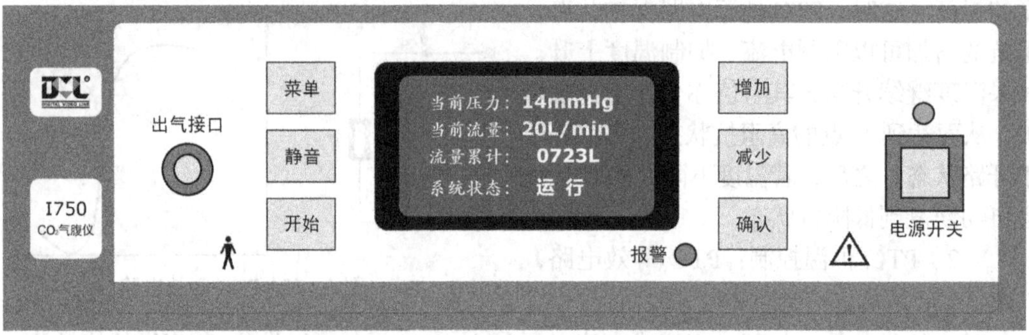

图 5-158 I750 型 CO_2 气腹机的控制面板

控制面板包括按键系统和显示器。

（1）菜单按键：按动“菜单”键可以进入系统的参数设置状态，在设置状态栏中，首先设置（腹腔内压）预设压力，出厂默认值为 14mmHg。通过按“增加”键或“减少”键能修订腹内压力值，然后再按“菜单”键进入流量设置。本机流量设置分为“低”、“中”、“高”3 个档位，分别对应的流量是“10 L/min”、“20 L/min”、“30 L/min”，流量设置同样也是通过“增加”键或“减少”键进行修订。设置完成后，按动“确认”键结束。

（2）静音按键：按动“静音”键可以关闭蜂鸣器的声音报警。如当出现 CO_2 气源压力不足（低于 0.25MPa 时），但在短时间内不会影响使用的时候，按下“静音”键，LCD 屏幕将显示“静音打开”，此时，没有报警声音，但是报警指示灯仍然闪烁报警。如果再一次按下“静音”键，屏幕显示“静音关闭”，蜂鸣器报警功能恢复。

（3）确认按键：参数设置完成后，按动“确认”键可以确认所设定的参数。

（4）开始按键：按动“开始”按键，气腹机开始充气操作；当需要暂停充气操作时，再重复按动“开始”按键，此时暂停充气，LCD 显示屏上会相应显示“暂停”提示。

（5）报警指示灯：有 2 种情况会闪烁红光。

1）低压报警：CO_2 气源压力低于 0.29MPa 时。

2）高压报警：检测到腹腔压力超过 33mmHg 时（由于设置安全阀的缘故，此报警时间非常短促）。

4. 控制要点

（1）开机自检：首次开机气腹机系统会进入自检程序，等待时间为 2～3s，自检结束后如果设备正常则进入运行状态；若有传感器等故障，屏幕将提示故障代码，设备终止运行。

（2）累计流量清零：进入运行状态后，用户可自行设定压力和流量，在“累计流量清零”提示下，如果选择“是”再按下“确认”键，系统会将以前统计的流量清零，或者可按“菜单”键直接跳过（累计流量不清零）。

（3）自动调整流量：当患者的腹内压接近（或超过）设定压力时，气腹机系统能根据腹内压的变化趋势，智能选择适宜的充气流量（改变充气流量或关闭充气），以便于进行精确的压力控制。这时随着腹内压的改变，充气的流量和时长都会发生动态变化。

（4）压力报警：当气源压力低于 0.29MPa 时，屏幕将显示“气源压力过低”，报警指示灯闪烁的同时蜂鸣器报警；或者检测到腹腔内压＞33mmHg 时系统会报警，屏幕上出现

“输出过压”，这时应该尽快停止供气，并利用身体的任何孔位排气。

（5）传感器故障：无论是自检过程还是充气过程中，只要出现“传感器故障”提示，应立即停机。

二、冲洗吸引器

冲洗吸引器在腹腔镜手术中主要承担对手术创面的清洗和异物引出。因此，冲洗吸引器必须具备正压冲洗和负压引流 2 项基本的功能。冲洗吸引器，如图 5-159 所示。

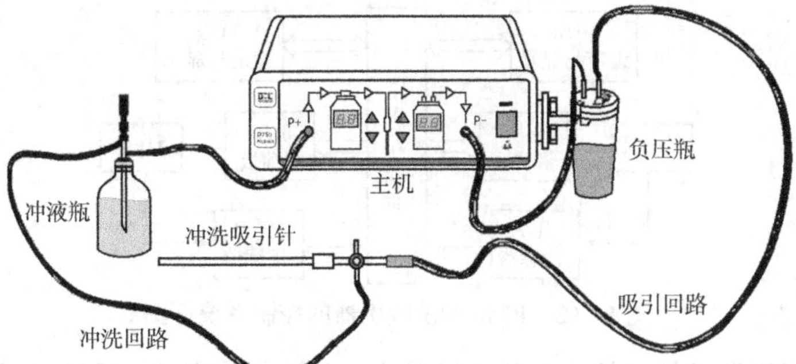

图 5-159　冲洗吸引器

冲洗吸引器主要包括主机、冲洗管路、吸引管路、冲洗吸引针。

（一）主机

主机是冲洗吸引器系统正、负气压的驱动枢纽，也是该系统的控制核心。由控制面板的按键和数码显示器，可以自行设置冲洗回路的正气压和吸引回路的负气压，并通过控制机内的冲洗泵和吸引泵来完成手术过程中的引流及冲洗操作。P750 冲洗吸引器主机，如图 5-160 所示。

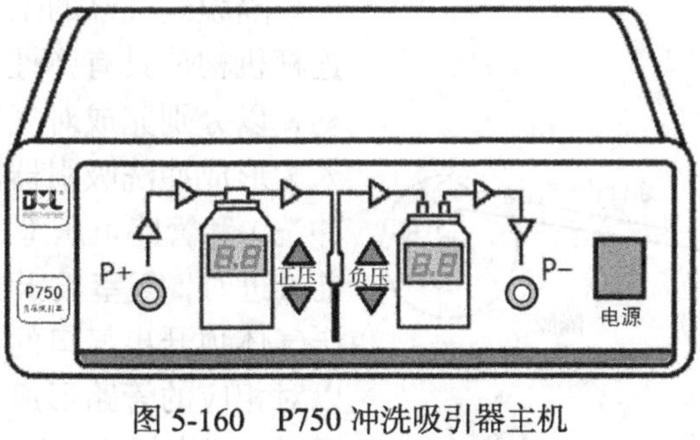

图 5-160　P750 冲洗吸引器主机

1. 控制面板　P750 冲洗吸引器的控制面板，如图 5-161 所示。

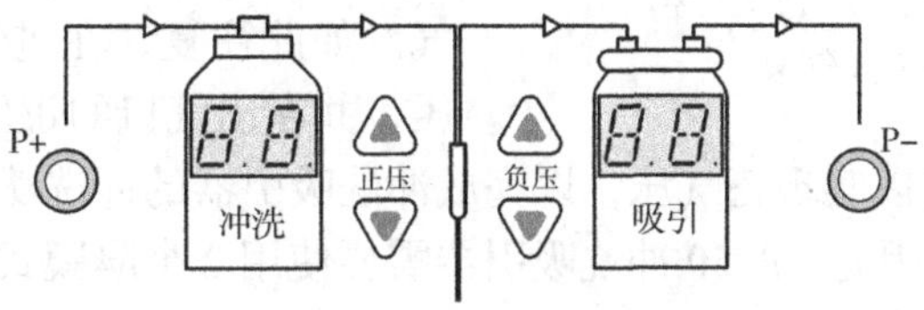

图 5-161　P750 冲洗吸引器控制面板

P+输出端的作用是由冲洗泵向冲液瓶施加正气压，其正气压值可以通过“增加”与“减小”按键自行调节，以满足临床冲洗需求。同理，P-输出端通过吸引泵为负压瓶建立负气压，并由此实现负压吸引。冲洗与吸引的显示器可以分别显示设定压力与泵内实际压力值（kPa）。设置冲洗、吸引压力时，需要按动“增加”与“减小”键，该窗口显示的数码会发生闪烁，此时显示的数字即为压力设定值。压力设定完成等待几秒钟，压力显示窗口显示的数字由闪烁状态转变为稳定状态，此时，压力显示窗口所显示的数值为该泵的实际压力值。

2. 控制系统 P750 冲洗吸引器的控制系统框图，如图 5-162 所示。

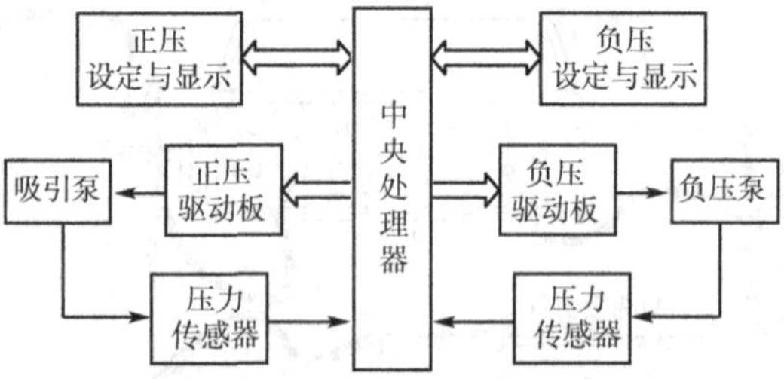

图 5-162 P750 冲洗吸引器的控制系统框图

P750 冲洗吸引器的控制核心为单片机系统，它能实时接受且显示正压（冲洗压力）和负压（吸引压力）值，并根据预设压力与实测压力值的比对，通过调节正压和负压驱动板的参数，即时调控冲洗泵和吸引泵的驱动压力。冲洗吸引器为一个闭环的控制系统，由输出管路近端的压力传感器连续采集管路压力，并通过单片机系统对压力传感器的数据分析，可以实时调整和稳定输出管路的压力值。

3. 气泵（air pump） 即为“空气泵”，作用是排除（减压）或添加（增压）一个封闭空间气压的机械装置。由于冲洗吸引器的气压调节范围通常为 0～50kPa，因而冲洗吸引器多选用隔膜式气泵或活塞式气泵。

（1）隔膜式气泵：如图 5-163 所示。

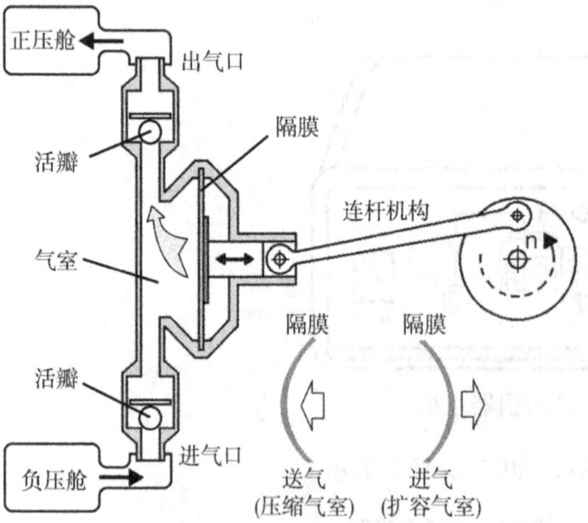

图 5-163 隔膜式气泵

隔膜式气泵的工作原理是，电动机带动连杆机构使具有弹性的橡胶隔膜往复弯曲运动，以分别完成对气室的压缩和扩容，致使人为形成冲洗吸引器需要的管路正压（用于冲洗）和管路负压（用于吸引）。连杆机构向前推进时，气室被压缩（气室形成高压），高压气体顶开出气口的活瓣对正压舱充气，可以对相应的管路形成正气压；反之，连杆后退时，气室扩容（气室为负压），负压舱空气（或外界空气）顶开负压舱的活瓣对气室充气。如此往复，在进气口的负压舱会形成负压，并在出气口的正压舱建立正压。

隔膜式气泵不仅可以实现正气压，以完成冲洗吸引器的冲洗功能；还能建立负气压，进而实现临床的吸引。因此，P750 冲洗吸引器需要使用 2 个隔膜式气泵，分别为输出正压的冲洗泵和输出负压的吸引泵。

（2）活塞式气泵：如图 5-164 所示。

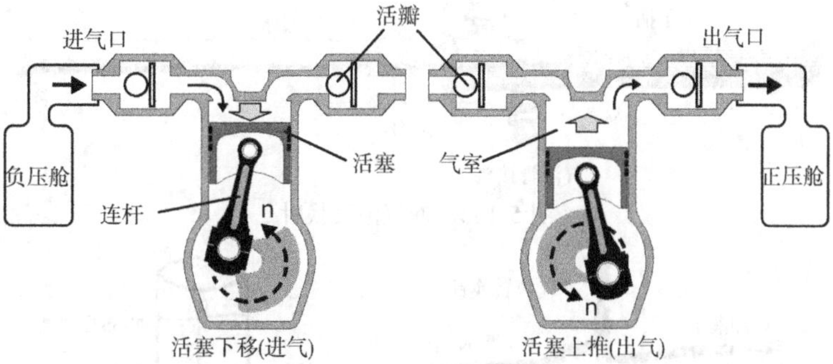

图 5-164　活塞式气泵

活塞式气泵的结构形式和工作原理与隔膜式气泵基本相同，只不过是将隔膜改变为活塞，将隔膜式气泵的橡胶隔膜往复弯曲变形变成活塞的往返运动。就是说，通过电动机带动连杆机构使活塞上下往复移动，当活塞向下移动时，气室扩容（气室形成负压），负压舱空气（或外界空气）顶开进气口的活瓣对气室充气，可以使相应的管路形成负压；反之，当活塞向上推进时，气室的气体被压缩（形成高压），高压气体顶开出气口的活瓣，对出气口处的正压舱充气。如此往复，在进气口会形成负压、出气口建立正压。

活塞式气泵在早期的冲洗吸引器中使用较多，主要用于功率较大的设备。但是，由于活塞式气泵的机械噪声和制造成本等原因，目前冲洗吸引器较少使用。

（3）气泵的压力调节：无论是隔膜式气泵还是活塞式气泵，其气室内的气体压缩与扩容的驱动力均来自于电动机，那么，当电动机的旋转速度升高时，气室压缩与扩容的频率亦会加快，由此产生的压力（包括正压和负压）必然会增加；反之，降低转动速度其输出压力会下降。因此，通过改变电动机的旋转速度，可以调节气泵的压力。

冲洗吸引器的压力调节为一个闭环控制系统，当传感器检测的输出管路压力高于预设值时，单片机系统通过对传感器的压力数据分析，可以实时调节输出管路的压力值。

（二）冲洗管路

冲洗吸引器的冲洗管路，如图 5-165 所示。

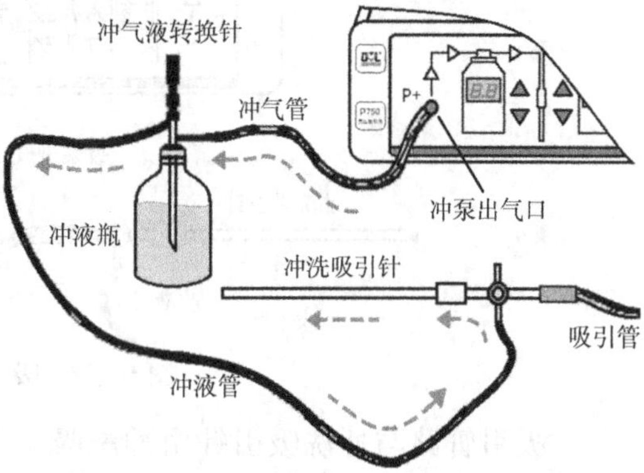

图 5-165　冲洗吸引器的冲洗管路

冲洗管路的作用是，吸引器通过冲气管、冲气液转换针对冲液瓶加气压，再由冲液管向冲洗吸引针施加适宜压力的冲洗液体（通常为生理盐水）。

1. 冲气液转换针　如图 5-166 所示。

冲气液转换针是冲洗管路的关键器具，它的针管内有 2 个相互隔离的气（液）通路，其中，如果通路 A 用于输送加正压的气体，通路 B 则可以喷射冲洗液；反之，通路 B 输送气体，通路 A 喷射冲洗液。

2. 冲液瓶的安放形式　冲液瓶有 2 种安放形式，即冲液瓶的正放方式和倒置方式。冲液瓶的安放形式，如图 5-167 所示。

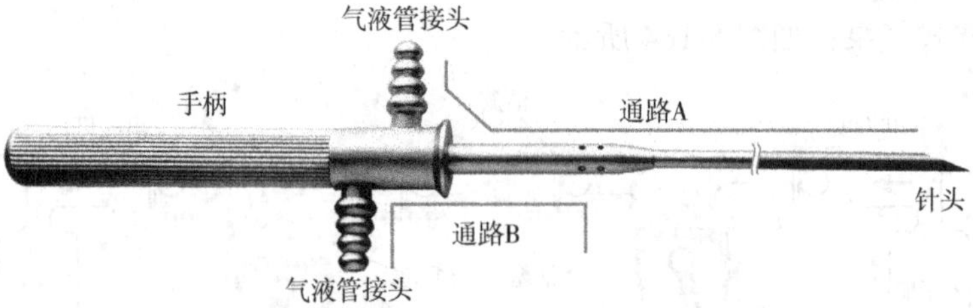

图 5-166　冲气液转换针

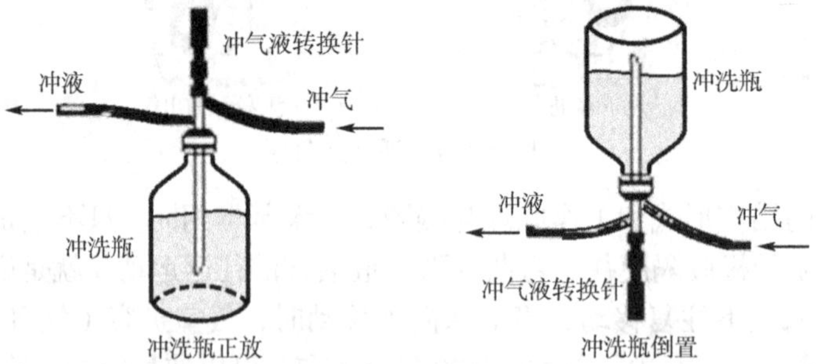

图 5-167　冲液瓶的安放形式

（三）吸引管路与冲洗吸引针

冲洗吸引器的吸引管路与冲洗吸引针，如图 5-168 所示。

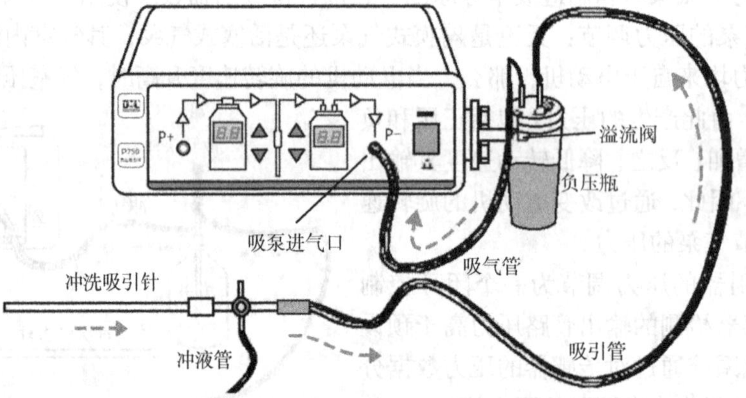

图 5-168　吸引管路与冲洗吸引针

吸引管路与冲洗吸引针由冲洗吸引器主机、吸气管为负压瓶建立负压，在负压的作用下，通过冲洗吸引针、吸引管，以适宜的负压吸引手术过程中的遗留物和冲洗液。

1. 负压瓶　是吸引管路的重要器具，它的作用是连接吸气管，通过吸泵在瓶内建立负压，由吸引管将手术污物（如污血、痰等）引导至负压瓶内。负压瓶必须能承担大于 60kPa 的负压，且不发生变形。另外，为使负压瓶不会外溢或堵塞，在负压瓶内的吸气入口处有一个溢流阀（液位阀），目的是确保当吸引液（物）充满后关闭负压的气体引入。

冲洗吸引器的负压瓶，如图 5-169 所示。

溢流阀是一个液位阀，即当瓶内液体高于液位上限时关闭负气压的输入，使负压瓶停止吸引。负压瓶内的溢流阀，如图 5-170 所示。

溢流阀的工作原理是，当液面上升驱使浮瓶向上浮动时，浮瓶上浮的浮力可以立即关闭阀门，从而停止对负压瓶的吸气。

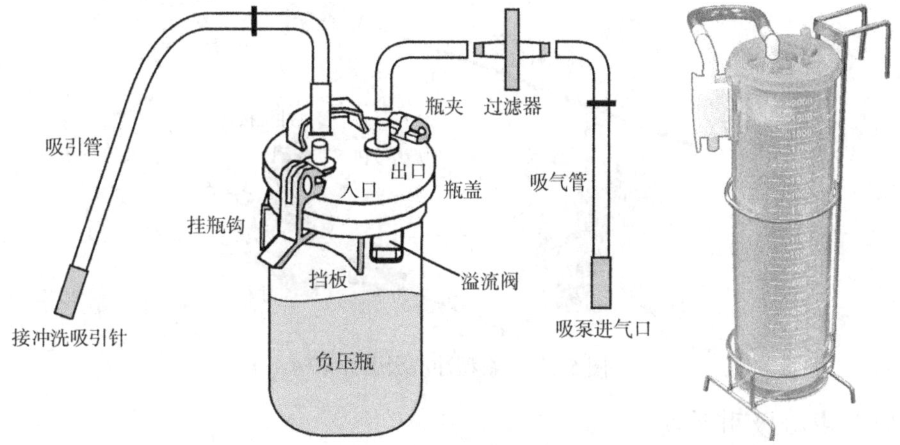

图 5-169 冲洗吸引器的负压瓶

2. 冲洗吸引针 是冲洗吸引器的执行器具，通过插入人体的针管可以完成对手术创面的冲洗和污液（物）的冲洗。冲洗吸引针的针管为双向管路，由人工扳动转换阀门，能灵活地变化冲洗或吸引工作状态。冲洗吸引针，如图 5-171 所示。

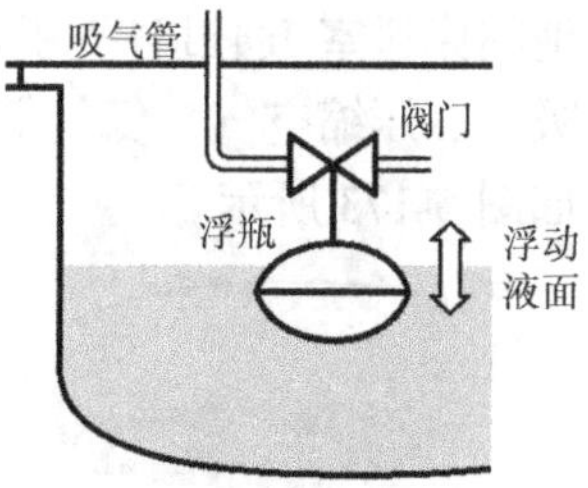

图 5-170 负压瓶的溢流阀

冲洗吸引针的转换阀门有一个丁字形的三通，扳动转换手柄，插入针管可以分别联通冲洗管路或吸引管路。这种冲洗吸引针是当前临床最常用的结构形式，它的优点是结构简单、便于拆卸、消毒与清洗。但它的转换操作需要使用双手，因此，对于频繁的改变冲洗和吸引时会有些不便。

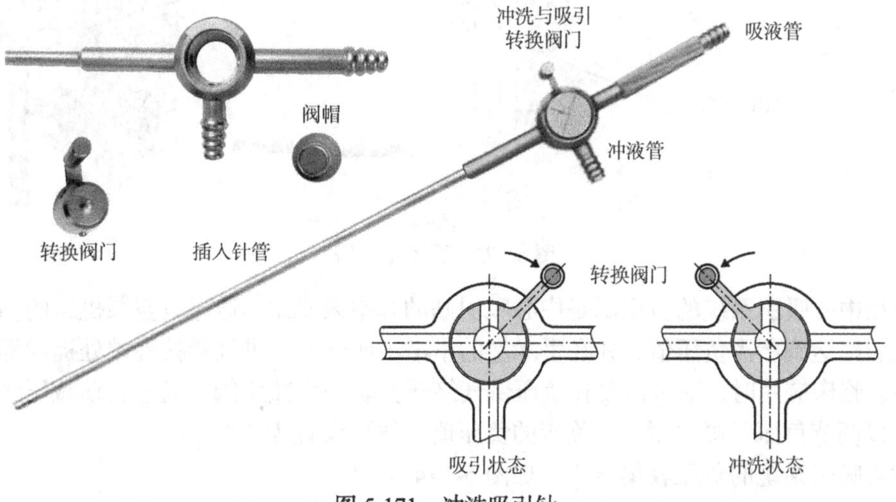

图 5-171 冲洗吸引针

目前，还有一种新型的冲洗吸引针，它的结构形式，如图 5-172 所示。

这种新型冲洗吸引针的手柄上有 2 个按钮，可以由一只手灵活地完成冲洗或吸引操作。

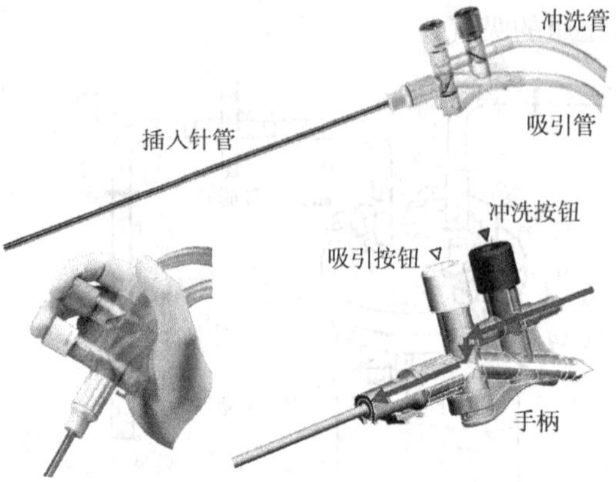

图 5-172　新型冲洗吸引针结构

（四）中心吸引系统

目前，一体化手术室多采用集中供气系统，它可以通过中心气站为手术室（还包括其他临床科室）通过各类手术用气。为了便于临床应用，现代手术室通常将手术用气终端（氧、吸引、压缩空气、氮气等和各类电源）接通吊塔，以便更接近于手术现场。手术室吊塔，如图 5-173 所示。

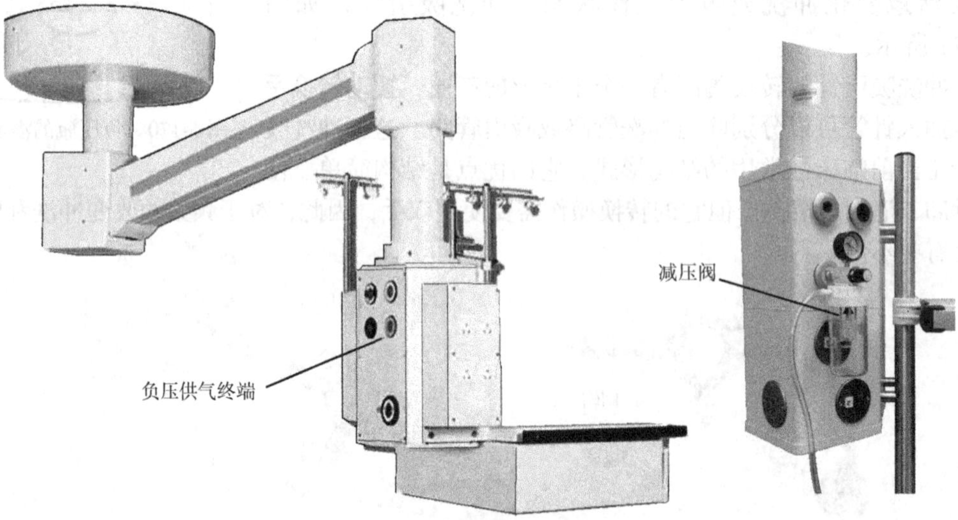

图 5-173　手术室吊塔

医用中心吸引系统的负压源是中心吸引站的真空泵机组，通过真空泵机组的抽吸使吸引系统管路达到所需负压值，并在手术室的吊塔（或墙壁）供气转接终端处提供标准的负压气体。临床应用时，通常需要在负压供气终端安装一个减压阀，通过转动减压阀的调压旋钮，以调节负压气源的压力，临床的负压值一般可设置为 20kPa。

中心吸引系统的负压收集装置，如图 5-174 所示。

中心吸引系统的负压收集装置通常使用一次性负压瓶，根据临床手术吸引量，负压收集装置可以配置单集液瓶、2 个集液瓶或 4 个集液瓶等。当使用多个集液瓶时，可以将集液瓶级联，以实现多量液体的抽取。

4 个集液瓶的级联，如图 5-175 所示。

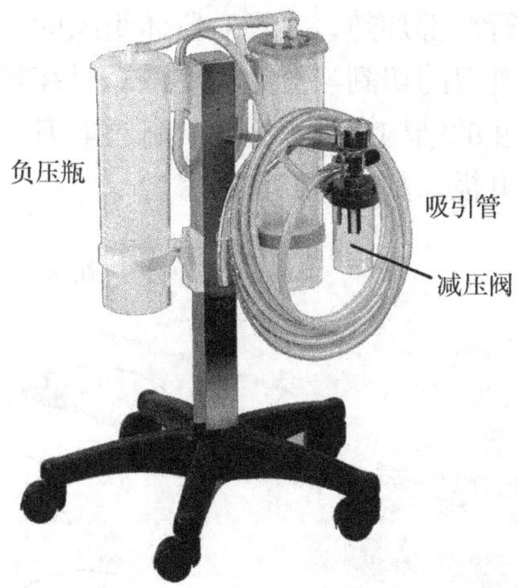

图 5-174　负压收集装置

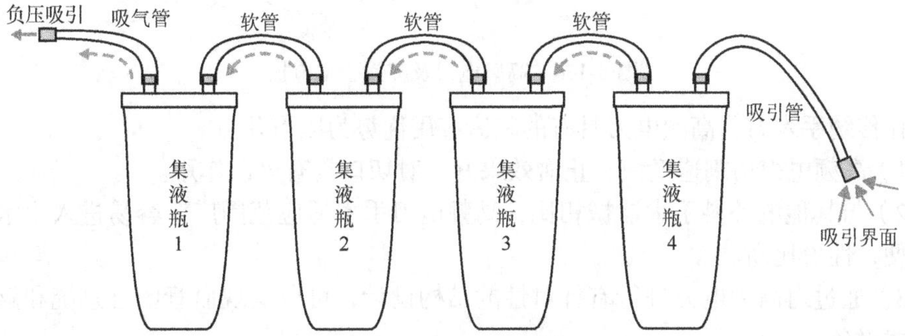

图 5-175　四个集液瓶的级联

集液瓶的上部有 2 个软管接口，一个接负压、另一个接入待吸引腔体。当 4 个集液瓶级联时，集液瓶 1 的负压端接通负压气源，集液瓶经各级联软管相继产生负压，通过集液瓶 4 的吸引管将污物（如污血、痰等）引导入各个集液瓶内。

第四节　能 量 平 台

能量平台是微创手术的执行设备，用以剥离和切割病变部位，并对损伤界面进行凝血和血管闭合处理。目前，临床上已经广泛使用血管闭合系统，可用于腔镜手术过程中较大血管的离断和止血。

微创手术的能量平台主要包括高频电刀、超声手术刀、血管闭合系统和氩气刀等。其中，高频电刀具有组织切割与血管凝固的双重功能，是能量平台中最常用的设备；超声手术刀以 20～60kHz 的超声频率驱动手术刀头产生同频超声机械振动，使组织离断、细胞空化、蛋白氢键断裂和细胞崩解，从而实现对组织的切割、止血与抽吸。

一、高 频 电 刀

高频电刀（high frequency electrosurgical scalpe）又称为高频手术器，是近代临床外科进行组织切割和凝血的电外科器械。高频电刀通过手术电极尖端产生的高频高压（电流）

在与肌体接触瞬间对组织进行局部加热，实现对肌体组织的分离与凝血，从而实现切割和止血的双重目的。由于高频电刀的切割与凝血主要依靠对高频电流的控制，其手术电极可以根据临床需要进行有针对性的结构设计，因此，高频电刀更适用于微创手术。用于微创手术的高频电刀及腔镜手术电极，如图 5-176 所示。

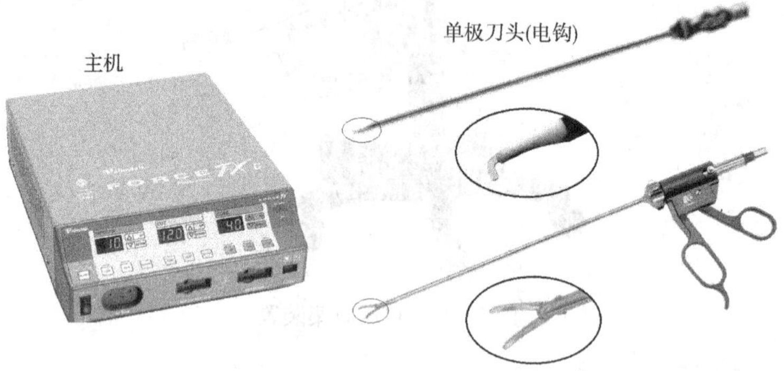

图 5-176　高频电刀及腔镜手术电极

相比传统手术刀，高频电刀具有的临床应用优势为以下几点。

（1）高频电刀切割速度快、止血效果好、对切口具有灭菌作用。

（2）与其他电外科手术器械相比，高频电刀手术适应范围广，容易进入手术部位，操作简便，性价比高。

（3）通过对高频电刀进行有针对性的结构设计，可以实现血管闭合系统和氩气刀等专用手术设备。

（一）高频电刀的应用基础

高频电刀将高频高压通过手术电极作用到人体组织，在组织局部瞬时产生集中的热效应，使手术电极下的组织快速脱水，分裂成一个出血少、窄而且有一定深度的切口，同时可以切断和凝固毛细血管，达到切割与止血的双重作用。电切与电凝，如图 5-177 所示。

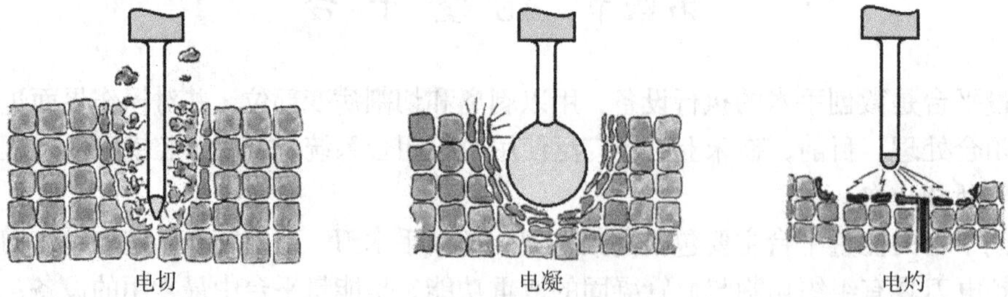

图 5-177　电切与电凝

由于生物组织为导电体，因而当高频电流作用于生物体时，可以同时产生热效应和集肤效应，且能避免电刺激和电解现象。就是说，高频电刀是利用高频交流电技术实现仅产生电热效应而不发生电刺激（甚至触电）的电外科手术设备。

实现高频电刀的基本条件是下面 4 个。

（1）在肌体的局部产生集中高热。

（2）对人体没有明显电刺激和电解现象。

（3）回路电流在手术无关器官的分布微弱。

（4）电热温度可以调整。

1. 高频电流的热效应 电流通过生物组织会产生复杂的电效应。如果作用频率较低，在生物体上不仅会产生电热，还会伴随出现电解、电刺激等不良反应。这些非热的不良反应是十分有害的，如果其电流强度超过阈值，将影响细胞离子通道的状态，引起神经肌肉细胞的兴奋，产生细胞极化、肌肉收缩等生理反应；强度进一步增大，还会导致肌肉强直收缩，产生明显的疼痛感；若这一电流经过心脏等重要器官，甚至可能造成心脏骤停。

如果通过生物组织的电流频率足够高（超过200kHz），细胞离子通道来不及做出生理反应，就不会产生电刺激等非热现象。高频电场单一方向的作用时间极为暂短，生物组织中的电解质离子不可能发生定向迁移，即高频电场只有电流位移而无离子传导。此时，电解质离子在富有黏滞性的体液中剧烈振动，由摩擦产生高热，所以，高频电流在生物体内的主要表现是热效应。

高频电刀的手术电极通常为针形或刃形，其有效面积很小，在高电压的作用下，电极顶端会形成很大的电流密度，可以产生集中的高热效应。不同温度在生物组织产生的生理变化亦不同，如，温度达到40℃时，会产生可逆的细胞损伤；49℃以上产生不可逆的细胞损伤；70℃以上蛋白质凝结；100℃以上组织脱水；200℃以上发生碳化。因此，高频电刀通过控制电流来调整温度，以满足临床手术的不同需要。如果选择切割方式，高频电刀的电极瞬间产生高热，可以将手术电极下面的生物组织爆发性的蒸发，即分裂成一个窄而平坦的切口。若选择凝血方式，高频电刀则将温度控制在70～100℃，使生物组织与血管凝固。一般认为，频率高于200kHz的电流不会产生对神经肌肉的刺激。因而，目前高频电刀的工作频率范围为300kHz～5MHz。值得注意的是，工作频率太高容易引起寄生电容的静电感应，会增大高频漏电流。

2. 高频电流的集肤效应 集肤效应又称为“趋肤效应”，是高频交流电的基本物理现象。导体的集肤效应，如图5-178所示。

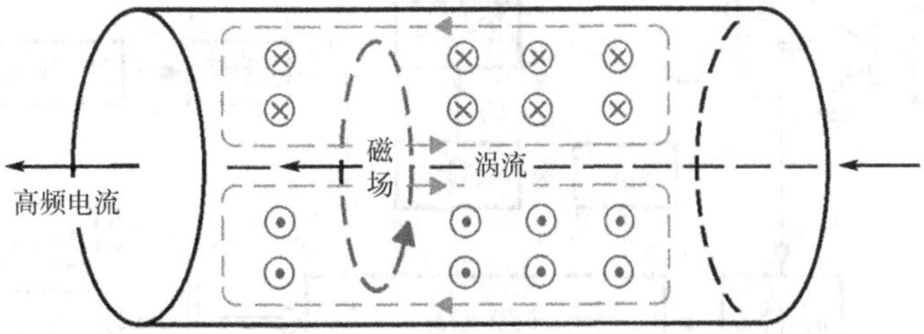

图5-178 导体的集肤效应

根据楞次定律，当交变的电流通过导体时会在导线内部产生涡流，该电流与导体中心电流的方向相反。由于导体中心较导体表面的磁通量大，在导体中心处产生的电动势会比在导体表面附近处产生的电动势大。这样作用的结果，使交变的电流趋于表面流动，导体中心电流较小，这种现象就是导体的集肤效应。实验证明，电流的频率越高，集肤效应也就越显著。

根据集肤效应原理，高频电刀的回路电流大部分仅流经体表，分布在体内的电流密度很微弱（低于安全值），不会对人体的脏器造成伤害。

(二)高频电刀基本构成

高频电刀的临床应用，如图 5-179 所示。

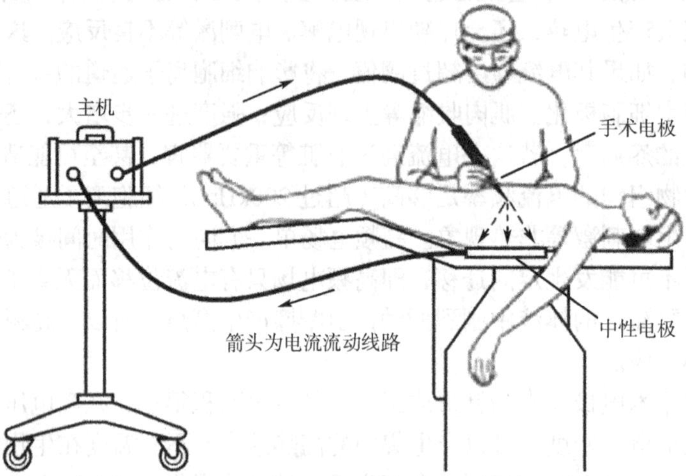

图 5-179　高频电刀的临床应用

高频电刀标准配置为主机、手术电极、中性电极和脚踏开关等。

1. 主机　简单地说，高频电刀就是一个变频变压器，它将 220V/50Hz 的工频电经变频变压、功率放大转换为频率 350～1000kHz、电压为几千甚至上万伏的高频电流。这样的高频电流可以在人体组织上产生切割和凝血的作用。高频电刀原理框图，如图 5-180 所示。

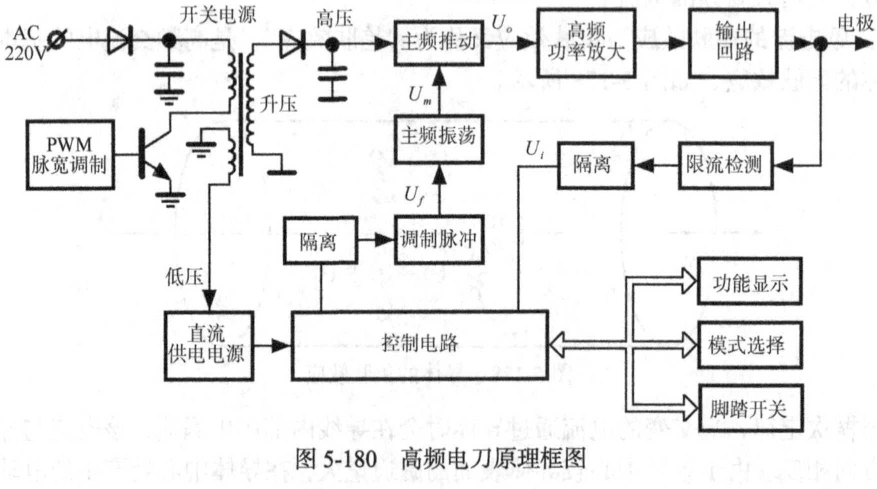

图 5-180　高频电刀原理框图

由高频电刀原理框图可见，高频电刀主要由开关电源、高频发生器和控制电路等组成。电源为一组开关电源，开关电源分别输出直流高压和直流低压。直流低压为高频电刀整个系统供电，直流高压为高频发生器提供能量。高频发生器是高频电刀核心部件，功能就是产生高频电刀手术电极的高频高压。它的电路结构包括调制脉冲电路、主频振荡电路、主频推动电路、高频功率放大电路等。高频发生器的波形时序，如图 5-181 所示。

由波形时序可见，限流保护有效时，U_i 为低电平，通过控制电路，关闭输出 U_o。当限流保护U_i为高电平时，调整脉冲发出的方波U_f控制主频振荡U_m，再由主频推动U_o开启高频发生器。控制电路主要采用单片机技术，它通过设备面板的按键、开关选择来控制高频电刀的使用和保护功能。高频电刀的工作过程为下面所示。

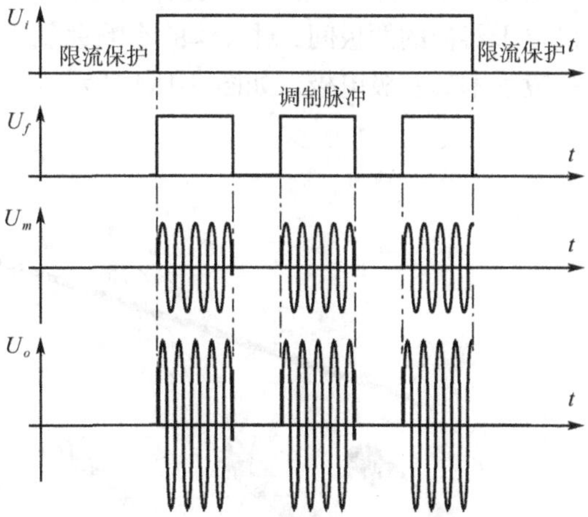

图 5-181　高频发生器的波形时序

（1）接通设备的电源，仪器面板显示稳定正确。

（2）连接手术电极和中性电极，按照临床实际需要选择工作模式，并设定输出功率。

（3）将 2 个极板短接并输出一个有效信号，经检测正确后控制电路方允许设备工作。

（4）由脚控开关（或手控开关）经隔离器将启动信号送入控制电路。

（5）控制电路输出相应的控制信号分别给主频振荡电路、显示电路、高压电源、输出驱动电路，使这些电路处于工作状态。

（6）经隔离放大器，调制脉冲信号对主频振荡器进行调制后送入高频功放电路，再经输出变压器耦合到输出回路。

（7）限流检测电路实时对回路电流进行检测，若检测出限制高频漏电流增大或负载短路时，立即切断输出。

2. 手术电极　直接触及生物组织，是在腔镜手术过程中应用电热效应（如切割、凝血）的专用器具。高频电刀有 2 种手术电极模式，即单极模式和双极模式，如图 5-182 所示。

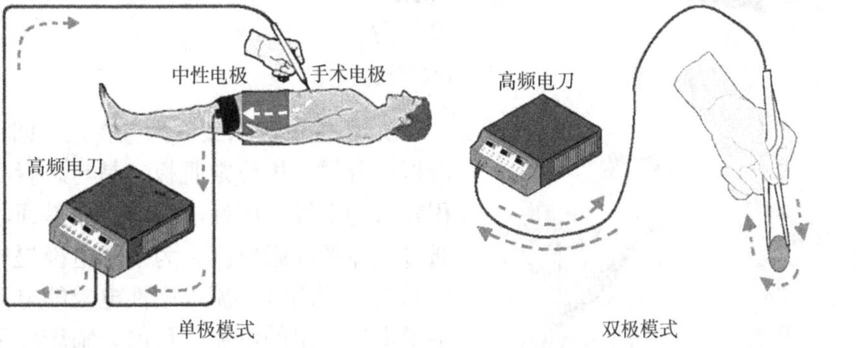

图 5-182　手术电极模式

（1）单极电极：仅有一个作用电极刀头，它需要与中性电极（或盐水回路）共同构成电流回路。腔镜手术的单极电极，如图 5-183 所示。

单极电极多用于腔镜手术的组织剥离与切割，也可用来凝血。单极电极的刀头有多种形式，主要分为电钩（电铲）和电凝棒 2 大类。电钩的刀头形似一个钩子，可以进行组织剥离与切割，电凝棒的刀头较为粗大，便于对手术创面的凝血处理。

（2）双极电极：是一种在同一刀柄支架上安装有 2 个作用电极的组件，与体表双极刀头呈镊子形不同，腔镜的双极电极多为剪刀形状，这一结构更便于术者在体外进行操作。

双极模式下手术电极的一端为作用电极，另一端为接收电极（无需中性电极），它的作用仅限于器械的两极间，对人体的影响远低于单极模式，因此，双极技术更适用于腔镜手术。腔镜手术的双极电极，如图 5-184 所示。

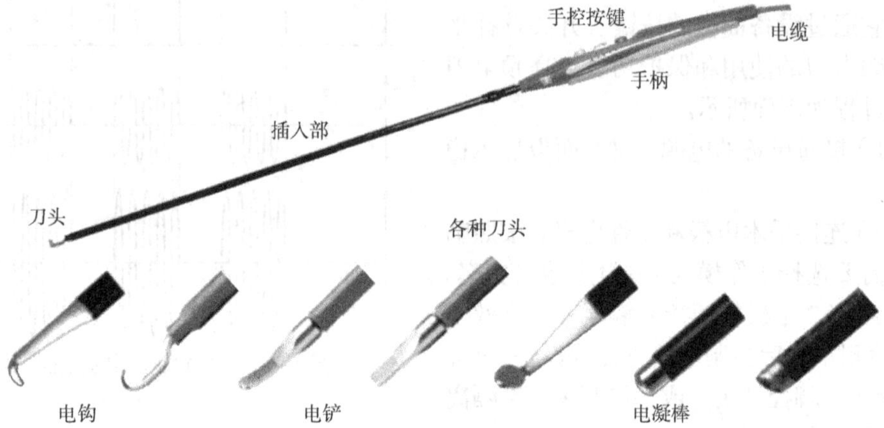

图 5-183 单极电极

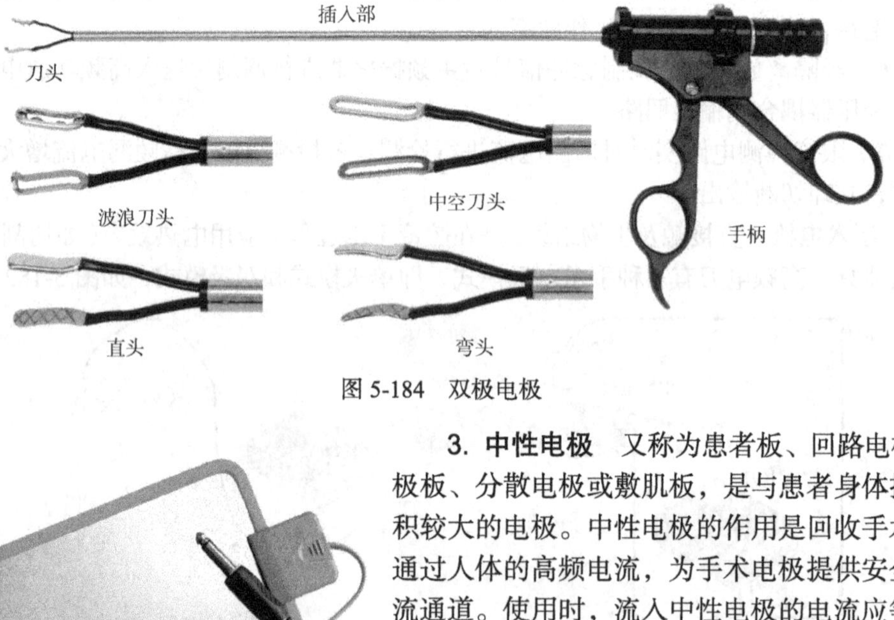

图 5-184 双极电极

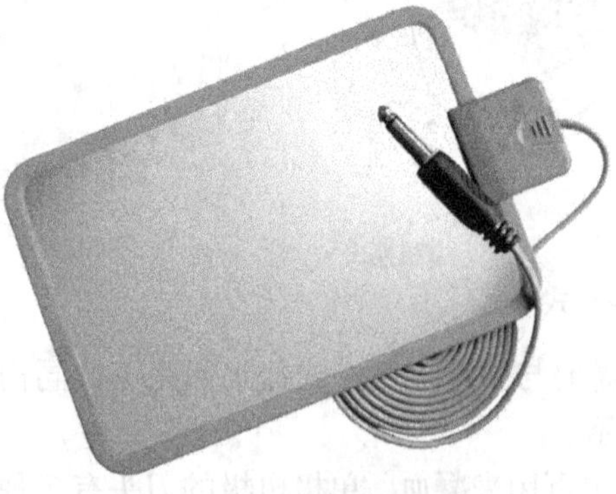

图 5-185 单回路中性电极

3. 中性电极 又称为患者板、回路电极、负极板、分散电极或敷肌板，是与患者身体接触面积较大的电极。中性电极的作用是回收手术电极通过人体的高频电流，为手术电极提供安全的电流通道。使用时，流入中性电极的电流应等于从手术电极流出的电流。目前，临床应用的中性电极主要有 2 种形式。

（1）单回路中性电极：如图 5-185 所示。

单回路中性电极的导电金属箔为一个整片，电刀根据电容效应对其进行检测，如发现中性电极没有连接，则报警。单回路中性电极的缺点是仅检测中性电极是否连接，无法判断运行时的接触效果。

（2）双回路中性电极：如图 5-186 所示。

双回路中性电极中部的导电箔均分为 2 部分，中间有 5mm 左右的间隔。两个电极板的周围有一圈导电箔构成的等电位环。应用等电位环的目的是使 2 片电极吸收的电流更为均匀。当中性电极粘到皮肤，回路检测系统会实时监测接触阻抗。如果接触面积不够或接触不良、电阻过大或发生短路，系统会立即声光报警，同时切断手术电极的输出。

4. 脚踏开关　如图 5-187 所示。

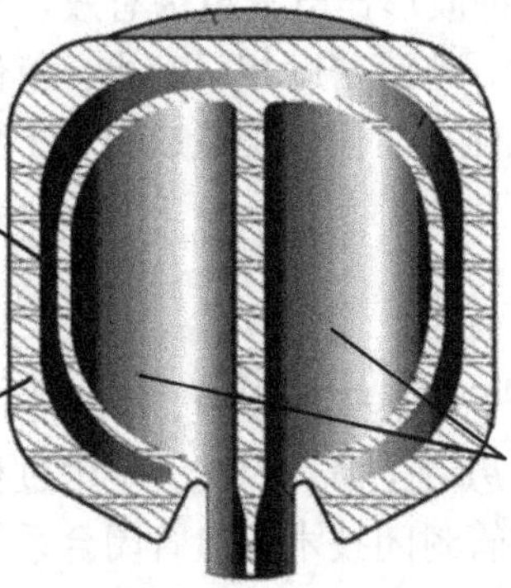

图 5-186　双回路中性电极

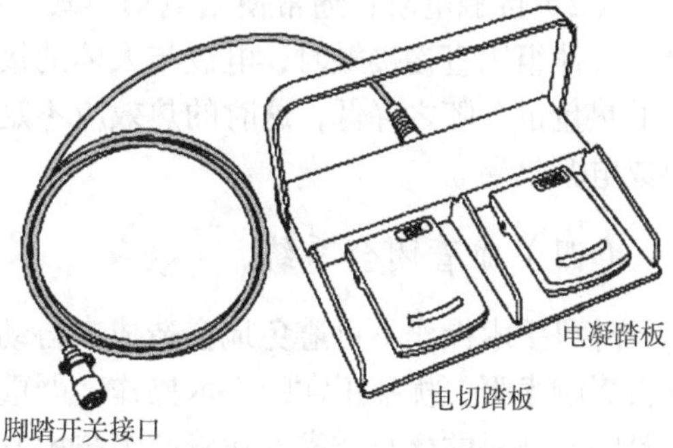

图 5-187 脚踏开关

脚踏开关是用脚踩踏的开关，它可以用脚接通或关断手术电极的输出。脚踏开关有 2 个开关踏板，可以分别用来进行“电切”或“电凝”操作。

（三）高频电刀的输出模式

根据临床的不同需要，高频电刀可以输出各种不同形式的波形。使用功能与输出波形，如图 5-188 所示。

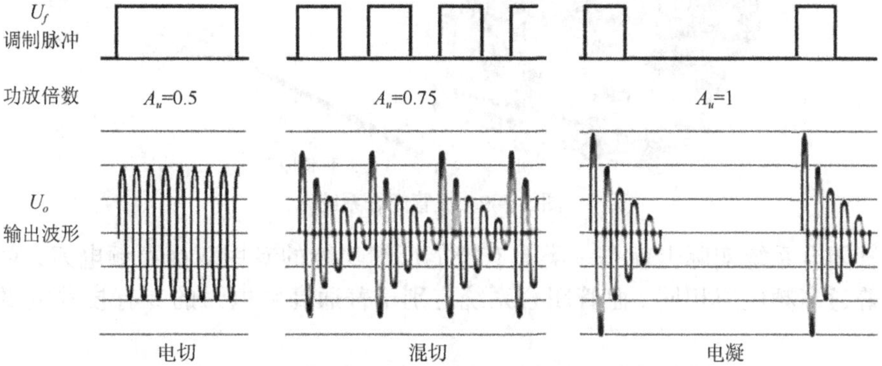

图 5-188　使用功能与输出波形

由图可见，当高频电流波形发生改变时，电流对组织的作用效果也会发生变化。

1. 电切　原理是，通过连续的高频高压电流瞬间作用到手术区域，使被作用的细胞迅速加热膨胀直至爆裂、气化。为了产生最大的集中热量，临床通常是将手术电极靠近人体组织，而不是与组织直接接触，这样手术电极的电流密度最为集中，瞬时产生的热量也最大，切割效果最好。选择电切模式时，输出电流波形为一组连续的高频电流。

2. 电凝　当选择电凝模式时，输出电流为一个间断的开关波形，其高频电压的幅度比电切要略高。目的是在有电流输出时，细胞迅速加热；在没有电流输出时，细胞处于冷却。这样作用的结果，细胞只能被干化而不是电切时的汽化。电凝模式还根据临床的需要分为喷射电凝和接触电凝。

（1）喷射电凝：能够在比较广阔的手术区域产生电凝效果。由于其波形的占空比达到94%，单位时间产生的热量相当少，因此组织不会汽化，只产生电凝。为了克服电刀刀笔与组织之间巨大的电阻，电凝的输出电压要比电切大得多。这就意味着，在微创外科手术中，必须使用电压很高的电凝电流。

（2）接触电凝：通常使用电切模式，因为使用这种波形比电凝更为有效。当手术电极与人体组织直接接触时，电极与人体的接触面积增大，电流密度相对减小，单位时间产生的热量也会随之降低，这时的热效应不足以使组织汽化，而仅仅是造成组织干化，从而形成电凝效果。

（四）血管闭合系统

外科手术操作不可避免地会造成来自动脉、静脉和毛细血管的出血，手术中的出血不仅会影响术野，扰乱正常的手术操作，严重的还将危及患者生命。因此，手术过程中的止血是临床外科的核心技术。随着腔镜技术发展，双极血管封闭技术（血管闭合系统）得到广泛的应用。双极血管封闭技术的基本原理是，通过双极电极钳之间的物理性压迫和热能传递，使电极间所夹持组织的胶原和弹性蛋白发生变性，结合器械钳口压力，导致靶血管壁融合形成透明带，以达到永久封闭血管的目的。

血管闭合系统是目前临床外科最常用的手术血管闭合（切割血管丰富的软组织）专用设备，由于它的操作简便、安全，在使用过程中不产生烟雾及组织焦痂，因而具有良好的术野，适用于腔镜手术。血管闭合系统，如图5-189所示。

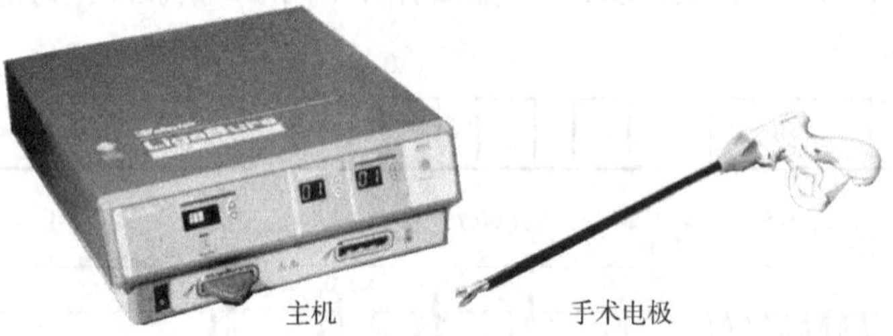

图5-189 血管闭合系统

血管闭合系统实际上就是一类具有智能反馈功能的专用双极高频电刀，它的工作原理与普通高频电刀相同。血管闭合系统有别于普通高频电刀的专有技术主要为以下几点。

（1）具有刀头加热和快速刀切割双重功能的专用手术电极。

（2）采用较低作用电压与较大工作电流模式。

（3）可以检测极间电阻抗。

1. 手术电极 血管闭合系统的手术电极，如图5-190所示。

手术电极的工作过程是以下几个操作。

（1）握紧刀头闭合扳手，刀头闭合夹住待切割含有血管的软组织。

（2）按下加电按钮，在刀头处对软组织加热。

（3）血管闭合系统即时检测2个电极间的电阻抗，当电阻抗的升高趋于稳定（软组织凝固后导电率下降），系统自动断电并用音响提示。

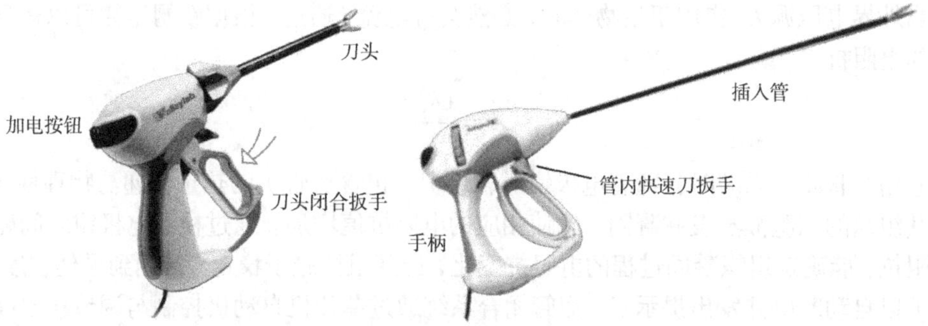

图 5-190　手术电极

（4）向内扳动管内快速刀扳手，管内的快速刀片即可从管内伸出，可以切割刀头夹持的软组织及血管。管内快速刀伸出，如图 5-191 所示。

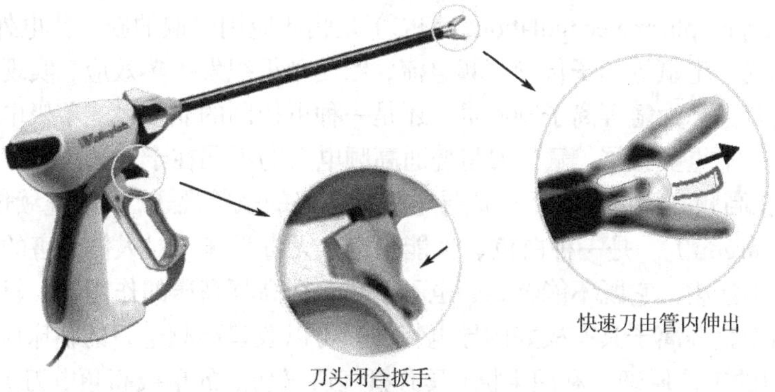

图 5-191　管内快速刀伸出

2. 较低的作用电压　由于血管闭合系统刀头与组织接触的面积明显大于传统的双极电刀，因此，它的作用电压（约 180V）大大低于传统双极电刀的电压值，且可以容许通过更大的电流。这一技术处理，使得电刀的使用更为安全。

3. 电阻抗检测　人体细胞由细胞膜包裹的细胞内导电液构成，这些细胞都浸浴在导电的细胞外液中。因此，细胞外液、内液的电学性质接近于电阻，而细胞膜则可等效为电容。这样就可以得到如图 5-192 所示的等效电路模型，这一模型也被称为细胞的并联等效电路模型。

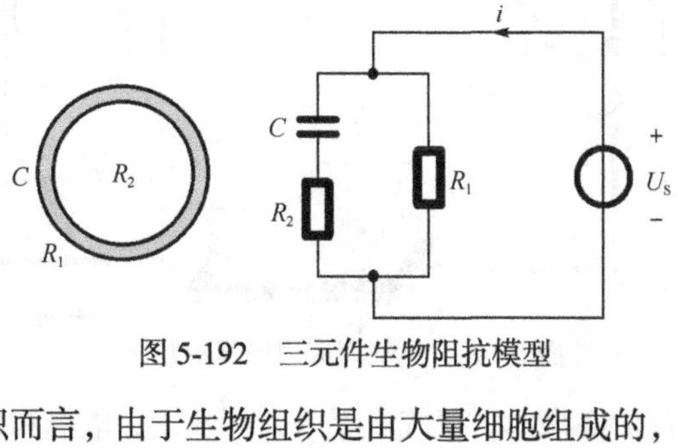

图 5-192　三元件生物阻抗模型

对于整个生物组织而言，由于生物组织是由大量细胞组成的，可以视为许多细胞的集合。因此，整个生物组织的电路模型也可以用三元件生物阻抗模型来等效，此时，R_1、R_2、C 分别代表整个生物组织的等效外液电阻、内液电阻和膜电容。

当外界电压源 U_S 作用于生物体时，必然会有电流 i 通过，根据欧姆定律可以得到生物组织的电阻抗 Z

$$Z = \frac{U_S}{i}$$

应用血管闭合系统时，随着电极钳对软组织（包含血管）的热量传递与物理性压迫，使得其组织的细胞液蒸发并凝固，致使相应的电阻抗值增加。通过检测电极钳之间靶组织的电阻抗，能确定组织凝固过程的电阻抗变化，当其阻抗趋于稳定（凝固到最佳程度）时，系统可以自动断电并发出提示音。血管闭合系统通过单片机自动机控制与调节输出高频电流量级，因此，可以永久性安全封闭 7mm 的较大血管，封闭后的血管能抵抗正常收缩压 3 倍的压力冲击。

（五）氩气刀

氩气刀（argon plasma coagulation，APC）是临床应用普遍的新一代电外科手术设备。它通过电离氩气产生氩等离子传导高频电流，致使靶组织发生热效应，实现止血与组织失活效果。氩气刀又称为氩等离子凝固术，还是一种可控制的非接触式单极电凝技术，是高频电刀应用的一个重要拓展。氩气刀与普通高频电刀的不同在于它采用非接触式热凝切方式，即氩气刀在高频高压的作用下生成导电性能良好的氩等离子，可以连续传递高频电流。

1. 氩气（argon） 是一种白色、性能稳定、无毒无味、对人体无害的惰性气体。氩气的性质十分不活泼，它既不能燃烧、也不助燃，在高频高压的作用下，氩气能被电离成氩等离子，利用氩等离子具有极好的导电特性，可以改善高频电刀的临床应用效果。

2. 氩气刀的工作原理 利用主机（具有氩气通气功能的单极高频电刀）提供高频高压激发氩气形成导电的氩等离子，从而由手术刀柄→氩等离子束→肌体→中性电极构成一个完整的电流回路，实现对手术创面浅表性单极凝血或组织失活的临床效果。氩等离子凝固术是一种非接触式单极电凝模式，其应用原理示意图，如图 5-193 所示。

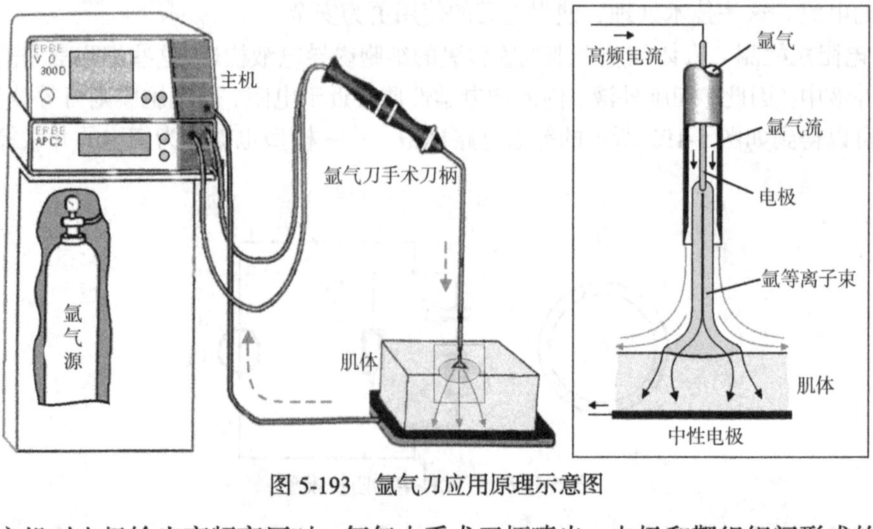

图 5-193 氩气刀应用原理示意图

当主机对电极输出高频高压时，氩气由手术刀柄喷出，电极和靶组织间形成的氩气流体在高频高压的作用下，被电离成氩等离子束，这一氩等离子将电极输出的电流传递至靶组织，可以产生良好的凝血或组织失活效果。氩气刀的氩气在电极四周形成氩气隔离层，将氧气与电极隔离开，从而形成了氩气覆盖的高频电刀凝固术。由于氩气刀氧化反应小，电能转换热能的效率高，所以作用于手术界面的烟雾小、组织烫伤坏死层浅。

3. 氩气刀的应用优势 取决于氩等离子的特性和作用原理。氩气刀的电流通路，如图 5-194 所示。

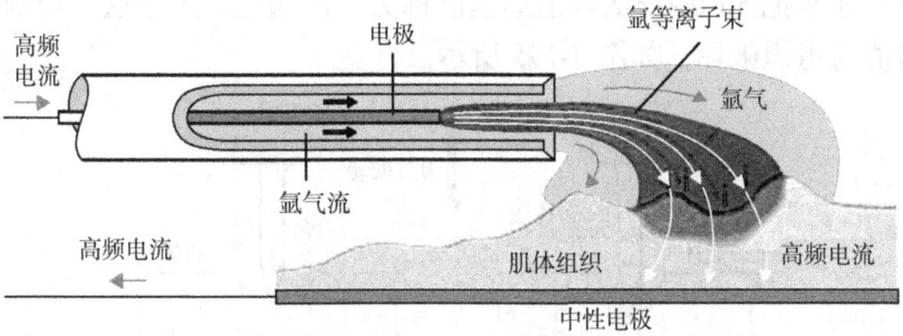

图 5-194 氩气刀的电流通路

（1）氩气是一种惰性气体，手术过程中可以隔绝部分氧气，从而减少组织的氧化、碳化、烟雾和异味。

（2）氩气通过高频高压作用可以生成导电性能良好的氩等离子，以构成高频电流回路。

（3）氩等离子束具有顺应电极与组织间电场方向的特性，它不仅可以沿电极轴向直线传播，还能够侧向扩展，使得治疗的效果更为均匀。

（4）操作时无需接触组织，不会引起粘连，尤其适用于激光、微波等治疗难以达到的区域。

（5）氩等离子束沿最低阻抗路径传播，当热干燥或电凝导致组织阻抗增加，氩等离子束将改变路径向低阻抗（未凝固）组织扩散，因而电凝深度可控、无碳化（烟雾、焦痂），有良好的手术视野。

二、超声手术刀

超声手术刀（ultrasonic knife）是一种高频机械振动刀，是利用超声波产生的机械振动对软组织进行切割与止血，也可断离骨骼。超声手术刀通过超声发生器（换能器）将电能转换为机械能，使金属刀头以 20～60kHz 的超声频率进行纵向机械振动，导致与之接触的组织内的水分子汽化、蛋白质氢链断裂、细胞崩解后切开。同时，高频机械振动还能够致使组织内胶原蛋白结构破坏，其热效应将蛋白凝固，进而封闭血管实现止血。

超声手术刀在手术过程中没有电流通过人体，不会发生因切割组织（如高频电刀）时所出现的烟雾及组织焦痂。因此，超声手术刀具有选择性保留重要组织结构、操作简便、创伤小、不出血或少出血、创缘整齐、术野清晰、手术时间短和手术质量高等优点，是目前腔镜手术最常用的电外科手术器械。

（一）超声手术刀的工作机制

超声手术刀是通过换能器将超声功率输送至手持治疗刀头，使探头前端的刀头以数十千赫的超声频率纵向机械振动，当其作用于生物组织时，会造成组织中的质点做相同频率的振动，产生碎裂、微冲流、空化和热效应等，以完成对组织的切割、止血、粉碎、抽吸等作用。

1. 瞬时冲击加速度的碎裂效应 超声刀的频率一定时，其振动产生的加速度与位移振幅成正比。研究认为，若将 50 000*g*（*g* 是重力加速度，为 $9.8m/s^2$）加速度的机械弹性振动完全传送至活性生物组织上时，会造成这部分组织与周围组织分离，且不损伤周围的肌体组织。因而，通常把 50 000*g* 的峰值加速度称为切割阈值，大于这一切割阈值组织会被破坏。切割阈值与组织破坏，如图 5-195 所示。

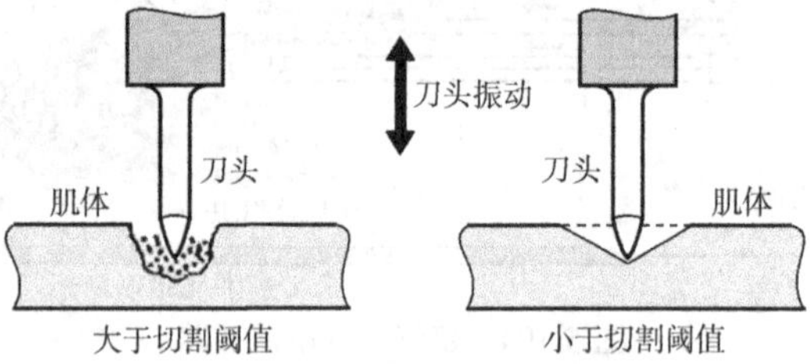

图 5-195 切割阈值与组织破坏

如图可见，当超声刀头的机械振动频率大于切割阈值时，肌体组织被破坏，形成临床上的切割操作；反之，低于阈值，组织不会破坏，而像一个两端固定中间可动的橡皮筋一样拉拽。

为了使超声手术刀能良好的完成临床切割操作，其振动加速度 a 应大于 50 000g。若在工作频率 f 确定的前提下，设计时必须要考虑到最小振动位移幅值 $A_{\min}$，例如，若选取频率为 $f=20\text{kHz}$，则有

$$A_{\min}=\frac{a}{(2\pi f)^2}=31\mu\text{m}$$

因此，倘若要产生大于 50 000*g* 的加速度，且使刀头的位移振幅达到 31μm 以上时，则需要选取的工作频率 f 必须大于 20kHz。振幅 A 是表征超声手术刀性能的一个重要参数，它可以利用带有读数标尺的显微镜来测量。

2. 微冲流的作用 超声刀头与生物组织接触时做纵向机械振动，它在使组织变成均浆的同时，还会因刀头切割时的温升导致组织中脂肪逸出，使得半固体状的生物组织液化。液化组织在刀头振动的作用下会产生微冲流及切变压强，使生物组织撕裂或细胞破坏。

由于不同形状的刀头会产生不同形式的微冲流，因此，对于不同的切割对象需要选用不同形状的刀头，以满足对组织的粉碎、分离及切割等不同的要求。不同形状刀头的振动所产生的微冲流场示意图，如图 5-196 所示。

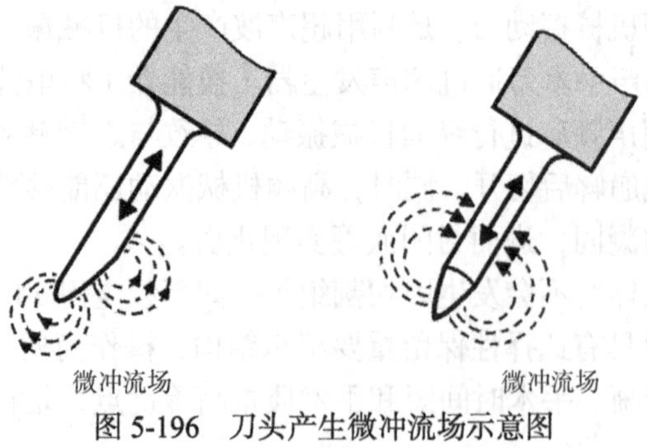

图 5-196 刀头产生微冲流场示意图

3. 空化效应 在超声手术刀的作用下，含水及脂肪多的半固态生物组织被液化，其液化的生物组织中存在大量微气泡，即为空化核，这些空化核经超声机械振动被激发，空化核的体积会因高频振动发生剧烈的变化，形成空化核的增长、振荡、收缩以至崩溃等一系列的物理变化，这一过程被称为空化效应。空化效应，如图 5-197 所示。

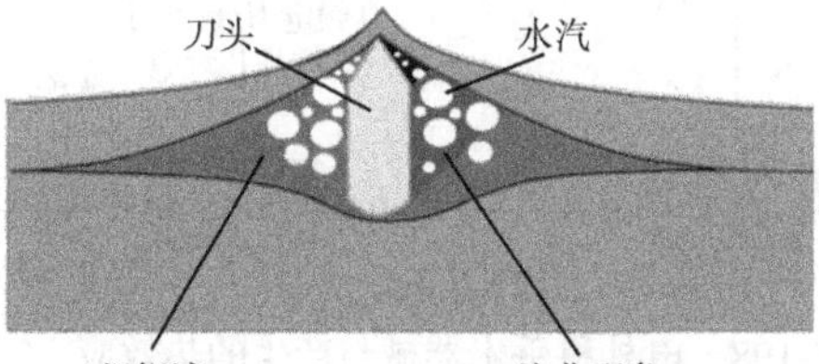

图 5-197　空化效应

空化核崩溃时，在其周围的极小空间内瞬间产生温升与高压，并伴随着强烈的冲击波和射流，发生切向力、局部高压、冲击波反射流等对肌体组织产生乳化和碎裂的作用，完成手术的切割效能。切割式超声手术刀的刀头（治疗声头）为钩状刀具或夹钳式形态，切割时并不像传统的手术刀用锋利刀刃做机械割裂，而是利用超声的空化效应完成切割。

4. 超声热效应　由于生物组织的声吸收特性，超声能量射入组织后部分超声能量会变成热能，并使组织温度升高。尽管超声的热效应与上述 3 种效应相比是次要的，但其微热作用在手术中也是不容忽视的因素之一。

超声刀作用于生物组织时，是上述 4 种效益的混合作用，针对切割、抽吸、止血等的不同应用，应当设计有针对性的超声刀头结构，从频率、振幅、功率等方面综合考虑进行优化，以满足临床的应用需求。

（二）超声手术刀的应用优势

超声手术刀是在刀头产生纵向机械振动，使刀头附近组织内的水分子汽化、蛋白氢键断裂，达到细胞崩解和蛋白凝固的作用。由于超声手术刀主要是依靠刀头的高速机械振动进行切割、抽吸与止血，因此，具有安全有效、种类齐全、副作用小的技术优势。

1. 安全有效，无电流流经人体　超声手术刀对生物组织的碎裂效应、微冲流作用和空化效应，都是基本的机械振动效应，由于在手术过程中没有电流通过人体，没有电流的生物刺激效应、热效应和潜在的电击安全隐患，也没有高频电刀在切割组织时所产生的烟雾及组织焦痂，因而，超声手术刀具有手术创伤小、出血少等技术优势。

2. 空化效应，选择性切割　超声手术刀的工作频率通常为 20～60kHz，采用高效压电换能器，在手持治疗刀头（一般为钛合金聚能器）上产生相应的超声振动，使周围组织发生空化效应。由于组织中水或脂肪的含量不同，空化效应具有选择性，即组织的碎裂与其含水和脂肪量有关，含水量或脂肪高的组织（肝脏、肿瘤、脾等）易于空化，空化效益明显；反之，含水量少而富含胶原质的组织（血管、神经、输尿管等），空化不明显、难以碎裂。因此，利用超声的选择性空化效应可以安全的切开肿瘤、肝脏等而不会损伤其周围的血管和神经等组织，这使得手术中出血量少，手术风险大为降低。超声乳化、去脂、吸引等常见的临床处置，都是基于超声对生物组织的选择性空化效应。

3. 热效应弱，温升不明显　电外科手术器械多会伴随着对机体组织的热效应，作用于机体的温度不同，产生的热效应也不同。

电外科手术器械与产生的热效应，如图 5-198 所示。

超声手术刀是利用金属刀头产生的 20～60kHz 机械振动，刀头适度温升会促进凝血反应使组织细胞内的蛋白变性并形成胶状，因而有明显的止血作用，从而实现封闭血管的止血效果。由于超声手术刀的工作温度通常不高于 100℃，因此不会产生烟雾及组织焦痂。

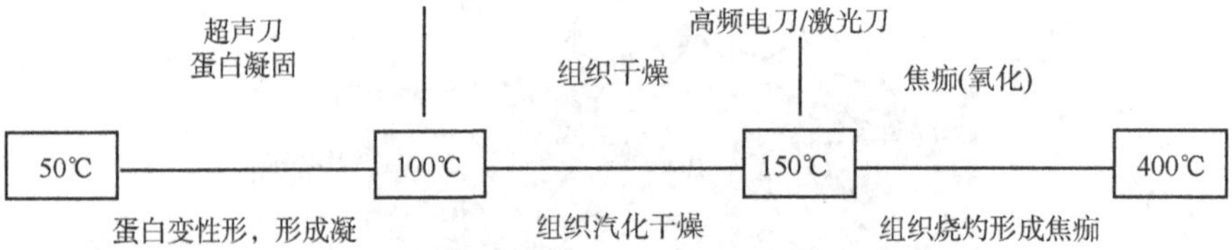

图 5-198　电外科手术器械与产生的热效应

4. 超声振动，无明显噪音　人类耳朵可以听到的最高频率阈值为 20kHz，频率超过 20kHz 的任何声波或振动统称为超声波。应用超声手术刀应用的机械振动频率大于 20kHz，因此，它在工作时没有明显机械噪声。

（三）超声手术刀的构成

超声手术刀主要包括主机、超声波振动系统、超声刀手柄及刀头。超声手术刀的基本构成，如图 5-199 所示。

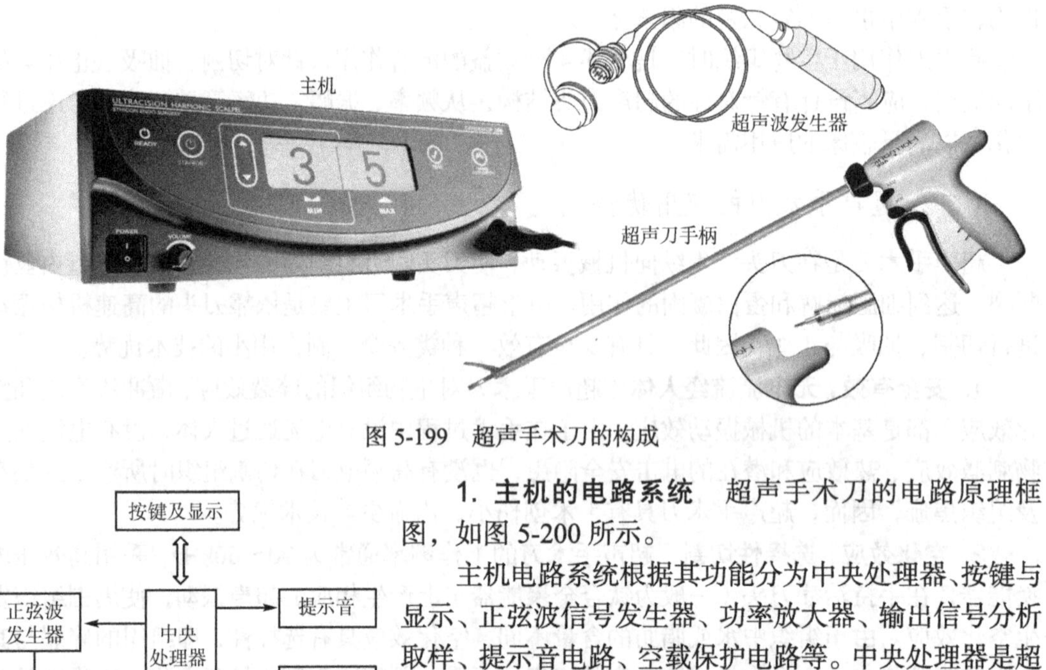

图 5-199　超声手术刀的构成

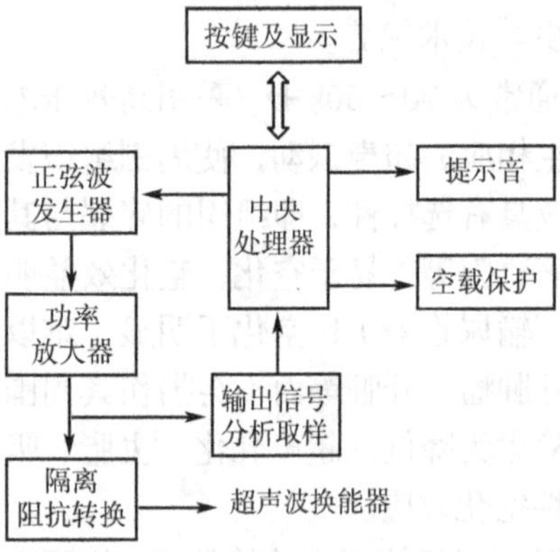

图 5-200　超声手术刀的电路原理框图

1. 主机的电路系统　超声手术刀的电路原理框图，如图 5-200 所示。

主机电路系统根据其功能分为中央处理器、按键与显示、正弦波信号发生器、功率放大器、输出信号分析取样、提示音电路、空载保护电路等。中央处理器是超声手术刀的控制核心，通过其内嵌的系统软件和接口电路可以实现对整机的智能控制。

（1）按键与显示电路是人机对话装置，可以接受用户的功能设定。

（2）根据设置要求，主机智能驱动正弦波信号发生器，并由功率放大器（提供 100W 的电功率）经隔离与阻抗转换电路输出与超声波换能器匹配的高频交流电信号。

（3）为使超声手术刀工作在谐振状态，主机输出正弦波的频率应与换能器（压电陶瓷片）的固有频率一致。因此，电路系统要实时检测输出信号，通过分析输出信号的频率和幅值及时调整正弦波信号发生器的驱动。

（4）提示音和空载保护为超声手术刀的辅助电路，提示音电路可以提供手术刀工作与故障状态的提示音；空载保护电路的作用是当不接负载时主机处于空载保护状态，主机加接负载后又能自动进入工作状态。

2. 超声手术刀的应用界面　如图 5-201 所示。

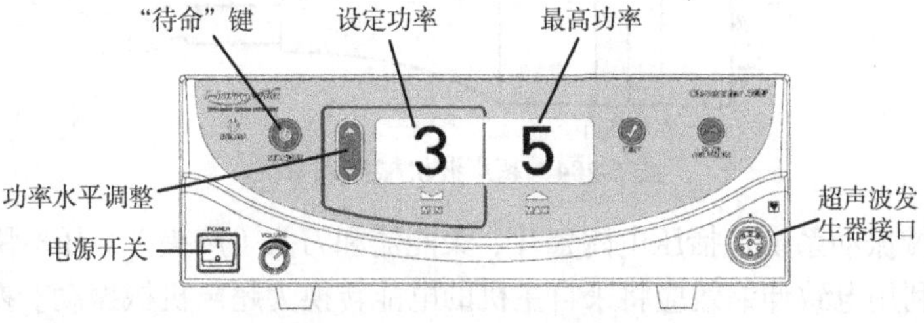

图 5-201　超声手术刀的应用界面

超声手术刀可以为其配套的超声波换能器提供电能，并能自行设定功率水平及完成系统的监测与控制。通过启动脚踏开关或手控开关，超声手术刀主机会启动对超声波换能器的供电，由手术手柄完成临床的手术操作。

（1）待机：按动"待命"键，可以切换"待机"模式和"就绪"模式。在"待机"模式下，手柄没有任何动力，脚踏开关和手控开关均被停用。再一次按动"待命"键，系统恢复"就绪"模式，超声手术刀可以正常工作。

（2）功率水平调整：超声手术刀的功率水平分为 5 个档位（1～5，其中"5"为最高档、"1"为最低档），并通过脚踏开关和手控开关的 2 组开关，分别提供 2 种功率水平，即设定功率（MIN）、最高功率（MAX）。脚踏开关和手控开关，如图 5-202 所示。

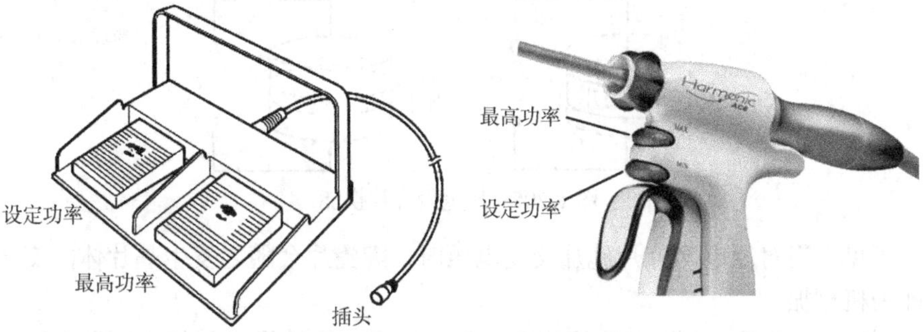

图 5-202　脚踏开关和手控开关

最高功率永远为最高功率水平"5"，设定功率能根据需要，自行调整为"1"至"4"功率水平。踩下设定功率或最高功率的相应踏板，可以分别输出相应的功率水平。

3. 超声波振动系统　如图 5-203 所示。

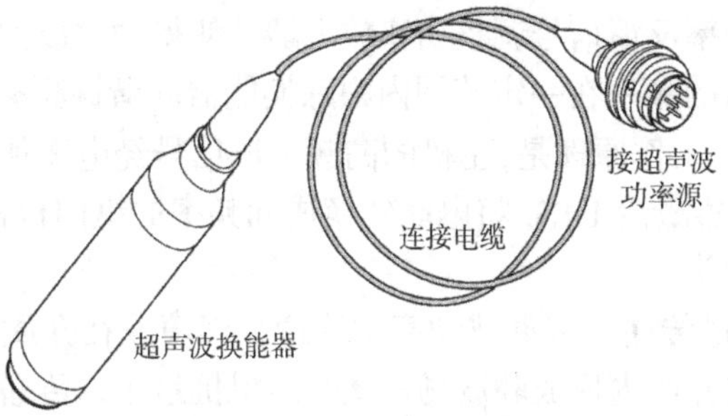

图 5-203　超声波振动系统

超声波振动系统主要由超声波机械振动系统和超声波功率源组成。

（1）超声波机械振动系统：如图 5-204 所示。

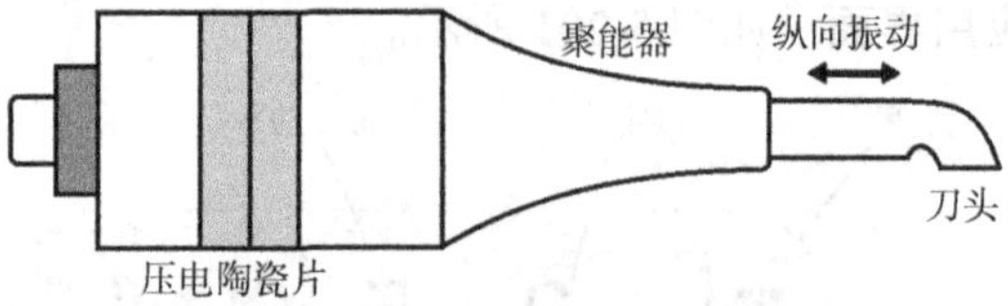

图 5-204 超声波机械振动系统

超声波机械振动系统包括压电陶瓷片、聚能器和刀头（声头）。压电陶瓷片通常安装在手柄后端，利用电致伸缩效应将来自主机的电能转换为超声机械振动。换能器的超声波输出与一个超声波聚能器（变幅杆）连接，通过变幅杆的放大和耦合作用，推动刀头纵向振动并向人体局部组织辐射机械能量，从而实现高速、高压超声机械波作用于组织的临床效应（切割与凝血）。

（2）压电陶瓷片：是具有压电效应的功能陶瓷，是产生超声波机械振动的关键器件，其基本作用是将电能转换为同一频率的超声机械动能。压电陶瓷片具有可逆性，它既有正压电效应，也能发生逆压电效应。正压电效应是在没有对称中心的晶体上施加压力、张力、切向力时，会发生与应力成比例的介质极化，且在晶体两端呈现正、负电荷，即正、负电压。逆压电效应则反之，当对晶体上施加电场引起极化效应时，会产生与电场强度成比例的变形或机械应力。超声手术刀就是应用压电陶瓷片的逆压电效应，可以将电能转换为超声波机械能。压电陶瓷片的换能，如图 5-205 所示。

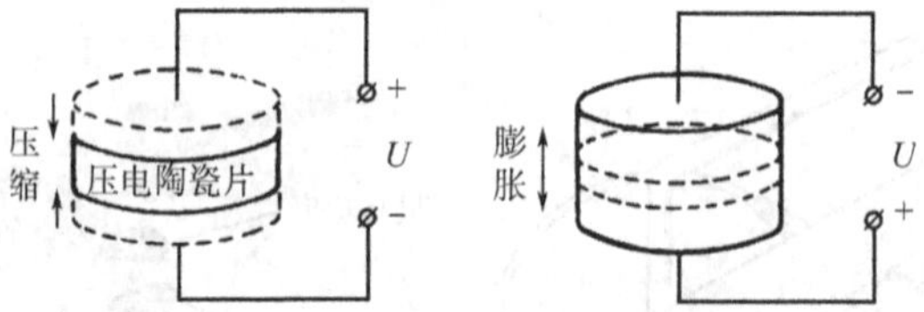

图 5-205 压电陶瓷片换能

由此可见，当对压电陶瓷片施加交变电压时，陶瓷片会随之发生晶片体的交替膨胀与压缩，即为机械振动。

（3）超声功率源：为超声波的功率来源，是将电能转换成与超声波发生器相匹配的高频交流电信号源。当这个功率源的工作频率与手术刀压电陶瓷片的固有频率一致时，超声手术刀工作在谐振状态，此时，超声波发生器能产生最佳的振动效果，即刀头振动幅度最大，声能可以将最高效率传递给刀头。

为此，超声波功率源要有完善的反馈环节，需要提供 2 个方面的反馈信号，一是提供输出功率信号，通过功率反馈信号调整功率放大器，使得功率放大稳定；二是提供频率跟踪信号，使信号发生器的频率在一定范围内跟踪换能器的谐振频率点。

4. 腔镜手术刀柄 工作原理是，主机的高频电压信号经电缆加载到手柄中的超声波换能器上，压电陶瓷换能器激活工作，将电能转换成同频率的纵向机械振动，并通过探头（变幅杆和杆身）送递至刀头。

（1）超声波的能量传递：根据波动声学原理，当声波在介质中传播且传播的距离为半波长的整数倍时，在介质内形成驻波场，此时声阻抗最小，传播过程中的声能损耗亦最小。因此，变幅杆、杆身和刀头的总长度与选用的材质和功率源的驱动频率有关。

目前超声手术刀的探头部分多选用医用钛合金材料，它的声速为$c = 5077\text{m/s}$。当驱动频率采用$f = 55.5\text{kHz}$时，声波在手术刀探头中传播的波长λ约为

$$\lambda = \frac{c}{f} = 91.48\text{mm}$$

若要使刀头处的振幅最大、超声波转换效率最高，探头的总长度（包括变幅杆、杆身和刀头）应为半波长 45.74m 的整数倍。另外，考虑到超声波传输的可靠性，超声刀探头与换能器必须紧固连接，连接方法如图 5-206 所示。

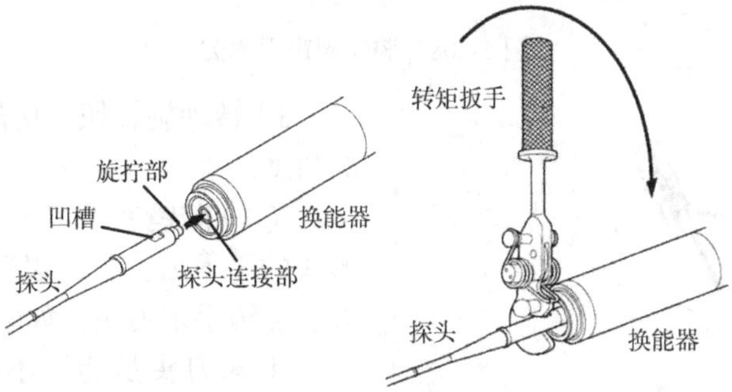

图 5-206　探头与换能器的连接方法

（2）腔镜手术手柄和探头：如图 5-207 所示。

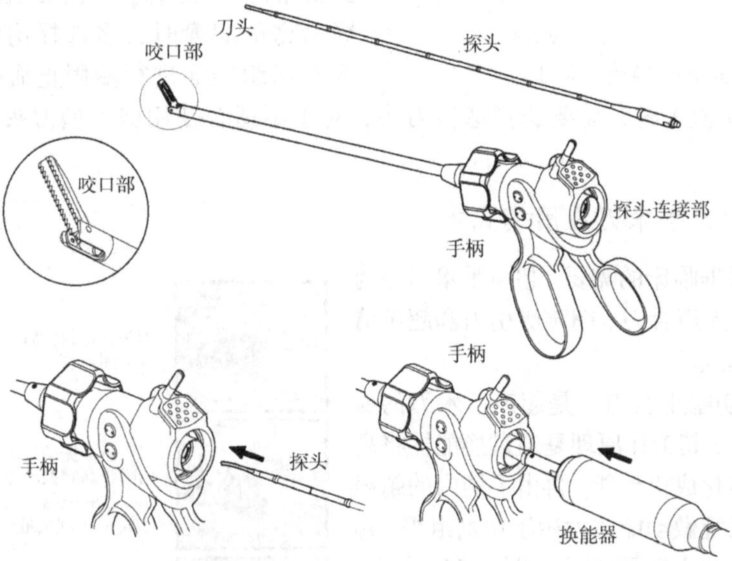

图 5-207　腔镜手术手柄及探头

（3）腔镜手术刀应用：如图 5-208 所示。

超声手术刀的手术手柄是超声手术刀手术的执行器具，通过对手术手柄的控制，咬合刀头可以完成的动作有下面几个。

1）按动最高功率按钮，活动刀头输出最高功率水平；按动设定功率水平按钮，活动刀头输出主机预先设定的功率水平。

2）扳动刀头咬合扳手，咬合刀头闭合。

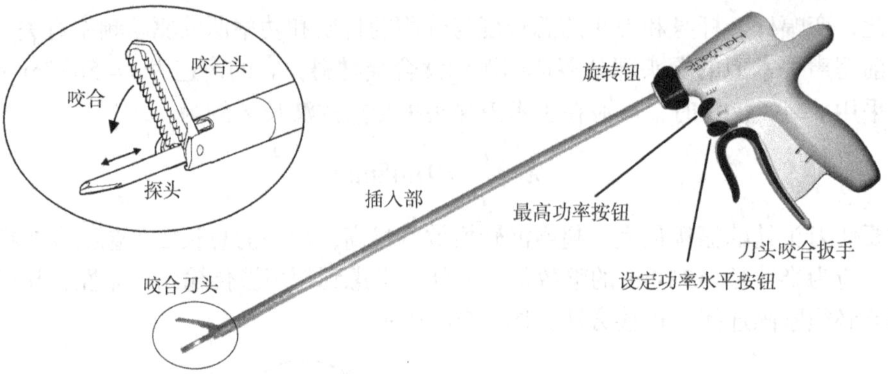

图 5-208 腔镜超声手术刀

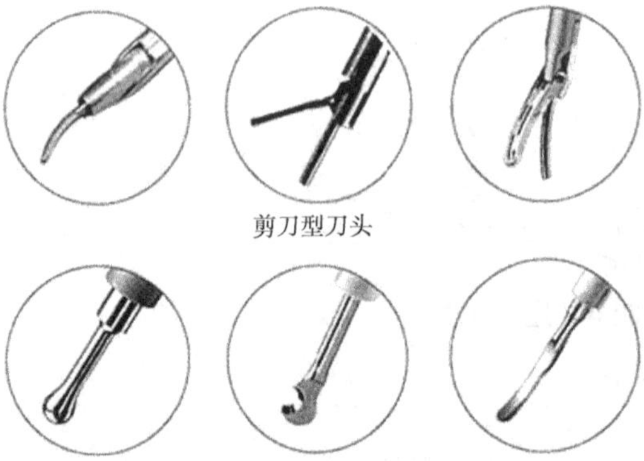

图 5-209 腔镜手术刀头

3）转动旋转钮，咬合刀头随之转动相应的角度。

（4）腔镜手术刀头：超声手术刀有各种形式的手术刀头，可以适用于不同的手术需求。腔镜手术刀头，如图 5-209 所示。

手术刀头是为了不同的临床需要而设计的，如果应用于较大的血管，通常选择 10mm 的剪刀型刀头，较小的血管则选择 5mm 的剪刀刀头；若需要从胆囊床剥离黏附紧密的胆囊时，多选择钩型刀头；当需要对组织表面进行凝固止血（如切除胆囊后的胆囊床止血）时，需要选择球型刀头；对于不适合使用剪刀型刀头时，可以应用钩型刀头。

（四）超声手术刀应用模式

现阶段根据临床的需要，超声手术刀分为超声止血刀、超声骨刀、超声吸引刀和超声清创刀等应用模式。

1. 超声切割止血刀 是超声手术刀的最基本应用模式，其工作原理是通过换能器将高频交流电能转化成机械能，再由手柄内的超声波机械振动系统做动能放大用于切割组织。超声切割止血刀的原理示意图，如图 5-210 所示。

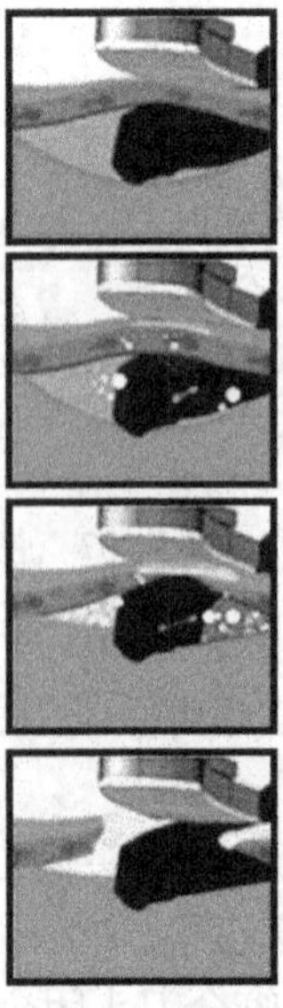

图 5-210 超声切割止血刀的原理示意图

超声切割止血刀具有剥离、剪切、凝闭等多种功能，可以减少术中器械的更换并缩短手术时间。在切割过程中，先凝后切，能够安全闭合 5mm 以下血管，大大减少术中出血。由于利用超声能量进行切割凝闭时无电流通过人体，因而可用于植入心脏起搏器和金属关节的患者，提高了手术的安全性和适用性。超声刀在工作时切割凝固部位的组织温度低于 80℃，侧向热损伤范围仅为 1mm，对周围组织的损伤远小于激光和高频电刀。超声切割止血刀具有自净作用，不与组织粘连，切口状态和术后愈合情况良好，可以明显减少术后腹腔粘连和粘连性肠梗阻的发生率。

2. 超声骨刀 作为切骨技术，具有许多传统手动和电动骨科手术器械所不能比拟的特点和优势。超声骨刀，如图 5-211 所示。

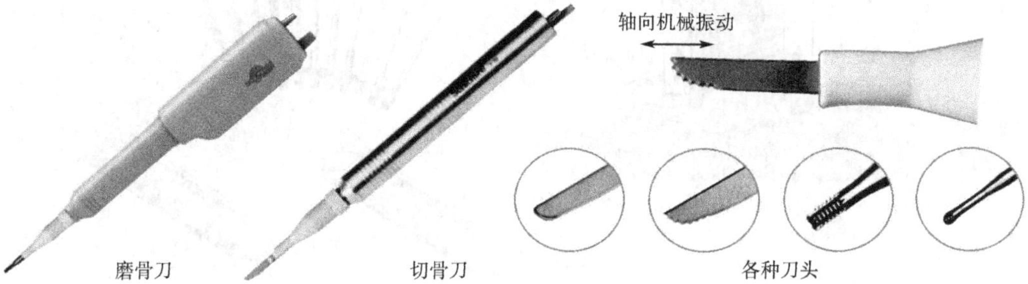

图 5-211 超声骨刀

超声骨刀通过压电换能装置，使刀头处于高频共振状态，利用刀头强大的机械加速度，可以对目标骨组织进行粉碎与切割。

超声骨刀的工作特性有下面 2 个方面。

（1）超声骨刀不同于传统骨科器械，它接触骨组织时，其刀头产生的强大重力加速度能够瞬间将骨组织粉碎，作用范围仅有数百微米，且不会对临近组织造成损伤，从而实现精细切割。

（2）由于超声骨刀只有在刀头与接触组织达到共振需要的匹配阻抗时才能传递最大能量，因而超声骨刀短时间触碰软组织（骨组织与软组织的阻抗差异较大）时不会对其造成明显伤害，这一切割效应的延时可以有效保护切骨周边软组织。

3. 超声吸引刀 是超声手术刀另一重要的应用模式，尤其是通过腹腔镜切除肿瘤时更有明显的技术优势，它利用高能超声振荡将肿瘤粉碎，再由冲洗液乳化，经负压吸引去除破碎后的病变组织。

超声吸引刀采用特殊的中空刀头，在手术过程中对待切割的组织产生粉碎和空化 2 种效应。粉碎是通过增幅杆将超声振动传递到所接触组织所产生的机械作用；空化是存在于组织液体中的微气泡，在超声能量的作用下振荡、扩大、收缩最后崩溃，产生的局部压差可达数千帕，致使组织碎裂。因此，组织水合化程度越高，超声波产生的空化作用越为明显，这就是超声吸引刀易于切割含水量高的肿瘤而不损伤弹性组织和胶原组织（如血管、神经）的原因。超声吸引刀及原理示意图，如图 5-212 所示。

实际手术中，超声吸引刀依靠超声波产生的强大瞬时冲击加速度、声微流和空化作用使组织剥离粉碎，并配合冲洗液将其乳化，再通过负压吸除乳化组织液。冲洗液的灌注增加了超声波的作用并有助于降低系统和组织温度，因此，超声吸引刀切除组织是由超声振动、灌注和吸除共同作用的结果。

超声吸引刀具有良好的组织选择性，可以在粉碎与吸除病变组织（如肿瘤）的同时，保护和游离血管、神经等解剖结构，避免意外损伤，缩短手术时间，减少并发症。它兼具粉碎、冲洗和吸引 3 种功能，保持组织切面洁净，手术视野清晰，肿瘤切除更加彻底，特

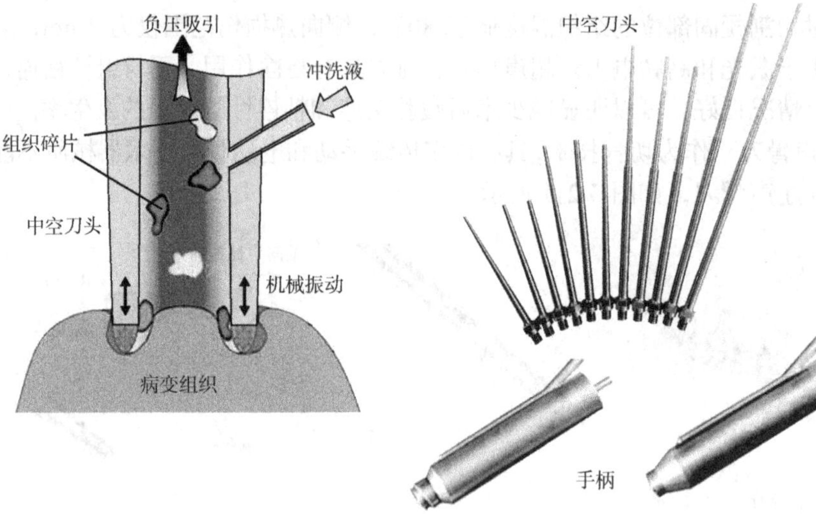

图 5-212　超声吸引刀及原理示意图

别是质地较软的肿瘤，减少残留癌细胞种植的危险，降低了术后肿瘤复发率。最大轴向振幅 30μm，能量集中、无旁振，可快速、准确省力地切除病变组织，对手术周围组织细胞损伤小，且切面整齐无灼伤，术后愈合快，恢复好。配有微细加长钛合金吸引刀尖，持久耐用，并具有直、弯 2 类及不同内径的刀头，满足不同手术场合，特别适合微创手术的需要。

4. 超声清创刀　是利用超声振动的空化效应、乳化效应和止血效应，针对复杂创口的专用清创手术刀。超声清创刀，如图 5-213 所示。

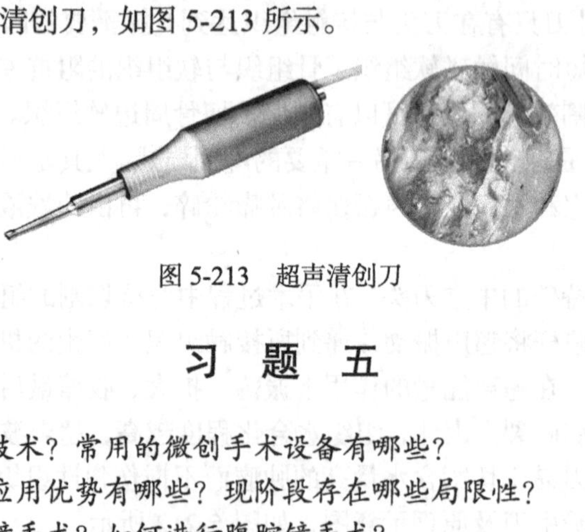

图 5-213　超声清创刀

习　题　五

（1）什么是微创技术？常用的微创手术设备有哪些？
（2）微创手术的应用优势有哪些？现阶段存在哪些局限性？
（3）什么是腹腔镜手术？如何进行腹腔镜手术？
（4）腹腔镜手术需要使用的设备有哪些？
（5）试绘制腹腔镜成像系统原理框图，并说明各部件的作用。
（6）腹腔镜手术常用的高频电刀分哪 3 种？各有何作用？
（7）试述光学纤维关节镜的基本组成。
（8）试述与关节镜配套的手术器械有哪些，并说明其各自的特点与用途。
（9）什么是内窥镜治疗？有何优点？
（10）请分别描述纤维内窥镜、电子内窥镜的结构组成和特点。
（11）以结肠息肉摘除术为例，简述内窥镜下消化道息肉的电切治疗的适应证和操作过程。

（12）以消化道黏膜下肿瘤为例，简述内窥镜套扎术的适应证和操作过程。

（13）十二指肠镜技术配套设备和常用附件主要有哪些？

（14）什么是影像介入？按照介入器材和方法学，可将影像介入分为哪2个部分？

（15）什么是血管造影机？试述双C臂血管造影X线机的基本结构组成和功能。

（16）试述血管造影中的高压注射器基本结构、功能和工作特点。

（17）什么是心血管造影术？主要设备与器械有哪些？

（18）请分别叙述经皮腔内血管成形术、支架置入术的基本操作步骤。

（19）非血管性介入技术主要包括哪些？常用的影像学导向设备和常用的器械有哪些？

（20）试举例说明经皮穿刺引流术所用主要器械及其操作过程。

（21）什么是内窥镜？简述纤维内窥镜的基本构成。

（22）简述膀胱镜的基本结构，并说明各部件的特点和用途。

（23）绘图说明膀胱镜光学系统的组成和光学原理。

（24）什么是色温，如何定义色温的量值。

（25）LED光源有何特点？如何实现LED散热？

（26）简述光学纤维内窥镜的成像原理。

（27）什么是光导纤维？试述其基本结构和导光原理。

（28）简述纤维内窥镜的基本结构组成，并说明各部件的特点和功能。

（29）简述电子内窥镜成像的工作原理。

（30）试述电子内窥镜成像系统的组成，并说明各部件的特点和作用。

（31）绘图说明CCD图像采集与编码的过程。

（32）什么是CCD图像传感器？简述其基本构成和主要功能。

（33）简述三原色原理，说明RGB模型有何特点。

（34）电子内窥镜如何应用RGB3种原色"还原"腔体黏膜的彩色图像？

（35）请分别描述电子内窥镜顺次成像、同时成像的结构和原理。

（36）简述CMOS图像传感器基本原理，说明CMOS与CCD的特性比较有何异同。

（37）从视频处理角度分析，电子内窥镜的成像过程可分为哪3个阶段。

（38）简述胶囊内窥镜的基本结构组成，说明各部件的特点和功能。

（39）什么是超声内窥镜？其基本工作原理是什么？

（40）气腹机的作用是什么？临床上对气腹机有哪2个基本要求？

（41）建立人工气腹的气体有哪些？各有何特点？

（42）简述气腹机的基本构成，说明各部件特点和功能。

（43）以I750型CO_2气腹机为例，说明气腹机的基本操作过程。

（44）简述冲洗吸引器的基本结构组成，并说明各部件的特点和功能。

（45）医用中心吸引系统的负压收集装置有何功能？

（46）微创手术的能量平台主要包括哪些常用设备，各有何作用？

（47）相比于传统手术刀，高频电刀具有哪些临床应用优势？

（48）高频电刀的应用基础是什么？请分别说明高频电流的热效应和集肤效应原理。

（49）根据高频电刀原理框图，说明开关电源、高频发生器和控制电路的作用。

（50）简述高频电刀手术电极的种类、特点和用途。

（51）分别描述电切和电凝的原理及作用。

（52）双极血管封闭技术的基本原理是什么？有何特点？

（53）简述血管闭合系统手术电极的工作过程。

（54）应用三元件生物阻抗模型解释血管闭合系统的工作原理。

（55）氩气刀的应用原理是什么，其临床应用优势有哪些？

（56）什么是超声手术刀？简述超声手术刀的工作机理。

（57）请分别描述超声手术刀碎裂效应、微冲流作用、空化效应和热效应。

（58）简述超声手术刀的基本构成，并说明各部件的结构特点和功能。

（59）简述超声手术刀的超声波机械振动系统的基本组成，说明各部件的结构特点和功能。

（60）简述腔镜手术刀柄的工作原理，并根据波动声学原理说明超声波的能量传递过程。

第六章　手术机器人

机器人（robot）技术是20世纪人类最伟大的发明之一，20世纪以来，得益于机械技术、控制技术、仿生学等技术的发展，机器人在工业领域的应用大获成功，尤其是在传统劳动力密集型行业中发挥出越来越重要的作用。机器人是自动控制机电系统，是通过整合控制论、机械电子、计算机与人工智能、材料学和仿生学等技术而实现的一种人工智能专用设备，它可以模拟人类行为或思维，自动执行预设任务，用以取代或协助人类工作。

用机器人代替外科医生进行手术一直是临床医学的良好愿景，而在现实临床手术中如果将高风险、高精度外科手术完全交给机器人自主决策、自行操作，将面临法律、伦理、技术等诸多障碍，为符合医疗领域相关规则，目前，手术机器人采取的策略是医生主导操控、机器人辅助执行的运行模式。

机器人手术系统（robotic surgery system）简称手术机器人，是为临床手术需要而设计的医用机器人。目前具有代表性的手术机器人系统有达·芬奇（Da Vinci）系统、宙斯（Zeus）系统、伊索（AESOP）机器人系统，其中达·芬奇手术系统于2000年获FDA认证，成为国际上第一个可在手术室使用的机器人系统。

视野清晰、操作精准、创伤更小是手术机器人追求的核心目标。由于现代医疗的理想愿望是实现尽可能少或小的手术创伤，使患者付出尽量小的代价获得同样良好（甚至更好）的诊疗效果，因此，手术机器人是微创手术的延展，通过现代机器人技术以完成普通微创手术难以完成（手术操作难度大、精细度高等）的手术。

手术机器人的技术特点是以下几个。

（1）提供高清晰度的三维图像，并将手术视野放大了10～20倍。

（2）加入计算机的震颤过滤和动作缩减技术，可提高手术的操控性、精准性和稳定性。

（3）独特的腕部多自由度的镜下手术器械手，可重现人手动作从而实现手眼协调。

（4）可避免人为因素（操作熟练程度、医生疲劳状态）意外，提高了手术的安全性。

（5）与开放手术的视觉一致，使操作者在术前可模拟操作过程，并进行手术设计与现场仿真。

（6）充分发挥腔镜的技术优势，为患者带来创伤更小、恢复更快的手术效果，从而扩大了手术患者的年龄适应范围，并使某些危重患者可以接受手术。

第一节　概　　述

手术机器人应用人工智能技术，可以实施靶点定位、药物注入、损毁病灶等手术任务。目前，手术机器人的研究与应用主要集中于外科手术机器人、康复机器人、术后护理机器人等，其中应用最为广泛的是外科手术机器人。就目前的发展阶段，手术机器人还很难做到完全替代人工手术，主要是提供功能强大的操作工具，弥补传统外科手术（包括腔镜手术）的定位精度不高、手术时间过长、术者易疲劳与颤抖、缺乏三维医学图像导航等技术缺陷。

一、手术机器人的发展

从应用技术的角度，手术机器人的发展大致经历了 4 个阶段。

（一）基于工业机器人平台的手术机器人

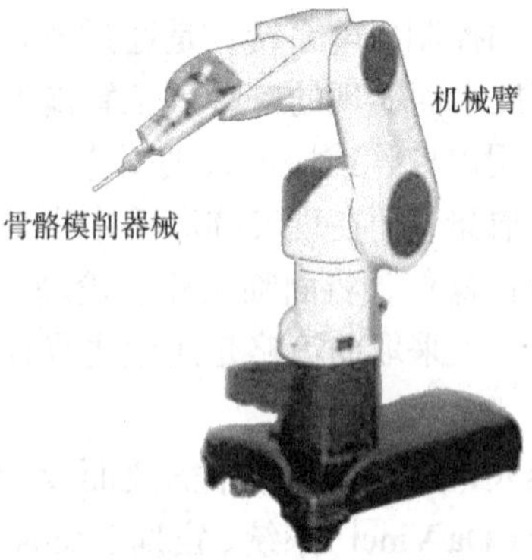

图 6-1 Staubli RX90 工业机器人

早期的手术机器人系统大多采用工业机器人平台。1985 年，美国首先采用 Puma 200 工业机器人成功完成了对脑部肿物活组织穿刺的探针进行导向定位，结果证明，机器人操作不仅明显快于手动，而且大大提高了穿刺的定位精度。1989 年，英国皇家学院机器人技术中心利用改进的有六自由度的 Puma 机器人，开展了前列腺切除手术，也取得了较好的临床效果。1999 年，德国奥托（Otto Maquet）公司研制了 Caspar 机器人系统，采用如图 6-1 所示的 Staubli RX90 工业机器人，完成了全髋关节和全膝关节置换术中的骨骼模削。

（二）专用外科机器人

专用外科机器人出现于上世纪 80 年代后期。1987 年，美国 ISS（Integrated Surgical Systems）公司推出 NeumMate 机器人系统，该系统通过机械臂与立体定位架系统，可以完成神经外科立体定向手术中的导向定位。1999 年，该公司又研制出 NeumMate 机器人升级版本，大大降低了手术创伤，并获得了美国 FDA 的认证。NeumMate 机器人系统，如图 6-2 所示。

1994 年，由美国 Computer Notion 公司研制出第一代 Aesop 机器人，并获得了 FDA 认证，成为世界上第一台能够应用于微创手术的医用机器人。Aesop 机器人，如图 6-3 所示。

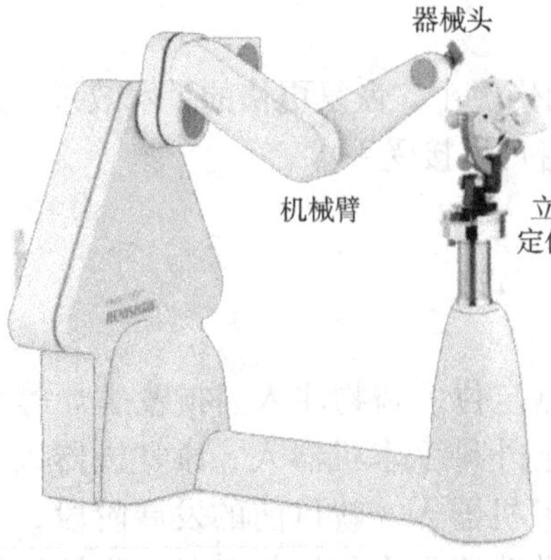

图 6-2 NeumMate 机器人系统

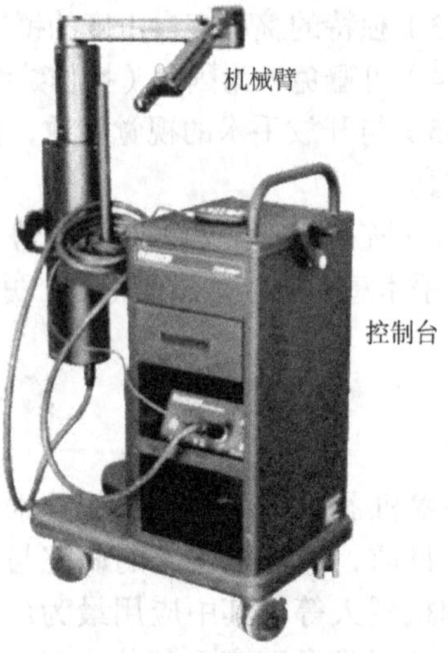

图 6-3 Aesop 机器人

Aesop 机器人有 7 个自由度，能模仿人类手臂的姿态和功能，可以辅助医生抓持和操控内窥镜手术设备，因而，该系统很快在心胸外科和脊柱外科得到了广泛应用。

（三）小型模块化外科机器人

进入 21 世纪，鉴于微创外科手术，医用外科机器人先后出现小型模块化结构形式，并很快应用于协助内窥镜检查。1999 年，Dario 等利用半自动化的微型机器人改进了常规结肠镜检查术，临床应用效果良好，该技术不仅使结肠检查更可靠，也为今后机器人技术在腔内诊断、治疗领域的应用提供了依据。2001 年，Mazor 公司推出了小型脊柱外科机器人 SpineAssist 平台，如图 6-4 所示。

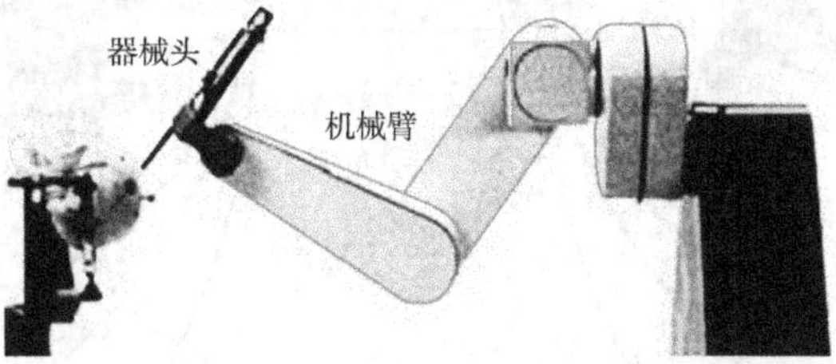

图 6-4　脊柱外科机器人 SpineAssist 平台

SpineAssist 平台高度不足 70mm，质量不过 200g，可直接安装在骨骼上，能明显提高脊柱手术中的椎弓根螺钉与椎板关节突螺钉安置的定位精度和稳定性。2004 年，Pstronik 等研制了可安装于心包膜下的机器人 HeartLander，该系统经由剑突下的切口入路，引领至心外膜，在医生的操控下为搏动中的心脏心包内手术提供导航。

（四）虚拟临场手术机器人

虚拟临场外科是在机器人远程操作的基础上发展起来的专项技术，虚拟临场手术机器人结合机器人辅助外科手术系统与虚拟现场技术，可以在异地远程操控手术机器人来完成手术。1995 年，Zeus（宙斯）手术机器人问世，通过该系统术者可远距离控制机器人，进行精细的手术操作和稳定的器械抓持动作。Zeus 机器人系统，如图 6-5 所示。

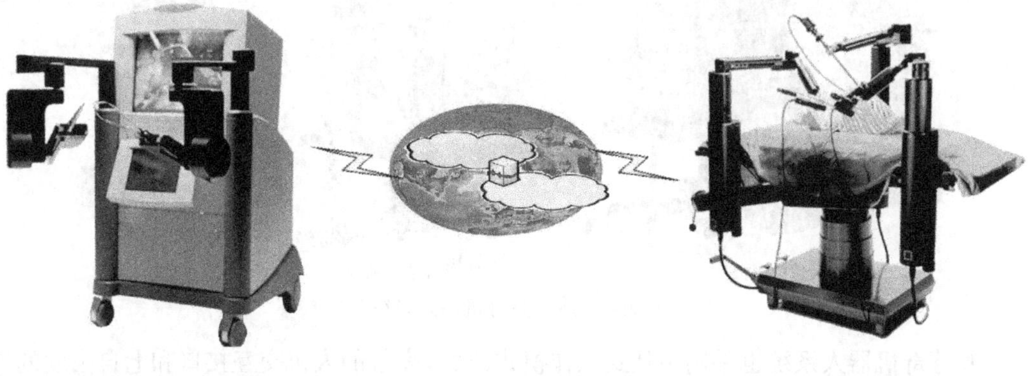

图 6-5　Zeus 机器人系统

2001 年，Zeus 机器人系统获得 FDA 认证，同年 9 月，该系统首次成功实现了跨越大西洋（美国纽约至法国斯特拉斯堡）的机器人胆囊切除术。著名的 Lindbergh 远程手术，如图 6-6 所示。

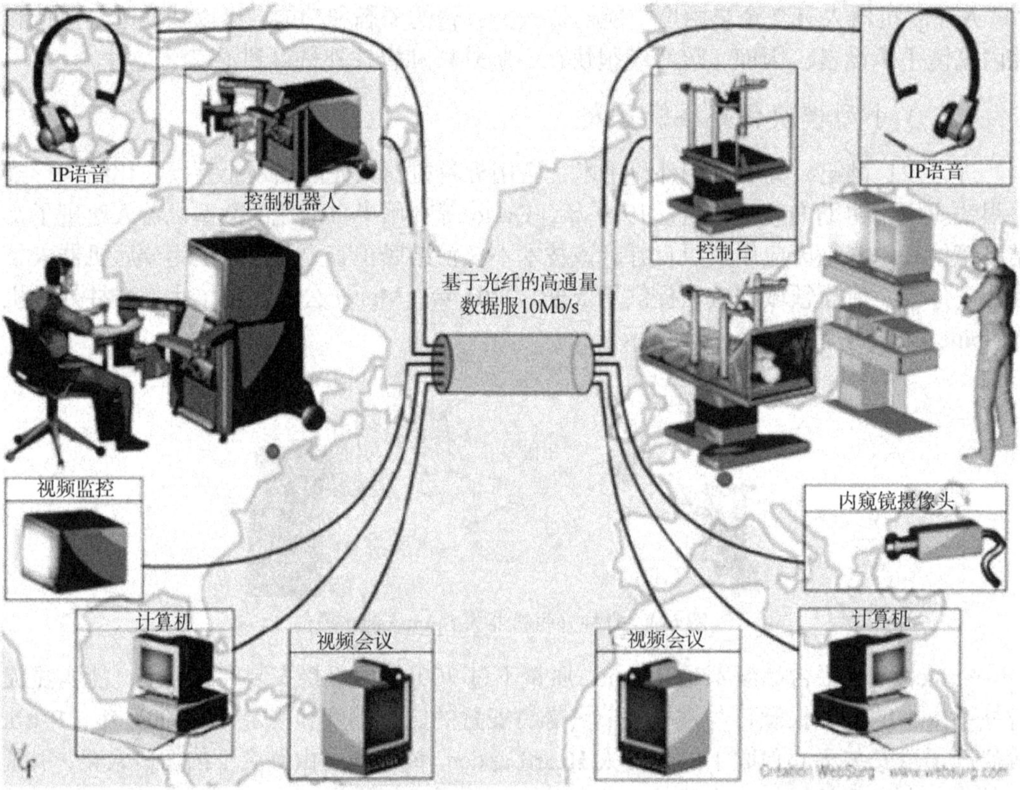

图 6-6 Lindbergh 远程手术

Lindbergh 远程手术在医用机器人发展史上具有极其重要的意义。1997 年，划时代的手术系统——达·芬奇（Da Vinci）机器人系统由美国 Intuitive Surgical 公司推出，并于 2000 年获得 FDA 运营许可。达·芬奇机器人系统，如图 6-7 所示。

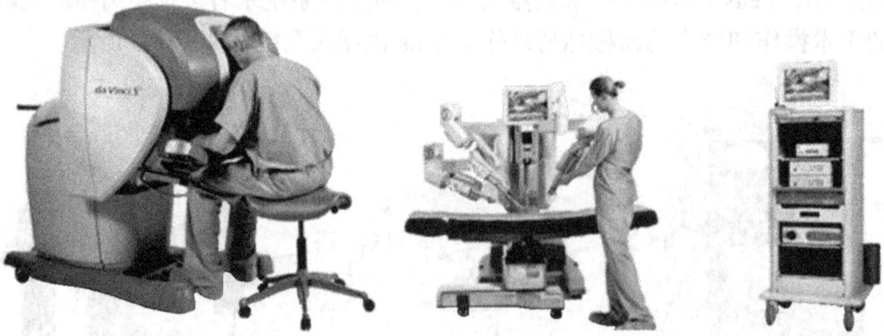

图 6-7 达 · 芬奇机器人系统

达·芬奇机器人系统也采用主从式操作模式，通过完善的人机交互接口和七自由度的操作臂，可以使术者在三维（双目）视野下完成复杂的微创手术，它是目前临床上应用最为广泛的一款手术机器人。

二、手术机器人的分类

过去的几十年，手术机器人经历了一个快速发展期，根据临床需要，手术机器人技术已经扩展到各临床学科，按其功能分为神经外科机器人、骨科机器人、腹腔镜机器人、血管介入机器人等。另外，还涌现出具有其他医疗用途的机器人，如假肢外骨骼机器人、辅助康复机器人和胶囊机器人等。

（一）神经外科机器人

在神经外科手术中，机器人主要用于对脑部病灶位置的精确空间定位、辅助医生夹持和固定手术器械等。目前，已投入临床应用的典型脑外科机器人有美国 Mazor Robotics 公司的 Renaissance 机器人、美国 Pathfinder Technologies 公司的 Pathfinder 机器人和法国 Medtech 公司的 Rosa 机器人等。

1. Renaissance 机器人 于 2011 年获得 FDA 认证，主要针对脊柱手术，功能包括手术导航、辅助规划与定位，其定位精度为 1.5mm。

2. Pathfinder 机器人 用于常规脑外科立体定向手术，医生通过设置靶点位置和穿刺路径，机器人即可完成精确定位。研究者采用不同的配准方式测试了 Pathfinder 机器人的定位精度，结果表明 Pathfinder 机器人精度为 2.7 mm。2010 年，英国的研究人员采用非线性辨识技术对摄像头进行了重新标定，使 Pathfinder 末端针尖定位精度达到亚毫米级别。

神经外科机器人均采用术前医学图像导航的方式对机器人进行引导定位，由于脑组织在手术过程中会因颅内压力变化而发生变形和移位，这就不可避免的引起定位误差。因此将现有的定位机构与术中导航技术结合是神经外科机器人研究的方向。

（二）骨科机器人

将机器人技术运用于骨科手术的研究始于 1992 年，当时的主要目的是完成髋关节置换手术过程中的手术规划与定位，在此之后，骨科机器人的功能和应用范围得到了进一步拓展。

1. Robodoc 机器人 1998 年，由美国 Curexo 公司制造的 Robodoc 机器人主要用于膝关节和髋关节置换手术。RoboDoc 机器人包括 2 部分：手术规划软件和手术助手，可分别完成 3D 可视化的术前手术规划、模拟高精度手术辅助操作。

2. RIO 机器人 是由美国 MakoSurgical 公司开发，主要面向膝关节和髋关节置换术，2013 年被美国医疗器械制造商 Stryker 收购，结合 Stryker 在关节重构、手术导航和手术器械方面的经验，RIO 机器人得到进一步的发展。

3. iBlock 机器人 是一款全自动切削和全膝关节置换的骨科机器人，它可以直接固定在腿骨上，从而保证了手术的精度。另外，与其他骨科机器人不同的是，它不需要术前 CT 和 MRI 扫描。

骨科机器人涉及 3D 图像配准、视觉定位与跟踪、路径规划等关键技术问题，为了获得较高的定位精度，手术过程中常采用侵入式方式对病患的组织进行固定，这一过程在一定程度上增加了患者的伤痛，延迟了手术恢复时间。因此，在保证定位精度的同时，改进固定和配准方式、进一步减少创伤是当前骨科机器人研究的主要方向。

（三）腹腔镜机器人

腹腔镜机器人可用于完成心脏外科、泌尿外科、胸外科、肝胆胰外科、胃肠外科、妇科等相关的腹腔镜微创手术。与常规开放性手术相比，腹腔镜机器人的手术能有效减小患者创伤、缩短患者康复时间，同时可以减轻医生工作强度。但由于手术过程中医生不能直接接触患者和手术器械，也不能直接观察手术区域，所获取的信息相对减少，这需要医生对手术操作方式和经验进行转变。当前，具有代表性的腹腔镜机器人有 Da Vinci、FreeHand、SPORT 和 Telelap ALF-X 等。

1. 达·芬奇机器人 由美国 Intuitive Surgical 公司生产的达·芬奇机器人是现阶段应用最为广泛的一款腹腔镜手术机器人系统，在全球范围内已经完成了超过数百万例手术。目前，达·芬奇机器人共开发出 5 代系统，分别为：标准型（1999 年）、S 型（2006 年）、Si 型（2009 年）、Si-e 型（2010 年）和 Xi 型（2014 年）。最新的 Xi 型系统进一步优化了 Da Vinci 的核心功能，提升了机械臂的灵活性，可覆盖更广的手术部位；此外，Da Vinci Xi 系统和 Intuitive Surgical 公司的萤火虫荧光影像系统兼容，这个影像系统可以为医生提供实时的视觉信息，其中包括血管检测、胆管和组织灌注等。达·芬奇机器人系统还具有一定的可扩展性，能有效地与其他影像和器械配合使用。

2. FreeHand 机器人 英国 Freehand 公司研发的 FreeHand 手术机器人具有结构紧凑、体积小巧、安装方便、 价格低廉等优点，但不足的是其机械臂为被动式设计。它主要用于对摄像头固定和支撑，为医生实施腹腔手术过程中提供实时高清图像。

3. SPORT 机器人 加拿大 SPORT 公司研制的 SPORT 机器人是一款结构简单的腹腔手术机器人系统，它只有一个机械臂，有主端控制台和执行工作站。主端控制台包括：3D 高清可视化系统、交互式主端控制器；执行工作站提供了 3D 内窥镜、机械臂、单孔操作器械等。因整个系统结构较 Da Vinci 简单，占用的手术室空间相对较小，价格也便宜，是目前 Da Vinci 机器人的主要竞争者。

4. Telelap ALF-X 机器人 由意大利 SOFARS.p.A 公司生产，其手术功能与 Da Vinci 类似，与 Da Vinci 形成竞争。其主要特点在于力觉感知与反馈，使医生能够感觉到手术器械施加在手术组织上的力，这将使得手术操作更加安全可靠。另外，系统还能对医生眼球进行追踪，通过自动对焦和调节摄像头视角范围可以显示医生眼睛感兴趣的目标区域。

（四）血管介入机器人

血管介入手术是指医生在数字减影血管造影成像（DSA）系统的导引下，操控导管（一种内有导丝的刚性软管）在人体血管内运动，对病灶进行治疗，达到溶解血栓、扩张狭窄血管等治疗目的。与传统手术相比，没有明显手术切口，具有出血少、创伤小与并发症少、安全可靠、术后恢复快等优点。但是，该手术也存在明显的缺点，就是医生需要在射线环境下工作，长期操作对身体伤害很大。另外，由于手术操作复杂、手术时间较长，医生的疲劳和人手操作的不稳定等因素都会直接影响手术效果。这些缺点限制了血管介入手术的应用，而机器人技术与血管介入技术有机结合是解决上述缺陷的重要途径。

与脑外科、骨科、腹腔镜机器人相比较，血管介入机器人的研究起步较迟，20 世纪末才刚刚开始，经过十几年的发展，已出现了一批血管介入机器人系统。

1. Sensei Xi 血管介入机器人 美国 Hansen Medical 公司生产的 Sensei Xi 血管介入机

器人可用于心血管介入手术，医生通过操作力觉反馈设备，控制异地的导管机器人完成对导管的推进，导管末端装有力觉传感器，可以让医生感触到导管对血管壁的作用力，以实现对导管的操控。

2. EPOCH 血管介入机器人　EPOCH 为美国 Stereotaxis 公司研发的血管介入机器人，它通过磁力推进一种特殊的柔性导管，来实施血管介入手术。柔性导管的应用使得血管介入手术更加安全，大大降低了血管损伤甚至被刺破的手术风险。

第二节　手术机器人相关技术

手术机器人是腔镜手术技术与机器人技术结合发展起来的一类高度集成化的新型辅助手术诊疗设备。手术机器人使临床医生在手术过程中与患者的空间隔离，借助机器人精确的传感系统、精密的控制系统、稳定的传动系统完成术中动作的实时模拟，在患者身边实施手术操作的不再是医生的手，而是机器人的机械臂（手），从而实现术者控制下的机器人辅助手术过程。

手术机器人相比于传统的腔镜手术设备，其显著优势在于下面几个方面。

（1）解脱术中大量重复性的机械动作，使术者能更专心于实现手术的核心目标。

（2）为术者提供更清晰的视野，以利于规划手术路径与方案。

（3）机器人稳定的机械动作，能明显降低手术创伤并避免人为因素带来的手术风险，提高了手术的成功率。

因而，手术机器人是术者视觉与手术操作动作的延伸，也就是说，手术机器人不仅使术者在体腔内能“看得见”、“摸得着”，而且是看得更为清楚、细微，手术操作更加精细、准确。为此，手术机器人必须包含 2 个系统，一是解决看得清楚的辅助规划导航系统；二是完成位置精准的辅助操作系统。手术机器人运行流程图，如图 6-8 所示。

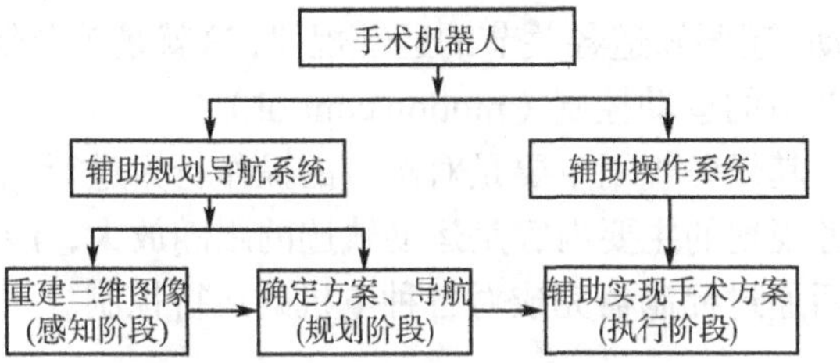

图 6-8　手术机器人运行流程图

手术机器人的操作系统流程图主要包括感知、规划和执行 3 个阶段，其中，感知阶段通过摄像机模拟人类视觉，以完成图像的采集、处理与重建，各位移、力学传感器可以感知执行器械运动的状态和触力；规划阶段用以确定手术方案，规划创口数量和位置设计等；执行阶段可以借助手动或自动化器械及设备辅助实现手术方案。为此，手术机器人技术涉及机器人运动学中的轨迹规划、双目立体成像和临场感等相关技术，通过这些技术的综合运用，实现手术机器人的人工智能化。

一、机械动作的运动规划

为了完成预期的任务，机器人必须能够精准控制末端执行器的运动全过程，即执行器由起始位姿，按照规定运动路径、中间点速度及加速度运动，这就是机器人的运动规划。

（一）运动规划的基本概念

运动规划（motion planning）是一个寻找从起始状态到目标状态的移动过程，目的是在运动受到约束的条件下，根据预设任务找到最佳解决方案（运行轨迹）。这里所说的任务为广义概念，既可以指机器人要完成的某一具体任务，也可以是机器人的某个动作，如手部或关节的某个规定的运动等。

假设有一部专门用于老人护理的机器人，主人命令机器人"给我倒一杯开水"，接收到这样一个命令后将如何完成任务。机器人的运动规划步骤如下。

1. 任务规划（task planning） 是机器人将任务分解为若干个具体的子任务，是对总体任务的步骤分解。对于"给我倒一杯开水"的任务可以分解为以下几步。

（1）取一个杯子。

（2）找到水壶。

（3）打开水壶瓶塞。

（4）把水倒入杯中。

（5）将水送给主人。

2. 动作规划 针对每一个子任务，机器人需要做进一步的规划。以第4步"把水倒入杯中"这一子任务为例，任务还可以分解成为：将水壶提到杯口上方、把水壶倾斜倒水入杯、然后再将水壶竖直、把水壶放回原处等一系列动作。这一层次的规划称为动作规划，是将实现每一个子任务的过程分解为一系列具体的行为动作。

3. 轨迹规划 为了实现每一个行为动作，需要对手部的运动轨迹进行必要的规划，这是手部轨迹规划（hand trajectory planning）。轨迹规划的意义是约束动作的运行线路，如"把水壶倾斜倒水入杯"的动作，要求规定水壶倾斜角度、水壶口与杯口的相对位置等。为了使手部实现预定的运动，还要知道各关节的运动规律，这就是关节轨迹规划（joint trajectory planning），然后还有关节的运动控制（motion control）。

对于手术机器人，其任务规划主要是对医生的操作行为进行感知和检测，并控制机械臂完成手术动作。任务规划的主要内容是运动轨迹的跟随放大，涉及的关键技术为机械臂的运动轨迹规划，然后通过控制器完成对各种电机的运行控制。

（二）机器人机构及其自由度

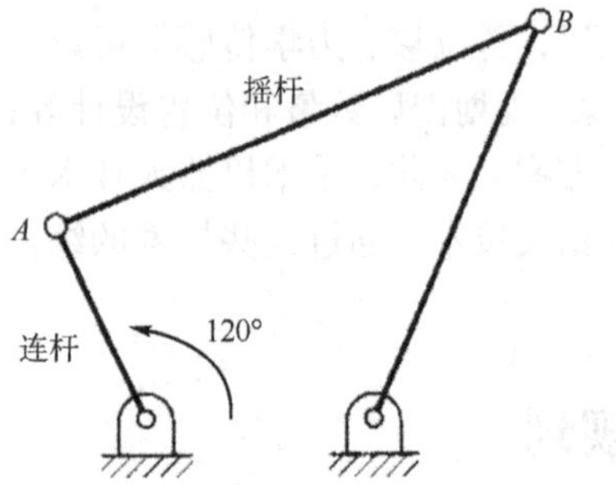

图 6-9 具有单自由度闭环的四杆机构

物体能够对坐标系进行独立运动的数目称为自由度（degrees of freedom，DOF）。在机器人学中，自由度是保证操作机有确定运动所需的数目，或操作机独立驱动的关节数。自由度是由机器人机构决定的一个重要技术指标，直接影响到机器人的机动性。

在具有单自由度的系统中，当变量设定为特定值时，机器人机构就完全确定了，所有其他变量也就随之确定。如图 6-9 所示的单自由度闭环四杆机构，当曲柄转角设定为 120°时，连杆与摇杆的角度，以及 A、B 各自的位置也随之确定。

然而对于一个多自由度机构，必须独立设定所有的输入变量才能确定运动参数。机器人就是这样的多自由度机构，因而需要通过设定每一个关节的变量，进而确定机器人的手臂所处的位置。如果机器人需要在空间运动，那么机器人就需要具有三维的结构。六自由度串联关节式机器人，如图 6-10 所示。

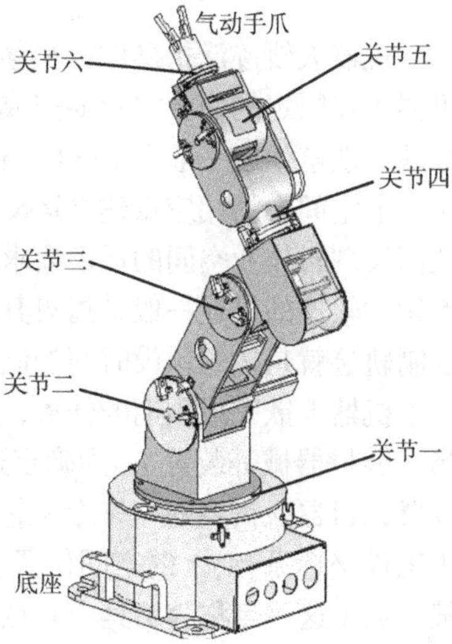

图 6-10　六自由度串联关节式机器人

六自由度串联关节式机器人通过 6 个关节可以使气动手爪灵活的指向空间任意位置。

由机械传动机构上看，机器人属于开环控制系统，因而即使设定了所有的关节变量，也不可能保证机器人的手臂能准确地到达指定位置。这是因为如果机构中某一个关节或连杆有微小的偏差或变形，都会导致该关节（或连杆）之后的所有关节位置发生改变。例如，图 6-11 所示的四杆机构中，若连杆 $\overline{AB}$ 偏移或变形，会引起后续连锁位置偏移。

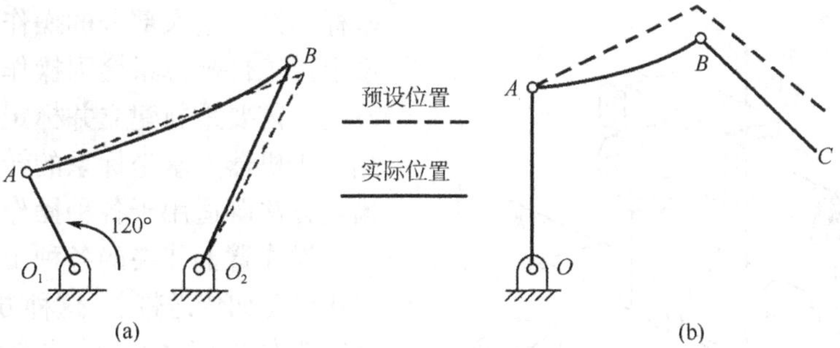

图 6-11　四杆机构偏移

根据四杆机构（a）的向量方程

$$\overline{O_1A}+\overline{AB}=\overline{O_1O_2}+\overline{O_2B}$$

如果连杆 $\overline{AB}$ 变形，连杆 $\overline{O_2B}$ 也相应发生偏移，四杆机构的 B 点位置改变。同理，图 6-11 四杆机构（b）的向量方程为

$$\overline{OA}+\overline{AB}=\overline{BC}+\overline{OC}$$

连杆 $\overline{AB}$ 变形，连杆 $\overline{BC}$ 也相应发生偏移，四杆机构的 C 点位置随之改变。由此可见，在开环系统中，由于没有数据反馈，当四杆机构的连杆 $\overline{AB}$ 发生变形时，必然会引起之后所有的构件连锁偏移。如果不采用相应的测量方法，这些变化将是未知的，未知机械臂偏移是机器人系统的“大忌”，它将会导致不可预知的后果。

为弥补开环机器人的这一技术缺陷，机器人手臂的位置可以应用类似摄像机等传感装置参与实时监测，于是借助外部检测手段（例如辅助手臂或激光束）构成了一个机器人闭环系统。当然，为避免机构变形也可以通过增加机器人连杆和关节的机械强度来实现，由此将会导致机器人的重量增加、体积变大、动作减缓等。

（三）运动轨迹规划

机器人轨迹泛指操作臂在移动过程中的运行轨迹，即运动点的位移、速度与加速度。机器人在限定的作业空间要完成预定任务，其手部运动必须要按照一定的轨迹（trajectory）移动。轨迹生成一般需要先给出轨迹上的若干个点，将其经运动学反解映射到关节空间，对关节空间中的相应点建立运动方程，然后根据这些运动方程对关节运行轨迹进行插值，从而实现对作业空间的运动要求，这一过程通常称为轨迹规划（trajectory planning）。机器人运动轨迹的描述一般是指对其手部位姿的描述，此位姿值可与关节变量相互转换。因此，控制轨迹就是按照预设时间控制手部或工具中心走过的空间路径。

机器人欲完成预期的任务，通常需要在末端的执行器上固定特殊部件——工具（如夹具、能量器械等装置），为确定这些工具（如内窥镜）对应于工件（如手术部位）的相对位置，机器人需要建立一个坐标系，即工具坐标系{T}，所谓工具坐标系就是相对于工件（工件坐标系{S}）的空间位置。机器人的轨迹规划是在添加了上述工具后，针对工具的某一点（这一点称为工具中心点）进行轨迹规划，就是说，操作臂的运行轨迹可以看作是工具坐标系{T}相对于工件坐标系{S}的一系列运动。

工件坐标系是在机器人使用过程中，为了便于任务的完成，在操作的工件上建立一个坐标体系，绝大部分的操作定义在该坐标系上。工件坐标系会因操作任务的不同而改变，需要重新建立并标定出工件坐标系相对于机器人基坐标系的转换关系。这种描述方法既适用于各种操作臂，也适用于同一操作臂上装夹的各种工具。对于移动工作台（如传送带），这种方法同样适用，这时工件坐标系{S}的位姿随时间发生变化。如图 6-12 所示，将销插入工件孔中的作业，可以借助工具坐标系的一系列位姿 P_i（i=1，2，…，n）来描述。

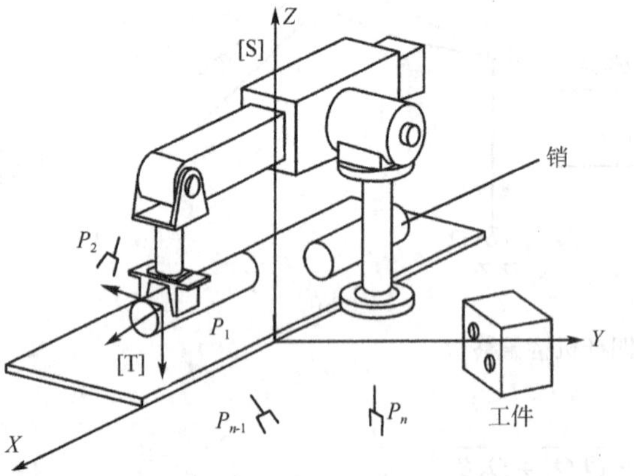

图 6-12　机器人将销插入工件孔中的作业描述效果图

这种描述方法不仅符合人类考虑问题的思路，而且有利于描述和生成机器人的运动轨迹。应用工具坐标系相对于工件坐标系的运动来描述作业路径是一种通用的作业描述方法，它把作业路径描述与具体的机器人、手爪或工具分离开来，形成了模型化的作业描述方法，从而使这种描述既适用于不同的机器人，也适用于在同一机器人上装夹不同规格的工具。在轨迹规划中，为叙述方便，也常用点来表示机器人的状态，或用它来表示工具坐标系的位姿，如起始点、终止点就分别表示工具坐标系的起始位姿及终止位姿。

轨迹规划既适用于关节旋转空间也可在直角空间中使用，但是，所规划的轨迹函数都必须为连续且平滑的曲线，这样才能保证操作臂的平稳运动。在关节空间进行规划时，要将关节变量表示为时间的函数，并规划它的一阶和二阶时间导数；在对直角空间进行规划时，也是要将手部位姿、速度和加速度表示为时间的函数，而相应的关节位移、速度和加速度由手部的信息导出，再通过运动学反解得出关节位移，并用逆向推导的方法来求出关节速度以及导数求解其关节的加速度。所谓运动学反解即是将机器人操作空间映射到关节空间。

用户根据作业给出各个路径结点后，规划器的任务包含：解变换方程、进行运动学反解和插值运算等；在关节空间进行规划时，大量工作是对关节变量的插值运算。

（四）插补方式分类与轨迹控制

插补（interpolation）也称为“数据点的密化”，是机器人数控系统按照一定方法确定工具运动轨迹的过程，是在机器人运动和操作过程中，根据已知轨迹上的某些数据按照某种算法确定已知点之间的中间点的方法。

插补方式可以分为点位控制与连续轨迹控制。点位控制是指控制工具或工作台能从一点准确地移动到另一点，点与点之间的运动轨迹不需要严格控制，通常也没有路径约束，它多以关节坐标运动来表示，点位控制只要求满足于起点和终点的位置与姿态，在轨迹中间只有关节的几何限制、最大速度和加速度约束，用以保证运动轨迹的连续性和各关节间的动作协调。连续轨迹控制则有路径约束要求，因此需要对路径进行设计。路径控制与插补方式分类，如表 6-1 所示。

表 6-1　路径控制与插补方式分类

路径控制	不插补	关节插补（平滑）	空间插补
点位控制	（1）各轴独立快速到达 （2）各关节最大加速度限制	（1）各轴协调运动定时插补 （2）各关节最大加速度限制	
连续轨迹控制		（1）在空间插补点间进行关节定时插补 （2）用关节的低阶多项式拟合空间直线使各轴协调运动 （3）各关节最大加速度限制	（1）直线、圆弧、曲线等距插补 （2）起停线速度、线加速度给定，各关节速度、加速度限制

机器人的运动任务用一条轨迹路径表示，其路径由一系列结点构成，机器人的末端执行器通过逐步逼近结点来完成该任务轨迹。这一轨迹可以按照一定的原则优化，如通过加速度平滑得到直角空间的位移时间函数 $X(t)$ 或关节空间的位移时间函数 $q(t)$；在结点之间如何进行插补，即根据轨迹表达式在每一个采样周期实时计算轨迹上点的位姿和各关节变量值。以上生成的轨迹是机器人位置控制的给定值，根据机器人位置控制的给定值和动态参数能设计一定的控制规律。

实际上，对于有规律的轨迹，仅需示教几个特征点计算机就能利用插补算法获得中间点的坐标。例如，直线仅需要示教 2 点、圆弧需要示教 3 点，通过机器人逆向运动学算法由这些点的坐标，可以计算出机器人各关节的位置和角度（θ_1，…，θ_n），然后，由后面的角位置闭环控制系统实现要求轨迹上的一点，继续插补并重复上述过程，从而实现要求的轨迹。机器人轨迹控制过程，如图 6-13 所示。

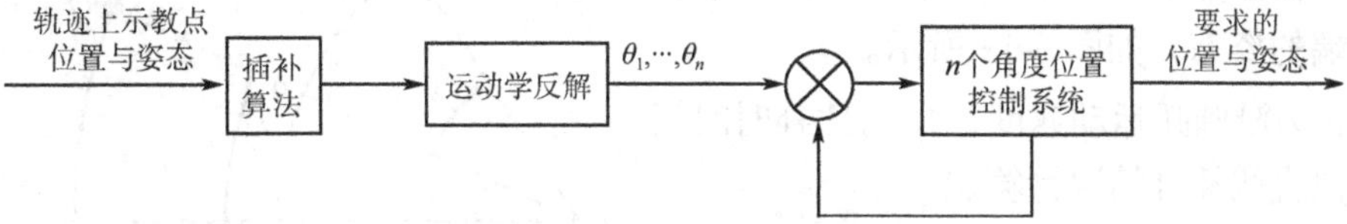

图 6-13　机器人轨迹控制过程

给出各个路径结点后，轨迹规划的任务主要包含解变换方程，进行插值和运动学反解计算。在对关节空间规划时，需完成的大量工作是对关节变量的插值计算。插补所用的算法即为运动轨迹的“数据密化”方法，直线插补和圆弧插补是机器人系统中的最基本插补算法，对于非直线和圆弧轨迹，可以采用直线或圆弧的逼近法，以实现这些轨迹的描述。

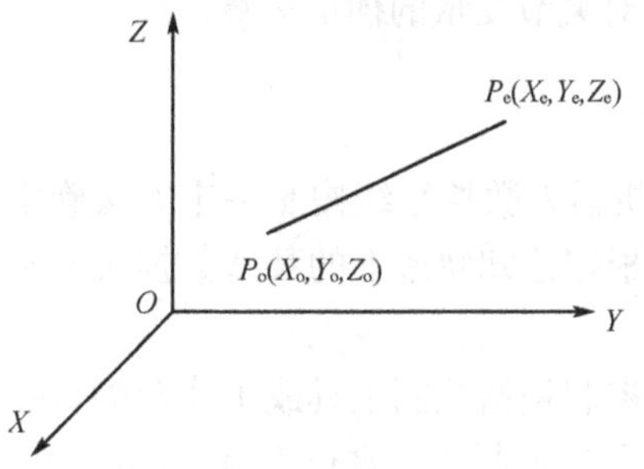

图 6-14　空间直线插补

1. 直线插补　空间直线插补是在已知直线始末 2 点的位置和姿态的条件下，求解各轨迹中间点（插补点）的位置和姿态。由于在大多数情况下，机器人沿直线运动时其姿态不变，所以通常无需姿态插补，即保持第一个示教点时的姿态。当然，在有些情况下要求改变姿态，这就需要姿态的插补。姿态插补可仿照下面介绍的空间直线插补原理进行处理，也可参考圆弧的姿态插补方法解决。空间直线插补，如图 6-14 所示。

已知空间直线始末 2 点的坐标值为 P_O（X_O，Y_O，Z_O）、P_e（X_e，Y_e，Z_e）及姿态，其中 P_O、P_e 是相对于坐标系的位置。这些已知的位置和姿态通常是通过示教方式得到的，设 V 为要求的沿直线运动的速度，t_S 为插补时间间隔。

为减少实时计算量，示教完成后，可求出该直线长度为

$$L=\sqrt{(X_e-X_o)^2+(Y_e-Y_o)^2(Z_e-Z_o)^2}$$

由于 t_S 间隔内的行程 $d=V\times t_S$，插补总步数 $N=\dfrac{L}{d+1}$ 的整数，有各轴的增量

$$\Delta X=\frac{X_e-X_o}{N}$$

$$\Delta Y=\frac{Y_e-Y_o}{N}$$

$$\Delta Z=\frac{Z_e-Z_o}{N}$$

各插补点坐标值

$$X_{i+1}=X_i+i\Delta X$$

$$Y_{i+1}=Y_i+i\Delta Y$$

$$Z_{i+1}=Z_i+i\Delta Z$$

式中 $i=0,1,2,\cdots N$。

2. 圆弧插补　分为平面圆弧插补与空间圆弧插补，下面主要介绍平面圆弧插补，平面圆弧是指与基坐标系三大平面之一重合的圆弧平面。例如，在 XOY 平面圆弧有不在一条直线上的已知 3 点 P_1、P_2、P_3，这三点对应的机器人手端的姿态，如图 6-15 所示。

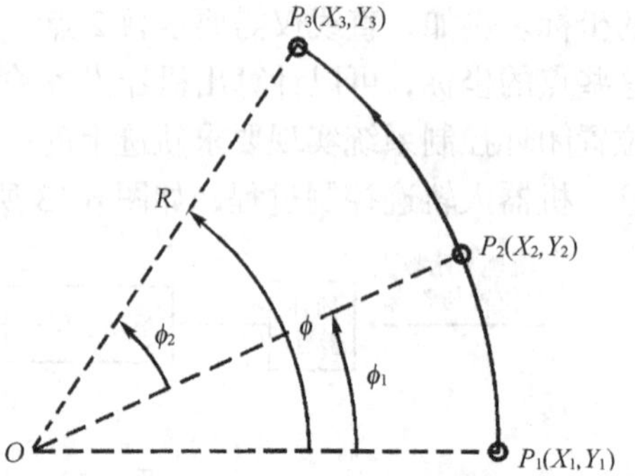

图 6-15　由已知的 3 点 P_1、P_2、P_3 决定的圆弧

设 V 为沿圆弧运动速度，t_S 为插补时时间隔。类似直线插补情况计算出

（1）由 P_1、P_2、P_3 决定的圆弧半径 R。

（2）总的圆心角 $\phi=\phi_1+\phi_2$，即

$$\phi_1 = \arccos\left\{\left[(X_2 - X_1)^2 + (Y_2 - Y_1)^2 - 2R^2\right]/2R^2\right\}$$

$$\phi_2 = \arccos\left\{\left[(X_3 - X_2)^2 + (Y_3 - Y_2)^2 - 2R^2\right]/2R^2\right\}$$

（3）t_S 时间内角位移量 $\Delta\theta = t_S \times V/R$，根据图 6-16 所示的几何关系，求出各插补点坐标

（4）总插补步数（取整数）

$$N = \frac{\phi}{\Delta\theta} + 1$$

对 P_{i+1} 点的坐标，有

$X_{i+1}=R\cos(\theta_i+\Delta\theta)=R\cos\theta_i\cos\Delta\theta-R\sin\theta_i\sin\Delta\theta=X_i\cos\Delta\theta-Y_i\sin\Delta\theta$

式中 $X_i = R\cos\theta_i$，$Y_i = R\sin\theta_i$。

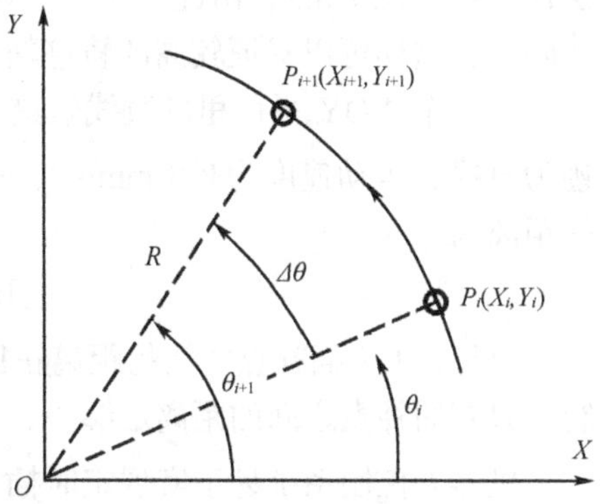

图 6-16　圆弧插补

同理有

$$Y_{i+1} = R\sin(\theta_i + \Delta\theta) = R\sin\theta_i\cos\Delta\theta + R\cos\theta_i\sin\Delta\theta = Y_i\cos\Delta\theta + X_i\sin\Delta\theta$$

由 $\theta_{i+1} = \theta_i + \Delta\theta$ 可判断是否到插补终点。若 $\theta_{i+1} \leqslant \phi$，则继续插补下去；当 $\theta_{i+1} \geqslant \phi$ 时，则修正最后一步的步长 $\Delta\theta$，并以 $\Delta\theta$` 表示，$\Delta\theta = \phi - \theta_i$，故平面圆弧位置插补为

$$\left.\begin{aligned} X_{i+1} &= X_i\cos\Delta\theta - Y_i\sin\Delta\theta \\ Y_{i+1} &= Y_i\cos\Delta\theta + X_i\sin\Delta\theta \\ \theta_{i+1} &= \theta_i + \Delta\theta \end{aligned}\right\}$$

3. 定时插补与定距插补　由上述分析可知，机器人实现一个空间轨迹过程是实现轨迹的离散过程，如果这些离散点间隔较大，则机器人运动轨迹与要求轨迹可能会有较大的误差。只有这些插补得到的离散点彼此距离很近，才有可能限制机器人轨迹以足够的精确度逼近要求轨迹。

模拟连续轨迹 CP 控制（continuous path control）实际上是多次执行插补点的点位 PTP 控制（point-to-point control），插补点越密集，越能逼近要求的轨迹曲线。插补点需要多么密集才能保证轨迹不失真和运动连续平滑呢？通常可采用定时插补和定距插补方法来解决。

（1）定时插补（timing interpolation）：是以某一固定时间间隔 t_S（插补周期）进行插补的方式。在每个周期内根据进给速度计算出各坐标轴在下一个插补周期内的位移增量（数字量）。定时插补的基本思想是，用直线段（内接弦线、内外均差弦线、切线）来逼近曲线（包括直线）。

从图 6-13 所示的轨迹控制过程可知，每插补出一轨迹点的坐标值，就要转换成相应的关节角度值，并输入给位置伺服系统以实现这个位置，这个过程每隔一个时间间隔 t_S 完成一次。为保证运动的平稳，显然 t_S 不能过长。

由于关节型机器人的机械结构大多属于开链式，开链式即为系统构件中仅包含一个运动副，不能组成一个首末封闭的系统。因此，其刚度不高，因而，t_S 一般不超过 25 ms（40 Hz），这样就产生了 t_S 的上限值。为保证运动连续的平滑，当然 t_S 越小越好，但它的下限

值受到计算量和运算速度限制，即对于机器人的控制，计算机要在 t_S 时间内完成一次插补运算和一次逆向运动学计算。所谓逆向运动学，即通过给定末端执行器的位置和方位，找到使机器人到达给定位置和方位的关节变量。对于目前大多数机器人的控制器完成这样一次计算约需几个 ms，由此也限定了 t_S 的下限值。关节型机器人通常选择 t_S 接近或等于其下限值，这样可以保证较高的轨迹精度和平滑的运动过程。

以一个 XOY 平面里的直线轨迹为例，说明定时插补的方法。设机器人需要的运动轨迹为直线，运动速度为 V（mm/s）、时间间隔为 t_S（ms），则每个 t_S 间隔内机器人应走过的距离为

$$\left|P_i P_{i+1}\right| = V \times t_S$$

可见，2 个插补点之间的距离正比于所要求的运动速度，其中 2 点之间的轨迹不受控制，只有插补点之间的距离足够小，才能满足一定的轨迹精度要求。

机器人控制系统易于实现定时插补，例如，采用定时中断方式每隔 t_S 中断一次，并进行一次插补，计算一次逆向运动学，输出一次给定值。由于 t_S 仅为数毫秒，机器人沿着要求轨迹的速度一般不会很高，且机器人总的运动精度不如数控机床、加工中心高，故大多数工业机器人（包括所示机器人）采用定时插补方式。当要求以更高的精度实现运动轨迹时，可采用定距插补方式。

（2）定距插补（fixed distance interpolation）：是以某一固定距离 $\left|P_i P_{i+1}\right|$ 进行插补的方式。由 $\left|P_i P_{i+1}\right| = V \times t_S$ 可知，V 是要求的运动速度，一般不能改变，如果要两插补点的距离 $\left|P_i P_{i+1}\right|$ 恒为一个足够小的值，以保证轨迹精度，t_S 就需要改变。也就是说，在这一方式下，插补点距离不变，但 t_S 要随着不同工作速度 V 的变化而改变。

这两种插补方式的基本算法相同，只是前者固定 t_S，易于实现；后者保证轨迹插补精度，但 t_S 要求随之变化，实现起来比前者复杂。在实际工作中，当工作速度不变的情况下，多采用定时插补方式；若在工作速度需要变化的条件下，为了保证跟踪精度，通常需要采用定距插补方式。

4. 关节空间插补 是通过给定的机器人在起始点和终止点手臂的位姿，以关节位移、速度、加速度、关节变量的容许范围等参数，得出三维空间内各关节从起始点到终止点间的所有路径点。由此，路径点（结点）通常用工具坐标系相对于工作坐标系的位姿来表示。为了求出在关节空间形成所要求的轨迹，首先用运动学反解将路径点转换成关节矢量角度值，然后对每个关节拟合一个光滑函数，使之从起始点开始，依次通过所有路径点，最后到达目标点。

对于每一段路径，各个关节的运动时间均相同，这样保证所有关节同时到达各路径点和终止点，从而得到工具坐标系应有的位置与姿态。但是，尽管每个关节在同一段路径中的运动时间相同，各个关节函数之间却是相互独立的。总之，关节空间法是以关节角度的函数来描述机器人的轨迹，不必在直角坐标系中描述 2 个路径点之间的路径形状，计算方法得以简化。再者，由于关节空间与直角坐标空间之间并不是连续的对应关系，因而不会发生机构的奇异性问题。所谓奇异性问题即关系到机构的稳定性、安全性的点，奇异时，机构不稳定、不可控，机构特性差。

在应用关节空间进行轨迹规划的过程中，首先需要给定机器人在起始点、终止点手臂

的形位并对关节进行插值，满足相应的约束条件。例如，抓取物体时，手部运动方向（初始点）、提升物体离开的方向（提升点）、放下物体（下放点）和停止点等结点上的位姿、速度和加速度的要求，与之相对应的各个关节位移、速度、加速度在整个时间间隔内的连续性要求，以及其极值必须在各个关节变量的容许范围之内等。在满足所要求的约束条件下，可以选取不同类型的关节插值函数以生成不同的运行轨迹。关节轨迹的插值方法主要包括：三次多项式插值、过路径点的三次多项式插值、高阶多项式插值、抛物线过渡的线性插值等。

（五）运动轨迹规划举例

以两自由度机器人为例，介绍在关节空间和在直角坐标空间进行轨迹规划的基本原理。

1. 非归一化运动规划 两自由度机器人关节空间的非归一化运动规划，如图 6-17 所示。

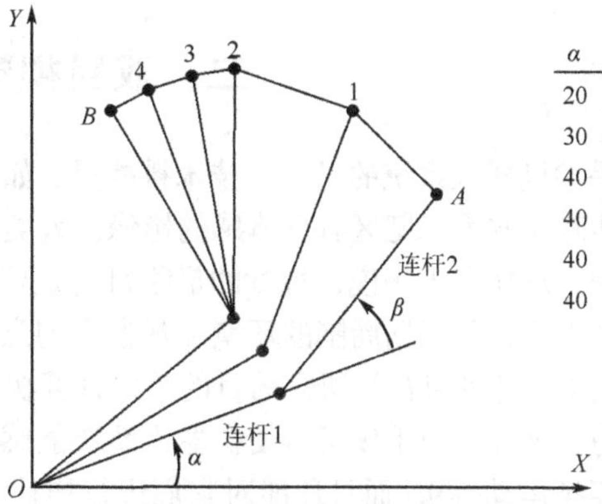

α	β
20	30
30	40
40	50
40	60
40	70
40	80

图 6-17 两自由度机器人关节空间的非归一化运动规划

本例要求机器人从 A 点运动到 B 点。机器人在 A 点的关节角为 $\alpha=20°$、$\beta=30°$，并计算出机器人达到 B 点时的关节角是 $\alpha=40°$、$\beta=80°$，同时，已知机器人 2 个关节运动的最大速率均为 $10°/s$。

机器人从 A 点运动到 B 点的一种方法是，要使所有关节都以其最大角速度运动，就是说，机器人下方的连杆 1 用 2s 即可完成运动轨迹，而上方的连杆 2 运行 2s 后还需再继续运动 3s。由此可见，图 6-17 中操作臂的末端轨迹为不规则运动，其运动距离也是不均匀的，例如 $|A\ 1|>|2\ 3|$。

2. 归一化运动规划 将机器人操作臂 2 个关节的运动用一个公共因子做归一化处理，使其运动范围较小的关节运动距离成比例地减慢，这样可以使得 2 个关节的运动能够同步开始与结束。这时，2 个关节将以不同速度一同连续运动，即连杆 1 的运动速率为 $\alpha=4°/s$、连杆 2 的运动速率为 $\beta=10°/s$。

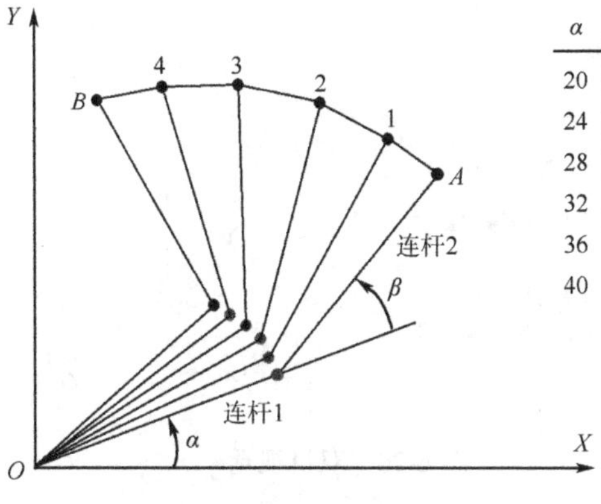

α	β
20	30
24	40
28	50
32	60
36	70
40	80

图 6-18 两自由度机器人关节空间的归一化运动

做归一化处理后，两自由度机器人关节空间的归一化运动，如图 6-18 所示。

从上面两图可以看出其运行的轨迹不同，做归一化处理后运动轨迹的各部分比前图更加均衡，但是所有路径仍然是不规则的。这 2 个例子都是在关节空间中进行规划的，所需的计算仅是运动终点的关节量，其中的第 2 个例子中采用了关节速率的归一化处理。

现在假设希望机器人的末端执行器沿 A 点到 B 点之间的一条已知直线路径运动。最简单的解决办法是首先在 A 点和 B 点之间画出一条直线，再将这条线等分为几部分，例如分为 5 份，然后，应用如图 6-18 所示的方法计算出各点所需要的 α 和 β 值，这一过程称为在 A 点和 B 点之间的插值。可以看出，这时路径是一条直线，而关节角并非均匀变化。虽然得到的运动是一条已知的直线轨迹，但必须计算直线上每点的关节量。显然，如果路径分割的部分太少，将不能保证机器人在每一段内严格地沿直线运动。为使计算求得的运动轨迹比实际轨迹精度更高，需要对路径进行更多的分割，也就需要计算更多的关节点。由于机器人轨迹的运动段都是基于直角坐标进行计算的，因此它是直角坐标空间的运行轨迹。

二、双目视觉成像原理

手术机器人系统的另一个技术挑战是，如何在手术过程中尤其是在非开放的腔镜手术中，准确获取手术靶区有立体感的影像。人类视觉过程可以看作是一个从感觉到知觉的复杂过程，从狭义上来说，视觉的最终目的是要让场景做出对观察者有意义的解释与描述；从广义上说，是根据周围的环境和观察者的意愿，在解释与描述的基础上做出行为规划或行为决策。计算机视觉研究的目的是使计算机具有通过二维图像信息来认知三维环境信息的能力，这种能力不仅可以使机器人系统能感知三维环境中物体的几何信息（如形状、位置、姿态运动等），而且还能对它们进行描述、存储、识别与理解，计算机视觉已经发展为一整套独立的计算理论与算法。

（一）双目立体视觉

立体视觉（stereo vision）的基本原理是从 2 个（或多个）视角观察同一景物，以获取在不同视角下的图像，通过三角测量原理计算图像像素间的位置偏差（即视差）来获取景物的立体信息。

1. 单目视觉与双目视觉 单目视觉，如图 6-19 所示。

如果 4 个物体在 OP 一条线上，由于遮挡，单目只能看到最前面的物体。另外，单目视线物体 1、2、3、4 的投影均落在成像平面 P 点上，因而单目看到的景物仅为平面图像上的一个投影，无法感知深度信息。若能增加一个眼睛（摄像机），可以解决单目的深度问题。双目视觉，如图 6-20 所示。

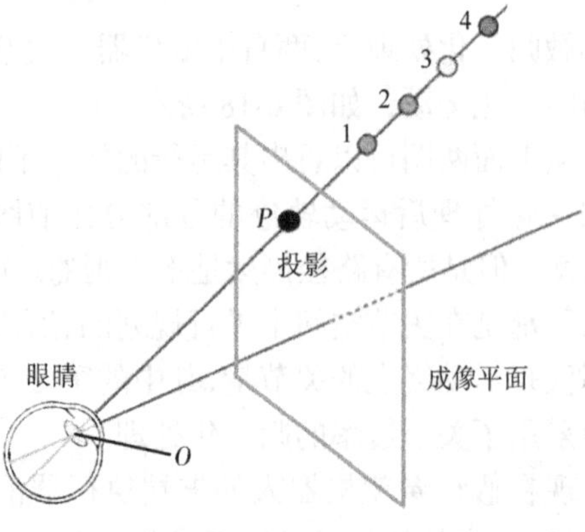

图 6-19 单目视觉

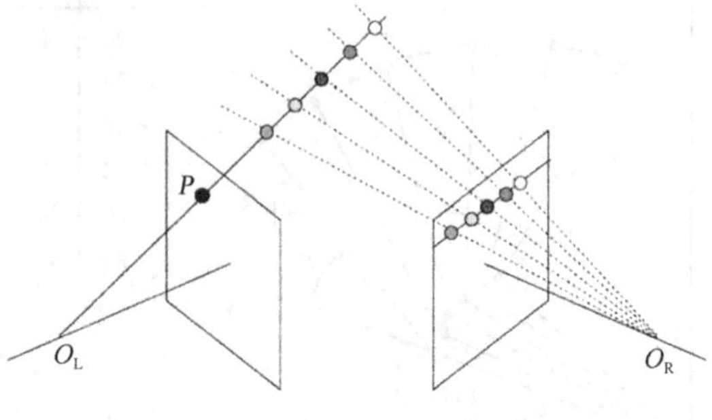

图 6-20 双目视觉

双目视觉通过三角测量，可以感知到深度信息。

2. 双目立体感 人们早就注意到，几乎所有具备视觉功能的生物都有 2 只眼睛，用 2

只眼睛同时观察物体时，会有深度或远近的感觉。双目立体视觉，如图 6-21 所示。

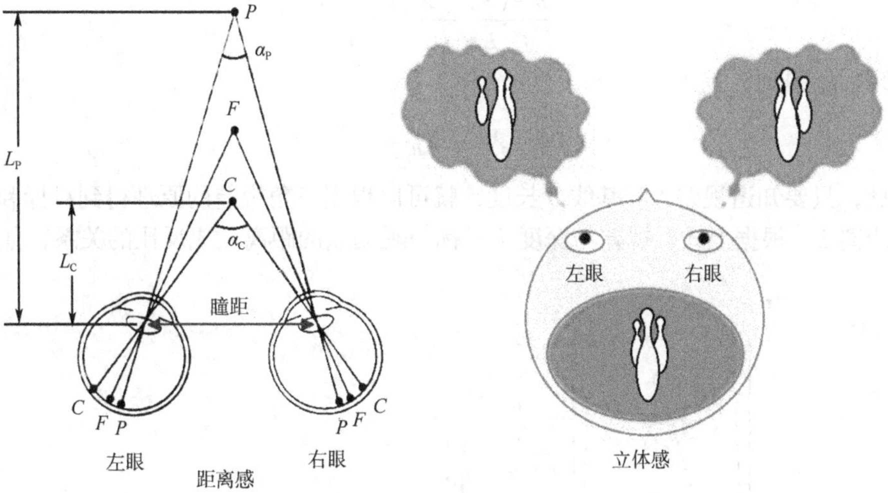

图 6-21　双目立体视觉

当两眼观察某一点（目标）时，两眼视轴之间的夹角 α 称为视差角，记为

$$\alpha \propto \frac{L}{b}$$

式中 L 为目标到基线的距离，b 为视觉基线，即两眼节点的连线（瞳距），一般为 65mm。

可见，距离 L 越远、视差角 α 越小。对于不同距离的 P、C2 点，所对应不同的视差角为 α_P 、α_C ，其视差角的差值

$$\Delta\alpha = |\alpha_P - \alpha_C|$$

当 $\Delta\alpha$ 大于立体锐度（stereopsis acuity，是指在人的深度视觉中可以感知到的最小深度差）时，人脑就可对视差角差值进行分析、处理，判断出物体的深度关系，$\Delta\alpha$ 越大，立体感就越强。

3. 视差与深度　双目立体视觉的关键在于感知视差。对于生物视觉系统，融合 2 只眼睛获得的图像并观察它们之间的差别，使之可以获得明显的深度感，通过大脑建立特征间的对应关系，将同一空间物理点在不同图像中的映像点对应起来，即形成视差图像。

视差（disparity）是从具有一定距离的 2 个点上观察同一个目标物体所产生的方向差异。基于视差原理的双目立体视觉，如图 6-22 所示。

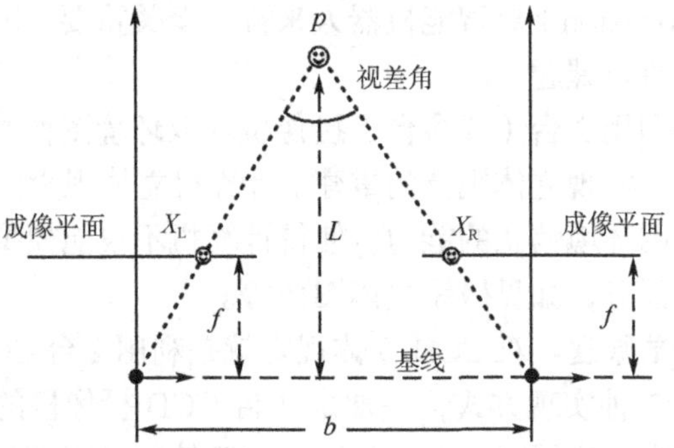

图 6-22　基于视差原理的双目立体视觉

根据双目三角视觉的视差原理，有

$$\frac{b-(X_L-X_R)}{L-f}=\frac{b}{L}$$

整理后，得到视差Δ

$$\Delta=X_L-X_R=f\frac{b}{L}$$

因此，只要知道视差Δ和基线 b 长度，就可以根据三角视差的原理得到目标和观测点之间的距离 L。根据上式，视差与深度（目标与观测点的距离）成反比的关系，如图 6-23 所示。

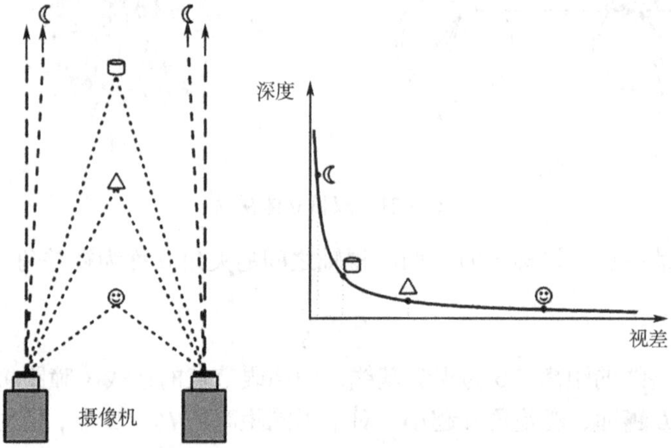

图 6-23　视差与深度成反比关系

2 台 CCD 摄像机摄取的图像称为立体对图像，它对应于左右眼观察的立体对图像。由此可见，视差与距离成反比关系，即物体距离摄像机越近，视差Δ与视差角 $\Delta\alpha$ 越大，立体感也就越强。

（二）计算机立体视觉

20 世纪 80 年代以来，随着计算机技术、超大规模集成电路技术、人工智能技术及生物工程等学科的发展，各国投入了大量的人力、物力积极开展智能机器人的研究工作。智能机器人的最基本特征在于，它具有与外部世界—对象、环境和人相互协调工作的能力。由于视觉给人类提供了 70%以上的信息，是正常生活与工作的基本保障，同理，计算机立体视觉（computer stereo vision）对智能机器人来说也至关重要，因此，计算机视觉技术一直是智能机器人研究的重点课题。

计算机视觉技术是利用 2 台（或多台）摄像机获取环境图像并将其转换成数字信号，通过计算机图像处理技术实现立体视觉的重建。计算机立体视觉的研究目标是使计算机具有通过双目图像认知周围环境信息的能力，使得计算机不仅能模拟人眼的功能，甚至，还能完成人眼无法胜任的任务，如显微镜立体图像等。

1. 双 CCD 立体视觉原理　双 CCD 立体视觉就是利用 2 台 CCD 摄像机模拟人眼的双目立体视觉。目前，有 2 种实现方式，一种是 2 台 CCD 摄像机的光轴成一定角度，另一种是 2 个光轴平行。在实际应用中，考虑到医用内窥镜的导管外径较小（一般为 10mm），多采用后者。平行光轴双 CCD 立体视觉系统示意图，如图 6-24 所示。

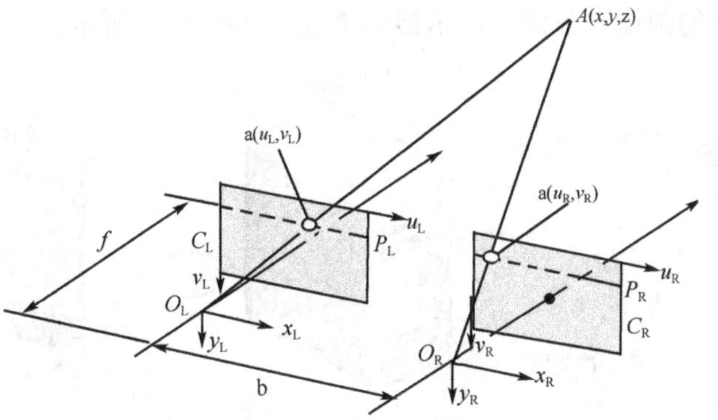

图 6-24　平行光轴双 CCD 立体视觉系统示意图

在图示平行光轴的立体视觉系统中，左右 2 台摄像机的焦距及其他内部参数均相等，光轴与摄像机的成像平面垂直，2 台摄像机的 x 轴重合，y 轴相互平行，因此，将左摄像机沿着其 x 轴方向平移一段距离 b（称为基线 baseline）后与右摄像机重合。

由空间目标点 A 及左右两摄像机的光心 O_L、O_R 确定的极平面（epipolar plane）分别与左右成像平面 C_L、C_R 的交线 P_L、P_R 为共轭极线对，它们分别与各自成像平面的坐标轴 u_L、u_R 平行且共线。在这种理想的结构形式中，左右摄像机配置的几何关系比较简单，为寻找目标点 A（x，y，z），在左右成像平面上投影点 a_L 和 a_R 之间的匹配关系，由三角形相似原理可以得到

$$u_L = f\frac{x}{Z}$$

$$u_R = f\frac{x-b}{Z}$$

因而，视差为

$$\Delta = u_L - u_R = f\frac{b}{Z}$$

此时，2 台 CCD 摄像机摄取的图像称为立体对图像。

2. 立体显示方式　常见的立体显示包括双显示器系统和单显示器系统。

（1）双显示器系统：又分为头盔显示器和双屏显示器，头盔显示器的缺点是需要佩戴头盔，相对比较沉重，也不利于医生与助手的配合。双屏幕显示器主要应用在达·芬奇手术机器人系统上，它的 2 个小屏幕内嵌在机柜上，操作者头部倚在显示器接口上，双眼可以分别观看对应的屏幕，这种方法的缺点是头部需要固定，术者不能随意移动。

（2）单显示器系统：主流技术包括主动快门式立体显示、被动偏振立体显示和自由立体显示。自由立体显示技术虽已应用在手机上，但是因其不具备实时性，且分辨率相对较低，所以限制了使用范围。主动快门式立体显示采用液晶光阀眼镜与显示器配合使用，显示器 交替显示左右眼图像，红外同步器控制液晶光阀眼镜的左右眼镜片开闭，实现左右眼图像的分离展现，形成立体图像，这一方法的缺点是液晶光阀开合时受周围物体影响容易产生视觉疲劳感，且受同步器的限制，会有盲区和观看人数的限制。被动偏振立体显示采用液晶调制屏与偏振眼镜配合使用，其优点是立体效果好、眼镜较轻、可以多人同时观看，该立体显示方式已广泛应用于 3D 电视，被称为不闪式 3D 显示。

3. 电子内窥镜立体成像系统　手术机器人立体成像系统由立体电子内窥镜、医用冷光

源、光纤以及配套的图像服务器、显示器等组成，如图 6-25 所示。

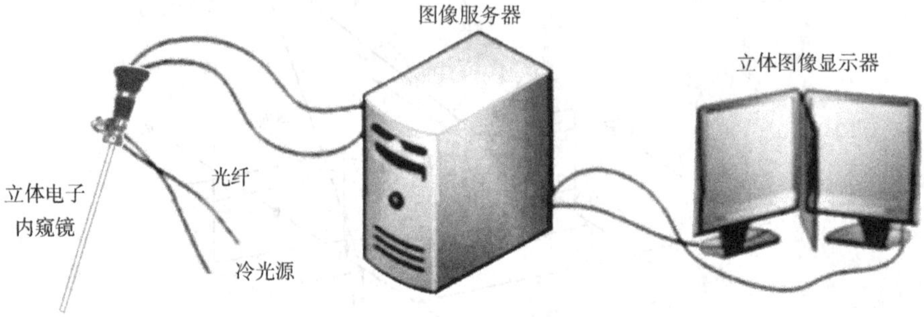

图 6-25 电子内窥镜立体成像系统

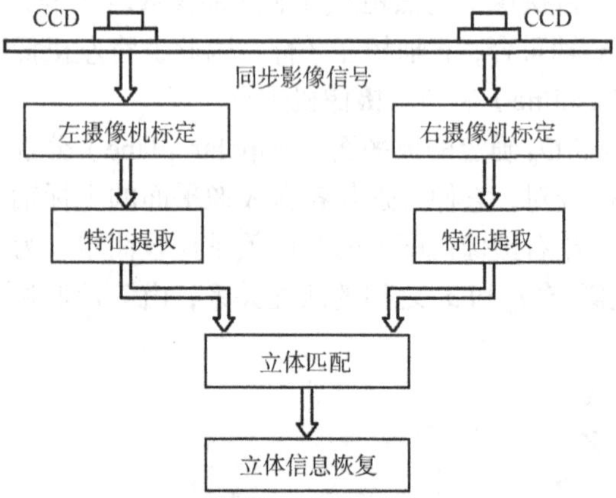

图 6-26 立体成像系统的流程

立体成像系统的任务是对立体电子内窥镜双 CCD 镜头采集到的双目图像信号进行处理，以实现恢复场景的立体视觉。双目立体视觉实质上就是通过 2 个摄像机（CCD 镜头）从不同视角拍摄的图像对中恢复出被拍摄物体立体信息的过程。要实现这一过程，图像服务器通常包括 5 个功能模块：图像获取、摄像机标定、特征提取、立体匹配和立体信息恢复。立体成像系统的流程，如图 6-26 所示。

（1）图像获取：是立体视觉的信息来源，常用的立体视觉图像一般为双目图像，也可以采用多目图像。图像获取（image acquisition）的方式有多种，主要由具体的应用场合和目的决定。获取双目图像不仅要满足应用需求，而且还要兼顾考虑视角差异、照明条件、CCD 性能和场景特点等方面的影响因素。

手术机器人系统的图像获取器械主要是立体电子内窥镜，它主要包括双物镜系统、双 CCD 微型摄像镜头和照明光纤等。立体电子内窥镜，如图 6-27 所示。

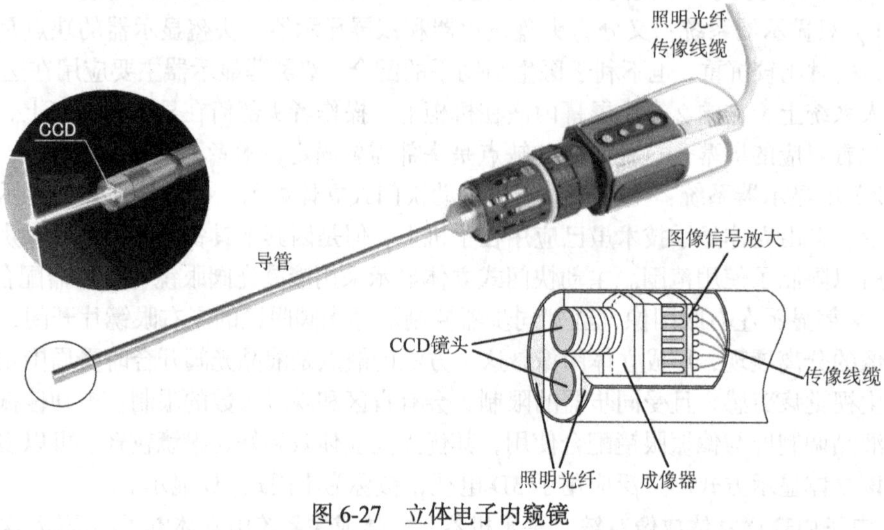

图 6-27 立体电子内窥镜

立体电子内窥镜的核心部件是双联成像器，即由 2 个精确排列并固定在一块陶瓷垫托物上的 CCD 晶片组成，共用一个垫托物可以保证精确的准直 CCD 的排列。每一片 CCD 都经过特别设计，使之能减少装配尺寸可以放入一个密封装置内。在每一片 CCD 前面的光学组合件完全相同，都包含具有物镜功能的若干个透镜，这些光学透镜光圈很小，可以提供较宽而且较深的视场。每一个光学组合件被精确地安装在镜头上，它们之间有一些微小的间距，移动其中心线可以与 CCD 的中心线基本重合，这使 2 个成像面会聚在最佳的空间距离上，目的是调整到最小的视差以得到正确的立体图像。

立体电子内窥镜的工作过程是，冷光源发出的光经照明光纤照亮被观察腔体，经内膜的反射光由光学系统在双 CCD 镜头的光敏面上成像，然后，通过传像线缆将放大后的图像信号传送到图像服务器。

（2）摄像机标定（camera calibration）：的目的是确定摄像机的几何位置、属性参数和建立成像模型，以便确定立体场景中目标点在左右摄像机图像平面上的坐标位置与其目标空间坐标之间的映射关系，是实现立体视觉三维模型重建中最基本且最为关键的一步。

摄像机标定包括确定摄像机内部几何光学特性（内参数）和确定摄像机在参考坐标系中的空间位置和方向（外参数）。其中，内参数是指由摄像机内部光学特性决定的固有参数，如图像中心、焦距、镜头畸变系数等；外参数是指摄像机与外部参考坐标系之间的相对位置和方向关系。

目前，摄像机的标定技术大致分为 2 类：传统标定方法和自标定方法。前者是在一定的摄像机模型下，基于特定的实验条件（如形状、尺寸已知的标定参照物），经过对其图像进行处理，利用数学变换和计算方法，计算出摄像机的内参数和外参数。而后者不依赖于标定参照物，只需要利用摄像机在运动过程中获取的周围环境的图像与图像之间的对应关系对摄像机进行标定。

（3）特征提取：利用双目立体视觉，根据视差恢复目标物体深度信息的关键是确定场景中同一物点在 2 个双目图像中的对应关系，解决该问题的方法之一是选择合适的图像特征并进行匹配。

特征提取（feature acquisition）的目的是获取匹配赖以进行的图像特征，图像特征的性质与图像匹配的方法选择有着密切的关系。目前，尚没有一种普遍适用的理论用于图像特征的提取，因此，导致了立体视觉研究领域中匹配特征的多样化。特征作为像素相位匹配，是近二十年才发展起来的一类匹配算法，相位作为匹配基元可以反映信号的结构信息，对图像的高频噪声有很好的抑制作用，适用于并行处理，能获得亚像素级精度的致密视差。常用的匹配特征主要有点状特征、线状特征和区域特征等几种情形。

一般而言，尺度较大的图像特征蕴含较多的图像信息，匹配效率高；但特征的提取和描述过程存在较大的困难，定位精度也较差。而对于尺度较小的图像特征来说，对其进行表达和描述相对简单，定位精度较高；但由于所包含的图像信息较少，在匹配时需要采用更严格的约束条件和匹配策略，以尽可能地减少匹配歧义和提高匹配效率。总的来说，好的匹配特征应该具有可区分性、不变性、唯一性及有效解决匹配歧义的能力。

（4）立体匹配：也称为图像匹配（image matching），是根据所选特征的运算，建立特征之间的对应关系，将同一个空间点在不同图像中的投影点对应起来。特征提取是特征匹配的关键，在基于特征的匹配算法中需首先提取出图像中的特征，然后再建立 2 幅图像之间的特征匹配对应关系。立体匹配是立体视觉中最重要也是最困难的问题，一直是立体视觉研究的焦点。

当空间三维物体被投影为二维平面图像时，同一景物在不同视点下的图像会有很大差异，而且场景中的诸多因素，如光照条件、景物几何形状和物理特性、噪声干扰和畸变及摄像机特性等，都被综合成单一的图像中的灰度值。因此，要准确地对包含了如此多不利因素的图像进行无歧义的匹配是十分困难的。对于任何一种立体匹配方法，其有效性依赖于 2 个问题的解决，即选择正确的匹配特征、寻找特征间的本质属性及建立能正确匹配所选特征的稳定算法。立体匹配的研究都是围绕着这 2 方面展开工作，并已提出了基于面积、基于特征和基于相位的不同匹配方法。由于立体匹配涉及的因素太多，至今仍未得到很好的解决，特别是在复杂场景中，如何提高算法的去歧义和抗干扰能力，降低实现的复杂程度和计算量，都需要进行更深入的探索和研究。

（5）立体信息恢复：当通过立体匹配后，即可根据成像模型中视差与深度的几何关系，对目标的深度进行计算，以实现被测对象表面点的立体信息恢复（3D reconstruction）。影响三维测量精度的因素主要有：摄像机标定误差、CCD 成像设备的数字量化效应、特征提取和匹配定位精度等。一般来讲，深度的测量精度与匹配定位精度成正比，与摄像机基线长度成正比。增大基线长度可改善距离测量精度，但同时会增大图像间的差异，增加匹配的困难。因此，要设计一个精确的立体视觉系统，必须综合考虑各个方面的影响因素，以保证获得的深度信息有最优的精度。

三、临场感技术

临场感（telepresence）技术是主从遥操作中人机交互的核心技术。手术机器人的主从遥操作，如图 6-28 所示。

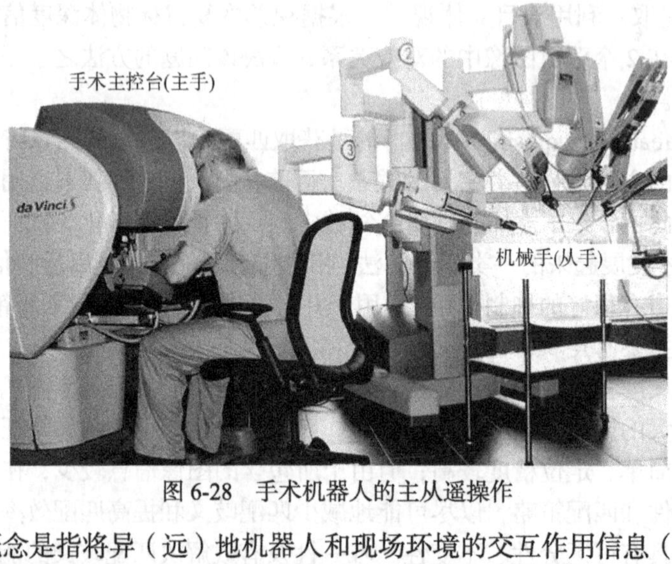

图 6-28　手术机器人的主从遥操作

临场感的概念是指将异（远）地机器人和现场环境的交互作用信息（视觉、力觉、触觉等）实时反馈给本地操作者，生成关于异地环境映射的虚拟现实，使操作者产生身临其境的感受，从而有效地控制机器人完成复杂的作业任务。

临场感遥操作是具有多自由度，具有视觉、力觉和触觉等现场感知的主从遥控机械手装置。它一方面通过多传感器系统将操作者（主手）的位置和运动信息（手臂和手等）实时检测并作为控制指令送到异地机械手的控制器中；另一方面将异地机器手（从手）感知到的现场信息，以及机器手与环境的交互作用信息（视觉、力觉、触觉等）实时地反馈给操作者，使操作者产生现场感。机器手仿佛是操作者肢体的延伸，从而使操作者能够真实地感受到机器手和现场的交互状况，以做出正确的决策。

医用机器人的临场感技术主要包括视觉临场感、力觉临场感、临场感双边控制和信号时延。

（一）视觉临场感

机器人有一个活动空间和操作对象—环境，环境呈现一定的几何特征和动力学特征。与视觉临场感相关系的是环境几何特征，因此，视觉临场感（vision telepresence）在遥操作机器人的运动、接近目标等非接触作业时显得尤为重要。遥操作机器人视觉临场感系统的构成，如图 6-29 所示。

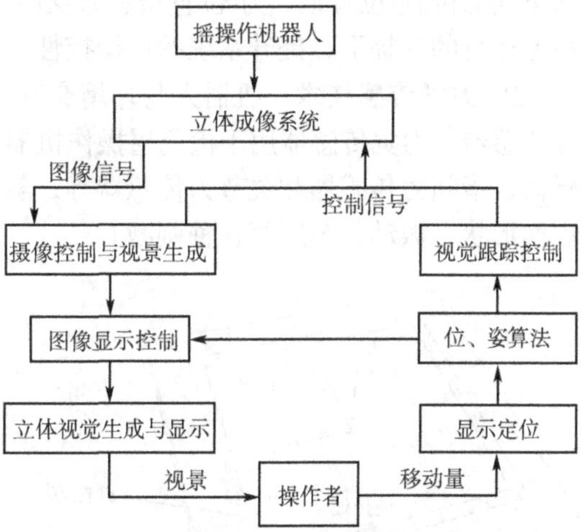

图 6-29　遥操作机器人视觉临场感系统构成

遥操作机器人的视觉临场感系统由视景生成和视景匹配 2 部分组成。视景生成的功能是利用立体成像系统获取现场的立体图像，并将这一视觉呈现给操作者；视景匹配的任务是通过实时在线监测操作者的显示位置变化，使立体成像系统做出同步的姿态随动。也就是说，视觉跟踪是根据操作者的取景意愿，通过操控双目摄像机的运动量实时跟踪，以实现最佳的场景效果。

视觉临场感系统中的主要设备有：双目立体摄像设备、视觉生成及显示设备。完善的视觉临场感使操作者能够真实、立体地监视到机器人（从手）在环境中的位置信息，实现人类视觉与机器人视觉的精准结合，从视觉上扩展了机器人的行为能力。

（二）力觉临场感

当遥操作机器人对操作对象进行接触作业时，如抓取、扭转、插入等，环境的动力学特征显得尤为重要，这些操作中的大部分信息将通过力学传感器来提供。力觉临场感（force sensing telepresence）是指将遥操作机器人与环境的相互作用力，通过传感器实时反馈给本地操作者，使操作者产生现场接触感，从而实现对遥操作机器人的触力控制。

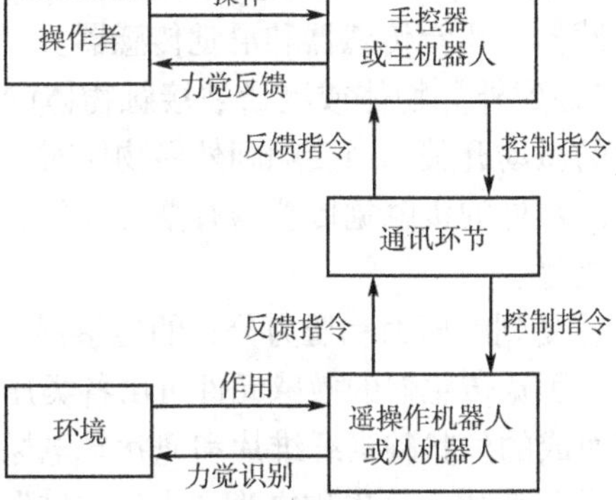

图 6-30　力觉临场感机器人系统组成框图

1. 力觉临场感机器人系统　一般由操作者、手控器（或主机器人）、通讯环节、遥操作机器人（或从机器人）和环境几部分组成。力觉临场感机器人系统的组成框图，如图 6-30 所示。

操作者操纵手控器（或主机器人）发出的控制指令通过通讯环节传达给遥操作机器人（或从机器人），并控制其对环境所施加的作用力；遥操作机器人对环境的感知力转换为反馈信息，同样由通讯环节返回至手控器，并使其对操作者产生相应的力觉反馈。

力觉临场感系统核心是手控器，手控器起着触力反馈和动力控制的双重作用，它可以将操作者的操作、控制意图准确地转换为对遥点机器人的控制指令，同时逼真地再现遥操作机器人的受力状态。手控器包括滑杆、空间鼠标、空间球、关节型和直角坐标型等多种形式。从控制角度出发，力觉临场感遥操作机器人系统主要通过双向力反馈控制来实现，双向力反馈控制是手控器与遥操作机器人之间的运动和力觉的交互反馈控制，其控制结构从早期的位置-位置型、力-位置型、力反馈-位置型到目前的各种方案，目的是在保证系统稳定运行的前提下，提升系统的可操控性。

2. 力觉传感技术 机器人与环境交互感知的非视觉传感技术主要有力觉传感器和触觉传感器。力觉传感器用于检测遥操作机器人与目标接触时产生的力和力矩，包括腕力传感器、指间力传感器和关节力传感器等；触觉传感器用于检测与目标接触时的压力分布、表面形状、振动、温度等各种刺激。

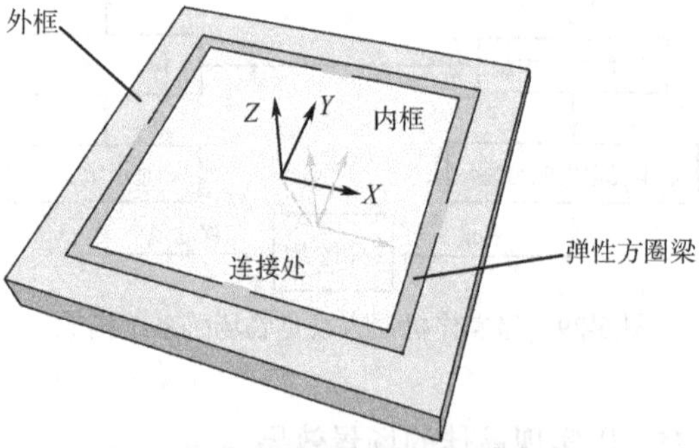

图 6-31 六维腕力传感器弹性梁结构

（1）力觉传感器：机器人力觉传感器是机器人获取外部信息的主要来源，其中六维腕力传感器是当今机器人应用最为广泛的一种力觉传感器。它应用于力觉传感系统，能实时提供机器人与环境力交互作用的六维全力信息，六维全力信息为 3 个力分量和 3 个力矩分量。六维腕力传感器的弹性梁结构，如图 6-31 所示。

弹性梁结构有外框、弹性方圈梁和内框 3 个组成部分，其中弹性方圈梁是受力后做弹性变形的器件，弹性方圈梁与外框、内框各有对称的 2 个相连点，被测触力作用于内框，外框为刚性固定。当外力作用于内框时，弹性方圈梁上下边（上下与内框有连接点）左右 2 半部受拉伸与压缩，其左右梁受力可发生弯曲变形。同理，有力矩作用时，与力作用相似，只是左右梁的上半与下半的变形方向相反。由此，弹性方圈梁可将力（或力矩）信号转换为相应的位移信号，通过检测其位移信号即可得到力或力矩信息。

（2）触觉传感器：触觉是人与外界环境接触时的重要感知功能，能满足机器人触觉功能的是触觉传感器。按其功能可分为接触觉传感器、压觉传感器和滑觉传感器。

接触觉传感器用以判断机器人的触手是否接触到外界物体或测量被接触物体的特征传感器。接触觉传感器实际上就是一个高灵敏度的微动开关，当接触到外界物体时，开关动作致使得到不同的状态信息，以判断发生接触。常见的接触觉传感器有微动开关、导电橡胶、含碳海绵、碳素纤维、气动复位式装置等类型。

压觉传感器是用来测量接触到外界物体时所感受到的压力和压力分布的传感器，它有助于机器人对接触对象的几何形状和硬度的识别。压觉传感器的敏感元件可由各类压敏材料制成，常用的有压敏导电橡胶、由碳纤维烧结而成的丝状碳素纤维片和绳状导电橡胶的排列面等。这类传感器可以测量细微的压力分布及其变化，故也称之为“人工皮肤”。

滑觉传感器主要用于判断和测量机器人抓握或搬运过程中物体所产生的滑移，它实际上是一种位移传感器。按有无滑动方向检测功能可分为无方向性、单方向性和全方向性3类。全方向性球滑觉传感器，如图6-32所示。

全方向性球滑觉传感器的滑球表面按经纬分布包有一定密度的绝缘或导电材料，构成导电与绝缘区域。当传感器接触物体并发生滑动时，滑球体转动，使球表面上的导电与绝缘区域交替接触电极，产生“通断”电脉冲信号，通过记录这一脉冲信号可以检测滑移的距离和方向。

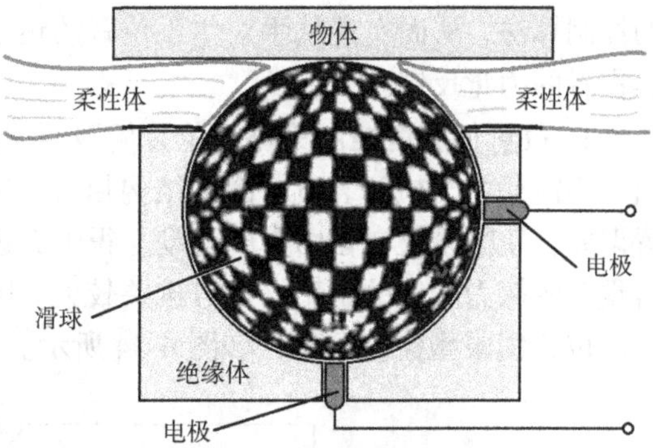

图 6-32　球滑觉传感器

3. 触觉再现技术　触觉再现（tactile display）是指操作者把控的触觉再现设备能接受由远地机械手上触觉传感器输出的机械手与物体相接触的信号，或者是虚拟环境中虚拟手与虚拟对象的接触信号，通过刺激人体的相应部位，可以再现异地机械手与物体或虚拟环境中的接触力和接触形状。触觉再现可以分为形状改变式和表面刺激式2大类。

（1）形状改变式：形状改变式触觉再现可以通过位移变化模拟远地物体表面与机械手的接触状态，使操作者直接感觉到远地物体的存在及其形状，是目前最能体现触觉特性的方式。形状改变式触觉再现多采用气囊、气环方式，如触觉反馈手套就是在手指和手掌等一些关键部位上安装了多个气囊，使操作者能够大致感觉到远地物体的接触部位和形状。

（2）表面刺激式：表面刺激式触觉再现主要通过对操作者皮肤表面或表皮神经施加气流冲击、振动刺激甚至电刺激，使操作者在相应位置产生接触感，从而实现触觉再现。

（三）临场感双边控制

主从遥操作机器人的双边控制（bilateral control）系统主要包括操作者、主操作手（简称主手）、通讯环节、从操作手（简称从手）、环境。双边控制系统，如图6-33所示。

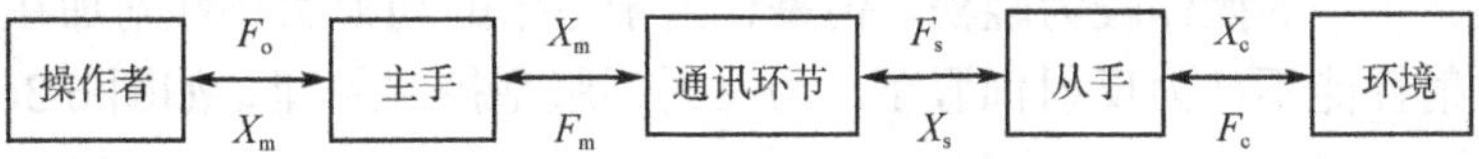

图 6-33　双边控制系统

在主从遥操作系统中，操作者通过主手向从手机器人发送指令，控制从手的运动。同时由主手感受从手与外界环境交互的触力信息，进而指导操作者完成遥操作作业。双边控制是指主手和从手与环境之间的力和运动信息的交互反馈控制。

主从遥操作的另一个重要概念是透明性。透明性是指主手操作者感受到的阻抗与从手侧环境阻抗的等同程度。两者之间差距越大，则说明透明性越差；若两者相等，则系统为完全透明。主从遥操作可以通过从手跟踪主手的位置、主手跟踪从手的触力来评价系统的透明性。理想的力觉临场感系统应能使从手的位置 X_s 等于主手的位置 X_m，同时操作者感知的力 F_m 等于从手与环境之间的相互作用力 F_s，此时的控制系统为完全透明。操作者有身临其境的感觉，即临场感。

目前，常用的控制策略主要包括：位置伺服型、力反射型、力反射伺服型、力-位置综合型等。各种控制方法分别采用主手、从手两侧位置和触力觉信息的不同组合，构成各异的控制算法，从而实现从手对主手位置的跟随和对主手驱动机构的输出力实时控制，实现操作者的力觉反馈。

1. 位置伺服型控制策略 位置伺服型控制仅通过主、从手的位置偏差进行力觉传递，由于不需要力学检测装置，因而结构相对简单。但是，这一系统主从手之间无法消除的位置误差，使得系统在自由空间运动显得十分迟滞，如果不加以补偿惯性力和摩擦力，对于自重、摩擦力较大的主手，信号偏差较大。因此，这一系统不适合重负荷、大功率的操作机。位置伺服型控制原理，如图 6-34 所示。

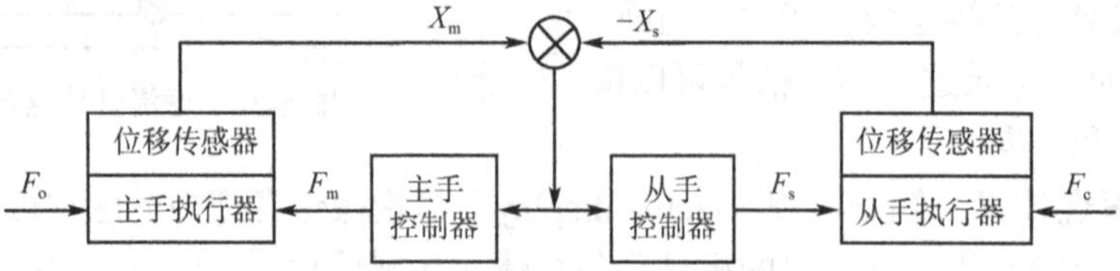

图 6-34 位置伺服型控制原理

2. 力反射型控制策略 将从手上的力或力矩直接反馈给主手，这一主从遥操作系统适合于重负荷和大功率的场合。但是，当从手自重较大的，即使在从手没有负载的情况下，对主手的操作也会用力，容易造成操作者的动作疲劳。力反射型控制原理，如图 6-35 所示。

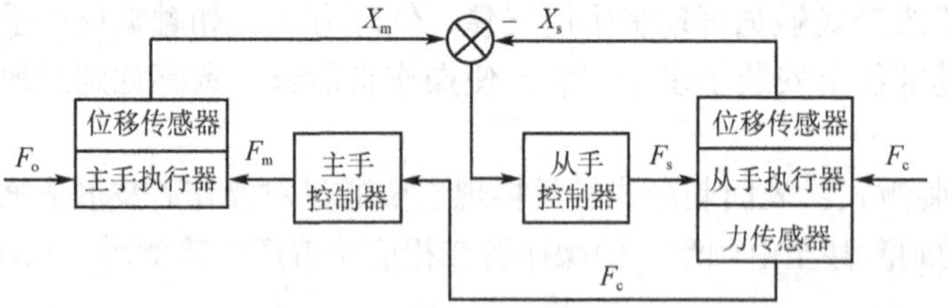

图 6-35 力反射型控制原理

3. 力反射伺服型控制策略 在从手启动的同时主手也根据自重产生的惯性力矩开始运转，因此，在从手没有负载时，主手感觉不到从手惯性力矩的反作用，从而消除了从手的动力学特征，主手的操作较为轻松。但是，由于主手的动力学特性附加在反射力中，使得系统的力反射性能不如力反射伺服型。力反射伺服型控制原理，如图 6-36 所示。

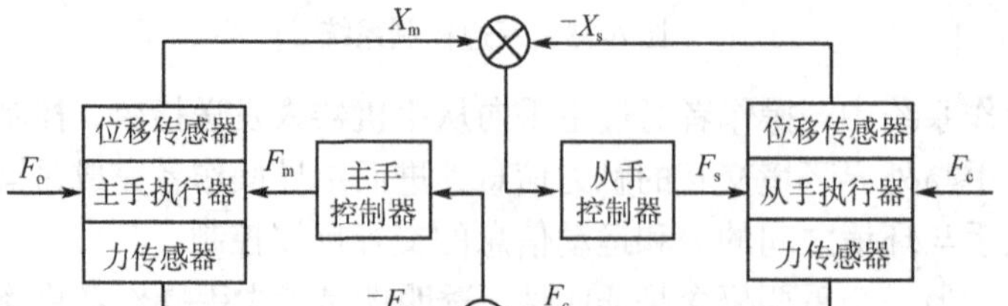

图 6-36 力反射伺服型控制原理

4. 并行控制型控制策略 并行控制型充分利用主从手的力、位置信息，控制原理如图 6-37 所示。

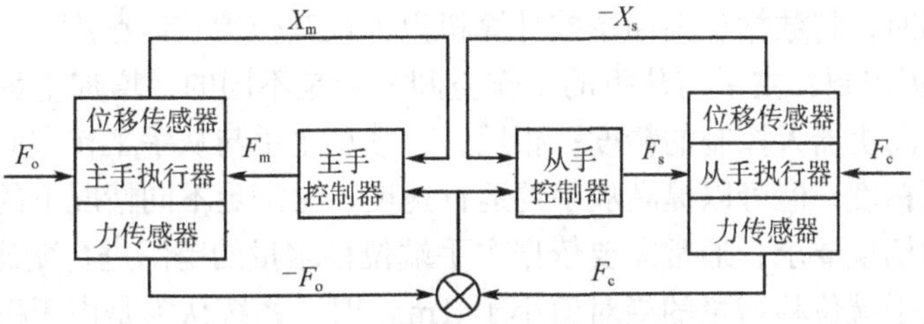

图 6-37 并行控制型控制原理

5. 力-位置综合型控制策略 能较好反映从手的受力状况，当外负载不变时，力反馈信息随位置偏差的降低而减小，主手反馈力能反映从手端力的变化。

力-位置综合型控制原理，如图 6-38 所示。

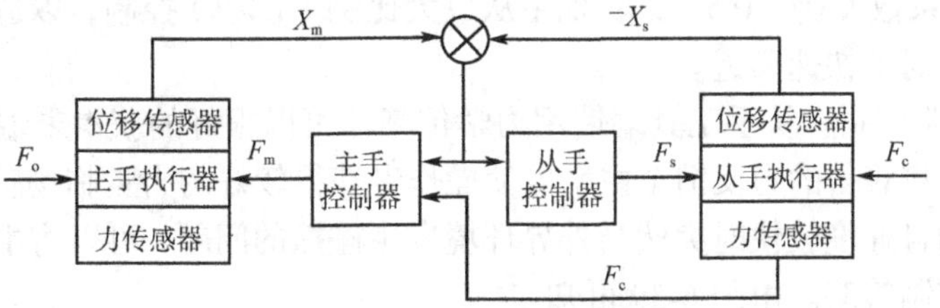

图 6-38 并行控制型控制原理

6. 双边控制实例 应用双边控制系统时，主手将位置指令传送至从手控制器，从手控制器进行数据处理后直接控制从手，同时从手的实际位置信息又反馈回主手，构成一个位置闭环反馈，由此形成从手与环境之间的力学信息通过触力传感器可实时反馈给主手。此外，为避免从手运动速度较快时发生与环境碰撞的不良事故，主从位置误差反馈也同时用于系统的力反馈安全策略。双边控制的力学反馈系统，如图 6-39 所示。

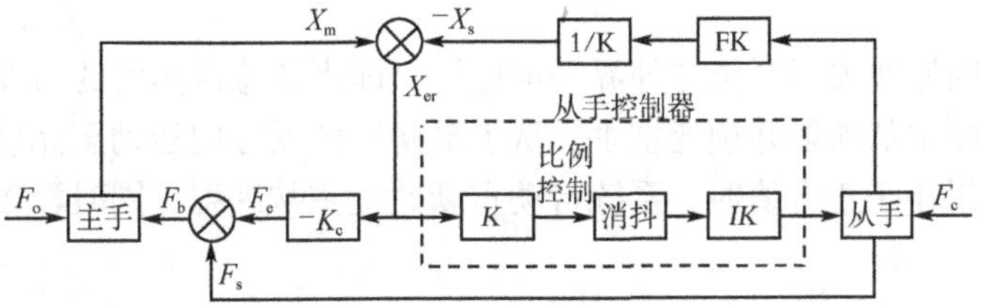

图 6-39 双边控制力学反馈系统

图中，X_m 为主手的位移增量，X_s 为从手实际的位移增量，X_{er} 为主手与从手的位置误差，K_c 为主从位置误差参与力反馈的增益常量，F_e 为主从位置误差转换所得的力学反馈分量，F_o 为操作者施加给主手的力，F_c 为环境对从手的力，F_s 为从手控制力，F_b 为反馈至主手的力，K 为比例控制增益系数，IK 为运动学逆解，FK 是运动学正解。

（1）增量式工作空间映射：图 6-39 所示的双边控制系统采用增量式位置控制模式，系统开始工作时，主手以一定的采样频率读取增量值 X_m，X_m 为

$$X_m = M_f - M_i$$

式中 M_f 为当前读取的数值，M_i 为前一次读取的数值。将增量值 X_m 乘以比例系数 K，得到从手位置增量 KX_m，再由

$$X_f = X_i + KX_m$$

计算出从手当前目标位姿，通过逆解运算得到机械臂各关节的角度，再由控制指令完

成相应运动，同时，将数据反馈回主控计算机以保证其位置控制精度。

（2）变比例控制：主手与从手的工作空间一般是不同的，增加主手与从手的工作空间比例，可以提高机器人控制的精度；相反，若减小主手与从手工作空间的比值，则会降低机器人运动的精度，但可以提高从手的运行速度。为满足不同情况下的精度和从手端机械臂运行速度的切换要求，通常需要依据主手端位移增量的范围进行变比例控制。

例如，当主手端位移增量的绝对值小于 1mm 时，系统认为是由于操作者抖动引起的误差，此时比例系数 K 为“0”，从手端不动；当手主端位移增量的绝对值在 1～5mm 时，比例系数 K 为“2”，进行主从缩小比例（2∶1）控制，可实现从手端小范围高精度的操作；当主手端位移增量的绝对值在 5～10mm 时，比例系数 K 为“1”，实现同比例（1∶1）控制，可以避免由于加速度过快带来的机械臂震荡；当主手端位移增量的绝对值在 10～15mm 时，比例系数 K 为“0.5”，实现主从放大比例（1∶2）控制，以适用从手工具末端距离目标点较远时的快速靠近。

（3）力反馈控制：从手工具端使用力学传感器可以很好的获得末端工具与外界环境之间的作用力，将获得的力反馈至主手可使操作者获得较好的力觉临场感。但是，为了解决从手自由运动且速度较快时突然与外界环境发生碰撞的问题，可以将主从位置误差引入到系统力反馈控制策略。由图 6-39 可知

$$F_e = -K_e(X_m - X_s)$$

$$F_b = F_e + F_s$$

反馈至主手的力 F_b 包含了主从位置误差，当主从位置误差较大时，反馈至主手的反向力也增大；反之，反馈至主手的力相应减小。应用这一方法，系统的透明性会有所降低，即当从手端自由运动时，仍然有力的信息反馈至主手，带来一定的黏滞性，但是该方法能够有效地提高系统的安全性，避免了因从手端速度过快操作者反应不及时造成的碰撞。

此外，一旦因操作失误系统与外界环境碰撞，即当传感器测到的力发生较大幅度的突变时，系统会切断主从映射并锁死主手，从手沿碰撞的反方向运动至无碰撞区域，当力学传感器检测的结果小于正常值时，系统自动重新建立主从映射，同时释放主手，操作者可继续操控从手。

（四）信号时延

时延（time delay，TR）是指一个信息或分组数据从网络的一端传送到另一个端所需要的时间。端到端的数据传输时延，如图 6-40 所示。

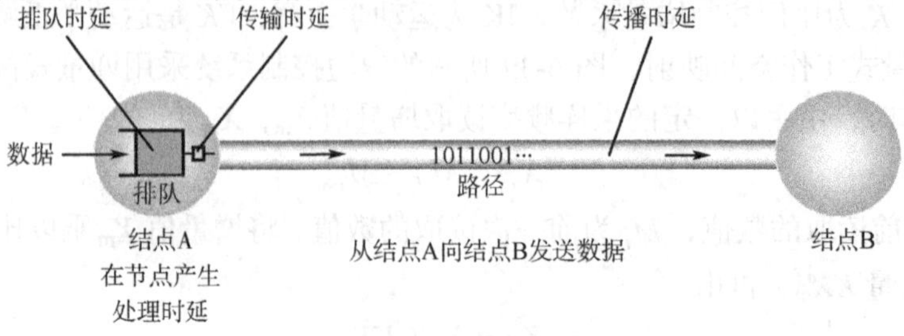

图 6-40　端到端的数据传输时延

端到端时延主要为4个部分，即处理时延、传输时延、传播时延和排队时延。

（1）排队时延（queuing delay）是指分组在路由器的缓冲区中，传输或处理前的等待时间，由路由器中的交换结构决定。如果节点的传输队列在节点的输出端，则排队时延是指分组进入传输队列到该分组实际进入传输的时延；若节点的输入端有一个等待队列，则排队时延是指分组进入等待队列到分组进入节点进行处理的时延。

（2）传输时延（transmission delay）为发送节点在传输链路上开始发送分组的第一个数据至发完该分组的最后一个所需的时间，它主要由连接速度或容量决定。

（3）传播时延（propagation delay）是指发送节点在传输链路上发送第一个数据的时刻至该数据到达接收节点的时间，主要由电磁波通过通信链路的物理信道传播时间所决定。

（4）处理时延（processing delay）为分组到达一个节点的输入端与该分组到达该节点的输出端之间的时延，指在交换网络的时延，它受每个节点的计算能力和可用的硬件的影响。

信号时延对于数据通讯十分重要。例如，通话的时延为从说话人开始说话到受话人听到所说内容的时间，一般人们能忍受小于250ms的时延，若时延过长，会使通信双方都不顺畅。此外，时延还会造成回波，时延越长所需用于消除回波的计算机指令也就越多。传送时延由网络的路由情况决定，如果在低速信道或信道太拥挤时，可能会导致长时间的时延或丢失数据包。时延问题也是力觉临场感遥操作机器人系统中需要解决的主要问题之一，时延会造成力觉临场感遥操作机器人的不稳定和难以操作。

信号时延（RT）为

$$\mathrm{RT}=\frac{D}{\mathrm{S}}$$

式中D为物理链路的长度；S为介质的信号传播速度，约等于2×10^{8} m/s。

在设计一个遥操作系统时，图像数据的传输与压缩是首先需要考虑的，一般情况下，机器人图像压缩与传输的时延决定了整个系统的时延。由于时延的影响，对系统的控制方法提出了一个非常尖锐的问题，即时延存在会导致系统性能的下降，使得整个遥操作控制系统不稳定，系统遥操作的透明性、同步性难以保证。经过分析可以发现，时延具有时变等特点，所以研究在时延情况下的机器人控制模型是非常必要的。

现在比较典型的控制方法有基于事件的智能控制、基于波变换的双端口通讯控制等，这些方法主要目的都是为了解决时延条件下遥操作系统的控制问题。特别是基于事件的智能控制方法，采用了以操作者所发生的事件作为控制参考，而不是像传统控制方法中以时间为参考，从而规避了数据时延问题。在基于事件的控制网络中，通过设计一种事件参考，能够减缓或平滑时延造成的影响。另外，根据网络服务质量（quality of service，QOS）也可加入预测机制，以便使得操作者能够快速地感知现场，在得到现场力、位置及图像等信息反馈后，即时刷新相应数据。

第三节 达·芬奇手术机器人

自20世纪90年代，机器人辅助的微创外科手术呈现快速发展态势，以伊索（AESOP）、宙斯（Zues）和达·芬奇（Da Vinci）系统为代表的手术机器人在临床应用上获得成功，引起了国内外医学界、科技界的极大兴趣，达·芬奇微创手术机器人逐渐成为机器人领域的前沿与研究热点。

一、达·芬奇手术机器人的构成

达·芬奇手术机器人（简称达·芬奇系统）以美国麻省理工学院的机器人外科手术技术为基础，由 Intuitive Surgical 公司研发并通过美国 FDA 认证，是目前最为先进的机器人手术辅助系统。达·芬奇系统是一款高级机器人平台，其设计理念是通过应用微创（腔镜）手术的方法，实施复杂的外科手术。

（一）达·芬奇系统主要功能模块

达 · 芬奇系统的基本构成，如图 6-41 所示。

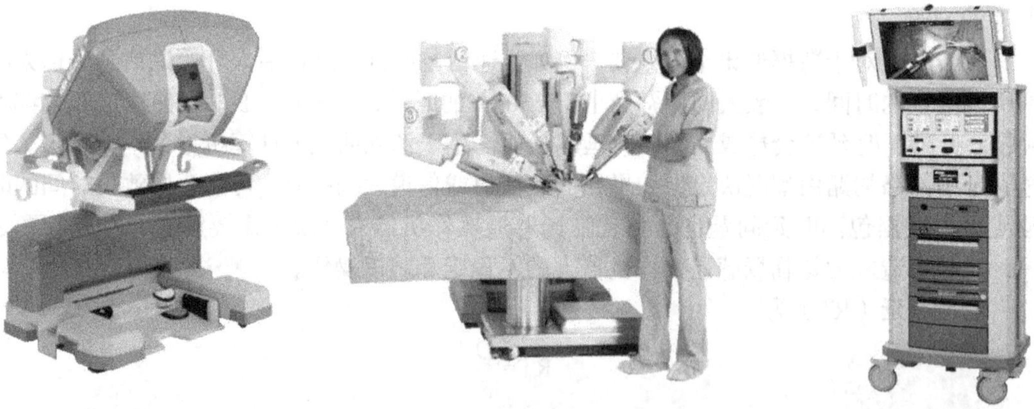

医生控制台　　床旁机械臂系统　　成像系统

图 6-41　达·芬奇系统构成

达·芬奇系统主要包括 3 个组成部分：医生控制台、床旁机械臂系统（机械手与机械臂）、视觉成像系统。达·芬奇系统的结构框图，如图 6-42 所示。

1. 达·芬奇系统布局与人员配备　达·芬奇系统在手术室的布局与人员站位，如图 6-43 所示。

达·芬奇系统开展手术时，除了手术医生外，一般还需配有一至两名助手和一名器械护士，助手和器械护士的主要职责是，在手术过程中根据手术医生的要求负责替换机械臂上的器械，并且可以经副操作孔进行牵拉、吸引、冲洗等操作，或协助各种内窥镜下的切割器、吻合器等手术操作。

2. 手术现场　达·芬奇系统的手术现场，如图 6-44 所示。

达·芬奇系统通常要在患者体表打开数个小型（小于 10mm）切口，用于插入手术机械手臂、内窥镜导管和能量器具。手术床边的配套推车可将手术器械移动到患者身边，手术医生由双目内窥镜的立体成像系统观察手术场景，并通过操控医生控制台由主控装置将手术动作编译并传递给机械手臂，机械臂根据动作指令实施临床手术。

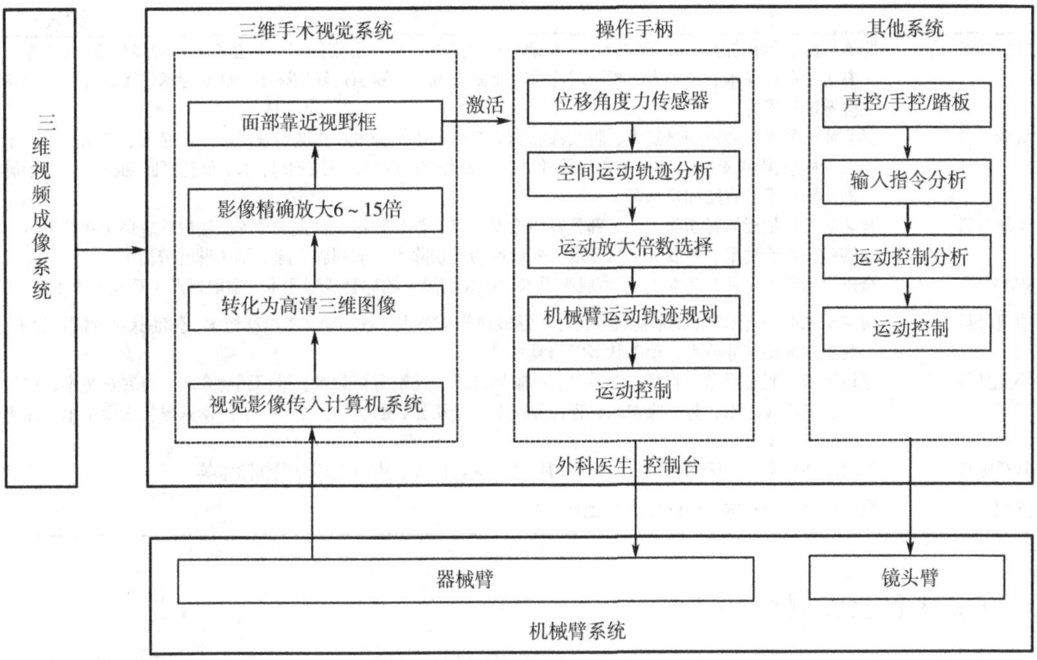

图 6-42　达·芬奇系统结构框图

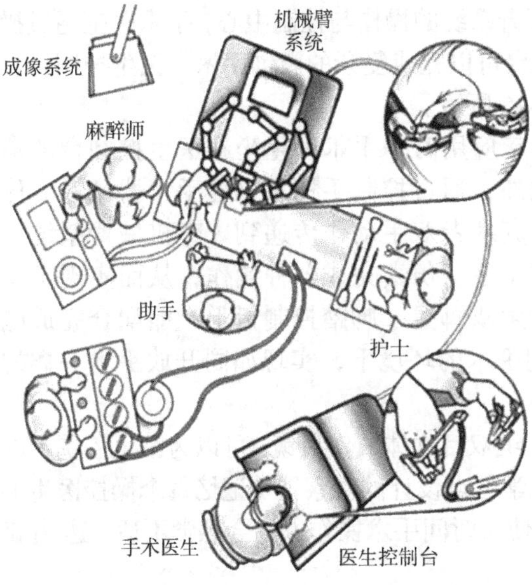

图 6-43　达·芬奇系统在手术室布局与人员站位

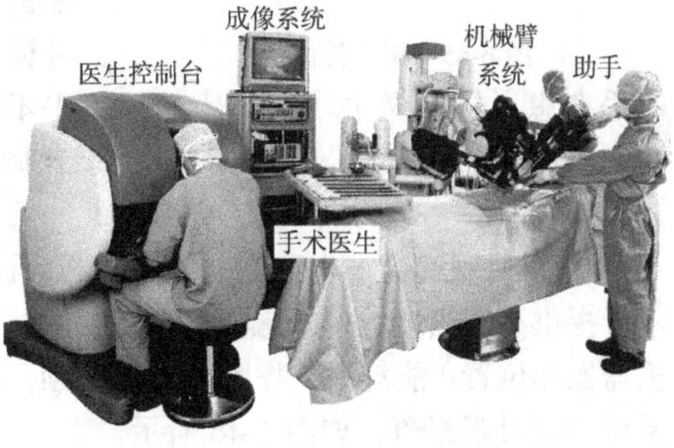

图 6-44　达·芬奇系统的手术现场

3. 开展的手术项目　达·芬奇系统可以开展的临床手术项目，见表 6-2。

表 6-2　达·芬奇系统开展的手术项目

心脏外科	乳内动脉游离术、（单、多支）心脏停搏搭桥术、（单、多支）心脏不停搏搭桥手术、主动脉瓣切除术、二尖瓣、三尖瓣成形术、人工二尖瓣置换术、房间隔缺损修补术、心脏肿瘤切除术、心房黏液瘤摘除术等
胸外科	肺叶切除术、食管膈肌疝修补术、食管癌根治术、胸腺切除术、纵隔肿瘤切除术、肺大泡切除术等
普外科	甲状腺切除术、阑尾切除术、腋窝淋巴结切除术、粘连分离术、乳房切开术、乳房成形术、腹部成形术等

续表

肝胆外科	胆囊切除、胆道探查、胆肠吻合术、复杂胆道重建术、肝部分切除术、后躯干迷走神经切断术、（左、右）半肝切除术、胃胰十二指肠切除术、胆胰分流术、胰腺远端切除术、胰切除术、脾切除术、门奇静脉断流术等
胃肠外科	膈肌疝修复术、切开疝修复术、腹股沟疝修复 Heller 肌切开术、胃底折叠术、胃切除术、脾切除术、十二指肠息肉切除术、（左、右）结肠手术、乙状结肠切除术、小肠切除术、低位直肠切除术、直肠肿瘤切除手术、直肠固定术等
泌尿外科	肾切除（包括活体肾切除）术、部分肾切除术、肾上腺切除术、肾盂成形术、输尿管成形（吻合）术、膀胱膨出修复术、直肠膨出修复术、根治性膀胱切除术、前列腺切除手术（淋巴清扫）
妇科	全子宫切除术（良，恶性）、子宫肌瘤手术、卵巢切除、输卵管成形手术、盆底成形（重建）手术等
血管外科	腹主动脉瘤修复术、下腔静脉瘤切除术、髂股血管搭桥术、股腘动脉搭桥移植术、脾动脉血管瘤切除术、腹主双股动脉分流术、动静脉瘘管修复术等
小儿外科	阑尾手术、胆囊手术、胆管成形手术、结肠切开术、远端胃切除术、肝门肠吻合术、胃底折叠术、脾切除、肾盂成形术、肾上腺切除、肾切除、部分肾切除、膀胱切除手术、心脏动脉导管未闭手术、纵隔肿瘤切除术等
耳鼻喉科	甲状腺切除术、会厌切除术、扁桃腺切除术、喉镜检查、声门上部分喉切除术等
其他	腰交感神经切除术、前路脊椎融合术

（二）医生控制台

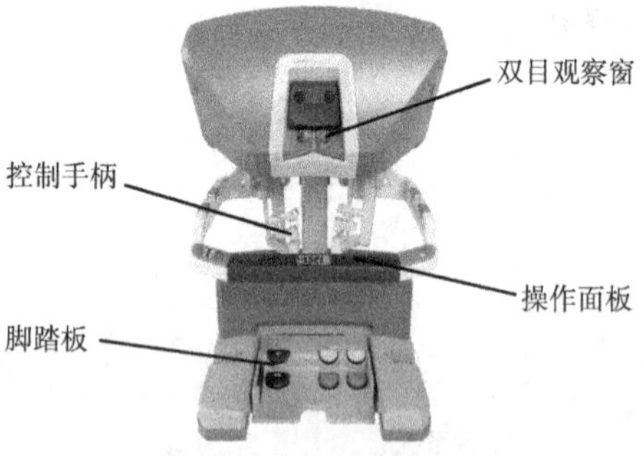

图 6-45　医生控制台

医生控制台（surgeon console）由计算机系统、监视器、控制手柄、脚踏控制板及输出装置等组成，是达·芬奇系统的操作与控制中心，手术医生通过操控控制台可以完成复杂的微创手术。医生控制台，如图 6-45 所示。

临床应用时，手术医生坐在医生控制台的消毒区域外，通过控制手柄来操控手术器械和立体腔镜，其术者双手动作传递到床旁机械臂系统，机械臂（手）仿真完成各种操作，从而实现术者的手在患者体内做手术的临床效果。手术医生双脚置于脚踏控制板上，能配合完成电切、电凝等相关操作。达·芬奇系统能在微创手术的环境下，实现如同开放手术一样的灵活与便利。

1. 双目观察窗　也称为立体观察器，是一组双目立体成像目镜，可以为医生控制台的术者提供高清晰度立体视频影像。依据人体工学特点设计的观察器（记忆每个操控医生的机器操作位置）能舒适支撑术者的头和颈，即使长时间手术操作也不会感觉不适。达·芬奇系统的双目观察窗，如图 6-46 所示。

双目观察窗的工作过程是，通过操控控制手柄全面控制镜头的方位，使双目内窥镜准确定位于待观察部位，由内窥镜前端的双目 CCD 采集其立体图像，并经成像系统的图像处理，在双目视窗实时显示当前手术界面的图像信息。达·芬奇机器人的成像系统采用三维、高分辨率立体腔镜，通过 10 倍的光学放大可以得到高清晰度的立体图像。同时，其成像系统还具备强大的数字图像处理功能，可以根据现场需要将视图的全屏模式改变为多画面影像模式。另外，通过观察端口下部的麦克和头枕下的一对扬声器，可以进行双向音频实时通讯。

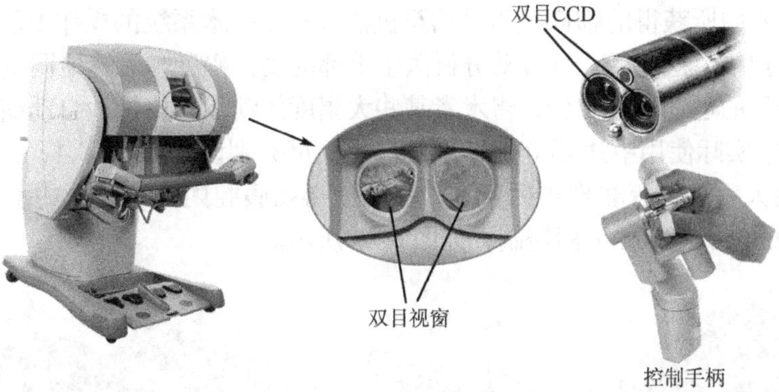

图 6-46　双目观察窗

2. 控制手柄　也称为主控制器（masters），通过操控控制手柄，手术医生可以控制床旁机械臂的手术器械和双目内窥镜。控制手柄有 2 个主要部件，定位平台和定位臂，如图 6-47 所示。

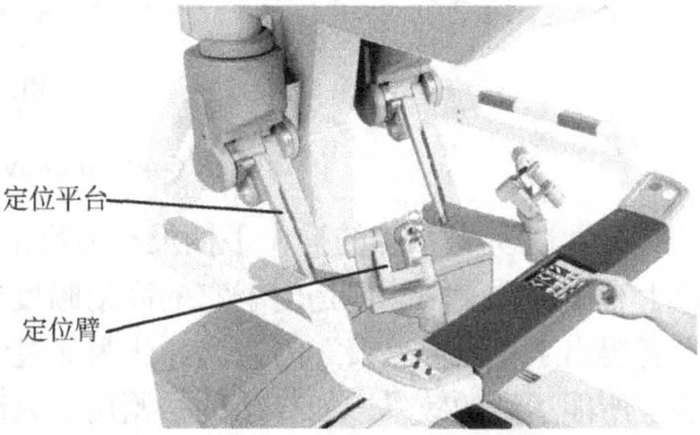

图 6-47　控制手柄的定位平台和定位臂

主控制器的定位平台可在手术环境中移动器械，其定位移动分为 3 个运动比精度等级，即精细（3∶1）、正常（2∶1）和快速（1.5∶1）。定位臂用于转动器械头，还可以打开与关闭器械夹具。

达·芬奇机械手的控制手柄是该控制系统的最大亮点之一，其操作模式甚至可以突破人手的动作极限（如反关节等动作）。使用控制手柄时，术者双手按正常位套入控制手柄的指环，通过双手动作带动手术台上的机械臂完成各种仿真操作（完整模仿人手腕内收、外展、内旋、外旋等动作），使术者能够灵活、自如地操控机械臂上的配备器械。医生控制台的控制手柄，如图 6-48 所示。

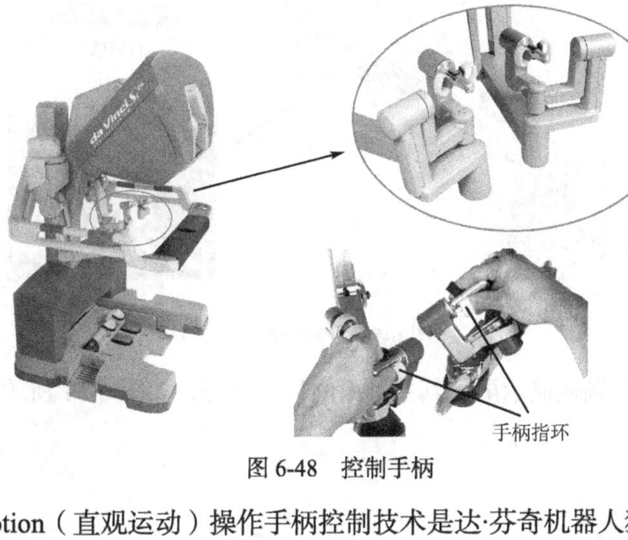

图 6-48　控制手柄

intuitive motion（直观运动）操作手柄控制技术是达·芬奇机器人独有的计算机辅助控制技术，通过计算机的数据分析，手术医生在手术操作中能够顺畅地完成手眼协调动作，可以将开腹手术中所获得的临床经验沿用至机器人辅助手术系统的操作中。术者手部的抖动信号被自动扫描、过滤后，可自动分析医生手部的动作幅度，无缝地调整术者手指的运动行程与机械手的运动行程比例，将术者某些大幅度的动作等比例地自动缩小（完全正向立体放大操作，实际使用中达·芬奇系统的调整比例可分别设定为1.5∶1，2∶1，3∶1等），并滤除抖动及人手颤抖等非理想因素，该技术使得在腹腔内狭小区域的手术操作更加稳定、精细。intuitive motion手柄控制，如图6-49所示。

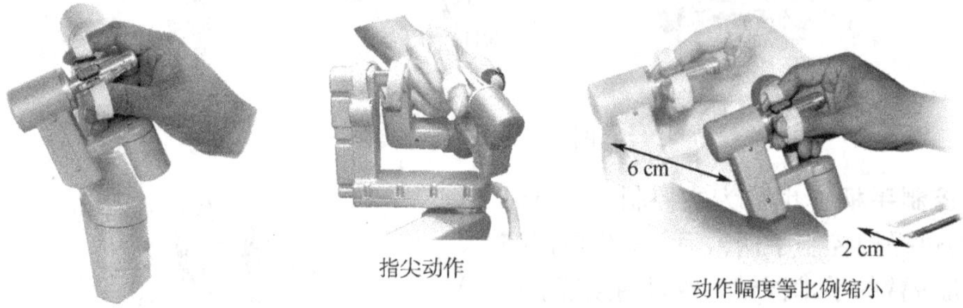

图6-49 intuitive motion手柄控制

尽管达·芬奇系统的操作手柄没有力反馈设置，对于一些传统的手术操作，如缝合、打结上有一定的受限，但是由于它的高清晰度摄像头及放大成像技术，可以弥补其缺陷。有学者提出了“视觉反馈”的概念，认为通过学习能够在高清晰三维视野下取得部分力反馈装置所能达到的效果，如打结的松紧度、判断牵拉的张力等。另外，借助该系统的数码放大技术，无需移动腹腔镜即可将手术部位放大10倍左右的视觉效果，进而使得组织器官显示更为清晰、自然，进而保障各类操作更加自如、精细。

3. 操作面板 分为3部分：触摸板、左侧面板和右侧面板。达·芬奇系统的操作面板，如图6-50所示。

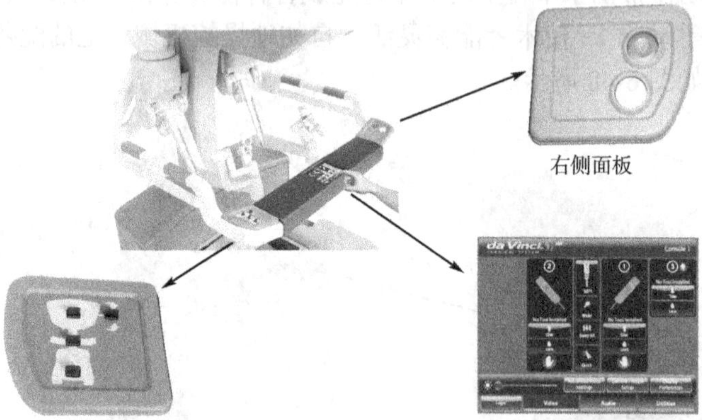

图6-50 操作面板

（1）触摸板：为触摸显示屏，其主画面的显示状态，如图6-51所示。

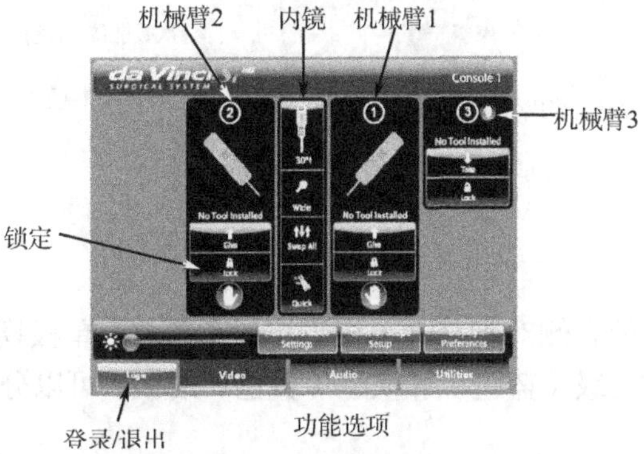

图 6-51　触摸板主画面显示状态

触摸板主画面的显示状态包括机械臂、摄像机臂、能量控制器等状态，通过触摸显示屏可以显示并设置相关技术参数。在双控制台模式下，通过该画面还可以提供交出或获得机械臂控制权的切换。

（2）左侧面板：为人体工学设置板，可以记忆每个手术医生的习惯位置。一旦设定完成，系统会将用户对系统配置所做的任何改变（如人体工学设置） 保存到用户档案，供以后使用。左侧面板，如图 6-52 所示。

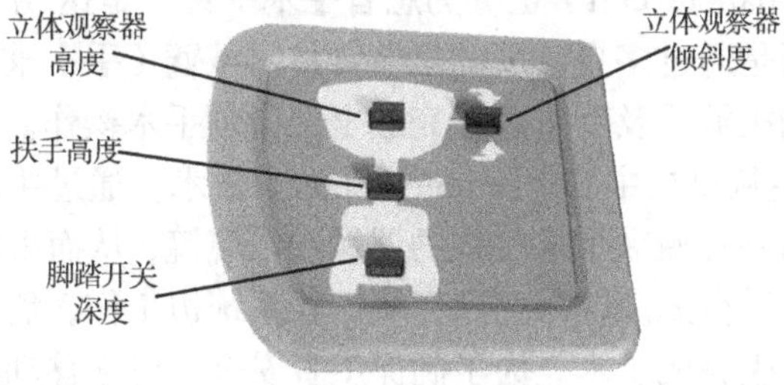

图 6-52　左侧面板

人体工学的设置（调整）包括以下几点。

1）调整座椅高度，使术者的大腿相对于地面稍向下倾斜，这样可以确保腿能够容易地移动，并踩动脚踏开关。

2）调整扶手高度，使术者的前臂舒适地放在扶手上，且肩膀放松。

3）根据术者的喜好调整立体观察器高度、倾斜度。

4）根据术者的习惯调整脚踏开关板的深浅度。

（3）右侧面板：如图 6-53 所示，主要用于紧急停机（红键）、电源的开启与关闭（白键）控制。

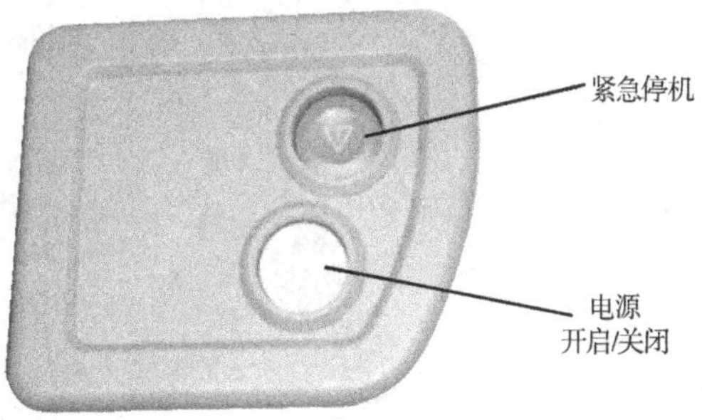

图 6-53　右侧面板

（4）脚踏板：为脚踏开关组，通过左侧脚踏开关能实现摄像机控制和主机离合，右侧脚踏开关有 2 对 4 个踏板（左右各黄、蓝一对），可以控制能量设备（如高频电刀）的激活。达·芬奇机器人的脚踏板，如图 6-54 所示。

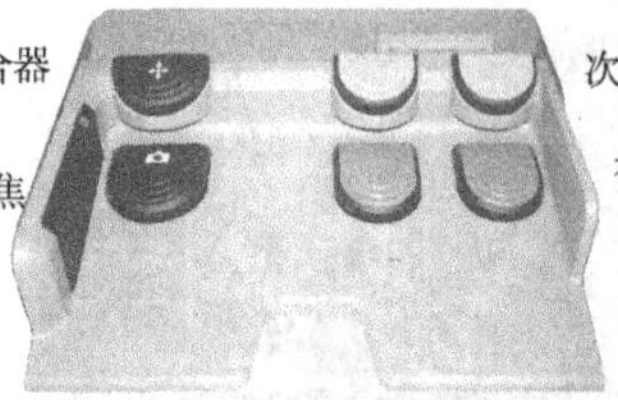

图 6-54　脚踏板

右侧 2 组脚踏开关的右侧对脚踏开关用于控制高频电刀单极模式的激活，左侧对踏板控制双极模式，其中的初级（蓝色）和次级（黄色）踏板，可以分别用来控制高频电刀的凝血与切割功能。

踩下摄像机控制和聚焦踏板，将主机从设备控制转向摄像机（内窥镜）控制状态。在摄像机模式下，医生可以 2 个主机联合移动，如向内和向外移动、一侧向另外一侧移动、旋转移动内窥镜等。踩下主离合器踏板，主机控制从设备上释放，使用户能够轻松地移动主机，同时设备整体保持在固定状态。即踩下主机的离合踏板可以让医生将主机重新放置于一个不干涉的位置，从而有更多空间便于主机运动。

（三）床旁机械臂系统

床旁机械臂系统（patient cart）也称为患者手术平台，是达·芬奇系统实施微创手术的操作组件，其主要作用是通过多自由度的机械臂将器械臂（手）准确地移动至手术部位，并由安装在器械臂上的机械手及手术器械完成全部微创手术操作。

达·芬奇系统采用主从遥控中心（remote center）技术，通过主从遥控中心技术，系统将以一个中心固定点为基准操纵手术位置的器械和内窥镜，从而可以大大减轻对患者体壁所施加的压力。医生助手在无菌区内的床旁机械臂系统边工作，负责更换机械手上的器械与内窥镜，协助手术医生完成手术。为了确保患者安全，对于移动床旁机械臂系统，医生助手比手术医生具有更高的优先控制权。床旁机械臂系统包括机械臂和机械手卡具 2 个组成部分，如图 6-55 所示。

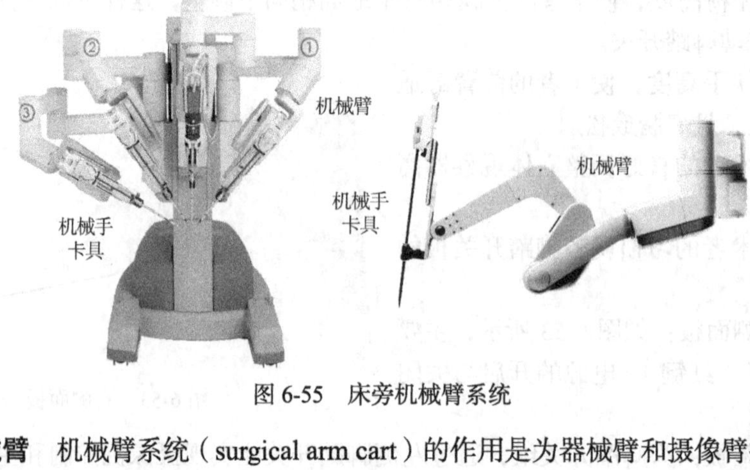

图 6-55　床旁机械臂系统

1. 机械臂　机械臂系统（surgical arm cart）的作用是为器械臂和摄像臂提供支撑，是达·芬奇系统主要的机械工作部分。机械臂结构主要为关节型手臂机构和机器人手腕机构，其手臂系统分为镜头臂和器械臂。机械臂系统，如图 6-56 所示。

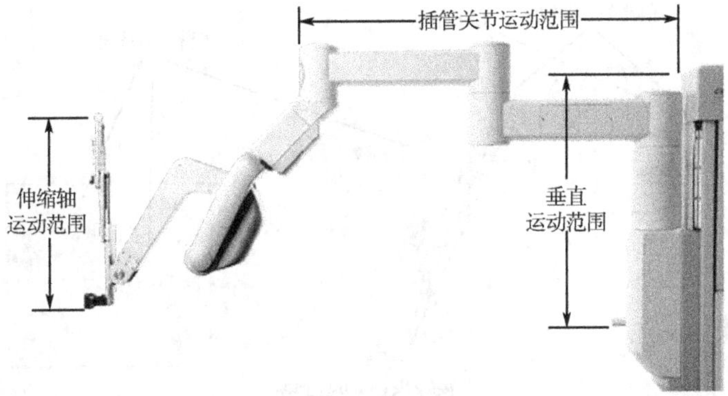

图 6-56　机械臂系统

每个机械臂具有一系列多位置关节和与套管相连可旋转的末端关节，这一结构有利于机械臂的安装与固定，并保证可达手术要求的运动空间。手工进行机械臂摆位时，需要按下一个控制开关用来放松全部关节，放开此开关，机械臂将重新锁定于当前位置。另外，机械臂系统的每一个机械臂上都有一个单独的按键（关节按钮，如图 6-58），作为末端可旋转关节的离合器，允许器械或摄像机绕其可旋转关节手动摆位。出于安全性和人机工效学考虑，机械臂通过机械及电力来进行平衡。机械臂一般不必进行消毒处理，临床应用时主要是通过无菌塑料袋包装，以实现与手术环境的无菌隔离。

（1）布置切口与插入套管：切口布置是达·芬奇机器人手术成功的关键，切口布置的目的是避免手术机械臂的相互碰撞，并使器械与内窥镜的移动范围达到最大。建立切口后可插入套管，套管的作用是提供穿过患者体壁的切口，以作为器械和内窥镜的通路。

初始切口位置应根据手术情况、具体的解剖结构和所用组件的类型（如内窥镜和摄像机组合情况、套管长度等）来确定，切口布置不当可能会对患者造成伤害。切口布置并插入套管示例，如图 6-57 所示。

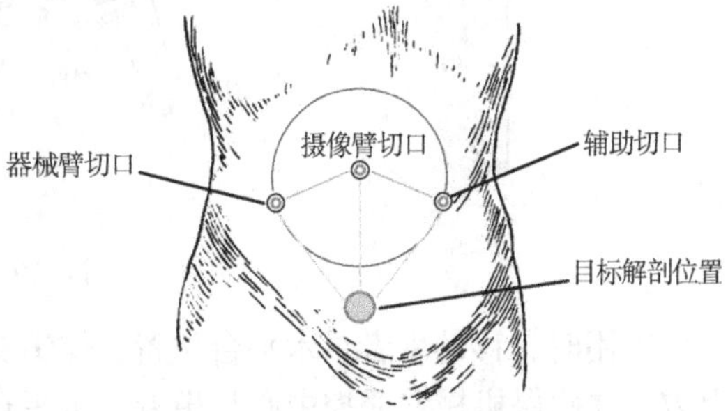

图 6-57　切口布置并插入套管示例

（2）器械臂：为 7 关节器械臂系统，可以随意调节器械位置。器械臂的作用是负责握持各种专用的微创手术器械（如器械、内窥镜、高频电刀等），在装好无菌防护罩后，器械臂可以给 endowrist（内手腕或称机械腕）器械提供一个无菌的操作接口。器械臂，如图 6-58 所示。

手术前，按动臂关节按钮（离合器按钮），可以手动将器械和内窥镜移动到适宜的手术野中。当某个臂的离合器脱开时，可以使其绕遥控中心移动（或转动），但遥控中心不会挪动，此时，该臂上的 LED 指示灯发出左右交替的提示闪烁白光。

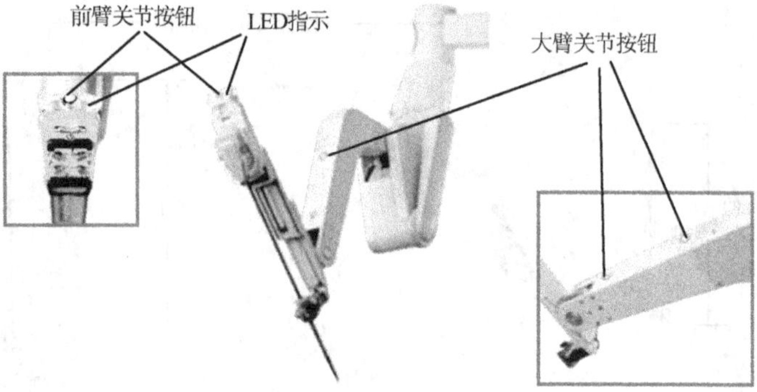

图 6-58 器械臂

（3）镜头臂：达·芬奇机器人的镜头臂为 4 关节机械臂系统，作用是承担握持立体摄像机并调节镜头位置。与传统腹腔镜辅助手术时助手握持相比，达·芬奇系统的镜头臂能够提供更加稳定的图像，可以有效避免术中因助手疲劳而出现的视野抖动（手部抖动）等不稳定问题。镜头臂，如图 6-59 所示。

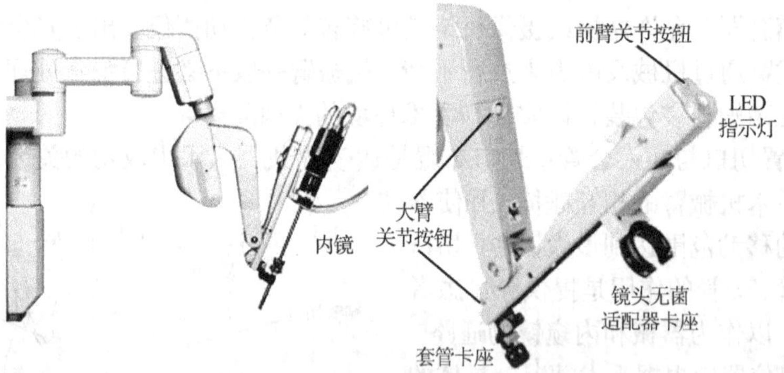

图 6-59 镜头臂

应用时，移动患者手术平台位置，使镜头臂套管安装件（内窥镜）位于摄像机套管正上方，并确保机械臂遥控中心与患者手术平台塔柱有足够距离，以使患者手术平台臂具有较好的运动范围。

2. 机械手 达·芬奇系统另外一大特点是，在机械臂上安装了用于不同临床操作目的的机械手（endo wrist）。endo wrist 机械手具有很强的灵活性、精确度和可操作性，这些技术有赖于机械手具备的 7 个自由度，包括臂关节上下、前后、左右运动与机械手的左右、旋转、开合、末端关节弯曲共 7 种动作，可沿垂直轴 360°和水平轴 270°旋转，且每个关节活动度均大于 90°，能够逼真地模仿术者手腕的动作，甚至还可以完成某些术者用手无法完成的操作，弥补了手术操作盲点。尤其在深部、狭窄区域操作时，机械手由于动作灵活、体积小巧，与开放手术操作相比更具有优势。同时，它还具有视野缩放、指尖细致控制及减少震颤的功能，在狭窄区域内甚至比人手更为灵活、可靠。endo wrist 机械手，如图 6-60 所示。

在 endo wrist 机械手的基础上，机械手还可根据临床需要，配置多种类型的手术器械，如图 6-61 所示。

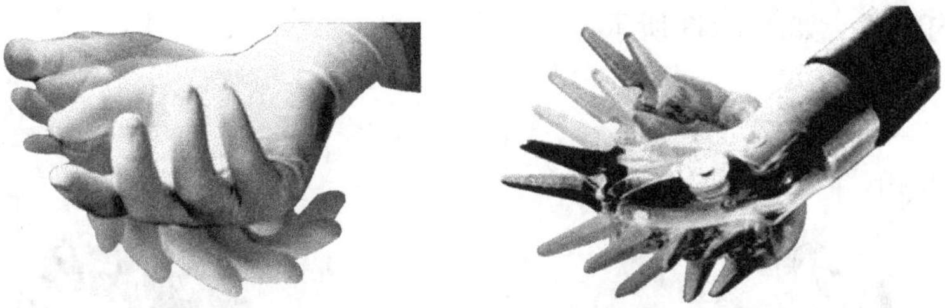

图 6-60　endo wrist 机械手

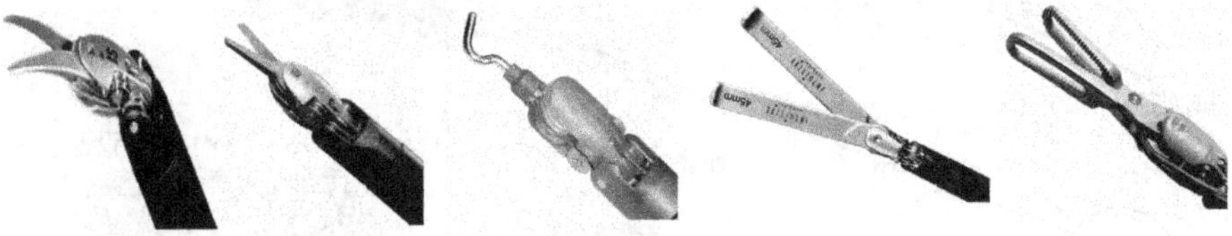

剪刀　分离钩　施夹钳　取出钳

图 6-61　达·芬奇系统配备的专用器械手器具

达·芬奇系统配备的专用器械手器具可满足术中抓持、钳夹、缝合等各项操作要求，不同的器具开发及使用丰富了手术的多样性。通过对器具的改良，可以提高手术操作的精确度、灵活性和控制能力。

endo wrist 机械手不仅具有多自由度、高精细度等特点，同时在更换器械时可以自动记忆上一次器械放置位置，能够记忆原来器械所在的角度、深度、位置等信息，这样避免了传统腹腔镜辅助手术中由于更换器械、内窥镜下寻找器械所消耗的时间，可以有效降低手术风险。

（四）视觉成像系统

达·芬奇系统的视觉成像系统，如图 6-62 所示。

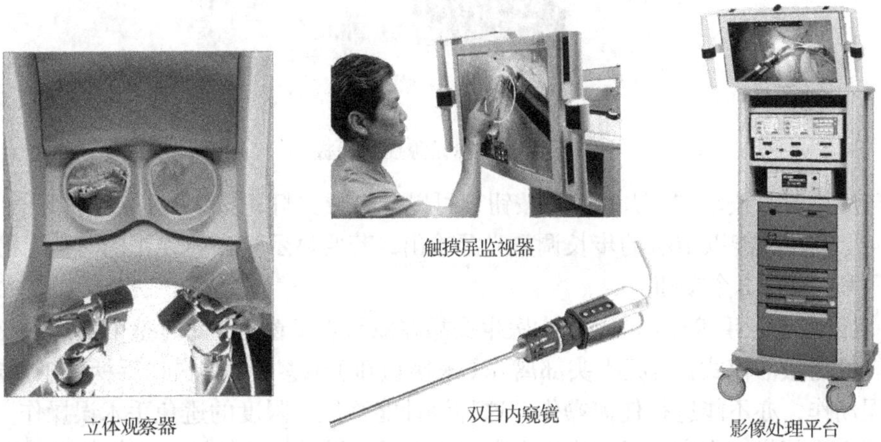

图 6-62　视觉成像系统

视觉成像系统也称为三维手术视觉系统（3D vision），通过双目内窥镜采集的立体图像，经影像处理平台的图像处理，可以为立体观察器（手术医生）和触摸屏显示器（患者侧助手）提供高分辨率的影像。另外，影像处理平台还提供一个可调设备架，用于安放外科辅助设备选件，如高频电刀、气腹机等。

1. 双目内窥镜 如图 6-63 所示。

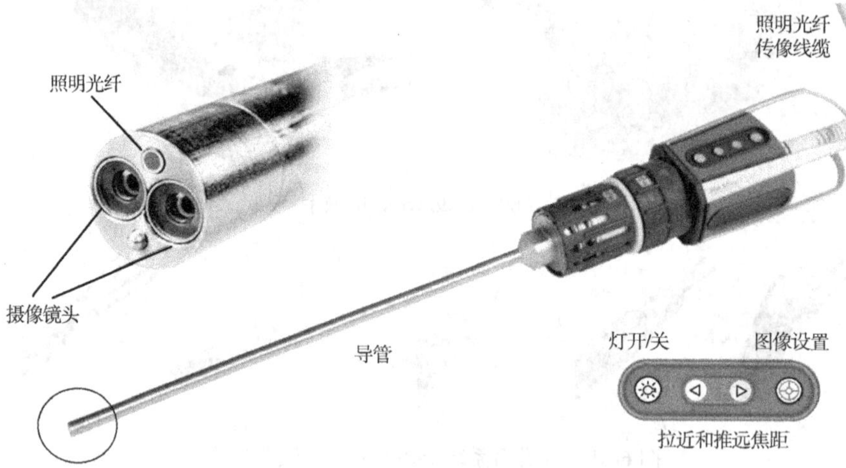

图 6-63 双目内窥镜

双目内窥镜包括 2 个高清视频摄像头，分别用于左、右 2 个光学通道的图像信号采集。应用时，冷光源发出的光通过照明光纤通道投射到腔镜手术野，由双目内窥镜导管前端的 2 个高清摄像镜头，连续拍摄双目影像，再经传像线缆传送给影像处理平台。

双目内窥镜有 3 个按钮可进行快速视频系统设置。其中，按下“灯开/关”，用以打开或关灯；按动“图像设置”按钮，可开启并选择摄像/内窥镜设置菜单；按下“焦距近/远”按钮，调整手术图像的焦距，并导航到摄像/内窥镜设置菜单。

2. 冷光源 冷光源控制面板，如图 6-64 所示。

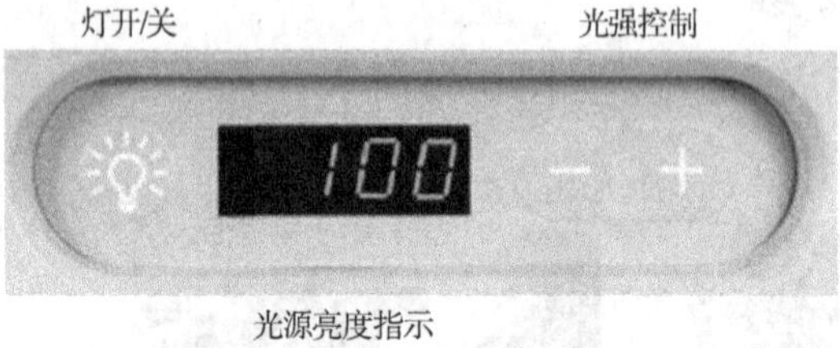

图 6-64 冷光源控制面板

临床应用时，按动“灯开/关” 按钮，可以开灯或关灯；按动光强控制降低“－”或升高“＋”按钮，能以 10%的步长调整光源输出，若要显示灯当前使用的时数，可同时按动“－”和“＋”2 个按钮。

3. 双目图像 手术操作时，手术医生头靠在双目观察窗上，此时整个操作台及操作手柄自动转换为激活模式；若医生头部离开（未接触到）观察窗，则操作手柄处于锁定模式，即使有误动作，亦不能进行任何操作，这种设计能够最大限度的避免手术误操作。

当医生头部靠上观察窗后，双目内窥镜图像采集设备将立体视觉影像传送到影像处理平台，经过分析将腹腔的术中影像合成转化为高清立体图像，同时影像处理平台通过数码变焦及控制双目内窥镜立体镜头与手术操作区的距离，将手术影像精确放大 6～15 倍，并同步展现在触摸屏显示器上。双目立体手术视觉系统，如图 6-65 所示。

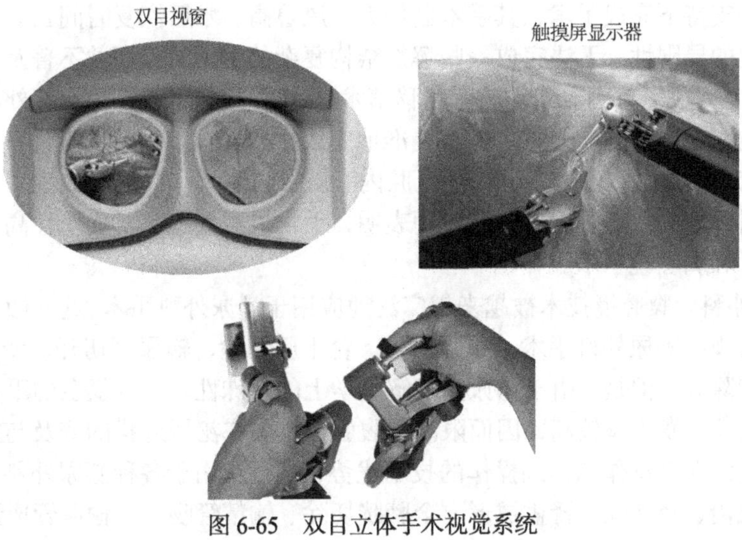

图 6-65　双目立体手术视觉系统

双目立体视觉的手术机器人为术者提供的高清手术视野，很好地再现了患者的身体内部结构，犹如身临其境。传统腹腔镜技术的一个主要弊端在于采用了二维平面成像输出技术，显示器提供的二维图像无法辨别组织的深度及相对关系，只有经过充分练习后才可熟练操作。达·芬奇机器人辅助腹腔镜手术系统通过其特有的双目内窥镜设计，不仅能够为术者提供立体图像，同时其精细度能达到 1080P 的高清水准（达·芬奇 SI 系统），大大超越了既往传统腹腔镜视频采集系统的极限。在达·芬奇手术操作过程中，手术医生自行全面控制镜头方位，配合要求较低，术中可实时信息整合显示，记录方便可靠。与此同时，立体图像能帮助外科医生更好地观察组织器官的解剖结构，有深度感觉，增加了手术的精确性，能使缝合、打结等操作更为简便易学，提高了手术效率。

二、达·芬奇系统的临床应用

腹腔镜技术现已广泛应用于临床，但由于其二维成像、小切口杠杆效应造成活动自由度降低及眼手协调性、灵活性受限等，使得精细的组织解剖及缝合困难，由此构成手术机器人的发展推动力。迄今为止，最具代表性的机器人手术系统有“声控扶镜”的电子机械手伊索（AESOP）系统. 可进行远程手术的宙斯（Zeus）系统，以及 2000 年由 FDA 批准应用于临床的达·芬奇（Da Vinci）系统。

达·芬奇系统微创手术在腔内实施显微手术和狭小空间的精确操作等方面都显示出独特的技术优势。由于机器人手术系统具有独特的三维立体视觉与能够自动滤除人手颤抖等优势. 其对传统腹腔镜难以操作的手术，如结肠脾曲的游离切除、狭窄盆腔的解剖、神经丛的辨认及肠管、血管吻合术等更是无可比拟。

（一）达·芬奇系统的应用范围

截止 2015 年，国内已完成超过数万例的达·芬奇机器人手术，其手术种类涵盖泌尿外科、妇产科、心脏外科、胸外科、肝胆外科、胃肠外科、耳鼻喉科等多个临床学科。

1. 心胸外科　开放式心胸外科手术需要开胸、分离胸骨、游离并切断肋骨等，要在体外循环设备的支持下完成手术，其手术创伤大、风险高、术后恢复时间长。而胸腔镜适用的范围有一定的局限性，无法完成一些解剖结构复杂的手术，因而并不普及。手术机器人最早于1999年完成了首例冠状动脉旁路移植术，2003年起用于各种心脏外科直视手术，它在不破坏胸廓完整性的前提下，能够精准地完成手术操作，而且适应证范围更为广泛，几乎涵盖所有的心胸外科手术。其中，全腔内心脏搭桥手术和二尖瓣成型手术是手术机器人在心胸外科开展的代表手术。临床应用表明，手术机器人的手术安全性高，疗效明显好于开放式手术和胸腔镜手术。

2. 泌尿外科 腹腔镜技术被越来越广泛地应用于泌尿外科手术，这一微创的手术方式适用于许多常规的泌尿外科手术，如肾切除、肾上腺切除、输尿管切开、膀胱肿瘤切除、前列腺肿瘤切除等。但是，由于泌尿系统解剖学上的特殊性，一些复杂的手术往往难以掌控，且手术并发症发生率较高，因而限制了腹腔镜技术在泌尿外科的普及与推广。手术机器人以其独特的深部操作和精细操作的技术优势，广泛应用于各种泌尿外科手术，其中包括前列腺癌根治、肾切除、肾盂成形、全膀胱切除、输精管吻合、输尿管成形、活体供肾切取等。

其中，前列腺癌根治术是最能体现其技术优势的手术，手术机器人提供宽阔的视野和准确、灵活的控制能力，能够清楚呈现组织、器官的解剖构造和神经血管束的走行，精细的分离有利于淋巴结的清扫，准确的缝合保证了组织吻合的高质量，手术中精确保留前列腺侧筋膜，有利于减少手术对患者性生活的影响，术后病理检查和随访都显示了良好的肿瘤切除效果。自2000年开展首例手术机器人前列腺癌根治性切除以来，该手术方法在临床得到迅速推广。目前，在北欧国家超过一半以上的前列腺癌根治手术是由手术机器人完成的，而在美国，这一比例更是高达90%，已成为当前前列腺癌根治手术的“金标准”。

3. 妇科 以腹腔镜技术为代表的微创手术方式正逐步取代传统的开放式妇科手术，应用于从卵巢囊肿开窗引流到全子宫切除、盆腔淋巴结清扫的各种妇科手术中。但是，大部分的妇科手术需要在狭窄的盆腔内完成，手术操作的视野和空间都非常有限，这使得腹腔镜器械的活动自由度受限，且操作的动作不够稳定，难以完成一些需要精细分离、缝合及淋巴结清扫的操作，因而限制了腹腔镜技术在复杂妇科手术中的应用。

达·芬奇系统于2005年被美国FDA批准可用于妇科微创手术，此后，该技术迅速得到推广。临床应用效果表明，机器人手术具有更高的精确性和更好的操控性，能在骨盆中完成精细的操作，有利于功能的重建和盆腔淋巴结清扫。国外报道较多的是用于宫颈癌根治手术，该手术需要运用较精确的分离技术进行韧带切断、输尿管游离、淋巴结清扫等，可以充分发挥手术机器人的技术优势，实现理想的手术效果。对于需要进行比较复杂缝合技术的手术，如复杂的子宫肌瘤切除术，运用手术机器人灵巧的机械臂可以高质量地完成缝合，有助于减少术后并发症。此外，手术机器人还能完成全子宫切除、输卵管再通吻合、卵巢切除和盆底重建等妇科手术。

4. 腹部外科 早期的手术机器人主要用于腹部外科，开展了一些相对简单的腹部手术，但并没有表现出比腹腔镜手术更明显的优势，因而未能推广应用。近年来，随着手术机器人在其他外科领域的成功开展，其在腹部外科的应用和研究又重新活跃，迅速开展了各种手术。根据其对第2代腹腔镜手术的影响程度，可将手术机器人腹部外科手术分为3类。

（1）对于常规开展的腹腔镜手术基本没有影响到机器人手术。例如，机器人胆囊切除、抗反流的胃底折叠、疝修补、阑尾切除和良性胃肠肿瘤的切除等。

（2）可显著提高腹腔镜手术效果的机器人手术。此类手术范围比较广泛，包括机器人肝叶切除、复杂胆道重建、胃旁路减重、胃癌根治、结直肠癌根治、胰腺部分切除和胰十二指肠切除等。

（3）目前在腹腔镜下难以完成，唯有手术机器人才能精准完成的一些手术。例如，内脏动脉瘤切除吻合、细口径的胆管空肠吻合、复杂腹腔内淋巴结清扫等。

（二）达·芬奇手术机器人的应用实例

下面以达·芬奇系统单孔胆囊切除术为例，介绍手术机器人的临床应用。胆囊切除术早期主要采用开放式外科手术方式，它的创伤较大，术后会在患者腹部留下明显的瘢痕；近十几年来，临床普遍应用腹腔镜胆囊切除术，其手术方法誉为腹腔镜手术的“金标准”，但它在腹部仍会留下 4 个手术切口；达·芬奇单孔胆囊切除术仅需一个手术通道即可完成全部手术操作，是达·芬奇系统较为成熟的手术项目之一。

几种手术方案的切口，如图 6-66 所示。

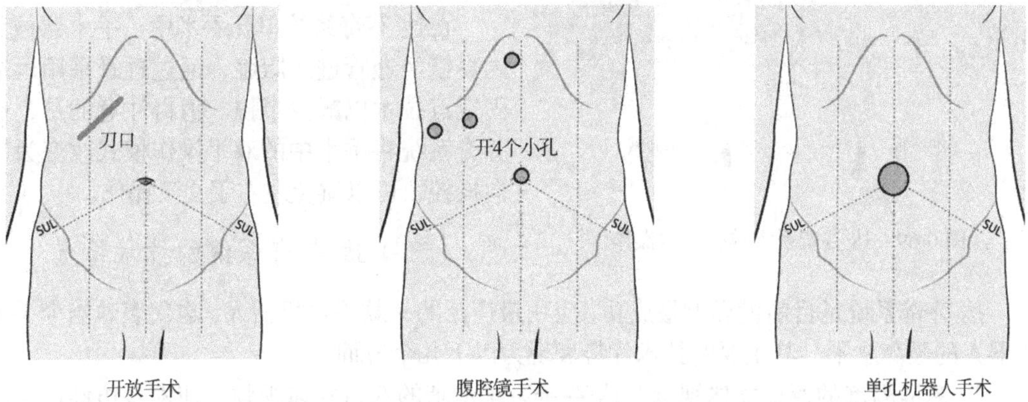

图 6-66 胆囊切除术几种手术方式的切口

1. 术前设置 达·芬奇单孔手术的设置由医生与护士共同完成，需要确定定位孔，并将 1 个镜头臂和 2 个器械臂至于腹腔内。达·芬奇单孔手术现场，如图 6-67 所示。

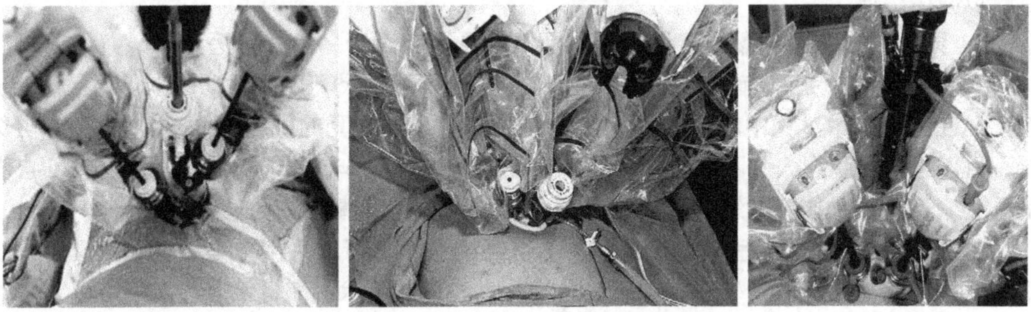

图 6-67 达·芬奇单孔手术现场

2. 配套器具 单孔胆囊切除手术需要使用的器具主要有透管、套管和器械，如图 6-68 所示。

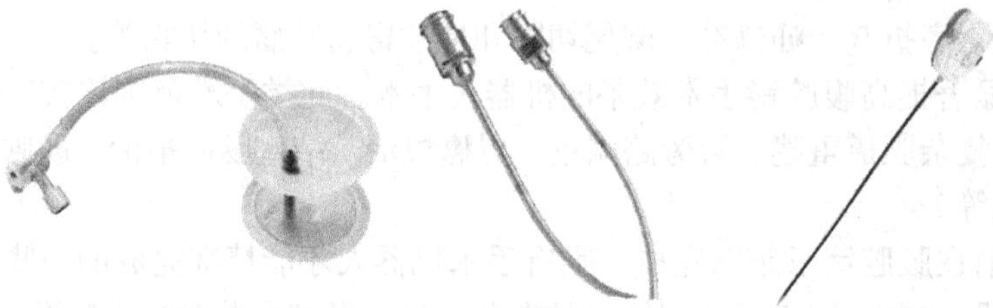

图 6-68　透管、套管和器械

针对单孔胆囊切除手术，达·芬奇系统需要提供配套的透管、套管（主要用于恢复三角形操作，并且在套管的远端分开避免互相碰撞）、器械（使用 5mm 半刚性器械，不包含腕关节）。

3. 手术操作　达·芬奇系统单孔手术操作，如图 6-69 所示。

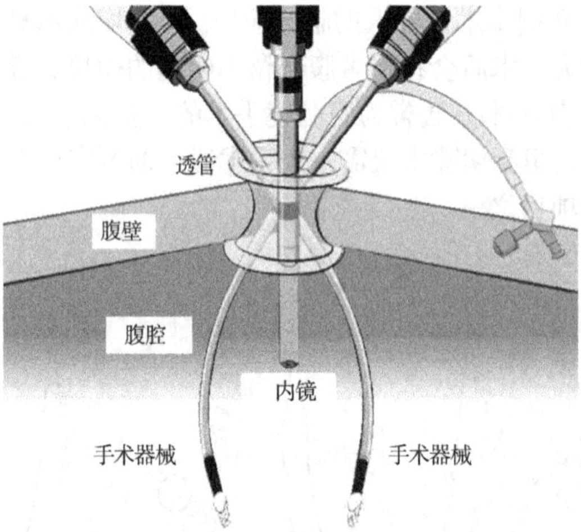

图 6-69　达·芬奇系统单孔手术操作

在达·芬奇系统单孔手术中，手术器械和内窥镜经透管进入腹腔，通过透管采用远端固定点技术以减少牵拉。值得注意的是，达芬奇系统将手术中的双手操作模式改变为同向操控，可以避免左右手交叉操作。

（三）达·芬奇系统的技术特点

达·芬奇系统是目前世界上最成功、应用最广泛的一款手术机器人，也代表着当今手术机器人的最高水平，其主要的技术优势表现为以下几个方面。

1. 高清晰度的双目立体视觉　达·芬奇系统清晰的双目立体视频，使术者仿佛位于患者的腹腔内部，可达到开放手术很难看清的视角，尤其是腹膜后疾病的手术，能提供超越开腹的视觉效果，且镜下图像放大 6～15 倍，克服了传统外科对深部组织狭小空间手术的观察死角，能多角度探查肿瘤以及解剖间隙无法观察到的空间，并有利于观察一些微小血管，以减少出血。

2. 灵活的仿真人手操作系统　双手操作的灵活度对于一名外科医生来说尤为重要。达·芬奇系统的机械手具有 7 个自由度，超出了人类手腕的灵巧度和活动范围，能克服传统腹腔镜在操作手术过程中的困难。达·芬奇系统有一系列配套的机械手（endo wrist）供选择，可以模拟手腕在人手不能触及的狭小空间进行精细操作，并能够滤除人体自身不自觉的颤动，使各项操作（如缝合、打结、分离组织等）更为精准、便捷、可靠。

3. 降低术者的疲劳程度　引用了达·芬奇系统，术者可以采用坐姿进行手术操作，明显减轻疲劳程度。舒适的坐姿有利于长时间的完成复杂手术，而且术者在术中可以固定机位（机械臂及机械手），稍微休息。这种全新的手术模式，完全改变了传统外科和腹腔镜手术的操作模式，使术者在进行复杂手术时更为从容。在手术过程中，甚至可以通过网络系统实时求助远离现场的专家，并在技术指导下进行手术操作。

随着手术机器人技术的发展，将来外科医生无论身在何处，都可以为患者实施手术。

这种远距离操控精确微创手术曾经发生过（例如，Zeus 手术机器人于 2001 年开展的 lindbergh 远程手术）。这意味着，在世界上任何一个角落的患者，都能得到世界上任何一位顶尖专家亲手操作的手术治疗。“机器人”手术，被称为第 3 代外科手术革命，即外科医生可以远离无菌手术台，利用操纵杆指挥机器人的手臂完成手术全过程。

手术机器人的临床应用已充分表明其技术的先进性，但并非完美无缺，由于其在临床推广应用时间较短，所以仍存在一些缺陷，主要表现在以下 3 方面。

（1）目前的手术机器人尚无触觉反馈体系，缺乏应力的反馈，导致容易抓破易碎组织及不能感觉所打结的松紧度；其次，手术机器人整套设备体积过于庞大，安装、调试比较复杂。

（2）由于生产商通过收购竞争对手和专利保护等手段，使得手术机器人这一领域形成了暂时性垄断，从而使手术机器人购置费用、手术成本及维修费用相对昂贵。

（3）手术机器人的培训暂由生产厂家委托供应商负责，但培训的内容却是以国外的标准为蓝本，相关的理论、设备操作、模拟训练以及动物实验和临床实践等与我国的实际情况存在一定的差异；同时，由于国内没有相关的培训基地和资格认证体制，使得培训人员的数量、训练内容、实际操作质量等良莠不齐。

习 题 六

（1）手术机器人的主要特点是什么？

（2）简述手术机器人的发展经历了哪些阶段，并对每一阶段举例说明。

（3）手术机器人按其功能可以分为几类？请分别举例说明。

（4）手术机器人涉及的主要技术有哪些？

（5）达·芬奇手术机器人由哪些模块组成？

（6）达·芬奇机器人的应用范围有哪些？

（7）达·芬奇机器人术前需要做哪些准备？

（8）手术机器人的优点和缺点主要有哪些？

（9）机器人的运动轨迹规划指的是什么？

（10）插补的方式有哪些？其特点分别是什么？

（11）插补的算法有哪些？简述每种算法的原理。

（12）双目立体视觉包括哪些部分，请简要说明每一部分的特点。

第七章　手术室信息管理系统

随着计算机和网络技术的发展，医院信息化建设已经取得了长足的进步，医院信息系统（hospital information system，HIS）从最初以财务功能为基础的经济运营管理模式，到整合患者各类信息的电子病历系统（electric medical record，EMR），目前正逐步向医护现场信息流管理的临床信息系统（clinic information system，CIS）发展。

手术室信息管理系统（operating room information management system，OIMS）是医院信息系统（HIS）的重要组成部分，其基本目标是实现手术（麻醉）科室的信息化、科学化管理。随着手术室管理理念的变化、发展及信息化程度的完善，手术室信息管理系统（OIMS）从最初简单的“麻醉单生成器”，逐渐转变成为拥有手术预约、患者资料、设备应用、耗材统计、麻醉文案、远程监控、科室管理、绩效考核、麻醉临床决策支持等功能的应用系统，并由此改变了手术麻醉人员传统的工作方式。

第一节　现代手术室信息化

现代手术室的发展大致经历了 3 个阶段，即简易分散型手术室、集中型手术室、洁净型手术室。步入 21 世纪，临床手术进入微创时代，为满足各种腔镜手术的需要，手术室引入了一体化构建的理念，即一体化手术室可以同步展开手术操作、介入治疗和影像检查与定位等，现代手术的概念已经不再是外科诊疗的专利，而是多学科协作诊疗的融合。

因此，一体化手术室的信息化管理不是局部功能的改进或优化，而是把手术室作为一个整体平台进行系统科学地规划。其建设涵盖手术室信息流构建的网络化、诊疗过程的数字化、科室运营的精细化等方面，形成以数据为中心、多科室协同的综合信息管理平台，并通过数据采集、传输、整合、存储，最终实现跨系统、跨平台、跨学科的数据挖掘与利用，从而提高医疗质量和运营效率。

一、一体化手术室的信息平台

随着临床医学的进步，以腹腔镜技术为代表的微创手术需求量大幅增加，使得传统的手术室布局、设备配置难以适应现代医疗需要。由于参与微创手术的专用设备增加，使手术床周围拥挤仪器设备、患者通道阻塞、调配及准备各项设备费时费力、术中时间和手术室周转期延长、诊疗效率低，设备台车和手术人员增加占据了无菌区有限的使用空间等，为此，“一体化手术室”应运而生。一体化手术室是随微创技术的发展而诞生的新型手术室构建理念，它是以适应开展现代微创手术为前提，除了要求改善手术室布局、增加仪器设备，更重要的是还要配备与之相适应的信息交流与设备管理平台。

1. 信息平台的构成　一体化手术室信息平台布局，如图 7-1 所示。

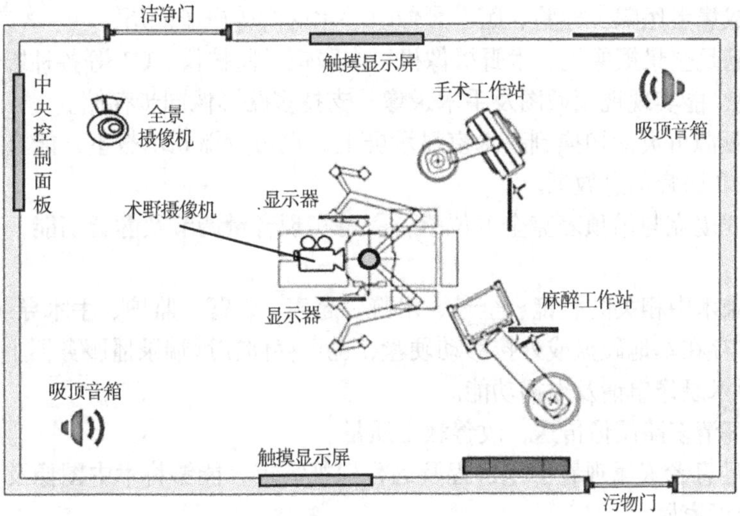

图 7-1　一体化手术室信息平台布局

一体化手术室可以在限制区内通过触摸显示屏，或在半限制区操作信息平台控制手术室内的所有设备，并通过数字信息传输及存储中心与院内的信息网络互联，从而共享影像和相关数据（包括影像信息、检验数据和电子病历等），也可以经交互式资讯控制中心与外界交流。一体化手术室信息平台的组成部分包括：总线控制系统 、交互式资讯控制中心、数字信息传输及存储中心。

（1）总线控制系统：总线（bus）是计算机系统各种功能模块之间传送信息的公共通信干线，它是由导线组成的传输线束，按照传输信息的种类，总线分为数据总线、地址总线和控制总线，可以用来分别传输数据、数据地址和控制信号。构建总线控制系统后，手术室的任一可控设备，都可以被集中整合，且按照个性化的需要装配，所有设备的运行及现场功能，能够在限制区域或非限制区域内多地集中控制，所有术中参数均可在触摸屏幕上监管。另外，总线控制系统具有简单、明了、易操作的统一界面，医务人员可以集中管理（参数设置、参数记忆、运行数据）手术室内的所有在线设备（不必每一设备分别操作），由此，能够大幅节约手术准备时间，提高手术室工作效率。

（2）交互式资讯控制中心：可以将手术现场所有仪器设备的运行状态和影像资料同步显示在各类显示器上，以提升术中信息量和服务质量。现代手术室已不再是一个封闭的“信息孤岛”，通过交互式资讯控制中心，手术医生可以实时与外界联络（专家咨询等），随时查寻患者的影像、检验、病理等报告资料。

（3）数字信息传输及存储中心：手术过程中需要保存的资料包括动态的影像（术野、内窥镜图像）信息、静态的照片（如 PACS）、声音、文字和手术内窥镜图像，这些数据能以多种格式与患者个人数据单元连接。数字信息传输及存储中心可以将资料以高质量的格式存储在医院服务器等多种存储介质上，有效而方便地实现对所有患者相关文本和图像数据进行归档，在数字信息传输及存储中心的帮助下，能够在任何时刻方便地进行各种操作，如提高图像的亮度和对比度、在图像上加注释、给重要部位添加标识等。相关图像信息和数据，均可用于医生的手术报告，并作为有关治疗过程的科研文件或论文的原始资料。

2. 信息平台的功能　一体化手术室信息平台的主要功能有以下几个点。

（1）通过触摸显示屏对手术室设备和手术室环境参数进行集中控制。

（2）集成患者医嘱、检验、医学影像、手术麻醉等电子病历。

（3）可满足全景摄像机、术野摄像机、内窥镜、监护仪、CT 等各种影像设备信号的同步采集需要，能实现视频截图及手术录像，支持多路影像同步存储。

（4）视频源可灵活切换到手术室显示屏上，也可直播到示教室，能自行配置需要集成的设备影像和医疗信息数据。

（5）无线麦克与吊顶麦克全方位拾音，可实现音量调节及静音功能，并能播放背景音乐。

（6）记录术中相关的腔镜、全景、术野、超声、C 臂、监护、手术导航等视频信号，记录的数据可存在本地硬盘或外接移动硬盘，也可存储在远端录播服务器上，有后期基于授权机制的手术录像申请及点播功能。

（7）全高清多路图像传送，改善教学质量。

（8）满足患者家属观看手术过程及远程探视需求，能够将术中图像及信息以多媒体的形式告知患者家属。

二、医护患信息平台

现代手术室的感控分级管理需要洁净环境相对封闭，并实行分区管理（一般分为非限制区、半限制区、限制区），对人员、物品的出入也应严格管控，分为工作人员通道、患者出入通道、污物出口通道。手术室感控环境的特殊性与相对封闭性，必然会影响其信息交流。然而，现代医疗的显著特征是集中优势资源，尽可能满足患者（及家属）需求，实现良好的临床效果，然而，由于围术期是一个复杂的、无可预知全部流程的医疗过程，许多手术（尤其是大手术）依赖多学科协作，甚至是临时紧急诊疗（会诊、急救等）和与患者协商，为此，构建一个医护患信息平台，建立良好的信息通道，实现手术全过程（尤其是围术期）的信息沟通显得尤为重要。医护患信息平台，如图 7-2 所示。

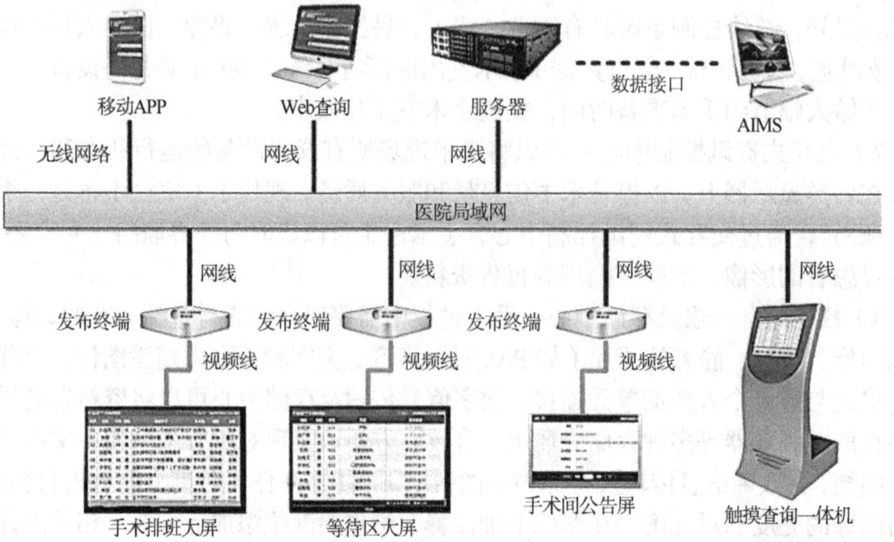

图 7-2 医护患信息平台

医护患信息平台融合现代信息管理技术，现阶段医护患的信息交流主要包括大屏通告、触摸屏查询一体机、Web 查询和移动 APP 等多种形式。

1. 大屏通告　手术室的大屏通告是医护患信息交流的重要渠道，其公告信息分为手术排班信息公告、手术进程信息公告和术中状态信息公告等。

（1）手术排班信息公告：如图 7-3 所示。

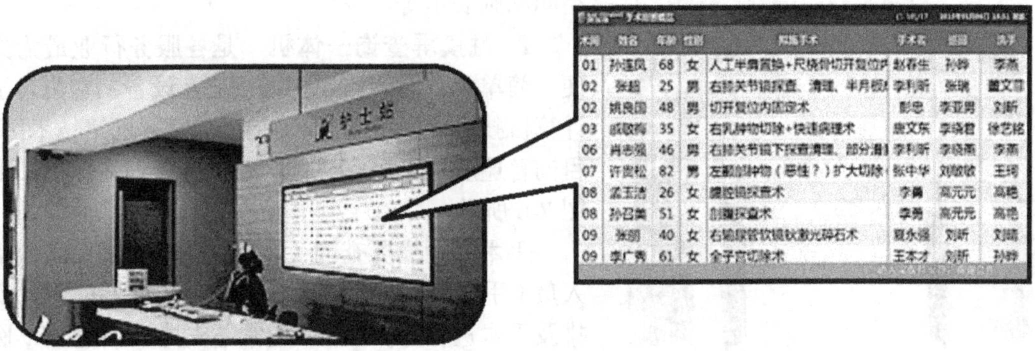

图 7-3　手术排班信息公告

手术排班信息公告连接 HIS 及 AIMS 系统，实时显示手术安排及手术进行状态。为便于管理信息公告可以择情配置显示方案（布局、配色、显示内容），并设置数据参数的过滤条件（如仅显示复苏中的手术列表）等。

（2）手术进程信息公告：如图 7-4 所示。

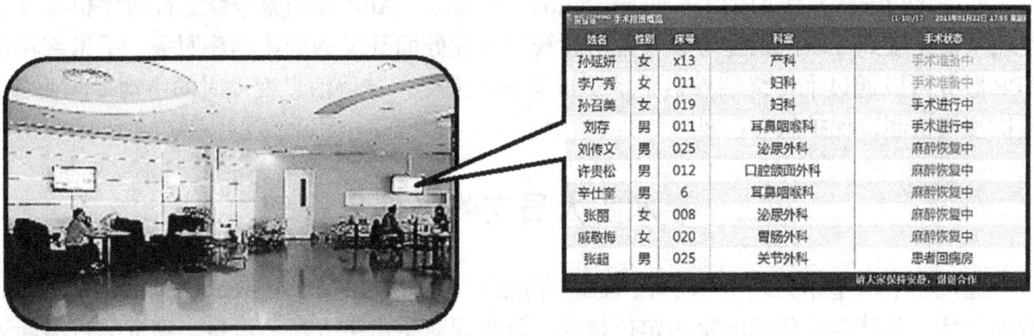

图 7-4　手术进程信息公告

手术进程信息公告通常安置在需要了解手术进展状态的区域，如家属等待区、外科科室或 ICU 等。根据需要，手术进程信息公告可以提供患者隐私保护、语音呼叫、手术麻醉健康宣教等功能。

（3）术中状态信息公告：如图 7-5 所示。

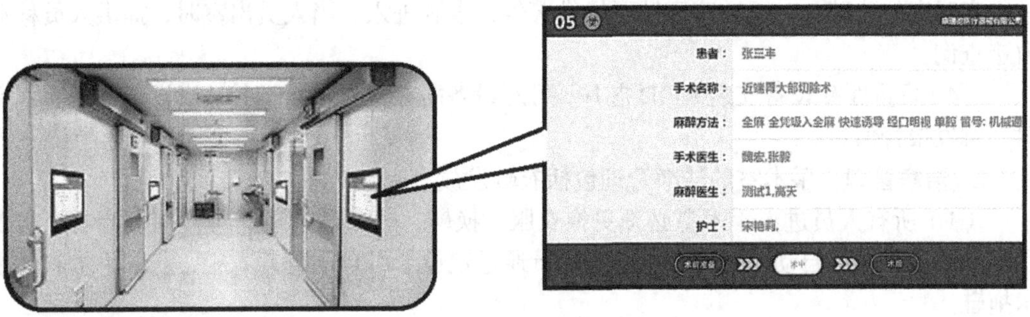

图 7-5　术中状态信息公告

术中状态信息公告可以显示术间人员信息（手术医生、麻醉医生、手术室护士）、手术信息展示（患者姓名、手术名称）、手术进展状态（术前准备、手术中、术后整理）、危险状态标识（感染、放射）等，并能配置显示方案，如显示布局、配色、显示内容和术间空间动画展示等。

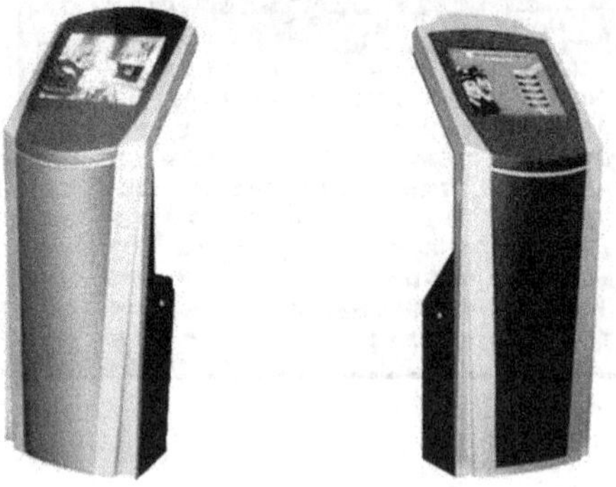

图 7-6 触摸屏查询一体机

2. 触摸屏查询一体机 是各服务行业最为方便、简单、自然、实用的人机交互设备，它集合了计算机技术、多媒体技术、音响技术、网络技术等，目前普遍应用于医疗机构。触摸屏查询一体机，如图 7-6 所示。

手术室触摸屏查询一体机提供的查询信息包括人员（手术医生、麻醉医生、手术室护士）、手术安排及手术进程等，一体机通常还支持 IC 卡业务，医护人员可以通过刷胸卡快速检索手术安排及进程。

3. Web 查询 Web 信息查询系统（web information query system）是应用互联网技术进行手术室信息查询的体系，通过网络系统可以提供手术安排及手术进程的信息发布。该系统支持院内局域网，并有严格的授权机制，可指定信息公开的范围（特定科室、特定角色）。

4. 移动 APP 为应用程序（application）的简称，APP 移动服务就是针对手机等设备终端移动连接到互联网的业务，或者由无线网卡业务而开发的应用程序服务。手术室移动 APP 服务可以通过手持终端检索手术安排及手术进程，支持信息变动时的主动提醒业务，提供授权机制以保护患者隐私。

三、手术室人员与物品信息管理

通过在手术室相关人员、设备、设施、物品等安装 RFID（radio frequency identification）智能芯片，并结合物联网的室内定位技术，可实现对手术室人员、设备、物资的智能标识与管理。手术室人员及相关物品、设备，如图 7-7 所示。

1. 人员管理 手术室人员管理包括门禁考勤、外来人员登记、人员定位、设备防盗等。

（1）通过使用门禁及考勤设备，实现手术室人员的出入安全及考勤记录。

（2）对外来人员采用实名登记，并择情为每一位进入人员换发室内的定位卡。

（3）人员在手术区域内移动时，可通过人员佩戴的员工卡或外来人员换发的临时卡进行实时定位追踪，对于敏感区域可提供警告并限制进入，当人员出室时，提供人员移动轨迹查询。

（4）贵重医疗设备安装 RFID 芯片，可对设备所在位置进行监控，当设备移出手术室时，触发报警信息。

2. 洁净管理 手术室的洁净管理包括衣鞋发放、衣鞋洁净、衣鞋回收等。

（1）所有人员进入手术室必须更换衣服、换鞋，若条件许可，可使用智能衣柜实现手术衣服和拖鞋的自动化管理，手术室人员通过定位卡可自动打开衣柜，获取手术衣及手术拖鞋。

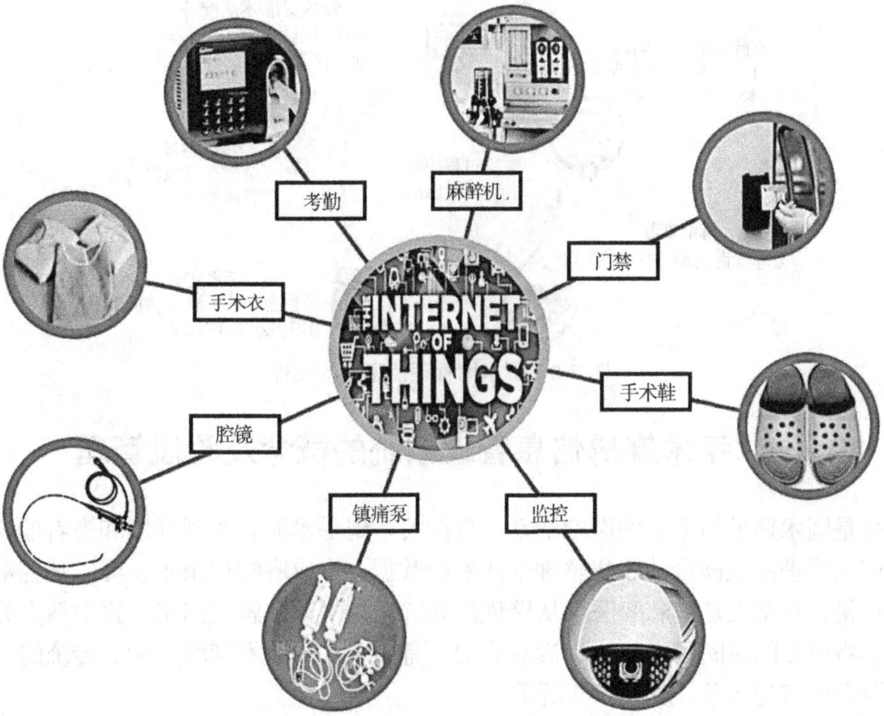

图 7-7　手术室人员及相关物品、设备

（2）可在手术衣及拖鞋上安放 RFID 芯片，进入手术室时自动识别，当手术衣、鞋离室后再进入，触发报警，以防止二次污染。

（3）手术衣及拖鞋在人员离开手术室时，必须主动投置到智能回收桶（安装 RFID 读卡器）中，防止衣鞋乱放，造成污染及丢失，否则会发出警告提示。

第二节　围术期管理信息化

围术期医学是一门研究手术患者自术前准备到术后主要治疗结束时间段（术前 48h 至术后 72h）所进行的有针对性诊疗的专项临床医学，其涉及麻醉学、外科学、心理学、急救医学、内科学、护理学、康复医学等多学科。围术期管理信息化建设不是单纯地把医院手工管理模式转化为计算机管理，而是一项需要整体规划的系统工程，是基于信息化条件下的流程再造，其实质是借助于信息管理技术，实现资源的有效整合与配置，进而提高手术室的综合运营效率。

围术期管理信息化是医院临床信息化建设的重要组成部分，它以围术期业务流程为主线，建立在医院电子病历信息的基础上，通过整合相关临床信息系统资源（HIS、EMR、LIS、PACS、RIS、UIS、病理等）及对医疗设备（麻醉机、监护仪、输液泵等）的信息采集及利用，优化围术期工作流程，提高医疗服务质量，对整个围术期业务实行过程控制及质量监测，实现闭环管理，为手术医生、麻醉医生、手术室护士打造一个协调的工作平台。围术期管理信息化的流程，如图 7-8 所示。

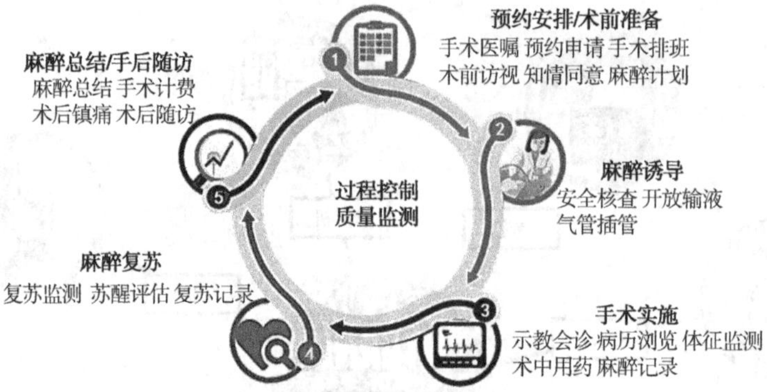
预约安排/术前准备
手术医嘱 预约申请 手术排班
术前访视 知情同意 麻醉计划
麻醉诱导
安全核查 开放输液
气管插管
手术实施
示教会诊 病历浏览 体征监测
术中用药 麻醉记录
麻醉复苏
复苏监测 苏醒评估 复苏记录
麻醉总结/手后随访
麻醉总结 手术计费
术后镇痛 术后随访
过程控制
质量监测
1
2
3
4
5

图 7-8　围术期管理信息化的流程

一、手术麻醉信息管理系统的概念及阶段管理

麻醉是围术期最为重要的医疗活动，直接关系到手术能否顺利开展和患者的安全。手术麻醉信息管理系统能自动收集整理临床麻醉数据、生成麻醉记录单，可以减轻重复的事务性工作量，其意义是使麻醉医生从繁琐的麻醉记录书写中解放出来，集中精力关注患者的诊疗，将更多的时间用于分析、诊断病情，有助于提高手术麻醉质量。传统的麻醉记录现场记录及麻醉记录单，如图 7-9 所示。

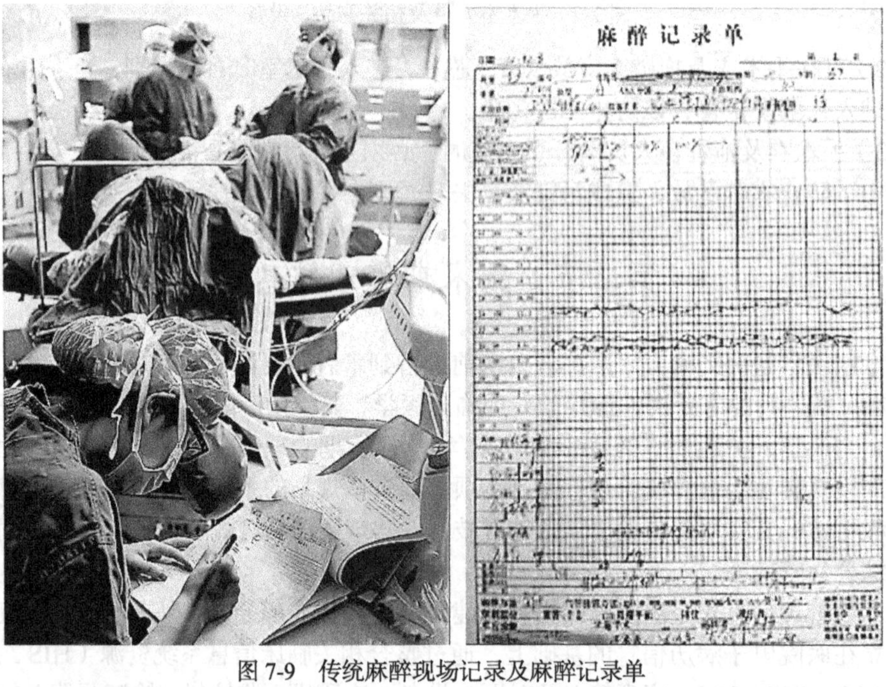

图 7-9　传统麻醉现场记录及麻醉记录单

随着围绕电子病历为核心的信息化建设深入，手术麻醉信息管理系统从原始、简单的“麻醉单生成器”逐渐转变成为拥有手术预约、患者管理、远程监控、科室管理、麻醉文书、绩效考核、麻醉临床决策支持等功能的应用系统，逐步改变着麻醉学科传统的工作方式，向数字化、信息化的管理模式转换。

（一）手术麻醉信息管理的意义

麻醉科是手术室的运行枢纽，临床麻醉工作贯穿着患者整个的手术过程。手术麻醉信息管理系统是HIS系统中的组成部分，主要应用于医院的麻醉科，属于电子病历类系统。手术麻醉信息管理系统覆盖整个手术与麻醉的全过程，包括手术申请与排班、审批、术前、术中和术后，利用网络和临床监护技术对手术过程中的信息进行记录、处理和分析，辅助麻醉医生提高工作效率、提升手术质量，实现手术室的数字化、科学化和规范化管理。其意义主要有以下几个方面。

（1）为麻醉医生提供精确而详细的麻醉记录。

（2）提高工作效率、降低医疗差错。

（3）方便资料的整理统计，利于临床总结、教学和开展科研工作。

（4）为医院管理层带来更好的管理模式和质量控制。

（5）简化了工作流程，提高工作效率，降低运营成本。

（6）实现了麻醉质量控制和数字化。

（7）便于医护与患者和家属的沟通。

（二）手术麻醉信息的阶段管理

手术麻醉信息管理系统是面向麻醉科的专业化软件，是一个以数学形式获取围术期相关信息的计算机系统，其中麻醉相关信息的自动记录是其重要组成部分。

1. 术前管理　手术麻醉信息管理系统从院内相关系统中获取患者信息，如可以从HIS系统中获取入院时所录入的患者一般信息、由EMR系统中查看患者的病史及目前患者的状态、从医学影像存档系统（PACS）中查看患者的影像学资料。对临床科室提交的患者手术通知进行安排，通过了解患者病情及相关检查、检验资料生成麻醉术前知情同意书，并分析手术麻醉风险和确定手术麻醉方案。

2. 术中管理　手术麻醉信息管理系统可以自动将监护、麻醉及检验等设备的基础数据（如血压、心率、血氧饱和度、CO_2吸收量、体温、血气等指标）实时、连续地采集到系统内，由趋势图的形式显示患者生命体征。与此同时，管理系统还可以对所有术中的信息流数据进行储存，并记录患者术中用药、体征、出入量、术中事件、术中耗材、手术流程等过程数据，最终自动生成麻醉记录单。手术麻醉信息管理系统还能自动判读患者生命体征信息，通过预设的上限或下限值进行提示报警，并显示相关的处理方案。

手术麻醉信息管理系统通过即时通讯方式，可以客观、准确的记录患者术中状态，医护人员能够在中央监控室查阅手术进展，使得手术过程有更多的监督与保障。

3. 术后管理　麻醉医生需要对麻醉过程进行总结与回顾，要求对患者术后随访和镇痛管理。它包括患者的一般情况、清醒时间、术后医嘱、是否拔出气管插管等，最终可以生成各种电子报告，并提交至临床电子病历系统。

4. 临床决策支持　临床决策支持系统（clinical support decisionsvstens，CDSS）是一种协助医护人员进行医疗决策的交互式专家系统，是将临床数据作为输入信息、将推论结果作为输出，有助于临床决策的“智能”化系统软件。患者在入院的一刻起，临床决策支持系统与手术麻醉信息管理系统无缝连接，主动决策检查项目、麻醉方式和筛选恰当的麻醉药物。术中可以根据采集到的监测指标，实时提示需要修正的监测参数。临床决策支持系统是根据国家推荐的治疗方法和医院自身的诊疗经验，与手术麻醉信息管理系统数据结合，使麻醉手术中成功案例得到很好传承的专家系统。

二、手术麻醉信息管理系统的构成及技术要求

手术麻醉信息管理系统具有手术管理、麻醉管理、费用管理、统计查询、系统维护等功能，是集网络技术、图像处理技术及数据库存储和分析技术于一体的信息管理系统。手术麻醉信息管理系统的硬件包括信息输入、输出、存储、数据处理等装置。信息输入装置有键盘、鼠标、触摸屏、条形码扫描等，用于录入药物、输液量、干预治疗、术中观察记录等信息；信息输出装置通过网线，数据线、数据终端等，可以实时传输过程数据；输入的数据存储在相关服务器的存储系统，并根据临床基础数据迅速生成所需要的图标或记录单。手术麻醉信息管理系统按业务划分，如图 7-10 所示的 5 个子系统组成。

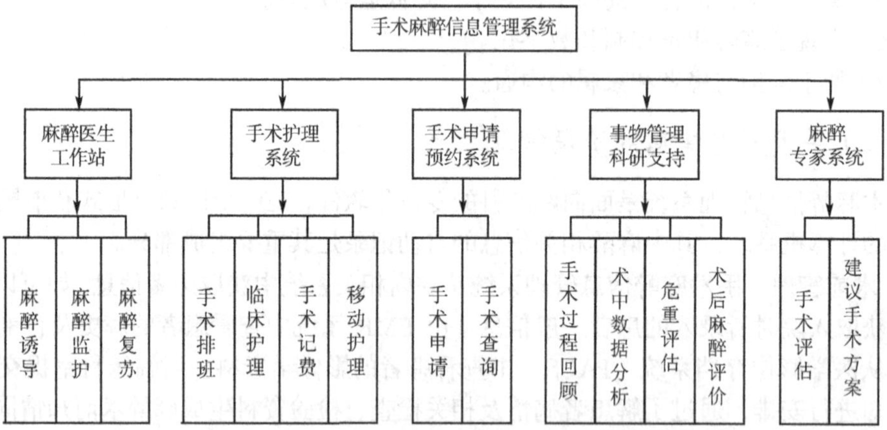

图 7-10 手术麻醉信息管理系统的构成示意图

（一）麻醉医生工作站

麻醉医生工作站主要面向麻醉科的医生，按照麻醉科室的工作流程进行设计，通过与监护仪、麻醉机数据接口连接，可以实时采集并记录患者的床边监护参数，能明显减轻手工填写麻醉记录单和医疗文书的压力。同时减少了人工转抄等方面的错误，保证了麻醉手术记录的准确性，避免由于医务人员手工录入错误而带来的医疗纠纷。另外，麻醉医生工作站还能根据监测的结果形成趋势图，可以实时反映患者生命体征的变化。医护人员通过工作站随时查阅患者病历、医嘱、病史、检查报告、影像资料等。手术结束后，工作站自动生成麻醉记录、麻醉总结、手术报表等医疗文件。

1. 麻醉诱导管理 是针对麻醉诱导期的管理，随着手术数量的不断增加，为了保证接台手术患者的安全、提高手术室的工作效率，医院逐步建立独立的麻醉诱导室，诱导室的建立，改善了接台手术患者的等候时间，保证了手术麻醉的安全和有序，有效提高了手术、麻醉及护理工作的效率。

2. 术中麻醉监护 包括患者信息管理、手术信息管理、术中用药记录、套餐模板（支持单病种提供麻醉及手术事件、特殊及辅助用药、术后镇痛用药、麻醉用药、输液、输血等规范）、多麻醉记录单模式选择、术中事件记录及管理、麻醉记录单等。

3. 麻醉复苏管理　是针对麻醉复苏期的管理，主要是将手术患者暂留于麻醉复苏室，严密观察、监测患者的生命指征，直至其恢复稳定方可离开。麻醉复苏管理包括复苏室用药记录、复苏室事件记录、数据监测、复苏记录单等。

4. 手术室外麻醉管理　近年来，随着麻醉技术安全性的提高，检查和治疗的种类、复杂程度及适应证的增加，麻醉已不仅限于经典的手术室内麻醉，手术室外的手术和麻醉发展迅速，麻醉医生走出手术室实施麻醉，成为手术室麻醉的延伸。手术室外麻醉虽然时间短、相对简单，但对麻醉还是有较高的要求，一般手术室外麻醉包括：妇产科门诊的短小手术、内窥镜检查、神经外科介入治疗、射频治疗、CT、MRI 的检查与治疗等。

手术室外麻醉管理主要包括患者管理、手术室外麻醉用药记录、事件记录与数据监测等。

5. 围术期管理　包括术前访视、麻醉同意书、风险评估、安全核查、麻醉总结、术后随访、术后镇痛、病案管理、麻醉质控、决策支持等。

（二）手术护理系统

随着现代医学技术的进步，对手术护理质量也提出了更高的要求，患者不仅需要精湛的诊疗技术，还要有优质的围术期护理服务。手术护理系统主要面向手术室护士，手术前，通过 HIS 系统完成手术间的分配，器械的准备和消毒工作；手术中，实时记录手术用品和术中的器械跟进；手术后，在完成护理记录、清点使用器械的同时，还要完成手术和麻醉费用的审核，并自动生成手术结算单、完成手术的日报、月报等。

1. 手术排班管理　包括提供手术间、麻醉医生、手术室护士、手术排程等管理，并支持临时增加手术申请，开辟急诊绿色通道；支持智能排班系统，根据制定的规则自动生成批量手术安排；支持排班结果审核及信息发布。

2. 临床护理管理　包括护理访视、风险评估、患者交接、安全核查、器械清点、护理记录、术后镇痛、服务评价等。

3. 手术记费管理　包括提供手术费用、麻醉费用等记录清单，并根据需要可以提供不同的收费模板格式、药品字典及价表数据、收费二次审核机制、收费明细回传至医院收费系统等功能。

4. 移动护理管理　手术移动护理管理是适应手术室护士移动办公的需要，以手术临床护理功能为基础，采用移动终端设备，使护理服务更及时、准确，从而提高工作效率。移动护理管理包括患者识别、麻醉访视、护理访视、手术登记、患者交接、器械清点、护理记录、术后镇痛、问卷调查等。

（三）手术申请预约系统

手术申请预约系统主要是面向临床各科室，当需要安排手术时，临床医生填写手术申请单，内容包括预约手术日期、手术名称、手术要求等信息，并发送到手术室信息管理系统。手术室人员根据手术预约，通过系统查阅患者相关病历资料，在进行术前访视后填写查房记录，制定麻醉预案和安排手术时间，同时，由该系统还可以查询到当前申请手术可能使用到的药物、耗材及库房余量。

（四）麻醉专家系统

麻醉专家系统主要是应用于不常见的疑难病历，当出现异常困难的手术时，通过麻醉专家系统可以便利地连接各大医院的专家，运用多家医院视频会诊的方式确定手术麻醉方案，麻醉专家系统主要包括手术麻醉评估和建议麻醉方案。在手术过程中，也可以运行专家系统的成像系统全程辅助并指导主麻医生。麻醉专家系统的成像记录系统，如图 7-11 所示。

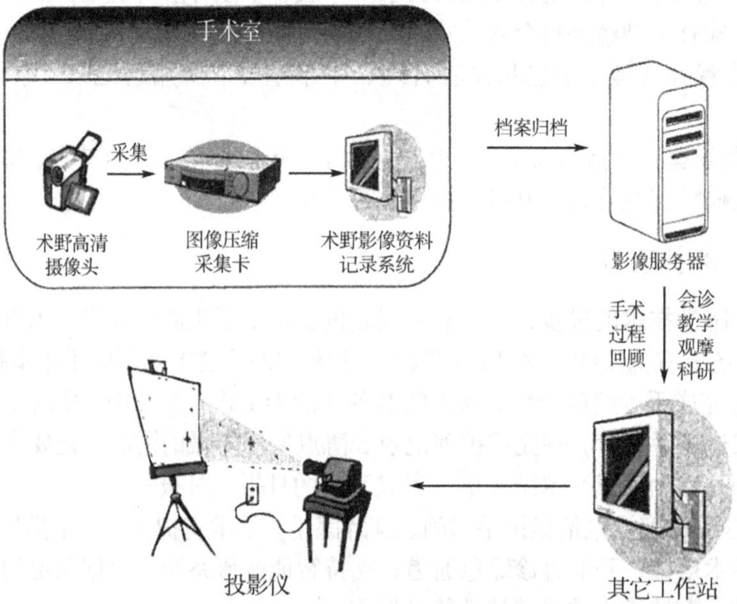

图 7-11　成像记录系统

术野摄像头以视频转换的方式将患者的手术视频信号记录到影像终端服务器，通过影像资料记录系统可以进行手术过程指导和回顾，实现在其他工作站上浏览手术视频信息。

第三节　手术室管理信息化

不断深入的医疗体制改革，医疗机构面临着巨大的市场竞争压力，医疗成本控制已成为运营管理的重要内容。如何实现成本－效益最大化，对现有资源进行整合，使其发挥最高效能，通过更合理的医疗资源配置以满足优质医疗护理服务需求，是医疗机构立足于医疗市场的关键要素。

手术室是手术和抢救危急重患的重要部门，是各种医疗资源密集的场所。伴随着现代外科学的发展和各种高新技术的引入，手术室不仅建设成本增高，其仪器设备、人力、维护管理成本也居高不下，大多数医疗机构已经意识到科学、明确、成功地管理手术室是医院发展和提高竞争力的必然。手术室的工作效率直接关系到手术患者的周转周期，影响着患者的经济负担及医院效益，甚至可能成为医疗质量的瓶颈。因此，充分利用和有效运行手术室现有资源，减少手术周转时间，减少库存和流程中消耗，降低手术室运营成本，是手术室乃至医疗机构管理的当务之急。手术室管理流程，如图 7-12 所示。

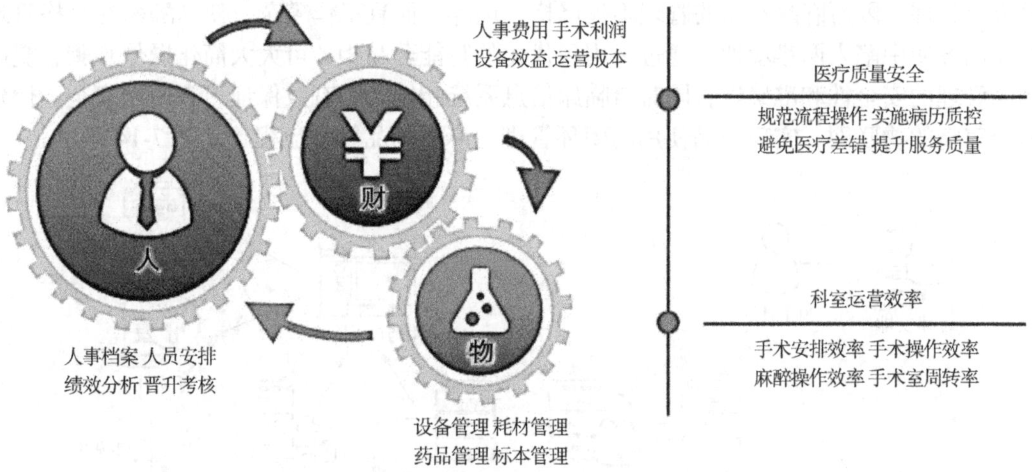

图 7-12　手术室管理流程

信息化管理是以数据为基础，对手术室的人、财、物实施精益化的管理，重点是解决医疗质量、安全监控及运营效率的优化评价。管理的精细化共包括以下系统建设：手术室人事管理、手术室设备管理、麻醉药品管理、手术器械及高值耗材管理、手术病理标本管理、手术室决策分析等。

1. 手术室人事管理　手术室人力资源管理系统是应用于科室管理员工的信息化系统，运用信息化平台整合人力资源规划、人事档案、招聘、培训与发展、考勤、考核、薪酬、员工关系管理、异地调动管理、行政管理、流程管理、门禁一卡通等管理，实现人力资源管理的系统化、科学化和高效率。手术室人事管理流程，如图 7-13 所示。

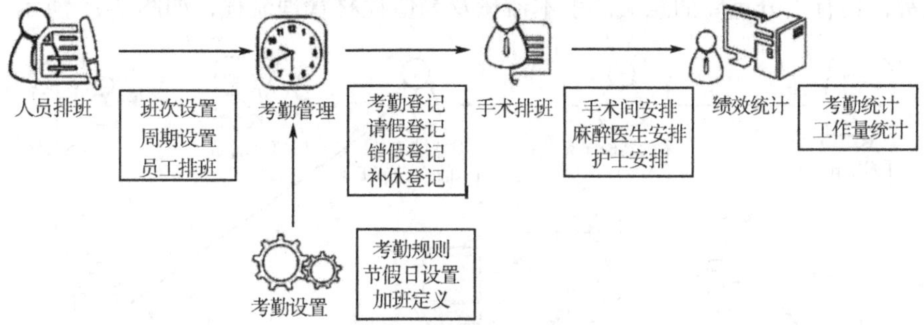

图 7-13　手术人事管理流程

2. 手术室设备管理　医疗设备是医院的核心资产，是医疗、科研、教研、教学工作最基本的要素，也是不断提高医疗技术水平的基本条件。手术室设备有其自身特点，种类多、价格高，管理相对复杂。现阶段设备管理中存在着管理制度不健全，各级环节脱节；部分设备盲目购进，使用率、完好率偏低；操作人员培训不及时，经济责任不明确；设备维修维护工作不到位，报废报损手续不健全等问题。通过引入信息化技术手段，对设备从申购计划、招投标、采购、运营到维修保养、淘汰报废等环节实行全程数字化管理，建立设备电子档案，以避免资产流失。

3. 麻醉药品管理　麻醉药品包括镇痛、镇静、催眠、肌松、局麻药等，这类麻醉药品是国家的特殊管控药品，其生产、采购、存储、使用都有一系列严格的规定。在临床使用过程中，应严格实行“五专”（即专人管理、专柜双人双锁、专用账册、专册登记、专用处方）管理，因而麻醉药品的管理不仅严格、琐碎，而且工作繁杂，使麻醉药在严格管理和使用方便中陷入两难境地。通过采用现代化的智能药品柜，可大大简化操作步骤，提高药品管理的安全性和准确性，同时与临床信息系统相结合，有效保证患者用药安全，构建一个完整的物联网，实现药品使用的闭环管理。麻醉药品管理流程，如图 7-14 所示。

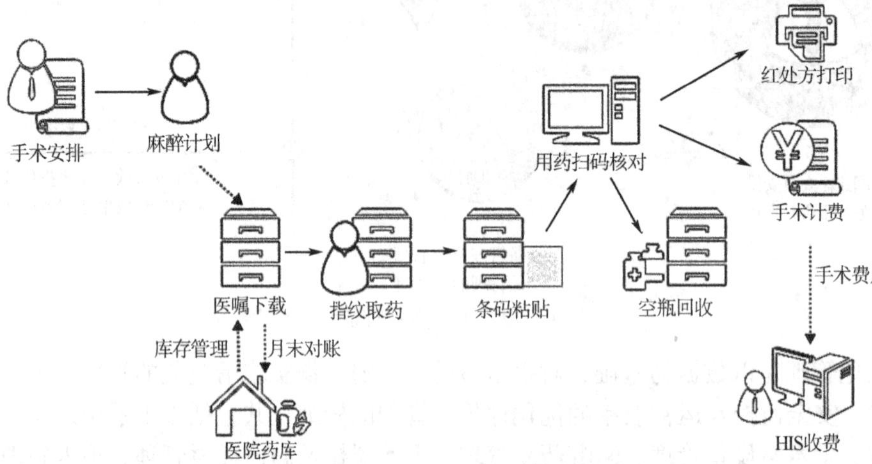

图 7-14　麻醉药品管理流程

4. 手术器械及高值耗材管理　高值医用耗材一般指直接作用于人体，对其安全性有严格要求且价值较高的医用耗材。随着医疗技术的不断发展，高值耗材的使用量不断增大，品种型号繁多，管理的难度加大。高值耗材管理是手术室计费的组成部分，直接关系到手术室与医院效益。该系统能对手术室高值耗材进行信息化规范化管理，确保其质量和计价，避免漏费，具有十分重要的意义。手术器械及高值耗材管理流程，如图 7-15 所示。

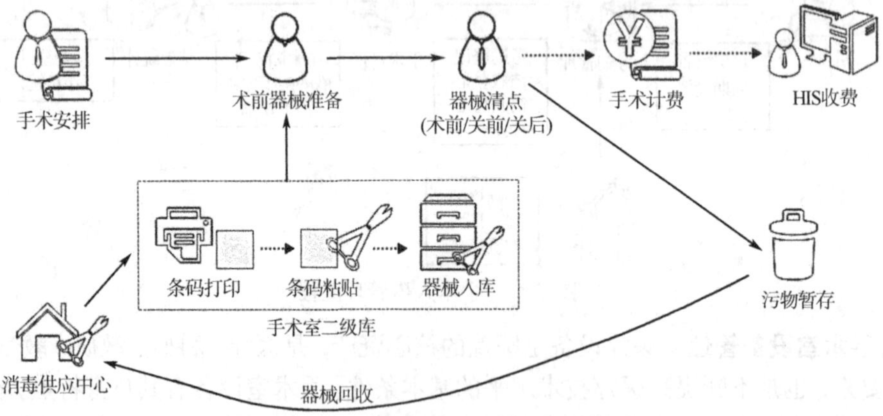

图 7-15　手术器械及高值耗材管理流程

5. 手术室病理标本管理　手术切取活体病理标本具有重要的临床价值，手术标本的病理诊断结果是确定进一步治疗方案的重要依据。为规范病理标本管理，避免差错，规范标本的保存、登记、送检等流程，有效防止病理标本遗失、漏检，保证准确及时地发出病理报告，采用信息化手段及条码标识，可实现术中病理全流程的可追溯管理。手术室病理标本管理流程，如图 7-16 所示。

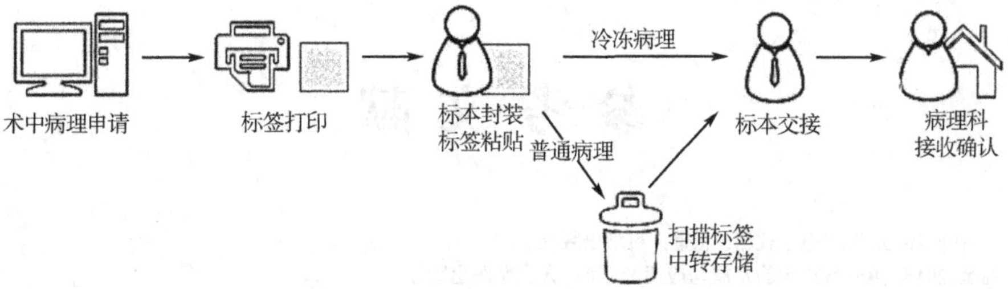

图 7-16 手术室病理标本管理流程

习 题 七

(1) 一体化手术室信息管理主要包括哪些功能?
(2) 简述医护患信息平台的功能。
(3) 手术室的大屏通告主要提供哪些信息?
(4) 手术进程信息公告的作用是什么?
(5) 术中状态信息公告的意义是什么?
(6) 手术室触摸屏查询一体机有哪些功能?
(7) 简述手术室人员及相关物品管理系统的主要功能。
(8) 简述围术期管理信息化的工作流程。
(9) 手术麻醉信息管理的意义是什么?
(10) 手术麻醉信息的管理分为哪几个阶段?
(11) 简述手术麻醉信息管理的 5 个子系统。
(12) 麻醉医生工作站的作用是什么? 它的主要管理模块是什么?
(13) 手术护理系统的作用是什么? 它的主要功能是什么?

参 考 文 献

[1] 漆小平，付峰. 2013. 医用电子仪器. 北京：科学出版社
[2] 宋烽，刘斌. 2015. 电外科技术的发展与应用. 北京：人民军医出版社
[3] 王保国，周建新. 2015. 实用呼吸机治疗学. 北京：人民卫生出版社
[4] 赵嘉训. 2011. 麻醉设备学. 北京：人民卫生出版社
[5] 陈孝平，汪建平. 2012. 外科学. 北京：人民卫生出版社
[6] 庄心良. 2004. 现代麻醉学. 北京：人民卫生出版社
[7] 郑方. 2005. 麻醉设备学. 北京：人民卫生出版社
[8] 谭秀娟. 2005. 麻醉生理学. 北京：人民卫生出版社
[9] 孙增勤. 2012. 实用麻醉手册. 北京：人民军医出版社
[10] 戴体俊. 2011. 现代药理学. 北京：人民卫生出版社
[11] 叶国栋. 2012. 复合手术室的发展现状与应用. 中国医疗设备
[12] 刘亚军，黄华. 2011. 手术室设备的现状及发展. 医疗卫生装备
[13] 王伟. 2011. 中医麻醉历史、现状和前景. 甘肃科技第 27 卷第 20 期
[14] 罗英. 2005. 中西医麻醉学发展史比较. 甘肃中医第 18 卷第 10 期
[15] 赵俊. 2012. 我国早期现代麻醉学的发展历史. 实用疼痛学杂志第 8 卷第 6 期
[16] 陈光富. 2013. 达芬奇手术机器人系统在泌尿外科的临床应用及其评价. 微创泌尿外科杂志
[17] 杨勇，全志伟. 2006. 手术刀的演变及现代手术刀的使用. 中国实用外科杂志第 26 卷第 1 期
[18] 宋军. 2013. 新型医用水刀的结构设计. 机械设计与制造第 7 期
[19] 叶国栋. 2012. 复合手术室的发展现状与应用. 临床工程
[20] 王国民. 2013. 外科机器人技术引领未来手术. 复旦学报
[21] 秦鸣放. 2008. 对我国微创外科现状的思考. 国际外科学杂志
[22] Arthur Schultz，Barbara Schultz，Ulrich Grouven，Frank A. 2001. Beger and Gunter Korsch：Sharp transients in the EEGs of non-epileptic adult patients receiving sevoflurane. Pharm World Sci，23（1）：82-85
[23] F. Weber*，F. Pohl，H. Hollnberger，K. Taeger. 2005. Impact of the Narcotrend Index on propofol consumption and emergence times during total intravenous anaesthesia with propofol and remifentanil in children：a clinical utility study. European Journal of Anaesthesiology，22：741–747
[24] 杨振东. 2015. Narcotrend 麻醉深度监测在患儿无痛胃镜检查中的应用. 临床麻醉学杂志第 31 卷第 3 期
[25] 田可耘. 2013. Narcotrend 监测下不同麻醉深度对老年患者无痛胃镜的影响. 实用医学杂志第 29 卷第 3 期
[26] Sascha Kreuer，M.D.，Andreas Biedler，M.D.，Reinhard Larsen，M.D.，et，al. 2003. Narcotrend Monitoring Allows Faster Emergence and aReduction of Drug Consumption in Propofol–RemifentanilAnesthesia. Anesthesiology. 99：34–41
[27] 纪浩聪. 2015. Narcotrend 与 BIS 监测在患儿七氟醚吸入麻醉的比较. 临床麻醉学杂志第 31 卷第 2 期
[28] 李旭. 2013. Narcotrend 监测镇静开颅术中唤醒手术麻醉一例. 临床麻醉学杂志第 29 卷第 3 期
[29] 康茵. 2012. Narcotrend 监测在颅脑肿瘤切除手术中的应用. 临床麻醉学杂志第 28 卷第 4 期
[30] 刘妃妃. 2013. Narcotrend 指数与七氟醚吸入麻醉患者麻醉深度的相关性与 BIS 值的比较. 中华麻醉学杂志第 33 卷第 8 期
[31] Health Quality Ontario. 2004. Bispectral index monitor：an evidence-based analysis. Ontario Health Technol Assess Ser. 4（9）：1-70
[32] Recart A，Gasanova I，White PF，et al. 2003. The effect of cerebral monitoring on recovery after general anesthesia：a comparison of the auditory evoked potential and bispectral index devices with standard clinical practice. Anesthesia & Analgesia. 97（6）：1667-1674
[33] Punjasawadwong Y，Phongchiewboon A，Bunchungmongkol N. 2014. Bispectral index for improving anaesthetic delivery and postoperative recovery. Cochrane Database Syst Rev. 6：CD003843
[34] Shepherd J，Jones J，Frampton G，et al. 2013. Clinical effectiveness and cost-effectiveness of depth of anaesthesia monitoring（E-Entropy，Bispectral Index and Narcotrend）：a systematic review and economic evaluation. Health Technol Assess. 17（34）：1-264
[35] Ishioka Y，Sugino S，Hayase T，Janicki PK. 2015. Intraoperative auditory evoked potential recordings are more reliable at signal detection from different sensor sites on the forehead compared to bispectral index. J Clin Monit Comput
[36] Matsushita S，Oda S，Otaki K，et al. 2015. Change in auditory evoked potential index and bispectral index during induction of

anesthesia with anesthetic drugs. J Clin Monit Comput. 29（5）：621-626

[37] Cheung YM，Scoones GP，Stolker RJ，et al. 2014. Evaluation of the auditory evoked potentials derived aepEX（TM）as a measure of hypnotic depth in pediatric patients receiving sevoflurane-remifentanil anesthesia. Paediatr Anaesth. 24（7）：760-765

[38] Cheung YM，Scoones GP，Hoeks SE，et al. 2013.Evaluation of the aepEX™ monitor of hypnotic depth in pediatric patients receiving propofol-remifentanil anesthesia. Paediatr Anaesth. 23（10）：891-897

[39] Stoppe C，Peters D，Fahlenkamp AV，et al. 2012. aepEX monitor for the measurement of hypnotic depth in patients undergoing balanced xenon anaesthesia. Br J Anaesth. 108（1）：80-88

[40] Weber F，Bein T，Hobbhahn J，et al. 2004 Evaluation of the Alaris Auditory Evoked Potential Index as an indicator of anesthetic depth in preschool children during induction of anesthesia with sevoflurane and remifentanil. Anesthesiology. 101（2）：294-298

[41] Chhabra A，Subramaniam R，Srivastava A，et al. 2016. Spectral entropy monitoring for adults and children undergoing general anaesthesia. Cochrane Database Syst Rev. 3：CD010135

[42] Liu Q，Chen YF，Fan SZ，et al. 2015. EEG Signals Analysis Using Multiscale Entropy for Depth of Anesthesia Monitoring during Surgery through Artificial Neural Networks. Comput Math Methods Med.2015：232381

[43] Jiang GJ，Fan SZ，Abbod MF，et al. 2015. Sample entropy analysis of EEG signals via artificial neural networks to model patients' consciousness level based on anesthesiologists experience. Biomed Res Int.2015：343478

[44] Escontrela Rodríguez B，Gago Martínez A，et al. 2015.Spectral entropy in monitoring anesthetic depth. Rev Esp Anestesiol Reanim. pii：S0034-9356（15）00177-2

[45] Chuang TY，Toung TJ. 2011. Apparatus and simple method of monitoring neuromuscular function. Acta Anaesthesiol Taiwan. 49（3）：109-113

[46] Jöhr M，Gerber H. 1996. Value of monitoring muscle relaxation. Schweiz Med Wochenschr.126（39）：1649-1653

[47] Pohlen G，Ribeiro FC，Scheiber G. 1994. Plethysmechanomyography（PMG）：A simple method for monitoring muscle relaxation. Anaesthesist. 43（12）：773-779

[48] Hemmerling TM，Le N. 2007. Brief review：Neuromuscular monitoring：an update for the clinician. Can J Anaesth. 54（1）：58-72

[49] Nitahara K，Sugi Y，Higa K. 2008. Neuromuscular monitoring. Masui. 57（7）：824-830

[50] Absalom AR，Glen JI，Zwart GJ，et al. 2016.Target-Controlled Infusion：A Mature Technology. Anesthesia & Analgesia. 122（1）：70-78

[51] Leslie K，Clavisi O，Hargrove J. 2008. Target-controlled infusion versus manually-controlled infusion of propofol for general anaesthesia or sedation in adults. Cochrane Database Syst Rev. （3）：CD006059

[52] Hunt-Smith J，Donaghy A，Leslie K，et al. 1999. Safety and efficacy of target controlled infusion （Diprifusor） vs manually controlled infusion of propofol for anaesthesia. Anaesthesia Intensive Care. 27（3）：260-264

[53] Richardson MS，Reddy VD. 1994. Floating Around：Use of the Pulmonary Artery（Swan-Ganz）Catheter in Critical Care. Chest. 105（2）：643

[54] Bossert T，Gummert JF，Bittner HB，et al. 2006. Swan-Ganz catheter-induced severe complications in cardiac surgery：right ventricular perforation，knotting，and rupture of a pulmonary artery. J Card Surg. 21（3）：292-295

[55] Sirivella S，Gielchinsky I，Parsonnet V. 2001. Management of catheter-induced pulmonary artery perforation：a rare complication in cardiovascular operations. Ann Thorac Surg. 72（6）：2056-2059

[56] Dürrleman N，El Hamamsy I，Bouchard D，et al. 2006. Pulmonary artery rupture with Swan-Ganz catheter during cardiac surgery：management and decision-making. Ann Chir. 131（8）：426-430

[57] Reber D，Aebert H，Pfeifer M，et al. 1996. Catheter-induced pulmonary artery perforation during cardiac surgery：intraoperative surgical management. Panminerva Med. 38（4）：259-261

[58] Biais，M. et al. 2011. The ability of pulse pressure variations obtained with CNAP™ device to predict fluid responsiveness in the operating room. Anesth Analg. 113（3）：523-528

[59] Wagner，JY. et al. 2015. Continuous noninvasive cardiac output determination using the CNAP system：evaluation of a cardiac output algorithm for the analysis of volume clamp method-derived pulse contour. J Clin Monit Comput

[60] Critchley LA，Lee A，Ho AMH. 2010. A critical review of the ability of continuous cardiac output monitors to measure trends in cardiac output. Anesth Analg. 111（5）：1180-1192

[61] Maguire S. et al. 2011. Technical communication：respiratory variation in pulse pressure and plethysmographic waveforms：intraoperative applicability in a North American academic center. Anesth Analg. 112（1）：94-96

[62] Hamilton MA. et al. 2011. A Systematic Review and Meta-Analysis on the Use of Preemptive Hemodynamic Intervention to Improve Postoperative Outcomes in Moderate and High-Risk Surgical Patients. Anesth Analg. 112（6）：1392-1402

[63] Chin JH，Kim WJ，Choi JH，et al. 2015. Unreliable Tracking Ability of the Third-Generation FloTrac/Vigileo™ System for

Changes in Stroke Volume after Fluid Administration in Patients with High Systemic Vascular Resistance during Laparoscopic Surgery. PLoS One. 10（11）：e0142125
[64] Suehiro K，Tanaka K，Mikawa M，et al. 2015. Improved Performance of the Fourth-Generation FloTrac/Vigileo System for Tracking Cardiac Output Changes. J Cardiothorac Vasc Anesth.29（3）：656-662
[65] Suehiro K，Tanaka K，Funao T，et al. 2013. Systemic vascular resistance has an impact on the reliability of the Vigileo-FloTrac system in measuring cardiac output and tracking cardiac output changes. Br J Anaesth. 111（2）：170-177
[66] Tsai YF，Liu FC，Yu HP. 2013. FloTrac/Vigileo system monitoring in acute-care surgery：current and future trends. Expert Rev Med Devices. 10（6）：717-728
[67] 过晓冰，伍卫国. 2002. 网络传输时延的测量方法. 计算机应用研究
[68] 姜慧芳. 2009. 丙泊酚闭环输注系统的研究与进展. 全科医学临床与教育第 7 卷第 3 期
[69] 刘如九，刘玉琳. 2010. 麻醉靶控输注工作站系统的研制. 北京交通大学学报第 34 卷第 1 期
[70] 张媛. 2015. 基于 PTT 的连续无创血压测量系统的设计. 电子技术应用第 41 卷第 1 期
[71] 刘沛. 2015. 脉搏波形态特征与血压相关性的研究. 生命科学仪器第 13 卷
[72] 魏栋. 2013. 闭环肌松注射系统结合四个成串刺激反馈用于全麻的临床观察. 中国现代医药杂志第 15 卷第 4 期
[73] 官方勇. 2009. 麻醉深度监测技术. 生物医学工程学杂志第 26 卷第 1 期
[74] 许崇涛. 2004. 双谱分析方法在脑电信号分析中的应用. 中国行为医学科学第 13 卷第 3 期
[75] 乐琦，樊治平. 2015. 基于不完全序值信息的双边匹配决策方法. 管理科学学报第 18 卷第 2 期
[76] 李鹤龄. 2004. 信息熵、玻尔兹曼熵以及克劳修斯熵之间的关系. 大学物理
[77] 刘澄玉，赵莉娜. 2012. 熵理论发展史及其在生物医学信号分析中的作用. 北京生物医学工程
[78] 胡江，郭曲练. 2014. 熵指数在麻醉监测中的应用. 实用医学杂志
[79] H. VIERTI-OJA，et al. 2004. Description of the Entropy™ algorithm as applied in the Datex-Ohmeda S/5™ Entropy Module. Acta Anaesthesiol Scand. 48：154-161
[80] 张旭. 2015. 泌尿外科腹腔镜与机器人手术学. 北京：人民卫生出版社
[81] 周宁新. 2010. 机器人微创外科手术探索与实践. 北京：人民军医出版社
[82] 斯德尔赞伯格 著，顾朝辉 译. 2013. 泌尿外科腹腔镜与机器人手术图谱. 北京：人民卫生出版社
[83] 孙颖浩. 2015. 机器人泌尿外科手术学. 北京：人民卫生出版社
[84] 高长青. 2015. 机器人外科学. 北京：人民卫生出版社
[85] 彭承宏，沈柏用. 2014. 机器人胰腺外科手术学. 上海：上海科学技术出版社
[86] 陈必良. 2015. 机器人妇产科手术学. 西安：西安交通大学出版社
[87] 特罗卡思 著，段星光 译. 2015. 医疗机器人. 北京：北京理工大学出版社
[88] 王田苗. 2013. 医疗外科机器人. 北京：科学出版社
[89] 蔡自兴. 2015. 机器人学基础. 西安：西安交通大学出版社
[90] 杜志江. 2011. 达芬奇手术机器人系统技术分析. 机器人技术与应用
[91] 加斯·H·巴兰泰. 2006. 机器人与远程机器人外科精要. 山东：山东科学技术出版社
[92] GB 9706.1-2007，医用电气设备 第 1 部分：安全通用要求
[93] GB 9706.29-2006，医用电气设备 第 2 部分：麻醉系统的安全和基本性能专用要求
[94] YY 0601-2009，医用电气设备 呼吸气体监护仪的基本安全和主要性能专业要求
[95] YY 0709-2009，医用电气设备 第 1-8 部分：安全通用要求 并列标准：通用要求，医用电气设备和医用电气系统中报警系统的测试和指南